肌肉骨骼
康复实践中的
临床推理 第2版

Clinical Reasoning in
Musculoskeletal Practice

SECOND EDITION

ELSEVIER

编著　〔澳〕马克·A. 琼斯（Mark A. Jones）
　　　〔澳〕达伦·A. 里韦特（Darren A. Rivett）
作序　〔英〕安·摩尔（Ann Moore）
主译　郭京伟　廖麟荣　祁奇

北京科学技术出版社

Elsevier (Singapore) Pte Ltd.
3 Killiney Road, #08-01 Winsland House I, Singapore 239519
Tel: (65) 6349-0200; Fax: (65) 6733-1817

著作权合同登记号　图字：01-2021-4770

图书在版编目（CIP）数据

肌肉骨骼康复实践中的临床推理：第2版 / (澳) 马克·A. 琼斯 (Mark A. Jones)，(澳) 达伦·A. 里韦特 (Darren A. Rivett) 编著；郭京伟，廖麟荣，祁奇主译. — 北京：北京科学技术出版社，2022.8
书名原文：Clinical Reasoning in Musculoskeletal Practice, Second Edition
ISBN 978-7-5714-2293-6

Ⅰ.①肌… Ⅱ.①马… ②达… ③郭… ④廖… ⑤祁… Ⅲ.①肌肉骨骼系统－康复医学 Ⅳ.①R680.9

中国版本图书馆CIP数据核字(2022)第074984号

责任编辑：于庆兰	网　　址：www.bkydw.cn
责任印制：吕　越	印　　刷：河北鑫兆源印刷有限公司
图文制作：北京永诚天地艺术设计有限公司	开　　本：889 mm × 1194 mm　1/16
出 版 人：曾庆宇	字　　数：910千字
出版发行：北京科学技术出版社	印　　张：36.75
社　　址：北京西直门南大街16号	版　　次：2022年8月第1版
邮政编码：100035	印　　次：2022年8月第1次印刷
电　　话：0086-10-66135495（总编室）	
0086-10-66113227（发行部）	
ISBN 978-7-5714-2293-6	

定　　价：298.00元

译者名单

主　译

郭京伟　廖麟荣　祁　奇

副主译

万　里　朱　毅　徐　晖　谭同才

顾　问

霍　烽

秘　书

许海阳

译　者（按姓氏拼音排序）

敖学恒	昆明滇池康悦医院康复中心
曹倩茹	同济大学附属养志康复医院
曹贤畅	海南省人民医院
方仲毅	上海交通大学医学院附属第九人民医院
葛瑞东	中日友好医院
郭　雯	北京大学
郭京伟	中日友好医院
黄　犇	苏州倍磅康复医院
何星飞	无锡市惠山区康复医院
〔加〕霍　烽	加拿大滑铁卢市物理治疗诊所（Hands of Care Physiotherapy）
姜俊良	四川大学华西医院
李　晨	北京言鼎动作学苑
李　艳	中南大学湘雅二医院

李长江	新疆医科大学第五附属医院
梁成盼	无锡市同仁康复医院
廖麟荣	广东医科大学附属东莞第一医院
林科宇	中山大学附属第一医院
刘　洋	连云港长寿医院
鲁　俊	南京医科大学第一附属医院
马　明	东南大学附属医院
马玉宝	首都医科大学附属北京康复医院
祁　奇	同济大学附属养志康复医院
钱菁华	北京体育大学
郄淑燕	首都医科大学附属北京康复医院
谭同才	杭州医学院附属浙江省人民医院
万　里	南京医科大学第一附属医院
王文清	承德医学院附属医院
解　涛	中国人民解放军总医院
徐　晖	北京大学第一医院
许海阳	中日友好医院
许志生	浙江大学医学院附属第一医院
叶正茂	广州医科大学附属第二医院
易　江	吉林大学第二医院
张丹玥	北京言鼎动作学苑
朱　毅	郑州大学第五附属医院
朱兴国	南京体育学院

中文版序言

　　临床推理是物理治疗临床实践中不可或缺的重要环节，从主观问诊，到客观检查，再到评估分析，最后形成治疗方案，这其中的每一步都伴随着临床推理的思维过程，即临床实践者根据收集到的信息，结合专业知识和临床经验，形成假设，再去验证或推翻假设，以做出最准确的诊断和形成最佳的治疗方案。临床推理的重要性体现在如何从患者诸多纷繁复杂的功能受限和症状表现中，抽丝剥茧，找到问题的症结所在，以便为患者提供最适合的物理治疗方案。

　　国内关于肌肉骨骼物理诊疗临床推理的专业书籍较少。《肌肉骨骼康复实践中的临床推理》一书将临床推理的理论以临床案例的形式呈现，让读者可以形成更多的形象思维，易学易懂。本书引用了大量最新的研究成果作为循证依据，包括对疼痛科学的最新认识。同时，在对每个案例的评估和处理中，书中涉及了包括手法和功能训练在内的各种临床方法，让读者在学习专家们严谨的临床思维的同时，领略到专家们针对不同病症和功能障碍的临床策略和技巧。主译郭京伟教授、廖麟荣博士、祁奇教授与国内一批肌肉骨骼物理治疗界的临床专家，结合自己丰富的临床经验，完成了这一专著的翻译工作，使本书的内容得以准确地呈现给大家。

　　本专著的引入，将为物理治疗的临床工作提供非常有价值的支撑和借鉴，适合物理治疗师、康复医师、骨科医师等专业人士阅读。

王于领

中国康复医学会物理治疗专业委员会主任委员

中山大学附属第六医院康复医疗中心主任

《肌肉骨骼康复实践中的临床推理》(*Clinical Reasoning in Musculoskeletal Practice*) 是 Mark A. Jones 和 Darren A. Rivett 在 2004 年出版的一本书的第 2 版。第 1 版的书名是《手法治疗师的临床推理》(*Clinical Reasoning for Manual Therapists*)。第 2 版书名的更新是令人欣喜的——意味着肌肉骨骼物理治疗师现在采取了一些手法治疗以外的方法，尽管手法治疗依然是一种重要且基本的方法。

这本书对于每天以处理肌肉骨骼问题为基础临床实践的所有康复从业者而言是极其相关的和重要的。这本书也非常适合涉及肌肉骨骼科学和实践专业的教育机构或临床机构的工作者学习；当然，也适用于学生，无论是本科生还是研究生。

这本书汇集了过去 15 年中有关物理治疗临床推理和决策理论的一些令人振奋的发展成果，也体现了这些理论在临床中的应用。Mark 和 Darren 非常成功地召集了 52 位在肌肉骨骼物理治疗领域非常知名的专家，这些专家来自世界 12 个不同国家和地区，代表了临床推理的国际视角。

这本书包含三部分。第一部分有 5 个章节，重点向读者传授临床推理在肌肉骨骼康复实践中的关键理论。这一部分是在进入下一部分"实践中的临床推理：来自治疗专家们的案例研究"之前的基础阅读。第二部分由 25 个章节组成，每一章节聚焦于在不同的肌肉骨骼条件下如何处理各种错综复杂的案例。每个案例研究包括患者的病史、检查结果、治疗方法和结果。此外，Mark 和 Darren 与每一章节的主要作者合作，在整个案例研究中探索他们的临床推理过程。然后，他们提供了一个临床推理评注，将临床康复工作者的推理与第一部分的 5 个理论章节内容联系起来。

最后，第三十一章（第三部分）是关于促进临床推理发展策略的非常有用的一章，读者也会发现 2 个附录在实践中非常有帮助，因为它们包含临床推理反思表和临床推理反思工作表。这本书无疑是所有对肌肉骨骼康复实践感兴趣的人士的必备读物，我想感谢 Mark 和 Darren 对肌肉骨骼康复领域做出如此有价值的贡献。我还要感谢本书的所有专家们，他们为我们提供了重要的见解和启发。

安·摩尔（Ann Moore），CBE PhD FCSP FMACP Dip TP Cert Ed.
英国布莱顿大学健康科学院名誉教授、联合卫生专业研究理事会主任

我们在 2004 年出版了本书的前身《手法治疗师的临床推理》，专注于通过案例研究呈现专家的临床推理过程。显然，无论是在正式的肌肉骨骼专科教学项目中，还是为了激励临床推理专业性的发展，都迫切需要这类书籍，这本书已经在国际上被广泛采用，并且经受住了时间的考验。然而，从那以后，肌肉骨骼临床康复工作者期望了解和使用的研究证据数量有了显著的持续增长，人们对疼痛科学的理解也更加深入。同时，与此增长同步发展的是医学界对社会心理评估、疼痛教育和认知行为管理的重视。当然，临床推理理论也在这一时期得到了相应的发展。

现在，我们所面临要求研究和循证实践的政策压力比以往任何时候都大，这种要求更多的是试图证明削减医疗保健成本的措施是合理的，尽管现有的大量系统评价得出的结论往往没有足够的高质量研究来判断哪种治疗干预是最好的。同样地，最近越来越多的人对肌肉骨骼临床预测规则（用于辅助决策的统计数据衍生的临床工具）的应用感兴趣，特别是那些经验不足和不善于临床推理的临床康复工作者。然而，越来越多的人担心，临床预测规则正被作为"懒人"的临床推理替代工具，被临床医师贸然采用，被资助机构所要求，尽管通常没有足够的科学证据证明其有效性。

相反，令人信服的疼痛科学和慢性疼痛或失能的相关研究证据强调了肌肉骨骼康复工作者提高社会心理评估和治疗技能的重要性。虽然这些领域的正规课堂教育在入职前和入职后都在增加，但它仍然不够成熟，经常没有很好地融入课程的临床实践部分。肌肉骨骼相关教学和临床实践的一个关键挑战是在不减少"动手"评估身体和治疗所必需的知识和程序技能的前提下，加强这一重要领域。事实上，物理治疗"动手操作"的程序技巧可能会受到一些人的挑战，这些人提倡教育（如疼痛管理）替代现有的物理治疗，而不是与这些目标相同的治疗相结合（Jull and Moore，2012；Edwards and Jones，2013）。可以说，熟练的临床推理比以往任何时候都重要，因为外部压力要求治疗干预有更高的效率和更好的结局。

在本书中，支撑临床推理的理论已经在以前的版本之上得到了显著的扩展，包括以下全新的章节。

第一章：临床推理：肌肉骨骼康复实践中的快思考与慢思考

第二章：理解疼痛以治疗疼痛的患者

第三章：压力、应对和社会因素对肌肉骨骼疾病患者疼痛和失能的影响

第四章：肌肉骨骼诊疗实践中心理因素的评估、推理和管理

除这6个理论章节外，书中还包括25个全新的真实案例研究章节，涉及从患者最初预约到结束治疗全过程。在每个案例章节中，Mark和（或）Darren与临床专家一起探索整个案例的临床推理过程，然后提供一个临床推理评注，将临床专家推理的各个方面与理论章节内容联系起来。出版本书的首要目的是在现实的临床问题背景下，将临床推理理论和基础科学"带入生活"。本书特邀的临床专家是脊柱和四肢肌肉骨骼系统物理治疗工作者的代表，他们来自全球各地，在各自的临床领域有着世界知名的专业影响力，同时掌握多种临床方法。虽然在案例研究章节中，向临床专家提出的大多数问题会涉及第一章提出的假说类别的框架，但是我们没有要求他们在编写案例或回答推理问题时参考任何其他理论章节中涉及的内容——也就是说，他们没有被提示或被要求遵照前5个章节所提出的理论。

可以理解的是，由于有这么多不同的临床专家作者，在获得的检查信息和使用的治疗形式上会存在差异。然而，尽管存在这种差异，这些病例在检查的完整性、临床推理的范围和个性化的治疗干预方面还是有相当大的相似性，这些相似性来自研究和基于经验的证据。虽然在不同的案例中，用于报告案例和回答推理问题的表达也有所不同，但与理论章节中提倡的临床推理一致，整个案例中呈现的推理也是整体的、协作的、基于生物–心理–社会医学模式的和以患者为中心的。每个案例的推理都关注了患者身体和社会心理表现这两个方面，治疗干预也是基于提升患者的理解和自我效能感之上的。

至此，目光敏锐的读者已经明白为什么我们将这本书的书名从最初的《手法治疗师的临床推理》改为《肌肉骨骼康复实践中的临床推理》。自2004年以来，肌肉骨骼康复领域的临床实践的广度发生了明显的变化，而标题的改变正是试图反映这一点，同时，本书仍将手法治疗作为肌肉骨骼康复工作者的核心技能。

最后，我们衷心感谢为这本书的编写做出卓越贡献的专家们，无论是理论章节还是临床推理案例章节。作者们都对这本书倾注了极大的耐心和持续的热情，因此第2版的酝酿比预期的要长得多。

马克·A. 琼斯（Mark A. Jones）

澳大利亚阿德莱德大学，2019

达伦·A. 里韦特（Darren A. Rivett）

澳大利亚纽卡斯尔大学，2019

参考文献

Edwards，I.，Jones，M.，2013. Movement in our thinking and our practice. Manual Ther 18（2），93–95.

Jull，G.，Moore，A.，2012. Hands on, hands off? The swings in musculoskeletal physiotherapy practice. Man Ther 17（3），199–200.

这本新版图书是为所有希望通过学习全球顶尖物理治疗师的临床推理思路来提高他们在临床推理和决策方面的技能的肌肉骨骼康复工作者所准备的，本书的内容也确保了呈现这些顶尖的物理治疗师临床推理的知识是全面的和与时俱进的。通过对不同临床案例的详细的推理分析，让读者分享专家的临床专业知识和经验，并受益于最新的科学理论。本书既可以作为学习临床推理的资料独立使用，也可以作为其他学习资料的补充；既可以供个人研读，也可以作为小组学习活动的资料。

变革性学习理论（Cranton, 2006; Mezirow, 2009, 2012）指的是我们使用批判性思维来改变先前的、想当然的认识，使学习更具包容性、开放性、反思性和识别力。这本书的重点是提高你的临床推理技能，这需要你重新认识和反思你目前对临床推理的理解并在临床推理中进行批判性反思，本书将帮助你转变临床推理思路和提升临床实践技能。

本书最前面的几个章节涉及疼痛科学、压力及其应对方式和社会因素、心理因素、临床预测规则等临床推理的最新理论，为当代的以生物 – 心理 – 社会医学模式为基础的肌肉骨骼诊疗实践提供了重要的支撑知识。正如第一章和第五章所讨论的，偏见会破坏我们的判断。为了减少偏见和提升诊疗思维，首先反思自己的临床推理思路是至关重要的，包括涉及的过程、不同的推理焦点和影响临床推理熟练度的因素。除理论章节外，通过与每个案例的作者所展开的临床推理过程进行比较，贯穿全书的 25 个新案例将会促进读者反思和提高自己临床推理的认识，同时伴随每个案例的临床推理评注可以与之前的理论章节的内容进行联系，有助于提高读者的临床推理和临床决策的广度、深度和准确性。最后一章提供了进一步持续发展临床推理技能的策略。临床推理应该被视为一项基本的专业能力，我们需要在学习和实践其他专业能力的同时加强实践临床推理。

如何实践临床推理？除通过阅读本书的案例和探究推理策略（以及在第三十一章中讨论的促进临床推理发展的策略）外，更要提升基础认知，在临床实践中积极应用临床推理技能。为了优化学习效果，不应该只是被动地阅读案例，正如 Mezirow（2012）强调的那样，变革性学习需要参与建设性的对话，利用他人的经验（和推理）引发对自己的推理和相关假设的反思和认识。在阅读临床专家对推理问题的回答之前，尝试回答整个案例中提出的推理问题，并将个人推理与案例中提出的推理进行比较和评判，从而产生建设性的意见。更令人兴奋和可能更有益的方法是，在由 2 个或 2 个以上的实践者或学习者组成的小组中，对案例及其相关推理进行建设性的讨论可能是更积极和有益的。

在肌肉骨骼康复实践中应用临床推理不是一门具有绝对正确和不正确判断的精确科学。也就是说，没有必要同意每个案例中所解释的所有推理。重要的是，对所有案例所做的评估和治疗都要经过严谨的推理。对比自己的推理和临床专家所给出的推理时，特别是两者存在差异时，读者应该考虑在评估（如是否获取信息）、分析评估（如假设被证实还是被替代）、治疗干预（如临床和研究提供的支持和替代治疗方案）和疗效结局的重新评估（如患者对疗效的自我判断及为身体评估提供的关于治疗进展和治疗成功的信息）中的假设。我们鼓励读者暂停判断，"尝试"理解书中所提出的不同观点，而不是简单地试图在案例所采用的临床方法和所提供的推理中寻找漏洞。这种开放的建设性交流对于整合和改变个人观点很重要。通过案例实践临床推理的这种方式将有助于读者运用第一至第五章和第三十一章所述的理论，以提高个人对这些理论的理解和培养临床推理能力。

参考文献

Cranton, P., 2006. Understanding and Promoting Transformative Learning: A Guide for Educators of Adults, second ed. Jossey-Bass Wiley, San Francisco, CA.

Mezirow, J., 2009. Transformative learning theory. In: Mezirow, J., Taylor, E.W., Associates (Eds.), Transformative Learning in Practice: Insights From Community, Workplace, and Higher Education. Jossey-Bass Wiley, San Francisco, CA, pp. 18–31.

Mezirow, J., 2012. Learning to think like an adult. Core concepts of transformative theory. In: Taylor, E.W., Cranton, P., Associates (Eds.), The Handbook of Transformative Learning: Theory, Research, and Practice. Jossey-Bass, San Francisco, CA, pp. 73–95.

Jason M. Beneciuk DPT PhD MPH
Research Assistant Professor , Department of Physical Therapy , College of Public Health and Health Professions, University of Florida , Gainesville , Florida ; Clinical Research Scientist , Brooks Rehabilitation , Jacksonville , Florida , USA

Kim L. Bennell BAppSci(Physio) PhD
Redmond Barry Distinguished Professor , Centre for Health, Exercise and Sports Medicine , Department of Physiotherapy, University of Melbourne , Melbourne , Victoria , Australia

Mark J. Catley BPhysio(Hons) PhD
Lecturer, School of Health Sciences , University of South Australia , Adelaide , Australia

Nicole Christensen BS BA PT MAppSc PhD
Professor and Chair , Department of Physical Therapy , Samuel Merritt University , Oakland , California , USA

Helen Clare DipPhty GradDipManipTher MAppSc DipMD&T PhD FACP
Director of Education , McKenzie Institute International , Sydney , New South Wales , Australia

Joshua A. Cleland PT PhD
Professor , Franklin Pierce University , Physical Therapy Program, Manchester , New Hampshire , USA

Chad E. Cook PT PhD FAAOMPT
Professor and Program Director, Duke Doctor of Physical Therapy Program ,
Duke University School of Medicine , Duke Clinical Research Institute , Durham , North Carolina , USA

Gray Cook MSPT OCS CSCS
Founder , Functional Movement Systems , Chatham , Virginia , USA

Jill Cook BAppSci(Phty) PGDip(Manips) PhD GradCertHigherEd
Professor , La Trobe University Sport and Exercise Medicine Centre , La Trobe University , Bundoora , Victoria , Australia

Michel W. Coppieters PT PhD
Professor , Menzies Foundation Professor of Allied Health Research , Griffith University , Brisbane and Gold Coast , Queensland , Australia ; Professor , Amsterdam Movement Sciences , Faculty of Behavioural and Movement Sciences, Vrije Universiteit Amsterdam , Amsterdam , The Netherlands

Margot De Kooning PhD
Researcher , Department of Physiotherapy , Human Physiology and Anatomy (KIMA), Faculty of Physical Education and Physiotherapy, Vrije Universiteit Brussel (VUB) , Brussels , Belgium ; Physiotherapist , Department of Physical Medicine and Physiotherapy , University Hospital Brussels , Brussels , Belgium ; Member , Pain in Motion International Research Group

Ina Diener BSc(Physio) PhD
Part-Time Senior Lecturer , Stellenbosch University , Stellenbosch and University of the Western Cape , Cape Town , South Africa

Sean Docking BHSc(Hons) PhD
Postdoctoral Research Fellow , La Trobe
University Sport and Exercise Medicine
Centre , La Trobe University , Bundoora ,
Victoria , Australia

Bill Egan PT DPT OCS FAAOMPT
Associate Professor of Instruction ,
Department of Physical Therapy, College
of Public Health , Temple University ,
Philadelphia , Pennsylvania , USA

**Timothy W. Flynn PT PhD OCS
FAAOMPT FAPTA**
Professor of Physical Therapy , South
College , Knoxville , Tennessee ; Owner &
Clinician , Colorado In Motion , Fort
Collins , Colorado , USA

Steven Z. George PT PhD FAPTA
Professor and Director of Musculoskeletal
Research, Duke Clinical Research Institute
and Vice Chair of Clinical Research ,
Department of Orthopaedic Surgery ,
Duke University School of Medicine ,
Durham , North Carolina , USA

Alison Grimaldi BPhty MPhty(Sports) PhD
Adjunct Research Fellow , University of
Queensland , Brisbane , Queensland ;
Practice Principal , Physiotec , Brisbane ,
Australia

Toby Hall PT PHD MSc FACP
Adjunct Associate Professor , School of
Physiotherapy and Exercise Science ,
Curtin University , Perth ; Senior Teaching
Fellow , The University of Western
Australia , Perth , Australia

**Amy S. Hammerich PT DPT PhD
OCS GCS FAAOMPT**
Associate Professor , School of Physical
Therapy , Regis University , Denver ,
Colorado , USA

Robin Haskins BPhty(Hons) PhD
Physiotherapist , John Hunter Hospital ,
Newcastle , New South Wales ; Conjoint
Lecturer , School of Health Sciences ,
University of Newcastle , Callaghan ,
New South Wales , Australia

Eric J. Hegedus PT DPT PhD OCS
Professor and Chair , High Point
University , Department of Physical
Therapy , High Point , North Carolina ,
USA

**Mark A. Jones BSc(Psych) PT
GradDipManipTher MAppSc**
Senior Lecturer, Program Director, Master
of Advanced Clinical Physiotherapy ,
School of Health Sciences , University of
South Australia , Adelaide , Australia

Gwendolen Jull AO MPhty PhD FACP
Emeritus Professor , Physiotherapy , School
of Health and Rehabilitation Sciences,
University of Queensland , Brisbane ,
Australia

Roger Kerry PhD FMACP
Associate Professor , Division of
Physiotherapy and Rehabilitation
Sciences , University of Nottingham ,
Nottingham , UK

Kyle Kiesel PT PhD
Professor and Chair of Physical Therapy ,
College of Education and Health
Sciences , University of Evansville ,
Evansville , Indiana , USA

Diane G. Lee BSR FCAMT CGIMS
Clinician and Consultant , Diane Lee &
Associates , Surrey , British Columbia ;
Curriculum Developer and Lead
Instructor, Learn with Diane Lee , Surrey ,
British Columbia , Canada

Jeremy Lewis PhD FCSP
Professor of Musculoskeletal Research ,
University of Hertfordshire , Hertfordshire ,
UK ; Consultant Physiotherapist, MSK
Sonographer and Independent Prescriber ,

Central London Community Healthcare NHS Trust , London , UK

Adriaan Louw PT PhD
Owner and CEO , International Spine and Pain Institute , Story City , Iowa , USA

Anneleen Malfliet PT MSc
Physiotherapist , Research Foundation – Flanders (FWO) , Brussels ; PhD Researcher , Vrije Universiteit Brussel (VUB) , Brussels, and Ghent University , Ghent ; Physiotherapist , University Hospital Brussels , Brussels , Belgium ; Member , Pain in Motion International Research Group

Ricardo Matias PT PhD
Researcher , Champalimaud Research , Champalimaud Centre for the Unknown , Lisbon ; Lecturer , Physiotherapy Department , School of Health, Polytechnic Institute of Setúbal , Setúbal , Portugal

Kyle A. Matsel PT DPT SCS CSCS
Assistant Professor of Physical Therapy , University of Evansville , Evansville , Indiana , USA
Mark Matthews MPhty(Musc) BPhty
PhD candidate , University of Queensland , Brisbane , Australia

Stephen May MA MSc PhD FCSP
Reader in Physiotherapy , Sheffield Hallam University , Sheffield , South Yorkshire , UK

Christopher McCarthy PGDip(Biomech) PGDip(ManTher) PGDip(Phty) PhD FMACP FCSP
Clinical Fellow , Manchester School of Physiotherapy , Manchester Metropolitan University , Manchester , UK

Jenny McConnell AM BAppSci(Phty) GradDipManTher MBiomedEng FACP
Practice Principal , McConnell Physiotherapy Group , Mosman ,

New South Wales , Australia

Rebecca Mellor BPhty(Hons) MPhty(Musc) PhD
NHMRC Senior Academic Research Officer , School of Health and Rehabilitation Sciences , University of Queensland , Brisbane , Queensland , Australia

G. Lorimer Moseley DSc PhD FAHMS FACP HonFPMANZCA HonMAPA
Professor of Clinical Neuroscience and Foundation Chair in Physiotherapy , University of South Australia , Adelaide ; NHMRC Principal Research Fellow

Robert J. Nee PT PhD MAppSc
Professor , School of Physical Therapy and Athletic Training , Pacific University , Hillsboro , Oregon , USA

Patricia Neumann DipPhysio PhD FACP
Lecturer , School of Health Sciences , University of South Australia , Adelaide , Australia

Jo Nijs PT MT PhD
Professor of Physiotherapy and Physiology , Department of Physiotherapy, Anatomy and Human Physiology , Faculty of Physical Education and Physiotherapy, Vrije Universiteit Brussel (VUB) , Brussels , Belgium ; Member , Pain in Motion International Research Group

Peter G. Osmotherly BSc GradDipPhty MMedSci(ClinEpi) PhD
Senior Lecturer in Physiotherapy , University of Newcastle , Callaghan , New South Wales , Australia

Peter O ' Sullivan DipPhysio GradDipManipTher PhD FACP
Professor , School of Physiotherapy and Exercise Science , Curtin University , Perth , Australia

Ebonie Rio BAppSci BPhysio(Hons) MSportsPhysio PhD
Postdoctoral Research Fellow , La Trobe University Sport and Exercise Medicine Centre , La Trobe University , Bundoora , Victoria , Australia

Darren A. Rivett BAppSc(Phty) GradDipManipTher MAppSc(ManipPhty) PhD
Professor , School of Health Sciences , University of Newcastle , Callaghan , New South Wales , Australia

Mariano Rocabado PT DPT PhD
Professor , Faculty of Dentistry , University of Chile ; Director , Rocabado Institute , Santiago , Chile

Susan A. Scherer PT PhD
Professor , Rueckert-Hartman College of Health Professions , Regis University , Denver , Colorado , USA

Jochen Schomacher PT OMT MCMK DPT BSc MSc PhD
Freelance teacher of physiotherapy and manual therapy , Erlenbach ZH , Switzerland

Christopher R. Showalter PT DPT OCS FAAOMPT
Owner and Program Director, MAPS Fellowship in Orthopedic Manual Therapy, Mattituck , New York , USA

Michele Sterling BPhty MPhty GradDipManipPhysio PhD FACP
Director , NHMRC Centre of Research Excellence in Road Traffic Injury Recovery ; Associate Director , Recover Injury Research Centre , University of Queensland , Herston , Queensland , Australia

Alan J. Taylor MSc MCSP
Assistant Professor , Physiotherapy and Rehabilitation , Faculty of Medicine & Health Sciences, University of Nottingham , Nottingham , UK

Judith Thompson DipPhysio PGDip(Continence & Women ' s Health) PhD FACP
Lecturer , Faculty of Health Sciences , School of Physiotherapy and Exercise Science, Curtin University , Perth , Australia

Rafael Torres Cueco PT PhD
Professor , Department of Physiotherapy , University of Valencia , Spain ; Director of Master ' s Program on Manual Therapy , University of Valencia ; President and founder of the Spanish Society of Physiotherapy and Pain (Sociedad Española de Fisioterapia y Dolor SEFID) ; Facilitator , WCPT Physical Therapy Pain Network ; Instructor , Neuro Orthopaedic Institute (NOI) ; Member of the Spanish Pain Society

Bill Vicenzino BPhty GradDipSportsPhty MSc PhD
Professor of Sports Physiotherapy , School of Health and Rehabilitation Sciences , University of Queensland , Brisbane , Queensland , Australia

Harry J. M. von Piekartz BSc MSc PT MT PhD
Professor of Physiotherapy and Study Director , Master of Science musculoskeletal Programm , University of Applied Science , Osnabrück , Germany ; Senior Lecturer in Musculoskeletal Therapy , International Maitland Teacher Association (IMTA) , Cranial Facial Therapy Academy (CRAFTA) and Neuro Orthopaedic Institute (NOI) ; private practitioner in specialized musculoskeletal therapy , Ootmarsum , the Netherlands

Jodi L. Young PT DPT OCS FAAOMPT
Associate Professor of Physical Therapy , A.T. Still University , Mesa , Arizona , USA

目录

第三部分
学习和促进临床推理　　531

第一部分

肌肉骨骼康复实践中临床推理的关键理论

第一章

临床推理：肌肉骨骼康复实践中的快思考与慢思考

Mark A. Jones

概述

在本章中，肌肉骨骼康复实践中的临床推理是多维的，包括快速、直觉的第一印象和详细、更具分析性的思考，这一过程具有假设导向性、辩证性、协作性、反思性的特征。熟练的临床推理有助于临床医务人员的学习和对固有观点的转变。我们通过对下面3个关键框架的讨论来阐述临床推理的范围：①生物–心理–社会医学实践；②临床推理策略；③假设类别。这一过程既解释了临床推理（如演绎、归纳、类比）涉及的认知过程，又讨论了影响临床推理和专业判断的关键因素，包括批判性思维、元认知、知识体系、数据收集和程序化技能，以及医患关系等。这一过程中的横向思维对产生新的想法至关重要。

为什么我们需要学习和实践临床推理呢？诺贝尔奖得主Daniel Kahneman强调，人类判断中出现的众多偏见是由于过快的判断和缺乏分析思维导致的。他描述了2种广泛的思维形式：系统1是自发性的第一印象和直觉，可称为快思考（与默认的识别模式一样）；系统2是需要进行分析性和需要更多注意力与时间的

慢思考（Kahneman，2011）。这2个虚拟的[1]系统相互协调，系统1自动运行，系统2正常地以低功耗模式运行。系统1产生的快速第一印象受系统2最低限度的检验，而且一旦被系统2认可，那些最初的印象和直觉就会转变成支配我们下一步行为的信念。更简单地说，没有进一步的检查和思考的情况下的第一印象快速转变成了优先的诊断（注意这对患者和临床医务人员都是如此）。然而，当系统1遇到困难时，如发现的症状或体征（如患者的描述、身体评估或重新评估结果）不明确或与预期不一致甚至矛盾时，就需要系统2进行更细致的处理。

大量的错误（如糟糕的、不准确的判断）是由于快速的第一印象及基于信息不足和缺乏进一步的考虑而做出的决定。例如，考虑下面的问题（Kahneman，2011，p. 44）和你的第一印象/直觉（不需要真正解答它）。

一个球拍和球的价格是1.10美元。
球拍比球贵1美元。
这个球多少钱？

---

1 Kahneman强调，他认为系统1和系统2是虚构的，因为它们不是传统意义上可以简单解释成大脑的两部分之间相互作用的实体系统。他解释说，这种区别的价值在于我们的大脑有能力更好地理解以故事形式呈现的构图，在本例中是系统1和系统2。

凭直觉快速得出的答案是 10 美分，但这个答案是错误的[2]（50% 的哈佛、麻省理工和普林斯顿大学的学生都做错了，80% 的普通院校的学生都错了）（Kahneman, 2011）。在很多情况下，虽然启发式思维或快捷思维都很有效，但如果它们不受更慎重思考的制约，就会出现错误，就像这个例子一样。

当你考虑每位患者感知到的暗示（语言、视觉、运动觉）都经历了某种程度的系统 1 和（或）系统 2 的处理时，就很容易理解肌肉骨骼临床推理中潜在的类似错误了。例如：

肩锁关节（acromioclavicular joint, ACJ）疼痛是由肩关节水平内收的运动引起的。

在肩关节主动运动测试中水平内收的运动会引起肩锁关节疼痛。

患者的疼痛是由于肩锁关节处的伤害性感受造成的。

患者反映，在坐着吃午饭后，出现上腹部持续性疼痛。

而整个进食的过程他都是懒散地坐着的。

上腹部疼痛就归因于进食时坐姿不良引起的伤害性感受。

错误的疼痛观念和认知导致伤害感受可塑性疼痛敏化。

如果患者有错误的疼痛的观念和认知。

患者有伤害感受可塑性疼痛敏化。

这些例子阐明了推论的错误。其他身体结构的伤害性感受也可能导致肩锁关节区疼痛（如肩峰下组织），其他诱发因素比坐姿不良更有可能引发上腹部疼痛（例如，进食高脂肪食物会引起胆囊痛）；错误的疼痛的观念和认知

也可能与显性的伤害感受性疼痛同时存在。虽然你可能认为你的系统 2 不会在没有获得进一步的证据的情况下不加判别地支持系统 1 的结论，但如果你注意到 Kahneman 和其他人（例如：Croskerry, 2003; Hogarth, 2005; Kahneman et al., 1982; Lehrer, 2009; Schwartz and Elstein, 2008）报道并证实人类对健康相关领域和非健康相关领域的判断存在大量偏差，你就会意识到自己的错误。一些在临床实践中经常出现的例子包括：

- 前期资料（如转诊中提供的诊断、影像学发现、近期出版物或课程）的启发性影响；
- "证真偏差"，即倾向于关注和收集数据来确认现有的假设；
- 临床成功案例的"记忆偏好"；
- "对典型症状或体征的高估"，即误认为由典型症状或体征推断患某一疾病的可能性等同于某一疾病出现典型症状或体征的可能性；
- "过分保守"，即除非有绝对可靠的证据，否则不会对最初的印象和假设作出修正。

快思考的印象连贯性越强，就越有可能在没有进一步的系统 2 分析的情况下得出结论。不幸的是，人类很容易在信息不全的情况下得出结论。Kahneman（2011, p. 86）认为这与我们的许多偏见有关，如"你所看到的就是一切"，也就是说假设或接纳手头的信息是全部准确的信息。从所拥有的信息中构建一个故事，如果它是一个可靠的、连续的故事，你就会相信它。矛盾的是，当可理解的信息越少时，连续的故事反而更容易构建。

虽然快思考是造成我们许多错误的根源，但它在很多时候也帮助我们作出了许多正确的选择。分析患者陈述的整体内容时会结合大量

2　如果一个球是 10 美分，一个球拍比它贵 1 美元（1.10 美元），那么它们加起来就是 1.20 美元，而不是 1.10 美元。这个球是 5 美分。

的第一印象，快思考的判断会帮助我们了解患者及其疾病（例如，快速识别患者陈述的病情中需要强调说明的部分；患者的不适及情绪；观察他的姿势、运动和控制障碍；需要进一步的物理检查及鉴别诊断等），快思考的普遍性是显而易见的。通过适当的学习和交流，我们学会了有效地利用快思考来识别潜在的重要线索，作出诊断、鉴别和必要的进一步检查，最终确定正确的治疗方案。关键不在于放弃使用第一印象和快思考，而在于通过高质量的临床检查来完善我们的诊断，并避免犯常见的错误。Herbert Simon（诺贝尔奖得主）是解决问题方面的最重要的研究人员之一，他最出名的是与国际象棋大师一起进行的具有开创性地解决问题的研究，他将直觉解释为"恰到好处的认知"（Simon，1992，p. 155）。也就是说，专家准确的直觉是长期实践的结果。

虽然通过分析性思考能清楚地表达我们的判断并作出决定，但这并不是说这个系统没有错误。通常，慢速分析性思考只是简单地认可快思考产生的想法（Kahneman，2011）。研究表明，专家在模式识别方面起很大的作用（例如：Boshuizen and Schmidt，2008；Jensen et al.，2007；Kaufman et al.，2008；Schwartz and Elstein，2008），过度分析也会导致判断错误（Lehrer，2009；Schwartz and Elstein，2008）。然而，虽然不是完美的，但慢速分析性思维可以检查我们快速的第一印象和模式识别并减少错误，因此我们应该理解和开发慢思考，特别是在不确定的和复杂的领域。

Kahneman 的结论是，人类需要帮助才能作出更准确的判断和更好的抉择。我们需要学习和实践临床推理及其他专业能力来提高快思考和慢思考的精确度。

要点

所有思考，包括肌肉骨骼康复的临床推理都涉及系统 1 的快速第一印象、归纳、模式识别及系统 2 的思考、假设和推论的测试的结合。虽然快思考和慢思考都会发生错误，但纠正人类判断的偏差需要慢速分析性思考，特别是在不确定的和复杂的领域。要提高临床推理能力、加强核心肌肉骨骼相关理论在临床实践中的应用，需要对临床推理有一定的理解和实践。

临床推理的范围

临床推理是一个对调查和分析进行回顾的过程，由临床医务人员与患者合作实施，目的是了解病情的发展过程和患者的临床问题，以便指导临床实践（Brooker，2013，supplied by Mark Jones）。虽然有更广泛的定义（见 Christensen and Nordstrom，2013；Higgs and Jones，2008），但目前这个定义包含了我们希望在这本书中推广的临床推理的主要构成要素。

肌肉骨骼临床诊疗人员在不同的医疗环境中（如门诊、私人诊所、医院的疼痛康复科、运动场所、家庭护理单元和工业工作场所）治疗各种各样的疾病。他们遇到的临床表现是多种多样的，从单一的、明确的、符合诊疗思路的临床表现到复杂的、多因素的临床表现，再到特殊的、不同于常规诊疗思路的临床表现。Schön（1987，p. 3）将这种一系列的临床诊疗思路描述为在技术"高地"和"低地"之间"难以解决的问题"。要想在"高""低"的两端进行临床实践，医务人员必须具备良好的学术基础和专业技能，同时具备解决单一、明确问题的高级技能。然而，要想成功诊断和治疗复杂的临床疾病，还需要生物－心理－社会医学知识和专业知识的广泛融合，再加上个人对治疗、鉴别诊断及临床技能的掌握。当今的肌肉骨骼临床诊疗人员必须具备高水平的知识和技能，包括诊断、治疗、沟通（包括宣教、交流、询问），并熟悉专业规范、法律和道德标准等。若想具备这些能力或超常表现，需要对健康和失能等知识有一个广泛的认识，并需要具有丰富的诊断和非诊断性临床推理的技能。

临床推理在生物－心理－社会医学模式下的应用

生物－心理－社会医学的基本框架最初是由恩格尔（Engel，1977）提出的。根据世界卫生组织（World Health Organization，WHO）在国际功能、残疾和健康分类（International Classification of Functioning, Disability and Health, ICF）模型（WHO，2001）（图1.1）中的描述，生物－心理－社会医学认为失能是生物健康状况（如障碍、疾病、病理、紊乱）、外部环境影响（如社会、经济、政治

等）和内部个人影响（如年龄、性别、教育程度、信仰、文化、应对方式、自我效能感等）共同作用的结果。这与以前主流医学和肌肉骨骼实践中的简化论的生物医学模型形成了鲜明对比。在简化论模型中，疾病主要归因于病原体、遗传或发育异常或损伤。与之不同，生物－心理－社会医学模式通过将失能理解为社会构成，包括肌肉骨骼诊疗在内的医疗卫生领域，扩大或更加明确地要求临床医务人员了解所有潜在的生物－心理－社会医学影响并将这种理解纳入他们现有的评估、推理和管理中（例如：Borrell Carrió et al., 2004; Edwards and Jones, 2007a, 2007b; Epstein and Borrell-Carrió, 2005; Imrie, 2004; Jones et al., 2002; Jones and Edwards, 2008）。

社会心理因素对患者的疼痛或伤残情况的影响，特别是对患者的疼痛的治疗及临床医务人员对患者的社会心理状态评估的影响是第三章和第四章的重点。本章的目的如图1.1中所示的生物－心理－社会医学框架，在于强调充分理解患者的问题及对患者本身进行诊疗所需的知识、技能和临床推理的范围。图1.1中的方框描述了患者的临床表现，包括身体功能和

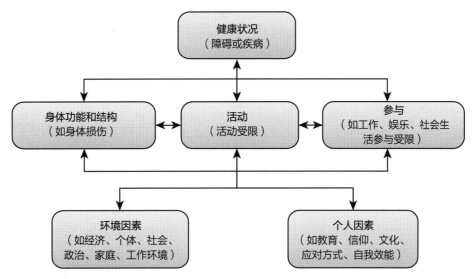

图 1.1　根据世界卫生组织（WHO）《国际功能、残疾和健康分类》（ICF）框架修改（经许可引自 WHO, 2001, p. 18）

结构损伤、功能活动限制及患者参与生活环境（如工作、家庭、运动、休闲）的困境共同构成患者的失能；双向箭头之间是临床表现和生物医学、环境和个人的影响。

图1.1反映了各种因素彼此之间的相互关系，各种因素有可能相互影响（Borrell-Carrió et al., 2004; Duncan, 2000; Pincus, 2004）。例如，在传统上将功能限制、身体损伤和疼痛视为特定伤害/病理学或综合征的最终结果，此处的双向箭头突出显示这些也可能与环境和个人影响相关，甚至可以由环境和个人影响决定。因此，要全面了解患者的临床表现，就需要对患者的身体健康、环境和个人因素进行关注和分析。尽管肌肉骨骼临床医务人员通常受过良好的教育，可以评估和管理患者健康状况的生理和许多环境因素，但是评估、分析和管理导致急性和慢性疼痛的社会心理因素方面的正规教育和经验通常不那么过硬，知识结构也较不合理（例如：Barlow, 2012; Bishop and Foster, 2005; Foster and Delitto, 2011; Main and George, 2011; Overmeer et al., 2005; Sanders et al., 2013; Singla et al., 2014）。特别是社会心理的社会学层面造成疼痛体验的因素，通常较少受到关注（Blyth et al., 2007）。现在越来越多的文献为肌肉骨骼临床康复工作者的社会心理评估和管理提供了信息（例如：French and Sim, 2004; Hasenbring et al., 2012; Johnson and Moores, 2006; Jones and Edwards, 2008; Keefe et al., 2006; Main et al., 2008; Muncey, 2002; Schultz et al., 2002; 参见第三章和第四章），并且上述文献还明确将WHO在ICF中的临床问题、临床推理和管理进行了分类（例如：Allet et al., 2008; Childs et al., 2008; Cibulka et al., 2009; Edwards and Jones, 2007a; Escorpizo et al., 2010; Jette, 2006; McPoil et al., 2008; Steiner et al., 2002）。

在上述框架内进行医疗实践需要不同的知识和临床技能，以便能够理解生物学问题及环境和个人因素，这些可能有助于治疗患者的疼痛和失能。因此，理解并管理生物问题产生的变化与理解并与人交流产生的变化之间是有区别的。为了帮助临床医务人员应用生物-心理-社会医学模式进行实践，我们提出2个框架，即所需临床推理的焦点（临床推理策略）和所需决策的类别（假设类别）（Edwards et al., 2004a; Jones, 1987, 2014; Jones et al., 2008）。

要点

将失能概念化为生物健康状况（如障碍、疾病、病理、紊乱）、环境影响（如社会和经济）和个人影响（如信仰、文化、社会经济、教育）的累积效应，强调了在生物-心理-社会医学框架中所需的知识、技能和临床推理的范围。传统上，肌肉骨骼临床工作者在评估和分析导致患者残疾的身体和环境因素方面受过良好的教育；然而，正规教育和经验评估、分析的心理和社会因素往往不够发达，知识结构也较不完善。社会心理评估和管理在本书的案例研究中有不同程度的特点。对筛选社会心理因素的关注可以影响医师对个别患者的临床表现的确定，如何在诊疗中处理这些因素，将有助于临床医师深入进行生物-心理-社会医学模式的实践。

临床推理的焦点：临床推理策略

当学生在肌肉骨骼诊断练习中首次进行临床推理时，他们通常只专注于诊断，而诊断本身通常仅限于对问题、损伤或病理类型进行分类。由于生物-心理-社会医学观点中的所有潜在因素（图1.1）会影响诊断推理，那么清楚地进行诊断推理仅能代表临床实践推理的一部分。一系列医疗卫生专业领域（如物理治疗、药物治疗、护理、作业治疗）的研究和理论主张已明确了临床推理的重点，包括诊断推理、叙事推理、程序推理、交互推理、协作推理、预测推理、伦理推理和教学推理（Higgs and Jones, 2008）。Edwards 及其同事（Edwards, 2000; Edwards et al., 2004a）研究了物理治疗的 3 个不同领域（肌肉骨骼、神经系统和社区／家庭保健）的专业治疗师的临床推理，发现这些治疗师采用了一系列"临床推理策略"，尽管他们在检查和管理上的侧重点不同，他们的临床推理策略分别与一系列不同的临床行为相关。

诊断推理：基于疼痛类型、组织病理学和其他广泛的潜在致病因素，形成与功能限制及身体和运动损伤相关的肌肉骨骼实践诊断的推理。

叙事推理：与患者的疼痛、疾病和（或）失能经历相关的推理。包括患者对自己的症状和对生活的影响的理解（包括个人意义）、他们对治疗的期望、相关的认知和情感、他们的应对能力，以及上述因素对其临床表现的影响，这些影响可能会促进或阻碍患者的康复。

程序推理：为治疗方式的选择、实施和改进提供依据的推理。尽管临床指南提供了广泛的指导，但通常仅侧重于诊断分类，临床执业医师需要适当地推理出如何最好地将这些指南应用于对患者的治疗。治疗的过程主要是对明确结果的再评估，该评估涉及损伤和功能／失能相关的程度。

交互推理：该推理有目的地建立和维持临床医务人员与患者之间的关系（在影响推理的因素中进一步讨论）。

协作推理：患者和临床医务人员（以及其他人）双方共同认定检查结果，在设定目标和优先事项及治疗的实施等方面共同决策（Edwards et al., 2004b; Trede and Higgs, 2008）。

教学推理：与规划、执行和评估个体化的诊疗方案相关的推理，包括改进的动机、观念的变革（如关于肌肉骨骼的疼痛和诊断）、建设性的应对策略并促进改善身体的表现、活动和参与能力（如康复训练、条件反射、运动技巧、活动节奏和分级暴露）等。

预测推理：用于判断特定干预措施的效果和总体预后的推理。尽管关于肌肉骨骼疗法是否有效的预后判断和预期的时间范围并不精确，但是对生物、环境和个人因素的全面理性考虑，既可以认识到促进因素（即患者陈述中的积极因素），也能认识到障碍（即患者陈述中的消极因素），同时可以确定哪些是应该改变的，哪些是不能改变的，这将有助于制订推理策略。

伦理推理：是认识和解决伦理困境的基础，伦理困境影响患者对自身健康的决策能力、治疗实施及其预期目标（Edwards et al., 2005; Edwards and Delany, 2019）。

这些诊断性和非诊断性推理有助于强调临床推理的范围，我们应该意识到这个范围，同时作出自我批评并努力改进。推理的复杂性在以下发现中进一步得到证明：专家级物理治疗师能够以流畅轻松的方式在生物和社会心理两极之间辩证地进行推理（Edwards, 2000; Edwards et al., 2004a）。例如，一项诊断测试可能会引起患者对运动的恐惧反应，这种反应是由他们对诊断、病理和（或）疼痛的不恰当的观念或认知造成的。诊断测试的敏感性、特异性和相似比照可推断患有该疾病的可能性。同时，临床专家可以更多地感知到患者恐惧的表达，调整他们的诊断分析，并辩证地将其推理从生物学转向社会心理学。

关注患者的社会心理状况及身体／诊断结果很重要。不难理解，体检会明确患者的疼痛和失能的原因，他们必须面对自己的身体损伤和失能的程度。同样，社会心理评估不仅为诊断推理提供信息，而且还能识别急性和慢性表现的管理中需要处理的无用观点。虽然临床推理策略提供了一个框架，可以帮助医学生和执业医师认识到所需推理的不同焦点，同时也有助于认识不同的推理策略中不同类别的临床决策。

要点

诊断推理只是肌肉骨骼诊疗中临床推理的一个重点。专科医师已开发出一系列的"临床推理策略"，包括不同的推理重点，如诊断推理、叙事推理、程序推理、交互推理、协作推理、教学推理、预测推理和伦理推理等。专家能够根据新发现的患者信息，在生物－心理－社会医学框架所涉及的两个方面之间辩证地进行临床推理。在临床推理的所有领域中，意识、批判和实践对于发展临床诊疗中的专业知识是非常重要的。

临床所需决策的类别：假设类别

显然，临床医务人员应该知道自己问的每个问题和进行的每次患者身体评估的目的。也就是说，你想发现什么信息及这些信息会让你作出什么样的判断。制订一份所有临床医务人员都必须考虑的决策清单是不必要的、也是不恰当的，因为这样只会扼杀对医务人员职业发展至关重要的独立性和创新性思维。然而，有必要形成一个最少决策类别清单，这对那些学习和反思临床推理的人是有帮助的，因为这一清单为他们提供了初步指导，以理解他们的问题和对患者身体评估为目的。有必要鼓励超出诊断之外的推理，并创建一个临床知识的框架，因为它与临床诊断的决策（即诊断、了解社会心理影响、确定治疗干预措施、建立融洽/治疗关系、合作、教学、预后和管理伦理困境）有关。以下是 Jones（1987）提出的"假设类别"清单，通过多年来的专业讨论，该清单演变为目前的形式（表 1.1）。这一清单对肌肉骨骼诊疗人员的临床推理重点（包括这些不同类别之间的推理）的研究证据是有帮助的（Barlow，2012；Doody and McAteer，2002；Edwards et al，2004a；Jensen，2007；Rivett and Higgs，1997；Smart and Doody，2006）。这一清单将临床医务人员的丰富的经验和临床教育工作者的反思性论述相结合，广泛支持了这些特定假设类别的相关性和适用性。然而，对于这些特定的假设类别，临床医务人员不应该不加批判地使用，无论采用哪类决定，都应不断验证，以确保它们反映了当代的医疗保健和肌肉骨骼诊

表 1.1

假设类别
• 活动和参与能力及限制
• 患者对其经历和社会影响的看法（社会心理状况）
• 疼痛类型
• 症状来源
• 病理
• 身体功能或结构受损
• 发展和维持问题的影响因素
• 体格检查与治疗的注意事项和禁忌证
• 管理/治疗的选择和进阶
• 预后

疗的真实情况实践。

活动和参与能力及限制

患者的活动能力和限制与图 1.1 所示的 ICF 框架直接相关，指的是患者自愿并进一步筛查出来的功能能力和限制（如行走、站起、坐等）。为了了解完整的情况，临床医务人员要确定哪些活动是患者能够做的、哪些活动是受到限制的，这一点非常重要。

患者的活动能力和限制是指患者适应生活的能力和限制（如工作、娱乐 / 运动、家庭等）。同样，确定患者的生活能力及治疗的后期环节（如职业康复）非常重要，因为这将有助于其他恢复方案的实施，如预后和管理等。请注意，无论是通过访谈还是通过问卷来确定患者的生活能力，实际上并不足以制订"假设"，因为这些不是来自临床医务人员的直接判断或推断；相反，这些手段只是为了了解患者的失能程度和生活质量而需要获得的基本信息。将它们放在假设类别框架中，只是为了深化对患者疼痛 / 失能经历等重要问题的了解。后期诊疗中，在判断疼痛类型时，需要考虑患者活动能力和活动限制的比例，以及通过检查确定的身体损伤和（或）病理情况。当患者的活动能力和限制与身体损伤和（或）病理不成正相关性时，则可能反映出一种伤害感受可塑性疼痛类型（IASP Taxonomy, 2017；Nijs et al., 2015；Smart et al., 2012c；Woolf, 2011），而且患者的社会心理状况很可能会对患者的功能障碍产生负面影响。

患者对其经历和社会因素影响的看法（社会心理状况）

患者的经历和社会因素的影响与患者的社会心理状况有关，这是临床医务人员需要评估和理解的。肌肉骨骼临床康复工作者的社会心理评估在第三章和第四章中有更详细的讨论。简而言之，社会心理评估包括以下内容。

- 患者对他们的疼痛 / 受伤经历有什么看法？
  - 对他们的问题、诊断、关于疼痛的理解 / 认知（如关于严重性、可变性和可控性）及这些认知的基础是什么（即他们为什么这么认为）？
  - 他们对治疗的期望和信念是什么？他们在治疗中的角色是什么？他们的具体目标是什么？
  - 他们在情感上是如何应对的（如愤怒、抑郁症状、脆弱感等）？在行为上是否有具体的应对策略（如药物、休息、酗酒、锻炼、禁忌等）？如果有，它们是否有效？
- 患者生活的社会环境是什么（如教育 / 健康素养、文化、生活、工作、朋友等）？他们对所获得的支持的看法是什么？
  - 患者认为他们的伴侣、同事和领导对他们有什么样的看法？这对他们的自我评估、自我效能感和疼痛 / 受伤经历有什么影响？
- 治疗对患者重要吗？他们的自我效能是什么？对治疗有积极的贡献吗？他们目前认为自己可以做到什么？他们认为后续治疗的目标是什么？

在前面提出的临床推理策略框架中，关于社会心理状况的假设符合叙事推理，侧重于理解患者的疼痛、疾病和（或）受伤经历。在判断患者对诊断及身体疼痛等问题的理解时，这些假设不仅仅是患者表面上的理解（如医务人员告诉患者的或患者读到的），也是患者对这些理解的反映（如可能的康复、对进一步损害的恐惧等）。

疼痛类型

疼痛类型、急性和慢性疼痛的区别、牵涉

性疼痛及其相关的神经生理学原理是肌肉骨骼临床诊疗人员的基本知识，这些应用于临床实践的知识必须与临床推理相结合。例如，不同疼痛类型的临床表现、诊断中的预防措施、治疗策略和对预后的影响等。第二章概述了与临床推理相关的现代疼痛科学理论。本章所讨论的疼痛类型是一个假设范畴，但这一假设范畴对其他推理决策，特别是对治疗决策具有重要作用。

肌肉骨骼临床康复工作者需要鉴别的3种主要疼痛类型包括伤害感受性疼痛（有无炎症）、神经病理性疼痛和伤害感受可塑性疼痛[3]（Gifford et al.，2006；IASP Taxonomy，2017；Nijs et al.，2014b；Woolf，2011，2014）。伤害感受性疼痛（nociceptive pain）是保护性的，与对非神经组织的实际或潜在损害相关，涉及外周伤害性感受器的激活（IASP Taxonomy，2017）。在全身炎症的情况下，伤害感受性疼痛伴随着组织损伤和（或）免疫细胞激活，通过引起疼痛过敏促进修复，直到愈合（Woolf，2010）。神经病理性疼痛（neuropathic pain）是指由于躯体感觉系统的病变或疾病的直接后果而产生的，可根据病变的解剖位置进一步区分为周围或中枢神经病理性疼痛（IASP Taxonomy，2017；Jensen et al.，2011；Treeed et al.，2008）。伤害感受可塑性疼痛（nociplastic pain）是指在没有明显的外周驱动因素（如组织损伤或神经病变）的情况下，与中枢神经系统伤害性相关的功能性疼痛。肌肉骨骼临床康复工作者通常治疗的各种疾病中都有伤害感受可塑性疼痛的表现，包括非特异性慢性背痛、复杂性区域疼痛综合征、慢性疲劳综合征、肌纤维疼痛综合征、术后疼痛和痛觉过敏

（Ashina et al.，2005；Clauw，2015；Coombes et al.，2012；Fernandez-Carnero et al.，2009；Lluch Girbés et al.，2013；Meeus et al.，2012；Nijs et al.，2012a; Perrotta et al.，2010; Price et al. 2002; Roussel et al.，2013；Woolf，2011）。过敏表现为对各种刺激的反应性增强，包括机械压力、化学物质、光、声音、冷、热、压力和电，并与一系列中枢神经系统功能障碍有关，如第二章中所讨论的。

尽管根据已有的关于疼痛类型的主观和身体临床特征的研究（Bielefeldt and Gebhart，2006；Mayer et al.，2012；Nijs et al.，2010；Nijs et al.，2015；Schaible，2006；Smart et al.，2012a, 2012b, 2012c；Treeed et al.，2008；Woolf，2011），伤害感受可塑性疼痛的诊断标准和生物标志仍然没有定论（Kosek et al.，2016; Vardeh, Mannion and Woolf, 2016; Woolf, 2011, 2014）。

当不同疼痛类型的临床症状共存时，如何鉴别就具有一定的挑战性，首诊时尤其如此，在这一阶段患者的临床表现（主诉、影像学、体格检查）是渐次出现的。例如，完整的疼痛经历，包括通过访谈和（或）问卷调查初步筛选的不良社会心理因素在首诊时通常没有完全显现。随着临床医务人员与患者的关系日渐融洽，医务人员有时间对问卷进行探索并使之清晰，从而获得患者的全部信息。身体和社会心理压力均可导致神经免疫系统失调，从而导致疼痛超敏反应。可以通过在一段时间内对靶向治疗干预措施的结果进行重新评估来明确疼痛机制是否有重叠（如有无敏化的伤害性感受）。也就是说，伤害感受可塑性疼痛可由内部和外部输入引起，这些内外部因素包括感觉

---

3 在本书的大部分内容中，第3种疼痛类型称为"适应不良性中枢神经系统敏化"。为了与IASP在术语上保持一致，在本书编写的最后阶段将其改为"伤害感受可塑性疼痛"。然而，新的术语一般都带有一定的争议，未来可能会再次变化。

和情感调节（如思想、信念、恐惧、焦虑），可以通过病理性、炎症或超负荷组织（如果存在）的伤害性感受来触发但不能持续。伤害性疼痛还可以提高敏感性（或降低负荷耐受性）与躯体和内脏伤害性感受共存。虽然治疗人员知晓疼痛类型，但疼痛类型的机制和促成因素可能会随着时间推移而发生变化。这样，随着更多信息的出现，疼痛类型的假设可能会改变。短期治疗和对潜在身体损伤的重新评估可能有助于确定身体损伤的症状或其他共存的认知，同时有助于确定情绪和生活压力所起到的敏化作用。尽管针对肌肉骨骼组织的干预具有重要的调节作用（例如：Cagnie et al., 2013; Nijs et al., 2011a, 2012a; Schmid et al., 2008; Smith et al., 2013, 2014; Vincenzino et al., 2007b; Zusman, 2008），但不足以解决持续性的伤害性疼痛。但是，当身体损伤和失能成为心理压力和负面认知的基础时，如果不能解决负面心理和失能的问题，则需要从身体治疗和环境管理方面进行改善。当身体和认知/情感因素都有助于治疗疼痛和失能时，治疗人员将会较好地解决这些问题。与之相反，要成功治疗由社会心理因素引起的伤害性疼痛和持续性疼痛记忆，可能需要通过疼痛神经科学教育来促进积极的应对策略。例如，分级活动和锻炼，将药物治疗和认知行为策略相结合等方式（Louw et al., 2011; Moseley, 2004; Moseley and Butler, 2017; Nijs et al., 2011a, 2011b, 2012b, 2014a; Turk and Flor, 2006; Zusman, 2008）。相比之下，传统方法可能没有帮助。当基于关节、肌肉和软组织评估对潜在的伤害感受性疼痛的组织的病理学来源作出假设时，认识到伤害感受性疼痛的临床特征的重要性也是显而易见的。伤害感受性疼痛可引起局部组织病理学假阳性症状（Gifford, 1998; Nijs et al., 2010），这说明了一种假设类别（如疼痛类型）对另一种假

设类别（如症状来源）的影响及临床推理的复杂性。

症状来源

尽管大多数有肌肉骨骼问题的患者均以疼痛为主要症状，但他们还伴有其他症状，如过敏/感觉减退、感觉异常、感觉迟钝、与血管相关的症状、僵硬、无力、关节异常感觉（如不稳定、弹响、交锁）及尿急和尿失禁等。在临床症状的其他方面（如神经、循环和呼吸系统），患者会表现出这些系统疾病所特有的症状。因此，如"一般健康筛查"中所述，对于患者主诉外的其他症状进行彻底检查非常重要，这会确定相关症状是否出现，并且不会遗漏相关并发症。

当患者确实有疼痛感，并且假设具有伤害感受性疼痛的"疼痛类型"时，进一步考虑潜在的伤害感受的原因并进行推理是适当的。尽管仅凭临床检查对伤害感受的来源进行验证通常并不充分，但是疼痛分布的生物学和临床知识、激发和缓解的方式及常见的发病机制使临床医务人员可以推测伤害感受的可能来源。对于某些类型的问题（如肌肉和韧带损伤），诊断的准确性明显优于其他类型的问题（如下背痛）。但是，即使无法确定特定的组织，对有关身体部位（如脊柱、肩或髋部）借助主观和体格检查进行差异性问诊和测试并作出更广泛的假设对鉴别仍然有帮助。

以表1.2中的身体结构图为例，根据患者的症状区域对其可能的痛觉来源进行假设。表1.2的图中描绘了一个常见的肩部疼痛区域，以及应该考虑的潜在伤害感受性疼痛、神经病理性疼痛和内脏疼痛来源。

考虑到建议列表中涉及的潜在结构有助于深入地建立假设，然后通过症状的行为表现（加重和缓解因素）、病史、一般健康筛查

和体格检查—治疗—再评估的行为进一步"检验"这些假设。如前所述，对于患者症状的伤害感受性疼痛的特定组织来源的假设必须考虑到假设的主要疼痛类型。尽管临床检查不能总是确定出患者的主要伤害感受性症状的实际来源，但从症状的部位和行为表现、病史、体检和治疗/重新评估的线索，结合常见的临床模式的知识，将使临床医务人员推测出可能的结构上的缺陷及可能的病理改变。

病理学

病理学定义为由疾病或外伤引起的身体结构和功能的改变（Goodman and Fuller，2009）。尽管由于临床上确定伤害性感受来源的局限性，肌肉骨骼临床康复工作者一般不可能在临床上确认病理学改变，但对病理学改变进行假设以考虑其他因素的影响（尤其是对体格检查和治疗、处理和预后）仍然很重要。一些可疑病例需要进一步调查研究，可能还需要

表 1.2

描述潜在局部伤害感受性疼痛、神经病理性疼痛和内脏来源的症状区域示例和身体图

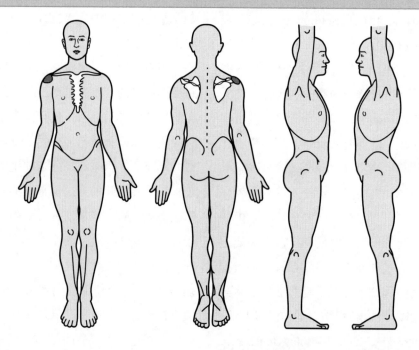

潜在局部伤害感受性疼痛来源	潜在神经病理性疼痛来源	躯体转介的潜在伤害感受性疼痛来源	内脏转介的潜在伤害感受性疼痛来源
• 盂肱关节周围（肩袖间隙结构、关节囊、韧带） • 盂肱关节间（盂唇、肱二头肌肌腱附着点、关节面） • 肩峰下间隙（肩袖、肱二头肌、滑囊、喙肩韧带、肩峰） • 肩锁关节	• 腋神经 • 肩胛上神经 • $C_3 \sim C_7$ 神经根	• 任何 $C_5 \sim C_6$ 运动节段结构（肌肉、椎间关节） • $C_5 \sim C_6$ 神经支配的躯体结构	• 通常分布至肩部的内脏神经支配（如膈神经 $C_3 \sim C_5$ 支配膈肌、心包、胆囊、胰腺） • 能刺激膈肌的内脏结构［心脏、脾（L）、肾脏、胰腺（R）、肝脏（R）］

进行内科或外科处理（如骨折、脱位、骨筋膜间室综合征、马尾综合征及内脏相关症状），而其他一些可疑病例仅需要在体格检查和治疗中更加谨慎（如神经病理性疼痛、血清阴性脊柱关节病）。针对不同病例治疗方案的研究提供了广泛的治疗策略，对已知或疑似病例的了解也可以更好地评估预后（如创伤后扭伤手腕与类风湿关节炎相关的手腕疼痛）。

病理学应考虑到结构和组织的特征性形态学变化，以及相关的发病机制或这些变化的病理生理过程。仅凭症状表现不足以进行安全有效的检查和治疗。例如，可以根据病理生理学提出急性肌肉或韧带损伤的假设，以及炎症愈合过程各个阶段的治疗方案。尽管病理可能是伤害性疼痛的根源，也可能与检查时发现的身体损伤相关，但病理也可能是无症状的，相似的病理可能在不同的患者中有不同的表现，患者还可能表现出组织伤害而没有检查出病理问题。即使病理改变表现出症状，也可能与身体损伤或症状改善无关。因此，病理学不是一个绝对的结果指标，过度关注病理学会导致推理错误。熟练的临床推理需要临床医务人员务必避免简单地以病理学为重点进行处方治疗。一些专家针对不同疾病和病理（例如：tendinopathy– Cook and Purdam, 2009; intervertebral disc– Adams et al., 2010; exercise for tissue repair– Khan and Scott, 2009; lateral epicondylalgia– Coombes et al., 2009; Goodman and Fuller, 2009）提供了出色的前期研究，所以他们的建议和原则为每名患者的病情量身定制了治疗方案（参见第五章）。病理学假设对于需要进一步研究的恶性和非肌肉骨骼疾病特别重要（在"预防和禁忌证"中有进一步讨论）。对于症状来源（如伤害性感受）到底是病理还是身体损伤之间作出正确的推理非常重要。必须认真考虑症状和病理的已知来源，并谨慎地假设未知来源

和病理。考虑不良的社会心理影响和身体损伤是必要的，因为这 2 点对于治疗患者的疼痛及失能是有帮助的。尽管治疗方法和运动的生理影响可以积极地促进愈合（e.g. Khan and Scott, 2009）并进行疼痛神经调节（Nijs et al., 2012b, 2014a; Schmid et al., 2008; Vicenzino et al., 2007b; Voogt et al., 2015; Zusman, 2008），但病理学分析通常是一种低效率的自行监测的方法。因此，在适当考虑病理和疼痛类型的情况下，治疗干预最好有目的地针对负面的社会心理影响、功能和相关身体损伤进行。

身体功能或结构受损

患者健康状况方面的损害是指身体结构或生理或心理功能的丧失或异常（WHO, 2001）。在肌肉骨骼康复实践中，心理障碍通常表现为对症状的心理反应升高和功能适应不良（即"黄旗征"），这种情况与患者对自身经历和社会影响的看法有明确的关联。生理损伤可能存在于任何身体系统中（如肌肉骨骼、神经、心血管、呼吸、血液、胃肠、泌尿、生殖、免疫、内分泌），这可能与肌肉骨骼症状和损伤密切相关，也可能被误认为是"肌肉骨骼问题"，还可能与对肌肉骨骼的管理有关，如运动和健身处方等。上述这些因素共同作用产生影响。尽管肌肉骨骼临床医务人员没有资格进行培训范围之外的诊断，但是正如本节深入讨论的那样，对症状和一般健康状况进行彻底筛查对于识别先前诊断过的和未诊断的不同身体系统内的潜在非骨骼问题至关重要。考虑到与肌肉骨骼问题的相关性，患者的"肌肉骨骼"表现可能需要转诊和进一步的筛查。

根据主观诊疗和体格检查，常见的肌肉骨骼方面的身体损伤包括姿势、主动和被动运动、软组织、神经动力学和运动功能（如认知和本体感觉、控制、平衡和协调、力量等）方

面的损伤。和病理学一样，身体上的损伤可能是有症状的，直接与患者症状或无症状的伤害性感受来源有关，但也有可能由其他部位的压力/负荷改变而引起，从而导致其他症状（如紧张的斜角肌会损伤神经血管）。对无症状的身体损伤进行分析是必要的，分析的内容包括身体结构和动作过程［如由于髋关节活动度减少、髋屈肌紧张和（或）前神经刺激而限制被动伸髋；或下肢无力及继发于血管性跛行及周围血管疾病的营养改变］。有时也可以通过运动矫正对症状产生影响（如动态关节松动术、运动时肩胛骨的矫正/辅助、运动中的腰椎姿势矫正）来判断损害是否是导致其他结构症状的原因，但必须通过持续的治疗和再评估来反复印证。

因伤害性感受主导的表现中出现的症状性生理损伤也必须分析其结构、病理和相关过程。关于疼痛［如视觉模拟评分法（Visual Analogue Scale, VAS）］、活动度（如主动和被动关节活动范围及与症状的关系）和动态控制（如激活和运动学模式）的症状性损伤的定性和定量描述有助于治疗的选择和进阶，以及提高再评估的敏感度。

影响因素

对于潜在影响因素的假设包括患者症状发展或治疗过程中的易患因素或相关因素。应该考虑的内在和外在因素包括环境、社会心理、行为、身体/生物力学和遗传因素等。

导致一种身体结构出现症状的潜在物理因素是多种多样的。例如，髋关节伸展僵硬导致行走时腰椎负荷增加，肩胛骨上回旋无力导致肩关节上举时肩峰下的负荷增加。就像一般的物理损伤没有症状一样，物理损伤也会导致这些组织应变增加而不表现出症状。尽管这些损伤意味着将来有出现肌肉骨骼症状的风险（类

似于心脏病的饮食危险因素），但要确定风险与患者当前疼痛表现的相关性，则需要系统地干预以重新评估风险影响。通常，通过立即处理损伤的方法（如手法协助肩胛骨运动或使用肩胛骨贴扎）或简便的试验性治疗来检查治疗效果，可以相对快速地确定这一点。

即使病理相同，不同的患者也可能受到不同的生理、环境和社会心理因素影响，这就需要不同的治疗方法。例如，3例患者出现类似的肩峰下粘连性关节囊炎，引起肩峰下痛觉异常，但诱发因素不同，需要不同的处理方法。例如，第1个患者可能出现盂肱关节囊后侧挛缩，在过头活动时肱骨头前上移位增加，导致肩峰下滑囊受到刺激；第2个患者具有良好的后关节囊活动性，肱骨内旋和水平外展的活动范围良好，但该患者的肩胛骨上回旋所需的力偶控制差，力量不足，导致旋转不足，因此在过头活动时肩峰下间隙变窄，导致滑囊受到刺激；第3个患者也有运动控制/力量问题，但不在肩胛骨，而是负责在上肢抬高过程中保持肱骨头下压的肩袖的力偶无效，从而导致肱骨头上移增加，同样引起滑囊的刺激。治疗师和相关医务人员必须了解导致不同临床问题的常见因素，并结合熟练的推理来确定其相关性。尽管针对患者疼痛感受的治疗通常可以有效缓解症状，但必须解决其促成因素，以最大限度地减少复发。

体格检查与治疗的注意事项和禁忌证

患者的安全是最重要的，在这个假设类别作出一系列的决定之前，临床医务人员必须考虑以下几点。

- 患者是否应进行体格检查（而不是立即转介去做进一步的医疗咨询/检查）；如果需要，应在安全范围内进行检查，尽量避免加重患者的症状。

- 患者是否经过了特殊的安全检查（如颈动脉功能障碍测试、神经系统检查、血压/心率检查、不稳定性测试等）。
- 患者是否应进行治疗（与转介进行进一步的咨询/检查相比）。
- 计划进行的物理干预的适当剂量/强度。

　　许多因素有利于进行安全的体格检查和治疗范围的确定，其中包括以下内容。

- 出现更严重的疾病相关的症状（如颈动脉功能障碍、主动脉瘤、脊髓损伤、马尾综合征、癌症、骨折、急性骨筋膜间室综合征等）。
- 显性疼痛类型（神经病理性疼痛和伤害性疼痛通常需要更谨慎，以避免出现症状，并注意患者对症状和病理过度关注的可能性）。
- 患者的观点：焦虑、恐惧、愤怒的患者，特别是有过负面的医疗/物理治疗经历的患者需要更加谨慎。
- 症状的严重性和易激惹性（Hengeveld and Banks, 2014）。
- 已知病理的性质（如类风湿关节炎或骨质疏松症，由于组织脆弱而需要谨慎对待）。
- 疾病的进展期（如不断恶化的问题需要更加谨慎）。
- 存在其他问题可能误诊为肌肉骨骼问题或监测的疾病，以便对肌肉骨骼干预不会危及患者的其他健康问题（如心脏和呼吸系统疾病）。

一般健康筛查

　　对其他健康问题进行一般健康筛查，对于有关预防措施和禁忌证的假设至关重要。这就需要医务人员了解患者身体系统和治疗状况的普遍特征，尤其是那些神经肌肉骨骼问题方面的特征。这种形式的筛查并不是为了进行医学诊断，肌肉骨骼临床康复工作者进行的医学/一般健康筛查只是为了确定患者是否需要进一步检查和医学咨询。对于初次接诊的医务人员来说，没有经过医务人员评估的患者尤为重要。类似情况对于转诊的临床医师来说也很重要，因为非肌肉骨骼疾病可能在患者最后一次就诊后就已经错过最佳治疗期或加重了。临床医务人员应该熟悉已知的"危险信号"，这些症状和体征可能表明存在全身性或更严重的病理/疾病，或者症状与肌肉骨骼疾病相近的非肌肉骨骼疾病，需要进一步的医学筛查。对"危险信号"的筛查在腰痛患者中的诊断作用不佳（Cook et al., 2017；Downie et al., 2013），突显了推理过程的重要性。尽管有些患者需要立即就医（如颈动脉夹层或马尾综合征），但单个"危险信号"（甚至一串危险信号）并不一定需要转诊（Goodman, Heick and Lazaro, 2017）。基于对诊断效用不佳的"危险信号"进行进一步检查所产生的费用是不合理的（Cook et al., 2017）。取而代之的是，"危险信号"必须在患者充分陈述的背景下进行解释，并识别出什么是医疗紧急情况。在治疗进展过程中对"危险信号"进行监测时，建议进行留观（Cook et al., 2017）。如果物理治疗和其他处置方法未取得预期的改善，同时未经检查的"危险信号"持续存在或恶化，则须进行必要的病例讨论。文献中有不同的"危险信号"列表，其内容由 Boissonnault（2011）、Sebastian（2015）及 Goodman、Heick 和 Lazaro（2017）肌肉骨骼临床康复工作者撰写的优秀研究文献中呈现。

管理与治疗

　　在这方面的管理是指对患者的全面健康管理，包括咨询和转介给其他医疗卫生专业人员、采取健康促进措施（如健康评估和管理）、当需要时帮助患者辩护（如与保险公司或其雇主）。治疗是指约诊期间进行的特定治疗干预（教育和物理干预），以及确定首先要解决的问题、使用的策略/过程、对患者进行宣教的内容和方式、干预的剂量、对结局的重新评估及为了在理解、损伤、活动和参与等方面更好地改变所做的适合的"家庭作业"或自我管理。

对于好的临床推理来说，最重要的是没有固定方法可言。一般的医疗保健，特别是肌肉骨骼方面的治疗并不是一门精确的科学。尽管临床试验、临床指南、临床预测规则和从基础科学中推断出的理论都为处理不同的问题提供了有用的指导，但不应将其作为处方（Greenhalgh et al.，2014）。临床医务人员必须判断患者如何与研究报告中的人群相匹配，然后根据个体患者的独特生活方式、目标、活动和禁忌、观点和社会情况、疼痛类型及潜在病理和身体损伤来调整治疗方案。由于对于大多数临床问题仍然缺乏足够的研究支持，因此熟练的推理是临床医务人员最好的工具，可以最大限度地降低治疗不当和过度医疗的风险。

生物-心理-社会医学模型强调整体管理（即根据需要解决身体、环境、社会心理问题），并进行系统、彻底的重新评估，以确定不同的身体损伤（如软组织继发的神经动力障碍）之间的相互关系，以及身体损伤和社会心理因素之间的联系（如通过对患者的教育改变其对疾病的认知，可以减少患者的恐惧感，同时改善运动障碍）。对致病因素的管理可以最大限度地降低再次发病的风险，而患者的理解和积极配合对于提高自我效能、自我管理和最终的康复至关重要。

预后

关于预后的临床判断是指治疗师依据患者肌肉骨骼问题的病情，针对性地进行治疗性干预措施的效果及所需时间长短的预判。患者的问题是否能得到解决、改善或能否帮助患者渡过难关，取决于导致症状出现的因素是否得到改善。由于预后研究存在一些方法学的缺陷，再加上患者的疼痛和失能是由多种因素所致的，因此腰痛的预后研究只解释了不足50%的结果的变异性（Hayden et al.，2010）。此外，遗传学、病理学、生理学和社会心理等相关影响因素方面的研究尚不充分。因此，肌肉骨骼临床医务人员需要意识到可能影响预后的各种因素，并认识到哪些是可能被改变的因素。概括地说，患者的预后取决于患者病症的性质和程度、病症发展的自然过程、治疗干预的功效及患者作出必要改变以促进康复或改善生活质量的能力和意愿（如生活方式、社会心理状况和身体因素）。一些线索会在患者的主观感受和体格检查及持续的跟踪过程中体现，包括以下内容。

- 患者的观点和期望（包括准备改变的意愿、动力和信心）。
- 外部激励措施（如重返工作岗位）和负面激励措施（如诉讼、缺乏雇主支持）。
- 活动/禁忌的程度。
- 问题的性质（如类风湿关节炎等全身性疾病与踝关节扭伤等局部韧带疾病）。
- "病理学"和身体损伤的程度。
- 社会、职业和经济地位。
- 主要疼痛类型。
- 发生明显损伤时，组织愈合的阶段。
- 疾病的激惹性。
- 病史长短和疾病的进程。
- 患者的一般健康状况、年龄和既往病史。

尽管预后决策还不是一门精确的科学，但通过思考此列表的积极和消极因素来考虑患者的预后会有所帮助。

如何使用假设类别框架

　　临床实践中所需的决策将决定所寻求的信息（如被认为重要的安全信息需要安全导向问题和体格检查）。但是，假设类别框架并不以获取信息的顺序或该信息的精确程度及对患者的体格检查为指引。相反，在全面询问和聆听以了解患者对病情的描述的同时，在进行全面的身体功能检查之后，在假设类别框架内进行临床推理包括对不同假设类别的决定进行考虑并作为信息的展开。尽管立即对患者进行检查和不断对结果进行综合考虑是必要的，但是将问题狭隘地列入包括"诊断"、症状或治疗时间的有限假设测试列表中，然后通过选择测试将其剔除，这样做难免导致错误的遗漏（参见第三十一章）。规定临床医务人员在任何时候都应该考虑那些假设类别是不现实的，也是不可取的（如在获得每条新信息之后，都考虑各种假设类别，既不现实，也没有认知效率）。但是，同样地，临床医务人员也不应该不加思索地接收信息。实际上，在主观检查结束时，临床医务人员通常会对大多数假设类别提出自己的观点（假设），以便判断有多少体格检查可以安全进行、哪些体格检查最重要，以便在首诊时优先考虑。在整个检查和持续管理中都可以找到关于假设的线索，最终的决定取决于支持和否定证据的有效性。生成的初始假设（在任何假设类别中）都要与获得的进一步信息进行"检验"，也可能引发出一个新的、先前未被考虑的假设。假设的产生和检验有可能通过常规问诊和体检得到，也可能由提出问题的假设驱动，也有可能在考虑特定假设的情况下进行的身体评估中形成（如针对腹股沟痛患者进行背部与骨盆姿势及运动的具体询问；或对具有不稳定性主观特征的患者进行临床不稳

定性测试）。因此，临床推理是一个"以假设为导向"的动态循环过程（假设的生成、检验、重新制订），从而获得对患者和症状的不断深入的理解。虽然体格检查并不局限于主观检查（如检查列表）中提出的假设，但现有的假设在逻辑上仍然对体格检查和首诊时确定哪些检查是最重要的，具有指导意义。也就是说，结构化的体格检查对于筛查所有相关系统（如关节、神经、软组织、健康状况等）非常重要，但并非每位患者都需要进行所有体格检查，并且所有判断要有明确的理由（而不是遵循刻板的例行程序）。将体格检查的结果（包括患者生活中产生的对疼痛和运动的恐惧）与现有的假设进行综合，从而形成一种不断完善的理解，可以为最初的治疗决策提供依据。正是这种在检查和持续的治疗中作出快速反应的能力产生了主观性的问诊问题（如患者给的反馈和进一步探讨的病史内容的各个方面）及对患者身体评估的变化。清晰地思考不同类别的临床判断或假设及所获得的信息范围，可能有助于最大限度地减少本章开始时所述的"所见即所得"和相关偏见（Kahneman，2011）。

要点

　　了解生物－心理－社会医学框架中的不同临床推理重点所需的临床判断范围，有助于全面分析已获取的患者信息（如患者对问诊问题的回答、体格检查结果、医学检查和治疗再评估的结果）。提出的"假设类别"包括患者活动能力／限制、患者参与能力／限制、患者对他们的经历和社会影响的看法、疼痛类型、伤害性感受的来源和相关病理、身体损伤和相关身体结构／组织等。这些"假设类别"的内容对患者症状发展和维持的因素、体格检查与治疗的注意事项和禁忌证、管理／治疗的

选择和进阶及预后都会产生影响。在检查和后续的治疗再评估中，每类判断的线索都是有用的。所产生的假设将被获得的更多信息"验证"，这种"验证"可能支持、不支持或排除新的假设，整个过程是随着理解的不断深入而变化的。

不同假设类别中的推断：推理、归纳／模式识别和对最佳解释的推论（诱导）

当制订决策的标准存在并在患者的评估中得到充分实施时，所作出的判断或推断可被视为基于前提或标准的推断。在逻辑上，一个推断是否正确只需要看衡量标准是否得以实现来判断，而不应考虑标准本身是否正确。鉴于大多数临床决策所依据的标准尚未得到明确验证，其准确性有待不断的检验，因此最好将这些推断保留为假设而非固定结论，从而鼓励不断去更正。

当根据有限信息作出推断（如不检查通常预期的所有标准时），临床模式在有限的关键特征基础上被快速识别时，这种推断就代表了一种归纳。归纳模式识别不限于诊断病理学或综合征分类，因为这种归纳在社会心理状态、疼痛类型、注意事项／禁忌证和预后方面也很普遍。实际上，医学教育方面的研究（Boshuizen and Schmidt, 2008）表明，得到认可的经验丰富的临床医务人员的方案更具包容性，这样的方案往往包括促成或诱发因素、病理学和社会心理学过程及产生后果或导致失能的种种因素。

- 促成条件：疾病发生的条件，如个人、社会、医学、遗传和环境因素。
- 缺陷：与疾病或失能相关的病理学和社会心理过程。
- 缺陷的后果：特定问题的体征和症状及其对患者生活的影响。

这种模式可以普遍存在（如肌腱病、椎管狭窄等），但也可以作为对过去患者的特殊病例回顾，有利于对新患者的诊断（"实例化的脚本"；Boshuizen and Schmidt, 2008）。显然，归纳模式依赖于与临床表现相关的生物－心理－社会医学知识的充分结合。尽管归纳推理或模式识别在经验丰富的临床医务人员中很常见，这些医务人员通常拥有大量可借鉴的模式（Edwards et al., 2004a; Edwards and Jones, 2007b; Kaufman et al., 2008；Marcum, 2012; Norman, 2005; Schwartz and Elstein, 2008），但就像所有"快思考"一样，它容易出错。因此，在理想情况下，它应该由较慢的分析演绎假设验证来支持，尤其是运用在较复杂的情况下及在经验较少的临床医务人员身上。

但是，当遇到现有知识无法推论的意外或不熟悉的信息时，我们将如何解释这些理论，特别是关于因果机制的理论呢？在制订标准进行推论和归纳之前，发生了什么？最好的推论（也称为诱导）是一种创造性的解释，适用于没有明确的推论时（Lipton, 2004）。在临床上，这种推论当试图解释可能存在的不同或不清楚的信息或情况时是必需的。本质上来说，这是一种未经证实的解释性假设，能最好地解释证据，就像侦探必须对犯罪证据作出最好的解释一样。尽管对最佳解释的推论可能在缓慢的分析过程中出现相互矛盾的地方，但它也可能作为一种意想不到的顿悟出现（Råholm, 2010）。这种未经进一步验证（临床和研究）却经常使用的推理形式充满了错误，并且可能只会导致过分的自我信赖（类似于 Kahneman 的"联想一致性"系统 1 偏见）。验证可以最大限度地减少偏见，这种批判性的验证既可以是你自己作出的，也可以是某个理论对其他患者的批判性应用，还可以是专业人士通过讨论、辩论和研究作出的。但是，通过推断最佳解释来了解先前无关联的信息模式（解释），从而获得创造性的洞察力是理解陌生现象并产生新想法的必然和必要的第一步。

要点

在已有的肌肉骨骼医学知识框架内，临床推理的产生、假设判断的验证涉及是否满足已建立的判断标准的演绎推理和基于有限信息基础上识别临床模式的归纳推理。医务人员通过临床模式可以了解患者的病理/综合症状、疼痛类型、注意事项/禁忌证和预后方案。经验丰富的临床医务人员有大量不同的模式可供借鉴，包括一般的模式、典型的跨患者模式和"实例化"模式，或者回顾他们在临床诊断中发现的患者的关键特征或病史。当面对意想不到的陌生信息时，如果既定的演绎和归纳推理的标准不起作用，临床医师则应通过假设推断对"最佳解释"进行理论分析。对最佳解释的推论通常是关于因果机制的推论，对新观念的发现很重要。但是，为了避免简单地遵循自我坚持的信念和人为偏见，重要的是抛弃主观化的解释理论——无论是通过你自己对其他患者的批判性思维的应用，还是通过与同行进行讨论、辩论和研究。

迅速的独立思考：根据不同的假设类别解释信息

患者信息会同时涉及多种假设，如临床医务人员一般会询问有关病理学/功能障碍方面的问题，患者则会从自身角度（即社会心理状态）来回答；而当医务人员询问患者的活动能力和活动障碍时，也常常会涉及其他假设。请看下面这个案例，一名72岁的患者在回答其背部和双腿疼痛的问题时说道：

"走路，我怕是不敢再尝试了。就算只走5～10分钟，我的背部和腿部也会疼得不行，不得不坐下来缓解一下疼痛。虽然坐着会好一些，但我总不能一整天都这么坐着吧！我甚至再也无法帮忙做家务，也不能照看外孙了。我真的担心自己的病情会变严重。"

这则回答涉及多种假设类型的信息：

- 活动障碍：步行。
- 活动能力：坐。
- 参与限制：帮忙做家务和照看外孙。
- 患者的观点：害怕尝试走路，担心病情变得严重。
- 疼痛类型：症状提示为伤害感受性疼痛和（或）神经病理性疼痛。
- 痛感来源及相关病理：与背部和腿部疼痛相关；牵连腰椎关节和神经根；符合椎管狭窄的临床表现（年龄和行为症状）。
- 影响因素：年龄。
- 注意事项：年龄、易恶化、双腿疼痛、患者害怕/担心。
- 预后：（负面因素）年龄、失能、症状程度、神经源性、观点；（正向因素）缓解因素。
- 我们需要一个清晰的判断类别框架来了解患者的问题，并以此指导治疗。该框架能够帮助临床医务人员获取诊断问题或身体评估之外的其他信息，并将某一方面的判断结果与其他领域联系起来。最后，医务人员从检查和后续治疗过程中获取各种假设性信息，结合其他支持性或否定性信息对这些假设进行解释、权衡，并对其重要性进行分析。假设类别也会提供生物-心理-社会医学模式的导向，通过患者的检查—治疗—重新评估过程将学术知识与临床推理相结合，从而提高临床模式方面的认识水平。

要点

认识到理解患者及其问题所需的不同类别的判断，以指导管理。例如提出的假设类别框架，使临床医师能够对即将到来的患者信息保持警惕，这些信息超出他们的问题或身体评估的意图。虽然临床医师将遵循自己的结构化患者检查流程，但重要的是将从主观和体格检查中获得的信息在展开时进行解释和综合。一般来说，获得的大多数患者信息都与多个假设类别相关，最终作出的决定应与全面检查（以及随后对治疗干预措施的重新评估）中综合的累积信息（通常将支持性和非支持性信息纳入决定）联系起来。

临床推理的影响因素

理解临床推理中使用的认知过程［包括从演绎推理到最佳解释的推理，系统1（快思考）的第一印象、归纳或模式识别，系统2（慢思考）中的审议、假设和推理的检验］有助于对推理进行评价，并将实践的重心放在改善临床推理上。这种做法试图将临床推理归结为认知过程，但忽略了其他维度也是完形（gestalt）或整个临床推理过程的一部分。仅仅了解认知过程并不能保证能够获得熟练的推理。影响推理的因素还有很多，包括批判性思维的相关属性、高阶元认知、知识的组织管理、数据采集和程序性技能，以及医患互动等，这些因素有助于将沟通有效性、情商及技能融入"交互""协作"和"伦理"推理。

批判性思维

一般性思维能力无法处理临床实践的专业知识（Boshuizen and Schmidt，2008；Elstein et al.，1978），而熟练的临床推理需要融入批判性思维的一些基本原理。批判性思维通常会涉及对信息、事件、情况、问题、观点和思维过程的分析和评估（Paul and Elder，2007），这为不同形式的推理提供了依据。批判性思维不是毫无疑问地接收信息，而是注重培养一种合理的怀疑态度，通过评估信息的准确性、完整性和相关性来促进对问题的理解，进而找出解决方案。批判性思维的本质是对我们和他人的思维与行为所依据的假设进行理解和反思（Brookfield，2008）。这些假设被视为理应如此的观念，主要来源于人们的生活经验和正规教育，其中大多数都是默认为正确的，因此大家一般不会作出过多的猜想或质疑。专业的实践知识，或者个人经验和实践常常会让人不加批判地接受这些假设。如果不进行仔细审查，这些假设会让我们根据不准确或带有偏见的"知识"（即未经证实的观点和大众的看法）来进行推理，而这样的推理是存在风险的，会导致我们作出错误的解释和不准确的判断，最终使治疗效果大打折扣。但是，我们能够通过一系列措施来尽可能减少临床实践中的这些毫无根据的假设，具体如下：

- 判定患者话语的意思。
- 对话语意思进行筛查，以确保没有遗漏信息。
- 用检查手段来优选假设。
- 对不符合偏好的假设和解释的"否定性信息"或特征加以关注。
- 公开将自己的推理与其他人的推理进行评价和对比。

关于优化彻底和避免临床假设的筛查项目，如下所示。

- 筛查非自发性的其他症状（如其他身体部位、血管、神经及精神症状）。

- 筛查非自发性的其他活动、参与受限及能力。
- 筛查社会心理因素及其与临床表现之间的关系。
- 筛查一般健康共病和红旗征。

元认知

元认知是一种自我意识形式，它可以进行自我监控（如思维、知识和行为表现），以类似于旁观者的视角来观察和评判自己的行为。认知、元认知和知识获取（有助于学习临床实践经验）之间存在不可分割的联系（Higgs et al.，2008a；Marcum，2012；Schön，1987）。这种自我意识不仅限于正式的假设和所选择的治疗方案，元认知的意识表现也很重要。例如，这使得经验丰富的医务人员能够立即意识到某个特定问题的措辞或解释是不够清楚的。同样，对物理治疗效果的元认知意识能使医务人员明白在什么样的情况下需要调整或放弃该疗程，如患者的肌张力增加或面部表情信号说明该治疗过程没有达到预期效果。最后，元认知对于认识知识的局限性很重要。那些对自己的知识局限性缺乏认识的学生或临床医务人员能够学到的知识相对更少。与之形成对比的是，医学专家不仅对自己实践的领域十分了解，而且也清楚自己不了解什么。换言之，专家通常能够很快认识到自己知识的局限性（例如，不熟悉患者所用的药物、病情、周围神经感觉和运动分布），并能通过咨询同事或查找相关资料来弥补相关知识的不足。

知识的组织管理

结构完善的知识对于特定领域的能力至关重要（Glaser and Bassok，1989；Ruiz-Primoet al.，2001）。认知心理学、人工智能（Greeno and Simon，1986）、分类（Hayes and Adams，

2000）、专业知识（Boshuizen and Schmidt，2008；Jensen et al.，2007）和教育（Pearsall et al.，1997）等领域的研究结果均证明结构完善的知识对于成功的重要性。结构完善的知识指的是一个人不仅知道什么，而且还了解所知道的内容是如何组织管理起来的，包括核心概念之间的区别和联系。所有形式的知识对临床医务人员都非常重要，包括更开阔的世界观、实践哲学，以及医学和专业知识。知识来源于我们相信或认为是真实的事物（Higgs et al.，2008b）。临床医务人员使用的是由命题知识（"知道该知识"）和非命题知识（"知道该知识的内容是如何组织管理起来的"）组成的知识，前者是通过正式的研究和学习获得的，后者主要从实践经验中产生。非命题知识又进一步分为专业技能知识和个人知识。技能知识、程序知识、沟通知识、教学知识与技能等专业知识是以学术命题的知识（如解剖学、生物力学、神经生理学、学习理论、心理学、社会学等）为基础，通过临床经验加以提炼和情景化建立起来的。个人知识包含从个人生活经验（包括社群和文化经验）中获取的有助于形成个人信念、价值观和态度的知识。对于社会群体及自己的态度（即个人知识）随时保持注意的临床医务人员，如对不同的人口亚群（如不同种族人群、工伤赔偿金申请者、药物滥用者等），能够更好地防范他们自己的假设和偏见或因歧视导致作出不成熟或不正确的判断。若要理解并成功解决患者的问题，需要丰富地组织这3种类型的知识。命题知识为我们的实践提供理论和研究佐证，而非命题知识中的专业技能知识则为我们提供在临床中使用这些理论和研究实证的手段。

数据采集和程序性技能

医务人员是基于患者有关的信息进行临床

推理的，因此临床判断的准确性和有效性会受到患者信息（如患者访谈、体格检查、结果重新评估）质量的影响。在患者访谈中，详细解释话语意思对于提高所获取信息的准确性、完整性和相关性至关重要。

很多情况下，对于患者的一般性陈述，医务人员需要给出详细解释，才能使患者准确理解其话语的意思。解释的内容常常包括症状的持续性（此处的"持续"指每日都会出现，但并非整日都持续的症状）、症状部位（如患者所理解的"肩部"其实应该是冈上窝），以及诱发因素及加重因素（如"行走"，需要说明涉及行走的哪个方面存在问题——时间、速度、距离、地面情况及步态等）。诸如其他症状、症状加重或缓解因素及一般健康状况之类的提问，是为了完整地了解患者的情况。医务人员在寻找症状与诱发因素及加重因素之间的关系时，总是要用到这种方式进行清晰的解释。

这一点对关于患者和社会因素（如社会心理状态）的判断尤为重要。阐明患者的心理、认知、情感、想要得到的帮助与实际获得的帮助、患病后的行为及病症表现之间的关系，有助于找出导致患者疼痛和失能经历（两者可能同时存在，但并不会对彼此造成不利影响）的负面心理与应激原。对患者情况的清晰说明也有助于医务人员判断患者是否理解自己的病情。患者所理解的意思通常只是医务人员或他人告知话语的字面意思，不一定了解这些话语中与病因、治疗和治疗后果的关联。由于医务人员无法通过身体检查（如血压、活动范围、力量等）中使用的正常/非正常（或不适应）数值来判断患者陈述的观点，因此需要对患者的想法进行解读，并挖掘其看法的深层含义。比如一名持续病痛的患者学着别人去祷告，也许会被认为他依赖他人，缺乏主动行动的动

力。但如果对患者的看法进行解释并找出其深层含义，就会发现祷告的作用是激发患者对自己的信心，让他尽其所能地实现自我救助。从这一点来看，医务人员需要不断地对患者的看法进行澄清。

体格检查得出的数据（受程序性技能的影响）的质量对于临床推理也同等重要。由于体格检查中一些需要主观评估的项目（如姿势、主动和被动活动范围、运动学，以及关于僵硬、松弛/不稳定、运动性能和软组织的判断）存在误差，因此更需要可靠的客观测量方式和有效的诊断程序。如果没有可用的客观测量方法，需反复核查检查结果与其他结果是否一致（如被动附属运动的检查结果与生理运动结果一致），并谨慎地结合更多的客观结果来指导临床推理判断。

医患治疗同盟

医患治疗同盟包含融洽的医患关系、情感交流（Marcum，2013；Pinto et al.，2012）、医患合作（Barr and Threlkeld，2000；Edwardset al.，2004b；Pinto et al.，2012；Trede and Higgs，2008）及伦理审议等因素（Edwards and Delany，2019）。

融洽的医患关系

医务人员与患者的融洽关系、对患者的关注程度、同理心和传递给患者的信心反映在选择的检查和治疗方式上，会影响患者提供信息的主动性、康复的动力及自我管理的意愿和整体治疗结果（Ferreira et al.，2013；Hall et al.，2010；Klaber Moffett and Richardson，1997）。尽管具体问题和提问顺序会因医务人员的教育经历和个人经验的不同而有所差异，但提问的目的应该是一致的，即了解患者的问题及其疼痛/失能经历，从而为有效的合作治疗提供

依据。虽然，对患者的访谈和检查大多是为了获取患者病症的信息，但医务人员提问、指示及对回答患者提问的态度和方式（如语气、非语言行为和等待回答的时间等）会对患者判断医务人员是否关心自己、对医务人员是否有信心，以及医患之间能否建立成功的治疗关系产生影响（Ferreira et al.，2013；Hall et al.，2010；Klaber Moffett and Richardson，1997）。也就是说，在患者眼中，我们的问题和（语言与非语言的）反应传递了我们的想法。许多患者表示曾与医务人员或其他健康专业人士有过一些不愉快的经历，这些人要么不肯倾听，要么不肯相信他们的表达（Johnson，1993；Matthias et al.，2014；Payton et al.，1998）。没有良好的医患关系，患者就不太可能为医务人员提供重要信息或配合医务人员的治疗。这就不利于临床推理，也会影响最终的治疗结果。

情感交流

感知的判断受情绪的影响（Kahneman，2011；Langridge，Roberts and Pope，2016；Lehrer，2009；Marcum，2013）。医务人员只需回想一下患者遇到不愉快的事情而引起的负面情绪，或者面对病情改善不理想的患者，就可以反思情绪是否会影响你的推理。准确感知、评估和表达情绪，以及对情绪进行识别，从而进行思考和判断的能力被认为是影响临床推理的"情商"（Marcum，2013）。这种元认知意识可以优化临床中患者和医务人员的沟通，对于最大限度地降低情绪对临床推理的不利影响至关重要（Langridge，Roberts and Pope，2016）。例如，交互推理（先前定义为与有目的地建立和维持融洽的医患关系有关）有助于医务人员与有沟通障碍的患者进行有效的互动。虽然，没有一种沟通策略能适用于所有情况，但是找到并培养共同点（如体育、电

影、儿童等）通常会促进医患之间融洽的关系。良好的医患关系通常会带来更好的信息和合作。融洽的关系也可以增进患者对治疗和医务人员建议的理解，因为"当感觉不安全和受到威胁时似乎会妨碍理解"（Osborn，2014，p.753）。

感知与共情

临床推理主要以感知（已有的知识和意识）为基础和先导。因此，感知可以理解为临床推理的开始，就像在患者的反应和症状中寻找感知的线索。这种感知受到知识和实践的影响，并能使所关注的问题产生偏差。诊疗中的策略，如筛选问题提问、解释过的内容或从不同角度观察患者的姿势和动作，可以最大限度地减少仅凭感知（听觉、视觉、感觉）所带来的偏差。共情是一种独特的知觉形式（可能与情感相关），对理解患者（即他们的痛苦经历）并且对发展融洽的医患治疗同盟至关重要。临床情境下的共情是指临床医务人员理解患者所经历的事情的认知能力及临床医务人员通过想象将自己投射到患者所处环境中的情感能力（Braude，2012）。共情可能是一种通过生活获得的个人技能，但在实践中应用时可能会让患者感觉到他们得到尊重，会让患者感觉自己的声音被理解，从而使医患治疗同盟得到强化。

医患合作

"协作推理"作为一种推理策略的重要性已经得到证实。有机会参与治疗决策的患者对自己的治疗过程承担更大的责任，因此对自己的治疗效果更加满意，从而可能取得更好的结果（Arnetz et al.，2004；Edwards et al.，2004b; Trede and Higgs，2008）。自我效能感有助于患者的改变、学习（即提升理解和改善健康行为）和理解治疗过程中的共同责任，这

是协作推理方法所追求的主要成果。Edwards 等（2004b）、Trede 和 Higgs（2008），以及 Miller 和 Rollnick（2012）探讨了患者参与自己的治疗中的具体策略，包括存在意见分歧时促使患者作出改变的策略等。

伦理推理

从表面上看，"伦理推理"作为思维和决策的一种策略，大多会让人想起各国广泛接受的正式的实践准则（即道德规范）。尽管传统的道德规范的 4 个原则，即民主、和平、仁慈和正义（Beauchamp and Childress，2013）仍然重要，但当代伦理学文献研究表明，在实践中是非原则受到一定的挑战。道德和伦理推理一直以来在专业教育中并不被强调，这就导致了许多临床医务人员要么缺乏伦理问题的道德敏感性，要么缺乏在实践中批判性地运用伦理推理的理论知识。Edwards 和 Delany（2019）指出，临床教育工作者不应接受学生基于个人观点（没有可靠的理论和研究支持的与患者陈述相关的理论依据）得出的诊断性临床推理。同样的道理，根据道德要求进行推理需要使用适合患者具体情况的伦理理论。例如，在对患者作出有关其健康的决定时，读者可以参考 Edwards 等的著作［Edwards 和 Delany（2019）关于临床实践中的伦理推理的基本知识；Edwards 等（2014）关于与慢性疼痛有关的伦理推理的著作］，以获取伦理学理论的相关知识并应用该理论进行实践。

要点

- 许多因素会影响临床推理的熟练程度，包括批判性思维、高阶元认知、知识结构、数据采集、程序技能及医患治疗同盟的相关属性在"互动"中的沟通效率、情商和技能、协作和伦理推理等。

- "健康怀疑主义"的批判性思维属性可确保对信息的准确性、完整性和相关性进行严格验证，同时对自己和他人观点中的假设进行严格验证。通过定期对患者的想法进行审核、筛选，以确保不遗漏信息并验证其他假设。在验证假设时应注意"否定"性意见，公开将你的推理与他人进行比较，将临床实践中不合理的假设降至最低。

- 元认知，对自己思维、知识和表现的自我反思有助于在临床实践中学到更多的知识。

- 临床推理的知识范围很广，包括生物学和社会心理学知识、有关肌肉骨骼实践的个人知识或专业知识，以及对自己的信念、价值观和态度的自我了解等。

- 临床推理来自其所基于的信息（数据），因此必须不断使用不同的方法来验证各种假设，如了解患者的感受、筛查问题、在可能的情况下进行客观的测试及谨慎地运用主观评估。

- 临床医师的兴趣、同理心和信心都有助于建立融洽的医患关系，对维系医患治疗同盟和患者参与治疗至关重要。临床医师需要能够正确感知、评估和表达情感的"情商"，同时需要避免自己的情感偏向自我的临床判断，以"交互推理"技能来融洽医患关系将间接有助于更好地进行临床推理。

- 患者与临床医师在评估、目标设定和治疗方面的合作有助于患者的自我管理（以及自我效能），有助于提高患者的满意度和争取更好的结果。

- 临床医师需要扩展他们对传统道德观念的认识，这些传统道德观念（即民主、和平、仁慈、正义）是行为守则的基础，对伦理推理更好的理解需要对伦理问题的更多认识及更好地批判性应用。

熟练的临床推理有助于临床医务人员的学习

临床医务人员需要在整个批判性思维、临床推理和教育文献学习过程中全面地提升批判性反思，以感知、批判、讨论并修正基于研究和经验的知识和行动（Brookfield，1987；Clouder，2000；Cranton，2006；Higgs Jones，2008；Mezirow，2000；Mezirow，2012；Rodgers，2002；Schön，1983，1987；Taylor and Cranton，2012）。结构主义学习理论认为，学习是和个人经历相关的反思、试验和评估的过程，这一过程最终促成个人的改变。在这种学习理论框架内，知识是由个人经验的转化而构建的（Cranton，2006；Mezirow，2000；Taylor and Cranton，2012）。临床推理通过元认知知识获取（如生物医学、社会心理、专业知识、临床诊断和研究证据），这些知识有助于提升临床判断和诊疗技能的熟练程度，同时需要定期进行批判性反思，在这样的情况下临床推理过程和其间收获的知识都将得到提升。本书第三十一章详细讨论了促进临床推理发展的策略。尽管系统 2 的批判性反思对我们获取快速、直观的第一印象提供了一种保障，但系统 1 的思维也会引导学习，尽管它不是创造新思想、新观点和拓展专业方向的唯一手段。

创造性的横向思维

Thomas Kuhn（1970）在其开创性的著作《科学革命的结构》（*The Structure of Scientific Revolutions*）中指出，科学的许多重大突破并不是由精心控制的科学研究形成的。相反，这些精彩的突破常常来自意外的收获或个人的独

到见解。如果我们只鼓励在"已知"领域或研究证据支持的范围内进行逻辑思考和实践，新思想的可变性和创造性就有可能受到限制。在逻辑思维促进合理推理的情况下，横向思维则将重组并摆脱旧模式，从而以不同的方式看待事物（DeBono，2014）。逻辑思维倾向于只关注明显相关的事物，而横向思维则能够认识到有时看似无关的信息，从而有助于从不同的角度看待问题。本书第三十一章总结了临床推理中促进逻辑思维和横向思维的策略。

总结

肌肉骨骼临床康复工作者需要在临床实践中将快思考和慢思考结合起来。从直接的 / 常见的问题到复杂问题的过程中进行推理，需要生物 – 心理 – 社会医学知识、专业知识及熟练的诊断性和非诊断性临床推理的完美结合。理解不同的推理重点（即诊断、叙事、程序、交互、协作、预测、伦理和教学作为推理）及推理策略所需的临床决策的关键类别（即假设类别），将有助于在生物 – 心理 – 社会医学框架内进行临床推理。许多因素会影响临床医务人员在实践中的推理方式，包括他们的认知过程（如对最佳解释理论的归纳推理，系统 1 的第一印象、归纳或模式识别，系统 2 的审议、假设和推论的检验），他们的批判性思维、高级元认知、知识和知识组织、数据采集和处理技能及医患治疗同盟等。随着临床推理能力的提升，从临床实践中学到的经验也随之增加。演绎和归纳推理的技巧及批判性思维可以最大限度地减少偏见，有助于在思考中形成新的归纳推理，并且可以从不同的角度审视问题，从而通过横向思维发现新的模式和思想。

本章介绍的临床推理理论为其他章节讨论的"推理问题与评价"提供了基础（这些

"推理问题与评价"贯穿于本书的 25 个案例当中）。临床实践有利于推理能力的提高，加强临床推理能力的学习不应简单地阅读案例。相反，读者应尝试在看到答案之前提出自己的推理，然后与答案进行比较和评判。

（王文清　译，易江　郭京伟　审校）

参考文献

Adams, M.A., Stefanakis, M., Dolan, P., 2010. Healing of a painful intervertebral disc should not be confused with reversing disc degeneration: implications for physical therapies of discogenic back pain. Clin. Biomech. (Bristol, Avon) 25, 961–971.

Allet, L., Burge, E., Monnin, D., 2008. ICF: clinical relevance for physiotherapy? a critical review. Adv. Physiother. 10, 127–137.

Arnetz, J.E., Almin, I., Bergström, K., et al., 2004. Active patient involvement in the establishment of physical therapy goals: effects on treatment outcome and quality of care. Adv. Physiother. 6, 50–69.

Ashina, S., Bendtsen, L., Ashina, M., 2005. Pathophysiology of tension-type headache. Curr. Pain Headache Rep. 9, 415–422.

Barlow, S.E., 2012. The barriers to implementation of evidence-based chronic pain management in rural and regional physiotherapy outpatients. Realising the potential. HETI Report. Rural research capacity building program. NSW Ministry of Health. Available from: www.aci.health.nsw.gov.au.

Barr, J., Threlkeld, A.J., 2000. Patient/practitioner collaboration in clinical decision making. Physiother. Res. Int. 5, 254–260.

Beauchamp, T., Childress, J., 2013. Principles of Biomedical Ethics, seventh ed. Oxford University Press, Oxford.

Bielefeldt, K., Gebhart, G.F., 2006. Visceral pain: basic mechanisms. In: McMahon, S.B., Koltzenburg, M. (Eds.), Wall and Melzack's Textbook of Pain, fifth ed. Elsevier, China, pp. 721–736.

Bishop, A., Foster, N.E., 2005. Do physical therapists in the United Kingdom recognize psychosocial factors in patients with acute low back pain? Spine 11, 1316–1322.

Blyth, F.M., Macfarlane, G.J., Nicholas, M.K., 2007. The contribution of psychosocial factors to the development of chronic pain: the key to better outcomes for patients? Pain 129, 8–11.

Boissonnault, W.G., 2011. Primary care for the physical therapist. In: Examination and Triage, second ed. Elsevier, St. Louis.

Borrell-Carrió, F., Suchman, A.L., Epstein, R.M., 2004. The biopsychosocial model 25 years later: principles, practice, and scientific inquiry. Ann. Fam. Med. 2, 576–582.

Boshuizen, H.P.A., Schmidt, H.G., 2008. The development of clinical reasoning expertise. In: Higgs, J., Jones, M.A., Loftus, S., Christensen, N. (Eds.), Clinical Reasoning in the Health Professions, third ed. Butterworth Heinemann Elsevier, Amsterdam, pp. 113–121.

Braude, H.D., 2012. Conciliating cognition and consciousness: the perceptual foundations of clinical reasoning. J. Eval. Clin. Pract. 18, 945–950.

Brooker, C., 2013. Mosby's Dictionary of Medicine, Nursing and Health Professions, ninth ed. Elsevier, Edinburgh.

Brookfield, S., 2008. Clinical reasoning and generic thinking skills. In: Higgs, J., Jones, M.A., Loftus, S., Christensen, N. (Eds.), Clinical Reasoning in the Health Professions, third ed. Butterworth Heinemann Elsevier, Amsterdam, pp. 65–75.

Brookfield, S.D., 1987. Developing critical thinkers. In: Challenging Adults to Explore Alternative Ways of Thinking and Acting. Jossey-Bass, San Francisco.

Cagnie, B., Dewitte, V., Barbe, T., et al., 2013. Physiologic effects of dry needling. Curr. Pain Headache Rep. 17, 348–355.

Childs, J.D., Cleland, J.A., Elliott, J.M., et al., 2008. Neck pain: clinical practice guidelines linked to the International Classification of Functioning, Disability, and Health from the Orthopaedic Section of the American Physical Therapy Association. J. Orthop. Sports Phys. Ther. 38, A1–A34.

Christensen, N., Nordstrom, T., 2013. Facilitating the teaching and learning of clinical reasoning. In: Jensen, G.M., Mostrom, E. (Eds.), Handbook of Teaching and Learning for Physical Therapists, third ed. Elsevier Butterworth Heinemann, St. Louis, pp. 183–199.

Cibulka, M.T., White, D.M., Woehrle, J., et al., 2009. Hip pain and mobility deficits–hip osteoarthritis: clinical practice guidelines linked to the International Classification of Functioning, Disability, and Health from the Orthopaedic Section of the American Physical Therapy Association. J. Orthop. Sports Phys. Ther. 39, A1–A25.

Clauw, D.J., 2015. Diagnosing and treating chronic musculoskeletal pain based on the underlying mechanism(s). Best Pract. Res. Clin. Rheumatol. 29 (1), 6–9.

Clouder, L., 2000. Refl ective practice in physiotherapy education: a critical conversation. Stud. High. Educ. 25, 211–223.

Cook, C., George, S., Reiman, M., 2017. Red fl ag screening for low back pain: nothing to see here, move along: a narrative review. Br. J. Sports Med. http://dx.doi.org/10.1136/bjsports-2017-098352.

Cook, J.L., Purdam, C.R., 2009. Is tendon pathology a continuum? A pathology model to explain the clinical presentation of load-induced tendinopathy. Br. J. Sports Med. 43, 409–416.

Coombes, B.K., Bisset, L., Vicenzino, B., 2009. A new integrative model of lateral epicondylalgia. Br. J. Sports Med. 43, 252–258.

Coombes, B.K., Bisset, L., Vicenzino, B., 2012. Thermal hyperalgesia distinguishes those with severe pain and disability in unilateral lateral epicondylalgia. Clin. J. Pain. 28, 595–601.

Cranton, P., 2006. Understanding and Promoting Transformative Learning: A Guide for Educators of Adults, second ed. Jossey-Bass, San Francisco.

Croskerry, P., 2003. The importance of cognitive errors in diagnosis and strategies to minimize them. Acad. Med. 78 (8), 775–780.

De Bono, E., 2014. Lateral Thinking, An Introduction. Vermilion, New York.

Doody, C., McAteer, M., 2002. Clinical reasoning of expert and novice physiotherapists in an outpatient orthopaedic setting. Physiotherapy 88, 258–268.

Downie, A., Williams, C.M., Henschke, N., et al., 2013. Red fl ags to screen for malignancy and fracture in patients with low back pain: systematic review. Br. Med. J. 347, 7095, 1–9.

Duncan, G., 2000. Mind-body dualism and the biopsychosocial model of pain: what did Descartes really say? J. Med. Philos. 25, 485–513.

Edwards, I., Braunack-Mayer, A., Jones, M., 2005. Ethical reasoning as a clinical-reasoning strategy in physiotherapy. Physiotherapy 91, 226–236.

Edwards, I., Delany, C., 2019. Ethical reasoning. In: Higgs,

J., Jensen, G., Loftus, S., Christensen, N. (Eds.), Clinical Reasoning in the Health Professions, fourth ed. Elsevier, Edinburgh, pp. 169–179.

Edwards, I., Jones, M., 2007a. Clinical reasoning and expertise. In: Jensen, G.M., Gwyer, J., Hack, L.M., Shepard, K.F. (Eds.), Expertise in Physical Therapy Practice, second ed. Elsevier, Boston, pp. 192–213.

Edwards, I., Jones, M., 2007b. The role of clinical reasoning in understanding and applying the International Classification of Functioning, Disability and Health (ICF). Kinesitherapie 71, e1–e9.

Edwards, I., Jones, M., Carr, J., et al., 2004a. Clinical reasoning strategies in physical therapy. Phys. Ther. 84, 312–335.

Edwards, I., Jones, M., Higgs, J., et al., 2004b. What is collaborative reasoning? Adv. Physiother. 6, 70–83.

Edwards, I., Jones, M., Thacker, M., Swisher, L.L., 2014. The moral experience of the patient with chronic pain: bridging the gap between first and third person ethics. Pain Med. 15, 364–378.

Edwards, I.C., 2000. Clinical Reasoning in Three Different Fields of Physiotherapy - A Qualitative Case Study Approach. PhD Thesis, University of South Australia, Adelaide, SA, Australia. Available at: http://www.library.unisa .edu.au/adt-root/public/ adt-SUSA-20030603-090552/index.html.

Elstein, A.S., Shulman, L., Sprafka, S., 1978. Medical Problem Solving: An Analysis of Clinical Reasoning. Harvard University Press, Cambridge.

Engel, G.L., 1977. The need for a new medical model: a challenge for biomedicine. Science 196, 129–136.

Epstein, R.M., Borrell-Carrio, F., 2005. The biopsychosocial model: exploring six impossible things. Fam. Syst. Health 23, 426–431.

Escorpizo, R., Stucki, G., Cieza, A., et al., 2010. Creating an interface between the International Classification of Functioning, Disability and Health and physical therapist practice. Phys. Ther. 90, 1053–1067.

Fernandez-Carnero, J., Fernandez-de-Las-Penas, C., de la Llave-Rincon, A.I., et al., 2009. Widespread mechanical pain hypersensitivity as sign of central sensitization in unilateral epicondylalgia: a blinded, controlled study. Clin. J. Pain 25, 555–561.

Ferreira, P.H., Maher, C.G., Refshauge, K.M., et al., 2013. The therapeutic alliance between clinicians and patients predicts outcomes in chronic low back pain. Phys. Ther. 93, 470–478.

Foster, N.E., Delitto, A., 2011. Embedding psychosocial perspectives within clinical management of low back pain: integration of psychosocially informed management principles into physical therapist practice–challenges and opportunities. Phys. Ther. 91, 790–803.

French, S., Sim, J., 2004. Physiotherapy: A Psychosocial Approach. Elsevier, Edinburgh.

Gifford, L., 1998. Central mechanisms. In: Gifford, L. (Ed.), Topical Issues in Pain: Whiplash – Science and Management. Fear-avoidance Beliefs and Behaviour, CNS Press, Falmouth, pp. 67–80.

Gifford, L., Thacker, M., Jones, M.A., 2006. Physiotherapy and pain. In: McMahon, S.B., Koltzenburg, M. (Eds.), Wall and Melzack's Textbook of Pain, fifth ed. Elsevier, pp. 603–617.

Glaser, R., Bassok, M., 1989. Learning theory and the study of instruction. Annu. Rev. Psychol. 40, 631–666.

Goodman, C.C., Fuller, K.S., 2009. Pathology, Implications for the Physical Therapist, third ed. Saunders/Elsevier, St. Louis.

Goodman, C.C., Heick, J., Lazaro, R.T., 2017. Differential Diagnosis for Physical Therapists, Screening for Referral, sixth ed. Elsevier, St. Louis.

Greenhalgh, T., Howick, J., Maskrey, N., 2014. 2014 Evidence based medicine: a movement in crisis? BMJ 348, g3725. doi:10.1136/bmj.g3725. (Published 13 June 2014).

Greeno, J.G., Simon, H.A., 1986. Problem solving and reasoning. In: Atkinson, R.C., Hersteing, R., Lindsey, G.L., Luce, R.D. (Eds.), Steven's Handbook of Experimental Psychology, vol. 2, second ed. Learning and Cognition. Lawrence Erlbaum Associates, Hillsdale, NJ, pp. 572–589.

Hall, A.M., Ferreira, P.H., Maher, C.G., et al., 2010. The infl uence of the therapist-patient relationship on treatment outcome in physical rehabilitation: a systematic review. Phys. Ther. 90, 1099–1110.

Hasenbring, M.I., Rusu, A.C., Turk, D.C., 2012. From acute to chronic back pain. In: Risk Factors, Mechanisms and Clinical Implications. Oxford University Press, Oxford.

Hayden, J.A., Dunn, K.M., van der Windt, D.A., Shaw, W.S., 2010. What is the prognosis of back pain? Best Pract. Res. Clin. Rheumatol. 24, 167–179.

Hayes, B., Adams, R., 2000. Parallels between clinical reasoning and categorization. In: Higgs, J., Jones, M. (Eds.), Clinical Reasoning in the Health Professions. Butterworth-Heinemann, Oxford, pp. 45–53.

Hengeveld, E., Banks, K., 2014. Maitland's vertebral manipulation. In: Management of Neuromusculoskeletal Disorders – Volume One, eighth ed. Churchill Livingstone Elsevier, Edinburgh.

Higgs, J., Jones, M.A., 2008. Clinical decision making and multiple problem spaces. In: Higgs, J., Jones, M.A., Loftus, S., Christensen, N. (Eds.), Clinical Reasoning in the Health Professions, third ed. Butterworth Heinemann Elsevier, Amsterdam, pp. 3–18.

Higgs, J., Fish, D., Rothwell, R., 2008a. Knowledge generation and clinical reasoning in practice. In: Higgs, J., Jones, M.A., Loftus, S., Christensen, N. (Eds.), Clinical Reasoning in the Health Professions, third ed. Butterworth Heinemann Elsevier, Amsterdam, pp. 163–172.

Higgs, J., Jones, M.A., Titchen, A., 2008b. Knowledge, reasoning and evidence for practice. In: Higgs, J., Jones, M.A., Loftus, S., Christensen, N. (Eds.), Clinical Reasoning in the Health Professions, third ed. Butterworth Heinemann Elsevier, Amsterdam, pp. 151–161.

Hogarth, R.M., 2005. Deciding analytically or trusting your intuition? The advantages and disadvantages of analytic and intuitive thought. In: Betsch, T., Haberstroh, S. (Eds.), The Routines of Decision Making. Lawrence Erlbaum Associates, Mahwah, NJ, pp. 67–82.

IASP Taxonomy, 2017. IASP Publications, Washington, D.C., viewed December 2017, http://www.iasp-pain .org/Taxonomy.

Imrie, R., 2004. Demystifying disability: a review of the International Classification of Functioning, Disability and Health. Sociol. Health Illn. 26, 287–305.

Jensen, G.M., 2007. Expert practice in orthopaedics: competence, collaboration, and compassion. In: Jensen, G.M., Gwyer, J., Hack, L.M., Shepard, K.F. (Eds.), Expertise in Physical Therapy Practice, second ed. Saunders Elsevier, St. Louis, pp. 125–144.

Jensen, G.M., Gwyer, J., Hack, L.M., Shepard, K.F., 2007. Expertise in Physical Therapy Practice, second ed. Saunders Elsevier, St. Louis.

Jensen, T.S., Baron, R., Haanpaa, M., et al., 2011. A new definition of neuropathic pain. Pain 152, 2204–2205.

Jette, A.M., 2006. Toward a common language for function, disability, and health. Phys. Ther. 86, 726–734.

Johnson, R., 1993. Attitudes just don't hang in the air…' disabled people's perceptions of physiotherapists. Physiotherapy 79, 619–626.

Johnson, R., Moores, L., 2006. Pain management: integrating

physiotherapy and clinical psychology in practice. In: Gifford, L. (Ed.), Topical Issues in Pain 5. CNS Press, Falmouth, pp. 311–319.

Jones, M.A., 1987. The clinical reasoning process in manipulative therapy. In: Dalziel, B.A., Snowsill, J.C. (Eds.), Proceedings of the Fifth Biennial Conference of the Manipulative Therapists Association of Australia. Melbourne, VIC, Australia, pp. 62–69.

Jones, M.A., 2014. Clinical reasoning: from the Maitland Concept and beyond. In: Hengeveld, E., Banks, K. (Eds.), Maitland's Vertebral Manipulation, Management of Neuromusculoskeletal Disorders – Volume One, eighth ed. Churchill Livingstone/Elsevier, Edinburgh, pp. 14–82.

Jones, M.A., Edwards, I., 2008. Clinical reasoning to facilitate cognitive-experiential change. In: Higgs, J., Jones, M.A., Loftus, S., Christensen, N. (Eds.), Clinical Reasoning in the Health Professions, third ed. Butterworth Heinemann Elsevier, Amsterdam, pp. 319–328.

Jones, M.A., Edwards, I., Gifford, L., 2002. Conceptual models for implementing biopsychosocial theory in clinical practice. Man. Ther. 7, 2–9.

Jones, M.A., Jensen, G., Edwards, I., 2008. Clinical reasoning in physiotherapy. In: Higgs, J., Jones, M.A., Loftus, S., Christensen, N. (Eds.), Clinical Reasoning in the Health Professions, third ed. Butterworth Heinemann Elsevier, Amsterdam, pp. 245–256.

Kahneman, D., 2011. Thinking, Fast and Slow. Allen Lane, London.

Kahneman, D., Slovic, P., Tversky, A., 1982. Judgment Under Uncertainty: Heuristics and Biases. Cambridge University Press, New York.

Kaufman, D.R., Yoskowitz, N.A., Patel, V.L., 2008. Clinical reasoning and biomedical knowledge: implications for teaching. In: Higgs, J., Jones, M.A., Loftus, S., Christensen, N. (Eds.), Clinical Reasoning in the Health Professions, third ed. Butterworth Heinemann Elsevier, Amsterdam, pp. 137–149.

Keefe, F., Scipio, C., Perri, L., 2006. Psychosocial approaches to managing pain: current status and future directions. In: Gifford, L. (Ed.), Topical Issues in Pain 5. CNS Press, Falmouth, pp. 241–256.

Khan, K.M., Scott, A., 2009. Mechanotherapy: how physical therapists' prescription of exercise promotes tissue repair. Br. J. Sports Med. 43, 247–251.

Klaber Moffett, J.A., Richardson, P.H., 1997. The infl uence of the physiotherapist-patient relationship on pain and disability. Physiother. Theory Pract. 13, 89–96.

Kosek, E., Cohen, M., Baron, R., Gebhart, G.F., Mico, J.A., Rice, A.S.C., et al., 2016. Do we need a third mechanistic descriptor for chronic pain states? Pain 157 (7), 1382–1386.

Kuhn, T.S., 1970. The Structure of Scientific Revolutions, second ed. University of Chicago Press, Chicago.

Langridge, N., Roberts, L., Pope, C., 2016. The role of clinician emotion in clinical reasoning: Balancing the analytical process. Man. Ther. 21, 277–281.

Lehrer, J., 2009. How We Decide. Houghton Miffl in Harcourt, Boston.

Lipton, P., 2004. Inference to the Best Explanation, second ed. Routledge, London.

Lluch Girbés, E., Nijs, J., Torres-Cueco, R., Lopez Cubas, C., 2013. Pain treatment for patients with osteoarthritis and central sensitization. Phys. Ther. 93, 842–851.

Louw, A., Diener, I., Butler, D.S., Puentedura, E.J., 2011. The effect of neuroscience education on pain, disability, anxiety, and stress in chronic musculoskeletal pain. Arch. Phys. Med. Rehabil. 92, 2041–2056.

Main, C.J., George, S.Z., 2011. Psychologically informed practice for management of low back pain: future directions in practice and research. Phys. Ther. 91, 820–824.

Main, C.J., Sullivan, M.J.L., Watson, P.J., 2008. Pain Management. Practical Applications of the Biopsychosocial Perspective in Clinical and Occupational Settings. Churchill Livingstone Elsevier, Edinburgh.

Marcum, J.A., 2012. An integrated model of clinical reasoning: dual-processing theory of cognition and metacognition . J. Eval. Clin. Pract. 18, 954–961.

Marcum, J.A., 2013. The role of emotions in clinical reasoning and decision making. J. Med. Philos. 38, 501–519.

Matthias, M.S., Krebs, E.E., Bergman, A.A., et al., 2014. Communicating about opioids for chronic pain: a qualitative study of patient attribution. Eur. J. Pain. 18, 835–843.

Mayer, T.G., Neblett, R., Cohen, H., et al., 2012. The development and psychometric validation of the central sensitization inventory. Pain Pract. 12, 276–285.

McPoil, T., Martin, R., Cornwall, M., et al., 2008. Heel pain–plantar fasciitis: clinical practice guidelines linked to the International Classification of Function, Disability, and Health from the Orthopedic Section of the American Physical Therapy Association. J. Orthop. Sports Phys. Ther. 38, A1–A18.

Meeus, M., Vervisch, S., De Clerck, L.S., et al., 2012. Central sensitization in patients with rheumatoid arthritis: a systematic literature review. Semin. Arthritis Rheum. 41, 556–567.

Mezirow, J., 2000. Learning to think like an adult: core concepts of transformation theory. In: Mezirow, J. (Ed.), Learning as Transformation: Critical Perspectives on a Theory in Progress. Jossey-Bass, San Francisco, pp. 3–33.

Mezirow, J., 2012. Learning to think like an adult. Core concepts of transformation theory. In: Taylor, E.W., Cranton, P., Associates (Eds.), The Handbook of Transformative Learning. Theory, Research and Practice. Jossey-Bass, San Francisco, pp. 73–95.

Muncey, H., 2002. Explaining pain to patients. In: Gifford, L. (Ed.), Topical Issues in Pain 4. CNS Press, Falmouth, pp. 157–166.

Miller, W.R., Rollnick, S., 2012. Motivational Interviewing: Helping People Change, third ed. The Guilford Press, New York.

Moseley, G.L., 2004. Evidence for a direct relationship between cognitive and physical change during an education intervention in people with chronic low back pain. Eur. J. Pain 8, 39–45.

Moseley, G.L., Butler, D.S., 2017. Explain Pain Supercharged. The clinician's handbook. Noigroup Publications, Adelaide, South Australia.

Nijs, J., Kosek, E., Van Oosterwijck, J., Meeus, M., 2012b. Dysfunctional endogenous analgesia during exercise in patients with chronic pain: to exercise or not to exercise? Pain Physician. 15, ES205–ES213.

Nijs, J., Lluch Girbés, E., Lundberg, M., et al., 2015. Exercise therapy for chronic musculoskeletal pain: innovation by altering pain memories. Man. Ther. 20 (10), 216–220.

Nijs, J., Meeus, M., Cagnie, B., 2014a. A modern neuroscience approach to chronic spinal pain: combining pain neuroscience education with cognition-targeted motor control training. Phys. Ther. 94, 730–738.

Nijs, J., Meeus, M., Van Oosterwijck, J., et al., 2011a. Treatment of central sensitization in patients with 'unexplained' chronic pain: what options do we have? Expert Opin. Pharmacother. 12, 1087–1098.

Nijs, J., Meeus, M., Van Oosterwijck, J., et al., 2012a. In the mind or in the brain? scientific evidence for central sensitization in chronic fatigue syndrome. Eur. J. Clin. Invest. 42, 203–212.

Nijs, J., Van Houdenhove, B., Oostendorp, R.A., 2010. Recognition of central sensitization in patients with musculoskeletal pain: application of pain neurophysiology in manual therapy practice. Man. Ther. 15, 135–141.

Nijs, J., van Wilgen, C.P., Lluch Girbés, E., et al., 2014b. Applying modern pain neuroscience in clinical practice: criteria for the classification of central sensitization pain. Pain Physician 17, 447–457.

Nijs, J., van Wilgen, P.C., Van Oosterwijck, J., et al., 2011b. How to explain central sensitization to patients with 'unexplained' chronic musculoskeletal pain: practice guidelines. Man. Ther. 16, 413–418.

Norman, G., 2005. Research in clinical reasoning: past history and current trends. Med. Educ. 39, 418–427.

Osborn, M., 2014. More than just being nice: the importance of rapport to understanding. Eur. J. Pain 18, 753–754.

Overmeer, T., Linton, S.J., Holmquist, L., et al., 2005. Do evidence-based guidelines have an impact in primary care? a cross-sectional study of Swedish physicians and physiotherapists. Spine 30, 146–151.

Paul, R., Elder, L., 2007. A Guide for Educators to Critical Thinking Competency Standards. Foundation for Critical Thinking, Dillon Beach, CA.

Payton, O.D., Nelson, C.E., Hobbs, M.S.C., 1998. Physical therapy patients' perceptions of their relationships with health care professionals. Physiother. Theory Pract. 14, 211–221.

Pearsall, N.R., Skipper, J.E.J., Mintzes, J.J., 1997. Knowledge restructuring in the life sciences: a longitudinal study of conceptual change in biology. Sci. Educ. 81, 193–215.

Perrotta, A., Serrao, M., Sandrini, G., et al., 2010. Sensitisation of spinal cord pain processing in medication overuse headache involves supraspinal pain control. Cephalalgia 30, 272–284.

Pincus, T., 2004. The psychology of pain. In: French, S., Sim, K. (Eds.), Physiotherapy: A Psychosocial Approach. Elsevier, Edinburgh, pp. 95–115.

Pinto, R., Ferreira, M., Oliveira, V., et al., 2012. Patient-centred communication is associated with positive therapeutic alliance: a systematic review. J. Physiother. 58, 77–87.

Price, D.D., Staud, R., Robinson, M.E., et al., 2002. Enhanced temporal summation of second pain and its central modulation in fibromyalgia patients. Pain. 99, 49–59.

Råholm, M.B., 2010. Abductive reasoning and the formation of scientific knowledge within nursing research. Nurs. Philos. 11, 260–270.

Rivett, D.A., Higgs, J., 1997. Hypothesis generation in the clinical reasoning behavior of manual therapists. J. Phys. Ther. Educ. 11, 40–45.

Rodgers, C., 2002. Defining reflection: another look at John Dewey and reflective thinking. Teach. Coll. Rec. 104, 842–866.

Roussel, N.A., Nijs, J., Meeus, M., et al., 2013. Central sensitization and altered central pain processing in chronic low back pain: fact or myth? Clin. J. Pain 29, 625–638.

Ruiz-Primo, M.A., Shavelson, R.J., Schultz, S.E., 2001. On the validity of cognitive interpretations of scores from alternative concept-mapping techniques. Educational Assessment 7, 99–141.

Sanders, T., Foster, N.E., Bishop, A., Ong, B.N., 2013. Biopsychosocial care and the physiotherapy encounter: physiotherapists' accounts of back pain consultations. BMC Musculoskelet. Disord. 14, 65. http://www.biomedcentral.com/1471-2474/14/65.

Sebastian, D., 2015. Differential Screening of Regional Pain in Musculoskeletal Practice. Jaypee Brothers Medical Publishers, New Delhi.

Schaible, H.G., 2006. Basic mechanisms of deep somatic pain. In: McMahon, S.B., Koltzenburg, M. (Eds.), Wall and Melzack's Textbook of Pain, fifth ed. Elsevier, pp. 621–633.

Schmid, A., Brunner, F., Wright, A., Bachmann, L.M., 2008. Paradigm shift in manual therapy? evidence for a central nervous system component in response to passive cervical joint mobilisation. Man. Ther. 13, 387–396.

Schön, D.A., 1983. The Reflective Practitioner. Basic Books, New York.

Schön, D.A., 1987. Educating the Reflective Practitioner: Toward a New Design for Teaching and Learning in the Professions. Jossey-Bass, San Francisco.

Schultz, I.Z., Crook, J.M., Berkowitz, J., et al., 2002. Biopsychosocial multivariate predictive model of occupational low back disability. Spine. 27, 2720–2725.

Schwartz, A., Elstein, A.S., 2008. Clinical reasoning in medicine. In: Higgs, J., Jones, M.A., Loftus, S., Christensen, N. (Eds.), Clinical Reasoning in the Health Professions, third ed. Butterworth Heinemann Elsevier, Amsterdam, pp. 223–234.

Simon, H., 1992. What is an "explanation" of behavior? Psychol. Sci. 3, 150–161.

Singla, M., Jones, M., Edwards, I., Kumar, S., 2014. Physiotherapists' assessment of patients' psychosocial status: Are we standing on thin ice? A qualitative descriptive study. Man. Ther. http://dx.doi.org/10.1016/j.math.2014.10.004.

Smart, K., Doody, C., 2006. Mechanisms-based clinical reasoning of pain by experienced musculoskeletal physiotherapists. Physiotherapy. 92, 171–178.

Smart, K.M., Blake, C., Staines, A., et al., 2012a. Mechanisms-based classifications of musculoskeletal pain: part 3 of 3: symptoms and signs of nociceptive pain in patients with low back (+ /- leg) pain. Man. Ther. 17, 352–357.

Smart, K.M., Blake, C., Staines, A., et al., 2012b. Mechanisms-based classifications of musculoskeletal pain: part 2 of 3: symptoms and signs of peripheral neuropathic pain in patients with low back (+ /- leg) pain. Man. Ther. 17, 345–351.

Smart, K.M., Blake, C., Staines, A., et al., 2012c. Mechanisms-based classifications of musculoskeletal pain: part 1 of 3: symptoms and signs of central sensitisation in patients with low back (+ /- leg) pain. Man. Ther. 17, 336–344.

Smith, A.D., Jull, G., Schneider, G., et al., 2013. A comparison of physical and psychological features of responders and non-responders to cervical facet blocks in chronic whiplash. BMC Musculoskelet. Disord. 14, 313.

Smith, A.D., Jull, G., Schneider, G., et al., 2014. Cervical radiofrequency neurotomy reduces central hyperexcitability and improves neck movement in individuals with chronic whiplash. Pain Med. 15, 128–141.

Steiner, W.A., Ryser, L., Huber, E., et al., 2002. Use of the ICF model as a clinical problem-solving tool in physical therapy and rehabilitation medicine. Phys. Ther. 82, 1098–1107.

Taylor, E.W., Cranton, P., 2012. The Handbook of Transformative Learning. Theory, Research, and Practice. Jossey-Bass, San Francisco.

Trede, F., Higgs, J., 2008. Collaborative decision making. In: Higgs, J., Jones, M.A., Loftus, S., Christensen, N. (Eds.), Clinical Reasoning in the Health Professions, third ed. Butterworth Heinemann Elsevier, Amsterdam, pp. 31–41.

Treede, R.D., Jensen, T.S., Campbell, J.N., et al., 2008. Neuropathic pain: redefinition and a grading system for clinical and research purposes. Neurology. 70, 1630–1635.

Turk, D.C., Flor, H., 2006. The cognitive-behavioural approach to pain management. In: McMahon, S.B., Koltzenburg, M. (Eds.), Wall and Melzack's Textbook of Pain, fifth ed. Elsevier, pp. 339–348.

Vardeh, D., Mannion, R.J., Woolf, C.J., 2016. Toward a mechanism-based approach to pain diagnosis. J. Pain. 17 (9), T50–T69.

Vicenzino, B., Cleland, J.A., Bisset, L., 2007a. Joint manipulation in the management of lateral epicondylalgia: a clinical commentary. J. Man. Manip. Ther. 15, 50–56.

Vicenzino, B., Paungmali, A., Teys, P., 2007b. Mulligan's mobilization-with-movement, positional faults and pain relief: current concepts from a critical review of literature. Man. Ther. 12, 98–108.

Voogt, L., de Vries, J., Meeus, M., Struyf, F., Meuffels, D., Nijs, J., 2015. Analgesic effects of manual therapy in patients with musculoskeletal pain: a systematic review. Man. Ther. 20 (2), 250–256.

Woolf, C.J., 2010. What is this thing called pain? J. Clin. Invest. 120, 3742–3744.

Woolf, C.J., 2011. Central sensitization: implication for diagnosis and treatment of pain. Pain. 152, s2–s15.

Woolf, C.J., 2014. What to call the amplification of nociceptive signals in the central nervous system that contribute to widespread pain? Pain. 155 (10), 1911–1912.

World Health Organization, 2001. International Classification of Functioning, Disability and Health. World Health Organization, Geneva.

Zusman, M., 2008. Associative memory for movement-evoked chronic back pain and its extinction with musculoskeletal physiotherapy. Phys. Ther. Rev. 13, 57–68.

第二章

理解疼痛以治疗疼痛的患者

Mark J. Catley • G. Lorimer Moseley • Mark A. Jones

疼痛不是人们就诊肌肉骨骼方面的临床医务工作者寻求治疗的唯一原因，但它无疑是患者主诉的最常见的症状之一。疼痛相关性肌肉骨骼疾病是全球导致失能问题的主要原因；尽管知识不断提升和医疗成本呈指数增长，但这个问题却似乎在不断恶化（Vos et al., 2012）。考虑到疼痛在社区人群中普遍存在，然而值得关注的是，疼痛很少会成为医学和相关健康保健专业研究生课程的重点（Briggs et al., 2011, 2013; Jones and Hush, 2011）。

理解疼痛及其相关因素是有效治疗和管理疼痛患者的极其重要的第一步。疼痛理论及其生物学知识能够帮助临床医师更好地理解和解释他们所遇到的从简单到复杂的全范围的疼痛表现（Moseley, 2003），使他们具备对患者疼痛的潜在因素进行推理，并告知其诊断、管理及预后相关假设的能力（关于临床推理框架下假设类别的完整讨论请参见第一章）（Jones et al., 2002）。重要的是，对疼痛的理解可以确保所有与疼痛有关的假设都会得到适当的管理或处理。

在本章我们会从理论的角度回顾疼痛的复杂性并简要描述与之相关的生物学和病理生物学进程。作为一个重要的假设类别，我们会介绍疼痛类型并尝试将患者的临床体征和症状与疼痛的支持机制联系起来。最后，我们需要思考如何推理疼痛的相关因素，以便能改善患者的预后。

理解疼痛

除去极少数个体，我们都经历过疼痛，这些疼痛体验影响我们对疼痛的理解。轻微刮伤通常比严重擦伤疼痛感觉要轻，而且随着伤口愈合，疼痛感似乎会消失，暗示我们所感受到的疼痛程度与受损程度直接相关。因此，疼痛通常被解释为身体受损的一个症状指示。如果疼痛持续，直观的解释是引发疼痛的损伤或疾病过程尚未得到解决。

非常不幸的是许多临床医师所接受的训练强化了这种对疼痛的直观理解。将疼痛描述为组织损伤标志的疼痛病理解剖模型仍然具有影响力。大多数本科教科书趋向于将疼痛描述为一种特异性的三级神经元疼痛通路激活的必然结果——疼痛被认为是一种病理症状，只有在损伤愈合后才会得到解决（Martini, 2006; Snell, 2010）。很少有人能认识到并指出，这样的描述并非事实，只是过时的疼痛理论观念表达大众化，经不起认真研究（Gatchel et al., 2007; Moayedi and Davis, 2013）。

对疼痛相关的错误理解就患者和临床医师而言都是无益的。视疼痛为组织状态标志的患者可能会不愿意参与治疗和日常生活活动（George et al., 2006; Pincus et al., 2002）。在急性疼痛表现中，这些患者可能会只依赖于被动治疗策略，而没有关注到主动及时处理快速缓解疼痛和抑制疼痛再次出现的需求。在持续性疼痛表现中，这些患者可能会采用不利的疼痛逃避应对策略，如休息或改变他们的移动方式或姿势位置，试图去保护疼痛的身体部位（Darlow et al., 2015; Waddell, 1998）（关于压力及其应对理论的进一步讨论见第三章）。他们可能会寻求只提供暂时缓解的被动治疗策略，可能会尝试一种又一种疗法来缓解疼痛或寻求合理的疼痛解释（Watson, 2013）。将疼痛视为一种病理症状的临床医师将会从纯生物医学的角度来管理疼痛患者，即只关注组织。他们可能会为患者症状的意义和来源提供错误的信息，或者无意中强化了患者对疼痛的负面态度（Bishop et al., 2008; Coudeyre et al., 2006; Darlow et al., 2013）。在持续性疼痛的情况下，某些临床医师可能只会依靠被动治疗提供暂时的疼痛缓解，而不考虑处理导致疼痛的因素。不能理解所有疼痛的生物－心理－社会医学本质，可能会使某些临床医师给那些对生物医学模式的治疗没有反应的持续性疼痛患者贴标签，如"心因性疼痛"或装病者，使患者的疼痛加剧而不是缓解（Synnott et al., 2015）。

已有一定量令人信服的研究证据支持单纯基于组织层面的疼痛理解应该被否定。有大量患者受到严重创伤却感觉不到疼痛的故事，例如士兵们所报告的在战斗中受到可怕创伤但却无痛、鲨鱼袭击受害者报告的被咬断肢体而无痛、运动员受伤继续比赛而无痛（Butler and Moseley, 2013; Melzack and Wall, 1996）。每天我们所经历的，如当我们注意到身体上的擦伤或淤青时，却无法回忆起它们是什么时候发生的，也证明了这一点。这些例证表明，损伤及其产生的感觉信息可以独立于疼痛而发生。相反，幻肢痛的描述则突出了疼痛可以在没有明确的病理和感觉信息的情况下被感受到（Melzack, 1999; Ramachandran and Blakeslee, 1999）。

疼痛和病理改变之间的关系也不很明确。在 2 个膝关节存在中至重度骨关节炎的放射影像学改变的人中，有 1 个人无症状，而 10 个存在严重膝关节疼痛的人中有 1 个人没有关节炎的放射影像学证据（Bedson and Croft, 2008）。脊椎疼痛中也存在类似的不一致，无症状人群中退行性改变的影像学表现非常普遍，似乎是衰老过程中的正常部分（Brinjikji et al., 2015）。这同样适用于神经病变。在一项对糖尿病患者的大规模研究中，只有 60% 的严重神经病变患者报告疼痛（Abbott et al., 2011）。事实上有研究表明，迄今为止对于任何疼痛相关性疾病，都没有研究表明病理改变与疼痛直接相关（Clauw, 2015）。也就是说，无论疼痛存在与否，还是疼痛强度，都不能通过病理改变存在与否来准确预测。

每种疼痛，无论是与严重损伤有关的，还是一种有助于保护的瞬间感觉，都取决于其意义和环境。在实验中操作伤害性刺激的意义或受试者的情绪会直接影响疼痛的强度（Arntz et al., 1994; Butler and Moseley, 2013; Moseley and Arntz, 2007）。在临床上，疼痛的严重程度已经被证明是随着所感知的原因而变化的。与经历过类似打击的平民相比，在战斗中受伤的士兵报告的疼痛程度较轻，镇痛的需求也较低（Melzack and Wall, 1996）；将疼痛归因于癌症复发的乳房切除术患者所报告的疼痛程度高于那些不这么认为的患者（Smith et al., 1998）。这些例子似乎表明了疼痛的意义，第 1 个例子中生存与可能改变人生的事件之间对比，以及第 2 个例子中对死亡的预期都影响人们经历疼痛的程度体验。越来越多的临床文献表明，疼痛强度和持续时间与情绪因素、灾难化、恐惧和对恢复的不良心理预期有关（Chapman and Vierck, 2017; Edwards et al., 2016）。

疼痛并不是组织病理学异常的准确标志，

而是一种不愉快的感觉（Moseley and Butler, 2017），它有无法脱离的感觉和情感这两个方面因素（Merskey and Bogduk, 1994）。疼痛受来自生物－心理－社会医学领域因素的影响（Gatchel et al., 2007），并加快它所感知的身体部分的保护（无论是否需要）。在接下来的部分，我们将讨论在理论上大脑是如何决定保护需求及如何构建疼痛体验的过程。我们还会简要描述一些支持疼痛的关键机制，从基础和临床科学进行推断。

要点

疼痛并不是组织损伤存在或程度的准确标志。与之持相反观念的患者可能不愿意参与治疗和日常生活活动，而临床医师将会从纯粹的生物医学角度来处理人们的疼痛。

疼痛生物学——入门简介

疼痛是一种感觉

疼痛是一种感觉，它发生在意识层面，是一种不愉快的感觉，它有它的定位。这些特征使它独立于"感官感觉"，它的存在不仅限于被感知；也使它独立于情感，情感通常是指身体的自动反应。或许，疼痛最好应该被认为是一种保护性感觉，与其他感觉如饥饿、口渴和呼吸困难一样，都是令人不愉快的，并且对有机整体的行为而言都是不可抗拒的触发因素。当我们思考疼痛的相关机制时，我们必须思考感觉是经由怎样的机制进入意识层面的，这可以说是生命科学的"难题"；我们必须考虑检测潜在的组织损害因素；我们必须考虑两者之间发生的一切。

尽管对意识有大量思考，但人类还没有发现意识是如何产生的。有比喻性解释、有框架，甚至有指导原则，但是从硬件的概念而言，大脑中的神经细胞和免疫细胞如何产生诸如感觉之类的事物仍然属于"神秘而未知"的范畴，并且很可能在未来的一段时间内仍然存在。虽然我们不知道感觉是如何产生的，但我们确实有一些可靠的框架可以解释它们何时、为何及在何种程度上出现。

神经快捷预联网络（neurotags）

当代，关于大脑如何产生广泛输出的理论在某种程度上被解释为一个模型，该模型将大脑视为一个庞大的神经免疫网络集合或表征，它们处于持续的协同和竞争的状态。在现代疼痛术语表述中，这些集合或表征通常称为神经快捷预联网络（Butler and Moseley, 2013）。神经快捷预联网络被认为是疼痛相关机制中最"接近"疼痛的最终表现。神经快捷预联网络已超出本章讨论的范畴，读者可参见其他文献（Moseley and Butler, 2017）。但理解神经快捷预联网络应用管理的主要原则将允许读者将各种各样的因素进行整合，包括第三章与第四章的理论和其他章的案例研究贯穿于本书，在分析某人受伤的原因时需要考虑这一点。

神经快捷预联网络可以根据它产生的输出进行标记。例如，导致特定活动指令的神经快捷预联网络可以描述为该活动指令的神经快捷预联网络。引起背部疼痛的神经快捷预联网络可以称为"背部疼痛神经快捷预联网络"，根据背部疼痛神经快捷预联网络的影响可以去考量背部疼痛在任何特定时间点发作的可能性。管控神经快捷预联网络影响的因素包括其突触（神经－神经和神经－免疫）连接的有效性、所涉及的细胞数量（其规模）和其连接的精确性。人们很容易发现，背部疼痛的时间越长，其连接就越高效（神经可塑性），其影响也就越大。临床表现为痛觉超敏（通常不会引发疼痛的刺激导致疼痛）和痛觉过敏（通常可以引发疼痛的刺激导致疼痛且痛觉增加）。

疼痛的真正的生物－心理－社会医学本质也可以通过神经快捷预联网络模型解释。每个神经快捷预联网络都会受到其他潜在数量无限的神经快捷预联网络的影响。例如，背部的伤害性事件很可能导致背部伤害性感受神经快捷预联网络的激活，这对于背部疼痛神经快捷预联网络有极大的影响；如果患者认为他／她的背部"出了问题"，出现"劳损"或"退行性改变"了，那么这些信念就会通过神经快捷预联网络保留下来。这些神经快捷预联网络中的每个部分都会对背部疼痛神经快捷预联网络产生某些影响，影响的程度由那些神经快捷预联网络的突触效能、规模和精确度来决定。

神经快捷预联网络通过相互竞争和合作以产生影响的观点为许多以前模型难以解释的发现提供了合理的解释。例如，一些有趣的感知觉实验，如当给予一个红色的视觉提示时，很冷的冷刺激感觉到的却是热的，同时感到疼痛（moseley and Arntz, 2007）；品尝越昂贵的葡萄酒感觉会越好（且激活了大脑奖赏回路）和一系列视错觉都符合神经快捷预联网络间的相互竞争。还需要考虑到恐惧往往高于疼痛：恐惧神经快捷预联网络与背部疼痛神经快捷预联网络相互竞争优先权；任何关于整个有机体处于危险之中，需要采取保护措施的提示都会增加激活恐惧神经快捷预联网络的可能性；任何关于身体某个部位应该得到保护的提示都会增加激活疼痛神经快捷预联网络的可能性。这有生态学和进化方面的意义：如果可以选择保护一个人的生命，还是保护手臂，那么前者似乎更加有意义。不同神经快捷预联网络的相互作用和患者独特的生物－心理－社会医学因素构成所对应的神经快捷预联网络的个体差异化本质，强调了全面评估生物－心理－社会医学因

素的必要性（关于心理和社会因素的进一步讨论见第三和第四章）。

危险感测的重要性

在思考疼痛的相关机制时，对危险是如何被感测到并传递到大脑的过程有一个正确合理的认识是必需的。这种感测、传递和表征危险的能力称为伤害性感受。根据我们目前对伤害性感受的相关大脑活动的了解，伤害性感受神经快捷预联网络的数量大、突触效能高，这意味着它们相对疼痛神经快捷预联网络有更大的影响。

对于伤害性感受的研究比较充分。人体组织基本上都是通过游离神经末梢来实现良好支配的。这些神经末梢主要是直径较小且细的有髓神经纤维（Aδ）或无髓神经纤维（C），尽管有些是大直径有髓神经纤维（Aβ）。游离神经末梢在许多方面是不同的。例如，有的阈值低，有的阈值高；有些适应性快，有些适应性慢；有些接收域窄，有些接收域广。在正常的生理状态下，高阈值游离神经末梢的功能更可能是伤害性感受器（或危险感测器），它们只对组织环境中巨大且快速的改变做出反应。

游离神经末梢终止于脊髓，进入由神经元、中间神经元和免疫细胞组成的复杂矩阵网络。当代脊髓灰质的神经生理学模型与大脑的模型最接近。我们在这里也可以应用神经快捷预联网络的概念，将脊髓构想为类似于大脑的神经免疫网络的一根长管，或神经快捷预联网络，周围环绕着白质"高速公路"，通过这些高速公路，信息可以快速且不间断地往返传递于更高级的中枢（Moseley and Butler, 2017）。脊髓神经快捷预联网络的输出将会影响其他脊髓神经快捷预联网络或激活终止于体内的投射神经元（这些都是来自脊髓腹侧角的运动神经元）或脊髓上水平（这些都是脊髓伤害性感受

器，从背侧角发出并加入上行"高速公路"至丘脑）。脊髓中这种复杂的矩阵网络为脊髓水平巨大的计算能力提供了结构基础。事实上，现代疼痛理论反对将背侧角视为疼痛输入中继站的观点，而赞同将背侧角视为处理中心，它决定了任何进一步传递至大脑的危险信号的空间与时间特性。

危险感测器的内壁上有各种各样的感受器，对组织中的化学、热或机械改变或细胞膜的电位变化作出反应的离子通道（Ringkamp et al., 2013）（详见 Moseley and Butler, 2017）。特定危险感测器的反应曲线反映的是其膜上离子通道的组合，其中一些会对组织环境中微小而无害的变化作出反应（包括伤害性感受器的一个子类，它会对轻微和"具有情感/动机"的触摸作出反应，称为C类轻抚纤维（C-aress fibres）（Abraira and Ginty, 2013; McGlone et al., 2014）；有些具有相当高的阈值，以至于在没有炎症的情况下，它们实际上是静默的。

外周敏化——初级痛觉超敏和痛觉过敏

危险感测器的一个显著特征就是它们对炎症的反应。损伤引发的炎症是组织修复的第一阶段。危险感测器上的一系列感受器触发了一系列事件（发生在神经元内），使其化学、热、机械和电位控制感受器更加敏感。这一系列反应的作用是使危险感测器敏化，并使那些通常是静默状态的极高阈值的危险感测器"激活联网"。危险感测器在刺激－反应层面的这种适应性称为外周敏化。

外周敏化对脊髓伤害感受的影响符合神经快捷预联网络基于数量和质量的原则：激活的脊髓神经快捷预联网络越多，对脊髓伤害性感受的影响越大。同样，炎症在组织水平上介导的刺激－反应优势在脊髓中被复制。在其他条件相同的情况下（实际并非如此），临床结果将是痛阈下降（痛觉超敏）和对特定伤害性刺激的反应性增加（痛觉过敏）。外周敏化会随着组织的炎症状态而变化，正因为如此，伤害性感受敏化与免疫活动密切相关。全面回顾这一过程远远超出本章的范畴，但在这里所要表达的是，在正常情况下，炎症会在损伤后的1周内开始消退，这一进程通常会引发敏化消退。

脊髓敏化、二级痛觉超敏和痛觉过敏

脊髓神经快捷预联网络的激活触发了背侧角内的学习。根据神经快捷预联网络的突触效能原理，这种学习或突触效能的增强使脊髓神经快捷预联网络的影响增加，从而进一步增强了刺激－反应的适应性。这种学习发生的机制包括突触后膜上基线电位的瞬时变化、突触后受体生成数量的增加及免疫介导的突触"设定值"的变化。这一过程曾有一段时间称为中枢敏化（与外周敏化相区别），但可能称为脊髓敏化更好一些。它引发了刺激－反应层面的改变和脊髓伤害性感受器的接受域扩大，临床表现为对机械输入信号的痛阈降低（二级痛觉超敏）和对特定伤害性刺激的反应性增强（二级痛觉过敏）。这些影响是如此深远，以至于与触觉输入相关的脊髓神经快捷预联网络可以与脊髓伤害性感受神经快捷预联网络建立联系。在临床上可以表现为轻触性疼痛，是神经疾病或损伤（神经病理性疼痛）的主要症状。

伤害性感受的下行调节

伤害性感受系统具有双向性。脊髓神经快捷预联网络受一系列广泛的下行调节输入的影响。源于中脑核团（最为人熟知的是中脑导水管周围灰质，或简称PAG）的投射神经元终止于脊髓灰质。这些下行投射可产生促进作用或抑制作用，可分为"下行促进"或"下行抑制"。中脑核团接受大脑许多不同区域的投射，为强有力且多样化的大脑驱动的脊髓伤害性感受调节提供了硬件。这种能力带来了疼痛的生物–心理–社会医学特性，并且使保护行为与任何的疼痛经历（无论急性还是持续性疼痛）相关联，因为它能够清楚地接收来自生物、心理和社会领域的任何线索，从而影响脊髓内的活动和学习。

伤害性感受系统的功能受到活动、炎症和调节作用的影响，而伤害性感受系统的完整性则受到周围神经、背根神经节、神经根或中枢神经系统这些硬件构成部分损伤和疾病的影响。大直径神经元传递信息能力的损坏会对敏感性或强度造成减弱，即所谓的"负性信号"。也许与直觉相反，游离神经末梢或脊髓伤害性感受器传递信息的损坏会导致敏感性增加，而不是减少，即所谓的"正性信号"（Nee and Butler, 2006）。外周机制包括细胞壁问题，导致异常冲动发生位点（abnormal impulse generating site，AIGS）的出现，这通常是机械敏感性的，致使机械刺激触发的放电时间比刺激本身的时长长 2 分钟。即使是非常缓慢地适应游离神经末梢，此时间范围也是非常不正常的。这样的破坏可能导致类似时间层面的疼痛。AIGS 也可能产生自发性放电，将使上游突触的效能增强，从而复制前面描述的脊髓敏化效应。游离神经末梢或中枢神经快捷预联网络的破坏也可能是由疾病引起的，如糖尿病性神经病变或多发性硬化；严重创伤，如枪伤或截肢；过度持续性或重复性机械负荷，如间室综合征；化学性刺激或血液流动障碍，如神经根性刺激或肿瘤。

中枢敏化——三级痛觉超敏和痛觉过敏

通过此机制，即学习（突触效能原理）和协作（质量原理）使脊髓神经快捷预联网络的

影响更大，同样也适用于皮质神经快捷预联网络。然而，当代表伤害性感受的皮质神经快捷预联网络经历了这些变化，可以预见其影响将会更加广泛。此外，当产生保护输出的神经快捷预联网络（包括疼痛，但也包括保护性运动、内分泌、下行调节、自主神经和免疫反应）经历了这些变化，其作用是增加任何与保护相关提示的影响。考虑到疼痛的生物–心理–社会医学特性，这些保护性神经快捷预联网络的敏化将导致对任何来自生物、心理和社会领域的信息线索组合的疼痛阈值降低，并且使那些特定线索组合的疼痛增加。这些变化的表现形式可以理解为三级痛觉超敏（痛阈下降）和三级痛觉过敏（疼痛加剧超过通常应有的状态）。

当疼痛持续时，脊髓和皮质功能也会发生其他改变。已经从临床和行为学与大脑成像和神经生理学的角度对这些改变进行了深入的研究，几个小组正在努力整合这 2 个领域。许多持续性疼痛的患者有许多更加匪夷所思的表现，如身体不存在部分肿胀感或者身体疼痛部分失去"控制"感，可以用那些功能上的变化来解释。一种试图去理解身体的更广泛文献的模型是皮质的"身体矩阵"，读者可以从其他渠道获得与该主题相关的更多信息（Moseley et al., 2012）。

要点

疼痛是一种感觉，令人不愉快，在躯体上有定位，需要保护时起保护作用。疼痛是几种保护性反应（移动、内分泌、下行调节、自主神经和免疫反应）之一，当"最佳推测"计算出身体组织处于危险之中时，疼痛就会被引发；总之，这些反应通常是为避免受伤或为受伤后的恢复提供最佳条件。此外，神经系统通过变得更加

敏感来适应改变其感测危险的能力，而这种敏化会使疼痛的可能性增加。然而有时不再需要保护时，疼痛仍然存在。生理、心理和社会因素都会各自对持续性疼痛和神经系统敏化构成影响，并导致其他保护系统失调。

疼痛的分类

疼痛通常根据感觉部位、描述方式（如疼痛、灼烧感）和持续时间来分类。急性疼痛是指最近发作的疼痛；而慢性疼痛是指在正常愈合时间之后仍持续存在的疼痛（Bonica, 1953），在实践中疼痛可能小于 1 个月或超过 6 个月，取决于损伤的程度和受影响的身体组织（Treede et al., 2015）。

疼痛也可以根据它为什么会发生而进行分类，并且此方式支撑了疼痛类型的概念（Butler, 2000; Gifford, 1998; Jones et al., 2002）。疼痛类型是一种通过假设形成疼痛的机制来对疼痛进行分类的尝试，这些形成机制是从临床发现和相关调查中推断出来的。虽然在每种疼痛表现中都不可避免地存在多种机制，但临床医师可以就哪些机制占主导地位并可能促进疼痛状态的形成作出明智的假设。推理过程是基于对疼痛相关机制全面理解的，以及被认为可以推断出疼痛存在的症状和体征。

这里所考量的疼痛分类是那些在文献中也受到最广泛讨论的类型，即伤害感受性疼痛、炎症性疼痛、神经病理性疼痛、混合性疼痛、伤害感受可塑性疼痛及增强性疼痛（译者注：痛觉过敏的一种）。这是已被接受的，然而人们也已经认识到此分类名录并不详尽，其他形成机制包括自主神经、神经内分泌和神经免疫可能会主导某些临床表现（Smart et al., 2011）。尽管如此，本章所讨论的分类原则上

包含这些其他形成机制，从而对大多数临床表现作出解释。在这里，我们会回顾每种类型的相关症状和体征，介绍它们可推断的生物学机制。

伤害感受性疼痛

伤害感受性疼痛是指与非神经性组织的实际或潜在损伤相关的疼痛，并且包括外周伤害性感受器的激活（IASP Taxonomy, 2015）。值得注意的是，在文献中被广泛接受的术语伤害性感受与疼痛并不意味着因果关系（如将伤害性感受等同于疼痛），因为每种疼痛体验都涉及认知、环境和情绪因素。更确切地说，它表明基于组织的伤害性感受机制是这种疼痛体验的主要形成因素。伤害感受性疼痛显然是有益的，因为它可以促进保护。它可能发生在张力过大或化学环境发生改变时，没有明显的损伤，如由局部乳酸增加引发的姿势相关性伤害性感受。如果发生损伤，炎症性（即炎症相关）疼痛（伤害感受性疼痛的一种亚型）（Loeser and Treede, 2008）可以确保采取有利于恢复的行为，并通常会随着损伤组织愈合而消退（Costigan et al., 2009）。在某些情况下，如骨关节炎或类风湿关节炎，伤害感受性疼痛可能持续存在，尽管这些情况也与脊髓敏化和皮质敏化有关（见下面关于伤害感受性疼痛的讨论）。需要注意的是，影像学发现并不能成为支持炎症性疼痛的证据。

由于伤害感受性疼痛提示游离神经末梢是重要形成因素，它可能与病理学证据，如炎症的主要表现、与临床表现一致的影像学发现及在适当时候所报告的损伤机制（Costigan et al., 2009; Woolf, 2010）相关。这种疼痛类型疼痛的严重程度与损伤程度"成比例"（并不相等）（Nijs et al., 2014; Smart et al., 2010），这表明心理或环境因素虽然相关，但在很大程度上不

会增加疼痛。伤害感受性疼痛可能与某些躯体牵涉性疼痛有关，但通常局限于损伤区域。炎症的存在会导致外周和脊髓敏化的形成，因此在损伤区域周围一些局部痛觉超敏和痛觉过敏将是可以预见的，但敏化程度会与疑似的病理改变"相称"。

由于与外周敏化假说相一致，认为伤害感受性疼痛具有明显的机械激惹模式和缓解因素及可识别的发病机制（病史）是合理的，如明显的创伤或某种形式的过度使用或过度牵拉（Smart et al., 2010）。评估损伤组织的运动和触诊测试应该能够确实引起疼痛并使患者的症状重现。伤害感受性疼痛当与急性损伤相关时，应在正常的组织愈合时间内得到很好的缓解（Costigan et al., 2009）。

神经病理性疼痛

神经病理性疼痛是指与躯体感觉神经系统的损伤或疾病相关的疼痛（Treede et al., 2008）。根据损伤是影响周围神经系统还是中枢神经系统，神经病理性疼痛可以按照定位进一步分类（Merskey and Bogduk, 1994），但这里我们只讨论周围神经病理性疼痛的形成因素。要将其归类为神经病理性疼痛，必须要有神经病理性损伤或疾病的明确证据（Jensen et al., 2011），并可以提出确定性的分级系统（Finnerup et al., 2016）。对证据的要求会避免将被认为具有不可检测的神经病理性形成因素的疼痛疾病划分到此类型，如小纤维神经病理性形成因素（Jensen et al., 2011）。它也排除了无明显的神经病理性驱动因素，以脊髓或中枢敏化表现为特征的疾病。这里值得重申的是，神经性病变不一定会表现出疼痛，而那些与急性神经损伤相关的疼痛大多数会消退。与伤害感受性疼痛一样，推断认为神经病理性机制是造成神经病理性疼痛体验的主要因素，但不是唯

一因素。

虽然有了复杂的神经生理学检查技术，但全面的患者问诊和体格检查仍然被认为是最佳的（Haanpää et al., 2011）。可以依据患者的损伤机制、既往病史或手术史推断出已存在的神经组织损伤、力学性损害或病变。

神经病理性疼痛通常局限在被认为受影响的神经分布区（尽管脊髓处理可能会导致非皮节性变化）（Schmid et al., 2013），并可能伴有其他神经功能障碍的体征，如针刺、麻木和无力。AIGS 的形成表明神经病理性疼痛可被描述为烧灼感、跳痛、锐利的疼痛或类似于电击痛（Smart et al., 2010）。它可能是由运动的机械性因素所引发的，也可能是无意识自然发生的，带有不易消除的遗留感觉。因此，神经病理性疼痛很容易被激惹。神经动力学测试（如直腿抬高试验）通过将物理负荷加载于神经组织或直接触诊被认为是受损区域的神经［如叩击试验（Tinnel's test）］来诱发疼痛，可能会重现患者的症状（Nee and Butler, 2006）。

如果假设存在神经病理性疼痛，则应将全面的神经学评估作为体格检查的一部分。对触觉、针刺、振动、冷和热的评估将提供与神经病变相关的阳性和阴性体征的证据（Haanpää et al., 2011）。

一些基于问卷的筛选工具已经被设计出来，可以帮助临床医师筛选潜在的神经病理性因素。尽管问卷量表单独使用被认为不如临床评估，但它们可以帮助非临床医师区分伤害感受性因素和神经病理性因素哪一种可能为主导因素。问卷量表还提供了通过连续性报告测试疼痛类型的目的，如对在偏远地区需要接受治疗的患者可以通过电话或互联网方便地进行评测（Haanpää et al., 2011）。一些被推荐的工具，包括疼痛检测问卷（painDETECT）（Freynhagen et al., 2006）和神经病理性疼痛问

卷（Douleur neuropathique, DN4）（Bouhassira et al., 2005），只包括自我报告项目；而其他工具量表则包括自我报告项目和体格检查评估项目，如利兹神经病理症状和体征评分（Leeds assessment of neuropathic symptoms and signs, LANSS）（Bennett, 2001）。

混合性疼痛

混合性疼痛是指其表现包括神经病理性疼痛和伤害感受性疼痛两者均参与的证据。虽然每个表现都包含多个因素，但混合性疼痛作为一个类别，只适用于那些有明确的伤害感受性和神经病理性因素参与的病案，这些形成因素可能是直接或间接相关，在治疗中需要同等考虑。

伤害感受可塑性疼痛

如何定义在没有明显的组织或神经病理的情况下持续存在的疼痛类型是一个有争议的问题，因为这是一个基于推断而非证据的类别（Hansson, 2014; Woolf, 2014）。目前已提出了几种描述术语，包括适应不良病理性疼痛（maladaptive algopathic）、伤害病理性疼痛和中枢敏化性疼痛（Kosek et al., 2016; Nijs et al., 2014）。它们的共同之处在于中枢伤害性感受通路的功能改变，但如前所述，这些改变也与伤害感受性疼痛和神经病理性疼痛改变有关。在这里，我们将这类疼痛称为伤害感受可塑性疼痛（nociplastic）；此术语获得国际疼痛研究协会（International Association for the Study of Pain, IASP）分类学工作组的认可，nociplastic 是 "nociceptive plasticity" 的组合（Kosek et al., 2016）。由于它对患者没有保护作用，伤害感受可塑性疼痛显然是功能失调。

与任何有可疑性组织参与形成的疼痛相比，伤害感受可塑性疼痛显然与实际组织损伤不成正相关，持续时间超过预期的组织愈合时间，并且可能会自然复发。它的特征是广泛的痛觉超敏和痛觉过敏，在没有明显的神经病理或组织驱动的情况下持续存在。由此推断，敏化是通过下行调节通路的改变和其他保护系统的失调来维持的。然而，在缺乏可靠的生物指征的情况下，这是一个临床排除性分类（Vardeh et al., 2016）。

伤害感受可塑性疼痛通常与心理危机（Smart et al., 2010）；不适宜的信念；自我效能感差；与躯体损伤不成比例；家庭、工作和社会生活被打乱，睡眠障碍等因素相关（Edwards et al., 2016）。这些因素既是疼痛的后果，也是疼痛的诱因。例如，将其概念化定义为神经快捷预联网络，无益的信念可能影响并促使疼痛持续存在，同时通过下行通路促进脊髓神经快捷预联网络敏化。心理压力或情绪因素可能激活保护系统，间接影响外周敏化和脊髓敏化。如肌纤维疼痛综合征、非特异性慢性腰痛、复杂区域疼痛综合征（1型）或肠易激综合征都是此类型疼痛的实例（Clauw, 2015; Woolf, 2011）。

伤害感受可塑性疼痛可能具有疼痛与损伤或病理不成比例的严重性、弥漫性的性质，且对体格检查或功能测试的反应也有差异。患者可能难以定位他们的疼痛部位或可能报告具有迁移的性质。疼痛可能被报告存在于身体的多个区域，也可能反映在对侧肢体上。痛觉超敏可能广泛存在，且不遵循解剖的合理分布（Smart et al., 2010）。患者也可能报告感知觉障碍，如肿胀感或忽略样（neglect-like）症状（Bray and Moseley, 2011; Moseley et al., 2006; Stanton et al., 2012）。

中枢敏化量表（Central Sensitization Inventory, CSI）已被开发用于帮助临床医师筛选中枢敏化的症状指征（Mayer et al, 2012）。它包含 25 个项目来评估与疼痛和健康相关的症状，总分在 0~100 分之间。评分＞40 分已被证明可以正确区分患者有或无中枢敏化相关综合征（Neblett et al., 2013）。一种算法与 CSI 结合的方法已被描述可用于明确识别哪些患者有伤害感受可塑性疼痛（Nijs et al., 2014）。该方法首先将神经病理参与形成排除在外，然后似乎可以将伤害感受可塑性疼痛与伤害感受性疼痛区分开来。2 个被认为关键的标准是疼痛与损伤或病理不成比例和弥漫性疼痛。前者被认为是必不可少的；而后者的存在要么证实了结论，要么建议采用 CSI 进行进一步的调查（Nijs et al., 2014）（参见第二十五章中的案例，该算法用于疼痛类型的推理区分）。检测疼痛相关感知觉障碍表现的特定工具已经开发出来，并在一些疼痛人群中得到了检验，如弗里曼特尔背部意识问卷（Wand et al., 2016）和复杂区域疼痛综合征患者的神经行为问卷（Galer and Jensen, 1999）。

强化性疼痛是伤害感受可塑性疼痛的一种亚型，是指伤害感受性或神经病理性表现，其中疼痛及与疼痛相关的行为明显与外周驱动的参与情况不成比例。与伤害感受可塑性疼痛一样，疼痛加剧与心理危机和预测恢复不良有关。有充分的文献证明，疼痛持续时间越长，恢复的可能性越小（Costa et al., 2009; Itz et al., 2013; Waddell, 1998）。基于这个原因，我们选择将疼痛加剧与伤害感受可塑性疼痛区分开来，以突出识别急性患者具有显著慢性化风险的必要性。因此，疼痛加剧的临床症状和体征表现为组织病理或神经病理与生物、心理和社会危险因素相结合，即所谓的黄旗征（参见第十四章中的案例）。

黄旗征被开发作为指南以帮助临床医师识别腰痛患者的危险因素（Kendall et al., 1997），并已适用于其他慢性疼痛性疾病。黄旗征大致可分为以下几个类别：信念（包括评价和判断）、行为和情感反应（Nicholas et al., 2011）。信念包括但不局限于患者对疼痛的理解（Moseley and Butler, 2015）、灾难化（Sullivan et al., 2001）、感知觉控制（Jensen et al., 2002; Nicholas et al., 2011）和恢复预期（Iles et al., 2008）。行为包括活动避免（Leeuw et al., 2007）和被动应对策略，如疼痛时休息、寻求药物治疗和终止体育活动（Watson, 2013）。评估和治疗需要关注患者对其病情的理解，包括患者对威胁的评估和预期的管理治疗。确保患者理解相互矛盾或复杂的诊断和进一步检查的结果是至关重要的，如废止或澄清诊断术语。如前所述，疼痛患者所表达的许多不同情感大多数是消极的，这些包括抑郁和焦虑，也包括沮丧和愤怒（Gatchel et al., 2007）。确保患者能够自由地表达这些情感，并在管理治疗计划中考虑到其中每种是极其必要的。虽然他们对恢复是无益的并且是恢复的潜在障碍，但黄旗征应被视为对肌肉骨骼症状的正常心理反应，早期发现可以被受过训练的多学科小组成员所改变（Nicholas et al., 2011）。

其他被引入旗征系统的颜色包括橙、蓝和黑。橙旗征用于区分出被认为是精神异常的心理危险因素，达到精神病理学的标准，需要专家进行心理健康咨询（如临床抑郁症、人格障碍）（Main, 2013; Nicholas et al., 2011）。蓝旗征和黑旗征则与患者的职场感知（如对时间压力、缺乏工作满意度、雇主支持、工作环境压力的感知）和职场特征（如工资回报率、工作条件）有关，还应分别考虑和处理（Main and Spanswick, 2000）。

其他值得注意的危险因素包括疼痛水平、年龄和性别，其中老年人和妇女的风险更高。同样值得注意的还有社交孤立、人际关系（过度支持和不支持）、主要使用语言与居住国家不同、教育水平低、疼痛持续时间较长或就诊前较长时间的活动减少（Costa et al., 2009; Flor et al., 1987; Henschke et al., 2008; Nicholas et al., 2011; Romano et al., 1995; van Hecke et al., 2013）（另见第三章中关于社会关系和健康的讨论）。

一些筛选工具已被设计出来帮助临床医师识别与疼痛加剧或伤害感受可塑性疼痛相关的黄旗征，这些工具会在本书的其他章节中进行更详细的讨论（参见本书第四章关于通过问卷调查进行心理因素筛选的讨论）。值得注意的实例包括奥雷布洛肌肉骨骼疼痛问卷（the Orebro musculoskeletal pain questionnaire）（Linton and Hallden, 1998）、疼痛灾难化量表（Sullivan et al., 1995）、疼痛自我效能问卷（Nicholas, 2007）、疼痛神经生理学问卷（Moseley, 2003）及抑郁、焦虑和压力量表（Lovibond and Lovibond, 1995），每种都显示出合理的心理测量学特性（Catley et al., 2013; Di Pietro et al., 2014; Parkitny et al., 2012; Walton et al., 2013; Westman et al., 2008）。

如果伤害感受可塑性疼痛或疼痛加剧是合理的，就需要一个多层面的、通常是多学科的管理治疗方法来应对每个假设形成因素。在疼痛加剧中，治疗的优先选择是减轻疼痛强度；然而对于伤害感受可塑性疼痛，重点通常要转移到功能上。

要点

疼痛类型是指根据参与形成疼痛的假设机制来对疼痛进行分类，包括伤害感受性疼痛、炎症性疼痛、神经病理性疼痛、混合性疼痛、伤害感受可塑性疼痛和疼痛加剧。由于每种疼痛表现都存在多种机制，这些术语描述并不是用于推测原因，而是描述或确定起主导作用的机制。参与形成机制可以通过临床发现和相关研究进行推理。

疼痛类型分类的意义

基于疼痛类型的思考鼓励采用生物 – 心理 – 社会医学方法来进行患者医疗照护，它是由全面的患者问诊和体格检查构成的。它对患者的症状表现，活动、参与能力及受限，对患者关于疼痛的观念及失能经历（见第四章关于患者观念信息的分类建议）和社会环境（如"叙述推理"）的理解提供了一个全面的概观，通过体格检查和对干预策略的持续再评估，可以假设疼痛类型以进行进一步的"测试"/推断。

通过对貌似合理的疼痛参与形成机制进行推理，可以为诊断、预后和治疗提供信息。注意在本书中，诊断推理并不局限于传统病理或疾病的医学分类。相反，正如第一章所讨论的，肌肉骨骼疾病的诊断将临床医师对患者的功能受限和相关的身体及运动损伤的分析与对疼痛类型、组织病理学和广泛的潜在参与形成因素的思考结合起来。导致患者问题形成和持续的因素可以是心理、社会、环境、身体和遗传方面的因素。例如，在某些疾病（急性背部疼痛），组织对疼痛的参与形成可能并不明晰，但通过对可能来源的推理可以为相关管理治疗的临床决策和给予患者建议提供信息。早期识别疼痛加剧或伤害感受可塑性疼痛将确保治疗策略适当调整以适应潜在社会心理障碍的恢复。早期识别也可以提示预后，因为黄旗征明显的患者可能需要更长的时间来恢复。

然而对疼痛类型的考量必须确保要对红旗征（此征表明存在严重的病理改变）进行彻底的检查，而不应错误地将其归因于神经系统敏化（Koes et al., 2010）。大约有 50 个红旗征已被报道；当孤立考量时，许多红旗征的假阳性率很高（Henschke et al., 2009; Williams et al., 2013）。如果不加鉴别地采取治疗措施，红旗征可能会增加不必要的管理治疗成本，并可能阻碍患者的恢复，如人们越来越认识到过度使用成像技术的负面影响（Brinjikji et al., 2015; Darlow et al., 2017）。但是某些因素的存在可能表明应立即采取行动（如马尾综合征的特征），而红旗征组合（如创伤、年龄和性别）或旗征不明确（如发热）则表明可能需要进一步检查研究（Henschke et al., 2009）。

虽然疼痛类型是一个重要的考量因素，但仍有一些分类的局限性需要注意。第一，疼痛类型提示推理过程，但不是诊断。任何关于疼痛的假设及据此制订的管理治疗都应该在更大的患者表现的背景下进行思考（Rabey et al., 2015）（疼痛类型在其他假设类别的讨论见第一章）。第二，支持参与形成疼痛的机制是复杂的，通过检查推断出的个别机制不一定是任何特定的病理过程中的唯一机制（Woolf and Mannion, 1999）。同样地，疼痛的形成因素，尤其是那些心理和社会形成因素，每一时刻都在不断变化，而且随着时间推移，其影响也可能是不同的，这表明推理过程是一个持续的过程。第三，疼痛类型的分类取决于临床医师的知识、专业技能和经验。由于疼痛科学随着新知识的展现不断发展，临床医师必须跟进最新文献并持续发展他们的临床技能。第四，疼痛类型的分类还有待通过神经生理学技术进行全面验证，如在任何疼痛条件下进行感觉定量测试（Rabey et al., 2015）。相反，这是根据以基础科学证据为外推基础的专家意见推理而来的（Smart et al., 2010）。第五，目前缺乏临床证据支持根据疼痛类型对患者进行分类以改善患者的预后（Hensley and Courtney, 2014）。

总结

疼痛是一种感觉，它受到许多因素的影响，通常与身体保护有关。将疼痛理解为一种保护性的感觉，而不是组织损伤的准确标志，可以增强临床医师在面对复杂表现时的信心，改善临床医师和患者之间的医患治疗联盟，促进对患者采用真正以生物－心理－社会医学为中心的方法进行管理治疗。虽然疼痛的基础机制是复杂的，尚未完全了解，但是有经验的临床医师能够通过对表现症状和体征的推理作出疼痛相关主要参与形成机制的假设。疼痛类型作为一个假设性分类，表明这些主导参与形成机制依据疼痛表现可以大致分为伤害性感受性、神经病理性和伤害感受可塑性。虽然需要进一步的研究来验证以对患者的分析来确定分类可以改善患者的结局，但在临床推理框架下进行思考时，关于疼痛类型的假设可为诊断、治疗和预后的决策提供依据，并鼓励采用多层面且通常是多学科的管理治疗方法，也是大多数当代临床指南所推荐的方法。

（李长江　译，朱毅　郭京伟　审校）

参考文献

Abbott, C.A., Malik, R.A., van Ross, E.R.E., Kulkarni, J., Boulton, A.J.M., 2011. Prevalence and characteristics of painful diabetic neuropathy in a large community-based diabetic population in the U.K. Diabetes Care 34 (10), 2220–2224.

Abraira, V.E., Ginty, D.D., 2013. The sensory neurons of touch. Neuron 79 (4), 618–639.

Arntz, A., Dreesson, L., De Jong, P., 1994. The infl uence of anxiety on pain: attentional and attributional mediators. Pain 56, 307–314.

Bedson, J., Croft, P.R., 2008. The discordance between clinical and radiographic knee osteoarthritis: A systematic search and summary of the literature. BMC Musculoskelet. Disord. 9 (1), 116.

Bennett, M., 2001. The LANSS pain scale: the Leeds Assessment of Neuropathic Symptoms and Signs. Pain 92, 147–157.

Bishop, A., Foster, N.E., Thomas, E., Hay, E.M., 2008. How does the self-reported clinical management of patients with low back pain relate to the attitudes and beliefs of health care practitioners? A survey of UK general practitioners and physiotherapists. Pain 135 (1), 187–195.

Bonica, J.J., 1953. The Management of Pain. Lea & Febiger, Philadelphia.

Bouhassira, D., Attal, N., Alchaar, H., Boureau, F., Brochet, B., Bruxelle, J., et al., 2005. Comparison of pain syndromes associated with nervous or somatic lesions and development of a new neuropathic pain diagnostic questionnaire (DN4). Pain 114 (1), 29–36.

Bray, H., Moseley, G.L., 2011. Disrupted working body schema of the trunk in people with back pain. Br. J. Sports Med. 45 (3), 168.

Briggs, E.V., Carrl, E.C.J., Whittakerl, M.S., 2011. Survey of undergraduate pain curricula for healthcare professionals in the United Kingdom. Eur. J. Pain 15 (8), 789–795.

Briggs, A.M., Slater, H., Smith, A.J., Parkin-Smith, G.F., Watkins, K., Chua, J., 2013. Low back pain-related beliefs and likely practice behaviours among final-year cross-discipline health students. Eur. J. Pain 17 (5), 766–775.

Brinjikji, W., Luetmer, P.H., Comstock, B., Bresnahan, B.W., Chen, L.E., Deyo, R.A., et al., 2015. Systematic literature review of imaging features of spinal degeneration in asymptomatic populations. AJNR Am. J. Neuroradiol. 36 (4), 811–816.

Butler, D.S., 2000. The Sensitive Nervous System. Noigroup Publications, Unley, South Australia.

Butler, D.S., Moseley, G.L., 2013. Explain Pain, second ed. Noigroup Publications, Adelaide, South Australia.

Catley, M.J., O'Connell, N.E., Moseley, G.L., 2013. How good is the Neurophysiology of Pain Questionnaire? A Rasch analysis of psychometric properties. J. Pain 14 (8), 818–827.

Chapman, C.R., Vierck, C.J., 2017. The transition of acute postoperative pain to chronic pain: an integrative overview of research on mechanisms. J. Pain 18 (4), 359.e1–359.e38.

Clauw, D.J., 2015. Diagnosing and treating chronic musculoskeletal pain based on the underlying mechanism(s). Best Pract Res Clin Rheumatol 29 (1), 6–19.

Costa, L.D.C.M., Maher, C.G., McAuley, J.H., Hancock, M.J., Herbert, R.D., Refshauge, K.M., et al., 2009. Prognosis for patients with chronic low back pain: inception cohort study. BMJ 339 (b3829).

Costigan, M., Scholz, J., Woolf, C.J., 2009. Neuropathic pain: a maladaptive response of the nervous system to damage. Annu. Rev. Neurosci. 32, 1–32.

Coudeyre, E., Rannou, F., Tubach, F., Baron, G., Coriat, F., Brin, S., et al., 2006. General practitioners' fear-avoidance beliefs infl uence their management of patients with low back pain. Pain 124 (3), 330–337.

Darlow, B., Dean, S., Perry, M., Mathieson, F., Baxter, G.D., Dowell, A., 2015. Easy to harm, hard to heal: patient views about the back. Spine 40 (11), 842–850.

Darlow, B., Dowell, A., Baxter, G.D., Mathieson, F., Perry, M., Dean, S., 2013. The enduring impact of what clinicians say to people with low back pain. Ann Fam Med 11 (6), 527–534.

Darlow, B., Forster, B.B., O'Sullivan, K., O'Sullivan, P., 2017. It is time to stop causing harm with inappropriate imaging for low back pain. Br. J. Sports Med. 51, 414–415.

Di Pietro, F., Catley, M.J., McAuley, J.H., Parkitny, L., Maher, C.G., Costa, L.D.C.M., et al., 2014. Rasch analysis supports the use of the pain self-efficacy questionnaire. Phys. Ther. 94 (1), 91–100.

Edwards, R.R., Dworkin, R.H., Sullivan, M.D., Turk, D.C., Wasan, A.D., 2016. The role of psychosocial processes in the development and maintenance of chronic pain. J. Pain 17 (9 Suppl.), T70–T92.

Finnerup, N., Haroutounian, S., Kamerman, P., Baron, R., Bennett, D., Bouhassira, D., et al., 2016. Neuropathic pain: an updated grading system for research and clinical practice. Pain 157 (8), 1599–1606.

Flor, H., Kerns, R.D., Turk, D.C., 1987. The role of spouse reinforcement, perceived pain, and activity levels of chronic pain patients. J. Psychosom. Res. 31 (2), 251–259.

Freynhagen, R., Baron, R., Gockel, U., T ö lle, R., 2006. painDETECT: a new screening questionnaire to identify neuropathic components in patients with back pain. Curr Med Res Opin 22 (10), 1911–1920.

Galer, B.S., Jensen, M.P., 1999. Neglect-like symptoms in complex regional pain syndrome: results of a selfadministered survey. J. Pain Symptom Manage. 18 (3), 213–217.

Gatchel, R.J., Peng, Y.B., Peters, M.L., Fuchs, P.N., Turk, D.C., 2007. The biopsychosocial approach to chronic pain: scientific advances and future directions. Psychol. Bull. 133 (4), 581.

George, S.Z., Fritz, J.M., McNeil, D.W., 2006. Fear-avoidance beliefs as measured by the fear-avoidance beliefs questionnaire: change in fear-avoidance beliefs questionnaire is predictive of change in self-report of disability and pain intensity for patients with acute low back pain. Clin. J. Pain 22 (2), 197–203.

Gifford, L., 1998. Pain, the tissues and the nervous system: a conceptual model. Physiotherapy 84 (1), 27–36.

Haanpää, M., Attal, N., Backonja, M., Baron, R., Bennett, M., Bouhassira, D., et al., 2011. NeuPSIG guidelines on neuropathic pain assessment. Pain 152 (1), 14–27.

Hansson, P., 2014. Translational aspects of central sensitization induced by primary afferent activity: what it is and what it is not. Pain 155 (10), 1932–1934.

Henschke, N., Maher, C.G., Refshauge, K.M., Herbert, R.D., Cumming, R.G., Bleasel, J., et al., 2008. Prognosis in patients with recent onset low back pain in Australian primary care: inception cohort study. BMJ 337 (a171).

Henschke, N., Maher, C.G., Refshauge, K.M., Herbert, R.D., Cumming, R.G., Bleasel, J., et al., 2009. Prevalence of and screening for serious spinal pathology in patients presenting to primary care settings with acute low back pain. Arthritis Rheum. 60 (10), 3072–3080.

Hensley, C.P., Courtney, C.A., 2014. Management of a patient with chronic low back pain and multiple health conditions using a pain mechanisms–based classification approach. J Orthop Sports Phys Ther 44 (6), 403–C402.

IASP Taxonomy 2015, IASP Publications, Washington, D.C., viewed December 2015, <http://www.iasp-pain.org/Taxonomy>. Iles, R.A., Davidson, M., Taylor, N.F., 2008. Psychosocial predictors of failure to return to work in non-chronic non-specific low back pain: a systematic review. Occup. Environ. Med. 65 (8), 507–517.

Itz, C.J., Geurts, J.W., Kleef, M., Nelemans, P., 2013. Clinical course of non-specific low back pain: a systematic review of prospective cohort studies set in primary care. Eur. J. Pain 17 (1), 5–15.

Jensen, T.S., Baron, R., Haanpää, M., Kalso, E., Loeser, J.D., Rice, A.S.C., et al., 2011. A new definition of neuropathic pain. Pain 152 (10), 2204–2205.

Jensen, M.P., Ehde, D.M., Hoffman, A.J., Patterson, D.R., Czerniecki, J.M., Robinson, L.R., 2002. Cognitions, coping and social environment predict adjustment to phantom limb pain. Pain 95 (1), 133–142.

Jones, M., Edwards, I., Gifford, L., 2002. Conceptual models for implementing biopsychosocial theory in clinical practice. Man. Ther. 7 (1), 2–9.

Jones, L.E., Hush, J.M., 2011. Pain education for physiotherapists: is it time for curriculum reform? Journal of Physiotherapy 57, 207–208.

Kendall, N.A., Linton, S.J., Main, C.J. 1997. Guide to assessing psychosocial yellow flags in acute low back pain: Risk factors for long-term disability and work loss, Accident Rehabilitation and Compensation Insurance Corporation of New Zealand and the National Health Committee, Wellington, New Zealand.

Koes, B.W., van Tulder, M., Lin, C.W.C., Macedo, L.G., McAuley, J., Maher, C., 2010. An updated overview of clinical guidelines for the management of non-specific low back pain in primary care. Eur. Spine J. 19 (12), 2075–2094.

Kosek, E., Cohen, M., Baron, R., Gebhart, G.F., Mico, J.A., Rice, A.S.C., et al., 2016. Do we need a third mechanistic descriptor for chronic pain states? Pain 157 (7), 1382–1386.

Leeuw, M., Linton, S.J., Goossens, M.E.J.B., Vlaeyen, J.W., Boersma, K., Crombez, G., 2007. The fear-avoidance model of musculoskeletal pain: current state of scientific evidence. J. Behav. Med. 30, 77–94.

Linton, S.J., Halldén, K., 1998. Can we screen for problematic back pain? A screening questionnaire for predicting outcome in acute and subacute back pain. Clin. J. Pain 14 (3), 209–215.

Loeser, J.D., Treede, R.D., 2008. The Kyoto protocol of IASP Basic Pain Terminology. Pain 137 (3), 473–477.

Lovibond, S.H., Lovibond, P.F. 1995. Manual for the depression anxiety stress scales, Psychology Foundation, Sydney.

Main, C.J., 2013. The importance of psychosocial influences on chronic pain. Pain Management 3 (6), 455–466.

Main, C.J., Spanswick, C.C., 2000. Pain management: an interdisciplinary approach. Anaesth. Intensive Care 29 (4), 441.

Martini, F., 2006. Fundamentals of Anatomy & Physiology, seventh ed. Pearson Education Limited, San Francisco.

Mayer, T.G., Neblett, R., Cohen, H., Howard, K.J., Choi, Y.H., Williams, M.J., et al., 2012. The development and psychometric validation of the central sensitization inventory. Pain Pract. 12 (4), 276–285.

McGlone, F., Wessberg, J., Olausson, H., 2014. Discriminative and affective touch: sensing and feeling. Neuron 82 (4), 737–755.

Melzack, R., 1999. From the gate to the neuromatrix. Pain 82, S121–S126.

Melzack, R., Wall, P.D., 1996. The Challenge of Pain, second ed. Penguin Books, London, England.

Merskey, H., Bogduk, N., 1994. Classification of Chronic Pain, IASP Task Force on Taxonomy, second ed. IASP Press, Seattle.

Moayedi, M., Davis, K.D., 2013. Theories of pain: from specificity to gate control. J. Neurophysiol. 109, 5–12.

Moseley, G.L., 2003. Unraveling the barriers to reconceptualization of the problem in chronic pain: the actual and perceived ability of patients and health professionals to understand the neurophysiology. J. Pain 4 (4), 184–189.

Moseley, G.L., Arntz, A., 2007. The context of a noxious stimulus affects the pain it evokes. Pain 152, S2–S15.

Moseley, G.L., Butler, D.S., 2015. Fifteen years of explaining pain: the past, present and future. J. Pain 16 (9), 807–813.

Moseley, G.L., Butler, D.S., 2017. Explain Pain Supercharged. Noigroup Publications, Adelaide, South Australia.

Moseley, G.L., Gallace, A., Spence, C., 2012. Bodily illusions in health and disease: physiological and clinical perspectives and the concept of a cortical 'body matrix. Neurosci. Biobehav. Rev. 36 (1), 34–46.

Moseley, G.L., McCormick, K., Hudson, M., Zalucki, N., 2006. Disrupted cortical proprioceptive representation evokes symptoms of peculiarity, foreignness and swelling, but not pain. Rheumatology 45 (2), 196–200.

Neblett, R., Cohen, H., Choi, Y., Hartzell, M.M., Williams, M., Mayer, T.G., et al., 2013. The Central Sensitization Inventory (CSI): establishing clinically significant values for identifying central sensitization syndromes in an outpatient chronic pain sample. J. Pain 14 (5), 438–445.

Nee, R.J., Butler, D.S., 2006. Management of peripheral neuropathic pain: integrating neurobiology, neurodynamics, and clinical evidence. Physical Therapy in Sport 7 (1), 36–49.

Nicholas, M.K., 2007. The pain self-efficacy questionnaire: taking pain into account. Eur. J. Pain 11 (2), 153–163.

Nicholas, M.K., Linton, S.J., Watson, P.J., Main, C.J., 2011. Early identification and management of psychological risk factors ("yellow flags") in patients with low back pain: a reappraisal. Phys. Ther. 91 (5), 737–753.

Nijs, J., Torres-Cueco, R., Van Wilgen, C.P., Girbes, E.L., Struyf, F., Roussel, N., et al., 2014. Applying modern pain neuroscience in clinical practice: criteria for the classification of central sensitization pain. Pain Physician 17 (5), 447–457.

Parkitny, L., McAuley, J.H., Walton, D., Costa, L.O.P., Refshauge, K.M., Wand, B.M., et al., 2012. Rasch analysis supports the use of the depression, anxiety, and stress scales to measure mood in groups but not in individuals with chronic low back pain. J. Clin. Epidemiol. 65 (2), 189–198.

Pincus, T., Burton, A.K., Vogel, S., Field, A.P., 2002. A systematic review of psychological factors as predictors of chronicity/disability in prospective cohorts of low back pain. Spine 27 (5), E109–E120.

Rabey, M., Beales, D., Slater, H., O'Sullivan, P., 2015. Multidimensional pain profiles in four cases of chronic non-specific axial low back pain: An examination of the limitations of contemporary classification systems. Man. Ther. 20 (1), 138–147.

Ramachandran, V.S., Blakeslee, S. 1999. Phantoms in the brain: Human nature and the architecture of the mind. Fourth Estate, London.

Ringkamp, M., Raja, S.N., Campbell, J.N., Meyer, R.A., 2013. Peripheral mechanisms of cutaneous nociception. In: McMahon, S.B., et al. (Eds.), Wall and Melzack's Textbook of Pain, sixth ed. Elsevier, Philadelphia.

Romano, J.M., Turner, J.A., Jensen, M.P., Friedman, L.S., Bulcroft, R.A., Hops, H., et al., 1995. Chronic pain patient-spouse behavioral interactions predict patient disability. Pain 63 (3), 353–360.

Schmid, A.B., Nee, R.J., Coppieters, M.W., 2013. Reappraising entrapment neuropathies: mechanisms, diagnosis and management. Man. Ther. 18 (6), 449–457.

Smart, K.M., Blake, C., Staines, A., Doody, C., 2010. Clinical indicators of 'nociceptive', 'peripheral neuropathic' and 'central' mechanisms of musculoskeletal pain. A Delphi survey of expert clinicians. Man. Ther. 15 (1), 80–87.

Smart, K.M., Blake, C., Staines, A., Doody, C., 2011. The discriminative validity of "nociceptive," "peripheral neuropathic," and "central sensitization" as mechanisms-based classifications of musculoskeletal pain. Clin. J. Pain 27 (8), 655–663.

Smith, W.B., Gracely, R.H., Safer, M.A., 1998. The meaning of pain: cancer patients' rating and recall of pain intensity and affect. Pain 78 (2), 123–129.

Snell, R.S., 2010. Clinical Neuroanatomy, seventh ed. Lippincott Williams & Wilkins, Philadelphia.

Stanton, T.R., Lin, C.W.C., Smeets, R.J.E.M., Taylor, D., Law, R., Moseley, G.L., 2012. Spatially defined disruption of motor imagery performance in people with osteoarthritis. Rheumatology 51 (8), 1455–1464.

Sullivan, M.J.L., Bishop, S.R., Pivik, J., 1995. The pain catastrophizing scale: Development and validation. Psychol. Assess. 7 (4), 524–532.

Sullivan, M.J.L., Thorn, B., Haythornthwaite, J.A., Keefe, F., Martin, M., Bradley, L.A., et al., 2001. Theoretical perspectives on the relation between catastrophizing and pain.

Clin. J. Pain 17, 52–64.

Synnott, A., O'Keeffe, M., Bunzli, S., Dankaerts, W., O'Sullivan, P., O'Sullivan, K., 2015. Physiotherapists may stigmatise or feel unprepared to treat people with low back pain and psychosocial factors that infl uence recovery: a systematic review. J Physiother 61 (2), 68–76.

Treede, R.D., Jensen, T.S., Campbell, J.N., Cruccu, G., Dostrovsky, J.O., Griffin, J.W., et al., 2008. Neuropathic pain redefinition and a grading system for clinical and research purposes. Neurology 70 (18), 1630–1635.

Treede, R.D., Rief, W., Barke, A., Aziz, Q., Bennett, M.I., Benoliel, R., et al., 2015. A classification of chronic pain for ICD-11. Pain 156 (6), 1003–1007.

van Hecke, O., Torrance, N., Smith, B.H., 2013. Chronic pain epidemiology and its clinical relevance. Br. J. Anaesth. 111 (1), 13–18.

Vardeh, D., Mannion, R.J., Woolf, C.J., 2016. Toward a mechanism-based approach to pain diagnosis. J. Pain 17 (9), T50–T69.

Vos, T., Flaxman, A.D., Naghavi, M., Lozano, R., Michaud, C., Ezzati, M., et al., 2012. Years lived with disability (YLDs) for 1160 sequelae of 289 diseases and injuries 1990–2010: a systematic analysis for the Global Burden of Disease Study 2010. The Lancet 380 (9859), 2163–2196.

Waddell, G., 1998. The Back Pain Revolution. Churchill Livingstone, Edinburgh.

Walton, D.M., Wideman, T.H., Sullivan, M.J.L., 2013. A Rasch analysis of the Pain Catastrophizing Scale supports its use as an interval-level measure. Clin. J. Pain 29 (6), 499–506.

Wand, B.M., Catley, M.J., Rabey, M.I., O'Sullivan, P.B., O'Connell, N.E., Smith, A.J., 2016. Disrupted Self-Perception in People With Chronic Low Back Pain. Further Evaluation of the Fremantle Back Awareness Questionnaire. J. Pain 17 (9), 1001–1012.

Watson, P., 2013. Psychosocial predictors of outcome from low back pain. In: Gifford, L. (Ed.), Topical Issues in Pain 2: Biopsychosocial assessment and management; Relationships and pain. CNS Press, Kestrel, UK, pp. 85–111.

Westman, A., Linton, S.J., Öhrvik, J., Wahlén, P., Leppert, J., 2008. Do psychosocial factors predict disability and health at a 3-year follow-up for patients with non-acute musculoskeletal pain? A validation of the Örebro Musculoskeletal Pain Screening Questionnaire. Eur. J. Pain 12 (5), 641–649.

Williams, C.M., Henschke, N., Maher, C.G., van Tulder, M.W., Koes, B.W., Macaskill, P., et al., 2013. Red fl ags to screen for vertebral fracture in patients presenting with low-back pain. Cochrane Database Syst. Rev. (1), CD008643.

Woolf, C.J., 2010. What is this thing called pain? J. Clin. Invest. 120 (11), 3742.

Woolf, C.J., 2011. Central sensitization: implications for the diagnosis and treatment of pain. Pain 152, S2–S15.

Woolf, C.J., 2014. What to call the amplification of nociceptive signals in the central nervous system that contribute to widespread pain? Pain 155 (10), 1911–1912.

Woolf, C.J., Mannion, R.J., 1999. Neuropathic pain: aetiology, symptoms, mechanisms, and management. The Lancet 353 (9168), 1959–1964.

第三章

压力、应对和社会因素对肌肉骨骼疾病患者疼痛和失能的影响

Amy S. Hammerich • Susan A. Scherer • Mark A. Jones

与其他健康状况类似，急性、慢性和复发的肌肉骨骼疾病患者可能需要调整其行为和生活方式以努力维持基本的身体、社交、职业和娱乐活动。为了治疗和管理肌肉骨骼系统疾病，患者必须理解自身问题的本质，制订或学习疼痛治疗管理的自我照护策略，设法并尝试去解决功能问题，以及明辨和巧妙应用可获得的支持和资源。第四章将回顾一些积极影响预后（如自我效能）和减少恐惧的心理因素。患者控制疾病的行为表现体现患者的应对特征。迄今为止，一般的肌肉骨骼文献对健康行为的理解都缺乏有力的理论依据，尤其是与其他慢性疾病领域的研究相比较（Painter et al., 2008; Allegrante and Marks, 2003; Taal et al., 1993; Andersen, 2002; Black and White, 2005; Blank and Bellizzi, 2008）。

本章探讨肌肉骨骼疾病患者的2个主要压力（疼痛和失能）的相关行为因素。基于压力应对模型（Lazarus and Folkman, 1984b）的理论框架，重点关注影响肌肉骨骼疾病患者失能体验的个人和社会因素。

理论框架

一个理论框架可以帮助我们确定患者的信念和行为，他们经历压力，需要积极地参与应对，以适应肌肉骨骼疾病。先前的肌肉骨骼文献发现了2个主要的压力：疼痛和失能。患有不同的肌肉骨骼疾病的患者对疼痛和失能压力的评价也不同。通常，即使采用相似的治疗方法，患有相似的肌肉骨骼疾病的患者在疼痛和失能体验方面也会有不同的预后。许多案例表明，患者可有相似的肌肉骨骼病情，甚至相似的测试结果或预后测试得分，如Oswestry功能障碍指数（Oswestry disability index）或下肢功能分级（lower extremity functional scale），但积极应对的患者会表现得更好，而其他患者则会在活动和参与方面明显受限。预后指标可帮助我们预测哪些患者会有好的预后（若不考虑治疗），疗效调节因素则可预示患者会对哪些特定的治疗产生积极的反应。了解社会心理因素和应对行为可能会让我们对患者的治疗反应和预后的改善潜力有进一步的了解。为了了解总体的疼痛和失能体验，我们探讨了对肌肉骨骼临床医师评估、推理和管理至关重要的2个理论框架：压力–心理素质模型（stress-diathesis model）（Shanahan and Macmillan, 2008; Elder, 1994）及健康和失能的国际功能、残疾和健康分类（ICF）模型［World Health Organization（WHO），2001］（Shanahan and Macmillan, 2008; Rowland, 1989）。这2种模型均涉及形成因素的识别和

可获得资源的调整。

　　压力应对模型（Lazarus and Folkman, 1984b）可帮助肌肉骨骼疾病患者在急性或慢性疾病压力下识别哪些应对行为会有益于健康。如第一章介绍的ICF框架所述，整合新的健康视角需要考虑更多个人及周围环境因素的影响。最后，本章探讨了社会认知理论（Bandura, 1977b; Bandura, 1977a）视角下的自评健康和自我效能，以及压力应对模型（Lazarus and Folkman, 1984a, 1984b）中的社会支持。对个人和社会概念的理解可帮助我们更好地理解肌肉骨骼疾病患者的健康行为，最终影响治疗和患者的预后。

肌肉骨骼疾病的行为因素

　　肌肉骨骼疾病患者常有健康状况下降（Weinstein et al., 2008; Fritz et al., 1998; Whitman et al., 2003）。健康状况下降无论是实际存在的还是患者所感知的，都可通过各种方式对个体造成影响。众所周知，身体健康状况下降的人会减少参与或不参与日常生活、身体、社交和娱乐活动。缺乏活动会带来其他压力，如肥胖和身体状况的全面恶化，最终导致失能加重，出现心血管和其他严重并发症（Pinsky et al., 1990）。活动限制还可能导致自信不足、恐惧回避行为、抑郁和其他心理问题，进一步限制肌肉骨骼疾病患者参与日常生活活动（activities of daily living，ADL）、体育活动、娱乐活动、社交活动和社会功能性活动（Shakil et al., 1999; Kirkaldy-Willis and Bernard, 1999; Hirsch and Liebert, 1998）。第四章进一步解释了适应不良性认知（如疼痛和疾病的表述或信念、灾难化思考）、痛苦、恐惧信念和相关回避行为等心理因素会对疼痛和失能产生负面影响，进而导致肌肉骨骼疾病的治疗失败（Waddell et al., 1993; Flynn et al., 2002; Buer and Linton, 2002）。沮丧、焦虑、抑郁等心理困扰及恐惧回避行为会导致日常功能性活动的参与下降，增加失能风险。尽管对抑郁的诊断超出肌肉骨骼临床医师的执业范围，但有研究显示管理肌肉骨骼系统可能会改善抑郁症状和恐惧回避行为，对患者疼痛和失能的预后产生积极影响（Fritz and George, 2002; Brox et al., 2003; Whitman et al., 2006）。此外，研究表明，强化干预或多模式团队干预可改善肌肉骨骼疾病（如腰痛）患者的预后（Sunderland et al., 1992; Whitman et al., 2006）。尽管已经确定了一些影响治疗前高水平疼痛和失能及治疗后结局的生理、认知和心理因素，但对影响肌肉骨骼疾病患者的行为因素的认识仍然不够。

　　与其他疾病类似，肌肉骨骼疾病患者的日常生活可能会面临意想不到的挑战。患者必须学会在急性或慢性疼痛的压力下生活，他们要应对功能下降、身体和社交能力受到限制，还要减少活动以控制病情，并担心疾病复发或病情恶化。先前对关节炎和其他疾病的研究发现，持续的社会心理需求会导致治疗效果、一般健康状况和生活质量降低，增加医疗负担（Sullivan et al., 2005; Brooks, 2002; Steiner et al., 2002）。尽管未得到证实，但未被解决的个人和社会需要可能会导致患者治疗和随访的参与度下降及自我照护和整体健康管理减少（Marinelli and Orto, 1999）。因此，我们建议临床医师应充分理解患者的压力和应对行为，并确定是否存在可能改善患者预后的资源。

压力应对模型

　　先前的肌肉骨骼文献发现，疼痛和失能是主要压力。不同的肌肉骨骼疾病经历会导致对疼痛和失能压力的评价也不同。并且，即使采用相同的治疗方法，肌肉骨骼疾病患者在疼痛和失能体验方面也会有不同的预后。为了更好地理解这些压力，本章用压力应对模型（Lazarus and Folkman, 1984b）中的基本概念来定义压力和应对，并确定这些概念与肌肉骨骼疾病的关系。在压力应对模型（Lazarus and Folkman, 1984b）中，压力涉及个体与其周围环境的关系。个人与环境之间的这种关系或相互作用表明，压力不仅仅是一种内部刺激或特定形式的生理、行为或主观反应（图 3.1）。人和环境相互作用的 2 个关键中介因素是认知评价和应对努力。认知评价和应对努力受个人因素和情境因素等调节因素的影响，最终使个体产生适应，并从多个方面影响健康。理解压力和应对是肌肉骨骼临床医师评估患者的压力和应对行为的基础，可指导治疗师在临床管理中对问题进行处理。

认知评价

个体的认知评价对于确定压力是否对个人健康构成威胁或超出个人应对资源至关重要。该理论认为，对压力进行评价时，人们会积极参与应对，即调整行为以努力管理该压力。认知评价过程可帮助个体确定压力的可控性和应对资源的可获得性，这些是管理压力所必需的（Lazarus and Folkman, 1984b）。

认知评价是应对压力的重要组成部分，它解释了个体对相似事件的不同反应。许多肌肉骨骼疾病导致的疼痛激惹和失能会让人感到压力，但个体对同一事件的反应和理解会不一样（Lazarus and Folkman, 1984b）。认知评价的不同会影响个体在压力环境下的易感性。易感性与认知评价密切相关，当个体认为自己可获得的资源减少时，易感性就随之增加。易感性指

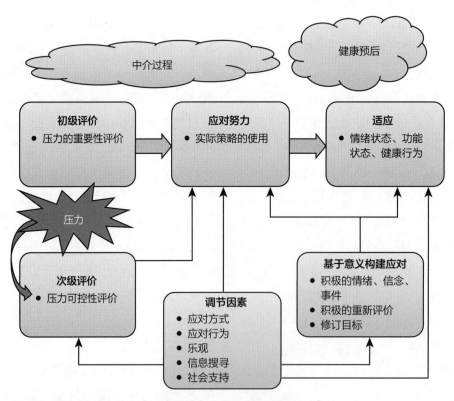

图 3.1 压力应对模型与压力健康状况［经许可引自 Glanzet et al.（2008）］

个体无法承受某个压力或多个压力带来的负面影响。它可能与某种思维模式有关，在该思维模式下，个体容易产生心理问题和绝望感。此外，个体评价和个体反应的不同也有助于解释对于健康状况相似的不同个体，为何其身体、社会和情绪指标的质量、强度和持续时间却不同。

个人因素和情景因素

有两个因素会影响认知评价过程：个人因素和情景因素（situational factors）（Lazarus and Folkman, 1984a, 1984b）。个人因素包括个人价值观，其激励个体作出某些决定和产生某种信念，会给人带来控制感。因此，在个人层面，承诺和信念是个体评价过程的组成部分。承诺代表事物的重要性，它与易感性有关。例如，对某个患者而言，参与受限只会带来不便，而不会引起过度的压力；但对于另一个患者，根据其赋予活动参与的价值和自我认同，减少或失去参与（如工作和运动）可能意味着个人的重大损失，并伴随有易感性增加。对某事物的承诺越深，其对个体构成威胁的可能性也越大，但其推动个体改善行为和信念的可能性也越大。信念对个体、对压力事件或健康状况的评价也至关重要。个体情景控制的信念与个体对控制自身对情景的内在自我反应（如情绪）的自信程度有关。总体的控制信念与个体对控制健康相关的预后的自信程度有关。例如，两个有相同肌肉骨骼损伤的患者，如膝关节前交叉韧带断裂。一个患者以前经历了急性损伤并且得到康复，因此有信心能在情绪上处理这种情况；另一个患者刚刚经历了离婚和母亲的去世，与正常人相比，她的内在自我反应会被放大，并且非常情绪化，因此她不认为自己可以处理这种意外事件。这些信念将极大地影响每个患者对压力健康状况的评价，并最终

影响他们在膝关节康复管理中的应对反应和策略。对于第二个患者，她对健康的信念消极并且控制感不足，临床医师必须设法处理这些信念，并帮助她提高掌控感以增加其积极应对的行为。

情景因素是评价过程的另一个影响因素，它对决定压力的外在可控性及采取何种改善措施起关键作用（Lazarus and Folkman, 1984a, 1984b）。情景因素有可预测性和不确定性、时间和生命历程相关性及模糊性。不同的情景因素，其可改变性有所不同，因此，不同的情景因素对压力的控制方式和可控程度的影响也不同。虽然社会经济地位（SES，疾病不良预后的有力预测指标）等情景因素不可改变（即使可寻求财政援助资源），但不良的工作关系却是可以改变的。不良的工作关系是很常见的情景因素，也是很多患者的压力来源。肌肉骨骼临床医师可以将改善工作关系作为一种管理策略，如通过改变工作和提高绩效来帮助患者解决工作场所的情景因素。此外，肌肉骨骼疾病患者常处于不同的年龄阶段，因此会有与年龄相关的各种问题，涉及愈合、恢复的潜力及未来的工作或娱乐机会等。这些与年龄相关的问题同样是情景因素，是患者经历的组成部分，也应当得到临床医师的处理。

对于经历急性肌肉骨骼损伤或慢性肌肉骨骼疾病的患者而言，极大的不确定性会让人感到极度紧张。不确定性在慢性疼痛中尤其常见，患者可能会发现不同的医务人员给出的解释和建议有所不同，这在传统的生物医学框架下是无法解释的。不确定性对个体的预期和实际应对过程会产生固有影响，并给个体带来心理困惑。帮助患者识别可能导致压力或改善应对行为的个人因素和情景因素有助于减少肌肉骨骼疾病伴随的不确定性。总之，为了帮助临床医师和肌肉骨骼疾病患者理解和认识那些会

最终影响疼痛和失能压力的因素，对情景因素和个人因素的评估至关重要。

不同的评价

由于个人因素和情景因素的影响，情况相似的个体之间难免也有所不同。但压力应对模型强调，在评价压力时，所有个体均会经历初级评价、次级评价和（或）重新评价的认知评价过程（Lazarus and Folkman, 1984a）。初级评价指对压力或创伤事件的大小和重要性进行评估。在进行初级评价时，个体会对压力健康状况的实际伤害、损失、威胁或挑战进行评估。当肌肉骨骼疾病首次出现或再次复发时，患者常会在寻求护理和治疗时对疾病进行初级评价。

次级评价指个体对压力和创伤事件的可控程度及可获得的应对资源的评估（Lazarusand Folkman, 1984a, 1984b）。次级评价是对当前情况下可以做什么的判断（Lazarus and Folkman, 1984b），它包括评价某个应对方案（如休息、药物、治疗）是否会达到预期效果及该应对方案在其他内部和（或）外部要求和限制下的可能结果。当个体相信预后可以得到控制或者自己有控制预后的应对资源时，对健康状况可控性的评价可能会有助于减轻压力。然而，当掌控感和资源减少时，对可控性的评价也可能会增加威胁感及应对相关的负面情绪和信念。例如，腰痛患者在慢性腰痛复发和活动受限时会进行次级评价。对于有可获得应对资源的人来说，应对资源反过来会促使他们寻求治疗以控制疼痛和失能。而对于其他人来说，腰痛复发可能会增加疾病相关的负面情绪和信念，削弱其疾病管理能力。

重新评价是评价过程的最后一步，它需要对先前的评价进行更改和修订。根据环境和病情的变化，可能需要进行多次重新评价

（Lazarus and Folkman, 1984a, 1984b）。重新评价也可发生于认知应对过程之后，此时个体对可获得的应对资源的评估已经发生了变化。由于整个认知评价过程是动态变化的，对于许多处于慢性病程或慢性疼痛状态的肌肉骨骼疾病患者，其可能会在治疗前、治疗期间、治疗后及每个连续阶段进行多次关于疼痛和失能压力及各种应对资源的评价和重新评价。最终，重新评价以前的无用评价是为了对持续性肌肉骨骼疼痛和失能患者进行教育、行为和活动/训练管理，这些患者常有明显的伤害感受可塑性疼痛，并且采取无用的认知和应对行为。

应对

应对和认知评价与人和环境的关系密切，它包括个体在压力下设法处理内外部需求的认知和行为努力。应对可注重于改变压力背后的个人-环境问题，也可以直接改变对情景的评价。此外，应对还可注重于减少情景中的负面情绪影响。及早发现患者应对行为的减少有助于确定某些因素和资源以改善其应对行为。例如，对于肌肉骨骼疾病，及早发现评价消极和应对资源减少的患者可以指导临床医师增加认知-行为干预，以改善患者治疗的信念、积极性和参与度。最后，从整体上确定和优先考虑肌肉骨骼疾病患者的医疗资源，理解应对行为与健康预后的关系是至关重要的。

要点

肌肉骨骼疾病患者常需在活动和期望上作出短期或长期改变。患者会对情景进行评价以了解其对生活的影响。患者对情景的反应会有所不同，具体取决于他们对情景的控制程度。应对能力强的患者对控制病情的态度会更加积极。通过识别哪些患者对自己的病情感到消极，临床医师可

以为其提供额外的支持和（或）将患者转介绍合适的护理人员，以帮助患者改善疾病管理的应对技巧和行为。

管理压力：应对疼痛压力

疼痛体验会让个体感到压力，是个体压力的来源（Jensen and Karoly, 1991）。意识到疼痛作为压力的作用，就有必要加深对影响个体疼痛体验的因素的理解。在传统生物医学模式下，疼痛可追溯到几百年前，当时认为疼痛是伤害性感受器受刺激而产生的一种感觉体验，常发生于受伤时（Descartes, 1985）。该疼痛理论主要描述了伤害性疼痛，将其定义为感受机械性疼痛、热痛和化学性疼痛的感受器在超过疼痛阈的刺激下所引发的疼痛。这种观点简单地认为疼痛只来自特定的身体病理，称为疼痛的生物医学模型。该理论没有考虑疼痛是如何被个体所感受到的，这涉及伤害及疾病的心理、社会和行为机制。第二章深入讨论了目前我们对疼痛的理解及其对个体的影响。在本章

中，我们将探讨广义的疼痛及其在个人层面之外最终会如何影响患者的疼痛体验。许多途径可以增强或改变疼痛体验。例如，在腰痛中，患者的疼痛体验常与影像学反映的严重程度或腰椎病理无关或仅部分相关（Boden, 1996; Pahl et al., 2006），这表明其疼痛体验远不止单纯的病理生理过程所涉及的疼痛。鉴于疼痛的生物医学模型的视角较为狭隘，其常被批判为过于简化的和排他的，因此仍需要探究更为广义的疼痛（Turk and Flor, 1999）。

疼痛的生物－心理－社会医学模型

为包含更为广义的疼痛，Turk 和 Flor（1999）描述了疼痛的生物－心理－社会医学模型，以解决传统生物医学模型的诸多不足。在此模型中，疼痛体验受生物、心理和社会因素之间动态相互作用的影响。其认为疼痛体验来自疾病行为，尽管它通常由伤害性和（或）神经性疼痛引起。疾病行为指不同的个体可能会以不同的方式去感知和评估给定症状，采取或不采取行动（Mechanic, 1962）。疾病行为

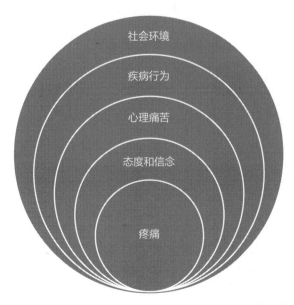

图 3.2 疼痛的生物－心理－社会医学模型。描述恐惧回避信念对慢性腰痛作用的 Glasgow 模型横断面图［经许可引自 Waddell et al.（1987, 1993）］

是一个动态的过程，人们通常认为生物、心理和社会因素会作用于疾病并会随着病情的发展而变化（Engel, 1980）。

20世纪80年代，Waddell（1987）将疾病行为的概念应用于腰痛（图3.2）。该观点认为慢性腰痛患者不仅经历着伤害性疼痛，还会出现疾病行为。其描述了生物－心理－社会医学模型下的疼痛，即起源于身体损伤的疼痛在认知、情感和社会因素的共同作用下形成慢性腰痛患者感知和报告的疼痛体验（Waddell, 1987）。自此，疾病行为成为许多疾病中的重要概念，但在对于腰痛以外的大多数肌肉骨骼疾病的评估和管理策略中，对疾病行为的考虑仍不够。

疼痛的压力－素质模型

通过对疼痛行为和导致慢性疼痛患者失能的其他因素的描述，Asmundson 和 Wright（2004）对疼痛的生物－心理－社会医学框架进行了扩展。在压力－素质模型（图3.3）中，疼痛状态的影响（压力）是通过其对个体及其社会活动的影响来描述的，该模型还考虑了个体是否对其他并发症易感（素质）。

压力－素质模型的关键是对疼痛的评价。疼痛的评价指个体赋予疼痛的含义（Sharp and Harvey, 2001）。如压力应对模型（Lazarus and Folkman, 1984c）中所说，初级评价与次级评价是不同的，初级评价会评估疼痛的威胁性、良恶性或相关性，而次级评价则评估疼痛的可控性和应对资源。若初级评价认为疼痛可造成威胁或伤害／损失，疼痛就成为压力。因此，被压力－素质模型评价为威胁的疼痛，表明疼痛让个体感受到压力。压力的大小取决于其他因素，如易感性、社会和文化影响及应对资源的评估等。

以一位患有坐骨神经痛的中年男性患者为例，他对自己的疼痛评分为坐位时8分（8/10）、行走或站立时4分（4/10）。他尝试了多种干预措施，包括物理治疗和注射治疗，几年前还做了手术，但效果不佳。尽管他很痛苦，但他找到了管理疼痛的方法，也继续参与日常生活活动，如照顾孙子和工作。他的工作环境比较自由，因此他可以选择随时走走，自由控制自己的日程和活动。他减少了与孙子的活动，却很享受与家人团聚的时光。这位患者的恐惧和回避行为很少，从 Waddell 的生物－

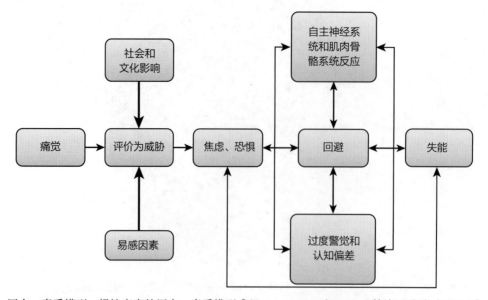

图 3.3 压力－素质模型。慢性疼痛的压力－素质模型［经 Asmundson 和 Wright 等许可改编（2004）］

心理－社会模型来看，其情况良好。

在压力－素质模型框架中，这位患者没有将他的疼痛理解（评价）为极度痛苦，而且其疼痛程度也在社会－文化环境中得到调节，因此其失能水平很低。但压力－素质模型还可以帮助解释更为复杂的情境。以另一位患者为例，其同为中年男性，腰痛的疼痛程度也相同。因工作需要，患者需要长时间面对电脑或手机并且休息很少。他的家庭生活主要是照顾乳腺癌术后的妻子进行康复，而他的儿子喜欢山地步行和骑行。他觉得疼痛妨碍了自己专心工作，影响自己和妻子的关系及参与儿子的活动。他觉得生活受限，对无法完成很多事感到沮丧。通过这些例子，我们可以了解社会和文化环境会如何影响患者的疼痛感受并最终导致失能。此外，这位患者以前也感到过无助，无论是在 15 年前第 1 次背部手术后，还是从军队退伍后，或是在他父亲心脏病发作后。这些经历可使患者容易感到腰痛并会导致失能，导致其持续性疼痛状况无法得到缓解。这种易感性就是压力－素质模型中的"素质"。

根据压力－素质模型，易感性高、痛苦心理、自我效能低和（或）社会文化环境复杂预示着更高水平的疼痛和失能。对于临床医师，为减少失能（和疼痛），理解和认识社会文化经历和易感性对预后的影响尤为重要。

要点

对急性和慢性肌肉骨骼疾病患者而言，疼痛是主要压力之一。对伴有抑郁等其他心理压力，或者社会和文化环境复杂的患者，疼痛会导致更高水平的失能。为改善患者的预后和生活质量，临床医师需要去了解患者的心理、社会和文化因素，以及患者对自身情境的解读和评价。

管理压力：应对失能压力

如压力－素质模型所述，一系列复杂的因素会导致失能，疼痛只是其中之一。因此，对疼痛压力进行处理和对失能压力进行处理时，应对行为会有所不同。医疗卫生文献关于失能的理解是一个不断发展变化的过程。帮助患者减少失能和改善功能是每个肌肉骨骼临床医师的职责，因此，需要对失能和功能的影响因素有更全面的理解。

失能和功能

近年来出现了大量理论框架用以解释失能。最早关于失能的理论框架是由社会学家 Saad Nagi 于 20 世纪 60 年代提出的"失能模型"，其阐述的疾病通路在医疗领域沿用至今。失能模型描述了一条由 4 个相互关联而又相互独立的结构组成的疾病通路，通路最终会导致失能（Nagi, 1965）。该失能模型始于病理改变，由潜在的疾病导致最终的功能损伤、功能受限和失能。目前，许多临床实践仍在描述这些结构之间的联系，认为通过治疗身体功能损伤，可以改善功能并减少失能。

ICF 框架

失能模型的很多内容只描述了一种简单的治疗方法，而没有考虑到其他生物－心理－社会医学模型中出现的因素。第一章介绍了世界卫生组织（WHO）及美国国家失能预防委员会（the Committee on a US National Agenda for the Prevention of Disabilities）提出的 ICF 模型，此模型将先前有关失能的研究成果整合为一个通用的分类体系，从 2 个领域来定义和衡量健康和功能：功能和环境因素。这些领域描述了不同的因素会通过与个体相互作用来促进或阻碍功能和（或）失能（Bichkenbach et al., 1999）。不同因素的变化常会导致健康水平的下降，因而可用于描述失能。

功能

　　与失能模型相似，ICF模型包含病理、损伤和功能等组成部分。身体功能和结构的问题常统称为障碍，即身体结构或功能的损害或丧失。活动和参与成分包括广义上的功能。虽然定义稍有不同，但活动和参与的概念十分相似。活动指个体的行为或任务表现，参与指对生命活动的参与。个体参与活动的能力受损会导致参与受限和活动减少。例如，患有腰痛和膝关节疼痛的患者可能会减少步行、上楼梯或举重等活动。膝关节疼痛导致患者不能完成步行或上楼梯等活动，这常会妨碍其参与很多社会、娱乐和日常事务。因此，需要恢复患者功能能力和参与活动的信心，以及社会支持的引导和帮助。

情境因素

　　在ICF中，情境因素（contextual factors）分为影响失能的个人因素和环境因素。情境因素与压力应对模型中认知评价过程的两个因素相似：个人因素和情景因素（Lazarus and Folkman, 1984b）。与情景因素相似，情境因素指外部和内部世界的各个方面形成个体的生活环境，并对个体的功能产生影响。情境因素能改善功能，也能限制功能。多年来，随着理解的不断加深，我们认为失能是个人与社会和物理环境影响相互作用的功能状态。总之，它通过自然环境、人造环境、文化、经济制度、政治制度和社会制度来影响失能。先前的文献也特别强调，失能会让个体减少对环境的融入，导致生命和社会活动的参与受限（Oliver, 1996）。来自物理环境和社会环境的支持越

少，失能的程度也越重。

　　作为情境因素的一种，个人因素包括任何会对个体的功能和失能产生内在影响的因素。个人因素包括年龄、性别和社会地位等个人标志（Stucki and Ewert, 2005），应对方式、生活方式、习惯、社会背景、过往经历、自我效能、自我调适等个性特征，以及其他本来与健康无直接关系的心理社会条件。这与压力应对模型有部分重合之处，即价值观等个人因素会激励个体作出某项决定或产生某种信念，从而给人以控制感（Lazarus and Folkman, 1984a, 1984b）。这些个性特征会影响个体对失能之外的可能限制作出的反应。无论实际的健康和失能状况如何，某些人可能会始终表现出自信不足或者消极。还有些人可能会过于积极乐观或者过于自主决定而意识不到失能。个体的想法或感受可受其所处的社会环境的直接影响。总之，个人因素是个体的内在属性，它会影响失能水平，但反过来也会受到疼痛和失能体验的影响。ICF框架中对个人因素的认识表明，个人不是简单的身体功能的总和。ICF框架及其组成部分见图3.4。

功能和失能在腰痛中的应用

　　ICF框架中有关的功能部分很好地阐释了失能的复杂性和多因素性。在肌肉骨骼疾病中，腰痛因致残率高而受到广泛关注。1980年，Waddell彻底改变了关于腰痛的临床观点，指出许多非器质性和行为因素影响腰痛的个人体验（Waddell et al., 1980, 1989）。随着失能概念的不断修订及对腰痛的深入研究，对腰痛中肌肉骨骼功能障碍的理解也变得更加全面。许多研究都借助ICF框架来帮助理解腰痛的复杂性（Krismer and Van Tulder, 2007; Sigl et al., 2006; Cieza et al., 2004）。在腰痛的管理中，逐渐确定了一些心理社会和环境方

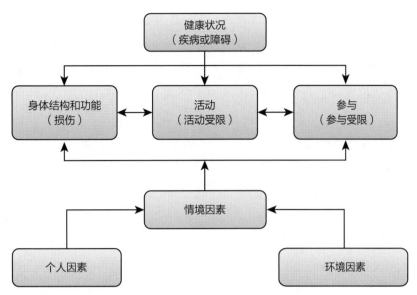

图 3.4　国际功能、残疾和健康分类框架。不同因素相互作用导致功能障碍和失能［经许可引自 WHO ICF 框架（WHO, 2001）］

面的危险因素（Gatchel et al., 1995; Waddell, 1987, 1991; Waddell et al., 1989, 1993）。这些研究证实了腰痛症状表现背后的复杂性，以及腰痛等肌肉骨骼疾病中失能的多因素性。综合应用压力应对模型、ICF 框架和压力 – 素质模型，我们可以更好地确定相关应对过程和资源，描述肌肉骨骼疾病患者的疼痛和失能体验。这些理论会有助于加深临床医师对导致肌肉骨骼疾病的社会心理因素的理解，进而调整资源分配以减少失能。

压力应对的资源理论

为深入解释个人和环境因素在肌肉骨骼疾病中会如何导致失能，许多相关压力应对的资源理论提出了相应的概念。对于糖尿病和癌症等疾病，社会和个人因素是解决人和环境相互作用导致的压力的应对资源。但我们仍需要深入地探讨何种个人和社会因素对于应对肌肉骨骼疾病更为重要。本章介绍了自评健康、自我效能和社会支持等具体概念，反映了个体的应对行为和社会对健康和健康行为的影响。

自评健康作为一种社会心理学观念

自评健康常用于评估患者对自身健康状况的看法。自评健康可能会有助于改善应对行为和健康预后。很多医学文献都通过自评健康来预测发病率和死亡率（Ware and Sherbourne, 1992）。自评健康对健康状况的改善或恶化也有一定的敏感性（Garrity et al., 1978; Rodin and McAvay, 1992）。Gold 等（1996）对健康结局进行了长达 5 年的研究，指出功能能力和自评健康均可作为健康结局的独立预测指标。

自我健康测试常对个人的躯体和心理健康进行评估。这些测试在临床试验和卫生服务相关研究中展现了较好的信度、效度和敏感性，因此得到广泛应用（Stewart et al., 1988）。这些研究都支持在肌肉骨骼疾病患者初次就诊时进行健康状况评估。尽管大多数治疗仍关注患者的躯体健康如疼痛和疾病，但自评健康可能会有助于改善患者的功能和健康状况。

健康评价

无论是躯体的还是心理的自评健康，都

是评价压力状况时必不可少的部分。个体对不良健康状态的感知与其实际的身体状态等健康结局有关。当个体对其总体健康状态感觉良好时，这些关于健康的信念会促进个体采取积极的应对行为。例如，研究显示，老年人对健康状况的总体感知可预示其在处理年龄相关的健康问题时是否会采取积极的应对策略（Menec et al., 1999）。研究还发现，消极的感受会导致问题行为，甚至可能导致自杀行为（Mechanic, 1962）。因为无论对于健康人还是患者，自评健康都可以很好地反映其对健康状态长期的自我概念（Bailis et al., 2003）。个人层面以外的很多因素也会影响个体的自评健康。因此，自评健康可作为正性或负性疾病行为的调节因素。

体格检查和健康结局的变化均可在先前的自评健康中得到反映（Bailis et al., 2003）。纵向研究显示，自评健康结果差预示着功能能力低下和医疗负担增加（Rodin and McAvay, 1992; Ferraro et al., 1997）。自评健康结果差也预示着长期的失能和健康水平下降（Ferraro et al., 1997）。自评健康的结果变化可与躯体健康、心理健康、所感知的社会支持和行为表现的长期变化保持一致（Bailis et al., 2003）。另外，根据受试者是否愿意改善其健康相关的特定行为，自评健康的结果也会有所不同（Bailis et al., 2003）。这些研究表明，自评健康既可以像自我概念那样评估个体当前的健康状况，也可以反映个体为实现重要的健康目标所做出的努力。

自评健康的应用

评估自我感知的躯体和心理健康的标准化测试工具已在医学文献中得到常规应用（Brooks et al., 1990; Gold et al., 1996; Hicks and Manal, 2009; Ware and Sherbourne, 1992）。常用的测试工具有 SF-36（medical outcomes survey short form 36 questionnaire）。另外，还

有通用心理健康量表（general psychological well being inventory）（Dupuy, 1984）、健康感知问卷（health perceptions questionnaire）（Davies and Ware, 1981）、欧洲五维健康量表（EuroQol）（Group, 1990）等各种身体和功能测试工具（Reynolds et al., 1974）。为了对总体的自评健康进行评估，一般健康调查常包括大量涉及躯体和心理健康的问题。通用测试的优点是可以对相同状况甚至不同状况的患者进行比较。在某些情况下，一般健康测试可以根据偏离正常人群的评分和疾病标准来帮助发现那些不易觉察的问题。自评测试中的指标包括患者的躯体感觉（如疼痛）、发病前后的日常生活活动表现对比、与正常同龄人的日常生活活动表现对比、心理状态、对功能和社会职能的感知等。总之，了解肌肉骨骼疾病患者对其总体躯体和心理健康的看法会有助于增大个人和环境影响对疼痛和失能预后的作用。

以 SF-36 为例，以心理计量学为基础，此一般健康调查对躯体和心理健康进行了综合测量。大量研究都将 SF-36 用以评价总体和特定人群的健康结局、比较各种疾病负担的相对大小，以及区分各种治疗的有效性。在内容效度上，SF-36 也与其他应用广泛的健康测试工具进行了比较（McHorney et al., 1993; Ware et al., 1995）。英国医学杂志发表的一篇研究指出，SF-36 是应用最广的通用健康结局评估工具（Garratt et al., 2002）。SF-36 在估计疾病负担，将疾病的特异性基准与 200 多种疾病的总体人群标准进行比较方面也十分有效。50 多种常见疾病的研究都应用了 SF-36，包括癌症、心血管疾病、慢性阻塞性肺疾病、抑郁症、糖尿病、胃肠道疾病、偏头痛、艾滋病、高血压、肠易激综合征、肾脏疾病、腰痛、多发性硬化、肌肉骨骼疾病、神经肌肉疾病、骨关节炎、精神疾病诊断、类风湿关节炎、睡眠

障碍、脊髓损伤、脑卒中、药物滥用、手术、移植和创伤等（Turner-Bowker et al., 2008）。

SF-36 是评估一般健康状况的通用自评测试，包括 36 个条目，涉及 8 个方面：身体功能、躯体问题所致的职能限制、情绪问题所致的职能限制、精力 / 疲劳、情绪健康、社会功能、疼痛和一般健康状况（McHorney et al., 1993; Ware and Sherbourne, 1992）。在肌肉骨骼疾病的临床实践中，有许多研究探究了腰痛的自评健康和健康行为。与体格检查或疼痛程度评估相比，社会心理因素和情绪困扰能更好地预测腰痛的预后（Pincus et al., 2002）。导致预后不良的社会心理因素包括抑郁、消极应对策略、高失能水平或躯体化症状（Fayad et al., 2004; Pincus et al., 2002）。第四章详细讨论了心理因素相关问题。另外，需要记住的是，一般健康状况测试会帮助我们深入地了解患者最受影响的生活方面，如社会活动参与或社会职能。

在腰痛的相关文献中，Fanuele 等（2000）对 17 774 例脊髓疾病患者进行了前瞻性调查研究，调查其在医疗预后调查表 SF-36 中的身体功能项得分（physical component scores, PCS）。研究发现，腰痛患者 PCS 平均得分为 30.4 ± 9.95 [标准偏差（SD）]，而美国人群的总体平均得分为 50.0 ± 10.00。这提示脊髓疾病患者有总体 PCS 下降，同样的 PCS 下降也可见于其他疾病的患者，包括慢性心力衰竭（31.0）、慢性阻塞性肺疾病（33.9）、系统性红斑狼疮（37.1）、癌症（38.4）及其他肌肉骨骼疾病如全髋关节置换（29.0）、全膝关节置换（32.6）和肩关节退行性病变（35.2）（Fanuele et al., 2000）。腰痛及其他肌肉骨骼疾病会极大程度地影响患者的自评健康，所以有必要使用健康状态测试来指导问诊和评估、合作目标的设定和治疗结果的再评估。除总体得分外，临床医师还可以发现患者最受影响的方面，从而采取有针对性的干预措施或进行转诊以处理相应问题。

要点

自评健康能很好地体现患者对健康状况的感知。如果急性和慢性肌肉骨骼疾病患者对总体健康状态的评价积极，提示患者拥有良好的管理疾病的应对技能；相反，对总体健康状态的评价消极的患者，他们可能难以对疾病进行管理。因此，我们建议对急性或慢性肌肉骨骼疾病患者进行健康状态评估。这些测试可用于预测患者的预后，也可以指导我们选择干预措施及提供额外的应对资源。

社会认知理论及自我效能的社会心理学观念

健康状态测试试图将个性特征与社会因素联系在一起，这些因素共同影响个体在生理和社会环境中发挥其作用。Bandura（1977a）认为，个体在其所处的环境和社会体系中既是产物也是生产者。此观点称为社会认知理论（social cognitive theory, SCT）（Bandura, 1977a, 1986），其认为个体的内部环境帮助其控制自身的思想、感受、动机和行为（Bandura, 2001）。SCT 认为个体对自身能力的信念会影响其在情境中的表现，如对肌肉骨骼疾病治疗的参与。治疗本身又会创造一个环境，环境中来自医务人员、家人或朋友的生理和心理社会支持反过来又会影响其对自身能力的信念。治疗过程中的外部社会支持和个体的身体行为可能会改善个体关于完成功能性任务的能力的信念。

自我效能

自我效能是 SCT 中的重要概念。自我效能指个体对自身能否通过组织和执行必要的行为动作来完成特定任务表现的能力判断（Bandura, 1997）。它是对个体在特定情境下完成单个或多个任务的能力的评估。Bandura（1997）认为自我效能会影响以下 4 个方面：①作出选择；②完成特定任务所做的努力；③遇到困难时能否坚持；④在特定情境下完成特定任务的自信。

根据所完成任务的不同，超出个人能力范围之外的任务可能需要个体对动机、思维过程、情感状态和行为作出调整，或者改变环境。自我效能对情境因素十分敏感。因此，不同于其他期望，自我效能的判断更针对特定的任务和情境，而个体会根据这些判断来制定目标（Bandura, 1986; Bandura et al., 1989; Pintrich and Schunk, 1996）。自我效能受行为组织能力的影响，以及自我调节能力的调控，如感知特定任务的实际需求或制订和评估替代策略等。自我调节能力有助于改善个体在各种活动中的表现，尤其是对于肌肉骨骼疾病或其他疾病的患者。理论上，自我调节能力强的人即使会在活动时感到疼痛，也会积极参与治疗和寻找替代策略以完成任务。当个体认识到各个活动之间的共性时，自我效能也能在各种能力中得到泛化。例如，当肌肉骨骼疾病患者有信心能够完成治疗过程中的训练和运动时，其参与其他类似的日常生活活动的自信心可能也会相应地增加。

理论上，人们会在完成特定目标或特定任务的情境下产生自我效能。自我效能可能会影响肌肉骨骼疾病患者的疼痛体验、功能限制和失能程度。自我效能还能在正性支持和正强化中得到加强。步行等功能活动训练可以增加患者关于步行的自我效能，因为在训练中患者了解了怎样会激惹疼痛及何种步行速度下会导致症状复发，因此可增加其对完成活动的自信心并积极参与治疗之外的日常生活活动。另外，治疗前患者对功能性任务的自我效能越强，就越有自信自己能够在治疗时通过组织和执行相应的行为来完成任务。理论上，提升自我效能可以增加患者对完成任务的自信心，如坚持定期复诊、执行医嘱、参与各种家庭和门诊训练、采取减轻疼痛和不适的适应性行为等正性行为。总之，自我效能的增强有助于设定并实现更高的目标，最终对肌肉骨骼疾病的相关预后造成影响。

有研究者认为，自我效能不仅会影响行为，还在某种程度上决定了个体对预后的期望（Bandura, 1997; Davis and Yates, 1982）。个体对特定任务的期望越高，完成任务的成功率也会越高；相反，个体对任务表现缺乏自信，就会对自身能力产生怀疑而导致失败。肌肉骨骼疾病患者在完成治疗任务的同时会有对完成特定的治疗任务的期望，并且会将这些期望带入治疗之外的类似活动中。

自我效能存在问题的老年慢性疾病患者常会重新评价自身能力并产生误判。因为慢性疾病和衰老伴随的身体变化会导致各种能力下降，当患者常因慢性疼痛或年龄问题而减少活动的参与时，其身体功能就会下降。这个过程会让患者重新评价对这些活动的自我效能，因为其身体功能已经受到了影响。然而，证据显示，当教会老年人如何进行认知和体能训练时，其认知功能和身体功能也会得到加强，这会改善多年的年龄增长带来的任务表现下降（Bandura, 1997）。对于慢性疾病患者也是如此，当某个疾病转为慢性时，患者会在重新评价自身能力时发现其完成任务的能力有所下降。但是，针对认知和身体功能的干预会在一定程度上减缓这些能力下降。因此，增强自我效能可能会影响肌肉骨骼疾病患者的活动参与，减缓老年患者或慢性疾病患者的功能表现下降。

自我效能的应用

在许多肌肉骨骼疾病中，尚不确定针对特定任务的自我效能可以改善患者的疼痛和失能体验。众所周知，疼痛会妨碍患者参与某项活动，因为疼痛、先发制人的恐惧和（或）回避行为、认知评价或活动后认知的重新评价会不断给患者带来不良的体验。功能下降也会导致个体的自信心不足，进而导致个体日常生活活动的参与减少。

研究发现，自我效能可预测疼痛的耐受程度（Keefe et al., 2005）。从疼痛的生物学角度来看，自我效能会影响体内的阿片类物质水平和免疫系统（Weisenberg et al., 1998）。对于腰痛患者，自我效能会对身体和心理功能产生明确的影响（Woby et al., 2007）。研究显示，自我效能还会影响手术等急性干预后的疼痛和身体功能（Bastone and Kerns, 1995; Allen et al., 1990）。前瞻性研究显示，矫形外科手术术后的患者治疗前的自我效能越强，治疗时的自我效能提升得越多，其康复也会越快，长期预后也越好（Waldrop et al., 2001; Dohnke et al., 2005; Orbell et al., 2001）。个体的自我效能越强，越可能采取积极的健康促进行为和遵从医嘱，因为他们对任务表现的期望也越高。此外，自我效能较强的个体不会因为疼痛或虚弱等阻碍而减少其活动参与，因此也不会陷入消极的恶性循环，如逃避活动、身体健康恶化、失去社会支持和抑郁。

自我效能在治疗中的应用

康复的相关文献常使用与慢性病程及特定康复治疗相关的任务针对性的测试来评估自我效能。研究指出，任务针对性的自我效能可在治疗过程中得到提升。Scherer 和 Schmieder（1997）发现，对存在呼吸困难的慢性阻塞性肺疾病患者，参与治疗可提升其任务针对性的自我效能。教育和运动锻炼可显著提升患者在呼吸困难管理方面的自我效能。此外，患者对运动耐力的自我效能期望也得到提高（Scherer and Schmieder, 1997）。Carlson 等（2001）发现，包括运动锻炼在内的心脏康复计划提升了患者对治疗后进行自主锻炼的自我效能。Jeng 和 Braun（1997）的研究发现，运动针对性的自我效能越强，患者接受心脏康复治疗时的功能表现也越好。Rejeski 等（1998）发现，与对照组相比，积极参与有氧和肌力训练的膝关节骨关节炎（osteoarthritis，OA）患者对完成上楼梯动作的自我效能会更强。

研究显示，自我效能也是改善应对和心理结局的重要因素（Tinetti et al., 1994; Salbach et al., 2006; Lackner and Carosella, 1999b）。Taal 等（1993）调查了类风湿关节炎患者的自我效能强弱与类风湿关节炎应对过程中功能、疼痛和失能的关系，发现自我效能的提升与疼痛、疾病的自主应对能力及功能能力的改善有关。此外，Strahl 等（2000）发现，关节炎患者的自我效能越强，其心理功能的相关预后也越好。

调查显示，慢性腰痛患者的初始自我效能可以预测其功能能力。Lackner 和 Carosella（1999a）在体格检查或治疗前，对 100 例慢性腰痛患者完成举重任务的自我效能进行评估，然后对这些患者进行体格检查及举重的身体表现测试，结果显示自我效能与所举重物的质量和身体表现密切相关。Lackner 和 Carosella 发现疼痛或心理压力与身体表现测试结果无关。

总之，这些研究表明，作为医疗管理中的重要概念，自我效能在肌肉骨骼疾病中应该得到重视。有 2 个研究（Jeng and Braun, 1997; Lackner and Carosella, 1999a）发现，自我效能可显著影响慢性疾病患者的疼痛和失能预后。虽然仍需更多研究去探究自我效能在治疗过程中的作用，但这些研究表明，对完成特定任务的自我效能的提升可能会改善患者在治疗期间及治疗后的功能、心理与总体应对行为，从而有助于降低疼痛和失能的整体水平。尽管尚不确定自我效能对许多肌肉骨骼疾病的作用，但临床医师和研究者仍需了解自我效能对患者就疼痛评价、失能及应对行为的可能影响。

要点

自我效能会显著影响患者的预后。对于肌肉骨骼疾病，无论是初次检查，还是后续的康复过程，都应该包括对自我效能的评估。临床医师可选择合适的干预以引导患者提升其自我效能，或进行额外的干预来增加其自信以减少自我效能下降，如通过系统脱敏疗法来减少患者的恐惧和对特定任务的回避，但这可能需要临床医师的转介。

社会关系与健康

虽然本章涉及的很多模型都表明生物及生理功能、个体特征及社会因素的复杂作用（如生物－心理－社会医学模型），我们对社会因素对肌肉骨骼疾病患者的健康和管理的直接作用仍所知甚少。总之，研究发现，即使不考虑社会资源，与自我隔离的人相比，拥有社会支持和社会关系的人的寿命会更长（Putnam, 2000）。与他人关系密切的人更加健康，抵御疾病和解决问题的能力也更强（Putnam, 2000; Guidi et al., 1998）。不考虑性别、人种、种族背景和社会经济地位，与拥有良好社会关系的

人相比，与社会隔离和社会关系少的人的发病率会高出 2 ~ 5 倍（Berkman, 1985; Cohen et al., 2000）。

患者的社会关系和资源与健康和预后相关，因此对其进行评估可有助于调整治疗方法和改善预后。社会融合和社会网络常用来描述可作为资源利用的个体的社会关系及其数量。社会融合是用来建立社会关系的（Berkman, 1985），其含义是与他人建立开放和诚实的关系，如家人或同事们就最近发生的事或者个人问题进行开放性交流。社会网络指个体周围社会关系的互联性（Cohen et al., 2000），它包括与个体交往的其他个体的类型和数量。社会网络强大而多样的人可能与邻居交往密切、经常参加社区或兴趣活动或公民团体组织。社会融合和社会网络概念一起描述了个体可获得的社会关系及其数量。

社会支持也是一个社会层面的概念，它描述的不仅是一种社会关系，还有社会关系的积极作用及其可能对个体健康的特殊支持作用（Heaney and Israel, 2002; Schwarzer and Leppin, 1991）。社会支持指个体的基本社会需求在与他人的交往中得到满足的程度（Cohen, 1992），它包括有形的和无形的资源、情感支持、信息和指导支持及个体在需要时感知的帮助。评估社会支持对健康的影响时，应该考虑可以获得何种支持（如患者认为可获得的支持）及当前支持（如患者实际获得的支持）的作用（Schwarzer and Leppin, 1991; Cohen et al., 2000）。

社会支持

社会支持的作用在研究中得到发展，它是一个社会概念，能够在疾病等压力状况下保护和维持个体的幸福（Cohen et al., 2000）。社会支持会影响对健康的总体自我评价（Krause

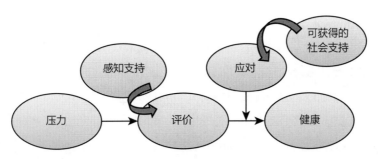

图 3.5 社会支持与压力应对模型的相互作用。感知支持和评价及获得的支持和应对之间的相互作用，以修正压力对健康的影响

and Borawski-Clark, 1994）。此外，作为一种社会资源，社会支持可帮助个体更好地应对压力（Lazarus and Folkman, 1984b）。虽然社会支持来源于外部，但这种外部支持也有助于保护个体免受压力的负面影响（图 3.5）。在压力应对的研究中，社会支持是一种应对资源，它可以改变信念和承诺，进而改变一个人对压力状况的评价（Lazarus and Folkman, 1984b）。

考虑社会支持的作用时，压力可通过两种不同的途径对健康产生影响。一种途径是通过对可获得的社会支持的评价（图 3.5）。对可获得的社会支持的感知可引导个体对压力状况作出更积极的评价和解读，使其免受压力的负面影响。例如，与社会支持度低的患者相比，社会支持度高的肌肉骨骼疾病患者对疼痛和失能的理解可能会更加积极，因此也会更加积极地参与治疗和自我管理。患者对社会支持的理解和再理解可能会减轻其从治疗前到治疗期间乃至治疗后的疼痛和失能的体验。

社会支持被认为有助于压力应对的另一种途径是实际获得的支持性行为或获得的支持。获得的社会支持是压力下来自他人的实际帮助（Cohen and Lichtenstein, 1990; Coriell and Cohen, 1995）。实际获得的社会支持会影响并改变个体在压力状态下的应对能力。理论上，增加实际获得的社会支持会增强个体的应对能力，减少压力对健康的负面影响（Cohen et al., 2000）。当压力对健康的负面影响减少时，

个体的预后也会得到改善，如疼痛和（或）失能减少等。因此，社会支持可间接影响肌肉骨骼疾病患者的疼痛和失能评价。

可通过几种方式对社会支持进行评估，其中之一是将个体报告的支持性行为所获得的频率和数量进行量化及个体对实际获得的支持的质量评价（Masters et al., 2007）。对患者报告的某个特定治疗时期实际获得的支持的频率和质量进行回顾性分析是评估患者社会支持信念的一种简单方法。此外，在要求患者确定和报告其实际获得的支持性行为的过程中，我们也可以获得更多的信息。接下来，可以了解患者对实际获得的支持性行为的评价，并通过患者对支持是否有帮助的评价来了解支持是如何对患者健康产生作用的。这表明并不是所有支持性行为在患者眼中都是有帮助的。事实上，来自医务人员、朋友和家人的部分支持性行为实际上可能会妨碍患者的应对过程。不是所有社会支持都能促进患者的积极应对行为。患者的慎重考虑和直接解释对确定社会支持能否在患者对健康相关压力的管理中产生的积极作用至关重要。

治疗中社会支持的运用

证据表明，总体社会支持对于慢性疾病的治疗十分重要，尤其是心血管疾病（André-Petersson et al., 2007; Amick and Ockene, 1994）和脑卒中（Glass et al., 1993; Evans et al., 1987; Friedland and McColl, 1987; McLeroy et al., 1984）。研究显示，社会支持资源越丰富，心血管疾病和脑卒中患者的身体功能和心理调适也会越好（Amick and Ockene, 1994; Evans et al., 1987; Friedland and McColl, 1987; Glass et al., 1993; McLeroy et al., 1984; Morris et al., 1991; Stephens et al., 1987）。此外，研究指出，各种社会支持会让脑卒中患者对一般健康和生活质量的感知更加积极（Angeleri et al., 1993; King, 1996; Handen, 1991）。研究还发现，总体社会支持缺乏会导致预后不良，如产生自杀的念头（Kishi et al., 2001）、抑郁（Andersen, 2002）、住院时间延长（Rao et al., 2001）、放弃康复和休养而中途出院（Marottoli, 1994）及身体功能下降（Kawachi et al., 1996; LaCasse et al., 2001）。

证据表明，社会支持对很多疾病的患者都有益。Littlefield 等（1990）发现，2 型糖尿病患者的功能与社会支持得分呈正相关，而与抑郁得分呈负相关。Yates（1995）调查发现，医务人员和配偶的情感支持和切实帮助是心血管疾病患者应对疾病和改善总体健康的重要支持。此外，Gulick（2001）针对多发性硬化患者的研究也发现，社会支持得分与日常生活活动功能得分呈正相关，与抑郁得分呈负相关。

对关节炎的研究发现，社会支持会介导治疗反应和患者的功能。Taal 等（1993）发现，护理人员的切实性或工具性支持会改善类风湿关节炎患者的健康状况，增加其日常生活活动参与。然而，情绪支持对此亚组的类风湿关节炎患者的健康状况改善没有影响。Weinberger 等（1990）指出，对存在功能障碍的骨关节炎患者，高龄因素和来自护理人员、朋友和家人低水平的切实支持会直接导致其身体失能。此外，骨关节炎患者的心理失能与低水平的情感支持有关。

少有研究直接调查肌肉骨骼疾病的治疗与社会支持的质量和效益之间的关系。Masters（2007）调查了腰痛患者在治疗过程中是否获得社会支持。研究人员对参与治疗的腰痛患者进行回顾性询问，以了解他们获得何种社会支持及这些社会支持是否有帮助。在接受调查的 50 名患者中，43% 的患者表示接受了物理治疗师和医师的切实帮助，33% 的患者表示从物理治疗师、家人和朋友那里获得了有益的情感支持。另外，23% 的患者表示从物理治疗师那里获得了有用的信息支持。然而，50% 的患者表示，治疗过程中来自家人和朋友的情感支持对其没有帮助。此外，37% 的患者表示治疗过程中的信息支持对其没有帮助，10% 的患者表示治疗过程中医师的切实支持对其没有帮助。遗憾的是，研究人员没有评估支持与其他一般健康、身体功能或社会心理指标之间的关系。此外，研究人员没有评估社会支持与腰痛患者的失能预后之间的关系。总之，这项研究表明，患者通常可以获得社会支持，但并不确定其对腰痛治疗是否有益。需要更多研究去探究社会支持和其他社会因素会如何影响腰痛和其他肌肉骨骼疾病患者的疼痛和失能体验，并确定最佳干预方式以帮助患者获得更好的预后。

要点

社会支持的存在或缺乏会影响疼痛和失能体验及应对行为。虽然我们还不确定哪些社会支持干预会更好地改善预后，但临床医师需注意到肌肉骨骼疾病患者的社会状况。为了找到疾病管理策略的其他有用资源，临床医师应尽可能去识别那些可对患者生活产生积极影响的社会支持。此外，临床医师还应识别那些对患者产生负面影响的支持，并决定是否采用替代支持以帮助患者改善其应对行为。至少应该让治疗活动得到来自家人、朋友和其他照护者的积极支持，或让康复护理计划包含相关的社会活动。

总结

理论框架可以帮助临床医师更好地了解社会心理因素对肌肉骨骼疾病的影响。表3.1 总结了本章所涉及的理论框架。了解影响健康和

表3.1

肌肉骨骼疾病患者的评估内容

压力

疼痛和失能

- a. 生物 – 心理 – 社会医学模型
- b. 压力 – 素质模型
- c. ICF 框架

应对

1. 对疾病的感知 / 评价与患者的控制程度
2. 影响活动参与的外部 / 环境因素（情景）
3. 影响活动参与的个人因素（情境）
4. 应对信念和行为
   - a. 自评健康
   - b. 自我效能
   - c. 积极运用社会支持

功能的个人、社会和环境因素对临床医师来说至关重要。与健康相关的压力应对信念和行为通常受到多种因素的影响，早期识别和评估这些复杂的因素有助于临床医师决定采用何种资源和治疗手段以更好地改善功能和预后。

（朱毅　郭雯　译，李长江　郭京伟　审校）

参考文献

Allegrante, J.P., Marks, R., 2003. Self-efficacy in management of osteoarthritis. Rheum. Dis. Clin. North Am. 29, 747–768.

Allen, J.K., Becker, D.M., Swank, R.T., 1990. Factors related to functional status after coronary artery bypass surgery. Heart Lung 19, 337–343.

Amick, T., Ockene, J., 1994. The role of social support in the modification of risk factors for cardiovascular disease. In: Amick, T.L., Ockene, J.K. (Eds.), Social Support and Cardiovascular Disease. Springer, New York, pp. 259–278.

Andersen, B., 2002. Biobehavioral outcomes following psychological interventions for cancer patients. J. Consult. Clin. Psychol. 70, 590–610.

André-Petersson, L., Engström, G., Hedblad, B., Janzon, L., Rosvall, M., 2007. Social support at work and the risk of myocardial infarction and stroke in women and men. Soc. Sci. Med. 64, 830–841.

Angeleri, F., Angeleri, V., Foschi, N., Giaquinto, S., Nolfe, G., 1993. The influence of depression, social activity, and family stress on functional outcome after stroke. Stroke 24, 1478–1483.

Asmundson, G.J.G., Wright, K.D., 2004. Biopsychosocial approaches to pain. In : Hadjistavropoulos, T., Craig, K.D. (Eds.), Pain: Psychological Perspectives. Lawrence Erlbaum Associates, Mahwah, NJ, pp. 35–57.

Bailis, D.S., Segall, A., Chipperfield, J.G., 2003. Two views of self-rated general health status. Soc. Sci. Med. 56, 203–217.

Bandura, A. (Ed.), 1977a. Social Learning Theory. Prentice-Hall, Englewood, NJ.

Bandura, A., 1977b. Toward a unifying theory of behavioral change. Psychol. Rev. 84, 191–215.

Bandura, A. (Ed.), 1986. Social Foundations of Thought and Action: Social Cognitive Theory. Prentice-Hall, Englewood, NJ.

Bandura, A. (Ed.), 1997. Self-Efficacy: The Exercise of Control. W. H. Freeman, New York.

Bandura, A., 2001. Social cognitive theory: an agentive perspective. Annu. Rev. Psychol. 52, 1–26.

Bandura, A., O' Leary, A., Barr-Taylor, C., Gauthier, J., Gossard, D., 1989. Perceived self-efficacy and pain control: opioid and nonopioid mechanisms. J. Pers. Soc. Psychol. 53, 563–571.

Bastone, E.C., Kerns, R.D., 1995. Effects of self-efficacy and perceived social support on recovery-related behaviors after coronary artery bypass graft surgery. Anns Behav. Med. 17, 324–330.

Berkman, L.F., 1985. The relationship of social networks and social support to morbidity and mortality. In: Cohen, S., Syme, S.L. (Eds.), Social Support and Health. Academic Press, San Diego, CA, US, pp. 241–262.

Bickenbach, J., Chatterji, S., Badley, E., Üstün, T., 1999. Models of disablement, universalism and the international classification of impairments, disabilities and handicaps. Soc. Sci. Med. 48, 1173–1187.

Black, E.K., White, C.A., 2005. Fear of recurrence, sense of coherence and posttraumatic stress disorder in haematological cancer survivors. Psychooncology 14, 510–515.

Blank, T.O., Bellizzi, K.M., 2008. A gerontologic perspective on cancer and aging. Cancer 112, 2569–2576.

Boden, S., 1996. The use of radiographic imaging studies in the evaluation of patients who have degenerative disorders of the lumbar spine. J. Bone Joint Surg. Am. 78-A (1), 114–125.

Brooks, P.M., 2002. Impact of osteoarthritis on individuals and society: how much disability? Social consequences and health economic implications. Curr. Opin. Rheumatol. 14, 573–577.

Brooks, W.B., Jordan, J.S., Divine, G.W., Smith, K.S., Neelon, F.A., 1990. The impact of psychologic factors on measurement of functional status: assessment of the sickness impact profile. Med. Care 793–804.

Brox, I., Jens, M., Sorensen, R., Friis, A., Nygaard, O., Indahl, A., et al., 2003. Randomized clinical trial of lumbar instrumented fusion and cognitive intervention and exercises in patients with chronic low back pain and disc degeneration. Spine 28, 1913.

Buer, N., Linton, S., 2002. Fear-avoidance beliefs and catastrophizing: occurrence and risk factor in back pain and ADL in the general population. Pain 99, 485–491.

Carlson, J., Norman, G., Feltz, D., Franklin, B., Johnson, J., Locke, S., 2001. Self-efficacy, psychosocial factors, and exercise behavior in traditional versus modified cardiac rehabilitation. J. Cardiopulm. Rehabil. Prev. 21, 363.

Cieza, A., Stucki, G., Weigl, M., Disler, P., Jackel, W., van der Linden, S., et al., 2004. ICF Core Sets for low back pain. J. Rehabil. Med. 36, 69–74.

Cohen, S., 1992. Stress, social support, and disorder. In: Veiel, H.O.F., Baumann, U. (Eds.), The Meaning and Measurement of Social Support. Hemisphere Press, New York, pp. 109–124.

Cohen, S., Gottlieb, B., Underwood, L., 2000. Social relationships and health. In : Cohen, S., Underwood, L.G., Gottlieb, B.H. (Eds.), Social Support Measurement and Intervention: A Guide for Health and Social Scientists. Oxford University Press, New York, pp. 3–25.

Cohen, S., Lichtenstein, E., 1990. Perceived stress, quitting smoking, and smoking relapse. Health Psychol. 9, 466–478.

Coriell, M., Cohen, S., 1995. Concordance in the face of a stressful event: when do members of a dyad agree that one person supported the other? J. Pers. Soc. Psychol. 69, 289–299.

Davies, A.R., Ware, J.E., 1981. Measuring health perceptions in the health insurance experiment. Rand Corporation, Santa Monica, CA.

Davis, F., Yates, B., 1982. Self-efficacy expectancies versus outcome expectancies as determinants of performance deficits and depressive affect. Cognit. Ther. Res. 6, 23–35.

Descartes, R., 1985. The Philosophical Writings of Descartes. Cambridge University Press.

Dohnke, B., Knauper, B., Mallerae-Fahrnow, W., 2005. Perceived self-efficacy gained from, and health effects of, a rehabilitation program after hip joint replacement. Arthritis Care Res. 53, 585–592.

Dupuy, H.J., 1984. The psychological general well-being (PGWB) index. In : Wenger, N.S. (Ed.), Assessment of Quality of Life in Clinical Trials of Cardiovascular Therapies. Le Jacq, Darien, CT, pp. 170–183.

Elder, G.H., Jr., 1994. Time, human agency, and social change: perspectives on the life course. Soc. Psychol. Q.57, 4–15.

Engel, G.L., 1980. The clinical application of the biopsychosocial model. Am. J. Psychiatry 137, 535–544.

Evans, R., Bishop, D., Matlock, A., Stranahan, S., Smith, G., Halar, E., 1987. Family interaction and treatment adherence after stroke. Arch. Phys. Med. Rehabil. 68, 513–517.

Fanuele, J., Birkmeyer, N., Abdu, W., Tosteson, T., Weinstein, J., 2000. The impact of spinal problems on the health status of patients: have we underestimated the effect? Spine 25, 1509–1514.

Fayad, F., Lefevre-colau, M.M., Poiraudeau, S., Fermanian, J., Rannou, F., Benyahya, R., et al., 2004. Chronicity, recurrence, and return to work in low back pain: common prognostic factors. Ann. Readapt. Med. Phys.

Ferraro, K.F., Farmer, M.M., Wybraniec, J.A., 1997. Health trajectories: long-term dynamics among black and white adults. J. Health Soc. Behav. 38–54.

Flynn, T., Fritz, J., Whitman, J., Wainner, R., Magel, J., Rendeiro, D., et al., 2002. A clinical prediction rule for classifying patients with low back pain who demonstrate short-term improvement with spinal manipulation. Spine 27, 2835–2843.

Friedland, J., McColl, M., 1987. Social support and psychosocial dysfunction after stroke: buffering effects in a community sample. Arch. Phys. Med. Rehabil. 68, 475–480.

Fritz, J., Delitto, A., Welch, W., Erhard, R., 1998. Lumbar spinal stenosis: a review of current concepts in evaluation, management, and outcome measurements. Arch. Phys. Med. Rehabil. 79, 700–708.

Fritz, J., George, S., 2002. Identifying psychosocial variables in patients with acute work-related low back pain: the importance of fear-avoidance beliefs. Phys. Ther. 82, 973.

Garratt, A., Schmidt, L., Mackintosh, A., Fitzpatrick, R., 2002. Quality of life measurement: bibliographic study of patient assessed health outcome measures. BMJ 324, 1417.

Garrity, T.F., Somes, G.W., Marx, M.B., 1978. Factors infl uencing self-assessment of health. Soc. Sci. Med. 12, 77–81. Part A: Medical Psychology and Medical Sociology.

Gatchel, R.J., Polatin, P.B., Mayer, T.G., 1995. The dominant role of psychosocial risk factors in the development of chronic low back pain disability. Spine 20, 2702–2709.

Glanz, K., Rimer, B.K., Viswanath, K., 2008. Health Behavior and Health Education: Theory, Research, and Practice. John Wiley and Sons, San Francisco.

Glass, T., Matchar, D., Belyea, M., Feussner, J., 1993. Impact of social support on outcome in first stroke. Stroke 24, 64–70.

Gold, M., Franks, P., Erickson, P., 1996. Assessing the health of the nation: the predictive validity of a preferencebased measure and self-rated health. Med. Care 34, 163–177.

Group, T.E., 1990. EuroQol–a new facility for the measurement of health-related quality of life. Health Policy 16, 199–208.

Guidi, L., Tricerri, A., Frasca, D., Vangeli, M., Errani, A., Bartoloni, C., 1998. Psychoneuroimmunology and Aging. Logo 44.

Gulick, E., 2001. Emotional distress and activities of daily living functioning in persons with multiple sclerosis. Nurs. Res. 50, 147.

Handen, B., 1991. The infl uence of social support factors on the well-being of the elderly. In : Wisocki, P.A. (Ed.), Handbook of Clinical Behavior Therapy With the Elderly Client. Springer, New York, pp. 121–139.

Heaney, C., Israel, B., 2002. Social networks and social support. In : Glanz, K., Rimer, B.K., Lewis, F.M. (Eds.), Health Behavior and Health Education: Theory, Research, and Practice. Jossey-Bass, San Fransico, pp. 185–209.

Hicks, G.E., Manal, T.J., 2009. Psychometric properties of commonly used low back disability questionnaires: are they useful for older adults with low back pain? Pain Med. 10, 85–94.

Hirsch, M.S., Liebert, R.M., 1998. The physical and psychological experience of pain: the effects of labeling and cold pressor temperature on three pain measures in college women. Pain 77, 41–48.

Jeng, C., Braun, L., 1997. The infl uence of self-efficacy on exercise intensity, compliance rate and cardiac rehabilitation outcomes among coronary artery disease patients. Prog. Cardiovasc. Nurs. 12, 13–24.

Jensen, M.P., Karoly, P., 1991. Control beliefs, coping efforts, and adjustment to chronic pain. J. Consult. Clin. Psychol. 59, 431.

Kawachi, I., Colditz, G., Ascherio, A., Rimm, E., Giovannucci, E., Stampfer, M., et al., 1996. A prospective study of social networks in relation to total mortality and cardiovascular disease in men in the USA. J. Epidemiol. Community Health 50, 245–251.

Keefe, F.J., Lefebvre, J.C., Maixner, W., Salley, A.N., Caldwell, D.S., 2005. Self-efficacy for arthritis pain: relationship to perception of thermal laboratory pain stimuli. Arthritis Rheum. 10, 177–184.

King, R., 1996. Quality of life after stroke. Stroke 27, 1467–1472.

Kirkaldy-Willis, W., Bernard, T. (Eds.), 1999. Managing Low Back Pain. Churchill Livingstone, Edinburgh.

Kishi, Y., Robinson, R., Kosier, J., 2001. Suicidal ideation among patients with acute life-threatening physical illness. Psychosomatics 42, 382–390.

Krause, N., Borawski-Clark, E., 1994. Clarifying the functions of social support in later life. Res. Aging 16, 251–279.

Krismer, M., Van Tulder, M., 2007. Low back pain (non-specific). Best Pract. Res. Clin. Rheumatol. 21, 77–91.

LaCasse, Y., Rousseau, L., Maltais, F., 2001. Prevalence of depressive symptoms and depression in patients with severe oxygen-dependent chronic obstructive pulmonary disease. J. Cardiopulm. Rehabil. Prev. 21, 80.

Lackner, J., Carosella, A., 1999a. The relative infl uence of perceived pain control, anxiety, and functional self efficacy on spinal function among patients with chronic low back pain. Spine 24, 2254.

Lackner, J.M., Carosella, A.M., 1999b. The relative infl uence of perceived pain control, anxiety, and functional self efficacy on spinal function among patients with chronic low back pain. Spine 24, 2254–2260, discussion 2260–2261.

Lazarus, R., Folkman, S., 1984a. Coping and adaptation. In: Gentry, W.D. (Ed.), The Handbook of Behavioral Medicine. Guildford, New York, pp. 282–325.

Lazarus, R.S., Folkman, S., 1984b. Stress, Appraisal, and Coping. Springer, New York.

Lazarus, R.S., Folkman, S., 1984c. Stress, Appraisal, and Coping. Springer, New York.

Littlefield, C., Rodin, G., Murray, M., Craven, J., 1990. Infl uence of functional impairment and social support on depressive symptoms in persons with diabetes. Health Psychol. 9, 737–749.

Marinelli, R.P., Orto, A.E.D., 1999. The Psychological and Social Impact of Disability. Springer, New York.

Marottoli, R., 1994. Predictors of mortality and institutionalization after hip fracture: the New Haven EPESE cohort. Established Populations for Epidemiologic Studies of the Elderly. Am. J. Pub. Health 84 (11), 1807–1812.

Masters, K., Stillman, A., Spielmans, G., 2007. Specificity of support for back pain patients: do patients care who provides what? J. Behav. Med. 30, 11–20.

McHorney, C.A., Ware, J.E., Jr., Raczek, A.E., 1993. The MOS 36-Item Short-Form Health Survey (SF-36): II. Psychometric and clinical tests of validity in measuring physical and mental health constructs. Med. Care 31 (3), 247–263.

McLeroy, K., Devellis, R., Devellis, B., Kaplan, B., Toole, J., 1984. Social support and physical recovery in a stroke population. J. Soc. Pers. Relat. 1, 395.

Mechanic, D., 1962. The concept of illness behavior. J. Chronic Dis. 15, 189.

Menec, V.H., Chipperfield, J.G., Perry, R.P., 1999. Self-perceptions of health: a prospective analysis of mortality, control, and health. J. Gerontol. B Psychol. Sci. Soc. Sci. 54, P85–P93.

Morris, P., Robinson, R., Raphael, B., Bishop, D., 1991. The relationship between the perception of social support and post-stroke depression in hospitalized patients. Psychiatry 54, 306–316.

Nagi, S., 1965. Some conceptual issues in disability and rehabilitation. In : Sussman, M.B. (Ed.), Sociology and Rehabilitation. American Sociological Association, Washington, DC, pp. 100–113.

Oliver, M., 1996. Defining impairment and disability: issues at stake. In : Barnes, C., Mercer, G. (Eds.), Exploring the Divide: Illness and Disability. The Disability Press, Leeds, UK, pp. 39–54.

Orbell, S., Johnston, M., Rowley, D., Davey, P., Espley, A., 2001. Self-efficacy and goal importance in the prediction of physical disability in people following hospitalization: a prospective study. Br. J. Health Psychol. 6, 25–40.

Pahl, M.A., Brislin, B., Boden, S., Hilibrand, A.S., Vaccaro, A., Hanscom, B., et al., 2006. The impact of four common lumbar spine diagnoses upon overall health status. Thomas Jefferson University, Department of Orthopaedic Surgery Faculty Papers. http://jdc.jefferson.edu/cgi/viewcontent.cgi?article = 1001&context = ortho fp.

Painter, J.E., Borba, C.P.C., Hynes, M., Mays, D., Glanz, K., 2008. The use of theory in health behavior research from 2000 to 2005: a systematic review. Anns Behav. Med. 35, 358–362.

Pincus, T., Burton, A.K., Vogel, S., Field, A.P., 2002. A systematic review of psychological factors as predictors of chronicity/disability in prospective cohorts of low back pain. Spine 27, E109–E120.

Pinsky, J.L., Jette, A.M., Branch, L.G., Kannel, W.B., Feinleib, M., 1990. The Framingham Disability Study: relationship of various coronary heart disease manifestations to disability in older persons living in the community. Am. J. Public Health 80, 1363–1367.

Pintrich, P., Schunk, D. (Eds.), 1996. Motivation in Education: Theory, Research, and Applications. Prentice-Hall, Englewood Cliffs, NJ.

Putnam, R., 2000. Bowling Alone: The Collapse and Revival of American Community. Simon & Schuster, New York.

Rao, R., Jackson, S., Howard, R., 2001. Depression in older people with mild stroke, carotid stenosis and peripheral vascular disease: a comparison with healthy controls. Int. J. Geriatr. Psychiatry 16, 175–183.

Rejeski, W., Ettinger, W., Jr., Martin, K., Morgan, T., 1998. Treating disability in knee osteoarthritis with exercise therapy: a central role for self-efficacy and pain. Arthritis Care Res. 11, 94–101.

Reynolds, W.J., Rushing, W.A., Miles, D.L., 1974. The validation of a function status index. J. Health Soc. Behav. 271–288.

Rodin, J., McAvay, G., 1992. Determinants of change in perceived health in a longitudinal study of older adults. J. Gerontol. 47, P373–P384.

Rowland, J.H., 1989. Developmental Stage and Adaptation: Adult Model. In : Holland, J.C., Rowland, J.H. (Eds.), Handbook of Psychooncology: Psychological Care of the Patient With Cancer. Oxford University Press, New York.

Salbach, N.M., Mayo, N.E., Robichaud-Ekstrand, S., Hanley, J.A., Richards, C.L., Wood-Dauphinee, S., 2006.

Balance self-efficacy and its relevance to physical function and perceived health status after stroke. Arch. Phys. Med. Rehabil. 87, 364–370.

Scherer, Y., Schmieder, L., 1997. The effect of a pulmonary rehabilitation program on self-efficacy, perception of dyspnea, and physical endurance. Heart Lung 26, 15.

Schwarzer, R., Leppin, A., 1991. Social support and health: a theoretical and empirical overview. J. Soc. Pers. Relat. 8, 99–127.

Shakil, M., Vaccaro, A., Albert, T., Klein, G., 1999. Efficacy of conservative treatment of lumbar spinal stenosis. Spine 11, 229–233.

Shanahan, M.J., Macmillan, R., 2008. Biography and the Sociological Imagination: Contexts and Contingencies. W.W. Norton, New York.

Sharp, T.J., Harvey, A.G., 2001. Chronic pain and posttraumatic stress disorder: mutual maintenance? Clin. Psychol. Rev. 21 (6), 857–877.

Sigl, T., Cieza, A., Brockow, T., Chatterji, S., Kostanjsek, N., Stucki, G., 2006. Content comparison of low back pain-specific measures based on the International Classification of Functioning, Disability and Health (ICF). Clin. J. Pain 22, 147–153.

Steiner, W.A., Ryser, L., Huber, E., Uebelhart, D., Aeschlimann, A., Stucki, G., 2002. Use of the ICF model as a clinical problem-solving tool in physical therapy and rehabilitation medicine. Phys. Ther. 82, 1098–1107.

Stephens, M., Kinney, J.M., Norris, V.K., Ritchie, S.W., 1987. Social networks as assets and liabilities in recovery from stroke by geriatric patients. Psychol. Aging 2 (2), 125–129.

Stewart, A.L., Hays, R.D., Ware, J.E., 1988. The MOS short-form general health survey: reliability and validity in a patient population. Med. Care 26, 724–735.

Strahl, C., Kleinknecht, R.A., Dinnel, D.L., 2000. The role of pain anxiety, coping, and pain self-efficacy in rheumatoid arthritis patient functioning. Behav. Res. Ther. 38, 863–873.

Stucki, G., Ewert, T., 2005. How to assess the impact of arthritis on the individual patient: the WHO ICF. Ann. Rheum. Dis. 64, 664–668.

Sullivan, M.J.L., Feuerstein, M., Gatchel, R., Linton, S.J., Pransky, G., 2005. Integrating psychosocial and behavioral interventions to achieve optimal rehabilitation outcomes. J. Occup. Rehabil. 15, 475–489.

Sunderland, A., Tinson, D., Bradley, E., Fletcher, D., Langton Hewer, R., Wade, D., 1992. Enhanced physical therapy improves recovery of arm function after stroke. A randomised controlled trial. Br. Med. J. 55, 530–535.

Taal, E., Rasker, J., Seydel, E., Wiegman, O., 1993. Health status, adherence with health recommendations, self-efficacy and social support in patients with rheumatoid arthritis. Patient Educ. Couns. 20, 63–76.

Tinetti, M.E., Mendes de Leon, C.F., Doucette, J.T., Baker, D.I., 1994. Fear of falling and fall-related efficacy in relationship to functioning among community-living elders. J. Gerontol. 49, M140–M147.

Turk, D.C., Flor, H., 1999. Chronic pain: a biobehavioral perspective. Psychosocial Factors in Pain: Critical Perspectives 1, 18.

Turner-Bowker, D.M., Derosa, M.A., Ware, J.E., Jr., 2008. SF-36 Health Survey. In : Boslaugh, S. (Ed.), Encyclopedia of Epidemiology, vol. 2. Sage Publications, Thousand Oaks, CA.

Waddell, G., 1987. A new clinical model for the treatment of low back pain. Spine 12, 632–644.

Waddell, G., 1991. Occupational low-back pain, illness behavior, and disability. Spine 16, 683–685.

Waddell, G., McCulloch, J.A., Kummel, E., Venner, R.M., 1980. Nonorganic physical signs in low-back pain. Spine 5, 117–125.

Waddell, G., Newton, M., Henderson, I., Somerville, D., Main, C.J., 1993. A Fear-Avoidance Beliefs Questionnaire (FABQ) and the role of fear-avoidance beliefs in chronic low back pain and disability. Pain 52, 157–168.

Waddell, G., Pilowsky, I., Bond, M.R., 1989. Clinical assessment and interpretation of abnormal illness behaviour in low back pain. Pain 39, 41–53.

Waldrop, D., Lightsey, O.R., Jr., Ethington, C.A., Woemmel, C.A., Coke, A.L., 2001. Self-efficacy, optimism, health competence, and recovery from orthopedic surgery. J. Couns. Psychol. 48, 233.

Ware, J.E., Jr., Kosinski, M., Bayliss, M.S., McHorney, C.A., Rogers, W.H., Raczek, A., 1995. Comparison of methods for the scoring and statistical analysis of SF-36 health profile and summary measures: summary of results from the Medical Outcomes Study. Med. Care 33 (Suppl. 4), AS264–AS279.

Ware, J.E., Jr., Sherbourne, C.D., 1992. The MOS 36-item short-form health survey (SF-36): I. Conceptual framework and item selection. Med. Care 30 (6), 473–483.

Weinberger, M., Terney, W., Booher, P., Hiner, S., 1990. Social support, stress and functional status in patients with osteoarthritis. Soc. Sci. Med. 30 (4), 503–508.

Weinstein, J.N., Tosteson, T.D., Lurie, J.D., Tosteson, A.N., Blood, E., Hanscom, B., et al., 2008. Surgical versus nonsurgical therapy for lumbar spinal stenosis. N. Engl. J. Med. 358, 794–810.

Weisenberg, M., Raz, T., Hener, T., 1998. The influence of film-induced mood on pain perception. Pain 76, 365–375.

Whitman, J., Flynn, T., Fritz, J., 2003. Nonsurgical management of patients with lumbar spinal stenosis: a literature review and case series of three patients managed with physical therapy. Phys. Med. Rehabil. Clin. N. Am. 14, 77–101.

Whitman, J.M., Flynn, T.W., Childs, J.D., Wainner, R.S., Gill, H.E., Ryder, M.G., et al., 2006. A comparison between two physical therapy treatment programs for patients with lumbar spinal stenosis: a randomized clinical trial. Spine 31, 2541–2549.

Woby, S.R., Roach, N.K., Urmston, M., Watson, P.J., 2007. The relation between cognitive factors and levels of pain and disability in chronic low back pain patients presenting for physiotherapy. Eur. J. Pain 11, 869–877.

World Health Organization, 2001. ICIDH-2: International Classification of Functioning, Disability and Health: Final Draft, Full Version. Classification, Assessment, Surveys and Terminology Team. World Health Organization, Geneva.

Yates, B., 1995. The relationships among social support and short- and long-term recovery outcomes in men with coronary heart disease. Res. Nurs. Health 18 (3), 193–203.

第四章

肌肉骨骼康复实践中心理因素的评估、推理和管理

Jason M. Beneciuk • Steven Z. George • Mark A. Jones

疼痛和与之相关的失能是一种整体体验，而不仅仅是孤立的感觉、情绪或生理反应（Institute of Medicine, 2011; Sim and Smith, 2004）。疼痛和失能同时存在于心理和社会文化中，世界卫生组织在 2001 年《国际功能、残疾和健康分类》（ICF）第一章和第三章的生物－心理－社会医学模式中提到，生物和社会心理因素在识别患者的疼痛和失能经历时相互影响，既独立又复杂（Borrell-Carrio et al., 2004）。在文献中，"社会心理的"一词包含心理和社会两个方面的内容，并通常作为单一的概念使用。然而，尽管心理和社会因素是密切相关的，同疼痛和失能一样，但在肌肉骨骼疾病患者的评估和管理中要理解和考虑到它们是独立的，有自己的特殊性。本章中使用"社会心理的"这一概念，是因为它在文献中被广泛使用，但本章主要关注的是心理因素，第三章的内容则更加关注压力、应对方式和社会因素的相互作用。

在这一章的开头需要明确的重点是，不应该将心理因素都理解为消极的。例如，在第三章中所述，与引发疼痛事件相关的高水平的自我效能已被认为是肌肉骨骼疼痛的积极的预后指标（Foster et al., 2010; Sarda et al., 2009）。在第一章临床推理理论及第三章涵盖心理和社会因素相互作用的理论的基础上，本章将讨论与心理因素识别和管理相关的临床推理。这些心理因素因为会影响治疗目标的修订，故被描述为与康复相关的并发症。

越来越多的证据表明，消极的社会心理因素不利于急性疼痛状态向慢性疼痛状态转变（Burton et al., 1995; Linton, 2000; Linton, 2005; Nicholas et al., 2011; Chou et al., 2007; Chou and Shekelle, 2010）。例如，一篇将心理因素作为持续性疼痛和失能预后指标的系统综述表明，在急性或亚急性腰痛患者中，抑郁、疼痛灾难化、疼痛强度和疼痛信念与未来的临床或职业结果之间可能存在一致的关系（Nicholas et al., 2011）。与之类似但涉及不良临床结果的预测因素的一篇独立系统综述表明，非器质性体征、高度适应不良的疼痛应对行为、高基线的腰痛相关失能、有精神疾病共存和低水平的一般健康状况是 1 年内随访不良临床结果的最强预测因子（Chou and Shekelle, 2010）。应对信念和行为、疼痛、失能和一般健康状况的理论基础已在第三章中讨论。虽然这方面的研究大多探讨了消极心理因素对腰痛结局的影响，类似的关系也可能存在于其他部位的肌肉骨骼疼痛中（Nicholas et al., 2008; Hunt et al., 2013; Sullivan et al., 2006, 2009; George et al., 2007, 2011; Hartigan et al., 2013），从理论的角度来看这似乎是合理的。同样，虽然不是研究的重

点，但心理因素可以对任何患者产生积极和消极的影响，而消极的因素影响患者的态度、信念和行为，从而导致恢复缓慢或复发。因此，对所有患者进行心理因素的筛查是需要的。

要点

- 疼痛和相关的失能也发生在心理和社会文化环境中，这是一个整体的体验，而不是简单孤立的感觉、情绪或生理反应。
- 心理因素是生物 – 心理 – 社会医学模式的重要组成部分。
- 考虑到心理因素广泛存在，它们对肌肉骨骼疼痛临床结果的影响可以是积极的，也可以是消极的。
- 越来越多的证据表明，消极的社会心理因素在从急性疼痛状态向慢性疼痛状态的转变中起不利的作用。

肌肉骨骼临床工作者缺乏评估和管理心理因素的知识和能力

虽然肌肉骨骼临床工作者通常在评估和管理患者身体及环境方面受过良好的教育，但对导致急性和慢性疼痛的心理和社会因素进行管理和教育的经验往往不太成熟，并且缺乏系统性（Barlow, 2012; Bishop and Foster, 2005; Foster and Delitto, 2011; Main and George, 2011; Overmeer et al., 2005; Sanders et al., 2013; Singla et al., 2015）。在一项由澳大利亚基层医疗的临床工作者（n=651），包括肌肉骨骼临床专家（n=255; 39.2%）参加的调查结果证明正式的社会心理筛查并不常见（Kent et al., 2009）。这些结果会使得那些认为正式比非正式的筛查判断更准确的人感到担忧（Spitzer et al., 1994; Haggman et al., 2004）。因此，将对

心理因素的关注纳入肌肉骨骼临床工作者的管理策略显然是遇到一些挑战，这些挑战包括入门学习中心理教育、从理论到实践的应用能力（这很难测量）及临床工作者文化的广度和深度不一致（Foster and Delitto, 2011; Main and George, 2011）。最值得注意的是，在许多肌肉骨骼临床工作者的正规教育和正在进行的专业发展中，以生物医学或损伤为基础的观点被着重强调，而从生物 – 心理 – 社会医学模式角度提供的内容即使有的话，也是非常少的（Foster and Delitto, 2011; Main and George, 2011; Smart and Doody, 2007; Daykin and Richardson, 2004; Bishop and Foster, 2005; Simmonds et al., 2012）。从总体和传统上来说，肌肉骨骼临床工作者在社会心理评估、推理和最佳实践管理方面缺乏明确的知识而让问题更加复杂化（Linton and Shaw, 2011; Nicholas et al., 2011; Foster and Delitto, 2011）。然而，已经有人提出这方面的建议（Jones and Edwards, 2008），并且现在有越来越多的文献可以让肌肉骨骼的临床工作者了解社会心理评估和管理及基础的推理（French and Sim, 2004; Hasenbring et al., 2012; Jones and Edwards, 2008; Keefe et al., 2006; Main et al., 2008）。

要点

- 传统上，肌肉骨骼临床工作者在患者生物 – 心理 – 社会医学模式的管理上没有得到足够的培训。
- 通过对心理因素的标准化筛查，临床推理有很大的提升潜力。

筛查社会心理相关危险因素的旗帜系统

旗帜系统作为一个框架，根据代表不同类

型的危险因素的颜色对患者进行分类，并在临床决策过程中提供帮助（Nicholas et al., 2011; Main and George, 2011）。

- 红旗：严重的病变（如骨折）。
- 橙旗：精神病理学改变（如临床抑郁症）。
- 黄旗：心理反应症状（如对身体活动的恐惧回避信念）。
- 蓝旗：与工作和健康关系相关的观念（如认为增加工作将导致进一步的损伤）。
- 黑旗：影响临床决策的医疗保健系统和环境因素（如保险限制、社会经济地位）。

　　虽然工作场所和医疗保健系统之外的社会文化的影响（如家庭、社区、政府等）没有体现在旗帜分类中，但正如第三章所讨论的，它们同样重要。

　　将旗帜系统纳入肌肉骨骼实践的一个重要组成部分，是区分不同类型的临床决策的能力（Nicholas et al., 2011）。"基于心理实践"（psychologically informed practice）已经作为慢性肌肉骨骼疼痛的二级预防方法被提出，它结合生物医学（侧重于病理或生理损伤）和认知行为学（侧重于心理困扰或行为）的原则（Main and George, 2011）。基于心理的实践也支持认知行为疗法，用于那些可能出现反复症状或已经进展到慢性期的患者。基于心理实践，肌肉骨骼实践的主要目标通过强调以下内容将当前和未来与肌肉骨骼疼痛相关的失能最小化：①根据现存的心理学因素来确定哪些人有发展成慢性或复发性症状的高风险；②结合传统的、以损伤为基础的治疗，将心理因素作为目标，有针对性地治疗（Main and George, 2011）。因此，尽管将筛查"红旗征"作为严重病变的指标是常规临床实践的一个重要组成部分，但基于心理实践的主要特点是筛查出功能性适应不良的"黄旗征"（心理反应症状）来确定有不良预后风险的患者，主要针对这些

患者的心理因素进行直接治疗干预。

　　从肌肉骨骼干预的角度来看，区分可改变的和不可改变的社会心理性危险因素也很重要，因为两者都可能是预后很强的预测因素，可以通过筛选来确定。有一些社会心理性危险因素通过肌肉骨骼临床干预是不可改变的。例如，物理治疗师认为，社会阶层是颈痛患者预后差的一个预测因素（Hill et al., 2007），它不可能通过肌肉骨骼的临床干预被改变。从心理学的角度来看，Main 和 George（2011）提出的根据旗帜系统区分可改变的和不可改变的危险因素是基于心理实践的一个重要组成部分，因为肌肉骨骼临床工作者没有接受过处理所有心理性危险因素的训练。例如，训练有素的肌肉骨骼临床工作者有能力识别和有针对性地治疗"黄旗征"（如应对适应不良性疼痛），这被认为是可改变的心理性危险因素。然而，它并不适用于针对"橙旗征"（如临床抑郁症）提供直接治疗干预，"橙旗征"被认为是不能仅通过直接的肌肉骨骼治疗干预改变的心理性危险因素。在临床推理的过程中，要确定是否需要将患者转介给其他医务人员（如临床心理学家），对肌肉骨骼临床工作者来说，"橙旗征"筛查结合频繁和早期的再评估是非常重要的。对表面看似是肌肉骨骼疾病的内脏疾病进行的筛检与此类似，如训练有素的肌肉骨骼临床工作者在"橙旗征"筛查中的角色是筛查临床抑郁症和其他心理障碍（如焦虑）的症状，而不用于诊断心理或精神疾病。正如每个被列为潜在"红旗征"的临床特征都不需要立即转诊一样，不是每个有抑郁症状加重的患者都需要咨询心理学家或转介给精神科。这是肌肉骨骼教育中需要更多关注的一个领域，能够帮助临床工作者识别需要立即转诊或会诊的指标（如有自杀倾向、创伤后应激综合征的特征）。建议肌肉骨骼临床工作者在目前患者的评估中

增加这项筛查，监测与"橙旗征"相关的任何明显症状，并在不确定这些症状的意义时，咨询相关医师或心理学家。

从肌肉骨骼实践的临床角度看，社会心理相关的"黄旗征"可能是最容易处理的。因此，应加强对临床推理的重视，将临床推理与在对"黄旗征"的评估中获得的信息联系起来，以确定哪些人可能从基于心理的干预措施中获益（Nicholas and George，2011）。专家级的肌肉骨骼临床工作者已经证明采用一系列"临床推理策略"，包括不同的推理聚焦，如第一章所述的社会心理导向性推理（即叙事推理）（Edwards et al.，2004），扩展你描述疼痛应对行为的理论结构的知识。如第三章所述，结合对叙事推理的理解，将有助于临床评估、分析和管理肌肉骨骼疼痛患者的"黄旗征"。

要点

- 旗帜系统是一个根据颜色对不同类型的危险因素进行分类的框架，以帮助临床工作者识别、推理和管理患者的这些危险因素。

- 基于心理的实践是一个对慢性肌肉骨骼疼痛的二级预防方法，它结合生物医学和认知行为的原则。

- 基于心理的实践也适用于那些正在经历反复发作的症状或已经进展到慢性期的患者。基于心理的实践强调：①识别预后不良的高风险个体；②结合传统的、以损伤为基础的治疗，将心理因素作为目标，有针对性地治疗。

- 当临床工作者能够区分可改变的和不可改变的社会心理性危险因素时，临床推理可以得到加强。

社会心理的"黄旗征"筛查和评估过程

一级预防的目的是通过个人和整个社区的努力保护健康。作为一级预防的一个潜在组成部分，筛查可以提供关于普通人群中健康个体未来疾病危险因素的有价值的信息（如人口统计学或生活方式）（Straus et al.，2005）。然而，筛查也通常与二级预防过程相关，其目的是早期识别未来可能有不良结果的个体（如与肌肉骨骼疼痛相关的失能）。早期危险因素筛查被认为是一种识别患者可能存在不良临床结果风险的策略，也是一种提高医疗效率和有效性的潜在方法（Pransky et al.，2011；Hill and Fritz，2011；Chou et al.，2007）。危险因素筛查可通过问卷调查和患者访谈两种方式进行。有效的问卷提供心理因素的定量测量，同时也打开了评估患者的重要领域的大门，而患者可能不会自发地去打开。问卷提供的信息可以通过患者访谈进一步开发，以更全面地了解患者及可能导致患者疼痛和失能的心理因素。虽然社会心理因素筛查为心理知情管理提供信息的研究和讨论主要集中在腰痛领域，但常规筛查的首要前提如果不适用于所有疾病，也可能适用于多数肌肉骨骼疾病（Nicholas et al.，2008，2011）。

心理因素的问卷调查

自我报告型的心理因素筛查问卷通常被临床工作者当作评估过程的一个组成部分。这些问卷的设计范围从提供特定心理结构评估的单维度测量到提供整体心理困扰（psychological distress）评估的多维度测量，每种方法都有其优点和缺点。例如，使用单维度测量问卷的一个潜在缺点是它们仅提供目标感兴趣的心理因素的信息。此外，许多常用的单维度心理筛查工具（如症的 Tampa 运动恐惧量表）可能更适合持续性疼痛患者，而不是急性或亚急性疼痛患者（Nicholas et al., 2011）。使用多维度工具测量的一个潜在优点是用少量的测量项目（如 STarT Back 筛查量表）来评估患者预后不良的风险（基于评估可改变的危险因素），如关于失能、重返工作岗位及在较小程度上减轻疼痛方面（Nicholas et al., 2011; Hill and Fritz, 2011; Chou et al., 2007; Chou and Shekelle, 2010; Karran et al. 2017）。在临床中，考虑到时间通常被认为是对患者进行问卷调查和解释的一个障碍，使用简短的多维度测量具有更高的预测价值，同时强调通过访谈进一步深入了解患者，这样做会有潜在的好处。然而，尽管多维度测量问卷的潜在优点在于它能更广泛地筛查心理困扰，但它并不能提供行为治疗目标的具体心理因素的详细信息。因此，在本章后面的内容中，我们描述了一种两步筛查法，包括使用多维度测量来识别那些预后不良的高风险患者，然后使用单维度测量和患者访谈进一步筛查那些高风险患者。

失能和健康筛查问卷通常被用作引入程序的一部分。我们建议刚开始要有一个多维度的社会心理筛选工具。虽然也可在这时采用单维度的社会心理筛查问卷，但需要先核查多维度测量的得分，才能确定使用哪种单维度测量。此外，一次发放过多的问卷可能会让患者难以承受。因此，先完成一个多维度筛选测量，然后进行患者访谈，对临床实践可能更可行，两者结合将有助于确定和选择更有针对性的单维度社会心理问卷，便于随后管理。

要点

- 多维度测量能够提供对整体心理困扰的总体评估。

- 单维度测量能够对一个特定的心理结构提供更全面的评估。

- 多维度和单维度测量都有各自的优点和缺点。

- 建议临床工作者尝试结合多维度和单维度测量（如果有的话），配合深入的患者访谈，加强对心理困扰和相关临床推理的评估。

多维度测量举例

STarT Back 筛查工具（STarT Back screening tool，SBT）

SBT 有 9 项指标，用于根据存在的可改变的预后因素来识别与持续性腰痛相关失能的不同风险水平的患者亚组，这可能有助于患者接受有针对性的干预（Hill et al., 2008）。SBT 包含与生理和社会心理因素相关的项目，这些因素已被确定是持续性、致残性腰痛的强有力的独立预测因素。SBT 总分（0～9 分）由所有正向得分的总和决定，SBT 社会心理子量表得分（0～5 分）由与烦恼、恐惧、灾难化、焦虑和抑郁相关的项目总和决定。根据患者的回答，SBT 将患者分为"高风险"（社会心理子量表得分 ≥ 4 分），无论是否存在生理因素，都存在高水平的社会心理预后因素；"中风险"（总分 > 3 分，社会心理子量表得分 < 4 分），存在生理和社会心理因素，但不是高水平的社会心理因素；或"低风险"（总分在 0～3 分），几乎不存在预后因素（Hill et al., 2008）。今后的其他研究应（并将）进一步评估这些多维度工具的能力，对同一筛查工具的不同能力进行评估（即单纯的预测与基于分层策略提供的治疗），同时评估不同筛查工具对特异性参数结果预测的准确性。例如，Karran 等（2016）证明，在腰痛发病后的前

3个月，通过一系列预后筛查工具进行的风险评估分类的准确性，对回归工作的最佳预测概率 > 80%，对持续性失能不太准确的预测概率在 70% ~ 80%，对持续性疼痛最低准确的预测概率在 60% ~ 70%，强调在寻求预测信息时要考虑不同结局维度的重要性。同任何新的和不断发展的研究领域一样，临床工作者在依赖单一测量方法时要谨慎，因此本章推荐的社会心理因素评估的三维方法包括多维度问卷、单维度问卷和患者访谈。

Örebro 肌肉骨骼疼痛筛查问卷（Örebro musculoskeletal pain screening questionnaire，OMPSQ）

OMPSQ 最初是为了帮助基层医疗人员识别社会心理性的"黄旗征"和因疼痛而有未来工作失能风险的患者。OMPSQ 是一个 25 项筛查的问卷（有 21 个得分项），涉及疼痛部位（第 4 项）、因疼痛而误工（第 5 项）、疼痛持续时间（第 6 项）、疼痛强度（第 8 和 9 项）、疼痛控制（第 11 项）、疼痛的发作频率（第 10 项）、功能水平（第 20 ~ 24 项）、情绪（第 12 和 13 项）、对工作的看法（第 7 和 16 项）、患者对预后的估计（第 14 和 15 项）和恐惧回避（第 17 ~ 19 项）（Linton and Hallden，1997）。项目得分的总和为 0 ~ 210 分不等，得分越高，表明结果越差、风险越高。OMPSQ 预测长期疼痛、失能和病休的能力在以前的研究中得到支持（Maher and Grotle，2009），包括一篇著名的系统综述（Hockings et al.，2008）。Karran 等（2016）同样发现，OMPSQ 在甄别有长期误工风险的员工方面表现出色，他们报告称，这与不同的国家和不同的临床环境无关，这更加支持了 OMPSQ 在回归工作风险评估方面的广泛应用。一个 10 项的简式 OMPSQ（Linton et al.，2012）已被证明具有与长版本类似的性能。

单维度测量举例

恐惧回避信念问卷（fear avoidance beliefs questionnaire，FABQ）

FABQ 评估患者对腰痛的特定恐惧回避信念的程度（Waddell et al.，1993）；然而，修订版本已用于其他身体部位（Piva et al.，2009；Hart et al.，2009；Cleland et al.，2008；Simon et al.，2011）。FABQ 包括 4 个项目的 FABQ 身体活动量表（FABQ-PA，得分范围为 0 ~ 24 分）和 7 个项目的 FABQ 工作量表（FABQ-W，得分范围为 0 ~ 42 分），得分越高，说明 2 种 FABQ 量表的恐惧回避程度越高。

疼痛灾难化量表（pain catastrophizing scale，PCS）

PCS 评估夸大的负面倾向的程度，这些负面倾向来源于对实际或预期的疼痛体验和由于肌肉骨骼疼痛引起的灾难性认知（Sullivan et al.，1995）。PCS 由 13 个项目组成，得分范围为 0 ~ 52 分，得分越高，说明疼痛灾难化程度越高（Sullivan et al.，1995）。

Tampa 运动恐惧症量表（Tampa scale of kinesiophobia，TSK-11）

TSK-11 评估对运动、受伤或再次受伤的恐惧程度（Woby et al.，2005）。TSK-11 由 11 个项目组成，得分范围为 11 ~ 44 分，得分越高，表示对运动的恐惧越强，由于疼痛症状导致的受伤或再受伤的次数也越多。

疼痛焦虑症状量表（pain anxiety symptoms scale，PASS-20）

PASS-20 评估疼痛患者的疼痛相关焦虑症

状的程度（McCracken and Dhingra, 2002）。PASS-20由20个项目组成，得分范围为0~100分，得分越高，表明与疼痛相关的焦虑症状越严重。

患者健康问卷（patient health questionnaire，PHQ-9）

PHQ-9评估抑郁症状的程度（Kroenke et al., 2001）。PHQ-9包括9个项目，得分范围为0~27分，得分越高，表明抑郁症状越严重。

疼痛自评问卷（pain self-efficacy questionnaire，PSEQ）

PSEQ评估在疼痛环境中自我效能信念的程度，可以是低的或高的（Nicholas, 2007）。PSEQ包括10个项目，得分范围为0~60分，得分越高，表明疼痛相关的自我效能水平越高，这是一个积极的预后指标。

慢性疼痛接受度问卷（chronic pain acceptance questionnaire，CPAQ）

CPAQ通过关注行为，从功能角度评估对疼痛的接受度（McCracken et al., 2004）。CPAQ由20个项目组成，得分范围为0~120分，得分越高，表明对疼痛的接受度越高，这也是一个积极的预后指标。

简要疾病认知问卷（brief illness perception questionnaire，简要IPQ）

简要IPQ用于评估疾病认知和情感表现（Broadbent et al., 2006）。简要IPQ包括9个项目，除因果关系问题外，其他项目均采用0~10分的评分标准。5个项目评估疾病认知表现：结果（项目1）、时间线（项目2）、个人控制（项目3）、治疗控制（项目4）和身份（项目5）；2个项目评估情感表现：关注（项目6）和情绪（项目8）；1个项目评估对疾病的理解（项目7）。提供开放式的回答，以便患者能够列出3个导致他们疾病的最重要的原因（项目9）。

通过患者访谈进行心理因素筛查

患者访谈是肌肉骨骼临床检查的重要组成部分，包括信息收集和相关的临床推理，以及患者-治疗师治疗联盟的建立。问卷提供标准化的、可测量的评估，并通过最初的患者访谈和持续的讨论进行更深入的探究和鉴定，在不断推进的过程中，患者访谈为心理因素的问卷筛选提供框架。通过访谈和问卷调查对心理因素的评估，与第一章讨论的"患者对自己经历的观点"的假设类别相联系。第三章更详细地讨论了患者与疼痛和失能经历相关的独特观点的形成。对患者观点的评估包括的方面如下。

- 患者对自身问题的理解（包括对病因、疼痛信念和相关认知的归因）。
- 患者对生活中的压力因素的反应，以及这些压力因素与他们的临床表现的关系。
- 在积极参与治疗和恢复的过程中，问题和任何压力因素对患者的想法、感觉、应对、动机和自我效能的影响。
- 问题和任何压力因素对患者的工作或社会参与的影响。
- 患者的治疗目标和期望。

在评估患者对其问题的看法（如诊断、疼痛）时，充分提出问题，以发现他们对病因的性质、治疗和可能的恢复轨迹（即他们的疾病/问题模式）的独特看法是非常重要的（Leventhal et al., 1980）。正如第三章所述，对患者健康和失能观点的研究突出了患者对其问题的理解/信念和关注的重要组成部分。更好地理解患者对其问题的看法，有助于了解应该倾听什么、应该更明确地筛查什么，因为在患者和临床工作者的访谈中，以社会心理为导向的信息往往是自发产生的。"自我调节模型"认为患者会将内部的（如经历的症状）和外部的（如医疗、家庭和媒体的警告）经验当作对身体/健康、自我和生活等的威胁，引导患者形成个人的疾病认知观念或图式，这决定他们如何应对这些威胁（Leventhal et al., 1998）。疾病认知观念代表个体对其健康问题的内隐理论，这些内隐理论被用来解释和应对健康威胁（详见第三章关于压力和应对模式的讨论）。经历了不同肌肉骨骼疼痛状况的疾病认知观念，已经被证明与疼痛的严重程度、情感痛苦、肌肉和关节僵硬度、疼痛相关的失能和不良的治疗结果相关（van Wilgen et al., 2014）。这些心理图式是通过社会和个人经验（有意识或无意识地）习得的，由以下因素组成。

- 对识别问题的标签（如椎间盘突出）。
- 关于他们期望问题持续多长时间的信念。
- 关于问题的原因的信念。
- 关于问题可能的影响（即时的和长期的后果或预后）的信念。
- 关于治疗、潜在的改变或应对策略的信念。

　　人们会从多维度出发评估自身的健康问题，包括对严重性的看法（如自限性的还是无法通过治疗改变的）、影响他们生活（如工作、家庭、运动、社交）的程度、自我意识和自我价值（如尴尬、羞愧、内疚），以及健康问题的可变性和可控性。因此，患者现有的信念和假设不仅构成他们对疾病的认知，影响他们的应对策略，而且正如第三章所讨论的，是患者对威胁自身健康状况/问题情况的"一级评估"和对这些情况可控性的"二级评估"。这强调了评估的重要性，如果必要的话，通过教育和以认知为导向的活动和锻炼来处理

（Nijs et al., 2011, 2014）患者的威胁评估（Jones and Edwards, 2006; Louw and Puentedura, 2018; Moseley, 2004; Moseley and Butler, 2017）。

　　在临床访谈中，当询问和了解患者的活动、参与受限和能力时，作为心理因素评估的一部分，需要倾听和明确筛查的内容包括以下部分：

- 患者对他或她的疼痛/失能经历的看法是什么？相关内容如下：
  * 他们对诊断/问题的理解。
  * 他们对疼痛的理解（如急性与慢性）。
  * 与问题相关的过度负面认知（如灾难化）。
  * 与问题相关的情绪（如抑郁症状、感情脆弱）。
  * 他们的目标和对未来的预测。
  * 他们对治疗的期望和信念，以及他们在治疗中的角色。
- 患者信念和期望的基础是什么？
- 患者如何看待其伴侣、同事和雇主对他或她的看法？以及这些如何影响患者对自己的看法。
  * 他们能做什么和不能做什么。
  * 他们对自己贡献的看法。
  * 他们的自我评估和自我价值观念。
- 患者是否认为他们有来自家庭、朋友、同事、雇主的社会支持？
- 患者在情绪上（如愤怒、抑郁症状、感情脆弱等）和行为上如何应对？他们是否有特定的应对策略（如用药、休息、饮酒、运动、逃避）？如果有，是否有效？
- 改变对患者来说重要吗？如果是，程度如何？涉及什么领域？患者是否为积极改变表现出自我效能？患者目前认为自己可以完成哪些任务？患者认为自己能够回到后续管理中的哪些工作中？患者认为他或她能够回到后续管理的哪些任务？

- 患者对威胁的评估涉及哪些方面？
  * 严重性。
  * 脆弱性。
  * 对他们的生活、活动和参与（工作、家庭、运动、社交）及人际关系的影响程度。
  * 可变性和可控性。

以上这些只能看作是一个建议框架，不是必须遵循的问题清单或问题序列。实际上，患者的观点和威胁评估的内容会有一些重叠，因为在一定程度上它们能相互影响，特别是对于慢性肌肉骨骼疼痛患者。虽然患者访谈中提问的目的在于了解患者的问题，并且进行肌肉骨骼的"诊断性推理"往往有规定的流程，但提问的时机和评估患者社会心理状态的结构会根据患者的准备情况和彼此建立的融洽关系而有所不同。虽然有些患者会主动提供很多信息（因此，知道该听什么很重要），但是对于其他患者来说，让他们自由讨论与他们问题有关但内容并不重要的话题则需要花费很长的时间。这一点说明，在医疗的早期阶段，患者和临床工作者之间建立有效合作的治疗联盟关系的重要性。在访谈中评估患者的观点时，首先要问患者对问题的理解，然后要向患者解释为什么会有这样的理解，这样就不会显得突兀，大家能普遍接受。此外，在任何情况下，都应该认可患者为改变（即改善）所做出的努力，这有助于培养两者的合作关系，以便提高患者的积极性。如果患者在访谈中出现如恐惧、重复消极的话语、紧张、不良的应对方式或抑郁的迹象，仍然可以使用单维度测量问卷做进一步的评估。

心理因素筛查和监控的 3 种途径

正如读者可能了解的，心理因素筛查有 3 种途径：以正式面谈和持续讨论的形式与患者直接沟通、多维度问卷及单维度问卷（Beneciuk et al., 2014; Mirkhil and Kent, 2009; Nicholas et al., 2011; Bergbom et al., 2014）。传统上，疾病（如心血管疾病）的筛查应在症状出现之前进行，其中一个基本原理是如果及早发现某些疾病并采取相应的管理措施，就能降低预后不良的风险。这种早期筛查的基本原理也可应用于心理因素，如果及早发现和处理，就会降低对肌肉骨骼疼痛产生的不利影响（如向慢性疼痛转变）。

一个使用 3 种途径筛查的具体例子将包括：①通过与以诊断为导向的询问相结合对患者进行访谈，以了解患者的背景（如生活、工作、社会经济环境、活动/健身/锻炼行为）和患者"对疼痛/失能经历的观点"；②主要根据心理因素的影响，采用多维度测量（如对腰痛患者采用 STarT Back 筛查工具）来识别那些存在持续性失能高风险的患者；③采用单维度测量方法确定具体的心理因素，采取有针对性的治疗（如与疼痛相关的恐惧），应该在即将开始治疗时使用，并可用于监测对心理干预的反应。虽然我们建议对有持续性失能高风险的患者使用有针对性的单维度测量，我们也承认这同样可以增强其他临床推理能力，但在某些情况下，特定心理测量的不利影响可能在患者访谈时变得明显，因此需要更客观的评估。与患者持续的讨论将反复用于理清多维度和单维度筛查问卷中选择的回答，并提供进一步深入了解患者对自己经历的看法（图 4.1）。

使用多维度和单维度问卷（如果有的话）要确保为所有患者提供标准化的筛查和评估过程，这将为增强与心理（"黄旗征"）因素有关的临床推理提供信息。相反，缺乏标准化的评估过程会导致患者自行选择最适合的心理因素筛查，这有可能会影响临床决策。患者访谈

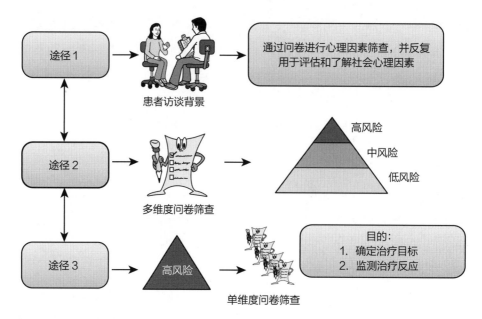

图4.1　3种途径进阶的心理因素筛查

提供了进一步的筛查，并允许开放式的回答，这可能提供与患者的观点相关的其他见解。持续进行随访交流，以理清来自单维度测量的回答，并且随着治疗关系的发展，要持续探索患者经常会出现的疼痛和失能经历，这两者都很重要，在整个医疗过程中应该继续。也就是说，了解患者的社会心理状态需要时间，临床工作者应该认识到与医疗人员交流并开始治疗后，患者最初的症状可能会迅速变好或变坏。促进患者自我表达是一种特殊的方法，可以用来鼓励患者讨论他们对自身问题的关注，并可以作为一种使患者协作参与临床决策的方法。例如，通过让患者详细说明为什么他们觉得自己在运动时会受伤（作为一个具体的例子），可以更充分地理解单维度问卷（如TSK-11）中的项目回答内容。最重要的是要让患者明白，对已完成的问卷进行讨论的目的是让临床工作者更好地理解患者对自己回答的看法。按照这个解释，对于已完成的问卷，最好使用开放性的问题，如"在回顾你的回答后，我意识到你可能害怕某些活动，因为你认为它们会使你的问题变得更糟——你能多告诉我一些吗？"。

总之，可以根据患者在多维度测量中的回答和访谈时收集的信息来指导是否需要进行单维度社会心理测量，如果需要，哪些内容需要进一步探究，这些探究随后可以作为基于心理干预的目标，并进行相应的监测。如果使用多维度测量不能确定患者有高风险的不良结局，访谈也不建议进一步筛查，那么就没必要进行单维度测量。然而，如前所述，进一步询问患者对自己经历的看法仍然是充分了解"隐藏问题"的保证。

此外，需要考虑的是，在心理评估过程中获得的信息可能会随着时间（如治疗前、治疗中、治疗后）和重复评估次数而变化（Wand et al., 2009; Dunn and Croft, 2006; Sieben et al., 2002; Turner et al., 2007; Hart et al., 2011; Werneke et al., 2011）。一些研究表明，与治疗前评估相比，心理性危险因素的变化可能会改变对临床结局的预测（Sieben et al., 2002; Turner et al., 2007; Hart et al., 2011; Werneke et al., 2011）。这些诊断的临床意义在于，心理性危险因素的变化不仅可以作为患者初次就诊时的预后指标，也可以作为患者就诊期间针对心理干预措施的疗效评估（即再评估）（van der Windt et al., 2008; Nicholas et al., 2011; Bergbom et al., 2014）。虽然有潜在的吸引力，但将单维度测量方法用于多种目的（如预后筛查和治疗监测）并不总是合适的，因为许多筛查方法被开发出来只是作为简单的分类工具，不能提供具体的信息或对变化作出反应。然而，如果一个患者对问题的信念被认为是没有帮助的，并且可能会导致患者的疼痛和失能，就不仅仅只需要通过教育和体育活动或运动管理这些信念，还需要再评估，以确定在整个管理过程中这些消极的信念是变得更好还是更坏了（详见第三章关于社会支持和腰痛的研究）。因此，我们主张在医疗过程中尽早进行再评估，以便为临床工作者提供重要的临床决策信息，用于决定是否需要调整治疗，越早越好。

要点

- 患者访谈为了解患者疼痛和失能经历的背景和观点提供途径，并提供有关患者视角的相关信息类别，以供倾听和筛查。
- 多维度测量主要基于心理因素影响，提供一个用来确定那些临床结局不佳的高风险患者的途径。
- 使用单维度测量（如果有的话）提供一个增强临床推理的心理（"黄旗征"）因素的途径。

心理因素的管理

针对可能影响慢性肌肉骨骼疼痛进展和维持的心理因素，肌肉骨骼临床工作者有几个提供干预的机会，从而总体上加强肌肉骨骼的管理。我们充分认识到，在极端情况下，心理困扰可能需要转诊给另一个医师。然而，更常见的是心理困扰是延迟恢复的前兆，或者提示临床工作者进行心理干预，能获得比单独的标准治疗方法更好的结局（Nicholas and George, 2011; Nicholas et al., 2011）。

重要的是要认识到压力在一个人的生活中可以是以次要或重要的形式存在，也就是说它是持续的。同样，对压力（苦恼）的心理反应也是持续的。Pincus 和其同事（Pincus and Morley, 2001; Pincus, 2004; Rusu and Pincus, 2012）讨论了与疼痛和失能相关的持续压力和苦恼。一些患者表现出对感官信息的选择性注意，对危险运动的低程度恐惧回避，对他们的活动和参与限制感到沮丧。随着时间推移，这些患者中的许多人要么会自己适应这种情况，要么会对教育和激活策略作出良好的反应，如分级活动。一般来说，与疼痛和失能相关的压力越大，痛苦越大，灾难化认知的出现、过度警惕和更广泛的恐惧回避在慢性疼痛的表现中很常见。当一个人对痛苦和失能的消极认知和情绪与自我概念和自我价值融合在一起时［参见图式镶嵌理论（Pincus and Morley, 2001）］，其自身就会处于更高的痛苦水平，会导致与抑郁相关的无助、无奈、内疚和绝望的情绪。在提供疼痛教育、促进活动和运动的认知行为应用方面受过培训的肌肉骨骼临床工作者完全有能力在这些持续困扰的初期阶段管理患者的无助/适应不良的认知和行为。然而，到了后期阶段，和临床抑郁症一样，当压力源包含的问题超出临床医师的实践范围时，如关系破裂，临床工作者需要帮助转诊给其他有资质的心理健康专家。重要的是，转诊给心理健康专家并不一定等同于终止肌肉骨骼治疗，因为疼痛教育、促进活动和运动仍然很重要，而最佳的管理很有可能是肌肉骨骼治疗和心理治疗的结合（Johnson and Moores, 2006）。

如前所述，基于心理的肌肉骨骼实践强调：①根据心理压力的存在来确定哪些人有罹患慢性疼痛的高风险；②针对心理因素的靶向治疗与传统的以损伤为基础的肌肉骨骼治疗相结合（Main and George, 2011）。从临床推理的角度和具体相关的肌肉骨骼疼痛上，这种管理方法与已经调查的腰痛预后分级医疗是一致的，它被描述为根据关键特征（如心理因素）对患者的亚组进行有针对性的治疗（Foster et al., 2013）。

下面举一个例子，对腰痛患者采用3种途径的心理因素筛查、评估和1种特殊的"黄旗征"管理方法，包括首先使用一个敏感的多维度测量的初步筛查，其次是患者访谈，接着是更全面的使用一连串单维度测量的三级评估。实际上，在患者访谈前先进行多维度测量，在临床中不一定总是可行的；然而，我们强烈建议在医疗过程中尽早合并。STarT Back筛查工具是用来说明有关腰痛患者的情况的。我们认识到，需要进一步的研究来证实STarT Back筛查工具（和其他筛查工具）的临床效用，确定基于对这些工具的反应的类似的导向治疗方法是否适用于其他肌肉骨骼疾病。尽管如此，我们支持3种途径筛查和评估的一般原则，作为进一步加强临床推理的策略。

STarT Back筛查工具作为一级筛查，用于将患者分类为3组（低、中、高风险组），以确定其是否患有与腰痛相关的持续性失能。被SBT归类为高危的患者可以通过患者访谈加强临床推理，既可以明确SBT筛查中突出的问题，又可以进一步了解患者，包括患者的问题背景和患者对经历的看法。SBT和患者访谈可以共同指导选择合适的单维度心理测量。通过单维度测量获取的信息，可以用于识别可能对患者疼痛和失能经历产生负面影响的特定心理因素（并有可能成为肌肉骨骼临床工作者直接治疗的目标）。由于2个患者因为完全不同的原因会有相同的反应，为了更好地理解这些回答的含义和基础（参考前面关于自我表达的讨论），我们使用选择性访谈和单维度测量回答来区分，从而为疼痛信念教育、认知定向运动等社会心理导向治疗策略提供明确的目标。

一个简短的案例

一位38岁的女性，2周前的一个下午在家中进行园艺活动后出现腰痛。患者接受了SBT筛查，根据她的回答，她被归类为持续性失能的高危人群。在与患者的访谈中，她被要求详细说明她对目前疼痛经历的看法，结果显示她感到绝望，非常担心自己的病情永远不会好转，因为她的一个朋友几年前也经历过类似的症状，最终接受了手术治疗。在患者访谈中获得的其他信息，以及对SBT回答的详细说明也表明：①由于担心她的症状会恶化，她一直避免任何体育活动；②这是她有过的最糟糕的经历。

根据所获得的信息，随后对患者使用恐惧回避信念问卷（FABQ）和疼痛灾难化量表（PCS），以增强对身体活动的恐惧（通过FABQ PA）和灾难性认知（通过PCS）的临床推理。在治疗过程中，临床工作者可以比较这些早期的评分和后期的评分（如1~2周），以监测变化和进展（或缺乏变化和进展）。然后利用这些信息来确定是否需要调整治疗计划。

为这个患者提供详细的心理治疗超出了本章的范围。取而代之的是，将对基于心理学的肌肉骨骼治疗管理提出关键原则和一般策略。通过教育和活动对基于心理学的肌肉骨骼治疗管理提供具体策略的举例，在本书后面的几个慢性疼痛案例研究中都有涉及。

管理

对于病例中的腰痛患者，建议采用与每个SBT亚组相对应的有针对性的治疗方法。如果患者被归为低风险，将获得最低限度的治疗，主

一个简短的案例（续）

要包括安慰、教育和自我管理，根据体格检查的结果，患者有可能从最低限度的治疗中受益；若患者被归为中度风险，也会得到安慰和教育，但只是作为辅助，他们的治疗重点是恢复功能和针对体格检查中体征的治疗；若患者被归为高度风险，治疗的重点是联合使用生理和心理的方法恢复功能。

在确定使用怎样的沟通方式、针对先前确定的心理因素实施一系列教育和基于活动的干预措施之前，必须认识到，熟练的沟通策略可以加强其他干预措施。熟练的沟通可以通过向临床工作者提供可能无法检测到的信息来增强临床推理能力。

沟通方式

肌肉骨骼临床工作者应该结合有效的沟通技巧，包括积极倾听、促进自我表达、同理心和协同决策，以形成最优化的医患治疗联盟（如第一章所述）。积极的倾听技巧对于获取患者自发提供的潜在相关信息非常重要，如关于他们对疼痛和身体活动相关的期望、信念和行为（如第三章所述）。先前的研究已经表明患者期望与肌肉骨骼治疗结局之间的关系（Bishop et al., 2011, 2013），一项试验研究的结果表明，临床工作者可能在提高患者治疗期望值方面发挥潜在作用（Bialosky et al., 2008）。当关系融洽，患者从他们的临床工作者那里感受到真正的兴趣时，对自我表达的促进作用就会增强。通过社会心理筛查的熟练沟通不仅能获得更多的相关信息，对判断患者关于自身经历的看法和确定管理中需要处理的消极心理因素也很重要，而且它也丰富了治疗关系，并对优化结局很重要（Ferreira et al., 2013; Hall et al., 2010）。

基于教育的方法

当社会心理因素是导致患者疼痛和失能的原因时，临床工作者应该考虑结合教育的方法。以教育为基础的方法通常包括"疼痛神经科学"和"激励哲学"这两个广泛的组成部分。在慢性肌肉骨骼疼痛患者中，对现有随机对照试验的系统回顾支持使用疼痛神经科学教育改变疼痛的信念和改善健康状况（Louw et al., 2011），疼痛神经科学教育的应用指南是现成的（Nijs et al., 2011; van Wilgen and Keizer, 2012）。与疼痛神经科学相关的内容可用于对疼痛性质、与痛觉相关的神经生理过程、与失能的发展相关的疼痛机制及社会心理因素在急性疼痛向慢性疼痛转变中的作用提供总体概述。理想情况下，信息应与患者的独特表现结合在一起。例如，在讨论不同的疼痛神经科学构建时，参照在整体社会心理因素筛查中发现的特定的无用的信念、行为和社会因素，重要的是疼痛神经科学教育不应该过度关注生物医学结构，如病理学、生物力学和解剖结构。虽然我们承认肌肉骨骼疼痛症状与解剖结构、病理学（如椎间盘突出）和生物力学之间有潜在的直接联系，但当目的是针对心理障碍时，建议使用生理障碍（灵活性、控制 / 力量、健康等）而不是病理学的语言，特别是对那些已经过度关注病理学并表现出适应不良的恐惧、过度警惕和灾难化的患者。当提出病理改变时，需要掌握确认病理改变的技能，解释病理改变可以是无症状的，并向患者保证任何推荐的运动和分级活动都不会造成损害。帮助临床工作者理解和应用疼痛神经科学教育的 2 个优秀资源是 Moseley 和 Butler（2017）的文章《有效解释疼痛》（*Explain Pain Supercharged*）及 Louw、Puentedura、Schmidt 和 Zimney（2018）的《疼痛神经科学教育》（*Pain Neuroscience Education*）第 2 卷。

一般来说，激励哲学包括鼓励患者积极参与恢复过程（Nicholas and George, 2011）。激励哲学的策略可以用来为患者提供安慰（如没有永久性损害）和鼓励恢复正常活动（如果可以的话），以及强调积极的态度和应对方式。然而，单靠（宣传的）小册子提供被动的安慰是不够的。之前的综述研究（Nicholas and George, 2011; Linton et al., 2008）指出，在包含激励哲学成分的教育方法中，处理特殊的患者担忧或误解是至关重要的。此外，将以教育为基础的方法（包括激励哲学）与以活动为基础的方法相结合的重要性在之前已经被强调过了（Nicholas and George, 2011）。这需要临床判断（即"教学推理"，见第一章）关于在什么时候处理患者的担忧和误解，如何最恰当地挑战现有的信念和提出替代方案，何时开始激励哲学的讨论，要一次性涵盖多少内容，并重

一个简短的案例（续）

新评估以确定对新观点的理解、接受和整合的程度。疼痛神经科学教育和激励哲学是在开始基于活动的干预之前提升适应性疼痛和树立活动信念的重要准备工作，并且在任何以认知为目标的活动和规定的运动中都需要继续接受教育（Nijs et al., 2011, 2014）。同样，教育和干预措施，特别是针对疼痛应对策略量身定制的教育和干预措施对成功的治疗至关重要，正如本书中讨论的一些患者的情况（如见第九、十三、十四、二十四和二十五章）。

基于活动的方法

通过心理（和社会）因素筛查评估获得的信息，也可用于规划基于活动的干预措施时加强临床推理。两种常见的基于活动的方法是分级运动 / 活动和分级暴露，这在其他地方有更详细的描述（Nicholas and George, 2011）。尽管疼痛存在，但分级运动或活动鼓励继续活动，并使用一个基于最低运动负荷的系统（Nicholas and George, 2011）。例如，基线水平（即初始运动负荷）首先由患者进行一项活动（如在跑步机上行走）来确定，直到疼痛达到可以耐受的极限。最初的运动负荷是后续治疗的基础，并应设定相对较低的运动负荷比例（如60%）以便更加容易完成，因为成功地完成规定的运动和活动运动负荷本身通常是有加强的。这种治疗策略的一个重要组成部分是患者参与目标设定，因为这有助于指导随后

的运动负荷增加。所使用的活动和运动不仅应该随时间而变，而且还应该是"针对认知的"，也就是说，通过在活动和运动指导过程中处理患者对解决问题无益的认知来强化先前的疼痛教育，他们应该从更简单的活动（包括运动想象）进阶到更复杂的活动和运动（Nijs et al., 2014）。

除此之外的选择是分级暴露，主要用于表现出高度恐惧和回避行为的患者，采用分级暴露的方法（Nicholas and George, 2011）。例如，可以明确识别恐惧的活动（如向前弯腰从地面捡起物体），这些活动在低要求时被纳入最初的治疗计划。当恐惧的程度降低时，活动的程度随之增加。日常活动恐惧问卷（The Fear of Daily Activites Questionnaire, FDAQ）提供了一个自我报告测量的例子，用来明确恐惧的活动和与之相关的恐惧水平，然后监测治疗反应（George et al., 2009）。George 和 Zeppieri（2009）曾描述过 FDAQ 如何在腰痛患者的管理过程中对临床推理产生积极影响。支持分级运动 / 活动和分级暴露的原则是"没有危险的暴露"，以减少与持续性疼痛和疼痛行为相关的适应不良的疼痛记忆（Zusman, 2004, 2008）。疼痛神经科学教育帮助患者重新定义他们对危险的认识，然后根据需要进行以认知为目标的分级运动 / 活动和分级暴露，提高患者的活动和参与能力。其他资料提供了关于实施认知靶向干预的更具体的细节（Nijs et al., 2014, 2015），还提供了一些案例研究。

要点

- 熟练的沟通（包括积极倾听、促进自我表达、同理心和协同决策）可以优化医患治疗联盟，患者在多大程度上分享其全部感受（即患者角度）对临床推理和最终成功的治疗都是至关重要的。

- 以教育为基础的干预措施包括"疼痛神经科学"和"激励哲学"，在社会心理因素的管理中很重要，应辅以疼痛应对策略。

- 基于活动的干预（如分级运动 / 活动和分级暴露），以及持续的教育应与患者合作实施，以帮助他们提高活动和参与能力。

总结

肌肉骨骼疼痛的经历因人而异，并且会受到心理因素的强烈影响。对这些关系的进一步理解将增强临床推理，而临床推理能力又有很

大的潜力改善患者的预后。在本章中我们描述了一种通过3种途径的心理因素筛查和评估的过程，包括：①以正式面谈的形式与患者直接沟通，以及持续不断的沟通讨论；②多维度筛查措施，以确定那些有持续性失能风险的患者；③单维度筛查措施（如适用），以确定特定的心理因素，通过心理知情干预进行监测。本章的总体目的是通过生物–心理–社会医学模式，特别强调心理因素，为肌肉骨骼临床工作者提供策略和理解，以加强他们的临床推理技能。

（易江　译，王文清　郭京伟　审校）

参考文献

Barlow, S., 2012. The barriers to implementation of evidence-based chronic pain management in rural and regional physiotherapy outpatients: realising the potential [Online]. NSW Ministry of Health. Available: www.aci.health.nsw.gov.au 2015.

Beneciuk, J.M., Fritz, J.M., George, S.Z., 2014. The STarT Back Screening Tool for prediction of 6-month clinical outcomes: relevance of change patterns in outpatient physical therapy settings. J. Orthop. Sports Phys. Ther. 44, 656–664.

Bergbom, S., Boersma, K., Linton, S.J., 2014. When matching fails: understanding the process of matching pain-disability treatment to risk profile. J. Occup. Rehabil. 25 (3), 518–526.

Bialosky, J.E., Bishop, M.D., Robinson, M.E., Barabas, J.A., George, S.Z., 2008. The influence of expectation on spinal manipulation induced hypoalgesia: an experimental study in normal subjects. BMC Musculoskelet. Disord. 9, 19.

Bishop, M.D., Bialosky, J.E., Cleland, J.A., 2011. Patient expectations of benefit from common interventions for low back pain and effects on outcome: secondary analysis of a clinical trial of manual therapy interventions. J. Man. Manip. Ther. 19, 20–25.

Bishop, A., Foster, N.E., 2005. Do physical therapists in the United Kingdom recognize psychosocial factors in patients with acute low back pain? Spine 30, 1316–1322.

Bishop, M.D., Mintken, P.E., Bialosky, J.E., Cleland, J.A., 2013. Patient expectations of benefit from interventions for neck pain and resulting influence on outcomes. J. Orthop. Sports Phys. Ther. 43, 457–465.

Borrell-Carrio, F., Suchman, A.L., Epstein, R.M., 2004. The biopsychosocial model 25 years later: principles, practice, and scientific inquiry. Ann. Fam. Med. 2, 576–582.

Broadbent, E., Petrie, K.J., Main, J., Weinman, J., 2006. The brief illness perception questionnaire. J. Psychosom. Res. 60, 631–637.

Burton, A.K., Tillotson, K.M., Main, C.J., Hollis, S., 1995. Psychosocial predictors of outcome in acute and subchronic low back trouble. Spine 20, 722–728.

Chou, R., Qaseem, A., Snow, V., Casey, D., Cross, J.T., Jr.,
Shekelle, P., et al., 2007. Diagnosis and treatment of low back pain: a joint clinical practice guideline from the American College of Physicians and the American Pain Society. Ann. Intern. Med. 147, 478–491.

Chou, R., Shekelle, P., 2010. Will this patient develop persistent disabling low back pain? JAMA 303, 1295–1302.

Cleland, J.A., Fritz, J.M., Childs, J.D., 2008. Psychometric properties of the Fear-Avoidance Beliefs Questionnaire and Tampa Scale of Kinesiophobia in patients with neck pain. Am. J. Phys. Med. Rehabil. 87, 109–117.

Daykin, A.R., Richardson, B., 2004. Physiotherapists' pain beliefs and their influence on the management of patients with chronic low back pain. Spine 29, 783–795.

Dunn, K.M., Croft, P.R., 2006. Repeat assessment improves the prediction of prognosis in patients with low back pain in primary care. Pain 126, 10–15.

Edwards, I., Jones, M., Carr, J., Braunack-Mayer, A., Jensen, G.M., 2004. Clinical reasoning strategies in physical therapy. Phys. Ther. 84, 312–330, discussion 331–335.

Ferreira, P.H., Ferreira, M.L., Maher, C.G., Refshauge, K.M., Latimer, J., Adams, R.D., 2013. The therapeutic alliance between clinicians and patients predicts outcome in chronic low back pain. Phys. Ther. 93, 470–478.

Foster, N.E., Delitto, A., 2011. Embedding psychosocial perspectives within clinical management of low back pain: integration of psychosocially informed management principles into physical therapist practice–challenges and opportunities. Phys. Ther. 91, 790–803.

Foster, N.E., Hill, J.C., O'Sullivan, P., Hancock, M., 2013. Stratified models of care. Best Pract. Res. Clin. Rheumatol. 27, 649–661.

Foster, N.E., Thomas, E., Bishop, A., Dunn, K.M., Main, C.J., 2010. Distinctiveness of psychological obstacles to recovery in low back pain patients in primary care. Pain 148, 398–406.

French, S., Sim, J., 2004. Physiotherapy: A Psychosocial Approach. Elsevier, Edinburgh.

George, S.Z., Coronado, R.A., Beneciuk, J.M., Valencia, C., Werneke, M.W., Hart, D.L., 2011. Depressive symptoms, anatomical region, and clinical outcomes for patients seeking outpatient physical therapy for musculoskeletal pain. Phys. Ther. 91, 358–372.

George, S.Z., Dover, G.C., Fillingim, R.B., 2007. Fear of pain influences outcomes after exercise-induced delayed onset muscle soreness at the shoulder. Clin. J. Pain 23, 76–84.

George, S.Z., Valencia, C., Zeppieri, G., Jr., Robinson, M.E., 2009. Development of a self-report measure of fearful activities for patients with low back pain: the fear of daily activities questionnaire. Phys. Ther. 89, 969–979.

George, S.Z., Zeppieri, G., 2009. Physical therapy utilization of graded exposure for patients with low back pain. J. Orthop. Sports Phys. Ther. 39, 496–505.

Haggman, S., Maher, C.G., Refshauge, K.M., 2004. Screening for symptoms of depression by physical therapists managing low back pain. Phys. Ther. 84, 1157–1166.

Hall, A.M., Ferreira, P.H., Maher, C.G., Latimer, J., Ferreira, M.L., 2010. The influence of the therapist–patient relationship on treatment outcome in physical rehabilitation: a systematic review. Phys. Ther. 90, 1099–1110.

Hart, D.L., Werneke, M.W., Deutscher, D., George, S.Z., Stratford, P.W., Mioduski, J.E., 2011. Using intake and change in multiple psychosocial measures to predict functional status outcomes in people with lumbar spine syndromes: a preliminary analysis. Phys. Ther. 91, 1812–1825.

Hart, D.L., Werneke, M.W., George, S.Z., Matheson, J.W., Wang, Y.C., Cook, K.F., et al., 2009. Screening for elevated levels of fear-avoidance beliefs regarding work or physical activities in people receiving outpatient therapy. Phys. Ther. 89, 770–785.

Hartigan, E.H., Lynch, A.D., Logerstedt, D.S., Chmielewski, T.L., Snyder-Mackler, L., 2013. Kinesiophobia after anterior cruciate ligament rupture and reconstruction: noncopers versus potential copers. J. Orthop. Sports Phys. Ther. 43, 821–832.

Hasenbring, M., Rusu, A., Turk, D., 2012. From Acute to Chronic Back Pain: Risk Factors, Mechanisms, and Clinical Implications. Oxford University Press, Oxford.

Hill, J.C., Dunn, K.M., Lewis, M., Mullis, R., Main, C.J., Foster, N.E., et al., 2008. A primary care back pain screening tool: identifying patient subgroups for initial treatment. Arthritis Rheum. 59, 632–641.

Hill, J.C., Fritz, J.M., 2011. Psychosocial influences on low back pain, disability, and response to treatment. Phys. Ther. 91, 712–721.

Hill, J.C., Lewis, M., Sim, J., Hay, E.M., Dziedzic, K., 2007. Predictors of poor outcome in patients with neck pain treated by physical therapy. Clin. J. Pain 23, 683–690.

Hockings, R.L., McAuley, J.H., Maher, C.G., 2008. A systematic review of the predictive ability of the Örebro Musculoskeletal Pain Questionnaire. Spine 33, E494–E500.

Hunt, M.A., Keefe, F.J., Bryant, C., Metcalf, B.R., Ahamed, Y., Nicholas, M.K., et al., 2013. A physiotherapistdelivered, combined exercise and pain coping skills training intervention for individuals with knee osteoarthritis: a pilot study. Knee 20, 106–112.

Institute of Medicine, 2011. Relieving Pain in America: A Blueprint for Transforming Prevention, Care, Education, and Research. The National Academies Press, Washington, DC.

Johnson, R., Moores, L., 2006. Pain management: integrating physiotherapy and clinical psychology in practice. In: Gifford, L. (Ed.), Topical Issues in Pain 5. CNS Press, Falmouth.

Jones, M., Edwards, I., 2006. Learning to facilitate change in cognition and behaviour. In: Gifford, L. (Ed.), Topical issues in pain 5. CNS Press, Falmouth.

Jones, M., Edwards, I., 2008. Clinical reasoning to facilitate cognitive-experiential change. In: Higgs, J., Jones, M., Loftus, S., Christensen, N. (Eds.), Clinical Reasoning in the Health Professions, third ed. Butterworth Heinemann Elsevier, Amsterdam.

Karran, E.L., McAuley, J.H., Traeger, A.C., Hillier, S.L., Grabherr, L., Russek, L.N., et al., 2017. Can screening instruments accurately determine poor outcome risk in adults with recent onset low back pain? A systematic review and meta-analysis. BMC Med. 15 (13), 1–15.

Karran, E., McAuley, J., Traeger, A., Hillier, S., Moseley, L., 2016. How accurate are low back pain screening instruments at determining chronic pain risk? A systematic review and meta-analysis. International Low Back and Neck Pain Forum, Buxton, United Kingdom.

Keefe, F., Scipio, C., Perri, L., 2006. Psychosocial approaches to managing pain: current status and future directions. In: Gifford, L. (Ed.), Topical Issues in Pain 5. CNS Press, Falmouth.

Kent, P.M., Keating, J.L., Taylor, N.F., 2009. Primary care clinicians use variable methods to assess acute nonspecific low back pain and usually focus on impairments. Man. Ther. 14, 88–100.

Kroenke, K., Spitzer, R.L., Williams, J.B., 2001. The PHQ-9: validity of a brief depression severity measure. J. Gen. Intern. Med. 16, 606–613.

Leventhal, H., Leventhal, E., Contrada, R., 1998. Self-regulation, health, and behavior: a perceptual-cognitive approach. Psychology & Health 3, 717–733.

Leventhal, H., Meyer, D., Nerenz, D., 1980. The common sense representation of illness danger. In: Rachman, S. (Ed.), Contributions to Medical Psychology. Pergamon Press, New York.

Linton, S.J., 2000. A review of psychological risk factors in back and neck pain. Spine 25, 1148–1156.

Linton, S.J., 2005. Do psychological factors increase the risk for back pain in the general population in both a cross-sectional and prospective analysis? Eur. J. Pain 9, 355–361.

Linton, S.J., Hallden, K., 1997. Risk factors and the natural course of acute and recurrent musculoskeletal pain: developing a screening instrument. In: Jensen, T.S., Turner, J.A., Wiesenfeld-Hallin, Z. (Eds.), Proceedings of the 8th World Congress on Pain. IASP Press, Seattle, pp. 527–536.

Linton, S.J., McCracken, L.M., Vlaeyen, J.W., 2008. Reassurance: help or hinder in the treatment of pain. Pain 134, 5–8.

Linton, S.L., Nicholas, M.K., MacDonald, S., 2012. Development of a short form of the Örebro Musculoskeletal Pain Screening Questionnaire. Spine 36 (22), 1891–1895.

Linton, S.J., Shaw, W.S., 2011. Impact of psychological factors in the experience of pain. Phys. Ther. 91, 700–711.

Louw, A., Diener, I., Butler, D.S., Puentedura, E.J., 2011. The effect of neuroscience education on pain, disability, anxiety, and stress in chronic musculoskeletal pain. Arch. Phys. Med. Rehabil. 92, 2041–2056.

Louw, A., Puentedura, E., Schmidt, S., Zimney, K., 2018. Pain Neuroscience Education, vol. 2. OPTP, Minneapolis, MN.

Maher, C.G., Grotle, M., 2009. Evaluation of the predictive validity of the Örebro Musculoskeletal Pain Screening Questionnaire. Clin. J. Pain 25, 666–670.

Main, C.J., George, S.Z., 2011. Psychologically informed practice for management of low back pain: future directions in practice and research. Phys. Ther. 91, 820–824.

Main, C., Sullivan, M., Watson, P., 2008. Pain Management: Practical Applications of the Biopsychosocial Perspective in Clinical and Occupational Settings. Churchill Livingstone Elsevier, Edinburgh.

McCracken, L.M., Dhingra, L., 2002. A short version of the Pain Anxiety Symptoms Scale (PASS-20): preliminary development and validity. Pain Res. Manag. 7, 45–50.

McCracken, L.M., Vowles, K.E., Eccleston, C., 2004. Acceptance of chronic pain: component analysis and a revised assessment method. Pain 107, 159–166.

Mirkhil, S., Kent, P.M., 2009. The diagnostic accuracy of brief screening questions for psychosocial risk factors of poor outcome from an episode of pain: a systematic review. Clin. J. Pain 25, 340–348.

Moseley, G.L., 2004. Evidence for a direct relationship between cognitive and physical change during an education intervention in people with chronic low back pain. Eur. J. Pain 8, 39–45.

Moseley, G.L., Butler, D.S., 2017. Explain Pain Supercharged. Noigroup Publications, Adelaide.

Nicholas, M.K., 2007. The pain self-efficacy questionnaire: taking pain into account. Eur. J. Pain 11, 153–163.

Nicholas, M.K., Asghari, A., Blyth, F.M., 2008. What do the numbers mean? Normative data in chronic pain measures. Pain 134, 158–173.

Nicholas, M.K., George, S.Z., 2011. Psychologically informed interventions for low back pain: an update for physical therapists. Phys. Ther. 91, 765–776.

Nicholas, M.K., Linton, S.J., Watson, P.J., Main, C.J., Decade of the Flags Working Group, 2011. Early identification and management of psychological risk factors ("yellow flags") in patients with low back pain: a reappraisal. Phys. Ther. 91, 737–753.

Nijs, J., Lluch Girbes, E., Lundberg, M., Malfliet, A., Sterling, M., 2015. Exercise therapy for chronic musculoskeletal pain: innovation by altering pain memories. Man. Ther. 20, 216–220.

Nijs, J., Meeus, M., Cagnie, B., Roussel, N.A., Dolphens, M., van Oosterwijck, J., et al., 2014. A modern neuroscience approach to chronic spinal pain: combining pain neuroscience education with cognition-targeted motor control training. Phys. Ther. 94, 730–738.

Nijs, J., Paul Van Wilgen, C., Van Oosterwijck, J., Van Ittersum, M., Meeus, M., 2011. How to explain central sensitization to patients with 'unexplained' chronic musculoskeletal pain: practice guidelines. Man. Ther. 16, 413–418.

Overmeer, T., Linton, S.J., Holmquist, L., Eriksson, M., Engfeldt, P., 2005. Do evidence-based guidelines have an impact in primary care? A cross-sectional study of Swedish physicians and physiotherapists. Spine 30, 146–151.

Pincus, T., 2004. The psychology of pain. In: French, S., Sim, K. (Eds.), Physiotherapy: A Psychosocial Approach. Elsevier, Edinburgh.

Pincus, T., Morley, S., 2001. Cognitive-processing bias in chronic pain: a review and integration. Psychol. Bull. 127, 599–617.

Piva, S.R., Fitzgerald, G.K., Wisniewski, S., Delitto, A., 2009. Predictors of pain and function outcome after rehabilitation in patients with patellofemoral pain syndrome. J. Rehabil. Med. 41, 604–612.

Pransky, G., Borkan, J.M., Young, A.E., Cherkin, D.C., 2011. Are we making progress?: the tenth international forum for primary care research on low back pain. Spine 36, 1608–1614.

Rusu, A., Pincus, T., 2012. Cognitive processing and self-pain enmeshment in chronic back pain. In: Hasenbring, M., Rusu, A., Turk, D. (Eds.), From Acute to Chronic Back Pain. Risk Factors, Mechanisms, and Clinical Implications. Oxford University Press, Oxford.

Sanders, T., Foster, N.E., Bishop, A., Ong, B.N., 2013. Biopsychosocial care and the physiotherapy encounter: physiotherapists ' accounts of back pain consultations. BMC Musculoskelet. Disord. 14, 65.

Sarda, J., Jr., Nicholas, M.K., Asghari, A., Pimenta, C.A., 2009. The contribution of self-efficacy and depression to disability and work status in chronic pain patients: a comparison between Australian and Brazilian samples. Eur. J. Pain 13, 189–195.

Sieben, J.M., Vlaeyen, J.W., Tuerlinckx, S., Portegijs, P.J., 2002. Pain-related fear in acute low back pain: the first two weeks of a new episode. Eur. J. Pain 6, 229–237.

Sim, J., Smith, M., 2004. The sociology of pain. In: French, S., Sim, J. (Eds.), Physiotherapy: A Psychosocial Approach. Elsevier, Edinburgh.

Simmonds, M.J., Derghazarian, T., Vlaeyen, J.W., 2012. Physiotherapists ' knowledge, attitudes, and intolerance of uncertainty infl uence decision making in low back pain. Clin. J. Pain 28, 467–474.

Simon, C.B., Stryker, S.E., George, S.Z., 2011. Comparison of work-related fear-avoidance beliefs across different anatomical locations with musculoskeletal pain. J. Pain Res. 4, 253–262.

Singla, M., Jones, M., Edwards, I., Kumar, S., 2015. Physiotherapists ' assessment of patients ' psychosocial status: Are we standing on thin ice? A qualitative descriptive study. Man. Ther. 20, 328–334.

Smart, K., Doody, C., 2007. The clinical reasoning of pain by experienced musculoskeletal physiotherapists. Man. Ther. 12, 40–49.

Spitzer, R.L., Williams, J.B., Kroenke, K., Linzer, M., Degruy, F.V., 3rd, Hahn, S.R., et al., 1994. Utility of a new procedure for diagnosing mental disorders in primary care. The PRIME-MD 1000 study. JAMA 272, 1749–1756.

Straus, S.E., Richardson, W.S., Glasziou, P., Haynes, R.B., 2005. Evidence-Based Medicine: How to Practice and Teach EBM. Elsevier, Churchill Livingstone, New York.

Sullivan, M.J., Adams, H., Rhodenizer, T., Stanish, W.D., 2006. A psychosocial risk factor–targeted intervention for the prevention of chronic pain and disability following whiplash injury. Phys. Ther. 86, 8–18.

Sullivan, M., Bishop, S., Pivik, J., 1995. The Pain Catastrophizing Scale: development and validation. Psychol. Assess. 7, 524–532.

Sullivan, M., Tanzer, M., Stanish, W., Fallaha, M., Keefe, F.J., Simmonds, M., et al., 2009. Psychological determinants of problematic outcomes following Total Knee Arthroplasty. Pain 143, 123–129.

Turner, J.A., Holtzman, S., Mancl, L., 2007. Mediators, moderators, and predictors of therapeutic change in cognitive-behavioral therapy for chronic pain. Pain 127, 276–286.

van der Windt, D., Hay, E., Jellema, P., Main, C., 2008. Psychosocial interventions for low back pain in primary care: lessons learned from recent trials. Spine 33, 81–89.

van Wilgen, P., Beetsma, A., Neels, H., Roussel, N., Nijs, J., 2014. Physical therapists should integrate illness perceptions in their assessment in patients with chronic musculoskeletal pain; a qualitative analysis. Man. Ther. 19, 229–234.

van Wilgen, C.P., Keizer, D., 2012. The sensitization model to explain how chronic pain exists without tissue damage. Pain Manag. Nurs. 13, 60–65.

Waddell, G., Newton, M., Henderson, I., Somerville, D., Main, C.J., 1993. A Fear-Avoidance Beliefs Questionnaire (FABQ) and the role of fear-avoidance beliefs in chronic low back pain and disability. Pain 52, 157–168.

Wand, B.M., McAuley, J.H., Marston, L., De Souza, L.H., 2009. Predicting outcome in acute low back pain using different models of patient profiling. Spine 34, 1970–1975.

Werneke, M.W., Hart, D.L., George, S.Z., Deutscher, D., Stratford, P.W., 2011. Change in psychosocial distress associated with pain and functional status outcomes in patients with lumbar impairments referred to physical therapy services. J. Orthop. Sports Phys. Ther. 41, 969–980.

Woby, S.R., Roach, N.K., Urmston, M., Watson, P.J., 2005. Psychometric properties of the TSK-11: a shortened version of the Tampa Scale for Kinesiophobia. Pain 117, 137–144.

World Health Organization, 2001. International Classification of Functioning, Disability and Health. World Health Organization, Geneva.

Zusman, M., 2004. Mechanisms of musculoskeletal physiotherapy. Phys. Ther. Rev. 9, 39–49.

Zusman, M., 2008. Associative memory for movement-evoked chronic back pain and its extinction with musculoskeletal physiotherapy. Phys. Ther. Rev. 13, 57–68.

第五章

临床预测规则：在临床推理中的优势和局限

Robin Haskins • Chad E. Cook • Peter G. Osmotherly • Darren A. Rivett

临床推理中的统计学概述

医疗决策经历了漫长而复杂的演变过程。令人振奋的是，也许使用综合统计方法分析某些类型的临床决策是一个相对较新的辅助手段。在临床研究中，循证医学的推广是我们必须使用综合统计方法的重要原因。关于疾病发生和转归过程中的流行病学的统计数据（Laupacis et al., 1994; Richardson et al., 1999）、诊断试验的准确度（Jaeschke et al., 1994）和治疗效果的量化（Guyatt et al., 1994）等越来越多地帮助我们用于疾病的临床决策。

在当代医疗实践中，统计学工具的应用有助于将数据转化为循证诊断、预后和治疗决策（Horvitz, 2010）。对于已开发的几种不同类型的统计预测工具，主要应用于临床环境，即从简单的精算表到一些更复杂的计算方法，如人工神经网络（Baxt, 1995; Meel, 1954）。无论类型如何，所有统计预测工具都使用统计分析，即通过对已知结果的先前病例进行统计分析来确定并预测变量与特定诊断或结果之间的量化关系，从而将它们用于对未来的预测（Swets et al., 2000b）。这既是它们的优势，也是它们的局限。

统计预测工具相对于临床医师的独立临床判断有一个显著的优势，即控制人类的认知偏见，而这些偏见往往是导致医师临床决策错误的常见原因（Grove et al., 2000; Graber et al., 2005）。临床问题解决中的此类错误被认为至少有一部分原因是人类认知能力有限的结果（Elstein and Schwarz, 2002）。Simon（1990）将其描述为"有限理性"的原则，即决策仅受人类行为的理性部分限制，从而导致信息处理和复杂问题解决方面的局限性，因此需要使用次优近似方法和启发式方法。人们认为，至少在一定程度上，在人类进化史上，对快速、高效决策"捷径"的需求及由此产生的认知偏差是由于生存的固有优势而自适应地产生的（Johnson et al., 2013）。然而，这种适应性认知过程在许多现代决策环境中可能不是最理想的，所以识别出它们经常被认为是减少医疗实践错误的关键（Croskerry, 2009; Ely et al., 2011; Graber et al., 2005, 2002; Hicks and Kluemper, 2011）。

然而，统计预测工具的一个关键限制是其固有的不灵活性和脆弱性。也就是说，它们的预测仅限于特定的与它们的设计相关的具体结果或诊断，并且结果是根据工具中涉及的有限的信息生成的。因此，它们无法得到所有类别的临床判断，也无法整合可能与决策有关的所有有用信息。因此，使用统计程序为决策提供信息至关重要，这取决于技术人员判断其应用的适合性的能力、对其局限性和假设的认识，以及对其结果的准确解释（Dawes et al.，1989；Swets et al.，2000a，2000b）。

P.E. Meehl（1954）首先强调了专业技术人员在应用统计预测模型方面所起的关键作用，即所谓的"断腿补偿"。这就是在通常情况下预测模型通常表现良好（如一种模型可以预测某人在周几看电影），但需要根据模型中未考虑到的额外信息进行人为调整，这将影响预测的结果（如在罕见的情况下，有人摔断了腿以致他或她不太可能去看电影）（Grove and Meel，1996）。

重要的是，统计数据并不总是可以说明所有类别的临床判断，这限制了统计预测工具的适用性。提高对常见认知错误的认识和减少某些错误的策略可能会有助于最大限度地减少临床判断的错误（进一步的讨论见第一章）。建议临床医师使用统计预测模型，而不是作数学公式的奴隶，将这些工具产生的客观数据与所有其他现有信息进行整合，以帮助他们作出决策（Swets et al.，2000a）。也就是说，统计预测并不是形成临床决策，而是为临床决策提供信息。

本章的剩余部分将专门针对一种统计预测工具进行说明，通常将其称为"临床预测规则"。

临床预测规则

临床预测规则（clinical prediction rule, CPR）已被定义为"一种临床工具，用于量化个体的病史、体格检查和基本实验室检查结果，从而有助于患者的诊断、预后或治疗效果的预测"（McGinn et al.，2008, p.493）。常见的同义词包括"临床预测指南"

（McGinn et al.，2008；US National Library of Medicine，2009）、"临床预测工具"（Randolph et al.，1998）、"临床决策规则"（Osmond et al.，2010）、"临床决策指南"（Schneider et al.，2014）和"临床决策工具"（Thiruganasambandamoorthy et al.，2014）。

CPR可被概念化为一种将研究证据纳入临床决策的方法（Beattie and Nelson，2006）。它们是由最简约的变量组成的临床工具，且这些变量经过实践证明对预测的诊断或结果均有意义（Childs and Cleland，2006）。变量通常是在标准临床治疗中收集到的可靠的病史、体格检查和（或）其他检查或调查的组成部分（Laupacis et al.，1997）。一些形式的CPR可以计算某一结果或诊断的概率，而另一些则可以直接说明特定的操作方案（Reilly and Evans，2006）。一般认为，在开发CPR以协助复杂的临床决策时，CPR可能具有最大的效用（McGinn et al.，2000）。

医学文献中确定了3种主要类型的CPR：诊断性、关于病程的和指导治疗的CPR（C. Cook，2008）。

诊断性临床预测规则

诊断性CPR的功能是为相关的患者诊断或当前分类/状态的临床决策提供信息。其中一个诊断性CPR的例子是渥太华膝关节规则（Stiell，Greenberg, et al.，1995）。该工具包含5个小项，旨在帮助医师作出决定，以了解哪些患者在急性膝关节损伤后需要做X线检查。通过考虑是否存在5个临床变量来确定患者在CPR中的状态（表5.1）。在所有5个临床变量都不符合的情况下，膝关节骨折的可能性很小（Bachmann et al.，2004）。因此，膝关节X线检查不太可能产生有价值的临床信息。

表 5.1

诊断性临床预测规则示例：渥太华膝关节规则

1. 年龄 ≥ 55 岁

2. 腓骨头压痛

3. 独立的髌骨压痛

4. 不能屈膝至 90°

5. 不能承重（每侧下肢重复 2 次，无论是否跛行），包括立即就诊急诊科

（Stiell, Greenberg et al., 1995）

关于病程的临床预测规则

关于病程的 CPR 在对时间维度的依赖性上与诊断性 CPR 不同。关于病程的 CPR 的功能是为临床判断未来的结果或事件提供信息，如个人的疼痛严重程度或在 6 个月内重返工作岗位的可能性。其中"Cassandra 规则"是关于病程的 CPR 的一个例子（Dionne, 2005；Dionne et al., 1997, 2011）。此项 CPR 来自初级保健医师报告的一批腰痛患者，其目的是识别那些具有长期严重功能障碍风险的个人。CPR 使用抑郁测量和躯体化测量，这些测量来自 90 版症状检查表（Derogatis, 1977）问卷中选定的项目，在 2 年中，通过 Roland-Morris 残疾调查问卷得出的 50% 或更大残疾的风险程度对患者进行分层。

指导治疗的临床预测规则

指导治疗的 CPR 是这些工具的第 3 种主要类型，其功能是根据患者对治疗的预期反应，从而对患者群体进行分类，而不依赖于诊断分类（Foster et al., 2013）。因此，指导治疗的 CPR 为有关治疗的临床决策提供参考（C. Cook, 2008），即一种与治疗效果相关且形式特殊的预后性 CPR。其治疗效果是指一种干预与另一种干预或控制干预在结果上的差异（Kamper et al., 2010）。因此，指导治疗的 CPR 由疗效修正器（也称为疗效调节器）组成——这些是区分不同亚组的基线变量，且这些亚组的治疗效果不同（Kraemer et al., 2006）。这些变量随后与预后变量产生差异，后者预测的结果与治疗无关（Hill and Fritz, 2011）。

患者在治疗效果修正上的状态可以预测患者可能从一种干预与另一种干预中获得的相对疗效，图 5.1 说明了这种关系。我们通过探

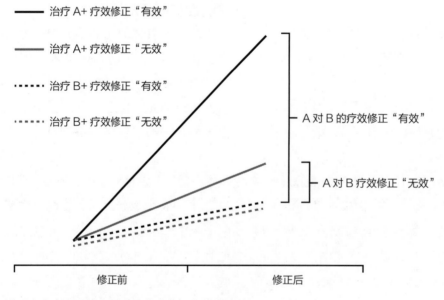

图 5.1 说明由患者在基线变量上的状态修正的治疗效果

索候选基线变量与治疗组之间的相互作用效应，在随机临床试验中确定治疗效果改进剂（Hancock et al.，2009；Sun et al.，2010）。然而，这种试验所需的样本量非常大。为了给研究提供足够的动力来检测相互作用的效果，其样本量大约为检测同等量级整体治疗效果所需的样本量的 4 倍（Brookes et al.，2004）。

开发临床预测规则

CPR 的开发主要分 3 个主要阶段：推导、验证和影响分析（图 5.2）（Childs and Cleland，2006；McGinn et al.，2000，2008）。每个阶段的功能是开发和研究 CPR 的一个特定方面，并且在临床实践的应用中有至关重要的意义。下面的小节描述了 CPR 开发的每个主要阶段所涉及的过程。

推导

CPR 开发的第一步是推导。这一过程伴随着一个有意义的问题而展开，由此，我们认为 CPR 的开发在临床上有重大意义。对于 CPR 的考虑因素，主要包括临床决策的复杂性、临床医师独立判断的准确性、临床医师的态度、实践中的差异性及对某种工具的假设的可能性，即该工具可以通过改善患者预后或提

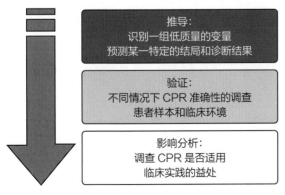

图 5.2　开发临床预测规则（CPR）的阶段［经许可改编自 Childs and Cleland（2006）］

高资源利用效率而对医疗实践产生积极影响（Fritz，2009；Stiell and Wells，1999）。

开发 CPR 所需的研究设计取决于正在开发的 CPR 的类型。诊断性 CPR 是在横断面研究中得出的，预后性 CPR 是在纵向队列研究中得出的，指导治疗的 CPR 需要随机对照试验（Hancock et al.，2009；Hill and Fritz，2011）。在所有情况下，一个有意义的、有效的和明确定义的、能够可靠衡量的相关结果需要我们进行选择（Stiell and Wells，1999）；并且还需要预先选择少数盲法候选预测变量，并依据其假设的预测性能、有效性和可靠性及它们在临床环境中的实用性和可用性（C. Cook et al.，2010；Lubetzky-Vilnai et al.，2014；Seel et al.，2012）。在某些 CPR 推导研究中，临床判断、文献综述、小组讨论和问卷调查已经被用来选择候选预测变量（Dionne et al.，2005；Hewitt et al.，2007；Heymans et al.，2007，2009）。

在 CPR 推导研究中，进行抽样的患病人群需要体现出该工具可能应用到的患者范围（Stiell and Wells，1999）。一般而言，需要大量的样本来满足所使用的统计方法的假设，并产生更高精度的结果（Childs and Cleland，2006）。在研究某个低患病率的结果时（如腰痛患者的癌症），当测试大量盲法候选预测因子和研究治疗效果修正因子时，尤其需要更大的样本量（Babyak，2004；Brookes et al.，2004）。

一旦数据收集完成，统计分析就会用于识别候选变量，而候选变量与相关结果有显著的预测关系。在医学文献中，有几种不同的技术被用来推导 CPR。表 5.2 改编由 Grobman 和 Stamilio（2006）及 Adams 和 Leveson（2012）授权，概述了这些技术及其相关的优缺点。

单变量分析是最简单的方法，但有几个局

表5.2

用于开发临床预测规则的技术		
技术	优势	缺点
单变量分析	开发简单，使用方便	预测因子可能不是独立的，任意加权，不准确
多变量分析	准确性有所提高	开发更复杂
列线图	精度有所提高，使用简便。允许开发	开发更复杂
分类和回归树（递归分割）	针对敏感性或特异性进行优化的规则	往往比不上其他技术。对于连续变量不适用。容易过度拟合
人工神经网络	随着时间推移，新数据提高了准确性。识别复杂的非线性关系和相互作用	开发更复杂，容易过度拟合。很难适用于大多数临床设置

［经 Grobman 和 Stamilio（2006）及 Adams 和 Leveson（2012）许可改编］

限性。它没有充分考虑多个预测变量（自变量）与结果变量（应变量）之间的关系。最值得注意的是，它不考虑盲法候选预测变量之间的关系。为了克服这一限制，多变量分析可以检查每个预测变量与目标结果的独立关系。此外，多变量分析还能够根据对回归系数的解释说明来分配变量权重（Laupacis et al.，1997）。常用各种形式的多变量分析来推导 CPR（Bouwmeester et al.，2012），在某些情况下可以应用自动化的变量选择方法（例如应用前向回归、后向删除、最佳子集）。然而，由于使用自动化程序识别虚假关联的概率增加，这些方法可能不太适合 CPR 的开发，最好保留进行探索性分析（Babyak，2004；Katz，2003）。多变量模型通常很适合构建计算图表，这些图形计算工具有助于应用其他复杂的数学方程（Grobman and Stamilio，2006）。

推导 CPR 的其他方法为分类和回归树方法。这一方法使用非参数统计程序，根据预测相关结果的变量来确定相互排斥和穷尽性的分组（Lemon et al.，2003）。递归分割分析用于预测变量之间的相互作用（E.F. Cook and Goldman，1984；Dionne et al.，1997），因此与逻辑回归相比，该方法更适合从具有交互变量的数据集中推导出 CPR（Katz，2006）。这种方法也非常适合于在 CPR 要求敏感性或特异性最优化的情况下使用（Stiell and Wells，1999）。

人工神经网络需要先进的计算资源，也是另一种开发 CPR 的方法。人工神经网络在统计学本质上比回归方法更灵活，并在其他条件相同的情况下提供更适合研究数据的模型（Kattan，2002）。然而，它们也更容易出现过度拟合，因此，潜在降低了这些方法在推导研究数据之外良好运行的可能性（Tu，1996）。

为了说明 CPR 的发展，将以渥太华膝关节规则（表5.1）为例（Stiell，Greenberg，et al.，1995）。需要一种工具来帮助确定哪些患者需要进行 X 线检查，后来我们发现，虽然在急诊科就诊的急性膝关节损伤患者中有近 3/4 的人接受了放射学检查，但只有 5% 的人被确诊为骨折（Stiell，Wells，et al.，1995），这导致了医疗费用增加、等待时间增加及不必要的放射线暴露等。甚至一些经验丰富的临床医师认为，在大多数接受放射学检查的患者中，骨折的概率还不到 10%（Stiell，Wells，et al.，1995）。

因此，我们进行了一项前瞻性研究，纳入 1047 名急性膝关节损伤的成年患者，他们被送到加拿大渥太华两所大学医院的急诊科。相关结果是通过普通 X 线检查观察到的膝关节骨折，则被确定为盲法候选预测变量。出于伦理原因，若患者个人认为无须进行膝关节 X 线检查，则尊重患者的决定，但需通过电话问卷进行随访，目的是防止遗漏（骨折）的情况。根据临床医师的判断、文献综述和初步研究数据，选择了 23 个盲法候选预测变量，在文字资料中将每个变量的明确定义提供给临床医师。

　　数据收集后，使用递归分割的方法来推导出 CPR。该工具的开发是为了优化灵敏度，因为遗漏骨折比不必要的 X 线检查造成的后果更严重。许多不同的模型被确定来进行适应性数据研究，研究小组决定选择其中最具特异性和使用最少变量的模型，并同时保持 100% 的敏感性。而在渥太华膝关节规则推导研究中，其准确性为 100% 的敏感性［95% 置信区间（CI）95%～100%］和 54% 的特异性（95%CI 51%～57%）。

验证

　　对其推导的 CPR 研究数据集进行建模（Beattie and Nelson，2006）。因此，当在原始环境之外应用时，它可能并不总是表现良好（Justice et al.，1999）。验证是 CPR 开发和发展的第二阶段，其功能是检查推导工具在新患者群体和临床环境中的内部有效性和可推广性（McGinn et al.，2008）。因此，CPR 的有效性验证并非在单个研究中就能实现，而是在多个研究中产生的一种属性（Hancock et al.，2009）。

　　在衍生研究中，质疑 CPR 内部有效性的方法学问题将对该工具在其他研究中的良好表现产生一定的影响（C. Cook，2008）。然而，在最初研究之外，至少有 3 个原因可以解释为

什么即使是强大的 CPR 也不一定能很好地发挥作用（McGinn et al.，2000）。具体如下。

- 关联概率。在推导研究中确定的一些具有统计学意义的关系有可能纯粹是由于偶然性，因此这种关联不太可能在新的数据集中成立，从而降低 CPR 的预测性能。

- 与患者群体或临床环境相关的差异。在衍生研究中确定的某些预测关系可能只适用于被调查的患者样本或临床医师群体，因此衍生性研究结果可能不能推广到其他患者和临床医师人群。

- 与 CPR 实施有关的差异。对于预测变量和结果变量的操作定义，以及规则的准确应用和解释可能会不一致，这些将影响 CPR 的预测性能。

　　统计验证（如分割样本、引导）只能解释第一个问题（McGinn et al.，2000）。因此，需要涉及不同患者、临床医师和临床环境的前瞻性研究来验证 CPR。"狭义验证"是指在患者和环境中测试 CPR 能力以复制其预测性能的过程，类似于最初的推导（Kamper et al.，2010；Keogh et al.，2014；McGinn et al.，2000）。这些研究结果为人们了解到 CPR 在特定患者群体中预测准确性的可变性提供依据（Kent et al.，2010）。相比之下，"广泛验证"检查了 CPR 对不同环境和不同患者群体的通用性，与衍生研究中使用的方法不同（Kamper et al.，2010；Keogh et al.，2014；McGinn et al.，2000）。

　　Toll 等（2008）进一步描述了 CPR 的时间、地理和应用领域验证。时间验证是指随着时间推移对 CPR 进行性能重复，但抽样的患者群体或临床环境的其他元素几乎不变。地理验证是指在相似的患者群体中，但在不同的临床环境中对 CPR 的性能进行验证。应用领域验证被认为是推广上最有力的证据，它是指评

估 CPR 在不同的临床环境和不同的患者群体中的表现，而这些表现与衍生研究样本的表现存在非随机差异。

一些研究为渥太华膝关节规则的验证提供了证据（Bachmann et al., 2004）。在比利时布鲁塞尔的一个急救教学中心，调查了一些不同水平的临床医师对这一工具进行应用的情况（Ketelslegers et al., 2002）。研究小组对医学生和外科住院医师进行了准确实施 CPR 的培训。在这项研究中招募了 261 名患者，根据渥太华膝关节规则对他们的状态进行评估，通过 X 线检查（84%）、电话随访或面对面随访确定骨折存在的盲法评估结果。本研究结果表明，渥太华膝关节规则的敏感性为 100%（95%CI 99% ~ 100%）、特异性为 32%（95%CI 26% ~ 38%）。结果发现，医学生和外科住院医师在 CPR 的预测准确性方面没有差异，从而这为不同经验的临床医师群体提供了使用该工具的通用性的证据。该工具的 100% 的敏感性发现也与推导研究的结果一致，并为其提供了进一步的证据，证明了 CPR 在识别出现急性膝关节损伤患者时的预测性能，这些患者不太可能从放射学评估中受益。

影响分析

CPR 开发的最后阶段称为影响分析，主要是调查该工具在临床实践中的应用能否产生有意义的临床效果（Childs and Cleland, 2006）。这一环节非常重要，因为即使经过充分验证的 CPR 也不一定优于临床医师的独立判断。此外，如果 CPR 难以操作，或者有其他因素阻碍其实施，则不一定能在临床实践中被成功应用（McGinn et al., 2000）。尽管目前与肌肉骨骼从业人员相关的 CPR 越来越多，但任何形式的影响分析研究都很少（Georgopoulos and Taylor, 2016；Haskins et al., 2015a, 2015b, 2012；Kelly et al., 2017；May and Rosedale, 2009；Stanton et al., 2010；van Oort et al., 2012；Wallace et al., 2016）。

进行影响分析的最佳研究设计是一项随机对照试验，通过这项试验，可以对使用 CPR 产生的结果进行严格评估（Toll et al., 2008）。随机化可以在患者、临床医师或医疗机构层面上进行，而后者有助于在最大程度上减少潜在误差（Wallace et al., 2011）。前后对照设计往往是评估 CPR 使用影响的更可行的一种方法；然而，由于存在很大的潜在偏倚，这种设计的证据比随机对照试验的证据要弱（Childs and Cleland, 2006；Reilly and Evans, 2006）。

除探讨 CPR 对患者预后和资源消耗的有效性外，通过调查临床医师的实践行为的变化、对工具的接受程度及患者满意度的变化也可能是有用的（Beattie and Nelson, 2006；Childs and Cleland, 2006；McGinn et al., 2000；Stiell and Wells, 1999）。临床医师对 CPR 的接受程度可以通过 12 项渥太华决策规则来进行接受性评估（Brehaut et al., 2010）。对研究参与者的观点进行定性评估，也有助于更好地了解 CPR 实施的可修改方面，从而促进其临床应用的成功（Wallace et al., 2011）。

Still 等（1997）依然是以渥太华膝关节规则为例，使用了一项前后非随机对照试验来评估这种 CPR 临床应用的影响。在这项为期 2 年的研究中，使用了 2 家对照医院和 2 家干预医院，干预医院在研究期间的最后 1 年应用了渥太华膝关节规则。在干预医院实施 CPR 后，膝关节 X 线的使用绝对减少了 20.5%（77.6% ~ 57.1%）。在同一时期，对照医院使用膝部 X 线检查的比率仅下降了 1%（76.9% ~ 75.9%）。未接受膝部影像学检查的患者在急诊科平均花费时间 33 分钟，他们的人均总治疗费用减少了 103 美元。在干预医院使用渥太华膝关节规则期间，临床医师在 6.9% 的病例中否决了 CPR。造成这种情况的主要原因与患者的个人意向（要么想做，要么不想做 X 线检查）和临床医师的判断有关。几乎所有在渥太华膝关节规则应用期间未接受膝关节 X 线检查的患者（95.7%）在报告上都表明对此次治疗感到非常满意。本研究中 CPR 的敏感性为 100%（95%CI 94% ~ 100%），特异性为 48%（95%CI 45% ~ 51%）。

方法学的思考

不论其类型如何，CPR 的开发都需要考虑到其发展阶段所特有的一些方法学标准。而这种标准是在基础研究设计所特有的各种方法要求上的一种扩展。虽然已经开发了一份 23 项质量检查表，以帮助说明指导治疗的 CPR 的推导（C. Cook et al.，2010）；但是，目前还没有一个普遍接受的验证工具来帮助所有其他形式的 CPR 在其各个开发阶段的进展。尽管如此，医学文献中的许多出版物提供了有关 CPR 开发相关方法学的评论。表 5.3、表 5.4 和表 5.5 分别概述了 5 份有关 CPR 推导、验证和影响分析被广泛引用的出版物中强调的相关方法学的考虑因素（Beattie and Nelson，2006；Childs and Cleland，2006；Laupacis et al.，1997；Mc Ginn et al.，2000；Stiell and Wells，1999）。

临床实践中的应用准备

CPR 的开发阶段对其在临床实践中的应用有直接影响（图 5.3），这是由于 CPR 开发

的结构化过程使人们逐渐对工具的准确性和通用性有了更大的信心（Childs and Cleland，2006）。McGinn 等（2000）提出了一个分级框架，以确定在何种程度上可以基于 CPR 开发阶段自信地提供临床决策。

- 已推导出但尚未经过验证的 CPR 在本框架内未被视为可在临床实践中应用。严格导出的 CPR 在原始研究数据之外表现不佳的原因有很多，McGinn 等（2000）建议临床医师在推导性研究中可以考虑哪些变量与目标结果或诊断有显著的预测关系，以及哪些关系已被确定、哪些关系还未被确定，从而能够谨慎地指导医师的临床实践。然而，临床医师需要警惕的是，这种关系可能只是极其简单地反映了偶然的关联，或者可能是特定于推导研究的患者样本、临床医师或环境的独特特征。

- 经过"狭义验证"的 CPR 可以进行预测，并且其预测的准确性是可以被信赖的（检查工具在人群中的性能，其设置与推导 CPR 的设置非常相似），因为在一定情况下，临床医师的病案数量与验证和推导研究的病例总数非常接近。然而，CPR 开发的这一阶段并没有提供证据证明它可以在这种有限的环境之外准确地执行。此外，在这一开发阶段应用 CPR，即使在这种有限的背景下，也不一定会改善患者的预后或临床护理的效果。

- 经过"广泛验证"的 CPR（该工具在不同的患者群体和不同环境中的性能进行的检查与推导研究中设置的方法不同）可以在不同的临床环境中应用，并对其预测的准确性有一定的信赖。然而，CPR 开发的这一阶段并没有证据表明，CPR 的使用会带来有益的临床效果。

- 经过影响分析的 CPR 应用于临床实践时，

表 5.3

所有形式的临床预测规则的推导所共有的方法学考虑

	Laupacis 等（1997）	Stiell and Wells（1999）	McGinn 等（2000）	Beattie and Nelson（2006）	Childs and Cleland（2006）
前瞻性设计	■	■	■	■	■
结果的界定	■	■	■	■	■
结果在临床上很重要	■	■		■	■
盲法评估结果	■	■	■	■	■
包括所有重要的预测因子	■		■	■	■
明确界定的预测变量	■	■	■		■
盲法预测因子的评估	■	■	■		■
评估预测变量的可靠性	■	■	■		■
患者重要特征的描述				■	■
明确规定的纳入标准	■	■		■	■
代表性样本	■	■		■	■
完整的随访	■	■		■	■
所描述的研究地点	■	■	■	■	■
研究对象数量的理由		■	■	■	■
规则中每个自变量至少有 10 个结果事件		■	■	■	■
重要的预测指标在研究人群中占很大的比例	■	■	■		
数学技术描述	■	■	■	■	■
多元分析	■	■	■	■	■
所述规则的结果	■	■	■	■	■
临床合理 / 不合理	■	■	■	■	■
使用方便	■	■	■		
诊断或结果的概率描述	■	■	■	■	■
所描述的行动过程	■	■	■		
估计使用的潜在影响		■			

我们可以有信心地认为其可能改善患者的治疗结果和（或）资源效率，同时取得良好的医疗质量和患者满意度。然而，目前很少有与肌肉骨骼实践相关的 CPR 经历过这一必要的开发阶段（Georgopoulos and Taylor，2016；Haskins et al.，2012、2015a，2015b；Kelly et al.，2017；May and Rosedale，2009；Stanton et al.，2010；van Oort et al.，2012；Wallace et al.，2016）。

CPR 在临床肌肉骨骼康复实践中的应用

我们认为，在肌肉骨骼临床康复实践中使

表 5.4

所有形式的临床预测规则的验证所共有的方法学考虑

	Laupacis 等（1997）	Stiell and Wells（1999）	McGinn 等（2000）	Beattie and Nelson（2006）	Childs and Cleland（2006）
新患者群体的前瞻性验证	■	■	■	■	■
衍生研究的不同临床背景		■	■	■	■
不同临床医师来衍生研究		■	■	■	■
代表性样本		■	■	■	
这条规则应用很准确		■	■		■
完整的随访		■	■		
盲法评估结果			■		
盲法候选预测因子评估			■		
验证研究样本中所描述的规则的准确性		■	■		
验证研究样本量的合理性		■			
该规则的观察者之间可靠性的评估	■	■			
评估临床医师对该规则的易用性		■			
规则一经提出就被细化		■			
估计使用的潜在影响		■			

表 5.5

所有形式的临床预测规则的影响分析所共有的方法学考虑

	Laupacis 等（1997）	Stiell and Wells（1999）	McGinn 等（2000）	Beattie and Nelson（2006）	Childs and Cleland（2006）
前瞻性测定临床应用的效果	■	■	■	■	■
评估临床医师行为 / 做法的改变		■	■	■	■
评估该规则改善结果的能力			■	■	■
对效率的影响		■		■	■
规则描述的准确性		■		■	
临床医师接受度的评估		■			
患者满意度评估		■			■

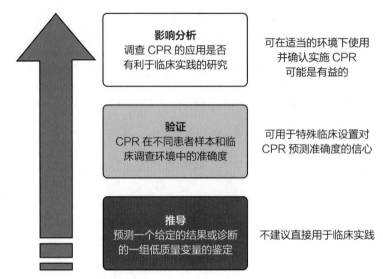

图 5.3　临床预测规则开发阶段与临床应用准备程度之间的关系

用 CPR 有潜在的价值。然而，这一价值目前仅限于成熟的 CPR 诊断和预后形式。诊断性和关于病程的 CPR 相对于指导治疗的 CPR 的假设较少，对于诊断性 CPR 而言，它们具有更明确的结果。虽然关于病程的 CPR 的使用结果类似于指导治疗的 CPR，但这些工具主要着眼于基线测量及其与一般结果的关系。关于病程的 CPR 不需要根据所提供的治疗结果进行区分，正如指导治疗的 CPR 所假定的那样。

我们认为，诊断性 CPR 可以通过帮助临床医师通过潜在因素来进行诊断，从而为临床决策提供价值。诊断性 CPR 将使用疾病或无疾病的结果变量（或紊乱 / 症状、无障碍 / 症状），从而提高区分目前特定情况的可能性。诊断性 CPR 是通过结合最接近诊断参考标准（确定诊断的最佳机制）的临床结果来开发的，在某些情况下，它们实际上构成疾病诊断的参考标准［如髌股关节疼痛综合征（Patellofemoral pain syndrome）］。

指导治疗的 CPR 面临着很多挑战，并且可能会对临床医师的临床推理过程产生影响。就其本质而言，指导治疗的 CPR 假设结论的

有效性、假设治疗干预具有显著的影响（对不同人群的影响不同）、假设治疗效果足够强，足以与给定的患者基线特征的预后影响相区分。这些都是较高的假设，但是到目前为止，在大多数力学导向的肌肉骨骼疾病中都还没有得到验证。

过去的研究表明，在结果度量标准中改变一个人的"成功"门槛可能会导致不同的 CPR（Haskins and Cook，2016）。简单地说，如果一个人调整其阈值量度（通常称为最小临床重要差异评分），发现在接受相同治疗的同一组患者中会出现多种且不同的指导治疗的 CPR。这表明建模是脆弱的，并且在不同的研究、不同的人群及成功 / 不成功的定义其结果都会有所不同。此外，当使用不同的结果衡量时，也会在同一人群中产生不同的 CPR（Haskins and Cook，2016）。

假设治疗干预措施具有显著的效果，在心理学文献中，共享机制理论表明，在不同的治疗方法中结果是相似的。心理学文献中有许多例子可以证明，对于重度抑郁症（Cuijpers et al.，2008）、疼痛（Wampold et al.，1997）及恐慌症和强迫症（Ougrin and Latif，2011）进

行的多种形式的干预措施之间，治疗效果并无差异。

因此，对于肌肉骨骼的临床实践，我们支持使用完善的预后和诊断性 CPR，但不支持使用基于肌肉骨骼的指导治疗的（译者注：处方性）CPR。无论使用 CPR 的策略如何，我们都提倡将临床推理作为目前所有可用 CPR 的"王牌"。并且由于多种原因，CPR 并不总是可以被用于当前特定的临床决策，也不适用于所有类别的临床判断。此外，CPR 的设计仅限于一部分信息，重要的是，这些信息很可能会忽略个体化的关键因素。统计建模方法（如 CPR）有助于临床推理，而不是替代临床推理。

未来的发展方向

CPR 的不断开发逐渐成为临床实践方法的一个分支，这种方法认真地将可量化的研究证据纳入临床决策。鉴于临床判断的复杂性及众多评估和管理方案，肌肉骨骼治疗从业人员遇到的很多临床表现都是此类工具的理想目标。人们的普遍假设是，肌肉骨骼表现的 CPR 的开发有可能在患者和系统层面带来实质性的受益，尤其是那些明确开发的工具，以解决目前临床医师亟待解决的需求。

（徐晖 译，鲁俊 郭京伟 审校）

参考文献

Adams, S.T., Leveson, S.H., 2012. Clinical prediction rules. Br. Med. J. 344, d8312.

Babyak, M.A., 2004. What you see may not be what you get: a brief, nontechnical introduction to overfitting in regression-type models. Psychosom. Med. 66 (3), 411-421.

Bachmann, L.M., Haberzeth, S., Steurer, J., ter Riet, G., 2004. The accuracy of the Ottawa knee rule to rule out knee fractures: a systematic review. Ann. Intern. Med. 140 (2), 121-124.

Baxt, WG., 1995. Application of artificial neural networks to clinical medicine. The Lancet 346 (8983), 1135-1138. Beattie, P, Nelson, R., 2006. Clinical prediction rules: what are they and what do they tell us? Aust J. Physiother. 52 (3), 157-163.

Bouwmeester, W, Zuithoff, N.PA., Mallett, S., Geerlings, M.I., Vergouwe, Y., Steyerberg, E.W, et al., 2012. Reporting and methods in clinical prediction research: a systematic review. PLoS Med. 9 (5), e1001221.

Brehaut, J.C., Graham, I.D., Wood, T.J., Taljaard, M., Eagles, D., Lott, A., et al., 2010. Measuring acceptability of clinical decision rules: validation of the Ottawa acceptability of decision rules instrument (OADRI) in four countries. Med. Decis. Making 30 (3), 398-408.

Brookes, S.T., Whitely, E., Egger, M., Smith, G.D., Mulheran, P.A., Peters, T.J., 2004. Subgroup analyses in randomized trials: risks of subgroup-specific analyses; power and sample size for the interaction test. J. Clin. Epidemiol. 57 (3), 229-236. http://dx.doi.org/10.1016Zj.jclinepi.2003.08.009. doi.

Childs, J.D., Cleland, J.A., 2006. Development and application of clinical prediction rules to improve decision making in physical therapist practice. Phys. Ther. 86 (1), 122-131.

Cook, C., 2008. Potential pitfalls of clinical prediction rules. J. Man. Manip. Ther. 16 (2), 69-71.

Cook, C., Brismee, J.M., Pietrobon, R., Sizer, P., Jr., Hegedus, E., Riddle, D.L., 2010. Development of a quality checklist using delphi methods for prescriptive clinical prediction rules: the QUADCPR. J. Manipulative Physiol. Ther. 33 (1), 29-41. Doi:http://dx.doi.org/10.1016/j.jmpt.2009.11.010.

Cook, E.E, Goldman, L., 1984. Empiric comparison of multivariate analytic techniques: advantages and disadvantages of recursive partitioning analysis. J. Chronic Dis. 37 (9-10), 721-731. Doi:http//dx.doi.oig/10.1016/002 1-9681(84)90041-9.

Croskerry, P, 2009. Clinical cognition and diagnostic error: applications of a dual process model of reasoning. Adv. Health Sci. Educ.Theory Pract 14 (1), 27-35.

Cuijpers, P, Brannmark, J.G., van Straten, A., 2008. Psychological treatment of postpartum depression: a metaanalysis. J. Clin. Psychol. 64 (1), 103-118. doi:10.1002/jclp.20432.

Dawes, R.M., Faust, D., Meehl, PE., 1989. Clinical versus actuarial judgement. Science 243, 1668-1674.

Derogatis, L.R., 1977. Symptoms Checklist-90. Administration, scoring and procedures manual for the revised version. Baltimore: Clinical Psychometric Research.

Dionne, C.E., 2005. Psychological distress confirmed as predictor of long-term back-related functional limitations in primary care settings. J. Clin. Epidemiol. 58 (7), 714-718.

Dionne, C.E., Bourbonnais, R., Fremont, P, Rossignol, M., Stock, S.R., Larocque, I., 2005. A clinical return-to-work rule for patients with back pain. Can. Med. Assoc. J. 172 (12), 1559-1567.

Dionne, C.E., Koepsell, T.D., Von Korff, M., Deyo, R.A., Barlow, WE., Checkoway, H., 1997. Predicting long-term functional limitations among back pain patients in primary care settings. J. Clin. Epidemiol. 50 (1), 31-43.

Dionne, C.E., Le Sage, N., Franche, R.-L., Dorval, M., Bombardier, C., Deyo, R.A., 2011. Five questions predicted long-term, severe, back-related functional limitations: evidence from three large prospective studies. J. Clin. Epidemiol. 64 (1), 54-66. doi: http//dx.doi.org/10.1016/j.jclinepi.2010.02.004.

Elstein, A.S., Schwarz, A., 2002. Clinical problem solving and diagnostic decision making: selective review of the cognitive literature. Br. Med. J. 324 (7339), 729-732.

Ely, J.W, Graber, M.L., Croskerry, P, 2011. Checklists to reduce diagnostic errors. Acad. Med. 86 (3), 307-313. Doi:10.1097/ACM.0b013e31820824cd.

Foster, N.E., Hill, J.C., O'Sullivan, P, Hancock, M., 2013. Stratified models of care. Best Pract. Res. Clin. Rheumatol. 27

(5), 649-661.

Fritz, J.M., 2009. Clinical prediction rules in physical therapy: coming of age? J. Orthop. Sports Phys. Ther. 39 (3), 159-161.

Georgopoulos, V, Taylor, A., 2016. Clinical prediction rules in the prognosis of Whiplash Associated Disorder (WAD): a systematic review. Pain and Rehabilitation - the Journal of Physiotherapy Pain Association 41,5-16.

Graber, M.L., Franklin, N., Gordon, R., 2005. Diagnostic error in internal medicine. Arch. Intern. Med. 165 (13), 1493-1499.

Graber, M.L., Gordon, R., Franklin, N., 2002. Reducing diagnostic errors in medicine: whats the goal? Acad. Med. 77 (10), 981-992.

Grobman, W.A., Stamilio, D.M., 2006. Methods of clinical prediction. Am. J. Obstet. Gynecol. 194 (3), 888-894.

Grove, W.M., Meehl, P.E., 1996. Comparative efficiency of informal (subjective, impressionistic) and formal (mechanical, algorithmic) prediction procedures: the clinical-statistical controversy. Psychol. Public Policy Law 2 (2), 293-323.

Grove, WM., Zald, D.H., Lebow, B.S., Snitz, B.E., Nelson, C., 2000. Clinical versus mechanical prediction: a meta-analysis. Psychol. Assess. 12 (1), 19-30.

Guyatt, G.H., Sackett, D., Cook, D.J., Evidence Based Medicine Working Group, 1994. Users' guides to the medical literature. II. How to use an article about therapy or prevention. B. What were the results and how will they help me in caring for my patients? J. Am. Med. Assoc. 271, 59-63.

Hancock, M.J., Herbert, R.D., Maher, C.G., 2009. A guide to interpretation of studies investigating subgroups of responders to physical therapy interventions. Phys. Ther. 89 (7), 698-704.

Haskins, R., Cook, C., 2016. Enthusiasm for prescriptive clinical prediction rules (eg, back pain and more): a quick word of caution. Br. J. Sports Med. 50 (16), 960-961. doi:10.1136/bjsports-2015-095688.

Haskins, R., Osmotherly, P.G., Rivett, D.A., 2015a. Diagnostic clinical prediction rules for specific subtypes of low back pain: a systematic review. J. Orthop. Sports Phys. Ther. 45 (2), 61-76.

Haskins, R., Osmotherly, PG., Rivett, D.A., 2015b. Validation and impact analysis of prognostic clinical prediction rules for low back pain is needed: a systematic review. J. Clin. Epidemiol. 68 (7), 821-832.

Haskins, R., Rivett, D.A., Osmotherly, P.G., 2012. Clinical prediction rules in the physiotherapy management of low back pain: a systematic review. Man. Ther. 17 (1), 9-21.

Hewitt, J.A., Hush, J.M., Martin, M.H., Herbert, R.D., Latimer, J., 2007. Clinical prediction rules can be derived and validated for injured Australian workers with persistent musculoskeletal pain: an observational study. Aust J. Physiother. 53 (4), 269-276.

Heymans, M.W., Anema, J.R., van Buuren, S., Knol, D.L., van Mechelen, W., De Vet, H.C.W., 2009. Return to work in a cohort of low back pain patients: development and validation of a clinical prediction rule. J. Occup. Rehabil. 19 (2), 155-165.

Heymans, M.W, Ford, J.J., McMeeken, J.M., Chan, A., de Vet, H.C.W, van Mechelen, W, 2007. Exploring the contribution of patient-reported and clinician based variables for the prediction of low back work status. J. Occup. Rehabil. 17 (3), 383-397.

Hicks, E.P., Kluemper, G.T., 2011. Heuristic reasoning and cognitive biases: are they hindrances to judgments and decision making in orthodontics? Am. J. Orthod. Dentofacial Orthop. 139 (3), 297-304. doi:10.1016/ j.ajodo.2010.05.018.

Hill, J.C., Fritz, J.M., 2011. Psychosocial influences on low back pain, disability, and response to treatment. Phys. Ther. 91 (5), 712-721. doi:10.2522/ptj.20100280.

Horvitz, E., 2010. From Data to Predictions and Decisions: Enabling Evidence-Based Healthcare. Computing Community Consortium. https://cra.org/ccc/wp-content/uploads/sites/2/2015/05/Healthcare.pdf.

Jaeschke, R., Guyatt, G.H., Sackett, D., Evidence-Based Medicine Working Group, 1994. Users' guides to the medical literature: III. How to use an article about a diagnostic test b. What are the results and will they help me in caring for my patients? J. Am. Med. Assoc. 271 (9), 703-707.

Johnson, D.D.P, Blumstein, D.T., Fowler, J.H., Haselton, M.G., 2013. The evolution of error: error management, cognitive constraints, and adaptive decision-making biases. Trends Ecol. Evol. (Amst.) 28 (8), 474-481.

Justice, A.C., Covinsky, K.E., Berlin, J.A., 1999. Assessing the generalizability of prognostic information. Ann. Intern. Med. 130 (6), 515-524.

Kamper, S.J., Maher, C.G., Hancock, M.J., Koes, B.W, Croft, PR., Hay, E., 2010. Treatment-based subgroups of low back pain: a guide to appraisal of research studies and a summary of current evidence. Best Pract. Res. Clin. Rheumatol. 24 (2), 181-191.

Kattan, M., 2002. Statistical prediction models, artificial neural networks, and the sophism "I am a patient, not a statistic." J. Clin. Oncol. 20 (4), 885-887.

Katz, M.H., 2003. Multivariable analysis: a primer for readers of medical research. Ann. Intern. Med. 138 (8), 644-650.

Katz, M.H., 2006. Multivariable Analysis. A Practical Guide for Clinicians, second ed. Cambridge University Press, New York.

Kelly, J., Ritchie, C., Sterling, M., 2017. Clinical prediction rules for prognosis and treatment prescription in neck pain: a systematic review. Musculoskeletal Sci. Pract. 27, 155-164. Doi:https//doi.org/10.1016/ j.math.2016.10.066.

Kent, PM., Keating, J.L., Leboeuf-Yde, C., 2010. Research methods for subgrouping low back pain. BMC Med. Res. Methodol. 10 (1), 62.

Keogh, C., Wallace, E., O'Brien, K.K., Galvin, R., Smith, S.M., Lewis, C., et al., 2014. Developing an international register of clinical prediction rules for use in primary care: a descriptive analysis. Ann. Fam. Med. 12 (4), 359-366. doi:10.1370/afm.1640.

Ketelslegers, E., Collard, X., Vande Berg, B., Danse, E., El-Gariani, A., Poilvache, P, et al., 2002. Validation of the Ottawa knee rules in an emergency teaching centre. Eur. Radiol. 12 (5), 1218-1220. doi:10.1007/ s00330-001-1198-9.

Kraemer, H.C., Frank, E., Kupfer, D.J., 2006. Moderators of treatment outcomes: clinical, research, and policy importance. J. Am. Med. Assoc. 296 (10), 1286-1289. Doi: http://dx.doi.org/10.1001/jama.296.10.1286.

Laupacis, A., Sekar, N., Stiell, I.G., 1997. Clinical prediction rules: a review and suggested modifications of methodological standards. J. Am. Med. Assoc. 277 (6), 488-494.

Laupacis, A., Wells, G., Richardson, WS., Tugwell, P, Guyatt, G.H., Browman, G., et al., 1994. Users' guides to the medical literature: V. How to use an article about prognosis. J. Am. Med. Assoc. 272 (3), 234-237.

Lemon, S.C., Roy, J., Clark, M.A., Friedmann, P.D., Rakowski, W., 2003. Classification and regression tree analysis in public health: methodological review and comparison with logistic regression. Anns Behav. Med. 26 (3), 172-181.

Lubetzky-Vilnai, A., Ciol, M., McCoy, S.W., 2014. Statistical analysis of clinical prediction rules for rehabilitation interventions: current state of the literature. Arch. Phys. Med. Rehabil. 95 (1), 188-196.

May, S., Rosedale, R., 2009. Prescriptive clinical prediction rules in back pain research: a systematic review. J. Man. Manip. Ther. 17 (1), 36-45.

McGinn, T.G., Guyatt, G.H., Wyer, P.C., Naylor, C.D., Stiell,

I.G., Richardson, W.S., 2000. Users' guides to the medical literature: XXII: how to use articles about clinical decision rules. Evidence-Based Medicine Working Group. JAMA 284 (1), 79-84.

McGinn, T.G., Wyer, P., Wisnivesky, J., Devereauz, P.J., Stiell, I., Richardson, S., et al., 2008. Advanced topics in diagnosis: clinical prediction rules. In: Guyatt, G., Rennie, D., Meade, M.O., Cook, D.J. (Eds.), Users' Guides to the Medical Literature. A Manual for Evidence-Based Clinical Practice, second ed. McGraw Hill Medical, New York, pp. 491-505.

Meehl, PE., 1954. Clinical Versus Statistical Prediction: A Theoretical Analysis and a Review of the Evidence. University of Minnesota Press.

Osmond, M.H., Klassen, T.P., Wells, G.A., Correll, R., Jarvis, A., Joubert, G., et al., 2010. CATCH: a clinical decision rule for the use of computed tomography in children with minor head injury. Can. Med. Assoc. J. 182 (4), 341-348. doi:10.1503/cmaj.091421.

Ougrin, D., Latif, S., 2011. Specific psychological treatment versus treatment as usual in adolescents with self-harm. Crisis 32 (2), 74-80.

Randolph, A.G., Guyatt, G.H., Calvin, J.E., Doig, G., Richardson, W.S., Cook, D.J., 1998. Understanding articles describing clinical prediction tools. Crit. Care Med. 26 (9), 1603-1612.

Reilly, B.M., Evans, A.T., 2006. Translating clinical research into clinical practice: impact of using prediction rules to make decisions. Ann. Intern. Med. 144 (3), 201-209.

Richardson, W.S., Wilson, M.C., Guyatt, G.H., Cook, D.J., Nishikawa, J., Evidence-Based Medicine Working Group, 1999. Users' guides to the medical literature: XV. How to use an article about disease probability for differential diagnosis. J. Am. Med. Assoc. 281 (13), 1214-1219.

Roland, M., Morris, R., 1983. A study of the natural history of back pain: part I: development of a reliable and sensitive measure of disability in low-back pain. Spine 8 (2), 141-144.

Schneider, G.M., Jull, G.A., Thomas, K., Smith, A., Emery, C., Faris, P., et al., 2014. Derivation of a Clinical Decision Guide in the Diagnosis of Cervical Facet Joint Pain. Arch. Phys. Med. Rehabil. 95 (9), 1695-1701. doi:10.1016/j.apmr.2014.02.026.

Seel, R.T., Steyerberg, E.W., Malec, J.F., Sherer, M., Macciocchi, S.N., 2012. Developing and evaluating prediction models in rehabilitation populations. Arch. Phys. Med. Rehabil. 93 (8), S138-S153.

Simon, H.A., 1990. Invariants of human behavior. Annu. Rev. Psychol. 41 (1), 1-20.

Stanton, T.R., Hancock, M.J., Maher, C.G., Koes, B.W., 2010. Critical appraisal of clinical prediction rules that aim to optimize treatment selection for musculoskeletal conditions. Phys. Ther. 90 (6), 843-854.

Stiell, I.G., Greenberg, G.H., Wells, G.A., McKnight, R.D., Cwinn, A.A., Cacciotti, T., et al., 1995. Derivation of a decision rule for the use of radiography in acute knee injuries. Ann. Emerg. Med. 26 (4), 405-413.

Stiell, I.G., Wells, G.A., 1999. Methodologic standards for the development of clinical decision rules in emergency medicine. Ann. Emerg. Med. 33 (4), 437-447.

Stiell, I.G., Wells, G.A., Hoag, R.H., Sivilotti, M.L.A., Cacciotti, T.E, Verbeek, PR., et al., 1997. Implementation of the Ottawa Knee Rule for the use of radiography in acute knee injuries. J. Am. Med. Assoc. 278 (23), 2075-2079.

Stiell, I.G., Wells, G.A., McDowell, I., Greenberg, G.H., McKnight, R.D., Cwinn, A.A., et al., 1995. Use of radiography in acute knee injuries: need for clinical decision rules. Acad. Emerg. Med. 2 (11), 966-973.

Sun, X., Briel, M., Walter, S.D., Guyatt, G.H., 2010. Is a subgroup effect believable? Updating criteria to evaluate the credibility of subgroup analyses. Br. Med. J. 340, c117. doi:10.1136/bmj.c117.

Swets, J.A., Dawes, R.M., Monahan, J., 2000a. Better decisions through science. Sci. Am. 283 (4), 82-87.

Swets, J.A., Dawes, R.M., Monahan, J., 2000b. Psychological science can improve diagnostic decisions. Psychol. Sci. Public Interest 1 (1), 1-26.

Thiruganasambandamoorthy, V., Stiell, I.G., Sivilotti, M.L.A., Murray, H., Rowe, B.H., Lang, E., et al., 2014. Risk stratification of adult emergency department syncope patients to predict short-term serious outcomes after discharge (RiSEDS) study. BMC Emerg. Med. 14, 8-doi. http//dx.doi.org/10.1186/1471-227X-14-8.

Toll, D.B., Janssen, K.J.M., Vergouwe, Y., Moons, K.G.M., 2008. Validation, updating and impact of clinical prediction rules: a review. J. Clin. Epidemiol. 61 (11), 1085-1094. Doi:http://dx.doi.org/10.1016/j.jclinepi.2008.04.008.

Tu, J.V, 1996. Advantages and disadvantages of using artificial neural networks versus logistic regression for predicting medical outcomes. J. Clin. Epidemiol. 49 (11), 1225-1231.

US National Library of Medicine, 2009. PubMed Clinical Queries. From http://www.ncbi.nlm.nih.gov/pubmed/ clinical/. (Retrieved December 2014.)

van Oort, L., van den Berg, T., Koes, B.W, de Vet, R.H.C.W, Anema, H.J.R., Heymans, M.W, et al., 2012. Preliminary state of development of prediction models for primary care physical therapy: a systematic review. J. Clin. Epidemiol. 65 (12), 1257-1266. Doi:http://dx.doi.org/10.1016/j.jclinepi.2012.05.007.

Wallace, E., Smith, S.M., Perera-Salazar, R., Vaucher, P, McCowan, C., Collins, G.A., et al., 2011. Framework for the impact analysis and implementation of Clinical Prediction Rules (CPRs). BMC Med. Inform. Decis. Mak. 11 (1), 62.

Wallace, E., Uijen, M.J.M., Clyne, B., Zarabzadeh, A., Keogh, C., Galvin, R., et al., 2016. Impact analysis studies of clinical prediction rules relevant to primary care: a systematic review. BMJ Open 6 (3), doi:10.1136/ bmjopen-2015-009957.

Wampold, B.E., Mondin, G.W., Moody, M., Stich, F., Benson, K., Ahn, H., 1997. A meta-analysis of outcome studies comparing bona fide psychotherapies: Empirically, "all must have prizes." Psychol. Bull. 122 (3), 203-215.

第二部分

实践中的临床推理：来自治疗专家们的案例研究

第六章

一名 40 岁女性患者膝痛的多方面表现

Jenny McConnell • Darren A. Rivett

主观病史

Karina 是一名 40 岁的女性患者，因双侧膝痛接受治疗（图 6.1）。她在 3 年前进行了一段时间高强度的跑步运动，之后左膝开始出现疼痛。

既往史

在疼痛 3 个月后，她去运动医学专科医师处就诊，医师给她开了美洛昔康（莫比可）（一种非甾体抗炎药），并安排她进行了左膝的磁共振成像（MRI）扫描，之后转介她接受物理治疗。MRI 检查显示 Karina 有髌骨外侧关节面髌骨软骨软化症和轻度 Hoffa 脂肪垫改变，提示髌骨滑动轨迹不良或脂肪垫撞击，以及股骨内髁后内侧有一个 5mm 大小且未移位的软骨瓣。因为脂肪垫有炎症，医师给她的左膝脂肪垫注射了皮质类固醇，并在最初起到了一定的缓解作用。

Karina 先前实施的物理治疗计划包括软组织按摩，跨过髌骨的膝关节贴扎，臀肌和股四头肌练习如蚌式运动、下蹲和弓步，以及腘绳肌牵伸。进行了 3 个月的物理治疗后，由于右侧膝关节疼痛，她回到初诊医师那里复诊。医师建议她停止服用莫比可，因为它似乎没有帮助。物理治疗师告诉医师，Karina 现在可以无痛地下楼梯了，而且根据生物反馈的测量，情况有所改善，股四头肌内外侧几乎一致。不过，物理治疗师注意到，由于仍未恢复跑步状态，Karina 对自己缺乏进步感到懊恼，所以她变得相当沮丧。

医师建议 Karina 停止物理治疗，增加步行，开始游泳但要避免蛙泳，也可以参加体育活动，只要不屈膝即可。由于感觉 Karina 正在发展成某种程度的"膝周疼痛综合征"，医师还建议她上网购买《解释疼痛》（*Explain Pain*）（Butler and Moseley，2003）一书，书中的方法可能有助于将她的注意力从膝关节上移开。他强调说 MRI 扫描没有显示出任何明显的病理变化，Karin 目前的不适并不意味着膝关节进一步损伤了。

在左膝疼痛开始 12 个月后，Karina 出现左侧腰背痛，原有的间歇性的非特异性疼痛转移到左大腿（图 6.1）。尽管没有做 MRI 检查，但她相信自己的椎间盘破裂了。她接受了包括腰背部和骶髂关节松动术的物理治疗，以及针对腰背部问题的腹横肌锻炼，但并不确定到底是物理治疗对她有帮助，还是"椎间盘问题"随着时间推移而自行消退，她的症状逐渐变得更容易控制。她的腰背部仍然间歇性地出现问题，这取决于她当时的活动状态。

现病史

在我们诊所进行初步检查之前，Karina 被安排重新做了一次左膝的 MRI 扫描（图 6.2 和图 6.3），结果再次显示 Hoffa 脂肪垫轻度水肿，与导致髌骨位置不正的变化相一致，髌韧带有一个轻微扁平的滑车沟（有趣的是，这在第 1 次 MRI 报告中并没有提及），髌骨关节软骨的信号增强。当被问到这次来做物理治疗的目的时，她说自己有复杂性区域疼痛综合征（complex regional pain syndrome, CRPS）。在

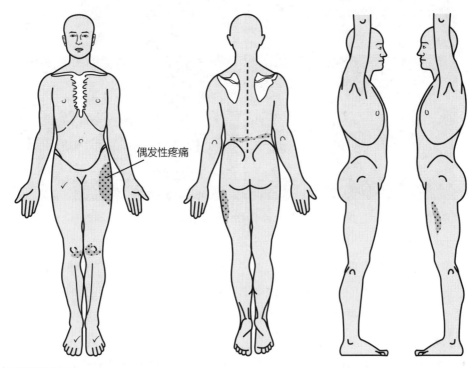

偶发性疼痛

图 6.1　体图描述症状

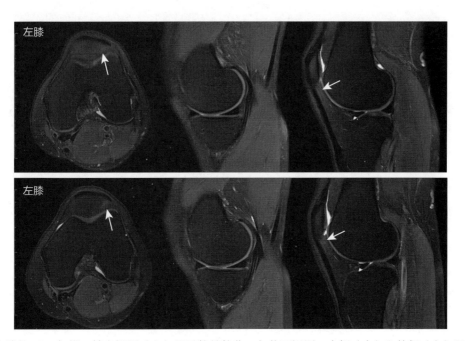

左膝

左膝

图 6.2　左膝的 MRI 扫描。轴向视图（左）显示软骨软化；矢状面视图，内侧（中）和外侧（右）显示髌下脂肪垫和髌韧带的炎症

左膝 2012 年 10 月 12 日   左膝 2015 年 7 月 14 日

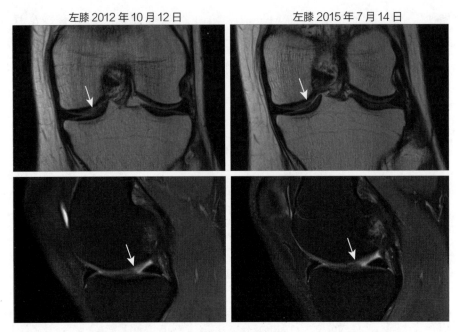

图 6.3 左膝的 MRI 扫描显示股骨内髁内后方 5mm 未移位的软骨瓣（与之前的扫描相同）

过去的 2 年中，她一直在附近医院的疼痛门诊就诊，心理医师给她开了琥珀酸去甲文拉法辛缓释片（倍思乐），这是一种选择性 5- 羟色胺和去甲肾上腺素再摄取抑制剂，旨在重新平衡重度抑郁症患者的大脑化学物质。

Karina 还主动告知，她 3 岁的侄子被诊断出患有白血病，但现在病情已有所缓解。这一诊断给她的家庭带来巨大的痛苦和动荡。她的压力正在释放，但由于膝关节疼痛，她再也不能这样做了。她觉得自己无法跑步与侄子患病这两个问题可能就是导致她无法应付膝关节问题所带来的情绪状态的原因。

推理问题

1. Karina 向你介绍了先前的单侧膝关节疼痛史，在你首次接诊时已经变成双侧疼痛。她还告知了先前的一次腰痛发作，而且她在就诊时仍有间歇性腰痛。你对这些症状出现的机制的最初想法是什么？

关于推理问题的回答

Karina 最初出现单侧膝关节疼痛，要么是因为她增加了跑步频率而没有足够的恢复时间，要么是因为她跑陡坡而增加了跑步强度。这已经超出了她的膝关节功能范围（envelope of function），突破了自己膝关节所能承受的极限，她的股四头肌因为疲劳或是没有足够的离心收缩的力量来下坡。她的股内侧肌控制可能受损，因此膝关节过伸，导致髌下脂肪垫出现炎症。

髌下脂肪垫高度受神经支配，出现炎症时会导致股四头肌抑制（Dragoo et al., 2012；Bennell et al., 2004）。平地行走时膝关节承受 0.5 倍体重的应力，但在上下楼梯时所受的应力会增加到 3~4 倍的体重（Reilly and Martens, 1972）。因此，如果股四头肌受到抑制，并且通过关节的应力增加，患者会通过单独使用另一侧下肢来上下楼，以减轻疼痛侧膝关节的受力。这可能会导致另一侧膝关节过载，从而使得该膝关节负重超出其功能范围，最终导致双侧膝关节疼痛。

如果患者有双膝关节疼痛，她在抬物或从地板上拾物时会以更大幅度弯腰的方式来代替屈膝，这会增加腰椎的压力，从而使她容易出现腰背部劳损或受伤。有趣的是，在猫科动物的脊柱中，20 分钟的持续屈曲或 20 分钟的间歇性屈伸会导致 7 小时后棘上韧带的中性粒细胞密度增加

100 倍，提示急性软组织炎症。这伴随着多裂肌活动的反射性增加（Solomonow et al., 2003a, 2003b, 2008）。

当股四头肌无力时，患者可以代偿使用腘绳肌和腓肠肌来稳定膝关节（Besier et al., 2009; Henriksen et al., 2007）。由于腘绳肌参与稳定膝关节，它会变得更紧绷，而腘绳肌紧绷会导致腰痛的发生率增加（Feldman et al., 2001）。腰痛患者的臀大肌和臀中肌活动通常也减少（Nadler et al., 2001; Nelson Wong et al., 2008）。疼痛和伴随而来的肌肉激活变化可以极大地改变患者的步态模式，从而使关节承受应力。除非这些肌肉失衡问题得到解决，否则她很可能会继续遭受腰痛和膝痛的困扰。

推理问题

2. 医师最初给患者开了莫比可，并在其左膝脂肪垫注射了可的松，使其症状得到短暂的缓解。你对此有何看法？在这种情况下，你认为 MRI 检查结果有多重要？

关于推理问题的回答

即使在无症状的个体中，MRI 扫描也常见到髌骨软骨软化症的改变，但并不会引起疼痛。如果股骨内髁后内侧 5mm 软骨瓣移位，可引起膝关节交锁症状，但不会引起疼痛。而且由于软骨瓣未移位，所以无须手术干预。

医师通过注射可的松来解决 MRI 扫描中明显看到的髌骨下脂肪垫炎症改变。靶向超声引导下将可的松注射到脂肪垫可以减轻疼痛；但注射的结果并不总是一致的，特别是如果可的松没有

到达脂肪垫的炎症区域时。莫比可是一种非甾体抗炎药，对膝关节积液有效，但通常对脂肪垫炎症无效。

通过 MRI 发现脂肪垫炎症对本病例非常重要，因为它告诉我们，在脂肪垫出现炎症时，股四头肌将随之受到抑制。脂肪垫炎症相关知识应对康复诊疗有帮助，这样我们就不会给出进一步损害脂肪垫的锻炼或建议。例如，直腿抬高和游泳中的自由泳踢腿动作都是会进一步损伤脂肪垫的活动。

推理问题

3. 如果你是首诊的物理治疗师，你的治疗方向是什么？

关于推理问题的回答

作为一名临床医务人员，一旦你了解了患者的病史，就必须让患者知道他/她为什么疼痛、疼痛来自哪里，以及预期的康复时间。知识就是力量，我们有责任赋权患者处理他们的问题，并强调肌肉骨骼系统的问题是被管理的，而不是被治愈的。

Dye（1996）的关节内稳态和功能范围模型理论（图 6.4）有助于患者了解膝关节疼痛的起因。正如与患者讨论疼痛和疼痛恐惧对股四头肌活动的影响一样，让患者了解关于膝关节活动负荷的相关知识非常重要。

首先要求患者站在镜子前观察她的下肢排列，如她是否有足旋前、膝过伸或股骨内旋？然后站在镜子前，继续观察她下台阶时的膝关节的活动表现，看是否有动态的膝外翻（或膝内侧塌

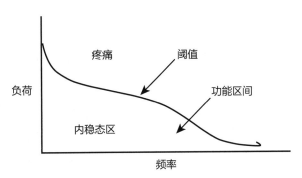

图 6.4　Dye（1996）的关节内稳态和功能范围模型说明强度和频率对关节的影响（经 Springer Healthcare Ltd. 许可复制）

陷），并和她讨论这种膝关节负荷异常的影响。在治疗床上，要求患者触碰她的髌下脂肪垫，确定其大小，并与另一侧进行比较，将能看到它比另一侧更大。可以向患者解释，髌下脂肪垫含有大量的神经纤维，所以当它有炎症时，会引起明显的疼痛。这种疼痛会使股四头肌停止活动，如果股四头肌停止活动，她会感觉到更多的疼痛，并引起对疼痛的恐惧，进而导致股内侧肌受到抑制，最终导致髌骨运动轨迹不良，造成更多的膝关节疼痛等。对患者的总结如下：

增加膝关节负荷（膝关节承受的应力数值，在平地行走时为体重的 0.5 倍，上下楼梯时为 3~4 倍，下蹲时为 7~8 倍，在水平面上跑步时为 8~10 倍）或快速伸膝→脂肪垫发炎→膝关节疼痛→股四头肌活动减少→膝关节疼痛增加→害怕疼痛→股四头肌活动减少→髌骨轨迹不良→膝关节疼痛增多→股四头肌活动进一步减少→腘绳肌和小腿肌肉活动增加→臀肌活动减少→跛行可能增加→腰痛（→，导致）。

首先要强调改善下肢肌肉募集的必要性，因为跑步等活动引发的肌肉加强需要一定的时间。所以除非能无痛活动，否则不建议患者参加该项活动。

总之，患者在初步检查后了解的知识越多、赋权越多，他们对治疗的配合度也就越高。

临床推理评注

对"教学推理"（即与个性化和语境敏感教学的规划、实施和评估相关的推理）策略重要性的理解（第一章）在这一回应中体现得很明显。在此案例中，讨论了在患者管理中进行概念理解（如肌肉骨骼诊断、疼痛）、身体表现（如康复运动、姿势矫正）和行为改变（如跑步）宣教的重要性。通过提高患者对自身问题及如何"自我管理"问题的认识，她被赋权更多地控制自己的处境，并尽量减少对生活方式的影响。提高理解力的宣教可以使患者减少恐惧、提高依从性，并同时改善疼痛体验和运动障碍。肌肉骨骼疾病临床医务人员需要具备高超的宣教技能，这是他们正规教育的一个方面，但通常很少被提及。

体格检查

我们在全身镜前向 Karina 展示检查中发现的问题（扁平足、看似肿胀的膝关节，当她双腿并拢时膝关节无法靠拢，而臀肌收缩时膝关节伸直），并告知她遗传了父母的不理想的解剖结构。她表现出股骨内旋（图 6.5），足部前旋和髌下脂肪垫增厚，且左侧比右侧严重。步行时，她的膝关节交锁在伸展位，尽管左侧的脂肪垫增大，但步行时没有疼痛感。下楼时会出现轻微疼痛［视觉模拟评分法（VAS 评分为 3/10 分）］。

进一步检查发现，她的整个左腿都比右腿细，包括小腿、臀肌，尤其是股四头肌，左侧股四头肌的周径比右侧小 1cm。这一发现提示肌肉萎缩，与她的左腿长期失用相一

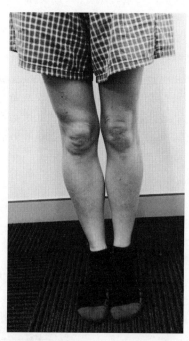

图 6.5 患者双腿并拢站立，注意股骨内旋、左腿轻微膝内翻和股四头肌萎缩

致。Karina 仰卧位进行股四头肌等长收缩时疼痛再次出现（VAS 评分为左侧 5/10 分、右侧 3/10 分）。由于她非常担心自己的膝关节被触碰，因此将检查改为轻触，以确定腿部不同部位和双腿之间是否存在皮温差异（Goubert et al., 2017; Lazaro, 2016）。左膝关节上下 8cm 区域的皮温明显比周围区域低，髌骨区域尤其明显。肤色也略有变化，与皮温变化相关。Karina 之后自己触摸膝关节以感受温差。通过先屈髋 90°，然后伸直膝关节的方法可以测量腘绳肌的柔韧性。Karina 的左膝实际只能伸展

到 40° 的屈膝位。此方法可以很好地评估腘绳肌柔韧性，同时又不会在膝关节上产生过多的应力改变。

髋关节前部结构评估姿势是 "4" 字试验姿势（figure-of-four position），首先在不造成疼痛的仰卧位，然后在俯卧位确定其髋屈肌、内收肌和内旋肌的柔韧性。这是因为如果这些结构紧绷，在下楼时会导致动态外翻矢量力增加（内侧膝关节塌陷）。Karina 的髂前上棘（anterior superior iliac spine, ASIS）在俯卧位时离平面有 4 指宽的距离（左侧 > 右侧）。

推理问题

4. 请问你在体格检查时为什么没有对下肢的生物力学、肌力、长度等进行更全面的评估？

关于推理问题的回答

Karina 最初非常担心自己的膝关节，甚至担心物理治疗会使她变得更糟，特别是因为她知道自己已被诊断出患有 CRPS。在她对自己的治疗方式感到更满意之前，有必要进行一次改良检查。因此，目前没有给她进行膝关节的被动运动和肌力测试。根据经验，这只会加重她的症状，她具有我们过去称为 "反射性交感神经营养不良"（现在称为复杂性区域疼痛综合征，CRPS）的所有特征，她膝关节周围的颜色和皮温变化就是明证。当务之急是让该患者接受治疗，并让她觉得物理治疗能够帮助她解决膝关节问题。

推理问题

5. 你对涉及的疼痛类型［伤害感受性疼痛（nociceptive）、神经病理性疼痛（neuropathic）、伤害感受可塑性疼痛（nociplastic）］的假设是什么？你对左膝有皮温变化的部位有什么解释？

关于推理问题的回答

Karina 的疼痛是多个方面的。她有髌下脂肪垫炎症（伤害感受性疼痛），触觉敏感度也增加。大约从膝上 4 指宽到膝下 4 指宽处皮温降

低，肤色轻微改变，膝关节处（尤其是内侧）变化最明显。有趣的是，Karina 走路时不会感到疼痛，只走一步也没有很大的疼痛感，但是她非常担心运动会引起疼痛。这表明存在中枢敏化的因素，但是她去过疼痛诊所，也找过心理医师来帮助解决这个问题。存在中枢敏化的患者，膝关节周围的皮温和肤色改变非常常见。

推理问题

6. 如何向 Karina 解释她的疼痛？

关于推理问题的回答

肌肉骨骼临床实践是患者自我管理的过程，这涉及临床医务人员从患者那里得到 "认可"，因此必须在首次接诊时向患者解释发生了什么、为什么发生及你和患者可以采取什么措施来改善症状。这意味着患者必须从一开始就意识到肌肉骨骼疾病无法治愈，但可以非常成功地实现自我管理。这也意味着即使患者已经 "出院"，也需要每 6~12 个月检查 1 次。

在首次检查期间，应讨论负荷强度和频率对关节的影响及超过其阈值时会发生什么（图 6.4）。应向患者解释，在步行过程中膝关节承受的负荷为体重的 0.5 倍，上下楼梯时为 3~4 倍，下蹲时为 7~8 倍，跑步时为 8~10 倍（Chen et al., 2010）。应当进一步解释，一旦疼痛，她的功能就会下降，因为疼痛会降低股四头肌的活动，而由于肌肉不再支撑关节，通过关节的负荷

继而会增加。这反过来会加剧膝关节疼痛，进而引起她对疼痛的恐惧，然后出现内侧（而非外侧）股四头肌活动减少，最终导致髌骨运动轨迹侧移，当然还会导致更多的膝关节疼痛。

临床推理评注

疼痛类型机制的重叠（如具有敏化作用的伤害性感受）需要优先进行干预。在这种情况下，敏化被假设是由病理组织、炎症组织或超负荷组织（如发炎的脂肪垫、超负荷的髌股关节）的伤害性认知和情感输入（如无助的想法、对物理治疗的恐惧、对疼痛原因的不正确观念、对运动的焦虑）引起的。应当相信，当务之急是通过宣教和其他策略来解决认知和情感问题，以通过更好的理解、减少恐惧和更好的负荷管理来减轻疼痛和敏感度。

第 1 次治疗

在 Karina 的案例中，任何针对膝关节的治疗都会加重她的症状，这就解释了为什么大脑会将最小的机械性刺激解释为疼痛的概念。这可以通过使用电炉来实现类比，电炉即使在关闭以后也会继续烹饪食物；患者的系统也会进行类似的调节，所以它对所有刺激都感到疼痛。患者唯一可以减少这种情况的方法是通过使该区域不敏感来有意识地"关闭"输入。

为了减少膝周的超敏反应，Karina 接受了一种脱敏疗法，包括以不同的材质对膝关节进行环形摩擦与抚摸。这一方法每天最多持续 5 分钟。这些材质在临床上很常见，包括棉绒、百洁布、弹性管状支撑绷带和弹力带。这些都由 Karina 带回家，以便她可以日常自己完成。

由于 Karina 需要将康复的重点从膝关节移开，因此她得到了一些策略来改善日常活动的肢体负荷。例如，她被教导坐下或从椅子上站起来时不要用手辅助，要将膝关节向前置于脚上方。当必须长时间站立时，她还被教导以改良的芭蕾舞三位脚站立。

她还进行了臀肌负重训练，模拟步态中从双支撑到单支撑的体重转移。对患者来说，这在精神上是相当有挑战性的，因为它涉及非常微妙的体重转移。其目的是训练大脑，以便激活与旧模式稍有不同的肌肉模式，将患者移出旧的支撑面再建立新的支撑面，从而改变下肢的负荷模式以进行承重活动。臀肌练习包括训练有症状的腿（Karina 的双腿都有症状）来适应承受的重量，因此她被要求站在墙边，身体与墙成 45°～60° 角，大部分体重放在远离墙壁的外侧腿上。靠近墙壁侧的膝关节屈曲靠墙以保持平衡，并且该侧足跟离地以模拟步态的蹬离期（图 6.6）。Karina 被要求站直，骨盆稍微向后倾斜，重心向后移并通过足跟，然后非常轻微地向外旋转站立侧的大腿。

对 Karina 进行臀肌练习的指导如下：①站得离墙足够近，这样你可以想象你即将迈出一步；②转向墙，使你不会完全面对墙；③用外侧腿站立；④站直，尽量保持肚脐到肋骨底部的距离；⑤稍微收臀；⑥将重心向后移并通过足跟；⑦将另一侧膝关节屈曲靠墙以保持平衡，但不要用力；⑧将那条腿的足跟抬离地面，足趾保持在地面上；⑨轻轻转动站立侧（外侧）的大腿，不要移动髋部或脚；⑩保持姿势 5 秒。患者应感到臀肌收缩；膝关节、大腿外侧、小腿、髋前部或另一侧腿都不应感到疼痛。如果感觉到其他部位收缩，则必须改变位置。Karina 被要求经常练习，她最初只能坚持 5 秒，后逐渐增加到了 15 秒。

我们还要求 Karina 以"4"字试验姿势进行髋关节前部结构的主动牵伸，以帮助减少软组织对股骨前倾角的适应，并促进臀肌收缩（图 6.7）。她被要求保持内收肌，以减少紧绷感，并允许髋关节和脊柱运动明显分离。这个伸展动作要保持 5 秒，重复 5 次，每天进行 2 次。

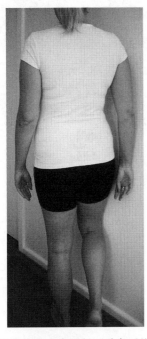

图 6.6　模拟步行和跑步进行下肢负重训练。患者尽量站直，身体与墙成 45°~60° 角，所有重量都放在外侧腿上。骨盆稍微下压，重心朝后通过足跟，膝关节略微前倾。另一侧膝关节靠在墙上保持平衡，足趾保持着地，模拟步态的蹬离期。指导患者在不移动髋部或足的情况下非常轻微地向外旋转站立侧大腿的顶部。患者保持该姿势 15 秒，并在一天中经常重复训练

第 2 次治疗（1 周后）

Karina 于 1 周后回来复诊，以确认她是在按要求进行规定的训练（身体管理策略），并检查她的脱敏治疗是否有助于重建与左膝的联系。此时可以进行臀肌练习，如她用左腿站立，将右腿抬离地面。如果她感到膝关节疼痛，就必须把足趾放回地板上。这项练习从保持 5 秒开始，多次进行，特别是在她长时间坐位后准备站起来时，或者她准备去散步，又或者刚散步回来时。

第 3 次治疗（4 周后）

由于 Karina 要去度假，她的下一次治疗安排在 4 周后。她的疼痛正在减轻，所以想重返健身房锻炼。她曾尝试参加过一个针对膝关节有问题的人群的"虚弱膝关节"（"dodgy" knee）课程，并尝试过弓步，但这增加了她的痛苦。她回到心理医师那里进行定期检查，医师说"物理治疗很有帮助，特别是脱敏练习似乎有助于减轻中枢敏化"，因此建议她"尝试采用 Norman Doidge 新书中的一些方法"（Doidge，2015）。她膝关节周围的皮温与肤色已恢复了正常。

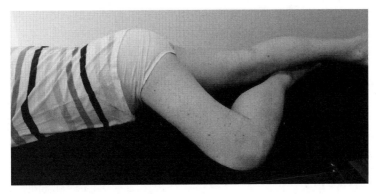

图 6.7　患者俯卧，一条腿伸直，另一条腿屈曲。屈曲侧腿的脚放在伸直侧腿的胫骨结节正下方。理想情况下，在这个位置上，髂前上棘几乎与治疗床面接触。为了进行练习，指示患者在不移动脊柱的情况下沿着平面伸长大腿，这将引起髋关节前部结构的拉伸

经检查，Karina 以受控方式下楼的能力明显很差，因为：

1. 股四头肌无力，所以对膝关节的离心控制差；
2. 中足早期内旋，说明踝关节运动受限，导致动态膝外翻塌陷。

通过膝顶墙试验（knee-to-wall test）证实了踝关节活动受限，表明左腿较右腿受限。Karina 也不能用左侧足趾行走，这表明由于股四头肌无力，一直是腓肠肌在稳定她的膝关节。

在本次治疗中，我们开始更多地关注膝关节，并强调疼痛和对疼痛的恐惧对股四头肌活动的影响。据解释，每次她去健身房或上运动课，强壮的肌肉（股外侧肌）会变得更强壮，而无力的肌肉（股内侧肌）会保持无力，这进一步加剧了股四头肌的不平衡，造成更多的膝关节疼痛。Karina 被演示如何通过在肌腹上使用强力贴布来抑制她的股外侧肌活动，每次运动时她都会使用这种贴布（图 6.8）。

Karina 开始做小幅度屈膝训练，直到屈膝时只能看到自己的足趾为止，每天 4 次，每次 5 组，使膝关节在没有交锁的情况下达到"柔软"的状态，同时绷紧臀部。因为她在下楼时表现出膝外翻，而且这种不良的对线导致了疼痛，所以她的左踝关节在负重时使用了安全带（在伸膝时模拟步态的支持相中期，同时牵伸腓肠肌）（图 6.8）。这是因为在下楼时踝关节的活动范围减小，使得中足内旋增加，导致膝外翻塌陷。为了帮助维持已改善的足部负荷，她还被要求练习抬起足弓（激活胫骨后肌），每当她从坐到站时，都要保持蹬趾的底部贴于地面。

第 4 次治疗（1 个月后）

Karina 的第 4 次治疗是在 1 个月后，医师

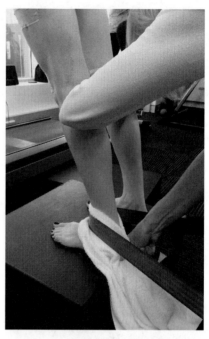

图 6.8　患者站在箱子上，抓住一个固定物体（跑步机）。治疗师将安全带和毛巾绕在患者的胫骨远端并向后拉，同时嘱患者站在跑步机上并向前倾。治疗师用一只手向前推胫骨近端。这个位置模拟步态的支撑相，这有助于增加踝关节的背伸范围。这将减少患者下楼时股骨内外旋的需要，从而减少通过髌股关节的应力

全面复查了她的身体管理策略（练习），包括牵伸髋关节前部结构、臀肌负重训练、足弓抬高和轻微的膝关节屈曲。她开始在健身房使用健身车，并觉得这很有帮助。当她觉得有必要时，仍在间歇性地对膝关节进行脱敏。

我们再次对她的左踝关节做了松动治疗，并讨论了鞋的选择。Karina 已经知道高跟鞋会加重她的症状，但不明白为什么穿平底鞋时她的膝关节感觉更糟。有人向她解释说，当她下台阶时，平底鞋减小了她的踝关节的活动范围，因此脚必须活动更多，这增加了膝关节的负荷。此外，平底鞋往往会使穿着者向后倾斜，这会导致膝关节交锁，进一步刺激脂肪垫。由于 Karina 的腘绳肌很紧，这对股四头肌和臀肌的活动产生不利影响，不仅增加了膝关节的负荷，而且增加了腰椎的张力，因此间

接改善腘绳肌的柔韧性非常重要。这是通过在坐位时手臂支撑在平面上松动胸椎实现的，因为这种间接的方法不会刺激她发炎的髌下脂肪垫或加重任何 CRPS 症状。2 周后复查松动治疗效果，因治疗具有积极作用，故重复进行。

第 5 次治疗（2 个月后）

由于假期临近，而且 Karina 现在可以更好地控制症状，因此她在 2 个月后回来接受进一步治疗。她在家中所做的一切都被再次复查，她说自己能够在没有太多疼痛的情况下完成大多数事情。然而，每当她试图做得更多时，症状就会复发。在被问到希望 / 想用膝关节做什么时，她回答说她不想跑马拉松，但是希望能够与孩子们一起活动，并且在之后几天都不会遭受痛苦。我们和她讨论了可能的情况，以及肌肉恢复会速度缓慢。在这次治疗中，我们松动了她的踝关节，使活动范围得以改善，胸椎也被再次松动。

第 6 次治疗（2 个月后）

在到我这里接受下一次治疗前，Karina 再次看了心理医师。医师来信告诉我说："总的来说，她双膝疼痛的治疗做得很好。她继续锻炼，生活充实，并得到了物理治疗的帮助。由于情绪和焦虑症状稳定，她想停用倍思乐，我建议她每隔 1 天吃 1 片，慢慢地停药。"

Karina 对去看心理医师的解释完全不同。她告诉心理医师，她的身体状况良好，特别是当她在股四头肌外侧水平贴了 2 块强力贴布时，锻炼也没有问题。她说心理医师告诉她，在大腿外侧贴上强力贴布是"强迫症行为"，她的膝关节在生理上没有任何问题，疼痛都是她的心理作用。在这次治疗中，她再次被告知

她的双侧股四头肌大小有明显差异（测量时，在距髌骨 5cm 和 10cm 处，左侧大腿周径较右侧小 2cm）。向患者重申膝关节疼痛会导致股四头肌萎缩，而且由于左侧大腿相对于右侧大腿的周径减小，她的膝关节疼痛更严重，左膝比右膝疼痛时间更久。

因为 Karina 现在可以触摸她的左膝，也能适应其他人触摸她的膝关节，她知道自己的髌骨向侧方和后方倾斜。她能摸到自己的髌骨，看到它的倾斜，当收缩股四头肌时，可以感觉到髌骨在侧向滑动。我们对她绷紧的深层外侧支持带组织进行牵伸，并教会她如何自己牵伸这些结构。我们讨论了如何通过贴扎髌骨使外侧支持带组织得到更持久的伸展。Karina 随后被演示了如何用贴布固定自己的髌骨，坐在椅子边上，腿伸直放松，以便髌骨可以移动。她要从髌骨中间的远端向上 1/3 处开始贴扎。该贴布将髌骨侧边界向上提起，并将下端从脂肪垫上倾斜出来。她将第 2 块贴布放在刚过外侧边界的部位，再次从髌骨远端向上延伸 1/3。她被要求尽可能多地像这样来贴扎，以改善髌骨滑车的位置，从而改善股内侧肌的活动。

第 7 次治疗（2 周后）

由于治疗策略现在对膝关节的干预更多，所以我们决定在仅 2 周后就去探视 Karina，以确定对膝关节进行更直接的治疗的效果。在接下来的治疗中，她的贴扎做得很好，她说自己的膝关节感觉好多了。这一期治疗包括在左侧腿伸展的情况下松动她的外侧支持带组织、髋关节前部结构和胸椎，以及检查她的贴扎和臀肌练习。Karina 接受了坐位的腘绳肌牵伸（图6.9），她坐在厨房长凳上，躯干与髋部成 90°角，腰椎处于中立位，同时小腿伸展（在这个位置她可以将小腿由屈曲伸展至 45°），踝关

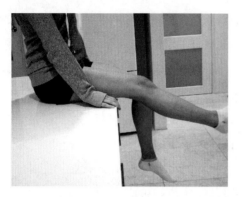

图 6.9 患者的脊柱处于中立位，躯干与髋部成 90° 角，坐在一个较高的厨房长凳上，以使腿可前后摆动。然后患者尽可能地伸展一侧腿，同时不让脊柱塌陷、弯曲或躯干向后移动。伸展保持 15 秒，重复 2 次，每天进行 2 次

节背伸、跖屈 5 次。伸展运动要持续 15 秒，每侧腿重复 2 次。

第 8 次治疗（3 个月后）

Karina 仍在执行她的身体管理策略——髋

关节前部牵伸、臀肌负重训练、腘绳肌牵伸和以改良的芭蕾舞三位脚站立。她进展顺利，间歇性地贴扎膝关节以应对剧烈活动，并去了健身房。她进行了臀肌负重训练，现在每周 2 ~ 3 次站在枕头上进行训练，利用枕头模拟不稳定表面。Karina 还通过从镜子前的台阶上缓慢下移来增强股四头肌，通过镜子观察并保持膝关节在脚前方及骨盆与地板保持平行，并且每周骑 3 次自行车，每次 30 分钟。

进一步干预已无必要，但建议 Karina 每 6 个月左右进行 1 次复查。

回顾记录（6 个月后）

Karina 仍在健身房做她的身体管理策略。她说自己可以和孩子们一起跑步、打网球和锻炼。她已经接受了一个事实，那就是她必须管理自己的病情，而且这种病永远都无法治愈。

推理问题

7. 简而言之，你会对本案例的读者强调哪些"关键"知识？

关于推理问题的回答

一旦 Karina 的敏化症状消失（即皮肤与另一条腿的温度相同，并且该区域不再有任何肤色变化），那么焦点就可以转移到缓慢增加股四头肌的活动。如果 Karina 不能提高股四头肌的力量，她就会继续存在明显的膝关节问题。因为没有功能正常的股四头肌就不可能上下楼梯。必须从轻微的动作开始，并逐渐增大范围，但为了有效地训练肌力（与脱敏分级活动相反），给患者的任何训练都必须是无痛的。如果 Karina 能继续确保她的股四头肌和臀肌强壮，将减少她病情进展的机会，甚至可能逆转一些软骨的变化。

最后，心理医师的意见显然对 Karina 的恢复不利，因为她最初觉得自己的问题全因心理

障碍。一旦向她解释了疼痛的机制，特别是当她的股四头肌不能有效工作时，症状将很难得到改善，她就能够克服这些无益的想法，并参与自己的身体管理策略。

临床推理评注

对患者问题的理解必须包括考虑患者对病因的归因、对疼痛的看法和相关认知（第一章）。在 Karina 的案例中，确定的敏感化可能是对内部和外部输入的反应，包括认知和情感输入，如她无助的想法、错误的观念、恐惧和焦虑，这些可能是由心理医师的意见造成的。阐明患者病史和行为中的观念、认知和情绪之间的关系，有助于识别导致患者痛苦和失能体验的那些无用的观念和压力源。通过最初向 Karina 阐明她对自己疼痛原因的想法和观念并进行宣教，然后使其逐渐积极参与自己的康复，可以消除她对疼痛的误解和相关情绪。

（叶正茂　译，廖麟荣　朱毅　郭京伟　审校）

参考文献

Bennell, K., Hodges, P., Mellor, R., et al., 2004. The nature of anterior knee pain following injection of hypertonic saline into the infrapatellar fat pad. J. Orthop. Res. 22 (1), 116–121.

Besier, T.F., Fredericson, M., Gold, G.E., Beaupré, G.S., Delp, S.L., 2009. Knee muscle forces during walking and running in patellofemoral pain patients and pain-free controls. J. Biomech. 42 (7), 898–905.

Butler, D., Moseley, L. 2003. Explain Pain. NOI Group, Adelaide.

Chen, Y.J., Scher, I., Powers, C.M., 2010. Quantification of patellofemoral joint reaction forces during functional activities using a subject-specific three-dimensional model. J. Appl. Biomech. 26 (4), 415–423.

Doidge, N., 2015. The Brain's Way of Healing. Penguin, New York.

Dragoo, J.L., Johnson, C., McConnell, J., 2012. Evaluation and treatment of disorders of the infrapatellar fat pad. Sports Med. 42 (1), 51–67.

Dye, S.F., 1996. The knee as a biologic transmission with an envelope of function: a theory. Clin. Orthop. Relat. Res. 325, 10–18.

Feldman, D., Shrier, I., Rossignol Abenhaim, L., 2001. Risk factors for the development of low back pain in adolescence. M. Am. J. Epidemiol. 154, 30–36.

Goubert, D., Danneels, L., Graven-Nielsen, T., Descheemaeker, F., Meeus, M., 2017. Differences in pain processing between patients with chronic low back pain, recurrent low back pain, and fibromyalgia. Pain Physician 20 (4), 307–318.

Henriksen, M., Alkjaer, T., Lund, H., Simonsen, E.B., Graven-Nielsen, T., Danneskiold-Samsøe, B., et al., 2007. Experimental quadriceps muscle pain impairs knee joint control during walking. J. Appl. Physiol. 103 (1), 132–139.

Lazaro, R.P., 2016. Complex regional pain syndrome: medical and legal ramifications of clinical variability and experience and perspective of a practicing clinician. J. Pain Res. 19 (10), 9–14.

Nadler, S.F., Malanga, G.A., Feinberg, J.H., Prybicien, M., Stitik, T.P., DePrince, M., 2001. Relationship between hip muscle imbalance and occurrence of low back pain in collegiate athletes: a prospective study. Am. J. Phys. Med. Rehabil. 80 (8), 572–577.

Nelson-Wong, E., Gregory, D., Winter, D.A., Callaghan, J.P., 2008. Gluteus medius muscle activation patterns as a predictor of low back pain during standing. Clin. Biomech. 23 (5), 545–553.

Reilly, D., Martens, M., 1972. Experimental analyses of the quadriceps muscle force and patellofemoral joint reaction force for various activities. Acta Orthopaedica Scandinavia 43, 126–137.

Solomonow, D., Davidson, B., Zhou, B.H., Lu, Y., Patel, V., Solomonow, M., 2008. Neuromuscular neutral zones response to cyclic lumbar fl exion. J. Biomech. 41 (13), 2821–2828.

Solomonow, M., Baratta, R.V., Zhou, B.H., Burger, E., Zieske, A., Gedalia, A., 2003a. Muscular dysfunction elicited by creep of lumbar viscoelastic tissue. J. Electromyogr. Kinesiol. 13 (4), 381–396.

Solomonow, M., Hatipkarasulu, S., Zhou, B.H., Baratta, R.V., Aghazadeh, F., 2003b. Biomechanics and electromyography of a common idiopathic low back disorder. Spine 28 (12), 1235–1248.

第七章

伴有颈部及神经相关因素的肘关节外侧疼痛

Robert J. Nee • Michel W. Coppieters • Mark A. Jones

初次检查

患者概况和主诉症状

Henry，男，46 岁，诊断为"网球肘"并接受物理治疗。他是一名海军高级安全工程师，其工作性质主要为电脑操作和伏案工作，以及在海军基地进行现场船舶检查。平素喜欢打高尔夫球、做园艺和进行家居装饰。

Henry 目前的主要问题是右（优势侧）肘关节外侧疼痛，从而限制了他使用电脑（键盘和鼠标）和用力抓握的能力（图 7.1）。他经常需要离开电脑休息一会儿才能完成工作任务。在接受初次检查时他无法进行现场船舶检查的工作，他认为紧握扶手时产生的疼痛会让他难以通过陡峭的楼梯到达船上的不同楼层。在进行每周 1 次的园艺活动中他也需要多次休息才能完成工作，而且由于肘外侧疼痛，近期他没有开始任何新的园艺或家居装饰活动。尽管他喜欢每周打 2~3 次高尔夫球，但肘部疼痛导致他无法握住和挥动高尔夫球杆，所以无法打球。

Henry 还提到，25 年前他曾经历过一次机动车事故，此后开始出现右侧头痛、右下颈椎和斜方肌上部区域不适及右臂"发困"的感觉（图 7.1）。自 1 年前出现肘外侧疼痛以来，上述症状仍然存在，与之前相比没有变化。

症状表现

目前 Henry 使用电脑 20 分钟就会出现肘外侧和前臂疼痛，手臂靠在身体旁边休息10 分钟内症状即可消失，然后可以重复 20 分钟的电脑工作。在每天反复进行 20 分钟的电脑工作后症状无明显加重。

在需要用力抓握（如使用园艺工具和其他工具）时，他的肘外侧和前臂症状也会加重。当物体较重或需要更大的握力时，"疼痛"感会加重，变成"剧烈疼痛"。如果物体不太重（即 <5kg），可以继续活动。这种"剧烈疼痛"在停止活动后会立即消失，但"疼痛"的消失需要几分钟到 60 分钟不等，且取决于活动的力度。如果在伸肘或前臂较大范围旋前 / 旋后位用力抓握时疼痛更明显，需要休息近 60 分钟才能缓解。肘关节伸展和前臂旋前 / 旋后的问题使 Henry 无法抓握和挥动高尔夫球杆，而且在击打高尔夫球时会出现"剧烈疼痛"。Henry 自己根据症状对需要用力抓握的活动进行了调整，这样疼痛可以在休息 60 分钟内消失。

除更频繁地休息和调整活动外，Henry 还服用了一种非处方类非甾体抗炎药（NSAID），这种药物可以维持其肘外侧和前臂间歇性"疼痛"，而不至于发展成为持续性疼痛。此外，他偶尔会冰敷肘关节外侧和前臂，以帮助缓解

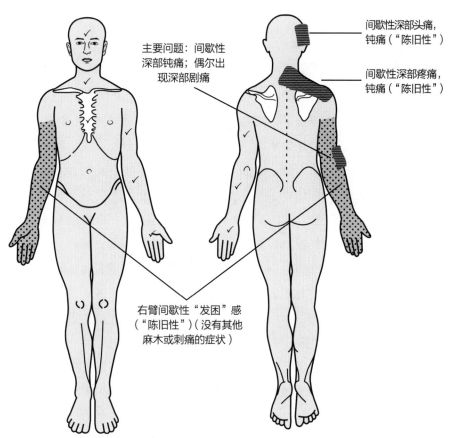

间歇性深部头痛，钝痛（"陈旧性"）

间歇性深部疼痛，钝痛（"陈旧性"）

主要问题：间歇性深部钝痛；偶尔出现深部剧痛

右臂间歇性"发困"感（"陈旧性"）（没有其他麻木或刺痛的症状）

图 7.1 体图直观显示了 Henry 在初次检查时的症状。对号标记表示 Henry 否认存在症状的区域

症状。

　　Henry 主诉目前睡眠没有问题，但早上醒来时右肘通常是僵硬的（外侧 > 内侧）。轻柔的屈曲和伸展动作有助于在 20 分钟内减轻肘关节僵硬，但如果他不活动肘关节，僵硬感会持续 60 分钟。即使白天进行了有节奏的活动，在一天结束时，肘关节外侧和前臂也会感到更加"疲惫"和"疼痛"，但第 2 天早上这些感觉就消失了。

　　此外，Henry 还说，用右臂刷牙或把右手伸过头顶时会出现右臂"发困"的感觉。这种感觉在停止活动后会立即得到缓解。他觉得尽管这个症状让他很烦恼，但并不是真正的问题所在，因为这是自机动车事故发生后 25 年来始终存在的。如前所述，自从大约 1 年前他出现肘外侧疼痛以来，他的手臂"发困"的感觉并没有改变。

　　Henry 目前症状对日常功能造成的影响可以通过患者特异性功能量表（patient-specific functional scale，PSFS）进行量化评分（Hefford et al., 2012; Stratford et al., 1995）。在初次检查中使用 PSFS 进行评估时，Henry 提到的受影响的活动分别为使用电脑、做园艺活动和挥动高尔夫球杆（表 7.1）。

表 7.1

初次检查时的患者特异性功能量表（PSFS）评分 *	
活动	**初次检查得分**
使用电脑	4
园艺活动	4
挥动高尔夫球杆	0
平均得分	2.7

* 每项活动的评分为 0 ~ 10 分，0 分指不能进行该活动，10 分指能够进行"受伤前"水平的活动。

既往史

大约 1 年前，Henry 在地板上拖动一个沉重的书架时感到右肘外侧出现了一阵"刺痛"。他当时未在意，继续完成了活动，当时没有出现任何问题。1 周后，他进行了一次船舶检查工作，当时需要大量的用力抓握活动，如抓握扶手上下陡峭的楼梯井，从而到达船舶的不同楼层。他还得举着厚厚的安全手册，查看待检项目的相关信息。检查工作持续了 1 周，在此期间，他注意到肘关节外侧逐渐开始出现疼痛。到了周末，肘外侧疼痛加剧，导致他无法再进行用力抓握活动，而且也出现了"剧烈疼痛"。

2 个月后（此次就诊 10 个月前），症状依然没有好转，Henry 去看了医师，医师在他肘关节外侧注射可的松后，疼痛得到了缓解。然而，在注射可的松 4 个月后（此次就诊 6 个月前），他仍有症状，并被转介到物理治疗。Henry 说，物理治疗的重点是对腕部伸肌进行牵伸和肌力训练。经过 2 个月的治疗，症状没有变化，他接受了第 2 次可的松注射（此次

就诊 4 个月前）。第 2 次注射进一步改善了症状，但在过去的 2 个月中，他的症状一直维持在目前的水平。

Henry 既往无其他明显病史，无医学上的"红旗征"，无可能会导致颈动脉功能障碍的症状。25 年前曾经历一次机动车事故，当时两辆车迎面相撞，他没有失去意识，开车离开了现场，几天后开始出现右侧头痛和右下颈椎及斜方肌上部区症状。事故后不久他去看了医师，当时的颈椎 X 线检查无异常发现，医师为他开了镇痛药，但作用不大。事故发生后他的右臂开始有"发困"的感觉，但症状具体何时出现他已记不清了，而且也没有进行任何治疗。

在患者访谈过程中，Henry 对他的肘外侧症状没有改善和不能打高尔夫球感到很沮丧。他还想知道，机动车事故引起的颈部和手臂症状是否可以部分解释为什么他的肘部症状对之前的治疗没有反应。我们没有对他的社会心理状况进行更正式的评估，因为除这种沮丧感外，Henry 在访谈期间没有表现出任何明显的可能影响治疗的心理问题（"黄旗征"）。

推理问题

1. 在你的患者访谈结束时，关于主要的"疼痛类型"[伤害感受性（nociceptive）、神经病理性（neuropathic）、伤害感受可塑性（nociplastic）]、可能的"症状来源"和具体的"病理改变"，你的假设和推理是什么？

关于推理问题的回答

对 Henry 肘外侧疼痛主要问题的患者访谈结果与肱骨外上髁炎的特点是一致的（Coombes et al., 2015）。相关文献中已经对与肱骨外上髁炎（Coombes et al., 2015）有关和继发于机动车事故（Sterling, 2014）的中枢敏化进行过讨论。然而，在本病例中，我们认为 Henry 的疼痛主要与肘外侧非神经组织和神经组织的外周敏化有关。之所以做此假设，是因为患者的疼痛结合了

伤害感受性和周围神经病理性疼痛的特点。非神经组织外周敏化的依据是患者的肘外侧症状相对局限，并且症状在对伸肌总腱起点和肱尺关节、肱桡关节及近端桡尺关节施加机械力后持续加重（Coombes et al., 2015; Gifford and Butler, 1997; Smart et al., 2010）。神经组织外周敏化的依据来自研究发现肱骨外上髁炎患者行神经动力学测试常可再现症状（Berglund et al., 2008; Coombes et al., 2014; Waugh et al., 2004; Yaxley and Jull, 1993）。此外，上肢神经组织敏化在经历过机动车事故的患者中较为常见（Sterling et al., 2002）。尽管右臂"发困"感并没有随着肘外侧疼痛的发作而改变，但神经组织可能已经被敏化了。中下段颈椎损伤也可能导致与肘外侧和神经结构相关的伤害感受性和非伤害感受性通路的外周敏化（Berglund et al., 2008; Cleland et al., 2005;

Coombes et al., 2014；Waugh et al., 2004）。

伸肌总腱起点肌腱末端病是最可能与 Henry 肘外侧症状相关的组织病理学改变（Coombes et al., 2015），尽管近年来对于肌腱病是否存在炎症及炎症程度如何一直存在争议（Rees et al., 2014）。肌腱末端病的特征是对重复性微创伤的功能性愈合不良，从而造成肌腱复合体的负荷能力下降（Coombes et al., 2015; Scott et al., 2013）。然而，病理改变与疼痛或其他症状之间并没有直接关系（Chourasia et al., 2013; Coombes et al., 2015; Scott et al., 2013）。因此，我们认为治疗应侧重于减轻肘外侧和神经结构的敏感症状，而不是试图改变肌腱的病理学（Coombes et al., 2015）。

临床推理评注

我们基于对公认标准的认识，运用演绎推理得出了肱骨外上髁炎的诊断假设，认为患者的症状可能涉及多个局部非神经和神经组织，而肌腱病是最有可能的病理改变。如第一章所述，临床模式包括促成因素或诱发因素、病理生理和社会心理过程及由此产生的后果或障碍。

- 促成因素：疾病或问题发生的条件或限制因素，如个人、社会、医疗、遗传和环境（如负荷和人体工程学）因素。
- 缺陷：与任何既定疾病或障碍相关的病理生理和社会心理过程。
- 缺陷的后果：特定问题的症状和体征，以及对患者生活的功能性影响。

尽管模式识别已被证明是临床专家面对熟悉、直接的临床表现时的主要推理模式，但肌肉骨骼临床医师经常会遇到更复杂的临床表现，需要更全面的评估和演绎分析（即第一章所述的"慢思考"）。随着疼痛科学的不断进步和发展，对疼痛的分析更注重"疼痛类型"及外周和中枢敏化机制对局部组织的影响，从而给肌肉骨骼疾病的诊断推理带来更多挑战。

肌腱末端病是最有可能的"病理改变"，鉴于研究得出的病理改变和症状之间并无直接相关的观点，我们拟定了目前的治疗计划。在本书第一章中，我们已经详述了以病理学为重点的临床推理的局限性，建议在临床推理过程中注意病理改变和障碍导向之间的平衡。

推理问题

2. 在患者疼痛和障碍发展和发作的潜在"因素"及"体格检查与治疗的预防措施"方面，你的假设和推理是什么？

关于推理问题的回答

Henry 肘外侧疼痛的最初发作似乎与拉动沉重书柜时的抓握和牵引性损伤有关，随后在 1 周后的船舶检查工作中又因进行了大量的握力活动而再次出现。如前所述，之前因机动车事故造成的颈椎和神经组织敏感性增高也可能与肘外侧症状的发展有关。然而，即使是没有颈部疼痛或受伤病史的人，拉动一个沉重的书柜和进行大量的抓握活动也可能会出现类似的肘外侧症状。拉动沉重的书柜与症状发生之间的关系表明，电脑工作、园艺和打高尔夫球等活动的人体工程学问题不太可能与 Henry 肘外侧疼痛的发生有关。在治疗过程中，对这些活动的人体工程学建议应该以敏感组织相对休息为目的，而不是试图改变可能导致症状最初出现的运动模式。

目前对于 Henry 的体格检查和治疗还没有具体的预防措施。患者的肘外侧症状激惹性较低（Maitland, 1991），没有医学上的"红旗征"，也没有颈动脉功能障碍的征象。尽管患者以前经历过机动车事故，但鉴于中下段颈椎是目前检查和治疗的主要目标，所以体格检查时并没有进行上颈椎稳定性测试。此外，颈椎开始治疗时不建议使用快速推动手法。

从社会心理和治疗角度来说，对 Henry 进行颈椎检查是非常重要的。原因在于，一方面患者想知道其颈部和手臂症状是否可以部分解释之前肘外侧疼痛对治疗无反应的问题，颈椎检查有助于回答此问题；另一方面之前的物理治疗主要集中在肘部的肌腱组织上，但效果不佳，患者对症状无改善很苦恼。此时如果关注先前治疗中未提及的因素，如颈椎和上 1/4 区域（译者注：上 1/4 区域包括一侧枕部、颈椎、上胸椎、肩带、上肢及相关软组织、神经和血管）（upper-quarter*）的神经组织，有助于制订不同的治疗方案，可能会产生更好的结果。即使对这些因素的检查结果表明今后的治疗仍应针对肘部肌腱组织，检查过程和随后对结果的解释也可能会提高患者的治疗依从性，从而使肘关节局部治疗更有效（O'Keefe et al., 2016；Pinto et al., 2012；Stenner et al., 2018）。患者和临床医师之间的沟通合作越紧密，治疗效果越好（Hall et al., 2010）。

临床推理评注

对潜在的内外部因素与患者问题发展和维持之间的相关性进行判断是有一定难度的，因为这些因素和病理改变一样，与症状和体征（或病理）之间并没有很好的关联。外在因素如组织负荷过大和不良的人体工程学，以及内在因素如肌肉长度和运动控制／力量受损并不一定会导致症状。因此，对于潜在因素和患者症状之间的病史关联和其他关联，需要熟练的临床推理才能确定，并对哪些因素与患者的临床表现相关这一问题作出假设。最终，所有这些假设都必须在治疗过程中通过有针对性的干预和对结果的重新评估进行"测试"。

有关症状激惹性和"红旗征"筛查的信息有助于对体格检查和治疗的预防措施进行推理。具体内容请参阅第一章，以进一步了解有关这一重要假设类别及辅助临床决策的信息示例的详细论述。

考虑到患者可能会对其颈部和手臂症状之间的相关性存在疑问，加上他对之前的失败治疗非常苦恼，尽管目前没有明显的社会心理"黄旗征"，仍应采用生物－心理－社会医学方法来解决患者目前存在的问题。

体格检查

Henry 没有明显的姿势问题，体格检查发现由于右肘外侧僵硬，前臂旋后位右肘主动伸展受限 25°（左侧正常），前臂旋后位右肘主动屈曲 115°（左侧 130°）。当肘屈曲 90° 时，由于右肘外侧僵硬，右前臂主动旋后 65° 受限（左侧 85°），右前臂主动旋前活动范围正常、无症状。

患者的被动活动范围与主动运动一致。右肘被动伸展（前臂旋后位）较其他方向活动更为僵硬，并可再现右肘外侧疼痛。右肘被动屈曲僵硬，也可引发肘外侧疼痛，但程度不如伸展时明显。前臂被动旋后（肘屈曲 90°）僵硬，并可诱发右肘外侧僵硬感，但无疼痛。当肘部接近完全伸展时，前臂被动旋后受限更明显。前臂被动旋前无明显受限。

另外，在肘伸展和前臂旋后时对桡骨头进行了被动附属运动测试（Kaltenborn et al., 1980），患者桡骨头前后向滑动（anterior-posterior，AP）和后前向滑动（posterior-anterior，PA）非常僵硬，并可引发肘外侧疼痛，其中前–后向滑动更僵硬，疼痛更明显。

此患者并不适合用测力仪对握力进行测量。因此，我们通过让 Henry 挤压检查者前臂的远端来测试其大力抓握的能力。在肘屈曲 90° 位测试时，右侧握力较左侧略有下降，并可引发肘外侧疼痛。在肘伸展位测试时，右侧握力下降更大，肘外侧疼痛更明显（De Smet and Fabry, 1996; Dorf et al., 2007）。

腕关节等长抗阻伸展（Coombes et al., 2015; Cyriax, 1982）的测试结果与大力抓握的测试结果相似。肘伸位测试较屈肘 90° 位测试引起的肘外侧疼痛和无力感更明显。

我们同时应用主动运动和等长抗阻测试对肩关节复合体进行筛查（Maitland, 1991）。主动外展和手背在身后（hand-behind-back）的活动范围都正常，被动加压无疼痛。肩关节外展 30° 时等长抗阻外展肌力正常，无疼痛（Cyriax, 1982）。

患者的深部腱反射和皮节感觉检查正常。除 C_6 外，其余肌节测试均为阴性。肘关节等长抗阻屈曲力量下降，并可引发肘外侧疼痛。如前所述，腕关节等长抗阻伸展也有肌力下降和疼痛。对于 C_6 肌节的无力，目前尚不清楚是否与肘关节复合体中敏感结构的神经源性损伤或疼痛抑制有关（Cyriax, 1982），因此其测试结果暂时无法明确具体原因。

右侧正中神经上肢神经动力学测试（the median nerve upper limb neurodynamic test，ULNTMEDIAN）发现，在肘关节距完全伸展位40°时可引发右肘外侧和前臂疼痛（左侧 ULNTMEDIAN 在肘关节距完全伸展位20°时阳性，无痛）（图7.2），侧屈颈部使其远离被测肢体时肘外侧疼痛加重（结构分离）（Butler，2000; Elvey，1997; Nee et al., 2012）。由于患者的右肘伸直受限，我们对右侧桡神经测试（the radial nerve test，ULNTRADIAL）进行一定的调整（Butler，2000; Elvey，1997; Nee et al., 2012）（图7.3）。在 ULNTRADIAL 测试时被动屈曲腕／手指可引发肘外侧和前臂疼痛，但施加结构分离措施如改变肩带下压程度或侧屈颈部使其远离测试肢体时症状无变化。

患者的颈椎主动屈曲活动范围正常，被动加压无疼痛。颈椎后伸较僵硬，55°受限（用倾斜仪测量），下颈椎节段运动不良，被动加压可引起右下颈椎不适。颈椎右侧旋转较僵硬，55°受限（用量角器测量），与后伸类似，被动加压可引起右下颈椎不适。颈椎左侧旋转75°，无明显僵硬（用量角器测量），被动加压无不适。颈椎伸展、侧屈、右旋复合运动（下颈椎象限测试）（Maitland，1986）较伸展、侧屈、左旋复合运动范围减少50%，可引发右下颈椎不适。颈部运动和被动加压均未引起肘外侧或前臂症状。

患者的颈椎触诊检查包括仰卧位单侧A-P加压和第1肋尾侧加压及俯卧位中央和单侧P-A加压（Hengeveld and Banks, 2014; Maitland, 1982）。$C_5 \sim C_7$ 单侧A-P加压检查发现右侧明显僵硬，同时引发右下颈椎和斜方肌上部区症状，但无肘部症状（C_6 最僵硬且最敏感）。第1肋尾部加压检查时右侧也明显僵硬，但仅引起局部不适。$C_5 \sim C_7$ 中央和右侧 PA 加压检查也发现非常僵硬，并引发右下颈椎和斜方肌上部区症状，但无肘部症状（C_6 最僵硬且最敏感）。中央 PA 加压比右侧 PA 加

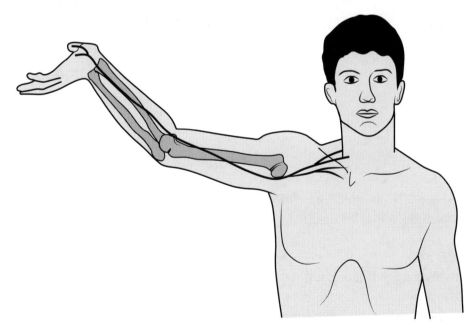

图7.2 正中神经上肢神经动力学测试（ULNTMEDIAN）的终止位。测试顺序如下：稳定肩带、肩外展、腕／手指伸展、前臂旋后、肩外旋和肘伸展。可通过侧屈颈部使其远离被测肢体或放松腕伸展进行结构分离（Butler，2000; Elvey，1997; Nee et al., 2012.）

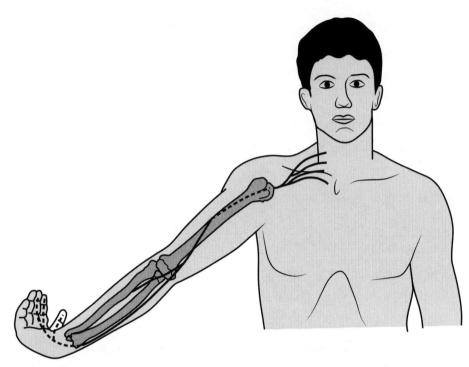

图 7.3 桡神经上肢神经动力学测试（ULNTRADIAL）的终止位。测试顺序如下：下压肩带、肘伸展、肩内旋和前臂旋前、腕 / 手指屈曲和肩外展。可通过侧屈颈部使其远离被测肢体、松开下压肩带的手或放松腕 / 手指屈曲进行结构分离（Butler, 2000; Elvey, 1997; Nee et al., 2012）

压活动显得更僵硬、更敏感。总体而言，单侧 AP 加压是最僵硬的，同时可引发下颈椎和上斜方肌区最强烈的症状。C_1 和 C_2 中央及右侧 PA 加压也明显僵硬，并引起局部不适。

体格检查后的反应

在对颈椎进行触诊检查后，右肘主动和被

动伸展（前臂旋后位）受限程度减小，仅受限 15°，僵硬感也明显降低，患者自述肘外侧疼痛明显减轻。桡骨头 AP 和 PA 滑动僵硬程度下降，疼痛减轻。大力抓握（肘关节伸直位）明显改善，疼痛明显减轻。ULNTMEDIAN 仍可引发肘外侧疼痛，但症状直至距肘关节全范围伸展 30° 时才出现。

推理问题

3. 请就这些体检结果是否支持你之前关于"疼痛类型""症状来源"和"病理改变"的假设，讨论你对这些体检结果的解释。

关于推理问题的回答

患者的体格检查结果支持我们之前的假设，即 Henry 为伴有颈部和神经相关因素的肱骨外上髁炎。握力测试和腕关节等长抗阻伸展过程中出现疼痛性力量下降，肘伸展位下降更明显，这一表现也符合肱骨外上髁炎的诊断（Coombes

et al., 2015; Cyriax, 1982; De Smet and Fabry, 1996; Dorf et al., 2007）。ULNTRADIAL 中也包含对伸肌总腱起点的被动牵伸，在 ULNTRADIAL 结束时腕 / 手指屈曲伴肘关节伸展引发患者的肘外侧和前臂疼痛，但结构分离时症状无改变。患者对 ULNTRADIAL 的这一反应说明，肘外侧和前臂疼痛的激发与伸肌总腱起点处受到牵伸的敏感肌腱组织有关，这是与肱骨外上髁炎一致的另一个发现（Cyriax, 1982; Waugh et al., 2004）。肘被动伸展、前臂被动旋后和桡骨头滑动时出现的活动受限和肘外侧疼痛 / 僵硬症状是许多肱骨外上髁炎患者都会出现的相关"关节"征（Waugh et al., 2004）。肱桡关节也可能受累，因为症状出现在肘外侧，而且肘关节伸展位时前臂旋后功能下降更明显，肘伸展和前臂旋后位时桡骨头滑动受限更明显（Kaltenborn et al., 1980; Maitland, 1991）。

体格检查结果及颈椎触诊检查后立即进行的再评估结果都支持 Henry 目前的问题与颈部神经相关。患者行 ULNTMEDIAN 时可引发肘外侧疼痛，结构分离时疼痛程度改变，表明其肘部症状至少部分与神经敏感性增加有关（Nee et al., 2012）。但 ULNTRADIAL 引发的肘外侧疼痛并没有随着结构分离而改变，这是出乎我们意料的，因为 ULNTRADIAL 是一种最易引发肱骨外上髁炎患者症状的神经动力学测试（Berglund et al., 2008; Coombes et al., 2014; Waugh et al., 2004; Yaxley and Jull, 1993）。患者在测试过程中肘关节无法完全伸直，因此我们认为这可能是患者 ULNTRADIAL "阴性"的可能原因。颈部触诊检查发现的 $C_5 \sim C_7$ 运动受限也与研究报告的许多肱骨外上髁炎患者的颈椎存在问题是一致的（Berglund et al., 2008; Coombes et al., 2014; Waugh et al., 2004）。我们认为颈椎问题与患者的肘外侧疼痛是相关的，因为颈椎检查后的再评估显示肘被动伸展、桡骨头 A-P 和 P-A 滑动、握力及 ULNTMEDIAN 范围得到即刻改善。

患者对力学测试的反应也进一步支持了访谈时我们作出的假设，即肘外侧和神经结构的外周敏化是患者疼痛的主要原因（Gifford and Butler, 1997; Smart et al., 2010）。然而，将这些结构的外周敏化进一步细分为特定的疼痛类型是有一定难度的。握力、腕关节等长抗阻伸展及肘关节生理和附属运动异常支持先前作出的伤害感受性疼痛的假设（Gifford and Butler, 1997; Smart et al., 2010）。体格检查结果并不能完全支持先前关于周围神经病理性疼痛的假设，因为患者并没有表现出临床诊断这种疼痛所需的感觉过敏或感觉减退征象（Finnerup et al., 2016; Treede et al., 2008）。尽管临床医师认为 ULNT 阳性有助于诊断周围神经病理性疼痛（Smart et al., 2010），但对于肱骨外上髁炎患者而言，我们目前没有任何数据支持 ULNT 可以诊断这一类型的疼痛（Nee et al., 2012）。虽然我们不能给 Henry 下一个明确

的周围神经病理性疼痛的诊断，但我们仍然认为 ULNTMEDIAN 时表现出的神经敏感性增加需要在治疗期间加以改善，因为这些问题可以引发他的肘外侧疼痛症状。

临床推理评注

如本例所示，以假设为导向的临床推理方法对于降低来自医疗诊断（第一章中讨论的"主要"影响）和患者访谈得出的初步印象的偏倚风险非常重要。临床推理是一个不断发展的过程，包括数据收集、分析、假设的"测试"及在整合信息的基础上对假设作出修正。本例中我们在患者访谈时对疼痛类型、症状来源和病理改变的初步假设得到了体格检查的支持。与肱骨外上髁炎相关的具体病理改变虽然无法通过临床检查证实，但可以通过特定的身体障碍来验证。本例中我们也通过相关支持研究对其进行重点强调，从而为身体障碍的针对性治疗和衡量治疗进展所需的持续再评估提供选择。对体格检查的关键方面（如颈椎触诊和肘部"关节"征、等长收缩及神经动力学评估）进行再评估可以为这些不同障碍和患者症状之间的相关性假设提供支持。虽然要耗费一定的时间，但这些简单的再评估方法可以对运动和（或）施加于一种障碍的负荷对另一种障碍的影响进行评估，这有助于作出治疗决策，同时也可确保这种进行性的身体评估不会使患者的症状和体征恶化。

推理问题

4. 请就体格检查结果对整体治疗计划和具体治疗方法的意义进行讨论。

关于推理问题的回答

颈椎、神经动力学和肘部"关节"征等检查发现为患者治疗提供不同选择，可能比之前治疗有更好的结果。临床试验数据也支持对肱骨外上髁炎患者进行颈椎松动（Cleland et al., 2005; Hoogvliet et al., 2013）。肘关节松动的证据结果不一，对于单纯桡骨头松动的研究支持较少，而动态关节松动术（mobilization with movement, MWM）的研究支持较多，MWM 操作要点是在将尺骨近端向外侧滑动的同时让患者反复做无痛抓握（Hoogvliet et al., 2013; Lucado et al., 2018;

Mulligan, 1999）。前瞻性的案例研究支持使用桡神经滑动技术治疗肱骨外上髁炎患者（Arumugam et al., 2014; Ekstrom and Holden, 2002）。尽管之前的治疗效果不佳，但证据仍然支持将伸肌总腱起点的治疗性锻炼作为肱骨外上髁炎整体治疗的一部分（Cullinane et al., 2014; Hoogvliet et al., 2013）。如果在治疗过程中同时关注颈椎、神经动力学和肘部"关节"征，可能伸肌总腱起点的训练会更有效（Hoogvliet et al., 2013; Lucado et al., 2018）。颈椎触诊检查后患者症状的即时改善表明，以颈椎松动作为治疗的起始会是一个不错的选择。今后就诊时的治疗进展将取决于再次体格检查评估的结果及患者报告的症状和功能变化（Maitland, 1991）。如前所述，治疗干预需侧重于降低相关关节和神经结构敏感性的技术，同时应不限制患者使用电脑、做园艺、打高尔夫球和其他涉及握力的活动（Coombes et al., 2015）。

临床推理评注

循证医学实践要求了解与患者临床表现相关的批判性评价研究，并将其作为评估和治疗的指导。这里重点介绍了有研究支持的与肱骨外上髁炎相关的身体障碍识别和治疗策略。鉴于目前缺乏有关最佳治疗的确切证据，患者颈椎触诊检查后症状和体征的显著改善可用于支持首先处理颈椎的治疗策略。大多数临床问题表现为一系列潜在的有症状和无症状的身体障碍，同时混合一定的身体、环境和（或）社会心理等潜在因素，几乎上述所有表现或因素都可以与某种程度的支持在治疗中对其进行关注的研究证据互相联系。尽管本例中患者的治疗可能是由一些临床医师以不同的方式开始的，但最重要的是，所应用的治疗方案都是以证据为基础的，是根据患者的具体表现量身定制的，是在持续再评估的指导下不断调整的。

治疗（第 1 次预约，第 1 天）

主要与 Henry 就以下 3 个要点进行了讨论：①检查结果与"网球肘"的诊断相符；②可的松注射长期效果不佳与现有的研究证据相符（Coombes et al., 2013）；③右下颈椎的敏感和僵硬（Berglund et al., 2008; Cleland et al., 2005; Coombes et al., 2014; Waugh et al., 2004）及神经动力学测试结果（Berglund et al., 2008; Coombes et al., 2014; Waugh et al., 2004; Yaxley and Jull, 1993）与其肘部症状有关。

推理问题

5. 在开始治疗前，请与 Henry 讨论你的治疗依据及希望达到的目标。你对他的"观念"（如理解、信仰、情感等）的评价是否有什么特别之处并促成了这次讨论？

关于推理问题的回答

患者的期望是如果之前的治疗没有帮助，可以改变治疗方法（Peersman et al., 2013; Pinto et al., 2012）。如果反复注射可的松和先前的物理治疗产生的改善较小，就意味着我们需要寻找替代的治疗策略。患者还希望获得有关疾病问题的准确且可理解的信息，以便可以与临床医师一起参与决策（O'Keefe et al., 2016; Peersman et al., 2013;

Pinto et al., 2012; Stenner et al., 2018）。与 Henry 讨论这 3 个要点的理由是让他准确了解我们对其疼痛问题的解释，以便他能够帮助我们作出决策并给予理解。Henry 目前存在 2 个方面的问题，一是先前对他的颈部和手臂症状的治疗没有明显效果，二是他因症状无改善有明显的沮丧情绪，这些问题的存在使得对 3 个要点的讨论变得尤为重要。考虑到患者目前存在的沮丧感，本次讨论的另一个目的是改善患者的情绪，让他明白他的问题在肱骨外上髁炎患者中并不罕见。虽然没有进行正式评估，但患者的沮丧感似乎是初次检查时唯一存在的社会心理因素，因此需要得到确认和解决。对这 3 个要点的讨论反映了以患者为中心的沟通模式，如前所述，这种沟通可以增进患者和临床医师之间的合作，从而提高治疗效果（Hall et al., 2010; Peersman et al., 2013; Pinto et al., 2012）。我们认为，这些类型的个体化讨论应该成为所有患者的常规临床实践。

临床推理评注

　　无论是急性还是慢性患者，在"患者对其经历的看法"（见第一章中对这一假设类别的讨论）这部分内容中都会表现出明显的社会心理因素。即使在对社会心理因素的非正式或正式筛查中没有发现明显影响患者疼痛感受的不适应因素，但解决这些问题对于联合治疗的优化仍很重要。正如本例中针对患者沮丧感进行的处理一样，联合治疗是第一章中提到的影响临床推理的众多因素之一。

患者在颈椎触诊检查后肘关节生理和附属运动、握力及 ULNTMEDIAN 活动范围都有所改善，因此我们首先对 $C_5 \sim C_7$ 行右侧 AP 加压治疗，选择 Ⅲ 级和 Ⅳ 级松动手法，此时每次振荡节奏都可引发右下颈椎和斜方肌上部区症状，可以用来解决僵硬问题（Maitland, 1986）。松动颈椎后，肘关节主动和被动伸展仍有 15° 受限，但患者自述肘外侧疼痛进一步减轻。桡骨头 AP 和 PA 滑动无变化。随着肘外侧疼痛的进一步减轻，患者的大力抓握略有改善，ULNTMEDIAN 也有改善，在距完全伸展 25° 时出现肘外侧疼痛。治疗结束后嘱患者每天在仰卧位或靠墙时进行主动的头 – 颈段屈曲，每天 3 组，每组 10 ~ 15 次，重点是拉伸颈椎后部，以改善下段颈椎的伸展。允许在自我活动的末端出现右下颈椎和斜方肌上部区症状。

第 2 次预约，第 4 天（3 天后）

Henry 自述在初次检查和治疗后没有出现疼痛，头颈段主动屈曲运动也没有问题。另外，肘部感觉不那么敏感了，但使用电脑或用力抓握活动并没有显著的改善。头颈段主动屈曲也没有加重他右臂"发困"的感觉。

由于僵硬，患者的右肘主动和被动伸展仍有 20° 受限（初次检查时受限 25°）。被动伸展仍会引起肘外侧疼痛。桡骨头 AP 和 PA 滑动较初次检查时僵硬感略轻。大力抓握（肘伸展位）有部分改善，但仍可引发肘外侧疼痛。ULNTMEDIAN 在距肘完全伸直位 30° 时引发肘外侧疼痛（初次检查时为 40°）。$C_5 \sim C_7$ 右侧 AP 加压仍有僵硬感并引发右下颈椎不适。

本次治疗继续针对 $C_5 \sim C_7$，选择 Ⅲ 级和 Ⅳ 级松动手法，右侧 AP 加压。但对治疗进行了一定的改进，在患者右肩外展 60° 位（肘伸展）时给予上 1/4 区域的神经组织一定程度的预负荷（Coppieters, 2006; Elvey, 1986; Nee and Butler, 2006）（图 7.4）。治疗后，肘关节主动和被动伸展改善为 10° 受限，僵硬和疼痛感明显减轻。桡骨头 AP 和 PA 滑动僵硬感减轻。大力抓握明显改善，疼痛明显缓解。ULNTMEDIAN 也有改善，在距肘完全伸展位 20° 时才引发肘外侧疼痛。治疗结束后，嘱患者继续进行头颈段主动屈曲运动，运动时应与治疗时相似，也将右肩关节置于外展 60° 位，给予上 1/4 区域的神经组织一定程度的预负荷。

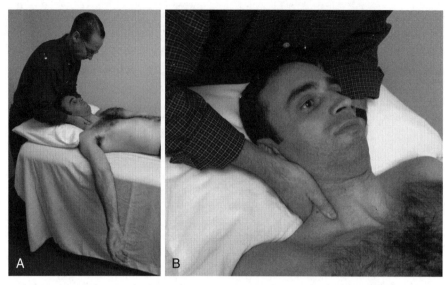

图 7.4　对 $C_5 \sim C_7$ 节段行前后向（AP）加压，注意治疗时肩关节外展、肘关节伸展，以给予上 1/4 区域的神经组织一定程度的预负荷。（A）患者和治疗师的体位；（B）治疗师手法接触的特写镜头

推理问题

6. 请详述你选择颈椎松动级别（Ⅲ级和Ⅳ级）的理由。此外，你对治疗反应的假设是什么，如颈椎的治疗是如何影响桡骨头滑动的僵硬感 / 疼痛和握力 / 疼痛的？

关于推理问题的回答

对患者使用单侧 AP 加压检查时感觉到的活动受限表明，$C_5 \sim C_7$ 僵硬与肘关节外侧和神经结构的外周敏化有关。此外，患者的症状激惹性较低（Maitland，1991）。因此，我们认为，选择能够解决"全范围"（Ⅲ级）和"终末范围"（Ⅳ级）僵硬的松动等级是适当的（Maitland，1986，1991）。此外，Ⅲ级和Ⅳ级松动也可能提供一种更合适的刺激来激发接下来描述的神经生理学反应（Bialosky et al., 2009; Bialosky et al., 2018）。

神经生理学机制可以很好地解释为什么颈椎松动能够快速改变肘部症状。颈椎松动产生的机械刺激可以激活中枢神经系统（如中脑导水管周围灰质）和脊髓的镇痛反应（Bialosky et al., 2009; Bialosky et al., 2018; Chu et al., 2014; Schmid et al.,

2008; Wright, 1995）。由颈椎松动引起的这种类型的神经生理学反应在肱骨外上髁炎患者中有过报道（Vicenzino et al., 1998, 1996），最终的临床结果是颈椎松动与肘关节被动伸展范围 / 疼痛、桡骨头滑动僵硬感 / 疼痛、握力 / 疼痛和神经动力学测试范围 / 疼痛的即时改善相关。颈椎松动后肘外侧和神经结构的敏感度降低也是针对肘关节本身后续治疗更有效的因素（Hoogvliet et al., 2013）。

临床推理评注

正如回答中所讨论的，研究已充分证实，手法治疗的神经生理学作用可能是短期内改善肌肉骨骼体征和症状的主要机制。尽管手法治疗因其长期有效性的缺乏受到部分人的批评，但现代肌肉骨骼实践仍明确建议将手法治疗的选择性使用作为患者综合治疗的一部分，从而在短期内缓解疼痛、改善功能，同时也应纳入其他（或现有的）治疗策略。在完成全面系统的检查后，熟练的临床推理可以帮助治疗师识别手法治疗何时能够作为鉴别诊断的一部分，何时可以如回答中所述作为降低组织敏感性的手段以优化治疗策略。

第 3 次预约，第 8 天（4 天后）

Henry 自述在第 2 次治疗后没有出现问题，头颈段主动屈曲运动也没问题。使用电脑和用力抓握活动改善，这可以从 PSFS 评分中体现出来（表 7.2）。

由于僵硬，右肘主动和被动伸展 10° 受限（第 2 次预约时受限 20°）。被动伸展仍可引发肘外侧疼痛。桡骨头 AP 和 PA 滑动仍存在僵硬和疼痛。大力抓握（肘伸展位）继续改善，但仍可引发肘外侧疼痛。ULNTMEDIAN 测试时距肘完全伸展 20° 才会引发肘外侧疼痛（第 2 次预约时为 30°）。$C_5 \sim C_7$ 右侧 AP 加压僵硬感减轻，引发的右下颈椎不适反应也有减轻。

本次治疗继续对 $C_5 \sim C_7$ 行右侧 AP 松动，手臂仍取外展位以给予神经组织预负荷。尽管颈椎松动能持续降低肘伸展时的末端疼痛、改善握力、减少 ULNTMEDIAN 引起的外侧疼痛，但对于肘被动伸展末端僵硬及桡骨头 AP 和 PA 滑动僵硬的影响较小。因此，本次治疗过程中增加了肘伸展、前臂旋后位的桡骨头Ⅲ级和Ⅳ级 AP 滑动，松动时随着每次振荡都引发了肘外侧疼痛。桡骨头松动后肘主动和被动伸展末端僵硬和疼痛减轻，握力进一步提高，但 ULNTMEDIAN 无改变。治疗结束后嘱 Henry 继续在手臂外展位进行头颈段主动屈曲运动，并在部分负重位进行肘关节伸展的自我松动（图 7.5）。自我松动末端允许出现肘外侧疼痛。

第 4 次预约，第 11 天（3 天后）

Henry 自述增加桡骨头和肘关节伸展自我松动后没有出现问题。他使用电脑工作的时间增加到 30 分钟，用力抓握活动后症状可在 45 分钟内消失。此外，他肘屈伸活动的晨僵感减少到 10 分钟以内。

本次治疗继续对 $C_5 \sim C_7$ 行右侧 AP 松动，手臂仍取外展位以给予上 1/4 区域的神经组织预负荷（本次治疗时取肩外展 90°、肘伸

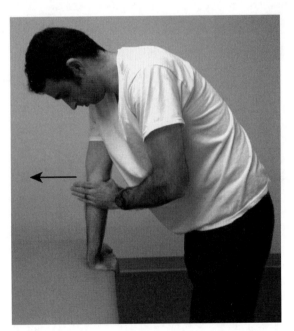

图 7.5 患者在上肢部分承重下进行肘伸展自我松动时的体位和手的位置。箭头代表肘伸展自我松动时力的方向

表 7.2

第 3 次预约时的患者特异性功能量表（PSFS）评分 *		
活动	初次检查（第 1 天）	第 3 次预约（第 8 天）
使用电脑	4	6
园艺活动	4	5
挥动高尔夫球杆	0	1
平均得分	2.7	4.0

* 每项活动的评分为 0～10 分，0 分指不能进行该活动，10 分指能够进行"受伤前"水平的活动。

展位），并在肘伸展和前臂旋后位对桡骨头进行 AP 滑动。治疗结束后嘱患者在肩外展 90° 位进行头颈段主动屈曲运动，同时继续在部分负重位进行肘伸展的自我松动训练。

第 5 次预约，第 15 天（4 天后）

Henry 的治疗和家庭运动锻炼都没有问题。PSFS 评分表明，与初次检查相比，其功能在临床上有明显改善（Abbott and Schmitt, 2014; Hefford et al., 2012）（表 7.3）。

右肘主动和被动伸展提高至 5° 受限。被动肘关节伸展末端仍会引发肘外侧疼痛。主动和被动前臂旋后（肘屈曲 90° 位）改善至 75°（左侧 85°），但活动末端仍有肘外侧僵硬。桡骨头 AP 和 PA 滑动僵硬感和疼痛减轻，大力抓握（肘伸展位）能力仍有下降，但患者自述抓握测试引发的肘外侧疼痛较初次检查时减轻 50%。ULNTMEDIAN 在距肘完全伸展位 20° 时不再引发肘外侧疼痛。$C_5 \sim C_7$ 节段右侧 AP 加压僵硬感继续下降，引发的右下颈椎区不适感减轻。

肘关节伸展和 ULNTMEDIAN 的改善，提示我们有必要进行体格检查以持续关注患者的病情进展（Maitland, 1986, 1991）。患者右肘关节被动伸直内收测试（Hyland et al., 1990; Maitland, 1991）较单纯被动肘伸展时的僵硬程度及引发的肘外侧疼痛更明显。

为评估肘伸展功能的改善，我们再次测试了 ULNTRADIAL，测试过程中被动腕/指屈曲仍可引发肘和前臂外侧疼痛。但是，与初次检查不同，本次通过减少下压肩带使结构分离时症状减轻。此外，也对 C_6 节段肘关节抗阻等长屈曲进行了再次测试，现力量已完全恢复，无疼痛。

本次治疗时，首先继续行 $C_5 \sim C_7$ 节段右侧 A-P 松动，同样对神经组织施加预负荷，但手臂位置有所调整，与 ULNTRADIAL 类似（肩外展 20°，内旋，肘伸展，前臂旋前）（Vicenzino et al., 1996）。颈椎松动后，肘被动伸展仍受限 5°，但疼痛较前减轻。肘被动伸展 – 内收及桡骨头 AP 和 PA 滑动无变化。大力抓握改善，疼痛减轻。ULNTRADIAL 较前改善，在肩外展 20° 时（左侧肩外展 45°）引发肘外侧疼痛。本次治疗未行桡骨头 AP 松动，而是代之以Ⅲ级、Ⅳ级右肘伸展 – 内收松动，操作时每次节律性振荡都会引发肘外侧疼痛。松动后肘关节主动和被动伸展接近全范围，肘外侧疼痛减轻；桡骨头 AP 和 PA 滑动僵硬感减轻，无疼痛；大力抓握继续改善，疼痛继续减轻；ULNTRADIAL 无变化。嘱患者继续在手臂外展位行头颈段主动屈曲运动，将部分负重下肘伸展自我松动调整为肘伸展 – 内收自我松动（图 7.6），自我松动末端允许引发肘外侧疼痛。

表 7.3

第 5 次预约时的患者特异性功能量表（PSFS）评分 *		
活动	初次检查（第 1 天）	第 5 次预约（第 15 天）
使用电脑	4	7
园艺活动	4	6
挥动高尔夫球杆	0	2
平均得分	2.7	5.0

* 每项活动的评分为 0 ~ 10 分，0 分指不能进行该活动，10 分指能够进行"受伤前"水平的活动。

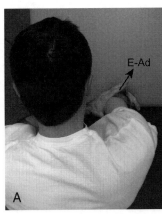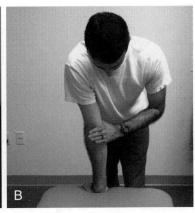

图7.6　上肢部分承重位肘伸展 – 内收自我松动。患者的体位和手的放置与肘伸展位自我松动相同（图7.5）。（A）俯视图，箭头示肘伸展 – 内收（E-Ad）自我松动时的施力方向；（B）正面图，上肢部分负重，手固定，对肘关节施力的同时伸肘并使前臂远端相对于上臂做内收动作

推理问题

7. 在临床实践中治疗的选择和进展是一个在很大程度上未被研究的领域。你能谈谈指导你"治疗的选择和进展"的一般推理吗？也请你就选择松动关节结构（颈椎、肘关节）而不是进行 ULNT 运动谈谈你的看法。

关于推理问题的回答

如前所述，此患者治疗的重点是减少肘外侧和神经结构敏化，而不是改变肌腱病变（Coombes et al., 2015）。此外，由于 Henry 之前的治疗没有效果，我们需要找到不同的治疗策略。我们始终以"治疗和再评估"原则作为治疗选择和进展的指导（Maitland, 1986, 1991）。也就是说，首先对相关障碍（即"可比较的结果"）（Maitland, 1991）进行治疗，然后再次评估以明确治疗是否有效，以及何时需要调整治疗。判断每种障碍相关性的依据是：①此障碍是否存在于肘部症状（如握力、桡骨头滑动）区域内的结构中或能够影响肘部症状的区域（如 $C_5 \sim C_7$ 右侧 AP 加压）；②与患者主诉的症状和功能受限相符；③与肘部症状的激发 / 减轻相关；④与我们对其他肱骨外上髁炎患者的临床经验一致；⑤文献中可获得相关证据支持。

尽管没有专门针对肱骨外上髁炎患者的研究报道，但有关腰痛（Cook et al., 2012; Hahne et al., 2004）、颈痛（Cook et al., 2014; Trott et al., 2014; Tuttle, 2005; Tuttle et al., 2006）和肩痛（Garrison et al., 2011）患者的研究均支持使用再评估来指导治疗的选择和进展。在针对障碍的治疗期内和期间，障碍的改善始终与障碍的相关结果如疼痛强度、活动范围和症状向心化等的预期改善相关，但与自我报告的功能预期改善之间的关联并不一致。这意味着对障碍和功能相关结果均应进行再评估，以便使治疗的选择和进展尽可能有效甚至高效（Tuttle, 2009; Tuttle et al., 2006）。本例中我们为患者实施治疗时将 PSFS 作为再评估的重要内容之一，这正是对功能相关结果的需求体现。

本例中我们在使用神经滑动技术进行 ULNT 松动之前，先对颈椎和肘关节进行松动，这是基于初次检查和随访时再评估结果的选择。如前所述，颈椎触诊检查后的即时改善表明，将颈椎松动作为治疗开始的第一步是正确的选择。在其后的随访中，患者所报告的症状、神经动力学测试和其他体格检查结果的持续改善也为这一选择提供了支持依据。在治疗早期（第 2 次预约时），我们曾选择采用颈椎松动和自我松动解决神经敏化问题，并将手臂置于对上 1/4 区域的神经组织施加预负荷的位置。第 3 次预约时的再评估显示，尽管颈椎松动可持续改善神经动力学测试结果，但对肘部"关节征"的影响很小。所以，我们后来对治疗进行了调整，选择对肘部进行松动。对于神经敏感性增强的患者，目前尚无任何数据支持这种方法优于神经滑动技术。可以想象的是，在早期治疗中结合神经滑动技术可能会导致相似或更好的结果。

临床推理评注

对这一问题的回答反映了第一章中所讨论的临床推理原则，即治疗人员不应完全遵循某些预定的处方或方案，而应以研究证据和临床经验为指导，根据患者的特殊表现和偏好对治疗方案进行调整，并及时进行再评估以充分监测有意义的变化。我们应该以"协作"的方式制订治疗方案，就像在这个案例中所显示的那样，要注意到患者对先前治疗缺乏进展的担忧，并在此基础上开展综合治疗，优化治疗结果。这一原则在第一章中进行了论述，在推理问题2的回答中也再次做了强调。本例中，我们的首要目标是降低肘外侧和神经结构的敏感性，同时结合针对具体身体障碍的干预措施，这些干预措施均已得到相关研究的支持。我们针对判断身体障碍相关性（即权重）的基本原理进行了详细叙述，希望临床医师能够将无关的障碍与疼痛的结构性来源直接相关或与症状持续存在有关的障碍区分出来。能够以这种方式阐明支持临床决策的基本原理和标准，是将批判性思维纳入熟练临床推理的一个重要方面。尽管未来的研究可能会改变我们的理解和实践哲学（如治疗的选择和进展），但要做到这一点，我们必须首先了解我们自己的推理，以及它所基于的假设（Brookfield, 2008; Mezirow, 2012）。

第6次预约，第22天（1周后）

Henry自述在治疗进展和家庭锻炼方面没有问题。他使用电脑工作的时间已增加至将近45分钟，用力抓握活动后的症状可以在小于30分钟内消失，晨僵症状现在也已基本消失。此外，他手臂的"发困"感已不像之前刷牙或手臂上举过头时出现得那么快，而且似乎也没有那么强烈了。

目前患者的肘关节主动和被动伸展已接近全范围。肘关节被动伸展末端仍有僵硬，并可引发轻微的肘外侧疼痛。被动伸展－内收仍明显僵硬，引发的肘外侧疼痛较强烈。桡骨头AP滑动轻微僵硬但无疼痛，PA滑动不明显。大力抓握（肘伸展位）的握力继续增加，疼痛继续减轻。桡神经张力测试在肩外展25°时引发肘外侧疼痛（左肩外展45°时引发）。尽管仍有僵硬，但颈椎后伸范围增加至65°（初次检查时为55°），右旋增加至70°（初次检查时为55°），但被动加压仍很僵硬，并伴有右下颈椎不适。$C_5 \sim C_7$右侧AP加压仍有轻微僵硬，并引发右下颈椎轻微不适。

本次治疗时继续行$C_5 \sim C_7$右侧AP松动，手臂模仿桡神经张力测试的位置，同时行肘关节伸展－内收松动。每种操作技术都根据体格检查结果进行了调整。治疗结束时，患者的肘关节主动和被动伸展达到全范围，无疼痛。被动肘伸展－内收时的僵硬感和疼痛明显减轻。桡骨头AP滑动不明显。大力抓握增强，无疼痛。桡神经张力测试改善，肩外展35°引发肘外侧疼痛。嘱患者继续行头颈段主动屈曲和肘关节伸展－内收的自我松动，此外指导患者以轻柔、重复的拉伸负荷行桡神经滑动训练（Coppieters and Butler, 2008; Wright et al., 2005）（图7.7）。每次重复桡神经滑动运动时，都允许引发可以即刻缓解的肘外侧疼痛。

第7次预约，第35天（2周后）

Henry上次预约治疗后及增加桡神经滑动训练均未出现任何问题。PSFS评分表明，与3周前的第5次预约相比，功能明显改善（Abbott and Schmitt, 2014; Hefford et al., 2012）（表7.4）。计算机工作对他而言已不再是问题，园艺活动后肘外侧仅感到疲倦（无疼

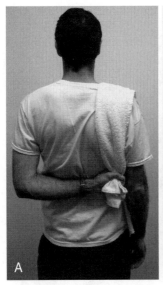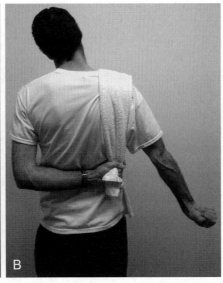

图 7.7　以温和、重复的张力负荷进行桡神经滑动训练。（A）起始体位；（B）模拟桡神经神经张力测试的结束体位。毛巾可以在颈部和上肢活动时防止肩带上提

表 7.4

第 7 次预约时的患者特异性功能量表（PSFS）评分 *			
活动	初次检查（第 1 天）	第 5 次预约（第 15 天）	第 7 次预约（第 35 天）
使用电脑	4	7	10
园艺活动	4	6	8
挥动高尔夫球杆	0	2	6
平均得分	2.7	5.0	8.0

* 每项活动的评分为 0～10 分，0 分指不能进行该活动，10 分指能够进行"受伤前"水平的活动。

痛）。他可以挥动较短的高尔夫球杆（如 9 号铁杆），但挥动较长的高尔夫球杆（如 1 号木杆）仍会引发肘外侧轻度不适。Henry 目前还没有尝试真正重新打高尔夫球。

肘关节主动和被动伸展无明显变化。肘关节被动伸展 - 内收有轻微僵硬感，可引发肘外侧轻度不适。大力抓握（肘伸展位）仍有轻度减弱，但无疼痛。腕关节等长抗阻伸展（肘伸展位）略弱，可引发肘外侧轻度不适。桡神经张力测试直至肩外展 40°（左肩外展 45°）时

才引起肘外侧不适。

嘱 Henry 继续他目前的家庭锻炼计划，并使用大号球杆握把进行腕伸肌力量增强训练，以肘屈伸位离心训练为主（Cullinane et al., 2014）。我们鼓励他，如果能够挥动所有球杆而没有任何不适感，可以逐渐恢复打高尔夫球。在恢复之前所有活动而无不适后，可以停止常规治疗，但应继续进行 2 个月的家庭锻炼。同时提醒他，恢复活动过程中如遇到任何问题或有任何疑问，可以随时与我们联系。

推理问题

8. 你对 Henry 进行离心训练的理由是什么？

关于推理问题的回答

尽管疼痛明显减轻，但大力抓握和腕伸肌等长抗阻收缩时仍然存在力量不足，因此有必要解决这一遗留问题。运动对力的产生和肌腱重塑有积极作用（Coombes et al., 2015）。除对局部结构有积极影响外，我们还需要考虑的很重要的一点是，运动也可能对患者的疼痛体验中涉及的神经回路存在积极影响。因此，我们可以通过运动和功能性任务提供渐进负荷训练，帮助患者以最小至无痛的方式执行先前诱发症状的活动。在执行这些训练的过程中，患者的神经系统可以有意识和无意识地"学习"在不加剧症状的情况下使用先前的疼痛区域（Littlewood et al., 2013; Moseley, 2003）。这种"学习过程"可能会进一步降低患者的疼痛体验所涉及神经回路的敏感性（Littlewood et al., 2013; Moseley, 2003）。无论最终机制如何，将离心运动纳入多模式治疗方案是可以改善患侧肱骨外上髁炎患者预后的（Cullinane et al., 2014）。

在反思 Henry 的治疗过程时，可能会提出这样的疑问，即为何我们采用的训练侧重于握力和腕关节伸展，而不是前臂旋前／旋后。对前臂旋前／旋后的力量产生进行更详细的评估是合乎逻辑的，因为这些运动加剧了 Henry 的肘外侧症状。至于为何没有这样做，我们没有合理的解释。如果 Henry 在治疗中没有继续改善，我们可能会考虑对前臂旋前／旋后的力量产生进行更详细的评估，并相应地调整治疗方法。但幸运的是，我们的疏忽似乎并未对 Henry 的整体结果产生负面影响。

临床推理评注

我们之所以将运动锻炼纳入患者的整体管理中，是基于对一个明确理论的认知，即局部机制和神经调节机制都可能影响患者的症状改善。这其中特别应该提到的是我们对治疗过程开展的批判性反思，我们意识到应该增加对前臂旋前／旋后的力量产生的评估，这可能会给我们提供进一步的治疗选择。正如第一章所述，影响专业技能发展的关键因素包括批判性思维、元认知、知识体系、数据收集、操作技能及患者与治疗师的合作。批判性思维和元认知的本质是开放的自我反思。尽管专家的知识非常丰富，他们也应同时具备足够的高级元认知能力以识别他们不知道的东西，并坦率地批评自己的表现。

随访（1 个月后）

在最后一次治疗 1 个月后我们对 Henry 进行了电话随访。他已经能够做园艺活动及家庭装饰工作，每周打 2 次 9 洞高尔夫球，没有任何不适。他手臂的"发困"感较前继续改善。Henry 希望再过 1 个月可以每周打 2 次 18 洞高尔夫球，并打算在达成这一目标后继续坚持家庭锻炼 2 个月。

（郗淑燕　译，马明　祁奇　郭京伟　审校）

参考文献

Abbott, J., Schmitt, J., 2014. Minimum important differences for the Patient-Specific Functional Scale, 4 regionspecific outcome measures, and the numeric pain rating scale. J. Orthop. Sports Phys. Ther. 44, 560–564.

Arumugam, V., Selvam, S., MacDermid, J., 2014. Radial nerve mobilization reduces lateral elbow pain and provides short-term relief in computer users. Open Orthop. J. 8, 368–371.

Berglund, K., Persson, B., Denison, E., 2008. Prevalence of pain and dysfunction in the cervical and thoracic spine in persons with and without lateral elbow pain. Man. Ther. 13, 295–299.

Bialosky, J., Bishop, M., Price, D., Robinson, M., George, S., 2009. The mechanisms of manual therapy in the treatment of musculoskeletal pain: a comprehensive model. Man. Ther. 14, 531–538.

Bialosky, J.E., Beneciuk, J.M., Bishop, M.D., Coronado, R.A., Penza, C.W., Simon, C.B., et al., 2018. Unraveling the mechanisms of manual therapy: modeling an approach. J. Orthop. Sports Phys. Ther. 48, 8–18.

Brookfield, S., 2008. Clinical reasoning and generic thinking skills. In: Higgs, J., Jones, M., Loftus, S., Christensen, N. (Eds.), Clinical Reasoning in the Health Professions, third ed. Butterworth Heinemann Elsevier., Amsterdam, pp. 65–75.

Butler, D., 2000. The Sensitive Nervous System. NOI Group Publications, Adelaide, Australia.

Chourasia, A., Buhr, K., Rabago, D., Kijowski, R., Lee, K., Ryan, M., et al., 2013. Relationships between biomechanics, tendon pathology, and function in individuals with lateral epicondylosis. J. Orthop. Sports Phys. Ther. 43, 368–378.

Chu, J., Allen, D., Pawlowsky, S., Smoot, B., 2014. Peripheral response to cervical or thoracic spinal manual therapy: an evidence-based review with meta-analysis. J. Man. Manip. Ther. 22, 220–229.

Cleland, J., Flynn, T., Palmer, J., 2005. Incorporation of manual therapy directed at the cervicothoracic spine in patients with lateral epicondylalgia: a pilot clinical trial. J. Man. Manip. Ther. 13, 143–151.

Cook, C., Lawrence, J., Michalak, K., Dhiraprasiddhi, S., Donaldson, M., Petersen, S., et al., 2014. Is there preliminary value to a within- and/or between-session change for determining short-term outcomes of manual therapy on mechanical neck pain? J. Man. Manip. Ther. 22, 173–180.

Cook, C., Showalter, C., Kabbaz, V., O'Halloran, B., 2012. Can a within/between-session change in pain during reassessment predict outcome using manual therapy intervention in patients with mechanical low back pain? Man. Ther. 17, 325–329.

Coombes, B., Bisset, L., Brooks, P., Khan, A., Vicenzino, B., 2013. Effect of corticosteroid injection, physiotherapy, or both on clinical outcomes in patients with unilateral lateral epicondylalgia: a randomized controlled trial. J. Am. Med. Assoc. 309, 461–469.

Coombes, B.K., Lissett, L., Vicenzino, B., 2015. Management of lateral elbow tendinopathy: one size does not fit all. J. Orthop. Sports Phys. Ther. 45, 938–949.

Coombes, B., Bisset, L., Vicenzino, B., 2014. Bilateral cervical dysfunction in patients with unilateral lateral epicondylalgia without concomitant cervical or upper limb symptoms: a cross-sectional case-control study. J. Manipulative Physiol. Ther. 37, 79–86.

Coppieters, M., 2006. Shoulder restraints as a potential cause for stretch neuropathies: biomechanical support for the impact of shoulder girdle depression and arm abduction on nerve strain. Anesthesiology 104, 1351–1352.

Coppieters, M., Butler, D., 2008. Do 'sliders' slide and 'tensioners' tension? An analysis of neurodynamic techniques and considerations regarding their application. Man. Ther. 13, 213–221.

Cullinane, F., Boocock, M., Trevelyan, F., 2014. Is eccentric exercise an effective treatment for lateral epicondylitis? A systematic review. Clin. Rehabil. 28, 3–19.

Cyriax, J., 1982. Textbook of Orthopaedic Medicine, vol. 1: Diagnosis of Soft Tissue Lesions. Bailliere Tindall, London.

De Smet, L., Fabry, G., 1996. Grip strength in patients with tennis elbow. Influence of elbow position. Acta Orthop. Belg. 62, 26–29.

Dorf, E., Chhabra, A., Golish, S., McGinty, J., Pannunzio, M., 2007. Effect of elbow position on grip strength in the evaluation of lateral epicondylitis. J. Hand Surg. Am. 32A, 882–886.

Ekstrom, R., Holden, K., 2002. Examination of and intervention for a patient with chronic lateral elbow pain with signs of nerve entrapment. Phys. Ther. 82, 1077–1086.

Elvey, R., 1986. Treatment of arm pain associated with abnormal brachial plexus tension. Aust. J. Physiother. 32, 225–230.

Elvey, R., 1997. Physical evaluation of the peripheral nervous system in disorders of pain and dysfunction. J. Hand Ther. 10, 122–129.

Finnerup, N.B., Haroutounian, S., Kamerman, P., Baron, R., Bennett, D.L., Bouhassira, D., et al., 2016. Neuropathic pain: an updated grading system for research and practice. Pain 157, 1599–1606.

Garrison, J., Shanley, E., Thigpen, C., Hegedus, E., Cook, C., 2011. Between-session changes predict overall perception of improvement but not functional improvement in patients with shoulder impingement syndrome seen for physical therapy: an observational study. Physiother. Theory Pract. 27, 137–145.

Gifford, L., Butler, D., 1997. The integration of pain sciences into clinical practice. J. Hand Ther. 10, 86–95.

Hahne, A., Keating, J., Wilson, S., 2004. Do within-session changes in pain intensity and range of motion predict between-session changes in patients with low back pain? Aust. J. Physiother. 50, 17–23.

Hall, A., Ferreira, P., Maher, C., Latimer, J., Ferreira, M., 2010. The influence of the therapist-patient relationship on treatment outcome in physical rehabilitation: a systematic review. Phys. Ther. 90, 1099–1110.

Hefford, C., Abbott, J., Arnold, R., Baxter, G., 2012. The Patient-Specific Functional Scale: validity, reliability, and responsiveness in patients with upper extremity musculoskeletal problems. J. Orthop. Sports Phys. Ther. 42, 56–65.

Hengeveld, E., Banks, K. (Eds.), 2014. Maitland's Vertebral Manipulation, eighth ed. Churchill Livingstone, Edinburgh.

Hoogvliet, P., Randsdorp, M., Dingemanse, R., Koes, B., Huisstede, B., 2013. Does effectiveness of exercise therapy and mobilisation techniques offer guidance for the treatment of lateral and medial epicondylitis? A systematic review. Br. J. Sports Med. 47, 1112–1119.

Hyland, S., Nitschke, J., Matyas, T., 1990. The extension-adduction test in chronic tennis elbow: soft tissue components and joint biomechanics. Aust. J. Physiother. 36, 147–153.

Kaltenborn, F., Evjenth, O., Hinsen, W., 1980. Mobilization of the Extremity Joints: Examination and Basic Treatment Techniques. Olaf Norlis Bokhandel, Oslo.

Littlewood, C., Malliaras, P., Bateman, M., Stace, R., May, S., Walters, S., 2013. The central nervous system-an additional consideration in 'rotator cuff tendinopathy' and a potential basis for understanding response to loaded therapeutic exercise. Man. Ther. 18, 468–472.

Lucado, A.M., Dale, R.B., Vincent, J., Day, J.M., 2018. Do joint mobilizations assist in the recovery of lateral elbow tendinopathy? A systematic review and meta-analysis. J. Hand Ther. In Press: doi:10.1016/j.jht.2018.01.010.

Maitland, G., 1982. Palpation examination of the posterior cervical spine: the ideal, average and abnormal. Aust. J. Physiother. 28, 3–12.

Maitland, G., 1986. Vertebral Manipulation. Butterworths, London.

Maitland, G., 1991. Peripheral Manipulation. Butterworth-Heinemann, London.

Mezirow, J., 2012. Learning to think like an adult. Core concepts in transformative theory. In: Taylor, E., Cranton, P. (Eds.), The Handbook of Transformative Learning, Theory, Research, and Practice. Jossey-Bass., San Francisco, pp. 73–95.

Moseley, G., 2003. A pain neuromatrix approach to patients with chronic pain. Man. Ther. 8, 130–140.

Mulligan, B., 1999. Manual Therapy: "NAGS", "SNAGS", "MWMS" etc. Plane View Services, Ltd, Wellington, New Zealand.

Nee, R., Butler, D., 2006. Management of peripheral neuropathic pain: integrating neurobiology, neurodynamics, and clinical evidence. Phys. Ther. Sport 7, 36–49.

Nee, R., Jull, G., Vicenzino, B., Coppieters, M., 2012. The validity of upper-limb neurodynamic tests for detecting peripheral neuropathic pain. J. Orthop. Sports Phys. Ther. 42, 413–424.

O'Keefe, M., Cullinane, P., Hurley, J., Leahy, I., Bunzli, S., O'Sullivan, P.B., et al., 2016. What influences patienttherapist interactions in musculoskeletal physical therapy? Qualitative systematic review and meta-synthesis. Phys. Ther. 96, 609–622.

Peersman, W., Rooms, T., Bracke, N., Van Waelvelde, H., De Maeseneer, J., Cambier, D., 2013. Patients' priorities regarding outpatient physiotherapy care: a qualitative and quantitative study. Man. Ther. 18, 155–164.

Pinto, R., Ferreira, M., Oliveira, V., Franco, M., Adams, R., Maher, C., et al., 2012. Patient-centred communication is associated with positive therapeutic alliance: a systematic review. J. Physiother. 58, 77–87.

Rees, J., Stride, M., Scott, A., 2014. Tendons - time to revisit inflammation. Br. J. Sports Med. 48, 1553–1557.

Schmid, A., Brunner, F., Wright, A., Bachmann, L., 2008. Paradigm shift in manual therapy? Evidence for a central nervous system component in the response to passive cervical joint mobilisation. Man. Ther. 13, 387–396.

Scott, A., Docking, S., Vicenzino, B., Alfredson, H., Murphy, R., Carr, A., et al., 2013. Sports and exercise-related tendinopathies: a review of selected topical issues by participants of the second International Scientific Tendinopathy Symposium (ISTS) Vancouver 2012. Br. J. Sports Med. 47, 536–544.

Smart, K., Blake, C., Staines, A., Doody, C., 2010. Clinical indicators of 'nociceptive', 'peripheral neuropathic' and 'central' mechanisms of musculoskeletal pain. A Delphi survey of expert clinicians. Man. Ther. 15, 80–87.

Stenner, R., Palmer, S., Hammond, R., 2018. What matters most to people in musculoskeletal physiotherapy consultations? A qualitative study. Musculoskelet Sci. Pract. 35, 84–89.

Sterling, M., 2014. Physiotherapy management of whiplash-associated disorders (WAD). Physiotherapy 60, 5–12.

Sterling, M., Treleaven, J., Jull, G., 2002. Responses to a clinical test of mechanical provocation of nerve tissue in whiplash associated disorder. Man. Ther. 7, 89–94.

Stratford, P., Gill, C., Westaway, M., Binkley, J., 1995. Assessing disability and change on individual patients: a report of a patient specific measure. Physiother. Can. 47, 258–263.

Treede, R., Jensen, T., Campbell, J., Cruccu, G., Dostrovsky, J., Griffin, J., et al., 2008. Neuropathic pain: redefinition and a grading system for clinical and research purposes. Neurology 70, 1630–1635.

Trott, C., Aguila, M., Leaver, A., 2014. The clinical significance of immediate symptom response to manual therapy treatment for neck pain: observational secondary data analysis of a randomized trial. Man. Ther. 19, 549–554.

Tuttle, N., 2005. Do changes within a manual therapy treatment session predict between-session changes for patients with cervical spine pain? Aust. J. Physiother. 51, 43–48.

Tuttle, N., 2009. Is it reasonable to use an individual patient's progress after treatment as a guide to ongoing clinical reasoning? J. Manipulative Physiol. Ther. 32, 396–403.

Tuttle, N., Laakso, L., Barrett, R., 2006. Change in impairments in the first two treatments predicts outcome in impairments, but not in activity limitations, in subacute neck pain: an observational study. Aust. J. Physiother. 52, 281–285.

Vicenzino, B., Collins, D., Benson, H., Wright, A., 1998. An investigation of the interrelationship between manipulative therapy-induced hypoalgesia and sympathoexcitation. J. Manipulative Physiol. Ther. 21, 448–453.

Vicenzino, B., Collins, D., Wright, A., 1996. The initial effects of a cervical spine manipulative physiotherapy treatment on the pain and dysfunction of lateral epicondylalgia. Pain 68, 69–74.

Waugh, E., Jaglal, S., Davis, A., Tomlinson, G., Verrier, M., 2004. Factors associated with prognosis of lateral epicondylitis after 8 weeks of physical therapy. Arch. Phys. Med. Rehabil. 85, 308–318.

Wright, A., 1995. Hypoalgesia post-manipulative therapy: a review of a potential neurophysiological mechanism. Man. Ther. 1, 11–16.

Wright, T., Glowczewskie, F., Cowin, D., Wheeler, D., 2005. Radial nerve excursion and strain at the elbow and wrist associated with upper-extremity motion. J. Hand Surg. Am. 30A, 990–996.

Yaxley, G., Jull, G., 1993. Adverse tension in the neural system: a preliminary study of tennis elbow. Aust. J. Physiother. 39, 15–22.

第八章

非特异性腰痛：手法治疗及管理

Timothy W. Flynn • Bill Egan • Darren A. Rivett • Mark A. Jones

病史

Dave 是一名 46 岁的个体水管工，他因为腰痛到诊所寻求帮助。他报告疼痛始于首诊前 8 天。他在院子里用电锯清理和搬运被暴风雨破坏的沉重树枝，之后不久出现腰痛。Dave 在干活时已经感到腰部酸痛和疲劳，但这并没有引起他的重视，因为这些症状在水管工职业中很常见。然而，第 2 天起床时他感到腰部剧痛、肌肉痉挛、行动困难、站得"歪歪扭扭"。随后他停止工作，服用非处方药布洛芬（400mg，3~4 次 / 天）。那天后，他的症状一直很稳定，没有好转，也没有恶化。

Dave 目前的主诉是右侧腰部和臀部疼痛，如身体示意图所示（图 8.1）。疼痛自评量表（NPRS）的疼痛评分平均为 5/10 分，最轻为 3/10 分，最重为 7/10 分（Childs et al., 2005）。他的症状因下列活动而加重：坐位时间超过 10 分钟、站立时间超过 15 分钟；起床站立时、下车站立时；床上翻身。当他坐着或开车超过 10 分钟，或早上起床时，需要 1~2 分钟才能站直。腰部在活动时感觉最好，他经常改变姿势来缓解症状。仰卧位屈曲双膝时，他的症状就会减轻。在一天中，腰部通常在起床 30 分钟后开始僵硬和酸痛，症状随着活动的变化而变化。因为在床上翻身时会感到疼痛，他的睡眠受到轻微干扰。

Dave 没有腿部放射性疼痛、麻木和刺痛的症状。在他的体格检查表和后续的问询中，Dave 否认最近有体重减轻、夜间疼痛、发热或发冷、肠道或膀胱功能障碍、腹痛或胃肠道症状、癌症病史或呼吸急促。除服用阿托伐他汀钙（立普妥）治疗胆固醇增高外，并没有什么特殊问题。他否认有家族风湿病病史，但有心脏病病史，他的父亲在 55 岁时因心肌梗死进行了冠状动脉搭桥手术。Dave 在过去的 10 年中经历了间歇性腰痛，大约每年 2 次。这些症状通常会在 1~2 周内自行消失，从没有寻求过治疗。这次疼痛比之前的任何一次都要严重，也是他第 1 次体验到姿势的歪斜和"站不直"的感觉。

Dave 与妻子及 2 个上学的孩子住在一个中型城市的郊区。从职业学校毕业后，他一直是一名水管工，目前经营自己的公司并从事住宅管道维修工作。他的妻子帮助经营生意。有时这份工作对体力要求很高且压力很大，但他喜欢自己的工作。清晨他很早就开始工作了，有时他一天工作 12 小时。在业余时间，Dave 喜欢为他儿子的球队充当足球教练。他在工作之余不锻炼，他认为工作给他提供了大量的体力活动，包括使用工具、搬抬重物，他需要长时间的在工作中弯腰及维持不适当的姿势。Dave 在周末的应酬中也从不抽烟与饮酒。

关于腰痛的原因，Dave 认为是在清理院

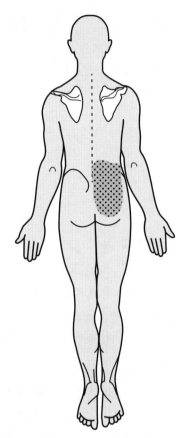

图 8.1　身体示意图

子时"哪里拉伤了"。他担心多年的管道工作可能会在他的腰部造成一些"磨损"。在他的职业圈中有几个朋友患有慢性腰痛，需要各种医疗干预，他对能否重返工作岗位有些担心。因为工作性质的关系，Dave 认为目前的

腰痛导致他很难完成与工作有关的所有活动。他询问是否应该做磁共振成像（MRI）检查看看"有什么问题，有没有椎间盘突出"。因为 Dave 是通过一位朋友的建议来我们这里寻求物理治疗帮助的，所以他并不确定接下来会发生什么。他以前没有接受过物理治疗，但他说也许"一些伸展运动"可以缓解他的腰痛。总之，他对自己的病情恢复持乐观态度，但也担心将来会继续受伤，担心工作对腰部造成潜在"伤害"。他的目标是回到原来的所有工作活动中，并"加强腰部"以防止进一步受伤。

　　Dave 在初始信息采集时完成了改良 Oswestry 功能障碍指数（Oswestry disability index, ODI）（Fritz and Irrgang, 2001）和恐惧回避信念问卷（Waddell et al., 1993）。他的 ODI 评分为 22/50 分，即 44%，表明他有中度失能。该分数是物理治疗门诊急性腰痛患者的典型分数。恐惧回避信念问卷（FAB-Q）是与工作和身体活动有关的恐惧回避信念的量度，包括 2 个分量表：工作和身体活动。Dave 在工作分量表上的得分为 14/42 分，在身体活动分量表上的得分为 6/24 分，这表明他对腰痛相关的恐惧回避信念水平较低。

推理问题

1. 你能概述引起现阶段症状的可能原因的假设范围吗？你是否认识到在主观检查后出现的模式？

关于推理问题的回答

　　像 Dave 这样的急性腰痛患者，首先要考虑并排除的假设是引起腰痛的更危险或更严重的原因。最近的研究质疑了腰痛"红旗征"，即其代表癌症或骨折等严重病理学的正确性（Downie et al., 2013）。根据这项研究，作为临床医务工作者，我们建议并使用健康史筛查问卷及后续询问，以探查可能存在的严重疾病。根据全部资料和临床判断，我们判断存在严重病理状况的可能性。在 Dave 的案例中，没有迹象表明他有任何潜在的严重病理状况，基于以下原因：①年龄不到 50 岁；②没有导致腰部疼痛的严重病理学原因，或个人、家庭健康病史；③否认了一些如持续的、不随体位变化的疼痛，持续的晨僵、夜间疼痛、体重减轻、肠道或膀胱功能改变等可能预示着严重病变的症状。虽然在病史询问／访谈后出现严重病理改变的可能性微乎其微，但我们仍会在整个体格检查及后续治疗过程中保持警惕。例如，如果 Dave 的检查结果与我们的常规预期

不符，如果他对治疗的反应不如预期，或者他的状况随着时间推移发生了变化，我们就会重新考虑更严重的病理变化的可能性。一旦我们考虑了严重的病变，接下来要考虑的是评估腰椎神经根的病变。他当时否认有任何下肢症状，看来他没有表现出腰椎神经根性病变，但是神经根性病变有可能在他没有明显感觉到或表现出典型根性症状的情况下发展或出现。因此，我们为 Dave 做了腰、骨盆、下肢的神经学检查和被动直腿抬高试验，以评估神经根病变。一旦考虑过严重的病理改变和特异性的神经根病变，余下的腰部疾病被描述为非特异性的（即不易确定病理的）腰痛。对这类患者进行亚分类的方法有多种，作为临床医务工作者，我们可以考虑采用基于治疗的分类（treatment-based classification，TBC）（Alrwaily et al., 2016）（表 8.1）为像 Dave 这类的急性腰痛患者设计治疗方案。根据 TBC，Dave 可能会被归入手法治疗组，因为他这次腰痛少于 16 天，而且他否认膝关节以下有放射性症状。如果他有方向特异性，也适合归入特定训练的类别。症状还有可能是髋关节和相关软组织，以及骨盆带的问题所致。根据症状突然出现、症状的类型和位置及加重和减轻的因素，似乎髋部问题不是症状的原因。然而，作为检查的一部分，我们将检查 Dave 的髋部是否出现与髋关节有关的激惹症状或相关的运动障碍，如活动性、肌肉长度、力量或运动控制障碍。考虑到他的年龄和性别，Dave 的骨盆带疼痛的可能性极小。然而，如果腰椎检查没有重现症状，下一步将考虑骨盆带疼痛激惹试验，探查潜在的症状来源。

推理问题

2. 你对"疼痛类型"（伤害感受性、神经病理性、伤害感受可塑性）的假设是什么？Dave 在问卷上取得的分数是否会影响你的假设？

关于推理问题的回答

Dave 似乎表现出一种明显的外周伤害感受性疼痛机制（Smart et al., 2011）。他的疼痛是急性的且相对存在于局部，症状的表现及加重和减轻的因素提示是机械性疼痛模式。如前所述，有可能发展为潜在的腰椎神经根病变，在这种情况下，主要机制是周围神经病变。未出现明显的伤害感受可塑性疼痛模式，他的疼痛范围不广泛，没有其他症状（对压力、温度、光敏感）或伴发疾病 [其他区域疼痛、胃肠道（gastro-intestinal，GI）疾患、头痛] 等提示中枢疼痛模式的因素，并符合机械性疼痛的模式。他的 ODI 评分为 42 分，是典型的急性腰痛患者；更高的分数意味着有严重的社会心理压力和（或）中枢性疼痛机制占主导。他的 FAB-Q 分数表明，他对工作和身体活动的恐惧回避程度较低，这支持了一种更外周的伤害感受性疼痛模式，并表明其适应不良的信念程度极低。

推理问题

3. 在未与物理治疗师接触前，Dave 对自己受伤的看法及他对患有慢性疼痛的朋友们的参考意见对你在这一阶段的临床推理有什么影响？

表 8.1

基于腰痛治疗决策的分类	
关于腰痛"红旗征"的医疗管理考量	患者表现无"红旗征"，无严重的病理症状及并发症
关于社会心理风险的考量	患者表现为最低的社会心理风险
腰痛障碍的分期	患者表现为急性发作、中度疼痛和障碍，初步提示以症状调节为主的第一阶段管理策略
第一阶段的干预措施	患者具备采用脊柱手法的指征。起初并没有方向特异性，但在手法治疗后出现
手法	特定训练：
• 疼痛 <16 天	• 明确腰部的方向特异性倾向是存在的
• 膝关节以下没有症状	• 匹配方向特异性的伸展、屈曲或侧方滑动程序
• 腰部手法治疗程序及活动训练	

关于推理问题的回答

个人对腰痛的看法是通过以前与朋友、家人、同事、媒体及医疗机构的接触而形成的。在 Dave 的病例中，对于典型的腰痛患者来说，他的看法并不罕见。患者经常担心他们目前腰痛的严重性及未来可能的进展。在一个需要体力劳动的行业，作为老板和主要劳动力，Dave 自然会关心自己的健康和经济生活。这时，我们的临床推理应该为 Dave 提供一个彻底的检查，并详细地向他解释检查结果，认真与他讨论现状和预后。我们的目标是确保他能从目前的情况中恢复过来，让他尽快回到自己的工作与生活中，并与 Dave 一起制订策略，帮他降低将来复发急性腰痛的风险。同样重要的是，要找到一个有助于迅速减轻他目前症状的管理策略，以促使他对康复形成积极的看法。

临床推理评注

临床推理中关于"症状来源"遵循一种分类方法，该方法首先考虑通过广泛的健康检查结合患者访谈中的后续询问来寻找来源。如第一章所述，筛查其他症状、共病和其他潜在的加重、缓解因素是重要策略，以尽量减少因患者未自发提供相关信息而错失的机会。尽管与以假设为导向的推理框架一致的严重病理状况在此次评估中没有得到支持，但这将通过对体格检查结果和治疗反应的分析得到进一步的"检验"。同样，Dave 的临床症状也不支持源于腰神经根的推论，但将在进一步的体格检查中求证。最后再去考虑来自腰部、臀部和骨盆带的原因，目前的临床模式支持来源于腰部的非特异性疼痛。TBC 计划通过检查确定损伤分类。这与第一章提出的推理框架是一致的，该框架主张在基于病理和损伤的推理中权衡利弊。尽管分类系统有助于结构化评估和推理，但患者并不总是符合设定的框架，可能需要修改初始分类假设，强调随着时间推移继续重新评估（即推理）的重要性。

我们确认了以伤害感受性疼痛类型为主的临床模式。尽管 FAB-Q 筛查的恐惧回避的结果是低水平的，Dave 的信念也不属于适应不良，但推理问题 3 的答案说明了在更广泛的个人环境中分析患者信念（第一章讨论的"患者观点"假设范畴的组成部分）的重要性。也就是说，诸如对问题的理解和对未来的担忧等想法不能被标准地判断为适应性与不适应性，需要进一步探讨，如它们与症状行为和患者行为的关系（如应对策略）。从此处可以看出，即使患者的信念被认为是合理的（即非适应不良），在治疗管理中进行教育并反复强调仍然很重要。

体格检查

视诊及功能检查

当 Dave 从椅子上站起来，从候诊室走回来时，他表现出避痛姿势和动作模式。他坐着和站着时重心向左移。他走路呈保护性步态，躯干的旋转减少，两侧的步幅缩短。Dave 站着时，肩膀和身体相对于骨盆稍微向左侧偏移。脱衣服时，他表现出类似的保护性动作模式，坐在椅子上慢慢地、小心翼翼地脱下鞋子。

站立位的腰部主动活动范围

在检查腰椎活动范围时，Dave 表述他的基线症状疼痛得分在 3/10 分，位置在右下腰部和臀部区域。因为他呈现出中度激惹的状况，所以指示 Dave 仅弯腰到第 1 次出现疼痛的体位就停止。

使用放置在 T_{12} 上的单向倾角计测量腰椎运动。

- 站立屈曲：前屈 40°。Dave 的躯干稍向左偏，主诉疼痛强度增加到 6/10 分，症状位置没有变化。

- 站立伸展：伸展 10°，疼痛强度增加到 6/10 分，症状位置没有变化。
- 向左侧屈：侧屈 30°，症状无变化。
- 向右侧屈：侧屈 5°，疼痛增加到 6/10 分，症状位置没有变化。
- 右侧滑动：中度受限，疼痛增加到 6/10 分，但症状位置没有改变。反复向右侧滑动会加重他的症状，他的活动也没有改善。
- 左侧滑动：全范围活动，症状无变化。

坐位

进行了腰、骨盆、下肢的神经检查，包括徒手肌力测试，反射、轻触觉检查。表明没有神经功能缺损。

仰卧位

仰卧位双侧被动直腿抬高 70°，腘绳肌处有牵张感。仰卧位被动髋关节活动度测试，在无痛范围内双侧屈曲 / 内收阻力增加。双侧髋部被动屈曲 – 外展 – 外旋（flexion abduction external rotation，FABER）可在无痛情况下达到全关节活动范围。

俯卧位

俯卧位时对椎体中央及双侧进行后 – 前向按压的活动性测试，在 L_4 和 L_5 中央和右侧后 – 前向按压期间，疼痛评分均为 6/10 分，且在这些节段感受到阻力增加、活动度减小。

推理问题

4. 体格检查结果是否支持你前面关于"疼痛类型"和可能的"症状来源"的想法？

关于推理问题的回答

是的，他的检查结果与急性机械性腰痛一致，没有严重病理或腰椎神经根病变的体征或症状。因为他可以通过腰椎运动和触诊来重现离散的症状，似乎可以证明疼痛机制是外周伤害性感受性的。

推理问题

5. 你检查了直腿抬高试验，能说明一下你想从这个测试中得到了什么信息吗？

关于推理问题的回答

我们使用被动直腿抬高试验来评估神经组织的敏感性，并以此来"排除"潜在的腰椎神经根病变。据报道，这项检查对腰椎间盘突出症引起的腰椎神经根病变是敏感的，尽管一些研究表明它的特异性超过敏感性（Scaia et al., 2012）。在被动直腿抬高对腰椎间盘突出所致的神经根病变敏感的前提下，如果被动直腿抬高的检查结果为"阴性"，临床医务工作者可以更明确地"排除"神经根病变。直腿抬高试验阴性、腿部无症状及腰、骨盆、下肢神经系统检查无异常，这都提示目前 Dave 没有腰椎神经根病变。

推理问题

6. 你能描述一下你得出最终诊断的推理过程和你对初始治疗选择的想法吗？

关于推理问题的回答

在检查过程中，因为 Dave 采取向左侧侧移的右侧避重力体位，我们考虑他存在髋关节病变的可能性。根据他的病史和年龄，如骨关节炎或非关节炎的髋关节病变、股骨髋臼撞击综合征或盂唇病变这些髋关节病变的可能性极小。在被动髋关节活动度测试中，结合运动的位置，进行 FABER 和屈曲 – 内收 – 内旋（flexion adduction internal rotation，FADIR）时并不会重现症状可以证实这一点。骨盆带或骶髂关节疼痛也是一个需要考虑的因素。然而，在我们看来，如果患者的症状是由腰椎运动和刺激引起的，那么骨盆带疼痛的可能性就小得多，鉴于腰椎和骨盆带之间常见的疼痛转移模式，进行骨盆带疼痛激惹试验可能导致假阳性。回顾分析，我们可以考虑下胸椎或胸腰椎交界处是症状来源的可能性较大。尽管相较典型的下腰椎损伤，下胸椎损伤并不常见，但下胸椎和胸腰椎交界处可能存在机械性伤害，疼痛会转移到髂嵴和臀区。

　　Dave 被诊断为急性非特异性机械性腰痛。由于没有"红旗征"的警示信号，病史和筛查不明显，神经系统检查正常，因此排除了严重的病变。虽然 Dave 确实对他的腰痛及工作活动与腰部的长期健康有一些担心，但他没有明显与腰部疾病有关的"黄旗征"（慢性疾病的社会心理性危险因素）。此外，根据临床研究及 Dave 的情况提示，如果他接受腰椎手法治疗，预后良好（表 8.2）（Flynn et al., 2002; Childs et al., 2004; Fritz et al., 2005）。最近出现的症状和膝关节以下没有症状是 2 个关键因素。他的恐惧回避信念评分低，至少有 1 个腰椎节段的活动性下降。考虑到这些因素，Dave 进行腰椎手法治疗的成功率可能超过 90%。成功的定义是 ODI 分数减少 50% 以上。根据 TBC 对腰痛的分类，Dave 似乎也属于特定运动的类别（表 8.2）（Fritz et al., 2007; Stanton et al., 2011）。这类患者对特定的腰椎运动方向表现出倾向性。在 Dave 的案例中，他出现急性侧移的情况，侧方滑动训练通常被用来减少侧移。Dave 似乎对手法和特定的运动都很合适。考虑到对于符合适应证的患者，手法治疗在减轻疼痛和改善功能方面有巨大作用，所以我决定从手法治疗开始。此外，研究还表明，治疗师对治疗的偏好对急性腰痛患者的疼痛结局有积极的影响，而对关节倾向性的干预更有可能达到患者的预期效果（Bishop et al., 2017）。我们作出了首选手法治疗的决定。最终手法治疗可以促进他右侧滑动的活动度以减少侧向移位。紧接着，还会进行特定方向的训练。

推理问题

7. 你没有提到任何放射学检查，你能描述下影响你的临床推理和治疗策略选择的因素有哪些吗？

关于推理问题的回答

　　作为具有直接检查和治疗患者能力的物理治疗师，我们会考虑所有急性腰痛患者可能需要的影像学检查。在 Dave 的案例中，没有需要立即进行影像学检查的指征。《美国医师学会临床实践指南》（The American College of Physicians Clinical Practice Guidelines）（Chou et al., 2011）建议不需要对急性腰痛患者进行常规影像学检查。指南建议，只有在怀疑癌症或马尾综合征的情况下才应立即进行影像学检查。在 Dave 的案例中，他没有表现出这些疾病的任何症状或体征。如果 Dave 以前有过癌症病史，那么腰椎 X 线检查就可以排除腰痛是由潜在骨转移引起的。如果他出现了其他癌症的危险信号，如夜间疼痛、近期体重减轻和（或）没有能够缓解疼痛的体位，但没有癌症病史，那么可以视其对治疗的反应，再作出临床判断。如果他对治疗反应良好，那么就不需要影像学检查。如果治疗没有达到预期，或者他的症状正在恶化，那么那时可能需要进行影像学检查。对于大多数急性腰痛患者来说，即刻的影像学检查不仅不必要，而且可能是有害的，会导致患者医源性自感失能的可能性增加（Flynn et al., 2011）。Dave 的案例是一个很好的例子，说明物理治疗师能有效地成为肌肉骨骼疾病患者的首诊者，并能减少不必要的影像学

表 8.2

腰椎手法治疗的临床预测规则

1. 腰痛发生时间 < 16 天 *
2. 患者报告膝关节远端无症状 *
3. 治疗师通过腰椎中央后 – 前向滑动（P–A）的测试，发现至少有 1 个腰椎节段的活动性降低
4. 恐惧回避信念问卷（身体活动分量表）得分 < 19 分
5. 患者至少有 1 个髋关节内旋超过 35°

如果同时存在以上 4～5 个因素，则脊柱手法和运动治疗的成功 +LR 值为 13.2［译者注：似然比（likelihood ratio, LR）是反映真实性的一种指标。阳性似然比是筛查结果的真阳性率与假阳性率之比，该数值表示的是筛查试验正确判断阳性的可能性与错误判断阳性可能性的倍数关系。比值越大，试验结果阳性时为真阳性的概率越大］

* 双因素规则：如果存在前 2 个因素，则脊柱手法和运动治疗的成功 +LR 值为 7.2。

检查、阿片类药物、注射和手术等处置。

推理问题

8. 你已经概述了你选择治疗策略的临床推理过程。虽然临床预测规则（clinical prediction rule, CPR）提示 Dave 使用这些措施会有一个好的效果，但你在确定治疗计划时是否也借鉴了以往的经验？

关于推理问题的回答

这是一个重要的问题，因为 CPR 的应用常常被描述为类似于"食谱"一样的菜单式物理治疗。在临床模式识别的初步临床推理过程中，CPR 是一个有用的指导。急性腰痛患者无神经根病变、低恐惧回避信念和腰椎活动障碍的临床表现表明，采用脊柱手法和运动治疗可能有良好的预后。然而，作者并不主张在所有符合这些标准的患者中都必须进行手法操作，或者更确切地是，不适合 CPR 的患者不应进行手法操作。临床判断、经验和患者的价值观在考虑 CPR 时都会起到作用，类似于循证临床实践范式中的所有其他治疗决策。值得注意的是，在腰椎手法的相关研究（Flynn et al., 2002）中，一些符合急性腰椎侧移的患者参与研究。所有患者均接受腰椎手法治疗，无不良事件报告。在这项研究之前，包括作者在内的许多临床医务工作者不太可能选择手法治疗作为急性腰痛和腰椎侧移患者的首选干预方法。回到最初的研究，作者在临床实践中为急性腰椎侧移患者提供不同的手法治疗，成功率不同，且无不良反应。在 Dave 的案例中，他符合 CPR 标准，并且没有手法治疗的禁忌证，经过讨论，他非常乐意接受手法治疗。我们的临床经验是，像 Dave 这样的患者在接受手法治疗后症状会立即减轻，腰椎活动也会得到改善，这有助于后续的补充治疗措施，如锻炼。此外，手法和其他徒手治疗程序尽管被标记为"被动"治疗，但在"认知"干预方面可发挥作用。换言之，通过手法治疗立即减轻患者的症状，可以增强患者对康复的期望，并在患者的信念上产生积极的影响。

临床推理评注

这些答案中讨论的临床推理说明了如何通过测试在体格检查时询问患者病史（主观检查）后提出的假设来避免证真偏差和过早得出结论的错误。尽管希望这是所有肌肉骨骼临床治疗人员的标准做法，但相对较新的疼痛类型（或疼痛机制）的假设类别，同样需要学习典型的（但不是绝对的）临床模式（请参阅第一和第二章）。然后，应通过体格检查并随着治疗进展而进行的再评估来检验所有假设类别中的假设（请参阅第一章）。

预后及目标

考虑到最近出现的症状，整体健康状况良好、社会心理因素水平较低且检查结果没有提示严重的病理学或神经根受累，Dave 会有良好的预后。Dave 的工作对身体的要求是一个潜在的因素，当他的症状更加严重和易激惹时，可能使他在短期内重返工作变得更加困难。然而，作为老板，Dave 有能力安排自己的工作，根据需要修改工作任务，并让员工帮助他完成更困难的任务。我和 Dave 对 1 周内回到调整工作任务后的工作岗位的短期目标达成一致。长期目标是在 4 周内回到正常工作任务的工作岗位上，同时学习自我管理策略和锻炼计划，以减少进一步发生急性腰痛的可能性。

治疗 1（第 1 天）

初步评估后，我对 Dave 解释说，他有急性腰部劳损，但没有严重病变或神经根损害的迹象。我向他保证，尽管他有疼痛且活动受限，但他还是有很大机会康复的。我们的临床经验是，像 Dave 这样的患者，在腰痛急性发作后直接并较早接受物理治疗，没有神经根病状，并且面临的可能导致长期失能风险的社会心理因素很小，往往会迅速康复。Fritz 与同事（2015）报告说，接受手法 CPR 并接受包括 4 个阶段手法和运动治疗在内的早期物理治疗的患者，治疗 4 周后的 ODI 平均下降 30 个百分点、NPRS 平均下降 3 分以上。我们讨论过重返工作并保持活动状态会让康复更快速，并减少机体体能失调的可能性。我对他解释说，虽然他的工作对身体要求很高，但脊柱是一个很强的结构，原本就是要承受负荷，他的工作活动不一定会使他面临长期疼痛和失能的风险，也不一定会使他的脊柱"磨损"。我进一步强调，实际上他的工作与生活方式是积极的，因为他的工作不断使用腰部肌肉让这些肌肉比在办公室工作者的腰肌更加强壮。我们讨论了他的体格检查结果，神经检查正常，直腿抬高试验阴性及脊柱活动有障碍。我对他解释说，脊柱手法治疗可以帮助他改善运动，减轻疼痛，促进康复。手法治疗对合适的患者是安全的，他的几个检查结果表明他是适合手法治疗的。Dave 渴望并愿意接受手法治疗。

我采用仰卧位腰骨盆手法，骨盆以上的躯干向右侧弯曲并向左侧旋转，在右侧腰骨盆区域产生张力。以一种曲线、平滑的方式在右前骨盆区域施加快速推力（图 8.2）。在操作过程中要小心谨慎，尽量保障患者舒适，并确保推力平稳、快速，但力度和幅度较低。治疗后，Dave 站起来相比之前疼痛减轻，且姿势侧移减少。此外，在无痛范围内的伸展、右侧滑动和右侧弯曲的无痛范围也有增加。接下来，在站立位重复向右进行侧方滑动，当 Dave 重复侧滑训练时，他的动作有所改善，疼痛逐渐减轻并集中在腰椎中央。经过 2 组，每组 10 次的侧方滑动，他的侧移消失了。然后，他按医嘱进行站立位腰椎伸展，重复 10 次后，活动

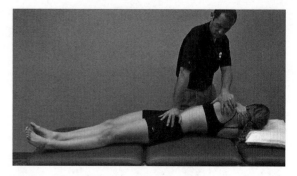

图 8.2 脊柱腰椎骨盆手法治疗示意

几乎达到全范围，到活动末端在下腰椎区域有轻度疼痛。嘱咐 Dave 每 1~2 小时在家继续进行侧方滑动和伸展练习。我告诉他，因为他的侧移很可能会反复，应该先进行侧方滑动运动，以解决移位，然后进行腰椎伸展。在治疗结束时，Dave 说疼痛整体减轻（1/10），在伸展和向右侧方滑动终末端时疼痛亦减轻（3/10）。另外，他的右臀部区域的症状消失了，不适症状仅局限于腰椎下部。我向 Dave 解释说，在他的康复过程中，初次治疗后症状可能会反复，疼痛或症状出现暂时加重是正常的。

治疗 2（3 天后）

Dave 反映疼痛总体减轻（3/10），并注意到他的侧移消失。前一天他重返工作岗位，为了执行他的锻炼计划，他一整天避免提举重物，并频繁地休息。他报告在右侧腰部有疼痛（2/10），L_5 以下没有疼痛。与左侧相比，向右侧侧方滑动和向右侧侧屈的活动范围轻度受限，在活动终末端有中度疼痛（5/10）。再次进行仰卧位腰骨盆手法，推压右侧骨盆前区。之后，他的侧滑和侧屈均达到全范围，末端有轻微疼痛。重复 10 次向右侧的侧方滑动后，活动时的疼痛消失。嘱咐 Dave 每 1~2 小时进行 1 组重复的伸展运动，只有感觉自己出现

侧方移位时才进行必要的侧方滑动运动。我们一致认为对他的工作活动进行持续调整是必要的、可接受的，并决定在 5 天内进行物理治疗随访。我还提示他，他的症状可能在下周出现波动，但总体上应该会继续好转。我们还继续给他进行了疼痛神经科学教育，传递给他"伤非残"的积极理念，使他相信他的脊椎依然强健有力（Louw et al., 2017）。

治疗 3（5 天后）

Dave 陈述除坐或站超过 30 分钟、弯腰从事体力工作超过 5 分钟或提举较重的物品外，他已经不会因为其他问题而腰痛了。他完成了一次随访，ODI 得分为 18%，显示出比基线得分下降 50% 以上。他向右侧侧方滑动及向右侧侧屈都达到无痛的全范围活动。他腰椎屈曲有一定程度的限制，并在活动末端时出现腰部区域疼痛。值得注意的是，腰椎屈曲时，骨盆没有向前倾斜；换句话说，在腰椎屈曲时，主要是从腰椎开始活动。在与 Dave 典型工作姿势类似的坐、蹲和模拟弯腰的过程中，他还表现出骨盆后倾和腰椎屈曲度增加。Dave 除在这些姿势和活动中有腰痛的主诉外，根据观察结果，我们还确定他有腰椎屈曲运动控制障碍（motor control impairment，MCI）（O'Sullivan, 2005）。从区域相互依存的观点来看，髋关节活动受限，特别是髋关节屈曲，可能与腰椎屈曲 MCI 有关。在 Dave 的案例中，他在仰卧位双侧髋关节被动屈曲内收时活动受限。我花了几分钟的时间在两侧髋关节进行分级的前–后（AP）向的关节松动治疗（图 8.3）。

随后，被动髋关节屈曲活动范围有改善。作为家庭锻炼计划的一部分，Dave 学习仰卧位下被动髋关节屈曲牵伸的训练。为了重新进行腰骶部运动控制训练的学习，Dave 学习在仰

卧位、4 点跪位和坐位的骨盆向前旋转训练。站立位时，Dave 稍微屈曲膝关节，并在向前弯腰时向前旋转骨盆。触觉辅助帮助 Dave 在向前弯腰的过程中感受骨盆如何随着脊柱向前旋转。几次重复之后，Dave 可以毫无疼痛地全范围弯腰。然后，用旋转骨盆的相同原理练习蹲坐和弯腰。我们讨论了如何在坐位时让他的骨盆向前旋转，这是 Dave 觉得最舒服的姿势；还讨论了他在卡车中的人体工程学设置，包括调整倾斜座椅的前部，使他最有利于维持这一姿势。在家庭训练计划中，指导 Dave 继续进行腰椎伸展运动，以缓解疼痛；进行髋关节自我牵伸运动，在仰卧位、坐位和 4 点跪位时进行骨盆倾斜训练，并练习蹲姿，同时通过髋关节移动，并保持腰椎处于中立位。此外，Dave 要在整个工作日内采用新的腰部运动方式。我们还讨论了有氧运动对他的整体健康非常有利，并有可能减少腰痛的复发。据报道，急性腰背痛康复的患者中约有一半人会在 1 年内再次复发（Steffens et al., 2016）。降低复发率的机制和干预措施有很多，但都缺少证据的支持。一篇系统综述报告，健康教育结合锻炼可使 1 年内的腰痛发生风险减少 45%（Steffens et al., 2016）。在 Dave 的案例中，他在工作中锻炼，但是在工作之余并没有进行规律的锻炼。我们认为有氧运动可以提高他的耐力，缓解他的压力并有利于心理健康，减少如心血管疾病

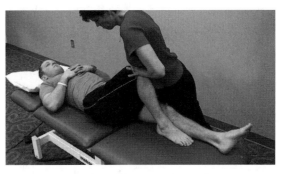

图 8.3　仰卧位髋关节前–后向关节松动

等其他与健康相关的危险因素。除对一般健康的益处外，锻炼计划还可能有助于减少将来的腰痛发作。此外，Dave 的工作还包括大量的驾驶、弯腰、提举重物及一些有益于减轻他的腰部负荷和压力的步行活动，这些活动在一整天中没有规律地出现。然而，这些理论都是推测性的，必须认识到预防腰背痛是一项困难的工作，而且预防腰背痛的证据也不是很充分。Dave 说他喜欢和妻子一起散步，并想每周散步3~4天，目标是能达到每次 45~60 分钟。我们讨论了步行强度的重要性，他应该努力使心率达到 104~120 次/分。我们增加了疼痛神经科学教育，深入讨论了疼痛是提醒我们潜在危险的警报信号，我们将加强这个警示系统的运行（Louw et al., 2017）。

治疗 4（5 天后）

Dave 说他在工作中几乎没有疼痛。经过检查，他的腰部活动范围正常，也没有疼痛。弯腰时的运动表现有所提升，骨盆前倾活动增加。他演示了坐姿、蹲姿和弯腰，运动质量都提高了。Dave 表示，自从学会了以不同的方式进行这些活动，他腰部的压力似乎减轻了。Dave 和他的妻子已经开始散步并能持续 30 分钟（每次可以坚持 30 分钟）。Dave 除进行弓箭步、单肢抬举练习、俯卧撑和划船练习之外，还使用哑铃重物等额外阻力负重下蹲。这些练习的目的是增强他的整个腰背和下肢部位的力量和耐力。此外，在弯腰和举重活动中强化先前所学的增强髋和骨盆控制的运动模式，以减少腰部的屈曲应力。我们讨论了包括有氧运动和力量训练的锻炼计划以帮助减少将来发生腰痛的情况（Steffens et al., 2016）。然而我也解释了腰痛反复发作并不罕见。我们讨论了他腰部再次疼痛时的"急救"措施，包括腰椎侧方滑动和伸展运动。至此，Dave 可以结束治疗并接受必要的电话随访。

推理问题

9. 你提醒过 Dave 以后可能还会有腰痛发生。你对 Dave 腰痛的长期预后有什么看法？

关于推理问题的回答

这是一个很难有确切答案的问题。从文献和临床经验来看，腰痛的发生很普遍且复发率高。Dave 从事繁重的体力劳动工作，这可能会使他面临因腰痛而导致长期失能的风险。然而，公司是 Dave 自己的，他可以控制自己的工作任务、工作时间等方面，这可能会导致他的雇员工作压力过高和对工作不满。有研究显示，工作压力、工作上的不满情绪加上繁重的体力劳动是导致反复工作性腰痛和失能的危险因素（Shaw et al., 2011）。Dave 的健康状况总体良好，生活方式健康，经济稳定，家庭生活稳定。此外，他经历了腰痛迅速恢复，并且在腰部的照护过程中有积极的信念。考虑到他的病史和工作要求，我们估计他将不时地经历轻微的腰部不适。我们预测他的腰痛不会导致严重的失能，也不会发展成持续性腰痛。最近的研究揭示了腰痛的发展轨迹（Kongsted et al., 2016）。腰痛通常分为急性和慢性，急性腰痛患者可能会迅速改善或发展为慢性疼痛。然而，一项检查腰痛的长期研究采用潜类别分析的统计方法，在个体水平上而不是人口的平均水平上观察到腰痛的发展轨迹非常多变。例如，出现急性腰痛的个体可能正在经历突然发作的轻至中度持续性腰痛。在这些情况下，最初的治疗是针对突发性症状，长期治疗策略将解决更持续性的腰痛症状。我们相信 Dave 的案例是一个温和、持续的腰痛偶伴急性发作。Dave 的目标是通过有计划的锻炼和生活方式的改变减轻持续的轻度疼痛，减少反复发作。此外，增加了解疼痛如何产生的知识可以减少对腰痛的恐惧及复发以后的过度医疗。

临床推理评注

可以理解的是，所有患者都想知道治疗是否有效，以及疗程的时间。临床医务工作者常常纠结的部分，如解答中所强调的，是研究往往聚焦在总体的平均值，而不是特定的个体。然而，临床医务工作者将符合预期结果临床特征（变量）的患者数据提供给研究者。合理的临床推理将这些可能性整合到以患者为中心的讨论中。预后推理常常具有挑战性，因为与诊断和治疗选择相比，预后推理是临床医务工作者较少公开发表的判断类别。

大体上，如第一章所述，患者的预后取决于患者问题的性质和程度，以及患者为促进康复或提高生活质量而进行必要改变（如生活方式、社会心理和身体因素）的能力和意愿。除研究不同表现类别患者预后的证据外，在个体患者层面，线索贯穿于整个主观和客观检查及持续的治疗过程中，包括以下几个方面。

- 患者的观点和期望（包括作出改变的准备、动机和信心）。
- 外部有利因素（如重返工作岗位）和不利因素（如诉讼、缺乏雇主支持）。
- 活动／参与的限制。
- 问题的性质（如类风湿关节炎等系统性疾病、踝关节扭伤等局部韧带问题等）。
- "病理学"和身体损伤的程度。
- 社会、职业和经济地位。
- 存在的显性疼痛类型。
- 组织愈合的阶段。
- 易激惹性。
- 病史的长短和障碍的程度。
- 患者的一般健康状况、年龄和既往病史。

尽管如前所述，预后判断并不是一门精确的科学，但是通过前一个列表或其他标准中的积极和消极因素来综合考量，对患者的预后判断是有帮助的。重要的是，为了更好地进行预后判断，临床医务工作者需要在有限的疗程后批判性地反思最初的判断，并重新评估患者的预后。当判断不正确时，关键是要从最初的判断和判断的基础（相关研究和患者个人陈述）中吸取教训，以确定被错误估量的特征。

（祁奇　译，谭同才　徐晖　郭京伟　审校）

参考文献

Alrwaily, M., Timko, M., Schneider, M., et al., 2016. Treatment-based classification system for low back pain: revision and update. Phys. Ther. 96 (7), 1057–1066.

Bishop, M., Bialosky, J., Penza, C., et al., 2017. The infl uence of clinical equipoise and patient preferences on outcomes of conservative manual interventions for spinal pain: an experimental study. J. Pain Res. 10, 965–972.

Childs, J.D., Fritz, J.M., Flynn, T.W., et al., 2004. Validation of a clinical prediction rule to identify patients with low back pain likely to benefit from spinal manipulation. Ann. Intern. Med. 141, 920–928.

Childs, J.D., Piva, S.R., Fritz, J.M., 2005. Responsiveness of the numeric pain rating scale in patients with low back pain. Spine 30, 1331–1335.

Chou, R., Qaseem, A., Owens, D.K., et al., 2011. Diagnostic imaging for low back pain: advice for high-value health care from the American College of Physicians. Ann. Intern. Med. 154, 181–189.

Downie, A., Williams, C.M., Henschke, N., et al., 2013. Red flags to screen for malignancy and fracture in patients with low back pain: systematic review. BMJ 347, f7095.

Flynn, T., Fritz, J.M., Whitman, J., et al., 2002. A clinical prediction rule for classifying patients with low back pain who demonstrate short-term improvement with spinal manipulation. Spine 27, 2835–2843.

Flynn, T.W., Smith, B., Chou, R., 2011. Appropriate use of diagnostic imaging in low back pain: a reminder that unnecessary imaging may do as much harm as good. J. Orthop. Sports Phys. Ther. 41, 838–846.

Fritz, J.M., Irrgang, J.J., 2001. A comparison of a modified Oswestry disability questionnaire and the Quebec back pain disability scale. Phys. Ther. 81, 776–788.

Fritz, J.M., Childs, J.D., Flynn, T.W., 2005. Pragmatic application of a clinical prediction rule in primary care to identify patients with low back pain likely to respond quickly to spinal manipulation. BMC Fam. Pract. 6, 29.

Fritz, J.M., Cleland, J.A., Childs, J.D., 2007. Subgrouping patients with low back pain: evolution of a classification approach to physical therapy. J. Orthop. Sports Phys. Ther. 37, 290–302.

Fritz, J.M., Magel, J.S., McFadden, M., 2015. Early physical therapy vs usual care in patients with recent-onset low back pain: a randomized clinical trial. JAMA 13 (314), 1459–1467.

Kongsted, A., Kent, P., Axen, I., et al., 2016. What have we learned from ten years of trajectory research in low back pain? BMC Musculoskelet. Disord. 21 (17), 220.

Louw, A., Nijs, J., Puentedura, L., 2017. A clinical perspective on a pain neuroscience education approach to manual therapy. J. Man. Manip. Ther. 25 (3), 160–168.

Maigne, R., 1980. Low back pain of thoracolumbar origin. Arch. Phys. Med. Rehabil. 61, 389–395.

Ojha, H.A., Snyder, R.S., Davenport, T.E., 2014. Direct access compared with referred physical therapy episodes of care: a systematic review. Phys. Ther. 94, 14–30.

O'Sullivan, P., 2005. Diagnosis and classification of chronic low back pain disorders: maladaptive movement and motor control impairments as underlying mechanism. Man. Ther. 10, 242–255.

Scaia, V., Baxter, D., Cook, C., 2012. The pain provocation-based straight leg raise test for diagnosis of lumbar disc herniation, lumbar radiculopathy, and/or sciatica: a systematic review of clinical utility. J. Back Musculoskelet. Rehabil. 5, 215–223.

Shaw, W.S., Main, C.J., Johnston, V., 2011. Addressing occupational factors in the management of low back pain: implications for physical therapist practice. Phys. Ther. 91, 777–789.

Smart, K.M., Blake, C., Staines, A., Doody, C., 2011. The discriminative validity of 'nociceptive' 'peripheral neuropathic,' and 'central sensitization' as mechanisms-based classifications of musculoskeletal pain. Clin. J. Pain 27, 655–663.

Stanton, T.R., Fritz, J.M., Hancock, M.J., et al., 2011. Evaluation of a treatment-based classification algorithm for low back pain: a cross-sectional study. Phys. Ther. 91, 496–509.

Steffens, D., Maher, C.G., Pereira, L.S., et al., 2016. Prevention of low back pain: a systematic review and meta-analysis. JAMA Intern. Med. 176, 199–208.

Waddell, G., Newton, M., Henderson, I., et al., 1993. A Fear-Avoidance Beliefs Questionnaire (FABQ) and the role of fear-avoidance beliefs in chronic low back pain and disability. Pain 52, 157–168.

第九章

一名24岁大学生的慢性面部疼痛：
经听觉路径的触摸治疗

G. Lorimer Moseley • Mark A. Jones

问诊

　　Tina是一名24岁的右利手的女大学生，由她的父亲陪同一起前来就诊。Tina主诉她有9年的单侧面部疼痛病史，最初发病是因一枚垒球击中面部一侧。她寻求治疗是因为面部疼痛已经严重影响了她的生活质量。她与父母及弟弟一同生活，他们共同给予了她大量物质及精神上的支持。她的父母都是执业医师。她母亲是一名全职风湿病专家；她父亲是一名全科医师（general practitioner，GP），为给Tina提供她所需要的帮助，他缩减了自己的工作时间。Tina正在攻读建筑学学位，仅能完成正常学习量的1/4，这导致她虽已入学5年，但目前仅完成了一年的学位课程。

　　Tina的身高大约160 cm，身材苗条。左侧面部发红，散在分布着约35个小水疱。

现有症状

　　Tina的疼痛覆盖了她左侧面部的大部分，包括唇部（图9.1）。沿着她面部中线清晰地划分开来，她的右侧面部完全没有疼痛感。她的疼痛描述为"烧灼痛""触痛""过敏性疼痛"（sensitive）和"刺痛"。她描述在静息状态下疼痛无时无刻不在，这种疼痛从可忍受到不可忍受而不断变化。她诉说口腔内部、耳部、下颌、牙齿、颞下颌关节或颈部均没有疼痛感。在进一步的询问中，Tina说她没有头痛，只是偶尔有偏头痛（大约每年1次），似乎是随机的，没有诱因，而且会"自然发展"——头痛伴有先兆且对光敏感数小时，睡眠12~15小时，第2天就会"眩晕无力"。她没有出现颈部僵硬、头晕发作和视觉障碍的症状，但左眼流泪较多；身体其他部位没有明显的症状。在进一步的问诊中，她说戴手套时拇指和示指的指腹周围偶尔会有针刺感，她在此症状中没有发现与面部症状相关的模式。

　　Tina诉说她无法忍受触摸其面部，无法忍受戴眼镜，任何东西靠近她的面部几乎都是无法忍受的；除睡觉外，什么都不能减轻她的疼痛。她探索出了一种保证她右侧卧位睡眠的方法。她每晚睡7~8小时，醒来不需要闹铃。一天课程下来，她的疼痛会逐渐加重。她没有发现疼痛有任何其他的周期性模式（每周、月经周期和季节性）。

　　经进一步的问诊，Tina的主诉如下：

- 对吸入类固醇类药物有轻度哮喘反应。
- 两侧鼻孔间没有明显的湿度差异，鼻窦感染和流鼻涕也没有加重。
- 下颌运动、咀嚼、吃辛辣食物、手臂活动（如手拿重物或背包）、颈部运动和持续的

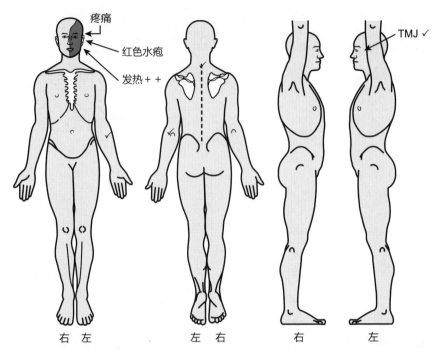

图 9.1 Tina 的身体图示［TMJ（temporomandibular joint），颞下颌关节］

姿势均不会使疼痛加剧。

- 由于她用左肩斜挎一个沉重的包持续一段时间（约 15 分钟）后就会感到轻微疼痛，因此几年前她就开始避免这个动作。

病史

所有病史内容都是 Tina 或她的父亲告知的。15 岁时，Tina 在一次垒球比赛中等待击球。她记得当时非常焦虑，但她不愿意描述是什么原因引起的。受伤那天是在温暖的春天，她报告说当时她患有严重的花粉症。垒球被打出了场地，她的左侧面部被垒球击中。她记得当时立即感到一阵刺痛，脸上有一个小伤口，在她左耳前约 2 cm 的颧骨上可见一个小瘢痕。在接下来的几天中，疼痛持续存在，但只局限于她的左侧面颊。之后还出现了一块瘀伤，Tina 的父亲记得瘀青满布到她的左侧面部的大部分区域。

Tina 没有使用任何镇痛药，但休息了几天，感觉比较轻松。在事件发生大约 4 天后，她的猫抓了她的伤口部位，伤口又裂开了。她记得当时她的左侧面部立即感到疼痛。由于伤口感染，Tina 服用了父亲开具的口服广谱抗生素进行治疗。在猫抓伤后的 1 周内疼痛明显加重了，但随着感染消退，疼痛并没有减轻。

从那时到现在，疼痛以不同程度持续存在。以下问答概括了她过去 9 年的疼痛：

"你现在的疼痛与被猫抓伤后的 2 周相比如何？""相似，甚至更糟糕。"

"与 5 年前相比，现在的疼痛情况如何？""相似，或者更糟糕一点。"。

"现在的疼痛和 2 年前相比怎样？""差不多是一样的。"

既往检查史

通过磁共振成像（MRI）检查和专业的物理治疗评估，已经排除了以下疾病：三叉神经痛（神经学评估）、银屑病、银屑病关节炎（风湿病学评估）、特发性面神经麻痹（神经学评估）和颞下颌关节损伤或功能障碍。此外，Tina 还接受了上肢神经传导、X 线、CT、MRI 和骨扫描等检查，均未发现异常。

既往治疗史

Tina 曾接受过药物干预［阿片类药物、加巴喷丁（神经细胞膜稳定剂，通常称为"抗癫痫药"，常用于周围神经病理性疼痛的治疗）、非甾体抗炎药（NSAID）、类固醇类药物］、心理干预（催眠、冥想、认知行为疗法、心理治疗）、一个多学科疼痛相关管理治疗项目、物理治疗（颞下颌关节手法治疗、生物反馈训练、颈椎手法治疗、颈椎特定肌肉训练）、针灸、顺势疗法（homeopathy）和颅骶骨疗法（craniosacral therapy）。所有她就诊过的物理治疗师和治疗过她的家庭医师（不是她的父亲）的报告都有。她描述阿片类药物和加巴喷丁可以缓解一些疼痛，但由于不良反应，这 2 种药物都无法持续服用；她服用非甾体抗炎药无效；服用类固醇类药物最初疼痛可以减轻，疗效大约持续了 3 个月，但在随后的疗程中类固醇类药物不再有任何效果。

她说学习冥想和自我催眠有一些帮助，她现在仍然每天进行 1 次这类活动。她说多学科疼痛相关管理治疗项目对她没有任何帮助，她觉得该项目对她是一种侮辱，因为他们认为她是在胡编乱造。她觉得物理治疗使她的病情恶化了，尤其是肌肉训练（她也感觉很困惑，因为她没有颈椎疼痛）、下颌松动术（她说是由于物理治疗师的手放在她脸上，使她感到疼痛）及颅骶骨疗法。她曾被建议进行手术治疗，但她母亲拒绝了这种方法，理由是没有神经传导损伤的证据支持。此观点是建立在不存在感觉异常的基础上的。Tina 没有接受过面部神经传导和肌电图检查。

疼痛对她的生活的影响

Tina 报告说她的疼痛对她的生活产生了巨大影响。这让她无法参加学校的大部分课程，她将自己的离校分数低归咎于此（不过请注意，她入学攻读的是一个竞争非常激烈的大学学位）。她说疼痛让她无法参加社交活动，因为她无法忍受左侧有人或有噪声。

她说疼痛让她不能戴眼镜，这使她在太阳下外出很不舒服。她不能戴帽子。她的左眼经常"发痒"，有时流泪和有斜视的倾向。她说她对自己的面部表象感到很难为情。她的疼痛并没有妨碍她说话、吃饭，也没有妨碍她进行日常生活所需的活动，只要她能"按自己的节奏去做"。

她说自己"有点沮丧"，而且"很焦虑"。她诉说之前使用标准化问卷对这两种状况都进行了正式评估（评估问卷我无法获得），表明她有"中度抑郁"和"轻度焦虑"。她说她的抑郁完全是由于面部疼痛所致，这可能也让她更加焦虑。

在进一步的问诊中，Tina 说她发现左侧的噪声很烦人并且很难听清别人讲话。她父亲说一家人已经学会了从她的右边和她说话，因为当他们从她的左边和她说话时，Tina 会感觉很难听清。

当被问及"你认为此状况是什么原因造成的"时，Tina 表示她不知道，但可能是某些原因破坏了她的面部的血液供应和神经支配，大概推测是垒球击打和伤口问题损伤了这些神经。当被问及"你认为今后会如何"这一问题时，她说她根本没有信心。我问了她父亲同样的问题，他的回答几乎一模一样。

一般健康状况

Tina 说她的一般健康状况良好。她每天以中等速度走 30 分钟。全科医师的报告显示除上面列出的药物外，Tina 因没有其他健康方面的问题故没有服用过其他药物。所有与"红旗征"及更严重或更具危险性的病理改变（如夜间疼痛、体重减轻、全身症状等）的潜在指征相关的问卷筛查均为阴性。

推理问题

1. 根据在问诊中获得的信息，你认为是哪种类型为主导的疼痛类型（如伤害感受性疼痛、周围神经病理性疼痛、伤害感受可塑性疼痛）？

关于推理问题的回答

我推测 Tina 的疼痛主要是由导致疼痛恶化的皮质网络增强效应和正常皮质内抑制驱动的因素缺失所共同驱动的。在已给出的选择中，我推测最贴切的机制是伤害感受可塑性疼痛。似乎对她的症状具有调节作用的听觉刺激为躯体感觉上行通路的敏感性和辨别力存在问题提供了确定性证据。也就是说，我认为伤害性感受有可能是初级影响因素，但它可能是由内源性因素所驱动的。

推理问题

2. 如果有伤害感受性成分存在，你认为哪些"症状来源"（伤害感受）可能涉及其中？

关于推理问题的回答

我认为她的面部外观表现与肽能性炎症（peptidergic inflammation）一致——血管扩张和水疱，与人们在带状疱疹中看到的症状类似。肽能性炎症是指由伤害性感受器释放多肽所引起的末端伤害性感受器炎症。当伤害性感受器为末端（动作电位传导至伤害性感受器的其他分支）或近端（动作电位传导至后角或后根神经节）所激活时，就可能发生多肽释放。在这两种情况下，动作电位导致多肽在末端伤害性感受器释放，而这些多肽引起炎症。我推测这很可能是由下行促进因素所驱动的，因为其他可能的驱动因素为测试所排除，或者是我所认为的可以成功调节初级伤害性感受驱动因素的治疗并没有起反应。

推理问题

3. 请论述你所推测的可能导致 Tina 持续性疼痛发作或持续的参与因素（内源性或外源性）。

关于推理问题的回答

很难确定确切的参与因素，但在其病史中已表现出以下可能的参与机制。

（1）预先炎症状态。据 Tina 报告她患有哮喘和花粉症。她描述了在受伤初始的高度炎症反应状态。她说在接受类固醇类药物治疗 1 个疗程后疼痛减轻了 3 个月。这种进展和表现模式似乎与肽能性炎症和皮质内抑制缺失高度一致，而其本身极可能与皮质内炎症机制有关（尽管这仍有待验证）。她所描述的左侧拇指和示指上的非皮节分布症状暗示初级感觉皮质也参与其中。所有这些假设在某种程度上都是推测性的。

（2）情绪参与。Tina 说受伤时她非常焦虑，但没有具体说明原因。我推测这会使她处于"高度警觉状态"，而这种状态本身更有可能与炎症负荷和其他保护系统的高度激活有关。我推测这些因素使她处于"过度保护性反应"的高风险中。她在陈述中表现出沮丧和焦虑，两者都可能与预先炎症和过度保护状态有关。

（3）认知参与。Tina 说她认为她面部的神经和血供被"破坏"了；她说最初的受伤损害了她的面部神经；她将一些未达到预期的事件（如良好的学习成绩）归咎于受伤；此外，她还将生活中的一些不利因素（如无法外出晒太阳）归咎于受伤。

临床推理评注

正如第一章和第二章所探讨的，支持 Tina 症状的疼痛类型和神经生物学机制在临床上不能直接测量（尽管它们是可以推测的），因此需要去推理假设。在临床上如此推理假设应该与患者的临床表现特征相关联，如在这里已获悉的是 Tina 的症状可以通过听觉刺激调节。不能排除初级伤害性感受参与的存在，但如果存在，则可推测是中枢神经系统所驱动的。

虽然推理问题所涉及的疼痛的三大类型似乎对于其他假说类别的影响具有临床实用性（虽尚未证实），包括体格检查与治疗的注意事项和禁忌证、管理和治疗、预后，但必须承认此分类是对更加复杂的神经生物学机制（第二章）的一个简化性特征描述。然而如第一章所提出的假设类别不应成为固化的构建，相反它们只是反映了当代的临床判断类别以帮助肌肉骨骼临床医人员思考他们的推理。它们从起初至今已有了很大的发展，也必会随着我们认识的发展而发展，其总体目标是协助临床医人员识别患者临床表现的相关方面以指导安全有效的治疗管理。

一系列潜在的可能因素需要去思考，包括系统性因素（如哮喘和花粉症）、情感因素（如焦虑）和许多认知因素表现（如关于神经损伤和面部血供差的信念、消极的自我概念、学习成绩与损伤关联的消极归因及对参与受限的负面认知如外出晒太阳）。正如在第一和第四章中所讨论的，当倾听和明确筛选潜在的可能参与因素时将其概念化分为内在因素（生理、心理、行为和遗传）或外在因素（环境、社会、文化等）可能是有用的。正如这个临床推理回答中所强调的那样，通常很难确切地知道患者叙述（以及后来的体格检查）中确定的潜在因素是否与患者症状和残疾的发展和（或）维持有关。然而，假设潜在的影响因素是很重要的，这些因素影响推理的其他领域，特别是预后和治疗管理。导致患者症状和残疾发生和（或）持续的参与因素的数量、临床表现所持续时间的长度及是否可以改善会相互结合以影响预后。治疗几乎总是针对促成因素，以最大限度地减少复发和将来的残疾作为目标。

体格检查

我们谈话时Tina的头会向左转动。如果我移到Tina的左边，她也会转得更多，好像总是在遮挡保护她的左侧面部，或者是试图用她的右耳听。当她在描述最初的损伤和随后的感染，或描述导致加重的活动和疼痛性质时，她的左眼会有点斜视。她似乎没有上睑下垂或任何明显的神经性瘫痪。

Tina不让我触摸她的面部。她说当她闭上眼睛时如果有人将手放在她的脸旁，她会感觉到越来越温暖并且疼痛。不管是她自己的手还是我的手，都会发生同样的事情。

口部动作（张开、磨牙、侧偏）或头颈部动作（屈曲、伸展、旋转、侧屈）均不改变她的疼痛，当她尽可能抬高眉毛时疼痛略微加重，或当她完全右侧侧屈导致一些疮疡（sores）周围的皮肤发生皱纹时疼痛明显会加重。当她的手靠近她的面部时，她左手的精细运动明显控制不佳。在当时的问询中她说她是一个"触摸式打字者"（touch-typer），但没有注意到两只手打字的准确性存在任何问题。

当坐在电脑前模拟她在大学做作业的场景时，她的头会向左旋转大约35°。在她的真实姿势通过监控显示出来之前，她并不认为这是事实（即她感觉自己是面对着中线而坐的）。她能够立即纠正自己的姿势，但一旦我再向她提问或者以任何方式分散她的注意力时，她就会很快恢复到起初左旋35°的姿势。

进一步评估

问卷调查

患者特异性功能量表（patient-specific functional scale，PSFS）（Chatman et al., 1997）：患者选择4项他（她）现在不能做但期望做到的任务或活动（即与短期和长期目标紧密相关），然后对自己执行这些任务的能力进行评分，分值为0~10分。最终得分=4项评分的平均值。Tina选择了以下任务：基于计算机的大学作业；与朋友外出；左侧卧；戴着太阳镜。她的 PSFS 评分为 0.7 分，这表明她不能完成她所期望的活动。

疼痛灾难化量表（pain catastrophising scale，PCS）（Sullivan et al., 1995）：这是一份具有 13 个项目的调查问卷。评分值范围为 0~42 分，其中 42 分表示与疼痛相关严重的灾难化思维和信念。Tina 的得分为 7 分，这与广泛的无痛人群相一致。

疼痛知识问卷（pain knowledge questionnaire，PKQ）（Moseley, 2003b）：这是一份由 19 个项目组成的问卷，旨在量化评估患者对产生疼痛的生物学机制的理解。分值范围为 0~19 分，19 分表示知识水平高。建议在测试/再测试中使用项目较少的修订版（Catley et al., 2013a）。Tina 的得分为 6 分，这与未经培训的慢性疼痛人群相一致。

其他测试

听觉感知阈值测试：Tina 被转介至听觉学诊所进行听力测试。双侧感觉感知阈值均正常。

颈部左/右侧判断任务测试：此项任务为使用商业软件（Recognise, noigroup.com,

Adelaide, Australia）来评估反应时间的任务，在任务中会展示一张女模特的图片给她，她的头部根据图片选择向左或向右转。为了完成这项任务，人们要先判断图片中的模特是向左还是向右转的。Tina 的左、右侧判断正确率为左（L）85%、右（R）96%；Tina 判断的反应时间平均为左（L）2.4 秒、右（R）2.2 秒。Tina 这些测试结果的准确性确实低于无痛人群，与慢性颈痛人群相当（Stanton et al.，未发表的数据）。反应时间在正常范围内。

触觉敏感性测试：两点辨别阈值（two-point discrimination threshold，TPD）使用钝性卡尺，在手背、双侧前额和面部这几个部位以上行和下行交替的方式进行评估。结果见表 9.1。注意 TPD 测试会引起 Tina 左侧面部疼痛。

表 9.1

两点辨别阈值结果		
部位	两点辨别阈值	
	左侧	右侧
手部	21、24、20	18、22、20
前额	23、25、23	16、16、19
面颊	41、37、44	16、15、16

推理问题

4. Tina 的临床表现令人困惑，可能对于某些临床医务人员而言，最初看起来似乎不同寻常。请以你的经验和根据慢性疼痛文献资料分析一下其是否真的不寻常。此外，请你分析一下你在问诊后提出的"伤害感受可塑性疼痛"为主导疼痛类型的假设是否得到测试检查的支持。

关于推理问题的回答

我认为 Tina 的表现对于我个人及文献而言都是不同寻常的，特别是在其严重程度方面。然

而我现在已经治疗了 8 个几乎相同的病例，都是由类似的不严重的面部损伤引起的。所有这些患者最初都对触摸不耐受，所有患者都对后面所采取的类似治疗方法均有反应。所以我认为 Tina 的问题是一种由中枢神经系统所驱动的疼痛障碍并伴随左侧面部肽能性炎症。Tina 认为她的疼痛表明她的面部有组织病理改变，是由创伤和随后的感染引发的，并被持续存在的组织病变所维持，证据是疤疹和皮肤呈红色。

值得注意的是，我认为 Tina 的表现经常发生在慢性疼痛患者身上。例如，根据我的经验，在慢性疼痛患者中疼痛分布通常不遵循周围神

经、节段或已知的牵涉区域分布。肽能性炎症是比较常见的。这虽不普遍，但相关部位有这样不能触摸的敏感性表现并不罕见，当然要排除弗兰克（Frank）周围神经损伤。在体格检查后，我最初的假设得到进一步的支持。

推理问题

5. 根据你问诊和检查后的综合推理，请论述一下你对 Tina 的治疗计划。

关于推理问题的回答

我确立了以下治疗目标并与 Tina 讨论了治疗推进的路径。

（1）明确 Tina 自己的治疗目的和她进行长期治疗的可用资源。

（2）确认 Tina 和是否能达成足够的一致性来实施规划的治疗。

（3）假设一致性已建立，通过解释机制使她明白她的症状的潜在可能性，而不是解释基本的病理状态或她的面部的持续性损害，我所期望的是帮助她探索导致她的境况的其他潜在参与因素。

（4）概述初期可能的治疗方向并帮助 Tina 选择她喜欢的方向。对于下列每种可选方法，我们都会就其原理和可能的影响进行一些初步讨论。

　　a. 建立一种治疗方法以恢复其受累区域的触觉敏锐度，尝试使其左脸的异常表现恢复正常化。

　　b. 探索可能与已改变的神经系统功能相互作用，并显现在当前的症状和体征的其他系统性因素。

　　c. 探索可能与已改变的神经系统功能相互作用，并显现在当前的症状和体征的认知和社会心理因素。

临床推理评注

当临床医务人员不受主流和流行的实践范式和严格的临床表现分类限制时，临床变异或新临床模式的识别认可就会发生。正如第一章所述，如果我们只鼓励在已知或由研究证据所证实的范围内进行逻辑思维和实践，我们就限制了思维的可变性和创造性，而这对于新思想的产生尤为重要。在此案例中，广博的疼痛系统知识能够帮助我们识别出皮质网络改变（如正常皮质内抑制驱动的因素缺失在推理问题 1 的回答中提及），可能会导致 Tina 面部对触觉和听觉异常敏感及出现面部外观的躯体损伤（即左侧面部发红，散在分布着大约 35 个小水疱）。这种将生物学（和心理社会学）的知识应用于存在差异性、"不同寻常"的表现中及随后对更多相同案例识别的能力是一种创造性、批判性推理的例证，这种推理支撑着新的知识发现或知识应用，同时为未来的研究提供信息（如验证）。

由主观检查形成的推理假设在体格检查中得到检验，为对 Tina 表现的演进性理解提供了条件。

焦点在于确立 Tina 的治疗目标和可用的资源、确定临床医务人员和 Tina 之间是否有足够的一致性，以及明晰的计划为 Tina 提供不同的初始治疗选择，这些都是对第一章所讨论的"协作推理策略"的阐明。协作推理的基础是一个有效的治疗联盟，包括融洽的关系、情感方面的共情敏感性和伦理审议。

第1和第2次治疗

Tina 治疗目标的第 1～3 步及治疗推进进展顺利并被涵盖于第 1 次治疗（包括评估，60 分钟）和第 2 次治疗（45 分钟，1 周后）中。Tina 确定了一些治疗目标，这些目标与减轻疼痛和解决她的一侧面部发红及起水疱问题密切相关。在进一步讨论中，她确定的优先目的是提高生活满意度，她认为疼痛和外观是主要障碍。

我们都认为就后面的目标和着手确立一个目标以验证我们是否正在取得进展方面已达成一致。Tina 明确提出的目标为在 1 个月内显著提高生活满意度。

在第 1 次治疗结束时，我将一本有关疼痛隐喻和故事的书借给 Tina，该书旨在提高读者对疼痛生物学的理解（Moseley, 2007）。我的目的是给她提供一些关于疼痛的有趣信息。我解释说我们现在对疼痛的了解已经远超 10 年前，她可能会惊讶地发现，书中的内容与她的境况息息相关，尽管这些都与她或她的疾病没有特定的关联。

Tina 在第 2 次治疗前就把整本书读完了。第 2 次治疗以回答关于该书籍中的任何问题或有趣的想法开始。Tina 表示她想了解更多，她想要从向她所提出的 3 个选项中的第 2 项开始，"探索可能与已改变的神经系统功能相互作用并显现在当前的症状和体征中的其他系统性因素"。

寻找一种接近触觉系统的方法是一个挑战。在此，我提供了一个选择的原理：基于动物研究的发现，双模式触觉 - 听觉脑细胞会对施加在皮肤上的触觉刺激和在空间中施加且接近皮肤的听觉刺激立即起反应，我在 Tina 面部周围给予听觉刺激，并评估了她的听觉辨别能力。

第 3 次治疗（1 周后）

在开始第 3 次治疗前，我们让 Tina 完成疼痛知识问卷和疼痛灾难化量表。评估数据显示于表 9.2 中。

之后，我们评估了 Tina 的听觉辨别能力。检查结果如图 9.2 所示。

听觉辨别能力：Tina 不能定位在左侧面部周围空间给予的听觉刺激，但可以准确定位右侧面部和双侧距离 65cm 处（即超过激活双核细胞的空间）给予的听觉刺激。此表现给出清晰的可能性，那就是我们可以通过听觉刺激来接近触觉系统。

表 9.2

评估前和第 3 次治疗的 PSFS、PCS、PKQ 及日常疼痛分级再评估				
时间	PSFS	PCS	PKQ	当天疼痛评分
评估前	0.7	7	6	8
第 3 次	0.5	8	11	6

注：PSFS，患者自评功能量表；PCS，疼痛灾难化量表；PKQ，疼痛知识问卷；当前疼痛（疼痛等级为 0～10 分），为上周每日得分的平均值疼痛等级为 0～10 分。

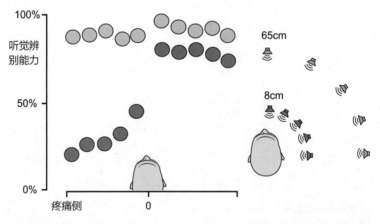

图 9.2　扬声器位于疼痛侧（左侧）和非受累侧（右侧）近距（黑色圆圈）或远距（浅色圆圈）时的听觉辨别能力

第 4~8 次治疗（连续治疗日）

干预包括两部分。①逐步完成一个与《解释疼痛》（*Explain Pain*）相符的工作手册（Butler and Moseley, 2003）［随后进展至《解释疼痛》手册中的保护性检测（Moseley and Butler, 2015）］，一种旨在将疼痛定义为一种保护机制和内在"危险检测"（danger meter）的教育方式［现在实施方式为保护性检测（Moseley and Butler, 2015）］。②听觉辨别训练。听觉辨别训练包括在 Tina 的左侧面部周围的 5 个位置中的 1 个位置发出铃声。她被要求识别每个声音的位置，并给予相应的反馈。单次治疗包括给予 72 次刺激，持续约 30 分钟。我们设计了一个家庭训练计划，要求 Tina 指出她的训练伙伴发出声音的位置。

表 9.3 列出了第 6 次治疗时关键评估指标的再评估结果。

Tina 会持续记录训练日记，其中她要标记任何一次症状发作的日期和时间。我们将发作定义为烦躁和疼痛明显加重。通过每周完成 PSFS 评估，在日常回复和记录训练日记的基础上规律监测 Tina 的状况。评估内容：通常当前疼痛程度如何，评分范围为 0~10 分，0 分为无痛，10 分为疼痛最严重。

表 9.3

评估前和第 6 次治疗的 PSFS、PCS、PKQ 及日常疼痛分级再评估			
时间	PSFS	PCS	PKQ	当天的疼痛评分
评估前	0.7	7	6	8
第 3 次	0.5	8	11	6
第 6 次	1	5	14	5

注：PSFS，患者自评功能量表；PCS，疼痛灾难化量表；PKQ，疼痛知识问卷；当前疼痛（疼痛等级为 0~10 分），为上周每日得分的平均值。

推理问题

6. 你已告知 Tina 你的隐喻性书籍并非专门针对她或她的状况。请你论述一下这类帮助患者理解疼痛生物学的资源是如何被用于帮助他们理解他们的个人问题的？

关于推理问题的回答

根据我的经验及我们的研究（Moseley, 2003b; Gallagher et al., 2013），绝大多数慢性疼痛患者认同的是一种基于结构－病理学的疼痛理解。这一观点与勒奈·笛卡尔（Rene Descartes, 1644）的革命性观点大体一致，他认为疼痛是一种发生在身体组织并传递到大脑并最终在大脑中被检测到的事件。此种模式的现代版本都基于人体组织的病理改变。我的观点是最好将疼痛理解为一种保护机制，而不完全是组织病变的揭示者（Moseley and Butler, 2015b），且有大量的文献证实了我的主张并否定了结构－病理学范式：即使在严格控制的实验环境中，疼痛也与组织损伤关系不大。

向患者解释疼痛的目标是让患者对疼痛的理解从组织病变的揭示者转变为一种保护机制。因此，任何需要保护的可信证据都可以调高疼痛，而任何不需要保护的可信证据都可以调低疼痛。从某种意义上说，Tina 的这种疼痛模式并不是普遍存在的，通用的解释疼痛资源（Moseley, 2003a, 2007, 2011; Butler and Moseley, 2013; Moseley and Butler, 2015a, 2015b; Moseley and Lotze, 2015; Moseley and Butler, 2017）是比较适宜的。除广泛使用的方法外，我认为为患者确定由患者参与的特异性标靶是非常有用的，而在随机对照试验（randomized controlled trial,

RCT）中检测解释疼痛的方式也采用这种因人而异的方式。

"解释疼痛"的方式有若干原则，完整回顾将超出此案例研究的范围，但感兴趣的读者可参阅相关资源（Moseley et al., 2012a; Moseley and Lotze, 2015）。关键原则包括：仔细观察患者；鉴别来自机械力学（如触诊和运动）、全身性（如呼吸负荷）、认知（如思想、信念）、环境（如地点）和社会（如人与社会情境）领域的潜在威胁；尽可能消除那些威胁；然后再分级暴露于威胁之下。

关于 Tina 的观念的重塑过程，她被鼓励去寻找症状加重或缓解且与她提出的病理改变没有明确联系的状况。像许多患者一样，她发现理解压力可能会导致肌肉收缩，从而加重损伤，要比理解担心压力也可能会直接导致疼痛更容易。在我看来这两种机制都是有可能的。她被鼓励广泛地去寻找疼痛、泛红与小水疱和下列每个领域中的事件或状况的关系。

（1）她所做的事情。

（2）她说的或听到别人说的事情。

（3）她所交往的人。

（4）她去的地方。

（5）与社会事件相一致的模式。

（6）与生物节律或季节相一致的模式。

目前在《解释疼痛》一书中有关于保护性检测（Moseley and Butler, 2015a）以友好的方式向患者概述威胁鉴别的原则。

临床推理评注

肌肉骨骼临床医务人员可以说是最先接触患者且对患者而言最重要的老师，因为大多数临床实践涉及促进患者学习或改变、理解/信念、应对技能、自我效能、健康生活和活动/参与的能力。这需要广泛的理论知识（如疼痛、健康生活/体适能、工作/家庭/运动工效学等），有效地促进改变需要先进的教育技能。教育相关性推理是第一章所描述的旨在促进教育意识的一种推理策略，如体格检查过程中的技能、需要推理的计划、执行和个性化评估、环境-敏化教育、包涵概念理解教育（如疼痛）、躯体能力教育（如康复运动、姿势矫正、运动技巧强化）和行为改变教育。

促进深度学习和改变的一个关键教育原则是让学习者以一种促进其对关键概念主动处理（而不是被动接受）的方式参与进来。给予 Tina 明确的家庭作业任务，去探寻她的面部疼痛、泛红和小水疱与所列出的每个明确领域之间的关联，需要她反思和分析（即过程）这些关联。正如在第四章中所简述的那样，个体所形成的他们自己关于健康问题的意识和信念（疾病认知）影响他们的预期、情感（如恐惧）、行为和自我效能。因为这些信念部分是通过学习关联形成的，他们可能被意识到，也可能不被意识到，因此在最初的问诊中可能不会被立即鉴别出来或由患者主动提出来。像这样的一个反思性、分析性的任务，旨在帮助 Tina 认识到这些关联，从而认识潜在的威胁来源，并给她必要的时间来完成任务，说明推理已在教育中涉及，以及它如何作为评估的一部分开始的。

推理问题

7. 进行正式的结果监测（如 PSFS 和训练日志）是循证实践所公认的需求。然而，这并没有揭示专家在实践中"监测"的全部范围。除这些正式的结果测量外，请你评论一下可能使用的其他非正式监测。

关于推理问题的回答

我总是会问，你觉得有什么意义？或你认为为什么会这样呢？或者你如何解决这个问题？

临床推理评注

虽然在肌肉骨骼治疗师的循证实践中会强调客观结果测量的重要性，经验丰富的治疗师还会持续应用非正式监测，如前面的案例所反映的。这些或类似的问题可能在最初的评估中被用来理解和辨析患者的观点，但是在整个治疗进程中回归到这些类型的问题为衡量患者对所提供教育理解的进展提供了一个非正式评估，如之前的信念是否已改变。

推理问题

8. 关于听觉辨别训练，特别是针对持续性疼痛患者，基于目前的哪些证据？你每天进行听觉辨别训练的原理是什么？

关于推理问题的回答

几乎没有证据支持。据我所知的唯一证据是我们研究 / 临床小组目前正在进行的重复性案例系列研究。目前有 8 名患者入组。跟踪监测听觉辨别的想法却是基于：①在慢性疼痛患者人群中感觉辨别缺损的证据；②其他解剖区域慢性疼痛患者进行触觉辨别训练的 2b 级证据越来越多，其疼痛与 Tina 所描述的状况具有共同特征。

1. 我们团队对慢性疼痛患者的触觉辨别进行了大量研究工作（Moseley, 2008; Luomajoki and Moseley, 2011; Catley et al., 2013b; Stanton et al, 2013; Wand et al, 2014）[参见 Catley et al,（2014）回顾]。这项工作清晰显示出患者存在解剖学上的特异性缺损，这些缺损无法用触觉检查、转化为神经信号或传递到大脑存在缺损来解释。如前所述，跟踪监测听觉辨别是基于：基础科学证实视触双模细胞在非人灵长类动物和人类身上都存在；Tina 所报告的对声音的应对；Tina 在刺激给予侧的听

觉辨别能力评估（见之前的讨论）。

2. 触觉辨别训练的随机对照试验显示其对幻肢疼痛和背部疼痛（Wand et al., 2013）有积极作用；重复性时间可控案例系列研究（Moseley, 2005）和随机对照实验（Moseley et al., 2008b）表明其对复杂区域疼痛综合征患者的疼痛有积极作用；其他案例和观察研究也显示存在积极作用 [参见（Moseley and Flor, 2012; Wand et al., 2011; Moseley et al., 2012b）相关综述]，尽管读者会被警示要谨慎考虑随机对照试验的替代设计 [参见 O'Connell 等（2015）的当代慢性疼痛证据评价的相关问题综述]。

我推荐听觉辨别日常训练的基本原理很简单，即我们正试图去改变神经元的反应状况，所以训练越多越好，我想这就变成了训练量与承受负荷之间的平衡。此推荐反映了我对该思路的最佳预测。

第 9~13 次治疗（每周 1 次）

我们继续进行听觉辨别训练，侧重于家庭训练。在第 12 次治疗，我们开始进行面部触觉辨别训练，现在 Tina 已经可以接受了，只是会导致疼痛轻微加重，在停止训练后 5 分钟内疼痛就会消退。

推理问题

9. 请你论述何时开始 Tina 的触觉辨别训练及该训练应如何进行的推理基础。

关于推理问题的回答

在治疗过程中对触觉诱发疼痛进行持续性再评估。一旦反复触摸不再引起疼痛，听觉辨别训练就可以用触觉辨别训练取代。据推测（尽管未被证实），导致 Tina 疼痛的潜在敏感性和去抑制作用在此时已经减轻。

我认为理解辨别训练背后的原理比试图记住

一个具体的方案更有帮助，因为前者具有保护性（可以灵活应对），但后者却非如此。指导原则：训练的关键是辨别，而不是刺激。也就是说患者需要根据刺激的特征来辨别区分相似的刺激，这可能是辨别区分不同刺激的位置或频率、方向或改变。任务的目标应该设定为在训练时达到约 80% 的成功率。随着能力提高，使刺激之间的差异变小。例如，在位置辨别任务中使位置之间彼此更接近。训练总是这样，临床医务人员需要在最大限度地增加训练负荷与避免感知过载之间找到平衡。

第14~16次治疗（每2周1次）

治疗包括减少刺激间距离的触觉辨别训练。在第16次治疗之前，她两侧脸的两点辨别阈值相差无几。第15次治疗的重点是让Tina了解主要活动性目标的分级暴露过程。在第16次治疗时，与Tina合作拟定了2项活动的推进计划，活动包括戴太阳镜和使用电脑完成学业。

推理问题

10. 请论述逐级暴露的神经科学基础及其在对Tina的治疗中的实际应用。

关于推理问题的回答

在我看来，逐级暴露和反应预防是绝大多数以疼痛为主诉的患者成功恢复或康复的标志。逐级暴露可以理解为适应训练，利用适应需求的基本生物学特性。生物系统的"过保护性"越强，就越难给出一种足以诱导适应但又不足以触发保护性反应的需求。其他人对此采取了另一种方法，侧重于违反损害预期，并且原始数据也显示了广阔的前景（den Hollander et al., 2016）（参见Moseley, 2016）。逐级暴露和反应预防原则仍然是我自己的临床实践和研究的核心，尽管我相当重视在那个难以捉摸的领域发现的创新方法。我早期的大部分工作都是基于复杂区域疼痛综合征患者进行的，这些患者即使是想象运动行为也可能是非常疼痛的（Moseley, 2004b; Moseley et al., 2008a）。有相当具有说服力的研究体系表明，这种深刻的敏感性和"过保护性"两者都反映了保护性神经表征的影响［全面回顾的神经表征理论及其在物理治疗和逐级暴露的应用，见Moseley等（2012）和Wallwork等（2016）］及感觉和运动皮质的去抑制化增加［见Di Pietro等（2013a, 2013b）的综述］。一种专门为CRPS设计的治疗方法是分级运动想象（graded motor imagery, GMI）（Moseley, 2004a, 2006; Moseley et al., 2012a; Stanton et al., 2012; Bowering et al., 2013; O'Connell et al., 2013）。GMI直接以运动系统中的去抑制和逐步暴露为目标。

Tina的训练计划以感觉系统为目标，但遵循同样的原则。感觉辨别训练要求大脑激活皮质内抑制机制。一旦皮质内抑制控制恢复，正如Tina的任务表现和触觉激惹疼痛消退所反映的那样，触觉辨别训练就开始了。触觉辨别训练需要触觉处理区域的皮质内抑制，最明显的是初级感觉皮质。虽然有可靠的证据表明Tina的左/右判别任务的准确性下降，但这并没有纳入她的治疗方法中，因为她表示不想这么做。

对功能的逐级暴露包括预先计划好时间或状况可重复的方案，由此，Tina在以前的威胁情境中所处的时间越来越多。例如，辨别训练是根据时间推进的（起初以每天30秒递增）；触摸她的面部是根据重复次数（以每组自我触摸10次为基线开始，每天每组增加2次，每天重复5组）和威胁感觉［1周后其他人（父亲）的触摸被引入并在相同的时间或重复次数的基础上进行］推进的。一旦Tina和她的家人理解了逐级暴露的原则及合理性，她就可以自己计划并实施其他任务的逐级暴露了。

临床推理评注

在Tina的临床表现分析中，强大的神经科学原理在这个解答中也很明显。将这一基本原理应用于Tina的整体管理（如疼痛教育、辨别训练、分级暴露）则需要对具体治疗干预措施的剂量和进展进行推理判断，而这两方面的研究都不够，无法提供明确的方案。Tina的治疗剂量是基于基线评估。虽然在基线评估中要考虑症状激发、容忍和认知（如威胁），但随后仍要遵循时间和在重复条件下谨慎进展。

第 17 和第 18 次治疗（推延至连续每月 1 次治疗）

治疗完全集中于逐级暴露，纳入了 3 个新增任务：左侧卧、与朋友外出和剧烈运动。然后 Tina 被给予了责任和建议，让她把相同的逐级暴露方法应用到她想做的任何其他事情上。

第 18 次治疗的关键结果评测的再评估结果见表 9.4。面部姿势的左、右判别也在第 18 次治疗时进行了再评估：准确率，双边准确率 > 95%;RT = 2.3 秒，双侧。

第 19 次治疗（初次就诊后 7 个月）

Tina 报告说疼痛几乎完全消失了。可见的表现在过去的 2 个月中已经消失，现在已不存在了。PSFS 为 4.6/5，而前 7 天的平均疼痛为 1/10。我和 Tina 一起讨论了遇到困境时的自我管理计划并安排了后续 3 个月的计划。Tina 在 3 个月后的随访时被告知（初次就诊后 10 个月）完全康复。

表 9.4

评估前和第 8 次治疗的 PSFS、PCS、PKQ 及日常疼痛分级再评估 18			
时间	**PSFS**	**PCS**	**PKQ**	**当天的疼痛评分**
评估前	0.7	7	6	8
第 3 次	0.5	8	11	6
第 6 次	1	5	14	5
第 18 次	3.0	6	14	2

注：PSFS，患者自评功能量表；PCS，疼痛灾难化量表；PKQ，疼痛知识问卷；当前疼痛（疼痛等级为 0~10 分），为上周每日得分的平均值。

（李长江 译，敖学恒 廖麟荣 郭京伟 审校）

参考文献

Bowering, K.J., O'Connell, N.E., Tabor, A., Catley, M.J., Leake, H.B., Moseley, G.L., et al., 2013. The effects of graded motor imagery and its components on chronic pain: a systematic review and meta-analysis. J. Pain 14 (1), 3–13.

Butler, D., Moseley, G.L., 2003. Explain Pain. NOI Group, Adelaide.

Butler, D., Moseley, G.L., 2013. Explain Pain, 2nd ed. NOI Group, Adelaide, Australia.

Catley, M.J., O'Connell, N.E., Berryman, C., Ayhan, F.F., Moseley, G.L., 2014. Is tactile acuity altered in people with chronic pain? A systematic review and meta-analysis. J. Pain 15 (10), 985–1000.

Catley, M.J., O'Connell, N.E., Moseley, G.L., 2013a. How good is the neurophysiology of pain questionnaire? a Rasch analysis of psychometric properties. J. Pain 14 (8), 818–827.

Catley, M.J., Tabor, A., Wand, B.M., Moseley, G.L., 2013b. Assessing tactile acuity in rheumatology and musculoskeletal medicine–how reliable are two-point discrimination tests at the neck, hand, back and foot? Rheumatology (Oxf) 52 (8), 1454–1461.

Chatman, A.B., Hyams, S.P., Neel, J.M., Binkley, J.M., Stratford, P.W., Schomberg, A., et al., 1997. The Patient-Specific Functional Scale: measurement properties in patients with knee dysfunction. Phys. Ther. 77 (8), 820–829.

den Hollander, M., Goossens, M., de Jong, J., Ruijgrok, J., Oosterhof, J., Onghena, P., et al., 2016. Expose or protect? A randomized controlled trial of exposure in vivo versus pain-contingent treatment as usual in patients with complex regional pain syndrome Type 1. Pain 157 (10), 2318–2329.

Descartes, R., 1972. L'Homme1633. In: Treatise of Man, tr. by T.S. Hall. Harvard University Press, Cambridge, MA.

Di Pietro, F., McAuley, J.H., Parkitny, L., Lotze, M., Wand, B.M., Moseley, G.L., et al., 2013a. Primary motor cortex function in complex regional pain syndrome: a systematic review and meta-analysis. J. Pain 14 (11), 1270–1288.

Di Pietro, F., McAuley, J.H., Parkitny, L., Lotze, M., Wand, B.M., Moseley, G.L., et al., 2013b. Primary somatosensory cortex function in complex regional pain syndrome: a systematic review and meta-analysis. J. Pain 14 (10), 1001–1018.

Flor, H., Denke, C., Schaefer, M., Grusser, S., 2001. Effect of sensory discrimination training on cortical reorganisation and phantom limb pain. Lancet 357 (9270), 1763–1764.

Gallagher, L., McAuley, J., Moseley, G.L., 2013. A randomized-controlled trial of using a book of metaphors to reconceptualize pain and decrease catastrophizing in people with chronic pain. Clin. J. Pain 29 (1), 20–25.

Luomajoki, H., Moseley, G.L., 2011. Tactile acuity and lumbopelvic motor control in patients with back pain and healthy controls. Br. J. Sports Med. 45 (5), 437–440.

Moseley, G.L., 2003a. A pain neuromatrix approach to patients with chronic pain. Man. Ther. 8 (3), 130–140.

Moseley, L., 2003b. Unraveling the barriers to reconceptualization of the problem in chronic pain: the actual and perceived ability of patients and health professionals to understand the neurophysiology. J. Pain 4 (4), 184–189.

Moseley, G.L., 2004a. Graded motor imagery is effective for long-standing complex regional pain syndrome: a randomised controlled trial. Pain 108 (1–2), 192–198.

Moseley, G.L., 2004b. Imagined movements cause pain and swelling in a patient with complex regional pain syndrome. Neurology 62 (1), 1644.

Moseley, G.L., 2005. Is successful rehabilitation of complex regional pain syndrome due to sustained attention to the affected limb? A randomised clinical trial. Pain 114 (1–2), 54–61.

Moseley, G.L., 2006. Graded motor imagery for pathologic pain - a randomized controlled trial. Neurology 67 (12), 2129–2134.

Moseley, G.L., 2007. Painful Yarns. Metaphors and Stories to Help Understand the Biology of Pain. Dancing Giraffe Press, Canberra, Australia.

Moseley, G.L., 2008. I can't find it! Distorted body image and tactile dysfunction in patients with chronic back pain. Pain 140 (1), 239–243.

Moseley, G.L., 2011. Teaching people about pain: why do we keep beating around the bush? Pain Manag. 2 (1), 1–3.

Moseley, G.L., 2016. More than 'just do it'–fear-based exposure for Complex Regional Pain Syndrome. Pain 157 (10), 2145–2147.

Moseley, G., Butler, D., 2015a. The Explain Pain Handbook: Protectometer. NOI Group, Adelaide, Australia.

Moseley, G.L., Butler, D.S., 2015b. Fifteen Years of explaining pain - the past, present and future. J. Pain 16 (9), 807–813.

Moseley, G.L., Butler, D.S., 2017. Explain pain supercharged. The clinician's handbook. Noigroup Publishing, Adelaide, Australia, 165pp.

Moseley, G., Butler, D., Beames, T., Giles, T., 2012a. The Graded Motor Imagery Handbook. NOI Group Publishing, Adelaide, Australia.

Moseley, G.L., Flor, H., 2012. Targeting cortical representations in the treatment of chronic pain: a review. Neurorehabil. Neural Repair 26 (6), 646–652.

Moseley, G.L., Gallace, A., Spence, C., 2012b. Bodily illusions in health and disease: physiological and clinical perspectives and the concept of a cortical 'body matrix'. Neurosci. Biobehav. Rev. 36 (1), 34–46.

Moseley, G., Lotze, M., 2015. Theoretical considerations for chronic pain rehabilitation. Phys. Ther. 95 (9), 1316–1320.

Moseley, G.L., Zalucki, N., Birklein, F., Marinus, J., Hilten, J.J., Luomajoki, H., 2008a. Thinking about movement hurts: the effect of motor imagery on pain and swelling in people with chronic arm pain. Arthritis Care Res. 59 (5), 623–631.

Moseley, G.L., Zalucki, N.M., Wiech, K., 2008b. Tactile discrimination, but not tactile stimulation alone, reduces chronic limb pain. Pain 137 (3), 600–608.

O'Connell, N.E., Moseley, G., McAuley, J.H., Wand, B.M., Herbert, R.D., 2015. Interpreting effectiveness evidence in pain: short tour of contemporary issues. Phys. Ther. 95 (8), 1087–1094.

O'Connell, N.E., Wand, B.M., McAuley, J., Marston, L., Moseley, G.L., 2013. Interventions for treating pain and disability in adults with complex regional pain syndrome. Cochrane Database Syst. Rev. (4), CD009416.

Stanton, T.R., Lin, C.W., Bray, H., Smeets, R.J., Taylor, D., Law, R.Y., et al., 2013. Tactile acuity is disrupted in osteoarthritis but is unrelated to disruptions in motor imagery performance. Rheumatology 52 (8), 1509–1519.

Stanton, T., Lin, C., Smeets, R., Taylor, D., Law, R., Moseley, G., 2012. Spatially-defined disruption of motor imagery performance in people with osteoarthritis. Rheumatology 51 (8), 1455–1464.

Sullivan, M.J.L., Bishop, S.R., Pivik, J., 1995. The Pain Catastrophizing Scale: development and validation. Psycholog. Ass. 7 (4), 524–532.

Wallwork, S.B., Bellan, V., Catley, M.J., Moseley, G.L., 2016. Neural representations and the cortical body matrix: implications for sports medicine and future directions. Br. J. Sports Med. 50 (16), 990–996. doi:10.1136/bjsports-2015-095356. [Epub 2015 Dec 18].

Wand, B.M., Abbaszadeh, S., Smith, A.J., Catley, M.J., Moseley, G.L., 2013. Acupuncture applied as a sensory discrimination training tool decreases movement-related pain in patients with chronic low back pain more than acupuncture alone: a randomised cross-over experiment. Br. J. Sports Med. 47 (17), 1085–1089.

Wand, B.M., Parkitny, L., O'Connell, N.E., Luomajoki, H., McAuley, J.H., Thacker, M., et al., 2011. Cortical changes in chronic low back pain: current state of the art and implications for clinical practice. Man. Ther. 16 (1), 15–20.

Wand, B.M., Stephens, S.E., Mangharam, E.I., George, P.J., Bulsara, M.K., O ' Connell, N.E., et al., 2014. Illusory touch temporarily improves sensation in areas of chronic numbness: a brief communication. Neurorehabil. Neural Repair 28 (8), 797–799.

第十章

一位 23 岁患者的双侧持续性髌股关节痛的远端足部针对性治疗：一个老问题的新答案？

Mark Matthews • Bill Vicenzino • Darren A. Rivett

问诊

Ellie 是一位 23 岁的女性，她最近开始从事一份需要长时间站立和行走的接待服务工作。她向昆士兰大学临床运动损伤康复与预防健康研究中心（Sports Injury Rehabilitation and Prevention for Health, SIRPH）描述了其 10 年非创伤性、双侧膝关节前部疼痛症状的病史，其中左侧膝关节的症状比右侧膝关节更严重（图 10.1）。Ellie 在 6 岁时便是一名体操运动员，每周平均训练 25～35 小时，一直到 12 岁。然后她开始蹦床运动，每周平均训练 6～12 小时，直到 16 岁。现在 Ellie 是一位酒吧服务员，每周轮班工作 15～20 小时。工作之余，她过着久坐不动的生活方式，爱好包括摄影和玩电脑。

症状表现

自从 3 个月前开始新工作以来，她的膝关节症状逐步恶化，现在已发展到每天开始上班时就会感到隐隐作痛，到下班时就会变成一种紧张、抽筋、令人烦躁的感觉。她最严重的症状出现在上楼梯时，尤其是下班后，即使上 1～2 阶楼梯，疼痛也会加重，疼痛数字分级评分法（numerical rating scale, NRS）达 5/10 分的强度（0 分＝无疼痛；10 分＝可以想象到的最剧烈的疼痛）。在过去的 7 天中，Ellie 认为她最严重的疼痛是工作超过 8 小时后会达 8/10 分痛。当坐的时间超过 90 分钟（达 4/10 分痛）或驾驶手动挡汽车超过 30 分钟时，她的症状也会加重。天气冷时膝关节的症状会加剧，室温的快速变化也会加剧疼痛（她比喻为就像在工作时走入 / 走出一个大冰箱一样）。在一整天中，Ellie 的症状会因为活动或长时间屈膝而进一步加重。

避免激惹性活动、工作后冰敷 20 分钟和调整膝关节休息的姿势均可使症状得到缓解。Ellie 在工作期间佩戴了一个有弹性的膝部支持性辅具来改善症状。她报告说，左侧膝关节可以听到较明显的捻发音（crepitus），右侧膝关节也可以听到捻发音，但程度稍轻。此外，在久坐后膝关节从屈曲位开始活动时，左侧膝关节有时会有"裂开"（crack）的感觉。

自评量表（self-report forms）

在评估期间，Ellie 完成了 Kujala 膝关节前部疼痛量表（Kujala anterior knee pain scale）（Kujala et al., 1993），得分为 68/100，

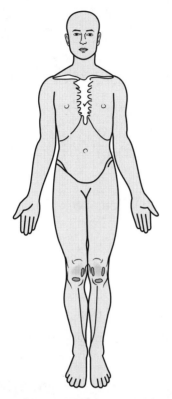

图 10.1 Ellie 描述膝关节前部疼痛的身体图示

表明其由于膝关节疼痛，功能性能力受到严重限制。她还完成了患者特异性功能量表（patient-specific functional scale, PSFS）来评估选择性活动的能力［得分从 0（"我可以做很多我想做的事情"）到 10（"不能做"）］（Stratford, 1995），包含她之前曾提到的走楼梯的活动（3/10）、工作超过 8 小时（5/10）、坐着超过 1 小时（3/10）等引起疼痛的情况。

此外，Ellie 还报告说她曾找当地的全科医师（general practitioner）看过膝关节疼痛，但没有进行任何检查。这位医师的建议是疼痛将会自行"消失"。之后，她没有咨询过任何其他医疗专业人员。

推理问题

1. 在患者问诊之后，考虑到其症状出现的长期性，你对最可能的"疼痛类型"（伤害感受性疼痛、周围神经病理性疼痛、伤害感受可塑性疼痛）的假设是什么？你决策背后的推理过程是什么？

关于推理问题的回答

据推测，Ellie 的疼痛很可能主要是伤害性起源（nociceptive origin）。她的疼痛只与膝关节的负重活动有关，如爬楼梯及在坐着和开车时持续的膝关节屈曲，这表明她的疼痛是由机械负荷相关情况引起的。这些体力活动（physical activities）会明显增加髌股关节的压力。Ellie 的症状长期而持续，最近随着工作量增加而恶化，症状易激惹性为中等程度，这些都提示存在继发外周敏感性（secondary peripheral sensitivity）。

推理问题

2. 请你讨论一下 Ellie 的病史报告中哪些特征帮助你形成主要和次要诊断的假设？

关于推理问题的回答

患者问诊后的印象主要是髌股关节持续性疼痛的假设，其次是脂肪垫激惹（fat-pad irritation）的假设。Ellie 的病史排除了可能提示其他病理变化的证据，从而支持关于持续性髌股关节疼痛的主要假设。也就是说，没有外伤史，没有提到韧带不稳定的症状，腰椎或髋关节牵涉痛症状的可能性很小。髌股关节的负重活动［如下蹲 / 蜷缩（crouching）、走楼梯和跑步］或持续的膝关节屈曲（如长时间坐着）通常会加重髌股关节疼痛，这与 Ellie 报告的疼痛活动一致。

进一步支持主要假设诊断的是 Ellie 报告的可听到的关节声音，这种声音在髌股关节疼痛的患者中多有描述（Crossley et al., 2016a）。这种声音被认为是膝关节屈曲和伸展时通过股骨滑车沟的髌骨异常运动的结果，这可能反映关节软骨的完整性情况（Jiang et al., 1993）。也有研究表明，在磁共振成像（magnetic resonance imaging, MRI）检查中没有胫股关节病变的女性中可听到研磨声和（或）可触及振动，这可能提示髌股关节已经存在早期骨关节炎的特征（Schiphof et al., 2014）。

脂肪垫激惹的次要假设诊断是以症状的部位描述（膝关节前部、髌骨下方）和在动态活动中（如在上楼梯过程中膝关节的伸展）疼痛的激惹来支持的。

推理问题

3. 有趣的是，寒冷的环境加重了 Ellie 的症状，但她表示用冰敷可以缓解疼痛，这似乎有点矛盾。你对此有何评论？在确定你关于主要"疼痛类型"的假设时是否考虑了这一点？

关于推理问题的回答

寒冷环境温度导致的疼痛加重与我们的伤害感受性疼痛类型假设不一致，但是冰敷缓解疼痛可能与伤害感受性疼痛一致。一项对髌股关节疼痛患者的研究表明，冷敏感性患者的疼痛严重程度更高，对体力活动的耐受性更低，对下肢牵伸、股内侧肌训练和髌骨贴扎治疗的改善更小（Selfe et al., 2010）。Ellie 的临床表现与这些研究结果并不一致。也许在寒冷的环境中，她可能会采用更多的下肢屈曲姿势，因为她曾报告说这些姿势会激惹她的膝关节引起疼痛。然而，这在当时并没有和她探讨过，所以这纯粹是推测的。关于她使用冰敷来缓解髌股关节疼痛，这可以通过冷却伤害性感受器的作用和减小传入纤维功能的外周抑制机制来辅助解释。

疼痛很少是单纯的周围或中枢病理生理变化的结果，可能在更多的情况下是由两者的综合引起的。因此，可以想象，虽然 Ellie 的主要疼痛表现是伤害性的，但由于长期的身体疼痛状况，她可能同时有一些中枢神经系统的变化（敏化）。

临床推理评注

对于临床医务人员来说，在检查患者时只考虑"阳性"或支持性的临床结果，在确定可能的假设时，没有去考虑缺失或非支持性的发现，是一种常见的临床推理错误。临床医务人员对哪些临床特征支持她持续性髌股关节疼痛的情况的看法并非都是绝对的，在推理过程中，缺乏临床特征表明存在某些其他或相互矛盾的假设（如膝关节带带病变）。这表明临床医务人员正在积极地同时考虑多种诊断假设［组织/结构和（或）身体障碍］，并根据相关临床模式中通常预期特征的存在和缺乏特征来给这些假设排序。如第一章所述，疼痛类型无法在临床上测量，它需要基于疼痛科学和当前对预期临床模式的理解的假设（第二章）。虽然临床模式是有帮助的，但它们通常没有得到充分的验证，特征可能与其他模式相重叠，患者不一定存在每种特征。这里的推理很好地说明了这一点，在这里，伤害主导模式的特征及中枢神经系统敏化的特征被识别出来。

体格检查

视诊

观察她双足站立时的下肢情况，发现双侧髋关节内旋，双侧足部旋前（pronated），左侧高于右侧。双侧膝关节过伸（hyperextension），外观正常，无明显肿胀。基于足部旋前和膝关节过伸的姿势，采用 Beighton 关节过度活动量表（Beighton hypermobility scale）（Boyle et al., 2003）进行评估，Ellie 的得分为 6/9，双侧第 5 掌指关节、肘关节和膝关节均存在过伸。该评分表明她存在全身关节松弛的情况（Boyle et al., 2003; van der Giessen et al., 2001）。单腿站立测试时，仅存在左侧膝关节的髌后疼痛（retropatellar pain），达 3/10 分痛。左腿单侧膝关节轻微屈曲约 30° 时，会导致髌周 4/10 分痛，其称为"隐痛"（ache）。

功能测试

每项功能测试都是在疼痛出现之前，或者重复 25 次无疼痛运动的情况下进行的。这些测试包括下蹲（如完全深蹲/完全屈膝时，前足底需要保持着地，然后双手分别触碰踝关节两侧的地面），Ellie 完成了 6/25 次的重复；以节拍器设定为 96 次/分的速度迈上 25cm 的台阶（左侧完成 7/25 次的重复，右侧完成 18/25 次的重复）；从 25cm 的台阶迈下（左边重复 2/25 次，右边重复 3/25 次）。

在主动关节活动范围测试中进行末端加压，在双侧膝关节活动范围内均完全无疼痛。

膝部检查

左侧髌骨内侧缘和外侧缘触诊时均有压痛，无肿胀或关节积液。Hoffa 试验（Hoffa test）用于检测脂肪垫激惹情况（Dragoo et al., 2012）。本试验旨在通过以下方法刺激脂肪垫：拇指在髌骨下端的髌腱外侧缘施加压力的同时，膝关节从屈曲 30° 开始伸展至完全伸展位（即过伸）。尽管对 Hoffa 试验的诊断特性了解得并不多（Mace et al., 2016），但是如果在最后 10° 的伸膝过程中产生脂肪垫疼痛，则表明该试验为撞击阳性（Kumar et al., 2007）。该试验在双侧膝关节内侧和外侧重复测试，但均没有重现 Ellie 的症状。为了激惹脂肪垫，还做了进一步的测试，包括股四头肌在完全伸展和被动伸展时加压下的等长收缩，同样没有出现症状（Dragoo et al., 2012）。对髌腱的近端、中部或远端进行用力的触诊（firm palpation）也没有引起疼痛。

分别对内侧副韧带和外侧副韧带进行外翻和内翻应力试验（valgus and varus ligamentous tests）、前抽屉试验（anterior drawer test）和拉赫曼试验（Lachman's test）、后抽屉试验及后沉征（sag sign），以及进行双侧膝关节麦氏试验（McMurray's test）和研磨试验（Apley's test），其结果均为阴性，表明韧带结构和半月板不是引起该症状的原因。髌骨恐惧征（patellar apprehension sign）也为阴性。在膝关节屈曲 0° 和 20° 时，将髌骨手法加压到股骨滑车沟，左侧膝关节出现症状为阳性。Clarke 试验（Clarke's test）是在 Ellie 仰卧位，双膝

轻度屈曲的情况下进行的（Nijs et al., 2006）。首先是对髌骨向远端加压（即治疗师的手放在髌骨的上缘），并指示她逐渐进行股四头肌等长收缩（Malanga et al., 2003）。该试验被认为是对髌骨和股骨滑车沟的关节面施加压力，出现症状表明试验阳性，并提示髌股关节紊乱（patellofemoral joint disorder）。而 Ellie 的双侧膝关节试验均呈阳性，但该试验的诊断效用值得怀疑（Doberstein et al., 2008）。同样地，因为髌骨活动检查辅助诊断的能力是有限的，所以没有对髌骨活动进行评估（Sweitzer et al., 2010）。

足部检查

足部检查包括足部姿势指数（foot posture index）（Redmond et al., 2008）、足舟骨下坠测试（navicular drop）（Brody, 1990）和中足活动测量（midfoot mobility measurements）（McPoil et al., 2009）。在足部姿势指数中，左侧得分为 +7，右侧得分为 +8，代表双足姿势伴有旋前（Redmond et al., 2006）。足舟骨落差是指在距骨处于中立姿势和放松的姿势下，舟骨结节相对于地面高度的变化。Ellie 的舟骨下降，左侧为 7mm，右侧为 9mm。中足活动测量是通过记录负重（weight bearing, WB）和非负重（non-weight bearing, NWB）时中足宽度的差异来测量的，并表示为中足宽度（midfoot width, MFW）的差异（公式为 Diff MFW=WB–NWB）。Ellie 在负重时的中足宽度测量值为左侧 87.7mm、右侧 87.6mm，非负重时的中足宽度测量值为左侧 75.6mm、右侧 76.4mm。因此，左侧和右侧的差异分别为 12.1 和 11.2mm。Ellie 的中足宽度变化大于先前报告的 11mm，这与足部矫形鞋垫干预（foot orthoses intervention）的获益相关（Vicenzino et al., 2010; Mills et al., 2012）。

治疗方向试验

根据视诊、足部姿势和活动测试的结果，下一步应用治疗方向试验（treatment direction test, TDT）。TDT之前已经有过报道（Vicenzino, 2004），然而，简而言之，它涉及在患者特异性障碍测量（client-specific impairment measure）中应用物理治疗处理（physical munipulation）（如本病例中使用的抗旋前贴扎）（如Ellie在无痛时上25cm的台阶）。根据Vicenzino（2004）的研究，如果观察到患者特异性障碍测量的显著改善（即≥75%的无痛上台阶），那么使用矫形鞋垫和运动来治疗足部将有很大的成功可能性。在她的膝关节开始疼痛之前，Ellie的左侧膝关节现在能完成9次无痛的上台阶动作（也就是她问题最多的膝关节）。在应用了抗旋前贴扎后（图10.2），Ellie左侧能够做14个无痛的上台阶动作，这表明Ellie使用足部矫形鞋垫很有可能获得成功。

踝关节活动范围

踝关节背伸活动范围的减小曾被认为与下肢病变有关，包括与患者单腿深蹲时与髋关节异常病理机制相关的髌股关节疼痛（Backman et al., 2011; Collins et al., 2014; Rabin et al., 2014; Ota et al., 2014）。Ellie的屈膝–

踝关节背伸范围采用改良膝壁试验（modified knee-to-wall test）（Larsen et al., 2016）（左侧146mm，右侧12mm），以及在伸膝–踝关节背伸时使用放置在胫骨中部的倾斜仪进行测量（左侧48°，右侧45°）（Larsen et al., 2016）。

髋部肌力检查

髋部肌肉功能障碍与下肢运动模式的改变有关（Souza and Powers, 2009a, 2009b; Powers, 2010）。最近研究发现，与无症状组相比，髌股关节疼痛患者的髋部肌力，尤其是髋关节外展肌群和外旋肌群的肌力有所降低（Ireland et al., 2003; Robinson and Nee, 2007; Nakagawa et al., 2012）。基于这一研究证据，在仰卧位时，使用由皮带固定的手持式测力仪测量髋关节外展、内收和外旋的最大自主等长收缩肌力（表10.1）。

表10.1

最大髋部肌肉肌力自主等长收缩评分基线		
	0 周	
	左侧	**右侧**
外展（N）	71.1	70.2
内收（N）	70.7	61.13
外旋（N）	67.2	64.7

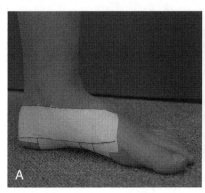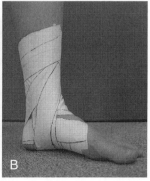

图10.2　抗旋前贴扎。（A）低贴扎技术（仅贴足部）；（B）增强型低贴扎技术（同时贴扎小腿）

推理问题

4. 你能解释一下体格检查结果是如何支持／推翻你的主要诊断假设（持续性髌股关节疼痛）和次要诊断假设（脂肪垫激惹）的吗？你所应用的足部矫形鞋垫的治疗假设与这些发现有什么关系？

关于推理问题的回答

在体格检查中，Ellie 的膝关节过度伸展，站立时股骨内旋。双侧膝关节未见明显肿胀或脂肪垫增厚。Ellie 对触诊和疼痛复发技术的脂肪垫激惹测试呈阴性（Hoffa 试验，股四头肌在完全伸展和伸展加压下的等长收缩），表明脂肪垫不是疼痛的主要来源。其他局部膝关节病变（如韧带、肌腱等）的检查结果也呈阴性。最重要的是，Ellie 的症状是通过髌股关节的负荷和压力（下蹲、上下台阶和单腿下蹲）的技术复发的。Ellie 在 Clarke 试验中还发现髌骨的内侧和外侧边缘有压痛，并有症状复发。

结合患者问诊与体格检查结果综合考虑，重要的是排除其他鉴别诊断，整体结果显示 Ellie 有双侧持续性髌股关节疼痛。根据足部姿势指数中发现的足部旋前的影响，差异 ≥ 11mm，TDT 反应阳性，所以认为足部矫形鞋垫是治疗 Ellie 的髌股关节疼痛的首选治疗方法。

推理问题

5. 你对这位患者的足部生物力学进行了全面的评估。这是你在临床中对所有患髌股关节／膝关节疼痛患者采取的一种评估方法吗？或者是病史和体格检查中的某些特征导致你选择了某个治疗方向，而不是其他方法？

关于推理问题的回答

对足部评估的关注是基于 Ellie 的主诉，她最具激惹性的活动是爬楼梯，结合最初对她明显足部旋前姿势的观察，这是一项负重不足的任务（weight-bearing-under-load task）。体格检查证实走楼梯引起她的疼痛，通过抗旋前贴扎纠正足部姿势，可使患者进行更多的上台阶动作。这些发现导致使用足部姿势指数和中足高度及重量测量来进一步检查足部姿势，并证实了她的足部比正常旋前更多。如果 Ellie 在走楼梯时的疼痛没有复发，并且如果她的足部没有明显的旋前，那么评估的重点则可能会更多地放在膝关节和髋关节上。

临床推理评注

这些反应说明了临床医务人员是如何根据从以往类似的临床表现中获得的知识／证据，以及从已发表的研究中获得的科学证据来作出诊断和治疗决定。在患者问诊中提出的初步假设现已在体格检查中得到验证，以确定预期的临床结果是否确实存在，这基于先前获得的临床经验和经验性数据。对障碍进行专门测试，以确定其与主要症状的相关性（如在走楼梯时所经历的膝关节疼痛的足部旋前纠正），而不是简单地假设支持主要结构假设（持续性髌股关节疼痛）。我们也没有假设竞争性假设（如脂肪垫激惹、韧带病变）不能与主要假设一起被接受或代替，而是对每个假设进行了具体体格检查，以确保此时排除这些假设是适当的。在第一章中提出的"假设类"框架中，足部姿势的评估和试验纠正代表了对潜在"影响因素"的推理，同样，对股骨姿势和髋部肌力的评估可能也有类似的积极影响。因此，治疗决定是基于支持性的临床发现及在患者问诊和体格检查期间建立的应用科学证据，同时也缺乏任何有力的支持性证据来支持相互矛盾的假设。

治疗

Ellie 接受了关于髌股关节疼痛的全面信息和教育，我们特别就过度足部旋前可能影响髌股关节力学的机制为她进行了深入的解释（Tiberio, 1987）。总之，Ellie 了解了足部过度旋前对下肢内旋的影响及对髌股关节应力传导的效应（flow-on effect）。她还获悉，新出现的证据表明，中足宽度变化 ≥ 11mm（从不负重到负重）与使用足部矫形鞋垫的成功结局是相关的，她应用的对抗旋前贴扎技术的积极效应亦表明这种治疗方法获得成功结局的可能性更高。

足部矫形鞋垫按照之前的描述进行了装配（Vicenzino et al., 2008）。简而言之，装配的基本目的是确保足部矫形鞋垫舒适，以最大限度地达到顺应性，总体目标是改善无痛的功能。定制的足部矫形鞋垫可以购买，预制的矫形鞋垫（Vasyli International）是由乙烯 – 醋酸乙烯制成的，带有制造商指定的 6° 内翻楔形和足弓支撑。Ellie 工作时穿的鞋（运动鞋）上装配了最低密度（Shore A 52°）的全长足部矫形鞋垫，随后将其加热以优化舒适度（图10.3）。她被指导在白天和工作时穿工作鞋，如果感到不适就脱掉矫形鞋垫。

第 2 次治疗（首次治疗后 3 天）

Ellie 于 3 天后回来复查足部矫形鞋垫，并接受了居家运动计划（home exercise program）的培训。她报告说，她感觉到双侧膝关节疼痛的严重程度有所减轻，而且在她工作期间，她步行更长的时间才会出现疼痛。除轻微的一般性疼痛外，她的足部与矫形鞋垫之间没有其他不良反应。对 Ellie 的工作鞋和休闲鞋进行回顾了解，发现她的所有鞋跟硬度（counter-stiffness）都较小，中足矢状面的硬度（中足在矢状面上弯曲）和中足冠状面的稳定性（通过反向扭转后足和前足来旋转中足）都较差。她被指导寻找更稳定的鞋子，确保鞋既能满足她的工作要求，又能达到足部矫形鞋垫的应用要求。

Ellie 还装配了第 2 双中等密度的全长足部矫形鞋垫（Shore A 60°），通过加热来优化舒适度。她被指导把足部矫形鞋垫放入任何她要穿的鞋子进行适配。这种改变是基于她对最初的低密度矫形鞋垫能耐受，并且她也希望能拥有更长使用寿命的矫形鞋垫。

Ellie 接着学习了一项居家运动计划，包括足部抗旋前运动和伸展膝关节时牵伸小腿肌肉的运动。足弓练习（arch-forming exercises）开始于部分负重（坐着），膝关节屈曲，赤足在地板上翘起。为了促进运动，在第 1 跖骨远端放置 1 张纸或不粘胶带，Ellie 在纸或胶带上保持稳定的压力（为了防止纸从足底滑出）同时保持她的足趾放松。她还学习了后足的旋后技术（technique of supinating），该技术最初是通过手法辅助的（在足弓下用手指向上按压）（图10.4）。这个过程持续 10 秒，然后换另一只脚重复。Ellie 被指导每只脚重复旋转 5 次，每天 2 次。当对这个运动熟练时，Ellie 将会进阶至双足站立进行训练。

最后，Ellie 被指导做伸膝时牵伸小腿肌肉的运动，30 秒 / 次，3 次 / 组，2 组 / 天；以及靠墙做弓步牵伸运动，也可以在台阶边缘做牵伸，同时让后足保持中立的旋后 / 旋前位，就像做足弓运动时一样。弓步牵伸时，身体朝向墙壁，双手放在墙上，双脚踏在地板上并与墙面垂直。小腿弓步牵伸是在小腿后部感觉舒适而有力的牵伸下进行的。或者 Ellie 可以在保持膝关节伸直的同时，将足跟放低到台阶边缘下进行小腿牵伸。

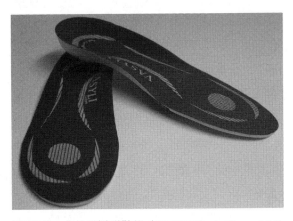

图10.3　全长足矫形鞋垫（©2017 Vionic Group LLC. 版权所有。Vasyli 是经权利人许可使用的注册商标）

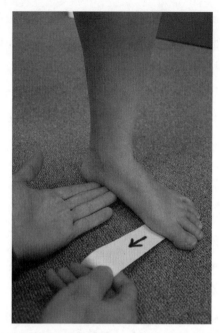

图10.4　抗旋前足部运动

第 3 次治疗（首次治疗后 11 天）

Ellie 报告说，自上次就诊以来，她的双侧膝关节疼痛有了明显改善。她发现足部矫形鞋垫并不适合她的所有鞋，但当她不能适应这些矫形鞋垫时，她就专注于抗旋前足部运动，并在站立的不同时间暂时保持这个姿势，尤其是在工作时。这一次治疗对抗旋前足部运动进行了回顾和进阶，从坐位到两足站立，再到双侧足跟等长抬起（即足跟离地），同时保持后足在一个中立的位置。Ellie 仍在寻找更有支持性的鞋子。她将继续使用足部矫形鞋垫，特别是在工作中，但如果感到不适或鞋不适合，则将鞋垫脱下，专注于抗旋前足部运动，并在一整天站立的过程中不断增加这种姿势的时间。

第 4 次治疗（首次治疗后 27 天）

Ellie 回来报告说膝关节疼痛明显减轻了，尤其是在工作时和下班后走楼梯时，这在以前是最糟糕的。她报告说，她在前 1 周已经决定停止使用足部矫形鞋垫，因为她很难将它们与自己的鞋搭配起来，她更喜欢做抗旋前足部运动。她一整天都专注于此项运动，尤其是在工作中。抗旋前足部运动从双足站立，进阶到等长收缩支撑时间，再到两足动态提踵，同时保持踝关节的中立位置。

第 5 次治疗（首次治疗后 48 天）

Ellie 回来报告说，她工作时左侧膝关节只有轻微疼痛（0.5/10）。她说现在上楼梯时没有任何症状，只在其他时候"意识到"左侧膝关节有症状。重要的是，她在下班后膝关节没有疼痛。因为 Ellie 的病情有了很大的改善，所以没有进行体格检查或评估。

抗旋前足部运动从双足动态提踵进阶到单足提踵，同时保持踝关节中立位。Ellie 每天都要做这些运动，尤其是在工作时。Ellie 现在感觉很舒服，可以通过抗旋前足部运动进行自我管理，并在 7 周后复诊进行复查和重新评估。

第 6 次治疗（首次治疗后 16 周）

Ellie 在 16 周时接受了检查，报告显示她在 7 分总体变化量表（7-point global rating-of-change scale）中的评分为"好多了"（好多了、好、好了一点、没有变化、有一点糟糕、糟糕、非常糟糕）。从 0%（未恢复）到 100%（完全恢复）进行评分，Ellie 认为她的膝关节从疼痛中完全恢复了。她在寒冷的环境中也不再感到任何疼痛。在 Kujala 膝关节前部疼痛量表评分上，她的得分为 100/100 分，而在 PSFS（0= 只要我愿意都能做到；10= 无法做）唯一需要评分的活动是走楼梯（0.5/10），因为 Ellie 上周下班后经历过一次轻微上楼梯的阵痛（twinge）。现在，她已经恢复了每周 5 次、每次 30 分钟的中等强度的体力活动。

在重新测试无痛下蹲的功能性任务时，Ellie 能够完成 25/25；在 25cm 的台阶上，Ellie 能够以 96 次 / 分的节拍器速度，左侧完成 25/25 的动作，右侧完成 22/25 的动作并伴有轻微疼痛（1/10）；在下台阶时，Ellie 的左、右侧膝关节均完成了 25/25 的动作。重新测量了 Ellie 的髋关节外展、内收和外旋的最大自主等长髋部肌力检查（表 10.2），显示双侧外旋最大等长肌力增加（左、右侧分别为 11% 和 22%），右侧内收力增加（21%）。

有趣的是，Ellie 报告说，她感觉自己下意识地把足部放在一个更加中立的位置，这是她现在新的"正常"的足部姿势，而旋前的足部姿势现在会让她感觉非常尴尬。经测量她的舟骨下降情况是：左边 2mm，右边 1mm（分别与最初测量的 7mm 和 9mm 相比较）。

Ellie 在工作和日间活动时仍记得要做单足提踵的动作，并且在日常生活活动中保持中立的足部姿势，她注意到这并不需要太多的精神专注。Ellie 被鼓励坚持做她目前正在做的运动，并把它们融入日常生活活动中。

第 7 次治疗（初次治疗后 32 周）

Ellie 在治疗大约 8 个月后接受复诊，报告称，在 7 分总体变化量表上她的情况仍然要好得多，膝关节疼痛 100% 完全恢复。膝关节疼痛并没有限制她进行 PSFS 上的任何活动，她在 Kujala 膝关节前部疼痛量表上得到 100/100 分。在无痛的功能性任务测试中，Ellie 在下蹲、上台阶和下台阶的测试中，重复次数均为 25/25。

测量她的足舟骨下降情况，左、右均为 0mm。在测量从非负重向负重移动的中足宽度变化时，Ellie 的中足部差异现在为左侧 6.6mm（最初为 12.1mm）、右侧 7.3mm（之前为 11.2mm）。这些指标被认为是符合较少旋前足部姿势类型。有趣的是，从第一阶段开始，她的髋部肌力也开始增加（为 8%～33% 不等）（表 10.3）。

表 10.2

0 和 16 周的最大自主等长髋部肌肉肌力检查				
	0 周		**16 周**	
	左	右	左	右
外展（N）	71.1	70.2	*	*
内收（N）	70.7	61.13	71.2	74.1
外旋（N）	67.2	64.7	74.8	78.7

* 无法最大限度地进行检查，因为在外展的过程中出现背部疼痛。背部疼痛是由上周跌倒引起的。

表 10.3

0、16 和 32 周的最大自主等长髋部肌肉肌力检查						
	0 周		**16 周**		**32 周**	
	左	右	左	右	左	右
外展（N）	71.1	70.2	*	*	79.4	75.7
内收（N）	70.7	61.13	71.2	74.1	79.9	79.2
外旋（N）	67.2	64.7	74.8	78.7	89.2	78.6

* 无法最大限度地进行检查，因为在外展的过程中出现背部疼痛。背部疼痛是由上周跌倒引起的。

推理问题

6. 再次评估结果显示，尽管那些肌肉没有被纳入治疗计划，但髋部肌肉的肌力却增加了。你能不能提出这种肌力增加背后的机制，以及它是如何有助于减轻膝关节疼痛的？

关于推理问题的回答

由于治疗完全集中在足部，髋部肌肉肌力的改善并不在预料之中。发生这种情况的机制可能是多个方面的。其中一种机制可能涉及足部运动和矫形鞋垫在足部引起的变化，从而抵消在负重活动中过度的足部旋前和下肢内旋。足部运动的目的是控制在负重时足部旋前的程度。在开始运动后，中足宽度的变化明显降低（如左足为 12.1～6.6mm、右足为 11.2～7.3mm）。这种足部旋前的减少很可能会减少下肢的内旋幅度，特别是在步态的支撑相会导致膝关节内旋和内收幅度的减少。可以推测，在步态支撑相，由于足部过度旋前，同时增加髋内旋和髋内收，髋关节外展肌和外旋肌处于不利的位置。在本病例中，观察到的足部姿势的变化可能通过减少在单肢站立时（如在步行或爬楼梯时）的下肢内旋来提高髋关节外展肌和外旋肌产生力的机械效率。随着下肢功能的改善和疼痛的减轻，Ellie 可以更自由、更频繁地活动，从而实现髋关节肌肉的肌力适应。研究表明，针对髋关节外展肌和外旋肌的单独运动对髌股关节疼痛有积极作用（Khayambashi et al., 2012, 2014; Nakagawa et al., 2008; Fukuda et al., 2012），这可能是足部治疗导致可观察到的髋关节肌肉肌力改善的可能原因。

另一种机制可能是在 Ellie 进行抗旋前运动时无意中锻炼了髋部肌肉。这些运动的重点是下肢和足部之间的耦合，而不仅仅是足部的矢状面运动。即运动涉及胫骨外旋和后足旋后与前足跖屈相结合，而不是主要关注足部的矢状面运动（如主要针对足部矢状面的缩短足部运动）。在进行这些运动时，Ellie 可以使用她的髋关节外旋肌，这可能导致髋关节肌肉的一些条件作用和可能的肌力适应。

也有可能是足部姿势的改变和下肢的传导效应使髌股关节减压，而髌股关节被认为是髌股关节疼痛的伤害性来源。由此减少的髌股关节疼痛可能会导致更有效地使用大腿和髋部肌肉，这反过来可能有助于恢复髋部肌肉的肌力。

必须指出的是，很难解释为什么足部治疗改变了髋部肌肉肌力和髌股关节疼痛，或者确实是这种因果关系的影响，而这些提出的机制与其他被认为的机制可能导致了观察到的效果。

推理问题

7. 你能否谈谈 Ellie 更喜欢运动而不是顺从鞋的改变，这对你们的管理和最终结局有什么影响？

关于推理问题的回答

Ellie 对工作鞋有一定的要求；她穿着各种各样的休闲鞋，在家时喜欢赤足。在 Ellie 最初的训练中，她接受了详细的足部姿势主动再训练和关于髌骨轨迹（patellar tracking）的生物力学影响的解释，从而消除了可能导致她膝关节疼痛的因素。在讨论了这些因素及主动干预和被动干预可能带来的长期益处之后，她认为积极的运动方式最有可能带来益处。

Ellie 感觉到了她膝关节疼痛症状的即刻变化，在最初的治疗中使用了抗旋前贴扎，在接下来的治疗过程中使用了足部矫形鞋垫，这两种方法都帮助她参与了治疗，并使她看到了积极运动的进展。很有可能，对导致 Ellie 症状的潜在机制的了解，加上对治疗的即时积极效应，极大地促进了 Ellie 的依从性和坚持定期进行运动。

推理问题

8. 中足宽度变化 ≥ 11mm 被描述为与髌股关节疼痛患者对足部治疗的成功反应相关。在类似的情况下选择治疗方法时，是否有其他因素（如症状的严重程度、慢性程度、"疼痛类型"、患者的年龄、社会心理因素等）需要考虑？

关于推理问题的回答

患者之间的髌股关节疼痛症状通常是一致的；然而，由于疾病的多因素性质，患者症状出现的生物力学、生理和外部因素在个体之间有所不同。患者可能在近端的髋关节、膝关节局部或远端的足部和踝关节呈现出 1 种或多种促成因素／相关因素的组合。

目前的证据表明，多模式治疗方法在减少髌股关节疼痛方面效果最好，但它不是一种"一刀切"（one-size-fits-all）的方法。重要的是一个全面和适当的临床检查，以适应患者的多模式方案。确定与患者症状相关的关键特征可以改进管理方法的最佳选择。在 Ellie 的案例中，她的足部活动能力表明她的治疗目标是足部。如果 Ellie 没有出现这种足部的活动，那么有证据表明针对髋部更近端进行改善神经肌肉活动的运动（Crossley et al., 2016）可能会更成功。这些运动通常需要一些时间来改善，同时考虑辅助治疗（如髌骨贴扎、针灸、牵伸）有利于减少疼痛和提高患者更积极地坚持锻炼的能力。

如果出现严重且持续伴随相关社会心理问题的症状，如消极的恐惧回避信念、焦虑、抑郁和疼痛灾难化（pain catastrophizing）（Grotle et al., 2010; Crombez et al., 1999; Carroll et al., 2004），可能会减轻对力学治疗的良好反应，那么最好采用疼痛科学的方法进行管理。这种方法需要考虑转诊给其他临床医务人员（如心理学家、疼痛专家）。然而，从根本上说，关键是根据个人和目前的情况量身定制治疗方案，并用最新和相关的证据，教育患者了解有关他或她的膝关节状况。在设计治疗方案时，让患者参与一些知情的决策是非常重要的，这样可以根据患者的喜好和生活方式进行调整。患者对治疗计划背后的基本原理有信心是取得良好结果的关键，这有助于坚持治疗，也对康复至关重要。

在 Ellie 的案例中，采用治疗方法的关键是减少疼痛，尽早教育她，以帮助她获得对治疗方法的信心，并促进其更好地坚持治疗（如积极运动）。

推理问题

9. 鉴于这种情况已经被一些学者描述为自我限制（self-limiting），你认为 Ellie 可能在没有任何干预的情况下康复吗？是什么使你假设其预后良好？

关于推理问题的回答

髌股关节疼痛是一种常见的、持续性的膝关节疾病，影响青少年和年轻人（Rathleff et al., 2013a, 2013b, 2016; Collins et al., 2013; Mølgaard et al., 2011; Boling et al., 2010; Roush and Curtis Bay, 2012）。据报道，对于髌股关节疼痛的保守治疗（如股四头肌和髋部肌肉的肌力训练、牵伸和功能性运动再训练、足部矫形鞋垫、髌骨贴扎和手法治疗等）在短至中期内效果一般（Collins et al., 2008）。尽管采取了这些干预措施，仍有相当比例的患者报告存在持续性的长期症状（Collins et al., 2013），大约 1/4 的患者在 20 年后报告仍会出现症状（Nimon et al., 1998）。

认为这种情况是自限性的想法是错误的，特别是在青少年中，髌股关节疼痛常被视为"生长痛"（growing pains）。大量的证据表明相反，50% 的 12～15 岁的青少年报告 12 个月后仍有持续性膝关节疼痛（Rathleff et al., 2013），55% 的 15～19 岁的青少年报告 2 年后仍有持续性疼痛（Kujala et al., 1993）；更值得注意的是，78% 的在青春期诊断有髌股关节痛的女性在 14～20 年后仍有疼痛（Rathleff et al., 2016; Collins et al., 2013; Nimon et al., 1998）。Ellie 似乎属于长期的、非自我限制的类别，因为她在 13 岁时被诊断为髌股关节疼痛，并有持续的症状，这些症状一直持续到她 20 多岁，对她的生活产生了重大影响。

考虑到有证据表明膝关节疼痛持续时间越长，结局越差（Nimon et al., 1998; Blønd and Hansen, 1998; Collins et al., 2010），在没有任何干预的情况下，Ellie 几乎不可能康复。虽然减少膝关节负荷活动可能会改变患者的症状，但恢复膝关节负荷活动可能会导致症状复发。这一点在 Ellie 的案例中得到了证明，当活动量减少时，她报告了周期性的改善情况（即膝部在避免负荷时疼痛减轻），但在尝试更多活动时，如回到接待服务工作并更长时间站立，症状就会恶化。在开始物理治疗后，Ellie 报告说在第 3 次治疗（11 天）时有了显著改善。考虑到她的症状持续了 10 年，这种快速的改善不太可能是自然恢复，尤其是因为她在 32 周后仍然有好转。

Ellie 在逐步测试中显示预后良好，抗旋前贴扎技术的应用显示了足部干预对她的髌股关节疼痛有即时效应（immediate effect）。在接下来的几周内，通过使用足部矫形鞋垫和进行运动，Ellie 报告说她的疼痛有了明显的改善，之后也是如此。这与 Barton 等（2011a, 2011b）的一系列研究结果相一致。在这些研究中，在疼痛刺激试验（physical pain provocative test）时使用了抗旋前装置，患者表现出立即改善，而且有可能在几周后得到改善（Barton et al., 2011a）。在另一项研究中，Barton 等（2011c）发现，当旋前足型患者使用预制足矫形鞋垫时，可立即增加无疼痛单腿抬高和单腿深蹲的次数。这些改善出现在随访中（Barton et al., 2011d），表明这不是一个短暂的治疗效应。综上所述，Ellie 的时间－响应曲线（temporal response profile）与预期和文献报道相一致。然而，如果她没有得到充分的改善，那么针对股骨姿势和肌肉无力的治疗就可能需要增加。

临床推理评注

患者宣教和赋权的重要性在本病例中得到了很好的证明。如果没有对膝关节疼痛的可能原因

和持续疼痛的原因作出明确的解释，Ellie 可能几个月都不会遵守治疗计划，几乎可以肯定的是，她也不太可能坚持运动计划。除临床医务人员提供的清晰和有逻辑的解释外，激励 Ellie 继续运动的另一个关键因素是她在进行最具挑战性的活动时（上楼梯），抗旋前干预对她的膝关节症状影响明显。这似乎是对 Ellie 的"认知起决定性作用的依据"，她理解并相信，她持续了 10 年的问题实际上可以得到改善的，她选择的临床医务人员可以帮助她实现这一目标。此外，在运动训练开始后，她的疼痛和功能得到了相对快速的改善，这让 Ellie 认识到，在临床医务人员的指导下，她有能力自己控制症状。Ellie 承担起了自我管理的责任；而且，最重要的是临床医务人员促使她成为治疗联盟中真正的合作伙伴来达成其自我管理。

（廖麟荣　译，叶正茂　朱毅　郭京伟　审校）

参考文献

Backman, J.L., Danielson, P., 2011. Low range of ankle dorsiflexion predisposes for patellar tendinopathy in junior elite basketball players: a 1-year prospective study. Am. J. Sports Med. 2626–2633.

Barton, C.J., Menz, H.B., Crossley, K.M., 2011a. Clinical predictors of foot orthoses efficacy in individuals with patellofemoral pain. Med. Sci. Sports Exerc. 43 (9), 1603–1610.

Barton, C.J., Menz, H.B., Crossley, K.M., 2011b. Effects of prefabricated foot orthoses on pain and function in individuals with patellofemoral pain syndrome: a cohort study. Phys. Ther. Sport 12 (2), 70–75.

Barton, C.J., Menz, H.B., Crossley, K.M., 2011c. The immediate effects of foot orthoses on functional performance in individuals with patellofemoral pain syndrome. Br. J. Sports Med. 45 (3), 193–197.

Barton, C.J., Menz, H.B., Levinger, P., Webster, K.E., Crossley, K.M., 2011d. Greater peak rearfoot eversion predicts foot orthoses efficacy in individuals with patellofemoral pain syndrome. Br. J. Sports Med. 45 (9), 697–701.

Blønd, L., Hansen, L., 1998. Patellofemoral pain syndrome in athletes: a 5.7-year retrospective follow-up study of 250 athletes. Acta Orthop. Belg. 64 (4), 393–400.

Boling, M., Padua, D., Marshall, S., Guskiewicz, K., Pyne, S., Beutler, A., 2010. Gender differences in the incidence and prevalence of patellofemoral pain syndrome. Scand. J. Med. Sci. Sports 20 (5), 725–730.

Boyle, K.L., Witt, P., Riegger-Krugh, C., 2003. Intrarater and interrater reliability of the Beighton and Horan Joint Mobility Index. J. Athl. Train. 281.

Brody, D.M., 1990. Evaluation of the injured runner. Techniques in Orthopaedics 5 (3), 15.

Carroll, L.J., Cassidy, D.J., Côté, P., 2004. Depression as a risk factor for onset of an episode of troublesome neck and low back pain. Pain 107 (1), 134–139.

Collins, N., Hart, H., Garrick, L., Schache, A., 2014. Single leg squat hip pathomechanics are associated with ankle dorsiflexion restriction in people with patellofemoral pain. J. Sci. Med. Sport 18 (1), e18.

Collins, N.J., Bierma-Zeinstra, S.M., Crossley, K.M., van Linschoten, R.L., Vicenzino, B., van Middelkoop, M., 2013. Prognostic factors for patellofemoral pain: a multicentre observational analysis. Br. J. Sports Med. 47 (4), 227–233.

Collins, N.J., Crossley, K.M., Beller, E., Darnell, R., McPoil, T., Vicenzino, B., 2008. Foot orthoses and physiotherapy in the treatment of patellofemoral pain syndrome: randomised clinical trial. Br. Med. J. 337 (3), 163–168.

Collins, N.J., Crossley, K.M., Darnell, R., Vicenzino, B., 2010. Predictors of short and long term outcome in patellofemoral pain syndrome: a prospective longitudinal study. BMC Musculoskelet Disord 11, 11.

Crombez, G., Vlaeyen, J., Heuts, P., Lysensd, R., 1999. Pain-related fear is more disabling than pain itself: evidence on the role of pain-related fear in chronic back pain disability. Pain 80, 329–339.

Crossley, K.M., Callaghan, M.J., van Linschoten, R., 2016a. Patellofemoral pain. Br. J. Sports Med. 50 (4), 247–250.

Crossley, K.M., van Middelkoop, M., Callaghan, M.J., Collins, N.J., Rathleff, M.S., Barton, C.J., 2016b. 2016 Patellofemoral pain consensus statement from the 4th International Patellofemoral Pain Research Retreat, Manchester. Part 2: recommended physical interventions (exercise, taping, bracing, foot orthoses and combined interventions). Br. J. Sports Med. 50 (14), 844–852.

Doberstein, S.T., Romeyn, R.L., Reineke, D.M., 2008. The diagnostic value of the Clarke sign in assessing chondromalacia patella. J. Athl. Train. 43 (2), 190–196.

Dragoo, L.J., Johnson, C., McConnell, J., 2012. Evaluation and treatment of disorders of the infrapatellar fat pad. Sports Med. 42 (1), 51–67.

Fukuda, T.Y., Melo, W.P., Zaffalon, B.M., Rossetto, F.M., Magalhães, E., Bryk, F.F., et al., 2012. Hip posterolateral musculature strengthening in sedentary women with patellofemoral pain syndrome: a randomized controlled clinical trial with 1-year follow-up. J. Orthop. Sports Phys. Ther. 42 (10), 823–830.

Grotle, M., Foster, N.E., Dunn, K.M., Croft, P., 2010. Are prognostic indicators for poor outcome different for acute and chronic low back pain consulters in primary care? Pain 151 (3), 790–797.

Ireland, M.L., Willson, J.D., Ballantyne, B.T., Davis, I.S., 2003. Hip strength in females with and without patellofemoral pain. J. Orthop. Sports Phys. Ther. 33 (11), 671–676.

Jiang, C.C., Liu, Y.J., Yip, K.M., Wu, E., 1993. Physiological patellofemoral crepitus in knee joint disorders. Bull. Hosp. Jt Dis. 53 (4), 22–26.

Khayambashi, K., Fallah, A., Movahedi, A., 2014. Posterolateral hip muscle strengthening verses quadriceps strengthening for patellofemoral pain: a comparative control trial. Arch. Phys. Med. Rehabil. 95 (5), 900–907.

Khayambashi, K., Mohammadkhani, Z., Ghaznavi, K., Lyle, M.A., Powers, C.M., 2012. The effects of isolated hip abductor and external rotator muscle strengthening on pain, health status, and hip strength in females with patellofemoral pain: a randomized controlled trial. J. Orthop. Sports Phys. Ther. 42 (1), 22–29.

Kujala, U.M., Jaakkola, L.H., Koskinen, S.K., Taimela, S., Hurme, M., Nelimarkka, O., 1993. Scoring of patellofemoral disorders. Arthroscopy 9 (2), 159–163.

Kumar, D., Alvand, A., Beacon, J.P., 2007. Impingement of infrapatellar fat pad (Hoffa's disease): results of high-portal arthroscopic resection. Arthroscopy 23 (11), 1180–1186 e1.

Larsen, P., Nielsen, H.B., Lund, C., Sørensen, D.S., Larsen, B.T., Matthews, M., et al., 2016. A novel tool for measuring ankle dorsiflexion: a study of its reliability in patients following ankle fractures. Foot Ankle Surg. 22 (4), 274–277.

Mace, J., Bhatti, W., Anand, S., 2016. Infrapatellar fat pad syndrome: a review of anatomy, function, treatment and dynamics. Acta Orthop. Belg. 82 (1), 94–101.

Malanga, G.A., Andrus, S., Nadler, S.F., McLean, J., 2003. Physical examination of the knee: a review of the original test description and scientific validity of common orthopedic tests. Arch. Phys. Med. Rehabil. 84 (4), 592–603.

McPoil, T.G., Vicenzino, B., Cornwall, M.W., Collins, N.J., Warren, M., 2009. Reliability and normative values for the foot mobility magnitude: a composite measure of vertical and medial-lateral mobility of the midfoot. J. Foot Ankle Res. 2, 6.

Mills, K., Blanch, P., Dev, P., Martin, M., Vicenzino, B., 2012. A randomised control trial of short term efficacy of in-shoe foot orthoses compared with a wait and see policy for anterior knee pain and the role of foot mobility. Br. Med. J. 46 (4), 247–252.

Mølgaard, C., Rathleff, M.S., Simonsen, O., 2011. Patellofemoral pain syndrome and its association with hip, ankle, and foot function in 16- to 18-year-old high school students: a single-blind case-control study. J. Am. Podiatr. Med. Assoc. 101 (3), 215–222.

Nakagawa, T.H., Moriya, E.T.U., Maciel, C.D., Serrão, F.V., 2012. Trunk, pelvis, hip, and knee kinematics, hip strength, and gluteal muscle activation during a single-leg squat in males and females with and without patellofemoral pain syndrome. J. Orthop. Sports Phys. Ther. 42 (6), 491–501.

Nakagawa, T.H., Muniz, T.B., Baldon, R.D.M., Dias Maciel, C., de Menezes Reiff, R.B., Serrão, F.V., 2008. The effect of additional strengthening of hip abductor and lateral rotator

muscles in patellofemoral pain syndrome: a randomized controlled pilot study. Clin. Rehabil. 22 (12), 1051–1060.

Nijs, J., Van Geel, C., Van der Auwera, C., Van de Velde, B., 2006. Diagnostic value of five clinical tests in patellofemoral pain syndrome. Man. Ther. 11 (1), 69–77.

Nimon, G., Murray, D., Sandow, M., Goodfellow, J., 1998. Natural history of anterior knee pain: a 14- to 20-year follow-up of nonoperative management. J. Pediatr. Orthop. 18 (1), 118–122.

Ota, S., Ueda, M., Aimoto, K., Suzuki, Y., Sigward, S.M., 2014. Acute influence of restricted ankle dorsiflexion angle on knee joint mechanics during gait. Knee 21 (3), 669–675.

Powers, C.M., 2010. The influence of abnormal hip mechanics on knee injury: a biomechanical perspective. J. Orthop. Sports Phys. Ther. 40 (2), 42–51.

Rabin, A., Kozol, Z., Finestone, A.S., 2014. Limited ankle dorsiflexion increases the risk for mid-portion Achilles tendinopathy in infantry recruits: a prospective cohort study. J. Foot Ankle Res. 7 (1), 48.

Rathleff, C.R., Baird, W.N., Olesen, J.L., Roos, E.M., Rasmussen, S., Rathleff, M.S., 2013a. Hip and knee strength is not affected in 12-16 year old adolescents with patellofemoral pain - a cross-sectional population-based study. PLoS ONE 8 (11), e79153.

Rathleff, M.S., Rathleff, C.R., Olesen, J.L., Rasmussen, S., Roos, E.M., 2016. Is knee pain during adolescence a self-limiting condition? Prognosis of patellofemoral pain and other types of knee pain. Am. J. Sports Med. 44 (5), 1165–1171.

Rathleff, M.S., Roos, E.M., Olesen, J.L., Rasmussen, S., 2013b. High prevalence of daily and multi-site pain–a cross-sectional population-based study among 3000 Danish adolescents. BMC Pediatr. 13 (1), 191.

Redmond, A.C., Crane, Y.Z., Menz, H.B., 2008. Normative values for the Foot Posture Index. J. Foot Ankle Res.

Redmond, A.C., Crosbie, J., Ouvrier, R.A., 2006. Development and validation of a novel rating system for scoring standing foot posture: the Foot Posture Index. Clin. Biomech. (Bristol, Avon) 21 (1), 89–98.

Robinson, R.L., Nee, R.J., 2007. Analysis of hip strength in females seeking physical therapy treatment for unilateral patellofemoral pain syndrome. J. Orthop. Sports Phys. Ther. 37 (5), 232–238.

Roush, J.R., Curtis Bay, R., 2012. Prevalence of anterior knee pain in 18-35 year-old females. Int. J. Sports Phys. Ther. 7 (4), 396–401.

Schiphof, D., van Middelkoop, M., de Klerk, B.M., Oei, E.H., Hofman, A., Koes, B.W., et al., 2014. Crepitus is a first indication of patellofemoral osteoarthritis (and not of tibiofemoral osteoarthritis). Osteoarthritis Cartilage 22 (5), 631–638.

Selfe, J., Sutton, C., Hardaker, N., Greenhalgh, S., Karki, A., Dey, P., 2010. Cold females, a distinct group of patellofemoral pain syndrome patients?... Patellofemoral pain syndrome: proximal, distal, and local factors, an international research retreat, April 30-May 2, 2009, Fells Point, Baltimore, MD. J. Orthop. Sports Phys. Ther. 42 (6), A42.

Souza, R.B., Powers, C.M., 2009a. Differences in hip kinematics, muscle strength, and muscle activation between subjects with and without patellofemoral pain. J. Orthop. Sports Phys. Ther. 39 (1), 12–19.

Souza, R.B., Powers, C.M., 2009b. Predictors of hip internal rotation during running: an evaluation of hip strength and femoral structure in women with and without patellofemoral pain. Am J Sports Med 37 (3), 579–587.

Stratford, P., 1995. Assessing disability and change on individual patients: a report of a patient specific measure. Physiotherapy

Canada 47 (4), 258–263.

Sweitzer, B.A., Cook, C., Steadman, J.R., Hawkins, R.J., Wyland, D.J., 2010. The inter-rater reliability and diagnostic accuracy of patellar mobility tests in patients with anterior knee pain. Phys. Sportsmed. 38 (3), 90–96.

Tiberio, D., 1987. The effect of excessive subtalar joint pronation on patellofemoral mechanics: a theoretical model. J. Orthop. Sports Phys. Ther. 9 (4), 160–165.

van der Giessen, L.J., Liekens, D., Rutgers, K.J., Hartman, A., Mulder, P.G., Oranje, A.P., 2001. Validation of Beighton score and prevalence of connective tissue signs in 773 Dutch children. J. Rheumatol. 28 (12), 2726–2730.

Vicenzino, B., 2004. Foot orthotics in the treatment of lower limb conditions: a musculoskeletal physiotherapy perspective. Man. Ther. 9 (4), 185–196.

Vicenzino, B., Collins, N.J., Cleland, J., McPoil, T., 2010. A clinical prediction rule for identifying patients with patellofemoral pain who are likely to benefit from foot orthoses: a preliminary determination. Br. J. Sports Med. 44 (12), 862–866.

Vicenzino, B., Collins, N.J., Crossley, K.M., Beller, E., Darnell, R., McPoil, T., 2008. Foot orthoses and physiotherapy in the treatment of patellofemoral pain syndrome: a randomised clinical trial. BMC Musculoskelet. Disord. 9, 27.

第十一章

合并腹直肌分离的产后胸腰段疼痛

Diane G. Lee • Mark A. Jones

Tara 的故事

Tara 是一名物理治疗师，同时也是一个 13 个月大的孩子的母亲。她被自己下胸部和上腰部之间持续的间歇性疼痛和产后 13 个月的腹部外观困扰。她一直在找"增强核心"的办法，并相信这会消除她的背疼和改善腹部外观。她认为自己患有白线（linea alba，LA）"疝"，对于手术修复腹壁有顾虑。她妊娠的过程还算顺利，除在第 21～23 周之间发生了一些意外外，当时她感觉在脐部正上方的白线处有一种"撕裂感"。当她在床上翻身、"以错误的方式移动"或举起重物时，她就会感到这种"撕裂感"。在努力尝试了 3 小时顺产失败后，她最终以剖宫产形式分娩。

Tara 目前的主诉

Tara 说，她的下胸部和上腰部区域存在持续的间歇性疼痛，这种疼痛会随着活动增加扩散至她的胸部中段。具体来说，她感到 T_8、T_9 和 T_{10} 棘突区域疼痛、疲劳，甚至触痛。这些症状的发作是隐匿性的，开始于分娩后的几个月，最初局限在胸腰段。当她跑步和划皮划艇时，躯干旋转增加，症状发展并扩散到胸部中段。Tara 说她没有任何相关或独立的神经系统症状，如躯干运动或四肢负重时出现针刺感或麻木感。Tara 的患者特异性功能量表（Horn et al.，2012; Stratford et al.，1995）评分显示她在举重（6/10）、跑步（2/10）和划皮划艇（1/10）方面有困难。在这个量表中，0 分表示无法完成指定的活动，10 分表示可以达到受伤前的水平。从根本上说，她发现任何需要负荷的任务，特别是躯干的反复旋转都会使情况恶化，坐着或长时间站立等静态负荷任务不会使她的疼痛加剧。

当被问及更多有关她跑步的经历和动作受限性时，Tara 说，当她跑步时，向左旋转相对容易，而感觉向右旋转时必须先"把左肩向前拉"。当被问及她的呼吸时，她说在分娩后的前 2 周呼吸困难，无法在站立时进行正常的深呼吸，伴随着呼吸，上腹部会缩入，下腹部会弹出。这种症状很快就消失了，但当她重新开始跑步时症状又出现了。她感觉自己的呼吸"不协调"。她说她并没有因跑步或其他任何增加腹压的活动而导致漏尿。

Tara 的一般健康状况良好，并无任何需要预防的疾病。在病史方面，她说她 10 年前患有单侧腰痛和骨盆带痛，后来通过减小晃动的"幅度"才得以解决。她没有做过脊柱或胸部影像学检查。

Tara 的个人简介（社会史）

Tara 当时在一家私人骨科物理治疗诊所工作，每周工作 4 天。工作和照顾家庭之余，她会去越野滑雪、上瑜伽和普拉提课。至于跑步和皮划艇这 2 项她想做的运动，目前她没办法回到妊娠前的水平。

Tara 对自己的问题的看法

Tara 认为，她妊娠中期经历的一系列"撕裂感"引起白线撕裂，最终导致了腹部疝气。同时，她感到腹肌无力，作为代偿，她过度使用了背部肌肉，但她不知道怎么纠正这种不平衡。她认为，过度使用背部肌肉会导致胸腰部的疼痛和疲劳，以及触诊检查 T_8、T_9 或 T_{10} 棘突时有局部压痛。她想知道，如果不做疝气手术，能不能恢复理想的腹壁强度。她能很好地处理工作和家务，没有对自己的疼痛显得过分警惕或在讲述自己的故事时表现出焦虑或担忧。她比较沮丧的是不能恢复到妊娠前的身体状况和运动强度。这种情绪也是合理的。

推理问题

1. 很多临床医师会将 Tara 约 15 个月的背疼广泛地归类为非特异性慢性肌肉骨骼疼痛。你能谈谈对她的主要疼痛类型 [（伤害感受性疼痛（nociceptive）、神经病理性疼痛（neuropathic）、伤害感受可塑性疼痛（nociplastic）]的看法吗？是否有社会心理因素导致了她的疼痛和能力丧失？

关于推理问题的回答

我同意她的疼痛可能是非特异性和慢性的，但我不认为这仅仅是由于她的中枢敏化。从她的身体、社交和情绪行为来看，她没有表现出和伤害感受可塑性疼痛相关的创伤、过度警觉或适应困难的行为。她每周工作 4 天，可以滑雪、上瑜伽和普拉提课。她的症状是局部的，且和伤害感受性疼痛加重症状相符。因此，即使是慢性疾病，也更有可能是外在环境引起的。鉴于妊娠期发生的意外，她的怀疑可能是对的。可以做一个腹壁检查。如果她确实撕裂了白线，且有腹部组织或脏器的一部分疝出，她稳定下背部和骨盆关节的能力有可能因为力闭合机制的丧失而受到影响（Vleeming et al., 1990a, 1990b）。

推理问题

2. 根据你对伤害感受性疼痛类型的假设，你认为哪些结构 / 组织可能是导致她伤害感受性疼痛的来源？

关于推理问题的回答

基于目前的检查，我感觉导致她疼痛的潜在伤害性感受结构的来源可能是多重的，也可能是肌腱末端的炎症。伤害感受性疼痛可能是由几块肌肉的一种或任何一种组合直接或间接地通过胸腰筋膜连接到 $T_8 \sim T_{10}$ 棘突而产生的。我不认为胸腰椎区域的肋骨或关节突关节对她的疼痛有很大的影响，因为"疼痛"和"全身疲劳"并不是关节痛的常见症状。

推理问题

3. Tara 表示，她认为她的腹部力量不足导致她过度使用背部肌肉，进而引发了她的症状。你能谈谈对她的想法的理解和这对你将给她做检查的影响吗？

关于推理问题的回答

我觉得她对自己过度使用背部肌肉而腹部肌肉使用不足的理解是对的。但是她腹肌无力和改善不佳的原因可能不是因为核心力量问题，而更有可能是由腹壁结构变化和（或）妊娠导致运动控制策略变化引起的。

妊娠和分娩给腹壁和背部带来巨大的挑战。腰痛（Albert et al., 2001, 2002; Larsen et al., 1999; Östgaard et al., 1991, 1996）、腹壁运动控制变化（Beales et al., 2008; O'Sullivan et al., 2002; Smith et al., 2007; Stuge et al., 2006）和腹直肌分离（DRA）（Boissonault and Blaschak, 1988; Gilleard and Brown, 1996; Liaw et al., 2011; Mota et al., 2014）在妊娠期间和妊娠后都很常见。关于腹壁的结构，虽然证据有限，但似乎有些人在没有干预的情况下无法自发恢复（Coldron et al., 2008; Liaw et al., 2011; Mota et al., 2014）。

就 Tara 的情况而言，需要评估腹壁功能的两个方面。

（1）LA 的结构完整性和腹壁转移负荷的能力。

（2）她具有协调深层［腹横肌（transversus abdominal，TrA）］、浅层［腹内斜肌（internal oblique，IO）、腹外斜肌（external oblique，EO）、腹直肌（rectus abdominis，RA）］和其他核心肌（背部和腹底肌）的能力。

临床推理评注

疼痛类型（如伤害感受性疼痛与伤害感受可塑性疼痛）是第一章中讨论过的"假设分类"的一个重要的方面。因为疼痛类型对其他临床决策类别如症状的潜在来源、检查注意事项、治疗、管理和预后有重要影响。正如对推理问题 1 的回答所强调的那样，虽然慢性疾病经常和伤害感受可塑性疼痛／不适应性敏感化有关，但不是绝对的。在 Tara 的情况中，适应不了灾难化状况、过度警惕和恐惧与其他社会行为问题被考虑了，但发现不明显。症状行为和伤害感受性疼痛症状更为一致。这凸显了一个事实，即持续的身体压力、误解（对问题和所需要的改进如加强核心强度的理解）、行为（跑步、划皮划艇这些活动带来的压力和症状加重）、环境和社会因素（此处不明显），以及随后身体检查中识别的身体因素（如对齐、移动和控制）；若加重，疼痛和失能仍然会部分或全部存在。

如第一章所述，临床模式不局限于病理或综合征的诊断分类，还与身体、环境、社会心理因素、疼痛类型、注意事项／禁忌证和预后有关。推理问题 3 的答案反映了对由妊娠引起的运动控制策略受损的循证临床模式的认可，并计划通过具体的体格检查来验证该假设。

体格检查

根据 Tara 的目标，我们选择了 3 项任务进行评估；这些任务也与已知的腹壁功能有关。

1. 站姿（开始举重和跑步的姿势）。

2. 仰卧起坐任务（需要协调激活所有腹部肌肉）。

3. 有阻力和无阻力的坐位躯干旋转（对跑步和划皮划艇至关重要）。

躯干的屈曲、伸展和侧屈没有被测试，因为这些平面运动单独做的话，和她在乎的 2 项运动（跑步和划皮划艇）导致症状加重的因素（躯干旋转）没有特别的关系。此外，这项检查也没有包括具体的神经动力学测试，因为她的情况中没有迹象表明神经系统问题导致她的症状或功能受限。

站姿——躯干相关位置的发现

在检查时，Tara 的胸部或上腰椎没有任何疼痛或不适。站立时，她的骨盆在水平面上向右旋转。她的下胸段向左旋转，中胸段向右旋转。在胸部的 2 个区域存在节段性胸环移位（L-J. Lee, 2003a）。具体来说，第 8 胸环向右移位，第 9 胸环向左移位；第 4 胸环向左移位，第 3 胸环向右移位。

推理问题

4. 你能解释一下，在对站姿的分析中，你评估的主要特征吗？你怎么判断已经识别的不对称性是否与患者的症状有关？

关于推理问题的回答

这是一个很好的问题，也非常恰当，因为许多临床医师在检查结束时发现这些结果与临床无关，从而"陷入困境"。与此同时，这些信息及其含义使他们不知所措。

站立是许多功能性任务的起点，包括以下几点：

- 长时间站立
- 坐
- 蹲
- 举
- 跑步
- 爬楼梯
- 够到头顶

对站姿进行筛查可以让临床医师更准确地判断运动过程中发生了什么。很少有人能站得完全对称，身体多个部位的不对称很普遍。那么，这些不对称什么时候和临床有关呢？简而言之，当一个人在不对称位置时，需要移动或控制不对称部位，但做不到时，说明有临床问题。例如，站立时，骨盆往横向平面的一侧旋转，胸部向相反方向旋转，这是正常的。而下蹲动作中，这2个横向平面旋转都应展开，骨盆和胸部向同侧移动。如果在下蹲期间胸部和骨盆往相反方向旋转，腰椎的负荷会增加（Al-Eisa et al.，2006）。

胸环被定义为上下两节相邻的胸椎、与下节胸椎相连的左右肋骨、与肋骨相连的胸骨或胸骨柄及连接这些骨的所有关节（D. Lee，1994）（图 11.1A）。每个胸环都有可能沿与上面/下面的环相同或相反的方向旋转。因此，虽然对胸部的快速筛查是区域性的（下、中、上），但更详细的节段性胸环分析会考虑每个胸环之间的位置关系，并提供有关胸环"驱动"区域旋转的信息。Linda-Joy Lee 开发了新的评估技术（L-J. Lee，2003a，2003b，2005，2007，2008，2012）用于分析整个胸环的位置和活动性。这些特定的测试结合生物力学和关节动力学的活动性试验（D. Lee，1993，1994，2003），被用来理解如前所述的 Tara 的特定胸环移位的临床相关性。

胸环移位是胸环旋转的另一种说法。"移位（shift）"一词指的是胸环的平移，这是一个当胸环旋转时发生的一致性运动（D. Lee，1993）（图 11.1B）。当评估腋中线中（下）的胸环位置时很容易被检测到（L-J. Lee，2003a，2005，2008，2012）。

每种不对称的临床相关性是通过纠正旋转/移位和评估以下内容来确定的。

- 矫正是否可行（僵硬、纤维化或固定关节无法矫正胸环或骨盆环）。
- 矫正对其他不对称的位置/对齐的影响。
- 矫正对正在评估的任务执行的影响（站立、下蹲、手臂抬高、单腿站立等）。
- 矫正对患者的症状体验（疼痛、刺痛、灼烧感、呼吸能力等）的影响。

本质上，要理解胸环和骨盆之间的关系，就要找到一个"环"，借此通过单一或联合矫正来产生姿势/位置的最大变化。然后，确定在评估过程中，这种矫正是否也改善了身体其他部位的对称性、生物力学和（或）控制。

在失能与疼痛的综合系统模型（Lee L.-J. and Lee D.，2011）中，这称为"查找主要的问题点"。需要注意的是，躯干（胸部和骨盆）的位置也会受到下肢、肩带、头部和颈部的姿势/位置的影响，所以"问题点"可能不在躯干内。

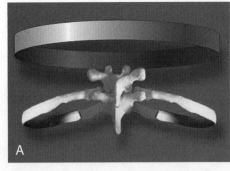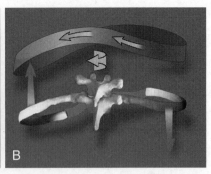

图 11.1 （A）胸环被定义为上下两个相邻的胸椎、与下节胸椎相连的左右肋骨、与肋骨相连的胸骨或胸骨柄及连接这些骨的所有关节（D. Lee，1994）。（B）典型胸环向右旋转的生物力学（D. Lee，1993）。左外侧移位与胸环的向右旋转同时发生。右肋向后旋转；左肋向前旋转；在有效范围的末端，胸椎节段旋转并向右侧屈（Diane G. LeePhysiotherapist Corporation©）

　　Tara 的躯干中有 5 处在站立时没有达到最佳对齐：第 3、第 4、第 8 和第 9 节胸环，以及骨盆。为了确定这些不对称的临床相关性，我们对她进行了一系列的区域和节段不对称矫正。当她的骨盆被徒手矫正时（以消除右横向平面旋转并将骨盆置于双足中央的上方），她的下胸部和中胸部的对称状况更差。总的来说，她的站立姿势更糟了，她觉得这个矫正让她更加扭曲。这表明，直接治疗她的骨盆对齐不会改善躯干在站立时的整体姿势。此外，如果胸部更加"扭曲"，她的划桨和跑步的能力将不会提高。

　　当徒手矫正第 8 胸环时（旋转 / 矫正胸段旋转 / 移位以对齐相邻环），第 9 胸环的位置会自动改善，骨盆的对齐也会自动改善。这表明，针对第 8 胸环对齐的矫正治疗将改善第 9 胸环和站立时的骨盆姿势。然而，这种矫正并没有改变第 3 或第 4 胸环的位置。矫正第 4 胸环改善了第 3 胸环，但没有改善第 8 或第 9 胸环。

　　当同时徒手矫正第 4 和第 8 胸环时，Tara 的站姿的改善最大。这些徒手矫正均未引起她胸部或上腰椎的任何症状。相反，Tara 注意到，当她的第 4 和第 8 胸环同时对齐时，她的骨盆会自动校正。她感觉"不那么扭曲了"，直到 2 个胸环矫正（第 4 和第 8 胸环）撤掉之后，她才意识到之前一直是扭曲的。

　　矫正了 2 个胸环的对齐方式使 Tara 意识到她站立时胸部和骨盆之间的关系问题。她现有的身体模式已经扭曲（Berlucchi, 2010），但直到扭曲被矫正，她才意识到这一点，当矫正发生时，她才"注意"到身体的反应。当患者意识到他们"活在自己的身体里"（即获取新的身体图式）时，这往往是一个"啊哈"时刻。集中注意力和意识是改变的 2 个关键条件。

　　神经可塑性原则被越来越多的人认为对肌肉骨骼康复至关重要（Boudreau et al., 2010; Snodgrass et al., 2014; van Vliet et al., 2006）。

　　Tara 放松站立时腹部轮廓突出，当被要求"连接到她的核心"时，腹外斜肌的过度激活就发生了。尽管此方法将腹部向内收缩，但并没有完全消除突出部分（图 11.2）。她的腹部继续突出并感到高度受压。

　　当第 4 和第 8 胸环在 Tara 的"连接"提示之前被徒手矫正时，她发现下腹部的压迫感减少了，当她被提醒去注意她的腹部轮廓时，她对这种变化感到惊喜。

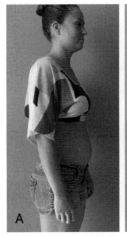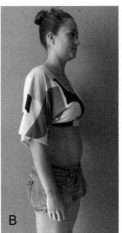

图 11.2 （A）Tara 放松站立时的腹部轮廓；（B）Tara 收腹时的腹部轮廓，注意外侧垂直线和下腹部的持续突出，这是腹部浅层肌肉过度活跃的表现

推理问题

5. 请讨论你如何将对区域和节段性姿势矫正的分析与当代运动控制理论联系起来，并突出你在视觉、运动学和通过患者反应确定相关性时所要注意的事项。你能否就目前支持这一评估的证据水平发表评论？

关于推理问题的回答

多项研究表明，虽然大多数临床表现有共性，但对背痛的反应是因人而异、具体情况具体分析的［请参阅 Hodges（2011）关于疼痛和运动控制的综述文章］。Hodges（2011, p. 222）指出，背痛患者表现为"肌肉内部和肌肉之间活动的重新分配（而不是刻板地抑制或兴奋肌肉）"。躯干的所有多节段肌肉都有助于运动和控制，当它们的活动被"重新分配"时，它们可以产生特定的力矢量，从而导致胸环移位和骨盆旋转。因此，Hodges 指出，"如果康复的目标（如使用运动学习策略）是要改善适应性（删除、修改或增强），那么，就需要考虑患者采用的特定解决方案的个体基础"（Hodges, 2011, p. 222-223）。

临床医师面临的挑战是确定哪些肌肉是"行动者"（产生主要的力矢量）、哪些肌肉是"反应者"（对主要的力矢量作出反应）。触诊或在某种姿势（站立、坐）或任务（躯干坐位旋转、单腿站立）过程中肌肉活动增加并不意味着该肌肉应被释放或拉伸。释放"反应堆"允许主要肌肉（行动者）增加旋转／扭转（通常是症状）。因此，在寻找原动肌时，临床医师还应注意在特定矫正过程中遇到的运动阻力矢量，以及矫正解除时矢量的位置、方向、长度和速度。该向量分析提供了有关牵拉的潜在来源（关节、肌筋膜、神经、内脏）的更多信息（Lee D. and Lee, 2011a）。

患者参与了整个"矫正和释放"的过程（集中注意力和意识），并被要求提供感受的反馈。当问题点被矫正时，症状不应该增加。更确切地说，需要的是身体的一种幸福感或轻松感，如呼吸能力的改善或腹腔内、胸腔内或颅内压力的降低。当原动肌保持正确的对位对线，生物力学和控制都改善时，执行这项任务应该花更少的精力。

我不知道是否有任何研究已经考虑到患者的"格式塔（gestalt）"（完形）的变化，特别是关于胸环矫正，或任何研究已经调查过胸环矫正对骨盆位置、髋部位置、足部位置等的影响。目前，还没有系统能准确测量胸环节段位置、活动性和盆腔内活动性，这些都是临床观察结果。

临床推理评注

将研究证据应用于实践是具有挑战性的，需要判断研究人群的发现是否适用于你的患者及其背景，以及干预能否在临床中复制。由于研究中实施的内容，包括治疗细节（如位置、剂量、顺序、进展）、患者－治疗师合作（联系、合作）或治疗教育（如解释、建议、指令）公开出来的信息不足，使得临床医师没办法充满信心地复制评估和管理（宣教、行为和人文关怀）。如本文所述，在缺乏经验研究证据的情况下，可以将现有的生物学上合理的理论（Hodges, 2011）应用于临床实践，同时仔细观察个体治疗效果，以指导分析和整体管理。虽然对结果的监测已经包括患者活动（功能）、参与限制和能力的任何变化，但为了确定检查的相关性、治疗干预和效果，监测（再评估）需要注意更广泛和更详细（通常是定性的）的变量，如此处所述。这些包括患者意识和个体肌肉激活模式，以及这些模式对患者症状、思想、运动控制和在功能性任务中的其他身体感觉的影响。

仰卧起坐任务

可选择利用仰卧起坐锻炼来评估 Tara 的腹壁和白线，因为仰卧起坐涉及腹壁的所有肌肉共激活（Andersson et al., 1997）。在没有任何提示或指示的情况下，Tara 的自动仰卧收腹策略产生了更多的腹部突出和不对称的胸骨下角变窄（右侧大于左侧）（图 11.3）。

当她保持卷腹动作时，可以用手很容易地沿着白线的整个长度将左、右腹直肌分开（图 11.4）。腹直肌分离距离（inter-recti distance,

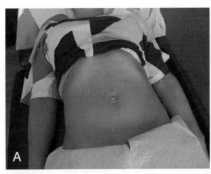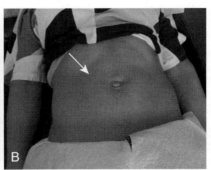

图11.3　仰卧起坐运动。（A）注意休息时 Tara 的胸骨下角的不对称性；（B）在使用自动策略的仰卧卷腹任务中，由于与右侧第 8 肋相连的腹外斜肌部分过度激活，这种不对称性变得更加明显（箭头）

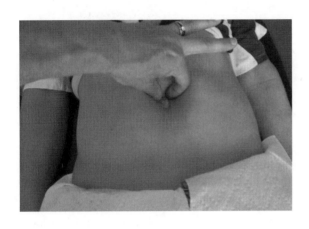

图11.4　采用自动策略的仰卧起坐任务。整个白线几乎没有紧张感，左、右腹直肌很容易分开。白线很容易变形

IRD）为 2 指宽（在卷腹期间），特别值得注意的是，白线缺乏张力。这项任务未在她的胸部或上腰椎中引起任何症状。

　　超声成像（ultrasound imaging，UI）提供了关于 Tara 的腹壁功能的更多信息。

1. 采用自动策略仰卧起坐时的外侧腹壁超声成像：与左侧相比，Tara 难以同时激活右侧腹横肌和腹内斜肌。

2. 在使用自动策略仰卧起坐的过程中，白线的超声成像：在脐正上方，腹直肌分离距离静止时为 2.55cm；在起伏过程中，腹直肌分离距离缩小为 1.99cm。白线出现了扭曲或松弛，这一发现与之前提到的缺乏明显的张力相符。

3. 使用"连接到核心"提示策略仰卧起坐时

的侧腹壁超声成像：Tara 在使用图像和提示激活盆底肌时能够产生左、右腹横肌的单独收缩（Sapsford et al.，2001）；然而，除非她徒手矫正第 8 胸环（也注意到在仰卧起坐下降阶段时向右移位），否则她无法维持右侧腹横肌的激活并执行卷腹任务（L-J. Lee，2007）。

4. 使用"连接到核心"提示策略矫正第 8 胸环对齐同时做仰卧起坐的过程中，白线的超声成像：在脐正上方，腹直肌分离距离增宽到 2.85cm，白线变形下降（图 11.5）。这两种影像学结果均提示白线的张力在这种联合策略下增加，这在徒手检查中得到证实。

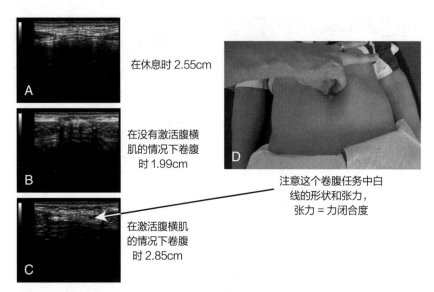

在休息时 2.55cm

在没有激活腹横肌的情况下卷腹时 1.99cm

在激活腹横肌的情况下卷腹时 2.85cm

注意这个卷腹任务中白线的形状和张力，张力 = 力闭合度

图 11.5 功能性腹直肌舒张（Tara）。这些超声图像是 Tara 的静止的脐上方的白线（A）、在自动卷腹策略期间（B）和使用"连接到核心"策略蜷缩同时矫正第 8 胸环期间的图像（C）。注意随着策略的改进，白线失真的变化及回声增强（D）。另请注意，当所有腹肌共同运动时，腹直肌之间的距离（腹直肌分离距离）扩大至 2.85cm；这比使用她的自动策略产生的腹直肌分离距离（1.99cm）宽约 1cm

推理问题

6. 腹直肌分离评估（手动和通过超声）对许多临床医师来说不太熟悉。请在更广泛的运动控制评估的背景下讨论此问题，并重点说明你对 Tara 的主诉发现的猜想和管理。

关于推理问题的回答

很少有证据能够指导对腹直肌分离的分娩后的女性进行治疗（Beer et al.，2009），比如哪些患者适合保守治疗，哪些患者需要手术治疗。对女性妊娠期和分娩后的左、右腹直肌分离的距离进行调查后，认为 100% 的女性妊娠期存在白线增宽（腹直肌分离距离变宽）（Gilleard and Brown，1996；Mota et al.，2014），但有些在分娩后仍异常增宽（Coldron et al.，2008；Liaw et al.，2011；Mota et al.，2014）。超声成像是评价腹直肌分离距离的可靠方法（Coldron et al.，2008；Mendes et al.，2007；Mota et al.，2012）。

许多人认为腹直肌分离应该"关闭"以恢复腹壁的最佳功能（Mota et al.，2012；Tupler et al.，2011）。尽管这看起来似乎很直观，但我们对 100 多名腹直肌分离女性的临床观察表明，随着她们腹壁功能的改善，腹直肌分离会出现"打开"（腹直肌分离距离变宽）。这一发现使我们对简单粗暴地"关闭"腹直肌分离这一修复策略的目标产生疑问。后来我们的研究证实了这一点（Lee and Hodges，2016），研究表明，产生白线张力的能力比腹直肌分离距离更重要，而仅降低腹直肌分离距离的训练策略对于恢复功能来说可能不是最优的。

Pascoal 等（2014，p.4）注意到，在进行卷腹任务期间，分娩后女性的腹直肌分离距离有所减少，并提出了上述观点。

腹部强化运动有助于缩小分娩后女性的腹直肌间距。但是，应该进行研究以评估哪些运动对减少分娩后女性的腹直肌间距是最有效和最安全的。

这表明应该选择那些能减少腹直肌分离程度的运动，换句话说，就是要缩小差距。Mota 等（2012）在对分娩后女性的研究中发现，腹部"拉伸运动"比静止位置和"腹部收缩"时的腹直肌分离距离更大。我们对患有腹直肌分离的分娩后女性进行卷腹训练期间的腹直肌分离距离的测定结果（Lee and Hodges，2016）与 Mota 等和 Pascoal 等的结果相一致；然而，我们的结论和建议是不同的，因为我们还考虑了白线在两种不同策略下的扭曲 / 松弛反应。

我们研究了两种情况下的白线：一种自动卷

腹策略和一种在卷腹之前得到提示激活腹横肌的策略。我们在健康的、未生育的对照组女性中发现，无论是否预激活腹横肌，在卷腹运动期间腹直肌分离距离都保持不变。换句话说，白线在我们的健康对照组中并未扭曲，它仍然紧张。在有腹直肌分离的受试者中，在自动卷腹策略中，腹直肌分离距离相对于静止位置变窄；而在预先激活腹横肌时，腹直肌分离距离相对于自动策略变宽。这些发现表明，腹肌共激活将扩大腹直肌分离距离，更有可能产生横跨白线的张力（即产生更少的扭曲）。

在临床上，似乎在白线中产生张力（产生更少的扭曲）比缩小腹直肌分离距离更重要。那些能够实现腹壁共激活策略的人可以协同激活适当的膈肌、盆底肌和背部肌肉，能够在对齐、生物力学和控制更好的情况下传递负荷。临床医师在卷腹运动中经常注意到白线的深度，并质疑这一发现的重要性。我们认为，这仅仅是白线在这个任务中的变形（松弛）的反映——变形越大，你可以将白线推入腹部越深（Lee and Hodges, 2016）。

Tara 并未为她的白线问题感到沮丧（与她的认知观念相反）。白线的结构完整性可以在整个长度上反映出来，没有腹部内容物的疝出。在自动卷腹的过程中，她确实对腹肌的运动控制策略欠佳，因为她很难募集到右侧的腹横肌。这种不对称的腹部激活似乎导致了白线的变形，导致在转移负荷时张力不足。当第 8 胸环移位矫正后，她就可以在卷腹过程中募集右侧的腹横肌，并与其他腹肌共同激活它。所有腹部共激活扩大了腹

直肌分离距离，从而减轻了白线的扭曲。

根据 Beer 等（2009）的标准（腹直肌分离距离大于脐部正上方 13mm ± 7mm），将 Tara 在休息状态下的腹直肌分离距离（2.55cm）归分为患有腹直肌分离。临床和超声成像结果表明她的腹直肌分离功能正常且无须手术；下一次测试的结果将证实或推翻该假设。

临床推理评注

这个分析代表了第一章中讨论的"最佳解释推理"（或诱导）的一个示例。由于在减少腹部激活策略（如自动卷腹与预激活腹横肌的卷腹）对白线的影响和患腹直肌分离的女性的控制负荷转移两个方面缺乏已被研究证实的标准，丰富的临床经验通过最佳解释推断在过去没有联系的信息（白线张力而非腹直肌分离距离）中发现了模式。这个推断在临床理论中重要的点是，对于转负荷和功能，腹壁共激活产生的白线张力比腹直肌分离距重要。这一"临床证据"被一个针对白线不同活动策略的调查所佐证。虽然研究对检验临床理论至关重要，但临床实践不能局限于研究验证的知识（评估和管理），因为它只构成了循证实践的三要素之一，其他要素包括临床专业知识和患者价值（请参阅第五章）。在不太被人们了解的领域，基于已知和"最佳解释"考虑的，结合归纳演绎的、批判性和反思性批判分析能防止错误，使新知识得以被发现。正如此处所讨论的，建立个体患者临床相关性和治疗有效性是至关重要的。

有阻力和无阻力的坐姿躯干旋转

Tara 向右旋转胸腔需要付出更多的努力，当徒手矫正第 8 胸环移位（向右）时，她的右旋转范围增加了，完成这项任务所需的努力减少了（L-J. Lee, 2003a, 2012）。在坐着的躯干旋转过程中，除"阻力"和"努力"外，没有其他症状。第 4 胸环也有类似的发现，它向左移动，限制了左胸的旋转。通过徒手矫正第 4 胸环，躯干 / 胸部的左旋得到改善（活动范围得到改善，完成任务所需的努力减少）。

同时矫正第 4 和第 8 胸环并没有进一步改善左、右胸廓旋转；对于每个方向的矫正，移动 1 个胸环足够了。

当通过她的双侧抬高的手臂对她的躯干向左旋转施加阻力时，下胸段的控制力明显是丧失的（图 11.6A）。尽管失去了局部的对线和控制，但这个单一（非重复）加载任务并没有引起疼痛。当躯干向右旋转而不是向左旋转时施加阻力，抗阻前得到指示（提示）预激活腹横肌时，Tara 的躯干控制得到了改善。之前通

过超声成像的评估显示，在维持右侧腹横肌激活之前，需要矫正第8胸环。在施加左侧旋转负荷时，当矫正第8胸环的定位并控制其位置时，Tara 的下胸段/上腰段控制及她的"核心旋转强度经验"得到了显著改善（图 11.6B）。Tara 在的身体体验的"格式塔"与功能和表现有关，而不是与评估中疼痛的激惹和缓解有关。

第8胸环评估

　　进一步的测试是为了确定为什么第8胸环在站立、坐立和卧位时会向右旋转/向左旋转，以及为什么左躯干旋转过程中受到阻力时不能有效地转移负荷。从测试结果中得出如下观察/推论。

1. 第4和第8胸环的关节表现出正常的活动性和被动的完整性，并且试验没有引起疼痛（D. Lee, 2003）。这与第4和第8胸环移位均可徒手矫正的发现相一致。

2. 右侧腹外斜肌中的静息张力增加，特别是附着于右侧第8肋骨前侧的肌肉部分（图 11.3）。在局部触诊时，右侧腹外斜肌与第8肋骨的附着较弱。当徒手矫正第8胸环的对齐时，腹外斜肌张力的增加和腹外斜肌产生的右侧第8肋合力矢量是触感可知的；然而，仅通过直接触诊，这种徒手矫正不能重现局部的压痛/不适感。当第8环对齐时，第9环向左偏移，说明其位置是代偿性的。

3. 与第8胸环相关的深部节段肌肉（即多节段/旋转肌或肋间肌）未见明显萎缩或抑制。

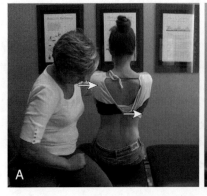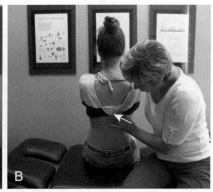

图 11.6　（A）当通过 Tara 的双侧抬高的手臂对躯干向左旋转徒手施加阻力时（左箭头），她无法控制下段胸椎与上段腰椎的关系（右箭头）；（B）当第8胸环被特别控制（防止向右移位）时，Tara 能够更大程度地抵抗躯干向左旋转

推理问题

7. 对于你先前关于潜在的"症状来源"和身体"促成因素"的假设，请你就第4和第8胸环关节附加测试以及 Tara 的坐姿躯干旋转结果有哪些支持或缺乏支持方面谈谈你的理解。

关于推理问题的回答

　　我觉得 Tara 在至少3种功能性任务（站立、仰卧起坐和坐位躯干旋转）中为第4、第8（主要）和第9（代偿）胸环的活动性和控制力已经开发出了次优的补充策略。这些次优策略影响她在举重、跑步和划皮划艇时通过躯干转移负荷的能力。特别是她的右胸旋转受到第8胸环向右移位的限制，这可能导致她在跑步向右旋转胸腔时"需要"将左肩向前拉。这一策略需要更多的努力，这可能是导致她在跑步中反复旋转躯干时出现中胸部疼痛和疲劳的一个原因。第4和第8胸环在相反方向的旋转限制会影响她的灵活性和划皮划艇的策略，这也是她反复旋转负荷导致肌肉疲劳和疼痛的可能原因。

第4和第8胸环关节在被动评估中显示了正常的活动度（与胸环位置和活动性可能受到轻微的徒手矫正影响这一发现相一致），评估也没有引起她的疼痛。在像Tara这样假设伤害感受性疼痛主导的症状情况中，这些评估结果体现的是关节不是疼痛的病理来源。相反，它们和局部肌肉一起，可能处于超负荷状态。主要症状可能来源于对线和控制受损，然后才是伤害感受性因素。在临床上，需要针对她的控制和调整采取干预措施，以确定其影响。

她的感觉和想法是她的"核心"是薄弱的，这可能是由于腹肌之间的协同作用失调，因为在那里有过度激活的右侧腹外斜肌和激活不足的右侧腹横肌。这可能是Hodges（2011）指出的"肌肉内部和肌肉之间的活动重新分配"的临床例子。这一策略影响她在整个白线的长度范围内产生张力，从而获得在旋转负荷期间控制下胸段和腰椎关节的能力。坐位抵抗躯干旋转测试的发现进一步支持了这一假设。

这项评估的重点是确定为什么她的下胸/上腰椎不能保持最佳的排列、生物力学和控制，形成疼痛出现的部位。据推测，重复失去节段控制会压迫、紧绷、刺激多个结构（肋横突关节、关节突关节、椎间盘、肌筋膜肌腱止点等），因此很难可靠地确定哪个结构导致了疼痛。

Tara有与她活动成比例和参与受限的身体障碍，同时没有明显的身体伤害感受可塑性疼痛的表现（如痛觉超敏、广泛的压痛），这进一步说明之前关于伤害感受性疼痛主导类型/机制的推测是正确的。

临床推理评注

主观检查中形成的假设应该与体格检查的结果进行比对，然后再通过对具体干预措施的再评估来进行。在这里，体格检查的结果被判断为与先前假设的伤害性感受主导的疼痛类型/机制相一致。人们已经认识到压力的存在和因此导致多重结构的伤害性感受。然而，由于已经排除了危险信号和明显的症状性病理，而且功能和脊柱评估都证明不引起疼痛，Tara的胸痛不太可能是结构引起的，所以也不需要进行鉴别。相反，注意力从她的非特异性脊柱疼痛转移到可能一直导致她功能受限的身体损伤。Tara的疼痛和功能受限被推测是由于"腹肌之间的协同作用失调"所致。然而，重要的是要认识到，判断不能仅仅基于对神经肌肉的评估；相反，它是根据一系列先进的临床和人工评估中得出的积极和消极结果进行预测的，包括姿势观察、分析与她的活动受限，胸环活动性和疼痛刺激相关的功能性任务，观察和触诊肌肉体积、肌张力和胸环矫正对其他不对称和正在评估的功能性任务的位置/排列的影响。可能在主观检查中已经认识到肌肉功能协同不良的可能临床模式，但对灵活性和疼痛来源的身体评估仍然需要进行。最终，是积极和消极的结果共同"证实了"怀疑的模式。

治疗——第1阶段

通过摆位释放技术（D. Lee and Lee, 2011b）释放了（通过触诊重新评估）在胸部右旋时阻止第8胸环最佳运动的腹外斜肌向量（即张力）。随后，第8胸环不再保持左旋/右平移（重复站立姿势评估）的状态，其主动右胸旋转幅度增大。Tara注意到，将胸部向右旋转所需的努力立即减少了（重复坐位躯干旋转无阻力）。触诊时，与右侧第8肋相连的腹外斜肌部分的静息音明显降低。当左侧旋转负荷通过她的双侧上臂施加到躯干上时，她仍然无法控制她的下胸部，这表明她的运动控制策略对于下胸部的局部控制仍然不是最优的。

然后，Tara通过家庭练习来保持，特别是腹外斜肌这部分。这需要在她仰卧位时将骨盆（和腿）向左旋转时，对右侧第8肋（第8胸环的一部分）进行徒手矫正和稳定。这个练习是经过改良的瑜伽"雨刷式"动作。在任务开始时，腿和骨盆被移至左侧，吸气以促进右侧第8肋向后旋转，从而促进整个胸环向右旋转（图11.1B）。在将骨盆恢复到正常之前，呼气被用来促进右侧腹横肌的更大激活（Hodges and Gandevia, 2000）。

超声成像是一个功能强大的生物反馈工具（Tsao and Hodges, 2007），被用来教会 Tara 更多关于她腹壁失调的知识，以及让她理解（左脑）并内化（右脑）在旋转负荷（跑步和划皮划艇运动中）时调动和使用这些肌肉进行躯干控制的更好办法。她花了一些时间教会自己建立一个新的使用腹部的思维模式和获得感官体验（Tsao et al., 2010）。我们讨论的是，这不是关于"锻炼"和"力量"，而是关于运动控制和肌肉模式。首先，需要"重建"更好的策略，下一步她才能进行强化训练。我向她介绍了神经可塑性的科学知识，并指导她阅读有关

该主题的文章和相关书籍，以便她进行个人和专业学习（Boudreau et al., 2010; Doidge 2007; Siegel, 2010; Snodgrass et al., 2014; Tsao et al., 2010）。她被鼓励在接下来的7~10天中释放右侧腹外斜肌和频繁地使用右侧腹横肌，然后当她抬起/放下躯干时，将深层腹肌（两侧腹横肌）的预收缩与其他部分的核心肌肉结合起来。此外，她还学会了在坐位时矫正第8胸环的位置，并被鼓励在向右旋转胸部时练习保持这种矫正（最初是徒手，然后是想象）。一旦在这项任务中恢复了第8胸环的灵活性和控制力，我觉得她将能够增加她的负荷，并将这种新策略融入她的跑步和皮划艇运动中。

此次沟通仅仅是咨询性的，因为她住的地方离我的诊所很远。而且，她最初只想听关于她适当的核心运动和手术建议方面的意见。因此，我们没有进行1个月的随访。

推理问题

8. 即使是简单的家庭练习有时对患者来说也具有挑战性。你教给 Tara 的练习相对更复杂一点，那你怎么帮她减少这种挑战性？

关于推理问题的回答

为了使运动行为发生神经可塑性变化，需要意识、注意力的集中、有意义的训练任务和大量高质量的运动练习来使感官输入正常化，进而改变运动输出。只要有合适的临床环境、足够的时间和患者积极性，这是可以很快实现的。如果你能以一种积极的方式改变一个人身体的"体验"，让他们能够负责完成下一步的"大脑训练"并使用工具，如在手机上录制他们运动练习的视频，之后也许很快会见效，几乎不需要再预约见医师。这里的思考模式的转变是让临床医师不再承担"治疗患者"的全部责任，并让患者明白，临床医师只能"指明改变的方向"。这项工作需要患者自身去做。Tara 非常积极，理解并接受了

她下个月要做的任务。第1次咨询结束时，她用手机录制了关于她需要做什么和做多少的视频。她对自己能够坚持完成这个项目充满信心，并且知道如果下个月有任何问题，她可以通过电子邮件与我联系。

临床推理评注

这个答案强调了一个清晰的策略，用教学来促进改善运动行为需要的神经可塑性改变（即学习）。"教学理论"是第一章简单介绍过的一个理论策略，并被定义为和"计划、执行、个性化和不同情景下教学评估"的理论。这个理论包括认知理解（如医学和肌肉骨骼诊断、疼痛），身体教育（如康复训练、姿势矫正、运动技术增强）和行为改变的教育。肌肉骨骼临床医师可以说是主要的老师，我们促进改变（认知、行为、功能和生活方式）的教学应该基于既定的学习理论，并根据每位患者的特定需求而作出调整、使教学结果与再评估的推理结合起来。深度学习需要

对新信息进行积极处理（如患者有机会提问，而不是被动地接受说教）、有意义的理解（认知上的，但也包括患者在回答中强调的对其身体变化的体验）、反馈和成功。用以激励患者、促进理解和促进依从性的"技巧知识"（第一章）（如使用手机录像来促进回忆和练习）是一个对教学和患者治疗效果有影响但未被识别的因素。

随访——1 个月后

主观报告

Tara 意识到，自从她学会"重新组织使用"腹壁和重新控制她的第 8 胸环以来，在反复的负荷任务中，她的下胸和上腰部疼痛明显减轻且功能性能力明显提高。她说 $T_8 \sim T_{10}$ 棘突处的局部压痛持续存在，但"疼痛和疲劳"的强度和频率降低了，更多的活动（如更长的跑步时间）才会引发症状。她目前还没有划皮划艇。她对自己腹部轮廓的变化感到惊喜（图 11.7）。

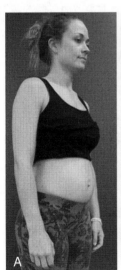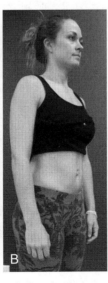

图 11.7 （A）第 1 次咨询 / 治疗 1 个月后，Tara 放松站立时的腹部轮廓。（B）使用新的策略共激活"核心"肌肉时 Tara 的腹部轮廓。外侧垂直线已软化，下腹部未见突出，这是更协同的肌肉募集策略的表现

体格检查

站姿

她的站姿检查显示胸腔骨盆的对位对线变好；她的骨盆和第 8、第 9 胸环呈正常对位对线状态。之前对第 3 和第 4 胸环的关注很少，所以上胸部仍有一些不对称，但这并没有妨碍她的举重或跑步能力。

仰卧起坐任务

在临床上，无论是在休息时，还是在自动仰卧卷腹任务中，她的胸骨下角更对称（图 11.8），这表明左、右侧腹外斜肌和腹内斜肌的静态张力更平衡。

如果没有"考虑"对腹横肌进行预收缩，则仍然存在腹部隆起的现象，并且白线仍然感觉有些松弛（图 11.9A）（即手指的压力很容易使其变形）。

腹横肌的预收缩显著增加了白线的可触及张力，通过稳定第 8 胸环进一步改善了这种张力（图 11.9），表明在这项任务中仍需要进一步的控制。

在本次治疗过程中没有人为干预腹外斜肌的释放。我们着重于更多的运动训练和第 8 胸环的控制，以实现她想轻松跑步和划皮划艇而不会增加背疼的目标。这两项任务都需要控制胸腰椎的旋转，跑步还需要髋部的交替屈伸。

瑜伽中的许多姿势 / 体式对基本运动和功能性运动的康复都很有用。"新月弓步扭转"

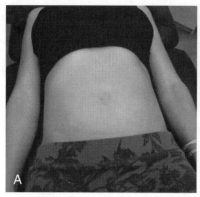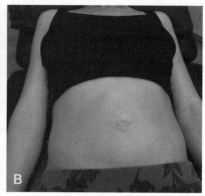

图 11.8 1 个月后的仰卧起坐任务。（A）注意与图 11.3A 相比，静止时 Tara 的胸骨下角的对称性的变化。（B）在仰卧卷腹任务中，这种对称性得以保持；但是，她的自动策略仍然在腹部中线产生了隆起，这表明腹横肌并没有被最大化募集

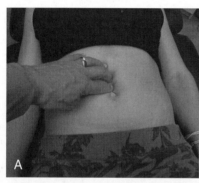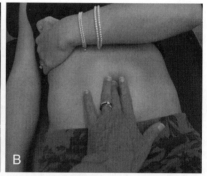

图 11.9 1 个月后的仰卧起坐任务。（A）在整个白线都可以感觉到轻微的张力，左、右腹直肌仍然可轻易地分开。（B）徒手矫正和控制第 8 胸环有助于更多地激活右侧腹横肌，明显表现为白线的张力增加、腹部中线的隆起减少，以及随后无法分离左、右腹直肌。不再需要放松右侧腹外斜肌，改将重点放在第 8 胸环的控制上

（图 11.10）是带有转体的弓步的梵文名称，对跑步者来说是一个有用的姿势或任务。为了很好地完成这个体式，需要胸 – 腰 – 骨盆的活动性和控制性（节段性和区域性），以及远超跑步要求的下肢活动性和控制性。Tara 被教导如何用最好对线体位，从第 4 胸环到足的生物力学控制来做这项运动 / 姿势。同时，注意向右旋转时第 8 胸环的对线、活动性和控制及向左旋转时第 4 胸环的相关情况。

为了很好地完成以上要求，她需要提示 / 观看图像帮助放松 / 释放右侧的腹外斜肌，矫正、对齐、控制第 8 胸环，激活右侧或左侧腹横肌，将她的胸环一致地旋转到右边，屈曲右

髋关节和膝关节并向左伸展，同时保持最优的足部控制并与地板接触——这可不是一件容易的事。需要多条肌筋膜吊索（Vleeming et al.，1995）、肌筋膜链或轨道（Meyers，2001）协作才能完成这一点，通过重复训练（大量练习）和集中注意力（意识），可以训练出更好的胸 – 腰 – 骨盆旋转灵活性和控制策略。

这是第 2 次咨询。在这个环节中，很多的时间被花在让 Tara 理解运动，而且确保她会继续独立地训练与骨盆、髋部相关的胸环的放松、对齐和控制。她对自己能够继续独立训练感到满意。我们建议她在必要时再回来听取下一步的建议。

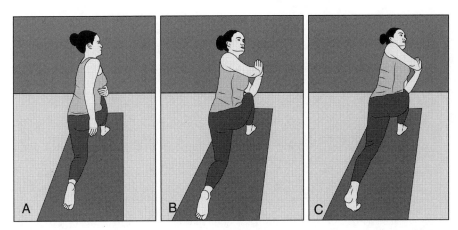

图 11.10　瑜伽体式"新月弓步扭转"（弓箭步扭转）图片和提示。（A）首先，通过触摸想象并提示来放松与第 8 肋相连的腹外斜肌的特定部位；其次，想象在右侧肋骨之间创造空间（特别是在第 8 和第 9 肋之间），然后将第 8 肋向相关椎骨轻轻连接或拉动，并向右旋转胸腔。（B）保持放松、对齐和连接，然后轻轻地将左肘外侧和右膝外侧对齐；将肘部和膝关节相互挤压。（C）将意识（焦点）转移到腹深部，并连接到核心的深层肌肉，然后轻轻将左膝抬离地面；保持住，然后从骨盆到头顶向上伸展，再向下伸展到双足中间

推理问题

9. 我看到你使用一些提示和图片来提高患者对瑜伽扭转练习中你强调的几个部位控制的理解、认识和效果。你能想到一些你觉得最有效的提示或图片吗？

关于推理问题的回答

　　这个问题很难回答，因为"线索"通常是基于一个人过去的经历，有时和他们的文化或所处环境有关，患者是高度个体化的。关于放松，采用"放手吧或慢慢融化、舒展开、在受压关节/区域的骨之间创造空间或展开"等引导语看起来效果最好。对于连在一起的完整的肌筋膜单元，提示将它们连接在一起的引导语是有效的，如"想象一下，一个人把你的左、右髂前上棘用一根线连接在一起"或"轻轻抬起你的足弓，继续轻轻抬起你的腿内侧，抬起你的盆底；保持这个姿势，现在通过胸腔扩大提升力，让肋骨分开，在你下一次呼气时，看看你能否在胸部和骨盆之

间增加一个小扭转"。而神经系统似乎对图像和感觉线索的反应最好，而不是"指令类线索"，有时当一个人做了你觉得正确的事情时，你只需要问他或她做这件事时在想什么。这样你会获得更多线索。让你的患者来教你怎么做。Eric Franklin 的《通过图像进行动态对齐》(*Dynamic Alignment Through Imagery*)（1996）在多年前激发了我在治疗盆腔疼痛患者时运用想象的想法（D. Lee, 2001）。想象和视觉化被广泛地运用于体育和舞蹈中，用来改善动作策略。

临床推理评注

　　此处提出的情境比喻的使用是有意义的，因为它们能激发感觉 – 运动系统并促进学习。教学的艺术在上面的回答中也是不言而喻的。从正确控制的姿势和动作模式到患者的特定想法，可以帮助患者识别无意识使用的比喻，同时也建立我们自己的"线索库"，以供后来的患者使用。

7 个月后

　　我联系了 Tara，并询问她的近况。以下是她的邮件回复：

　　"我感觉真的很好：我可以参加所有想要的运动、活动，虽然还没有达到怀孕前的强度，但我仍在稳步提高。（她还说她胸腰和中胸段的疼痛已经完全消失了。）

虽然情况改善了，我一直想给你发邮件，问问你的意见，我的腹部能不能承受第2次怀孕。

我们正在考虑近期要第2个孩子，我唯一关心的是我的腹部能不能承受怀孕。我知道有许多变量，且没有具体的答案，但根据您的经验，您有没有见过和我有类似情况的女性，舒张没有明显改善，仍生产2胎或3胎的例子，或者我是否应该为情况恶化做好心理准备？

不管答案是什么，它都不会动摇我要第2个孩子的决定，但我想更现实地了解我即将陷入的境地。"

没有文献或研究为 Tara 提供一个有证据支持的答案。目前还没有研究确定是什么原因导致某些孕妇在妊娠期间白线过度扩张。根据对于 Beer 等（2009）的研究，对 Tara 来说，她的腹直肌分离距离刚好位于肚脐上方（她最宽的地方）（2.55cm），比认为是"正常"的地方（2.2cm）稍宽（休息时）。在我看来，她的轻微腹直肌分离可能是由于她第1次妊娠前就出现的腹部募集的不良协同作用引起的，希望现在她的腹部肌肉更加平衡，并且她的第8胸环控制得到改善，她的腹部可以耐受所要求的第2次妊娠所必需的扩张，而没有任何长期损害。

推理问题

10. 听起来你对 Tara 的预后是肯定的，无论是她的疼痛方面还是白线承受第2次妊娠的能力。鉴于 Tara 在第1次就诊时"对腹壁手术修复的利弊有疑问"，请讨论你对手术适应证的看法。

关于推理问题的回答

有许多患有腹直肌分离的女性亚组，并且治疗方法是高度因人而异的（Lee and Hodges, 2016）。然而，一般来说，腹直肌分离患者有2种：那些我们可以帮助进行物理治疗的患者（使用多模式方法恢复腹壁的最佳功能）；以及那些需要手术［直肠褶皱（近似直肠）和腹壁整形术（修复皮肤）］，然后进行物理治疗（通常在手术前也进行物理治疗）的患者。我们应何时将患有腹直肌分离的女性转诊进行手术修复呢？虽然研究尚无明确答案，但在我的诊所中，我们已经共同治疗了100多名患有这种疾病的女性，我们的临床经验表明，在以下情况下应该推荐手术。

- 如果患者在多项功能性任务中对胸部、腰椎和（或）骨盆关节的控制能力较差。
- 如果个体腹部所有肌肉的神经肌肉功能都呈现最佳状态（通过临床和超声影像评估），但这种明显的最佳策略几乎没有能力控制相关关节的运动。

- 如果个体在左、右腹横肌收缩或仰卧起坐任务期间不能产生白线张力。

在某些患有腹直肌分离的女性中，如 Tara，似乎可以在不闭合或缩小腹直肌分离距离的情况下恢复功能。之前人们普遍的观点是，关闭腹直肌分离是恢复功能的先决条件。这一发现挑战了之前的观点，该发现认为能否用最佳腹部调动策略在白线产生张力是需不需手术的判断因素。

临床推理评注

如第一章所述，"预后"的"假设类别"指的是治疗师对自己帮助患者的能力的判断，以及对需要的时间的估计。一般来说，患者的预后取决于健康问题的性质和程度，或患者为康复作出必要改变（如生活方式、社会心理因素、身体因素）的能力和意愿，或在永久性失能的情况下生活质量如何保证。虽然目前有一些对特定肌肉骨骼问题的治疗预测的临床规则，但几乎没有研究致力于确定预测效果的指标（第五章）。但是，研究应该在成功的治疗管理（如腹直肌分离的神经肌肉再训练）预后标准被临床确定和测试之后进行，如本例所示。为了帮助临床预后分析，我们特别建议，在整个临床过程中确定积极的和消极的预后指标。这样可以减少过度关注一两个关键的正面或负面特征的错误可能性，并有助于作出更好的决策。

（曹贤畅　译，刘洋　廖麟荣　郭京伟　审校）

参考文献

Al-Eisa, E., Egan, D., Deluzio, K., Wassersug, R., 2006. Effects of pelvic skeletal asymmetry on trunk movement: three-dimensional analysis in healthy individuals versus patients with mechanical low back pain. Spine 31 (3), E71–E79.

Albert, H., Godskesen, M., Westergaard, J., 2001. Prognosis in four syndromes of pregnancy-related pelvic pain. Acta Obstet. Gynecol. Scand. 80, 505–510.

Albert, H.B., Godskesen, M., Westergaard, J.G., 2002. Incidence of four syndromes of pregnancy-related pelvic joint pain. Spine 27, 2831.

Andersson, E.A., Nilsson, J., Ma, Z., Thorstensson, A., 1997. Abdominal and hip flexor muscle activation during various training exercises. Eur. J. Appl. Physiol. Occup. Physiol. 75 (2), 115.

Beales, D.J., O'Sullivan, P.B., Briffa, N.K., 2008. Motor control patterns during active straight leg raise in pain-free subjects. Spine 34 (1), E1.

Beer, G.M., Schuster, A., Seifert, B., Manestar, M., Mihic-Probst, D., Weber, S.A., 2009. The normal width of the LA in nulliparous women. Clinical Anatomy 22 (6), 706–711.

Berlucchi, G., 2010. The body in the brain revisited. Exp. Brain Res. 200, 25–35.

Boissonault, J.S., Blaschak, M.J., 1988. Incidence of diastasis recti abdominis during the childbearing year. Phys. Ther. 68 (7), 1082.

Boudreau, S.A., Farina, D., Falla, D., 2010. The role of motor learning and neuroplasticity in designing rehabilitation approaches for musculoskeletal pain disorders. Man. Ther. 15 (5), 410–414.

Coldron, Y., Stokes, M.J., Newham, D.J., Cook, K., 2008. Postpartum characteristics of rectus abdominis on ultrasound imaging. Man. Ther. 13, 112.

Doidge, N., 2007. The Brain That Changes Itself. Penguin Books, New York.

Franklin, E., 1996. Dynamic Alignment Through Imagery. Human Kinetics, Champaign, IL.

Gilleard, W., Brown, C.W., 1996. Structure and function of the abdominal muscles in primigravid subjects during pregnancy and the immediate postbirth period. Phys. Ther. 76 (7), 750–762.

Hodges, P.W., 2011. Pain and motor control: from the laboratory to rehabilitation. Journal of Electromyography and Kinesiology: Official Journal of the International Society of Electrophysiological Kinesiology 21 (2), 220–228.

Hodges, P.W., Gandevia, S.C., 2000. Changes in intra-abdominal pressure during postural and respiratory activation of the human diaphragm. J. Appl. Physiol. 89 (3), 967–976.

Horn, K.K., Jennings, S., Richardson, G., Van Vliet, D., Hefford, C., Abbott, J.H., 2012. The patient specific functional scale: psychometrics, clinimetrics, and application as a clinical outcome measure. Journal Orthopedic Sports Physical Therapy 42 (1), 30–D17.

Larsen, E.C., Wilken-Jensen, C., Hansen, A., Jensen, D.V., Johansen, S., Minck, H., et al., 1999. Symptom-giving pelvic girdle relaxation in pregnancy. I: Prevalence and risk factors. Acta Obstet. Gynecol. Scand. 78, 105–110.

Lee, D., 1993. Biomechanics of the thorax: a clinical model of in vivo function. Journal of Manual and Manipulative Therapy 1 (1), 13–21.

Lee, D., 1994. Manual therapy for the thorax. www.dianelee.ca.

Lee, D., 2001. Imagery for core stabilization. VHS produced by Diane G. Lee Physiotherapist Corporation.

Lee, D., 2003. The thorax - an integrated approach. www. dianelee.ca.

Lee, D., Hodges, P.W., 2016. Behaviour of the linea alba during a curl-up task in diastasis rectus abdominis: an observational study. Journal of Orthopaedic & Sports Physical Therapy 46 (7), 580–589.

Lee, D., Lee, L.J., 2011a. Techniques and tools for assessing the lumbopelvic-hip complex, Chapter 8 in: Lee, D. (2011), The Pelvic Girdle, fourth ed. Elsevier, Edinburgh.

Lee, D., Lee, L.J., 2011b. Techniques and tools for addressing barriers in the lumbopelvic-hip complex, Chapter 10 in: Lee, D. (2011), The Pelvic Girdle, fourth ed. Elsevier, Edinburgh.

Lee, L.J., 2003a. Thoracic stabilization and the functional upper limb: restoring stability with mobility, Course Notes. Vancouver, BC.

Lee, L.J., 2003b. Chapter 7: Restoring force closure/motor control of the thorax: In: Lee, D., The thorax–an integrated approach. www.dianelee.ca.

Lee, L.J., 2005. A clinical test for failed load transfer in the upper quadrant: how to direct treatment decisions for the thoracic spine, cervical spine, and shoulder complex. Proceedings of the Orthopaedic Symposium of the Canadian Physiotherapy Association. London, Ontario, Canada.

Lee, L.J., 2007. The role of the thorax in pelvic girdle pain. 6th Interdisciplinary World Congress on Low Back and Pelvic Pain. Barcelona, Spain.

Lee, L.J., 2008. The essential role of the thorax in restoring optimal function. Orthopaedic Symposium of the Canadian Physiotherapy Association, Montreal, Canada.

Lee, L.J., 2012. The essential role of the thorax in whole body function and the thoracic ring approach, assessment and treatment videos. Linda-Joy Lee Physiotherapist Corporation. www.ljlee.ca.

Lee, L.J., Lee, D., 2011. Clinical practice–the reality for clinicians. Chapter 7 in: Lee, D., (2011), The Pelvic Girdle, fourth ed. Elsevier, Edinburgh.

Liaw, L.J., Hsu, M.J., Liao, C.F., Liu, M.F., Hsu, A.T., 2011. The relationships between inter-recti distance measured by ultrasound imaging and abdominal muscle function in postpartum women: a 6-month follow-up study. Journal of Orthopaedic and Sports Physical Therapy 41 (6), 435–443.

Mendes, D., Nahas, F.X., Veiga, D.F., Mendes, F.V., Figueiras, R.G., Gomes, H.C., et al., 2007. Ultrasonography for measuring rectus abdominis muscles diastasis. Acta Cirúrgica Brasileira / Sociedade Brasileira Para Desenvolvimento Pesquisa Em Cirurgia 22 (3), 182–186.

Meyers, T., 2001. Anatomy Trains. Myofascial Meridians for Manual and Movement Therapists. Churchill Livingstone, Edinburgh.

Mota, P., Pascoal, A., Carita, D., Bø, K., 2014. Prevalence and risk factors of diastasis recti abdominis from late pregnancy to 6 months postpartum, and relationship with lumbo-pelvic pain. Man. Ther. 20 (1), 200–205. doi:10.1016/j.math.2014.09.002.

Mota, P., Pascoal, A.G., Sancho, F., Bø, K., 2012. Test-retest and intrarater reliability of 2-dimensional ultrasound measurements of distance between rectus abdominis in women. Journal of Orthopaedic and Sports Physical Therapy 42 (11), 940–946.

Östgaard, H.C., Andersson, G.J., Karlsson, K., 1991. Prevalence of back pain in pregnancy. Spine 16, 549–552.

Östgaard, H.C., Zetherström, G., Roos-Hansson, E., 1996. Regression of back and posterior pelvic pain after pregnancy. Spine 21, 2777–2780.

O'Sullivan, P.B., Beales, D.J., Beetham, J.A., et al., 2002. Altered motor control strategies in subjects with sacroiliac joint pain during the active straight-leg-raise test. Spine 27, E1–E8.

Pascoal, A.G., Dionisio, S., Cordeiro, F., Mota, P., 2014. Inter-rectus distance in postpartum women can be reduced by isometric contraction of the abdominal muscles: a preliminary case-control study. Physiotherapy 100 (4), 344–348. doi:10.1016/j.physio.2013.11.006.

Sapsford, R.R., Hodges, P.W., Richardson, C.A., Cooper, D.H., Markwell, S.J., Jull, G.A., 2001. Co-activation of the abdominal and pelvic floor muscles during voluntary exercises. Neurourol. Urodyn. 20 (1), 31–42.

Siegel, D.J., 2010. Mindsight. Bantam Books, New York.

Smith, M.D., Coppieters, M.W., Hodges, P.W., 2007. Postural response of the pelvic floor and abdominal muscles in women with and without incontinence. Neurourol. Urodyn. 26 (3), 377–385.

Snodgrass, S.J., Heneghan, N.R., Tsao, H., Stanwell, P.T., Rivett, D.A., van Vliet, P.M., 2014. Recognising neuroplasticity in musculoskeletal rehabilitation: a basis for greater collaboration between musculoskeletal and neurological physiotherapists. Man. Ther. 19 (6), 614–617. doi:10.1016/j.math.2014.01.006.

Stratford, P., Gill, C., Westaway, M., Binkley, J., 1995. Assessing disability and change on individual patients: a report of a patient-specific measure. Physiotherapy Canada 47, 258–263.

Stuge, B., Mørkved, S., Dahl, H.H., Vøllestad, N., 2006. Abdominal and pelvic floor muscle function in women with and without long lasting pelvic girdle pain. Man. Ther. 11 (4), 287–296.

Tsao, H., Galea, M.P., Hodges, P.W., 2010. Driving plasticity in the motor cortex in recurrent low back pain. Eur. J. Pain 14 (8), 832–839.

Tsao, H., Hodges, P.W., 2007. Immediate changes in feedforward postural adjustments following voluntary motor training. Exp. Brain Res. 181 (4), 537–546.

Tupler, J., et al., 2011. Treatment of diastasis recti and umbilical hernia with the Tupler technique. Hernia. 15 (Suppl. 1), S61.

van Vliet, P.M., Heneghan, N.R., 2006. Motor control and the management of musculoskeletal dysfunction. Man. Ther. 11 (3), 208–213.

Vleeming, A., Snijders, C.J., Stoeckart, R., et al., 1995 A new light on low back pain. In: Proceedings from the 2nd Interdisciplinary World Congress on Low Back Pain. San Diego, California.

Vleeming, A., Stoeckart, R., Volkers, A.C., Snijders, C.J., 1990a. Relation between form and function in the sacroiliac joint. Part I: Clinical anatomical aspects. Spine 15 (2), 130–132.

Vleeming, A., Volkers, A.C., Snijders, C.J., Stoeckart, R., 1990b. Relation between form and function in the sacroiliac joint. Part II: Biomechanical aspects. Spine 15 (2), 133–136.

第十二章

一位建筑项目经理的隐匿起病的髋关节外侧疼痛

Alison Grimaldi • Rebecca Mellor • Kim L. Bennell • Darren A. Rivett

主观检查

现病史

Trish 现年 48 岁，是一名建筑项目经理，在过去的近 18 个月中经受着右髋关节外侧疼痛的困扰。这种疼痛起因不明，也没有造成日常生活活动或工作习惯的改变。一开始时疼痛为间歇性，但随着时间推移逐渐进展为持续性，而且疼痛程度和对日常生活的影响也越发严重。通常她每周会有 4 次步行，每次大约 30 分钟，同时做 20～30 分钟的园艺工作。因为她家在半山上，所以从家里出门都不可避免地需要走上下坡的路。她会在疼痛中坚持步行，或是故意地跨大步来尝试牵拉疼痛的区域。在到诊所就诊前的数月疼痛已经十分严重，以至于她不得不停止所有的步行活动。同时她也调整或减少工作中的身体活动，期望疼痛能够自然地减轻一些。尽管如此，疼痛还是持续，并且已经影响睡眠，因此她希望寻求医疗的帮助。一直以来她没进行过物理治疗或采取过其他干预措施。Trish 和她的丈夫目前一起生活并有 3 个孩子，分别为 18、15 和 12 岁。

既往史

她的既往史包括 4 年前做过左侧腹股沟疝和脐疝修补术，但无髋关节疼痛或相关问题。在过去的 10 年内她未曾有过任何明显的腰痛；在一次妊娠期间，她曾因为背痛短期咨询过物理治疗师，但她认为那是一个很小的问题，并不需要医疗的介入或治疗。

自我报告问卷

许多自我报告问卷都能评估功能障碍和自我效能的程度，同时筛查抑郁情况。患者特异性功能量表（patient-specific functional scale）是用来评估活动受限情况的，以李克特十点量表（10-point Likert scale）计分，从"无法进行"到"以受伤前同样的水平进行"。Trish 认为她在进行以下这些活动中有困难，包括坐在地面上、在凹凸不平的地面或丘陵地带步行、睡眠、从坐到站、走楼梯及穿衣服时单腿站立（基本情况见表 12.1）。疼痛自我效能问卷（pain self-efficacy questionnaire）包括 10 个问题，主要评估疼痛患者执行各种功能活动时的信心，以及不用药时控制疼痛的信心。在 Trish 的报告显示，她对社交能力、停止药物治疗和增加活动水平的信心中度降低，且从事休闲活动、做家务、娱乐和实现生活目标的信心中度降低（基本情况见表 12.2）。Trish 同时完成了患者健康问卷 -9（patient health questionnaire-9），其是一个快速筛查抑郁的量表。她的得分很低（满分 27 分，得 3 分），

表 12.1

自我报告问卷的相关信息					
自我报告结果	初次评估	4 周后	8 周后	12 周后	26 周后
疼痛程度：过去 1 周的疼痛评分（PRNS），0= 无痛，10= 最大程度的疼痛					
普遍疼痛情况	5	2	1	1	0
最痛时	7	5	3	4	2
侧卧时	5	3	3	4	1
从坐到站	4	3	1	2	0
单腿站立	3	2	0	0	0
步行：普通速度	3	0	0	0	0
步行：快速	6	2	1	3	1
上楼梯	7	2	3	2	1
疼痛频率：过去 1 周内疼痛时间的占比 /%					
占比	80	30	20	10	0
患者特异性功能量表，0= 无法进行，10= 以受伤前同样的水平进行					
坐在地上	2	7	6	8	7
步行（凹凸不平的地面或山地）	5	8	5	8	7
不受困扰的睡眠	3	9	9	9	10
从坐到站	8	8	9	9	10
上一段台阶	7	7	10	9	10
穿裤子时单腿站立	6	8	10	10	10
综合评估改变量表（GROC），11 分制，从"非常好"到"非常差"					
GROC	—	非常好	很好	很好	非常好

注：普通速度，以正常步伐行走；PNRS，疼痛数字评分。

因此没有迹象表明如患有抑郁症。她之所以只得了 3 分，基本都因睡眠障碍，包括难以入睡、感到疲惫或精力减少及难以集中注意力。

疼痛表现

当提到疼痛的情况，Trish 觉得最初疼痛的区域就在右侧股骨大转子（图 12.1）。疼痛会延伸到大腿外侧向膝关节往下大约 75% 的距离。有时膝关节交叉坐着时，疼痛还会延伸至股骨大转子的后侧。疼痛在性质上通常只是单纯的痛感，有时会有热的、灼烧的感觉。Trish 也提到左侧股骨大转子处也存在一些紧张，但是这一侧的紧张并不会造成任何功能障碍。在进一步的询问下，她回忆起曾经经历过偶尔的腰部中央的不适感，根据疼痛数字评分量表（pain numeric rating scale，PNRS），其强度低于 2/10 分。此外，她没有任何臀部后侧或大腿的疼痛，疼痛范围不会超过膝关节，同时双下肢也没有针刺感或者麻木感。

对 Trish 来说，晚上问题会尤为突出，因为无论是哪一侧的卧位都会诱发右侧大转子处的疼痛，强度达到 7/10 分（根据 PNRS），左侧卧还会导致左侧大转子的一些紧张感。这个问题导致了严重的睡眠障碍。仰卧位是唯一能缓解夜间疼痛的体位，但是她很难在整个晚上都保持一个体位，睡着时翻身也会把她疼醒。

表 12.2

疼痛自我效能问卷的相关信息

疼痛自我效能问卷

尽管存在疼痛的情况，请对进行以下这些活动的自信程度打分。请在每项下面的分数中圈出你的答案，
0= 完全不自信，6= 完全自信

	初次评估	4 周后	8 周后	12 周后	26 周后
尽管疼痛，我能享受生活	5	6	6	6	6
尽管疼痛，我能做大部分家务活（如收拾房间、洗碗等）	5	6	6	6	6
尽管疼痛，我能像既往一样频繁地和朋友或家人进行社交活动	3	6	6	6	6
大多数情况下我能忍受疼痛	6	6		6	6
尽管疼痛，我能进行一些工作（"工作"包括家务活、有偿和无偿工作）	6	6	6	6	6
尽管疼痛，我能做许多我喜欢的事情，如兴趣爱好或娱乐活动	4	4	6	5	6
不用药的情况下我能忍受疼痛	3	6	6	4	6
尽管疼痛，我仍能完成大部分生活目标	5	6	6	6	6
尽管疼痛，我能拥有一个正常的生活方式	5	5	6	6	6
尽管疼痛，我能逐渐变得更加有活力	3	6	5	5	6
总分	45	57	59	56	60

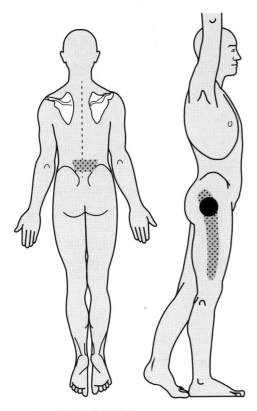

图 12.1 疼痛部位体表图示

她在早上醒来时经常会伴随着疼痛，特别是当她侧卧位醒来时。当她起床开始活动后，疼痛会有所减轻，至 5/10 分。

Trish 经历的疼痛的剧烈程度在 80% 的时间内是波动性的，取决于她所处的体位或她所进行的活动。当她坐着时，特别是右腿在上跷二郎腿时，或是坐在髋关节处于膝关节以下的更深坐位时，如开车或坐较低座位的车时，右侧髋部和大腿的疼痛都会被诱发出来。快步走、走在凹凸不平的地面、上坡和上楼梯或是工作中爬梯子都会引发疼痛，因此她尽量避免或减少此类活动。药物是唯一能减轻疼痛的方法。过去 1 周内她服用了非甾体抗炎药 3 次（2×500mg），使用对乙酰氨基酚 2 次（2 片）以帮助睡眠。此外，她的一般健康状况基本正常，她唯一使用的其他药物是控制经前症状的药物。

推理问题

1. 根据主观检查的内容，对于 Trish 的疼痛最可能的来源，你有哪些想法？

关于推理问题的回答

　　根据主观检查的询问得知，Trish 最可能的疼痛来源是臀肌肌腱病（gluteal tendinopathy），伴随或不伴随相关滑囊或髂胫束（iliotibial band, ITB）的局部病理改变。符合该模式的主要特征是疼痛和紧张感产生在大转子区域，诱发因素包括以下几点：直接受压时（右侧卧位）、与髋内收相关的被动受压（侧卧位时患侧在上方，坐位时右腿交叉于左腿上），以及压力和张力负荷结合时（快步走、走在不平的地面、上楼梯、上坡和爬梯子）。由于存在间歇性腰痛和大腿外侧疼痛，也需要对腰椎进行评估。但是，对于大转子周围局部软组织病变的情况，这类患者通常也会主诉疼痛蔓延到膝关节而且是沿着大转子放射。疼痛延伸到足部或者是出现针刺感或麻木感，提示脊柱或神经源性问题，而 Trish 否认存在这些症状。

　　Trish 的疼痛性质符合臀肌肌腱病的特征。

此外，Trish 也提到疼痛有时是灼烧样的。这类疼痛的描述提示神经源性问题，同时也再一次提示应该考虑其他伤害感受性疼痛来源。

推理问题

2. 根据起病隐匿的特征，结合疼痛的表现，请讨论关于此次发病的最可能的因素是什么？

关于推理问题的回答

　　尽管突然发作的疼痛一般提示肌腱负荷的骤然增加，如活动中的急加速或打滑或跌倒；随着时间逐渐恶化意味着肌腱承受的负荷不是最佳的状况，也导致了肌腱的抗负荷能力逐渐下降。爬山上坡等活动对髋部和骨盆的侧面稳定机制是一个很大的挑战。Trish 居住在山地，所有的步行活动对于她的臀肌肌腱都是高水平的挑战，因此臀肌肌腱承受的负荷也不是最适的强度。当第 1 次因负荷超载出现症状时，Trish 并没有减少活动而是继续忍着痛故意地跨大步走，那么在步行周期的支撑相这样做又会加重髋部外侧的承重负荷，导致疾病进展。

体格检查

整体形态学

　　Trish 的身高为 163cm，体重为 67kg，体重指数（body mass index，BMI）为 25.2，稍高于推荐的健康标准。在大转子水平测量其臀围为 102cm，腰围为 90cm。仰卧位下测量双侧腿长结果无差异，站立位下观察无明显的骨盆倾斜或脊柱侧凸的情况。双下肢观察无膝外翻或内翻畸形，同时也不存在其他明显的骨性扭转畸形。

姿势与功能

　　视诊体格检查发现 Trish 在平时习惯的站姿下骨盆会处在踝关节和肩关节相对稍前移的位置，该姿势造成髋关节相对处于后伸位置，

同时身体重心会落在髋关节的后方。这样的姿势会导致髋关节前侧承受的负荷增加，因此 Trish 不得不更多地使用阔筋膜张肌（tensor fascia lata, TFL）来应对。由于在进行体格检查时患者表现出来的站姿不一定就是日常习惯性的姿势，特别是长时间站立时，因此 Trish 需要展示她在日常工作和生活中的站姿是如何的。在工作中 Trish 需要长时间站立，她向我们展示了平时自然休息的站姿，主要特点是"用一侧髋关节内收支撑"（图 12.2），而且她平时更喜欢用右侧支撑。

　　Trish 的步态可以总结为跨步性质和冲击力大的特征。当她足跟落地时会出现刺耳的响声；接着到右侧单支撑期开始时骨盆会快速下沉，出现轻微的侧倾；最后在支撑相末期髋部外侧疼痛重现。在其他的单腿承重测试中，如

单腿站立测试和单腿下蹲测试都表现出骨盆的侧移和侧倾，导致过多的髋关节内收。这同时也提示在冠状面上骨盆的控制能力是不足的。

在进行单腿承重测试时，非负重侧下肢要求是在屈髋 10°~20° 下抬离地面。有相关研究表示（Hardcastle and Nade, 1985），非负重侧下肢不应屈髋大于 30°，因为当屈髋角度过大时，该侧髋屈肌会将骨盆向上拉，会产生对髋外展肌的代偿。同时，测试时要控制好躯干的位置，任何躯干的侧屈或侧移都会将身体重心往支撑侧转移，因此降低髋外展肌的收缩需求，掩盖了其功能障碍的真实表现。在实际测试中，Trish 的躯干上没有产生明显的代偿，在单腿站立测试中骨盆外侧控制下降表现明显的是右侧。这些表现也影响上台阶时的步态摆动相和支撑相。当承重侧髋关节下降并处在内收位，另一侧下肢摆动时就会更加靠近身体中线，摆动侧下肢在着地支撑前就已经处在髋关节内收的位置，那么随着该侧下肢进行髋和膝关节伸展以承重更多时，髋关节处于内收位置就越明显。

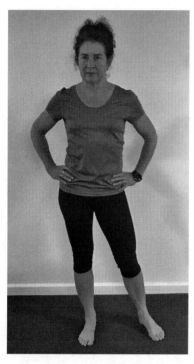

图 12.2 自然休息的站姿，使用一侧髋关节支撑，处于内收位置

推理问题

3. 对于 Trish 站姿中 TFL 的过度使用情况，你有何看法？这能否提示治疗的一个特定方向？

关于推理问题的回答

在低负荷的姿势下（如静止），双侧均衡承重时，身体对于表浅肌群的收缩需求是较少的，然而 Trish 却表现出明显的 TFL 高张力状态。检查者通过轻微的辅助进行姿势矫正，将姿势调整至中立位置，TFL 的张力就能立刻得到降低。这表明该张力是来自"主动的肌肉收缩"而非被动的软组织紧张。此外，对于降低髋关节前侧负荷和 ITB 的前侧张力，姿势矫正或许是一个不错的方法。至于 ITB 的张力增高，无论是来自关节位置改变的被动增高，还是邻近肌群的主动收缩增加，或者两者同时存在，都会导致大转子周围软组织受到的压力负荷增大；当负荷过度时，便会影响组织健康和负荷耐受能力。

推理问题

4. 通过对患者站姿的观察，特别是发现患者有一侧髋关节在内收位承重的特点时，是否支持你前面对于症状来源的假设？

关于推理问题的回答

用一侧髋关节在内收位承重是一种常见的习惯姿势。当然并非所有习惯这样姿势的人都会发展出相应的症状。单独考虑的话，这不会有诊断性的意义。但是在临床考虑中，对于臀肌肌腱病患者来说，这种习惯姿势的表现符合髋外展肌功能障碍的模式。这支持在推理问题 1 中回答的假设。

臀肌功能的特殊检查

髋外展肌功能的正式测试还包括主动外展角度差和肌力测试。进行主动髋外展测试时，侧卧位下侧腿屈髋大约45°、屈膝90°，同时在腰部下放置一毛巾卷以维持腰椎、骨盆的中立位。测量器用弹性绳固定在大腿外侧的远端，在膝关节线上5cm处。检查者站在患者身后，一手放在髂嵴以固定骨盆，另一手引导患者进行主动髋外展，确保无屈髋代偿。Trish进行测试时被要求维持髋关节在屈曲/伸展和旋转的中立位主动髋外展，同时不应有骨盆的挤压或旋转。当出现代偿动作前，如骨盆侧倾、髋屈曲或骨盆旋转，记录下主动外展到最大时的角度。然后进行被动的关节活动度评估，一只手固定骨盆，另一只手被动将髋外展至最大。主动外展角度差就是主动和被动关节活动度之间的范围差。

在仰卧位进行髋外展肌的等长肌力测试。通过治疗带将骨盆固定在治疗床底座上，非测试侧下肢屈髋屈膝放松放在治疗床上，测试侧下肢髋外展10°。将手持式测力计放置在外踝位置，也用治疗带将测力计和床固定。Trish主动用力髋外展以对抗测力计的阻力，逐渐增加收缩力量至最大水平，保持3秒，重复测试3次，取最大值记录。

髋伸肌群功能的测试动作包括负重下的深蹲动作、上台阶动作、桥式运动及俯卧位下开链的髋关节伸展动作。Trish也同样地表现出右侧臀大肌的延迟激活或激活程度降低。

推理问题

5. 臀肌功能测试的结果，特别是主动和被动髋外展活动度的差异，对你的临床推理有何帮助？

关于推理问题的回答

作为表层的外展肌，TFL和臀大肌的上束（upper gluteus maximus，UGM）收缩时力通过ITB传导至股骨。在髋外展活动度的后半部分，在生物力学上这两块肌肉的做功效率降低，因此ITB会变得放松。此时，由于直接附着在股骨大转子上，深层的外展肌（臀中肌和臀小肌）对于完成后半部分的外展发挥至关重要的作用。因此，无法主动完整地完成后半部分的外展活动提示这些"转子间外展肌"存在功能障碍。尽管主动关节活动度可能受关节或软组织本身限制，但主、被动活动度差异的测量依然可以表现出外展肌完整进行全范围活动的能力。

Trish的主动和被动外展角度差双侧都超过20°，其中右侧稍大，这提示双侧的深层外展肌功能都是不足的。虽然这个角度差在既往资料中并没有一个参考标准，但一般临床中认为主被动活动度差异应在5°~10°内。至于髋外展肌肌力，右侧比左侧要弱大约15%。无论是肌力测试，还是主动活动度测试，都会诱发患者大转子区域的疼痛，强度为3/10分（PNRS）。更多基础数值可见表12.3。有相关学者（Allison et al., 2016）阐述过双侧髋外展肌肌力差距的意义，对比症状明显的人群和无症状或症状不明显的无痛对照人群。Trish外展肌肌力不足及疼痛重现的这些表现都符合臀肌肌腱病的诊断，这也为后续的康复治疗过程提供了一个方向。

推理问题

6. 在该阶段你会考虑哪些鉴别诊断的内容？其支持和反对的证据都有哪些？

关于推理问题的回答

对于目前的临床表现，主要考虑包括臀肌肌腱病、髋关节病变及腰痛的问题。为了鉴别诊断，一系列诊断性测试都会逐步进行，在后续章节中进行阐述。

腰椎检查

所有腰椎的主动活动都能达到全范围且无痛。触诊上没有发现腰椎节段的紧张，仅有轻微的胸腰结合段活动度不足。

表 12.3

体格检查结果						
检查内容	初次评估			8 周后		
	健侧（L）	患侧（R）	PNRS	健侧（L）	患侧（R）	PNRS
主动髋外展	27°	26°	3	44°	48°	0
被动髋外展	49°	49°		49°	51°	
主动外展角度差	22°	23°		5°	3°	
外展肌肌力	42N	36N	3	45N	46N	0

注：L，左侧；N，牛顿；PNRS，疼痛数字评分；R，右侧。

神经动力学检查

直腿抬高试验为阴性，并且活动范围正常。

髋部检查

髋关节活动度正常且双侧对称。象限（摩擦）测试和屈曲内收内旋测试（flexion, adduction, internal rotation, FADDIR）均为阴性。进行的其他用来验证臀肌肌腱病假设的测试包括单腿站立维持测试、屈曲外展外旋测试（flexion, abduction, external rotation, FABER）、屈曲内收外旋测试（flexion, adduction, external rotation, FADER）（被动和抗阻内旋两种方式），以及髋内收测试（被动和等长外展抗阻测试）（具体结果在后续临床推理导论中会阐述）。

至于鉴别诊断，我们首先考虑腰痛的相关问题。Trish 的腰椎症状很轻且是偶发性的，腰痛的类型和发作在时间上与髋部和大腿疼痛无关。此外，主要疼痛区域并没有延续至臀部，将腰部、髋部外侧和大腿的疼痛区域联系起来。Trish 描述的疼痛是从股骨大转子发散出来的，而不是像典型的神经根疼痛从腰椎向下穿过臀部到大腿外侧。症状没有超过膝关节，且无针刺感和麻木感，这也不支持腰椎问题的假设。但是，Trish 觉得右侧大腿外侧的疼痛是灼烧样的，这提示神经源性问题。根据以下这些检查结果，即腰椎主动活动度正常且无痛、直腿抬高试验阴性、腰椎触诊无紧张、仅有轻微的胸腰结合段活动不良，我们认为腰椎不太可能是髋和大腿外侧疼痛的来源。

其次考虑的鉴别诊断是髋关节病变。尽管髋和大腿外侧疼痛常见于髋关节骨关节炎（osteoarthritis, OA）患者（Altman et al., 1991; Lesher et al., 2008），但在大多临床情况中疼痛局限在大转子处是比较罕见的。腹股沟和臀部后侧疼痛是髋关节 OA 的常见类型（Lesher et al., 2008）。髋关节 OA 患者通常会描述疼痛是在髋前侧和后侧游走，会用手插在髂骨和大转子之间的区域来指明疼痛区域，也就是所说的"C 字征"（Byrd, 2007）。髋关节 OA 还会表现为关节活动度下降，特别是屈曲和内旋的末端活动度（Altman et al., 1991）。髋臼盂唇损伤也会导致疼痛的情况，常见区域是腹股沟前侧，往下经大腿前侧延续至膝关节（Burnett et al., 2006）。盂唇损伤患者中一部分会有臀部疼痛，超过一半的人会有髋外侧疼痛（Burnett et al., 2006）。一个重要的区别点是盂唇损伤的疼痛通常不会局限在大转子处，会包括大转子和髂前上棘之间的髋前外侧区域。盂唇病变导致的疼痛也可能是刺痛的性质，但这类患者也会感受到在腹股沟和髋前外侧的间歇性尖锐的疼痛，特别是在下肢承重做旋转动作时（Burnett et al., 2006；Tibor and Sekiya, 2008）。同时也会经常有一些机械性的描述，如被抓紧的感觉、弹响的感觉或是锁住的感觉（Burnett et al., 2006; Tibor and Sekiya, 2008）。对于髋关节关节内病变，一些特殊检查的敏感性很高，如象限或摩擦测试、FADDIR 和撞击试验（屈髋 90° + 内旋），但这些测试的特异性都不高（Reiman et al., 2013）。尽管特异性不高的测试不能很精确地得出导致疼痛的结构性来源，但由于敏感性高，这些测试的阴性结果可以用来排除症状性的病理改变。

Trish 对于她的疼痛描述并没有包括腹股沟

或臀部后侧疼痛、尖锐痛或是一些机械性感觉如被抓紧或锁住的感觉。在体格检查中，髋关节的活动度正常且双侧对称，摩擦和撞击试验均为阴性。这些结果都说明在现阶段髋关节内的因素并不是导致疼痛的来源。

最后我们讨论臀肌肌腱病的假设。据报道（Alvarez-Nemegyei and Canoso, 2004; Segal et al., 2007），在超过40岁的女性群体中，髋关节外侧痛是一个最常见的问题。大转子区域的疼痛和紧张是局部软组织病变的特征性表现（Hoffmann and Pfirrmann, 2012; Labrosse et al., 2010; Segal et al., 2007）。研究表明以下这些活动会诱发疼痛，包括侧卧、单腿站立、上坡路或阶梯、久坐后站起（Fearon et al., 2013; Hoffmann and Pfirrmann, 2012）。既往会将这些表现归结于大转子滑囊炎，而如今发现臀中肌和（或）臀小肌肌腱病也是导致髋关节外侧痛的最常见的病理改变因素。然而，肌腱和滑囊病变常常同时存在，甚至还有髂胫束增厚（Bird et al., 2001; Blankenbaker et al., 2008; Cowan et al., 2003 ; Fearon et al., 2010; Hoffmann and Pfirrmann, 2012; Long et al., 2013）。虽然特殊检查并不能特异性地区分出软组织病变的种类，但有助于鉴别其他远端的疼痛来源，如

脊柱或髋关节。

与磁共振成像（magnetic resonance imaging, MRI）（最接近真实情况的检查结果，无论是阳性或阴性）的结果进行对比，触诊大转子区域的紧张与MRI检查结果有最低的阴性似然比（likehood ratio），也就意味着触诊最能提示臀肌肌腱的改变。如果在临床检查中触诊没有发现紧张，那么MRI检查结果为阴性的可能性也会相对增加。然而，触诊检查的特异性很低，其阳性似然比有效性也有限。因此，尽管能够通过触诊无紧张感而排除肌腱病的情况，但大转子区域也有可能由于其他因素而产生紧张（Grimaldi et al., 2017）。触诊应该与其他有更高的阳性似然比和阳性预测价值的检查同时进行。在以下检查结果阳性时，会增大臀肌肌腱病诊断的可能性，包括持续的单腿站立、FABER、FADER和髋内收测试（被动和等长抗阻测试），特别是让肌肉主动收缩的测试（单腿站立，FADER时进行内旋等长抗阻和内收等长抗阻）（Grimaldi et al., 2017; Lequesne et al., 2008）。这些测试的具体内容可见表12.4。然而，值得注意的是，很多没有髋关节外侧痛的人也会在MRI检查结果上表现出不同程度的大转子肌腱和滑囊改变（Blankenbaker et

表12.4

臀肌肌腱病的特殊检查：持续单腿站立、屈曲外展外旋测试（FABER）、屈曲内收外旋测试（FADER）、髋内收测试（被动和等长抗阻）、股骨大转子区域的触诊检查

检查	内容描述	示意图
持续单腿站立	患者单腿站立，指尖触墙以保持平衡。持续至疼痛重现或维持30秒（不产生疼痛）	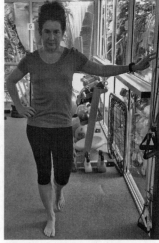

续表

臀肌肌腱病的特殊检查：持续单腿站立、屈曲外展外旋测试（FABER）、屈曲内收外旋测试（FADER）、髋内收测试（被动和等长抗阻）、股骨大转子区域的触诊检查

检查	内容描述	示意图
FABER	检查者将患侧足踝放在对侧膝关节上，一手固定对侧骨盆以防止旋转代偿，同时将患侧髋进行外展和外旋	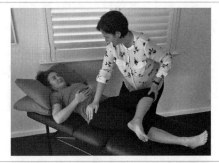
FADER （1）被动 （2）等长抗阻（内旋）	（1）检查者将患侧髋关节屈曲90°，内收及外旋至活动度末端，观察疼痛情况 （2）在（1）的体位下进行内旋的等长抗阻测试	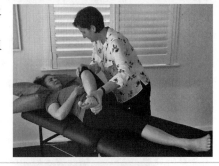
内收测试 （1）被动 （2）等长抗阻（外展）	（1）患者取侧卧位，检查者保持患侧下肢处在髋屈曲/伸展中立位，将下肢伸出床沿，被动内收至活动度末端 （2）在（1）的体位下进行外展的等长抗阻测试	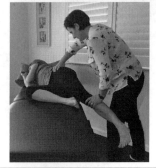
触诊	患者取侧卧位，屈髋约45°，检查者对大转子区域进行触诊，检查紧张的情况	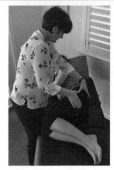

注：阳性结果的标准为重现大转子区域的疼痛。臀肌肌腱病的临床诊断＝触诊阳性＋至少1项特殊检查阳性。

al., 2008；Grimaldi et al., 2016）。因此，并不能单独通过影像学检查就判断髋外侧痛的来源。要达到局部软组织病变的临床诊断，需要满足以下条件：触诊发现大转子区域紧张，以及表 12.4 的特殊测试中至少有 1 项为阳性，阳性结果的标准为测试能重现患者在大转子区域的疼痛。

结合当下的临床案例分析的相关信息，Trish 的临床表现和体征符合髋外侧痛人群的主要特征，包括女性且超过 40 岁，症状描述的区域、性质及诱发因素。尽管她对疼痛的描述为"灼烧样"，而这种性质一般不符合髋关节肌腱或滑囊病变的表现；但有趣的是，即使无临床或影像学证据提示神经源性问题，这种症状的描述也是常见的。特征重叠的症状会使鉴别诊断有些困难，而每种疼痛来源的可能性都应考虑到。FADER 及 FADER 内旋等长抗阻测试的结果都为阳性（8/10 分的疼痛重现）、FABER 测试阳性（6/10 分），以及持续单腿站立测试中维持 5 秒后即出现 4/10 分的疼痛。触诊发现大转子区域存在紧张，特别是前侧和近端外侧。在左侧大转子区域也有轻微紧张，而且左侧被动 FADER 测试为阳性（5/10 分的疼痛）。

结合全部主观及客观检查，Trish 的临床诊断最可能就是右侧臀肌肌腱病，同时可能伴或不伴滑囊病变。左侧同时也有轻微的症状和体征，这提示她可能存在双侧的问题，但目前来说是右侧的疼痛和功能障碍更为严重。

临床推理评注

髋关节疼痛有许多可能的来源。临床肌骨疼痛专家常能通过临床模型来快速识别疼痛和运动改变的特征，但在做出最后的诊断之前，他们也是会进行假设 - 演绎推理以验证各种不同的临床假设。在该案例中，根据不同研究的人群统计数据、疼痛的特征和定位、骨科特殊检查的结果及患者的临床表现，分别验证了几个备选的病理改变和结构的疼痛来源。在临床推理过程中运用到的知识既包括来自已发表的文献资料，如关于特殊检查的诊断效能的相关文献，还包括从事髋关节问题的临床工作者从自身多年实践中得到的临床经验。特别是对于提示临床诊断的测试，无论其结果为阴性或阳性，都应该给予关注和记录。

尽管关于右侧臀肌肌腱病的假设在 Trish 的体格检查的结论中早早地得到了证实，但在整个推理过程中也是能做到仔细地评估每个临床测试结果，保持思维开放和公正无偏见。同时在各个阶段也能做到严格地筛查和完整地评估来验证次要的关于腰椎和髋关节内关节因素的假设。甚至是到了治疗的开始阶段，次要的假设也没有被排除，只是作为"不太可能的因素"，这也反映临床作者会根据 Trish 对于治疗的反应来调整或改变临床诊断。

推理问题

7. 你进行了一系列全面的临床检查，那么影像学结果对于临床推理有何影响？

关于推理问题的回答

Trish 进行了右髋的 X 线和 MRI 检查（图 12.3），影像学结果可用在初步评估及临床鉴别诊断之后。MRI 结果显示，右髋臀中肌和臀小肌肌腱炎、臀小肌肌腱轻度钙化及骨连接端的局部厚度撕裂、臀小肌下滑囊存在水肿；臀中肌深前侧连接纤维局部厚度撕裂、臀大肌下滑囊（大转子滑囊）中度水肿。至于关节内问题，结果显示轻度退行性改变、髋臼上唇不规则撕裂、不伴有关节内渗出。X 线结果显示邻近大转子前侧轻微的钙化改变，结合 MRI 结果，考虑为臀小肌附着点的肌腱钙化。以 Kellgren-Lawrence 评定来说（0 分为无影像学改变，4 分为严重的改变），该影像学上右髋改变为 1 分（可疑的关节间隙变窄及可能的骨赘形成）。

影像学结果应该用来验证我们的临床假设而不是取代之前的鉴别诊断，这一点特别重要。50% 的人即使没有髋外侧痛也会在 MRI 上表现出臀肌肌腱的改变，其中 88% 会有大转子前侧组织的改变或大转子周围的局部信号增高（Blankenbaker et al., 2008）。对于平均年龄为 37.8 岁（15～66 岁）的无症状人群，69% 的 MRI 检查结果会显示髋臼盂唇撕裂，73% 会表现早期关节退变的征象（Register et al., 2012）。然而即使是在平均年龄为 34 岁（27～43 岁）的更年轻的无症状人群中，也会有 80%～85% 的患者在 MRI 结果上显示盂唇撕裂（Schmitz et al., 2012）。

Trish 的影像学结果证实了臀肌肌腱病的诊断及伴随的滑囊相关病变，同时钙化和撕裂的

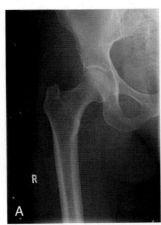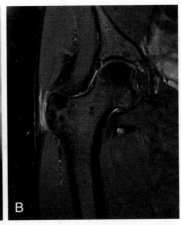

图12.3　（A）前后向的 X 线片中显示轻度的关节间隙变窄，大转子前侧轻微钙化（臀小肌肌腱附着点）；（B）冠状面的 MRI 结果显示了明显的大转子前侧组织的改变，大转子区域软组织显示高密度影（变亮 / 变白），具体改变如前文所述

结果提示肌腱病处于退变阶段。根据鉴别诊断的结果，轻度的关节内改变及髋臼盂唇撕裂与目前的疼痛不相关。然而，由于髋关节骨关节炎患者中也会表现出臀肌无力（Grimaldi et al., 2009a, 2009b），治疗方案中包括提高髋和骨盆的侧方稳定性及缓解外侧疼痛的症状，这些措施都有益于髋关节关节内问题的改善。

临床推理评注

影像学结果很容易误导我们的临床工作者，很容易就会由于影像学描述而随意地"诊断"患者的问题，从而对患者造成不好的影响。然而，在该临床专家的实践中，通过应用对无症状人群中影像学改变的文献资料，以及对比影像学资料和临床假设，结合 Trish 的具体体格检查结果与病史，临床专家很谨慎地避开了推理的错误。解释影像学上的各种变化，以及将影像学检查结果和患者的其他临床表现相结合，如此才能避免对患者造成不良影响。从表面上看，影像学检查结果会轻易地和不必要地造成 Trish 对一些动作活动的担忧及对治疗的消极态度。如本案例所示，在现代社会的普遍认知中，"科学的"检查如 MRI 是不容置疑地揭示问题真相的方法，因此在后续治疗过程中，肌肉骨骼疼痛临床工作者（musculoskeletal practitioner）需要对患者进行充分的解释，以帮助其更好地理解影像学检查结果。

推理问题

8. 对于帮助 Trish 解决她的问题，你有什么最适合的方法？

关于推理问题的回答

在解决她的问题上有几个重要原则，如下所述。

负荷管理

压力负荷被认为是造成连接端肌腱病变的一个重要来源（Almekinders et al., 2003；Cook and Purdam, 2012）。肌腱的起止点比肌腱的主体部分有更高的概率存在大分子蛋白聚糖，而连接到骨的表面上有软骨样细胞作为过渡。这些特性都是为了更好地适应在肌腱起止点处更大的压力负荷及在肌腱主体上更多的张力负荷（Cook and Purdam, 2012）。然而，当肌腱长期承受过度的压力负荷，便会产生一些适应性改变：生成更多的大分子蛋白聚糖（如聚集蛋白聚糖和多功能蛋白聚糖），这些蛋白分子会使肌腱有更多水分，更多软骨样细胞生成，最终就形成骨细胞。同样地，滑囊增厚也是对过度的压力负荷而形成的一个适应性变化。当髋关节处于内收位时，在 ITB 和大转子之间，臀肌肌腱及相关滑囊承受过度的压力（Birnbaum et al., 2004）。日常姿势也会造成累积的压力，包括坐位时双膝交叉或并拢、"一侧髋支撑"在内收位的站姿，以及侧卧时下方的大转子直接受压而上方的髋处于屈曲和内收位。在坐位，座椅的高度也是一个重要因素，太矮的座位如车座常常会更容易诱发髋外侧痛。因为在此坐姿时，ITB 向后与臀肌筋膜相连，而太矮的座位屈髋角度增大，使得胸背筋膜变得紧张；由于臀肌筋膜是向上延伸至胸背筋膜的，因此屈髋增加会使 ITB 的张力也增加，特别是如果髋关节还是处于内收位置时。即使是 10° 的髋内收也会使大转子上的压力增大 9 倍（Birnbaum et al., 2004）。因此，在后续干预措施中，负荷管理是改良姿势和动作习惯的一个重要部分。

运动治疗

运动治疗是治疗方案中的另一个重要部分，包括等长运动、矢状面上的功能性训练和冠状面上的有针对性的外展肌加强训练。

等长运动。 等长运动已被证实能激活节段间和节段外的疼痛抑制传导通路（Kosek and Ekholm, 1995; Kosek and Lundberg, 2003）。而且在一项无痛人群的研究中（Hoeger Bement et al., 2008）发现，持续的低强度收缩［25% 最大等长收缩（maximum voluntary isometric contraction, MVIC）］相比高强度的收缩（80% MVIC），更能提高压力性疼痛阈值。等长收缩运动因其缓解疼痛的特性被推荐用于肌腱病的治疗（Cook and Purdam, 2013; Rudavsky and Cook, 2014）。有研究推荐将等长运动用于髌腱肌腱病，训练方法

可以是以 70% MVIC 收缩 45～60 秒，每次进行 4 组，一天数次（Rudavsky and Cook, 2014）。然而，相关介入研究的证据仍是不足够的，那么对于特定的病理改变状况，还缺少一个进行等长训练的科学的参考标准。

功能性训练。 功能性训练的目的是渐进性地重新训练运动控制能力、在矢状面活动上训练外展肌的负荷能力，以及加强下肢的整体力量。训练从双侧对称的简单动作开始，逐步到不对称的有干扰的动作，最后到单腿站立的练习，逐渐地增大外展肌对于骨盆－股骨对线控制能力的挑战。训练内容可以包括从屈髋屈膝位开始的桥式运动过渡到双腿深蹲练习，再进阶到换腿跳跃等运动。

有针对性的外展肌训练。 在冠状面上，也要进行髋外展肌的有针对性的训练。与功能性训练一样，这些训练动作都属于闭链运动。相比无负重的练习，负重训练能更好地激活臀小肌（Bolgla and Uhl, 2005）。训练最初，承重的强度只要能够诱发外展肌收缩就足够了。随着强度增加，训练方案应调整为慢速的、高负荷的、利于肌肥大的训练内容。高强度的训练应在良好的指导下进行，使用弹性阻力的滑动平台（如普拉提床）进行双侧的闭链外展训练。在能滑动的平台上进行外展训练还能避免动作中产生髋内收，允许提供逐渐增大的张力负荷，并且 ITB 不会对大转子产生任何压力。

第 1 次治疗

负荷管理

在治疗的开始阶段，我们向 Trish 讲解了关于髋外侧痛和臀肌肌腱病的相关知识，并建议她避免进行增大肌腱负荷的活动。在姿势或动作上 Trish 不需要产生过度担忧或警觉的心理，这在疼痛的任何时期都很重要。了解肌腱的相关适应性和疼痛诱发机制能够让患者有信心去处理好目前的问题。为了减少肌腱的受压，我们建议 Trish 在日常生活中应避免一个髋内收位的坐姿，同时为了减少开车时屈髋的

角度，她还买了一个 10° 高的软硬适中的泡沫楔形垫。她也意识到在日常工作中经常是"一侧髋负重"的站姿，因此她在站着时开始有意识地把体重均匀分布在双侧下肢。在晚上睡觉时，她应该尽量避免侧卧，但无法避免的话可以在双膝和双踝之间放一枕头以减少上方腿内收的程度，还建议她使用软的床垫。

姿势的矫正训练内容可以包括通过在镜子上画一垂线以提示并形成反馈来练习站姿，理想的情况下垂线应该通过股骨大转子向下经过外踝的前侧（Peterson-Kendall et al., 2005）。因为习惯性地骨盆前移，我们发现 Trish 训练

前垂线向下在该点的前面至少 3cm。通过提示 Trish 想象"长高"的感觉来训练自己将骨盆往后回移到中立位，同时也能减少 TFL 在站立时的主动收缩负荷。训练的重点是找到一个"放松的高站姿"，在该姿势下下肢整体对线良好，肌肉做功最少，同时也不会有憋气或是"肌肉紧绷"的感觉。在掌握良好的站姿之后 Trish 开始进行步态练习，她需要关注如何减小步幅和落地的冲击。第 1 次尝试时她表现得不错，但要重新适应和习惯新的站姿和步态仍需要时间去练习。

运动治疗

根据患者的水平我们选择以下运动治疗：低负荷的外展肌等长收缩练习、2 个功能性肌力训练和 1 个动态外展肌负荷练习。

等长收缩训练

在早期进行低负荷的外展肌等长收缩训练既可以减轻疼痛，也利于重新激活外展肌的功能。训练在仰卧位进行，以 25% MVIC 的强度。由于之前的检查中发现 Trish 在单腿站立时会有过度髋内收及 TFL 水平收缩高（两者都会增大髋外侧的压力负荷），所以特定的运动控制训练还是必需的。仰卧位下进行练习，双膝下放置一枕头，髋外展 10°，治疗带环绕在大腿远端以提供阻力。教导她慢慢地收缩外展肌到目标强度，同时通过触摸感觉大转子附近的外展肌有收缩而 TFL 没有收缩。语言引导患者把双腿在床面上向外滑动，就像"把治疗带拉直"的感觉。保持收缩 10 秒，或者更短的时间以确保只有深层的外展肌收缩。教会 Trish 居家练习时自己用手去感受 TFL 的收缩以确保是深层外展肌在进行训练。同时还教会她站立位进行此练习：髋稍外展，保持骨盆良好的位置以避免 TFL 收缩，让 Trish 想象把双腿缓慢地加大力量向外打开，感受 TFL 的收缩以确保练习的正确。仰卧位和站立位的练习每天各做 2 次，一共 4 次的等长肌腱负荷练习。

推理问题

9. 目前关于等长运动并没有一个金标准，对于 Trish 你是如何选择最适合她的练习方式的？

关于推理问题的回答

选择低强度的方案（大约 25% MVIC）的原因如下：与股四头肌最后汇合为一个肌腱的机制不同，髋外展肌是多层的肌群结构，在功能上其协同作用也有独特性。臀中肌和臀小肌分别通过不同的肌腱附着在大转子上，而表层的外展肌如 TFL 和 UGM 是通过 ITB 传导外展的力量。过度使用表层的这些"使 ITB 紧张"的肌肉会增大大转子上方软组织的压力负荷。尽管维持髋关节在外展位可以降低以上风险，但日常生活中不可避免地会在单腿站立时通过髋内收来保持身体平衡。在髋外侧痛的人群中，有研究发现其 TFL 是过度肥大的（Viradia et al., 2011），而臀中肌和臀小肌则有萎缩的情况（Pfirrmann et al., 2005）。低强度的等长收缩练习能够让患者控制肌肉收缩的水平，确保是深层的外展肌用力而不是表层的肌肉。因此，该训练既可以用来提高运动控制能力，也可以缓解疼痛。

临床推理评注

在目前的肌肉骨骼疼痛临床中，很多诊断性的测试和治疗介入都没有所谓的金标准。临床工作者往往通过目前已有的实验和生物学证据（如推理问题 9 中的回答），结合个人对相似症状的临床经验，运用出色的临床推理技巧来做出决定。在该案例中，运动训练的剂量在很大程度上取决于髋关节结构上独特的解剖因素，而不是简单地使用其他不同结构和功能的部位的相关运动治疗方案。同时也考虑到患者自我管理的意识和目标，以及自我控制疼痛上的相关细节。

功能性肌力训练

功能性肌力训练包括 2 个双侧负重的闭链运动：双侧臀桥及双腿下蹲。在桥式运动中，仰卧位屈髋屈膝，通过髋伸肌发力使骨盆抬起，在训练时 Trish 更加倾向于使用她的腘绳肌而非臀大肌来完成伸髋。因此，我们调整时将她的双脚放置的位置更靠近臀部，使腘绳肌处于更短缩的位置以便更好地激活臀大肌。教会她在大转子后侧去感受臀部的收缩，学会从足跟发力并且在后续骨盆抬起和放下的动作中始终保持发力的感觉。另一个动作是双腿微蹲，动作要点在于维持下肢良好的运动链模式。深蹲动作模式与躯干直立且膝朝前的模式不同，那样的下蹲不能很好地刺激臀大肌。我们要求患者下蹲时屈髋，上半身向前倾斜，同时腰椎保持在中立位，下肢整体对线良好，避免股骨内旋或内收的代偿。双侧平均负重也是动作的一大要点。疼痛通常会导致保护性地回避承重，而这又将导致下肢肌肉萎缩和支撑功能下降。在镜子前进行部分练习后，Trish 学会了自我控制对线良好且受力均衡地进行一半活动范围的下蹲。和桥式运动一样，通过触摸确保臀肌正确地被激活，以及从足跟发力也是激活臀肌的一个小技巧。这之后，在保持良好对线控制和肌肉激活的前提下去评估对此项练习的承受力，记录能重复完成多少次练习。

有针对性的外展肌训练

在接下来的几周 Trish 学会了横跨步练习，这是一个动态髋外展肌训练，以提高在冠状面上承重的能力。该训练通过一个跨步 – 点地的动作模式进行——承重侧腿发力将另一侧腿向侧面推出，离地的腿着地后通过骨盆离心控制避免过多的侧移或着地时骨盆下降；"推力"的腿而后离地回到髋中立位（并不是内收位），足着地后重新找到平衡，再重复上述动

作。在镜子前练习可以很好地保持骨盆控制，也避免躯干侧屈或股骨内旋、内收的代偿。

我们叮嘱 Trish，任何的运动训练都不应诱发大转子区域的疼痛，建议她出现疼痛时可以尝试放慢速度、减小动作幅度或是用力程度来限制疼痛，或者是反馈信息给治疗师以寻求改变。关于运动训练的细节如重复次数和保持时间等具体见表 12.5。我们还向 Trish 提供了一个 DVD 光盘，里面有关于她目前情况的讲解、负荷管理的相关建议及运动训练的视频。还将运动训练的动作原则和要点，以及相关彩图印在小册子上，以免她自我练习时遇到困难。

第 2 次治疗（1 周后）

第 2 次复诊时，Trish 反馈到她疼痛的平均程度从 5/10 分下降到 3/10 分，而且晚上睡觉时更舒服了，睡眠质量有了提升，对此她感到很开心。我们再一次评估了她的姿势对线控制和步态，发现虽然 Trish 能有意识地保持她的姿势和步态，但一旦转移注意力后就会回到原来习惯性的模式。因此，我们再次对 Trish 强调日常规律性自我矫正的重要性。重新观察她的运动训练动作，给予一些动作策略上的微调。由于她表现得不错，因此可以增加其训练次数和持续时间（表 12.5），并进阶到 2 个单腿负重的闭链训练。

功能性肌力训练进阶

额外增加了单桥训练，一侧足靠近臀部、另一侧离地进行桥式运动。休息侧腿放于支撑侧腿上施加重力，支撑侧的髋伸肌进行主要做功。进行训练时保持骨盆的位置很重要，充分激活臀中肌和臀小肌的前束发挥髋内旋作用以避免产生髋外旋的代偿。以类似的方式增加了

表 12.5

家庭训练计划

	运动训练	第 1 周	第 2 周	第 3 周	第 4 周	第 5 周	第 6 周	第 7 周	第 8 周
等长收缩运动	仰卧位静态髋外展	1×5bd 保持5s	1×7bd 保持10s	1×10bd 保持10s	1×10bd 保持10s	1×10bd 保持10s	1×10bd 保持10s	1×10bd 保持10s	1×10bd 保持10s
	站立位静态髋外展	1×5bd 保持5s	1×5bd 保持10s	1×10bd 保持10s	1×10bd 保持10s	1×10bd 保持10s	1×10bd 保持10s	1×10bd 保持10s	1×10bd 保持10s
桥式运动	双桥练习	1×7	1×10	1×10	1×10	1×10	1×10	1×10	1×10
	单桥练习		1×5	1×5					
功能性肌力训练	双腿深蹲	~45°HF	1×10	1×10 ~60°HF	1×10	1×10 ~90°HF	1×10	1×10	1×10
	单腿侧下蹲 * （offset squats）		1×5 50%BW ~45°HF	1×5 70%BW	1×5 90%BW ~60°HF	1×5 90%BW ~90°HF 减少上肢支撑	1×5 90%BW 无上肢支撑	1×3 90%BW 无支撑	
	单腿站立			2× 保持15s	4× 保持15s 减少支撑	4× 保持15s 无支撑	4× 保持15s	4× 保持15s	4× 保持15s
	单腿下蹲				1×5	1×3 ~60°HF	1×5 减少支撑	1×7 ~90°HF 减少支撑	1×10 无支撑
	上台阶				12cm	高20cm	1×5	1×5	1×5
外展肌训练	横跨步	1×7	1×10	1×10	1×10	1×10	1×10	1×10	1×10
	侧滑步			1×5ea 红色弹力带	1×5ea 红色弹力带	1×5ea 红色弹力带	1×7ea 红色弹力带	1×5ea 绿色弹力带	1×5ea 绿色弹力带
步态训练	在平稳地面上，中等步速、短步幅，低冲击				1×10min 1×10min	1×11min 1×12min	1×13min 1×15min 1×16min	1×20min 1×22min	1×24min 1×26min 1×25min

注：* 一只脚在前，另一只脚在后的下蹲。相当于部分负重，支撑足的负重比例逐渐增加。HF，屈髋；min，分钟；无支撑，无手部扶持；s，秒。
ea，每次；bd，每天 2 次；BW，身体重量；cm，厘米；减少支撑，减少手部的扶持；

单腿侧深蹲（offset squats），这类似于双腿下蹲，只不过一只脚的跖球部稍稍位于主要负重脚的后面。刚开始练习时可以借助前侧腿对侧上肢支撑以保持稳定，确保首要的动作重点——保证下肢对线良好。保持同样的"髋关节向后，躯干向前"的动作模式，但这时对髋外展肌在侧面防止骨盆侧移或侧倾的要求更高，同时躯干侧屈代偿也要避免。

第 3～14 次治疗（第 3～8 周）

从早期的负荷管理、等长运动和运动控制训练，Trish 的治疗慢慢过渡到逐渐增大负荷的阶段，以此来强化和提升臀肌肌腱对于张力负荷的耐受能力。在接下来的 6 周，Trish 每周来诊所 2 次，主要是运动治疗上的监测及家庭训练计划的进阶。她一般都在早上完成全部运动治疗项目，剩下的时间里进行额外增加的等长运动练习。由于是在诊所进行运动治疗，周二和周四对于她来说是"高负荷"的日子，而周六的早上她在家完成 2 组单腿负重练习，总共是一周 3 天的高负荷量以保证有足够刺激。在诊所也会对 Trish 的姿势和步态进行再评估，以确保纠正的效果成为自然而然的动作，这个过程大概用了 4 周的时间。

治疗 4 周后的成果

治疗 4 周后，Trish 再次填写了自我报告的相关问卷，具体细节在表 12.1 中呈现。此时她的平均疼痛评分为 2/10 分，而上 1 周内最高的疼痛评分为 5/10 分。或许更重要的是，疼痛的频率从 80% 下降到 30%，夜间睡眠从 3/10 分升到 9/10 分。大量的功能性进步体现在她能完成其他特定的活动，如坐在地面上及在不平坦的路上步行。从疼痛自我效能量表的评分结果上看，治疗 4 周后 Trish 有了一

个巨大的 12 分的进步，表现在各类活动信心的提升，如社交、运动、做家务及停止药物治疗方面。

功能性肌力训练进阶

表 12.5 中呈现了运动训练计划具体的进阶和相关细节内容。桥式运动进阶为单桥运动，在保持骨盆高度的同时将另一侧腿抬离支撑面。功能性负重运动进阶包括单腿支撑、单腿深蹲及上台阶运动。对于所有运动来说，首要的是严格控制髋内收的程度，因此在刚开始练习时需要不同程度的辅助，如上肢的支撑、深蹲的幅度和台阶的高度较小。随着掌握程度提升，运动幅度逐渐增大，上肢的支撑慢慢减少至不用支撑。运动过程中不允许产生任何大转子区域的疼痛，如果出现疼痛则意味着在髋外侧的压力负荷没得到很好的控制。

有针对性的外展肌负荷训练进阶

有针对性的外展肌家庭训练从横跨步进阶到弹力带下的侧滑步训练。弹力带一端固定在门上，另一端固定在训练侧踝关节处，用脚踩着毛巾在光滑的地面上完成髋外展动作练习。动作开始的姿势是双腿微微下蹲，之后一侧腿向外打开同时膝伸直。动作的重点是股骨向外打开完成髋外展。活动腿不承受身体重量，而承重侧下肢需要控制好骨盆的位置。在诊所进行练习时，Trish 可在指导下使用弹簧式滑动平台来达到外展肌更高水平的激活（图 12.4）。膝关节微屈，双腿下蹲的姿势下保持躯干直立，同时完成双侧的外展动作。缓慢进行每个动作，每次 3～4 个来回。接下来的几周内逐步增加难度，包括增大动作幅度、延长在末端活动度的保持时间，以及增加负荷时间。在热身期间弹性阻力水平为"轻量"（Borg 11～12 分），而后在缓慢、高负荷训练

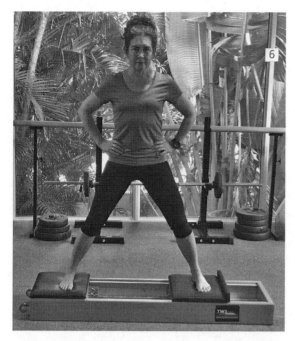

图12.4　外展肌负荷训练——站立位双侧抗阻外展（有时会称为"滑冰"）。活动侧的平板施加弹性阻力（TWS滑板或普拉提床），双腿同时往外推完成双侧外展动作。这个训练能缓慢地让外展肌逐渐增大负荷。具体训练的细节见正文和表格

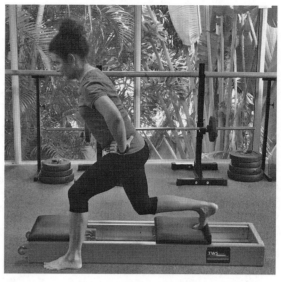

图12.5　"滑板车"练习。患者站在阻力平台的一侧，以弓步的姿势稍屈髋屈膝，活动侧下肢抗阻完成髋伸展动作。支撑侧下肢及躯干始终保持稳定。通过活动侧下肢的干扰，支撑侧下肢需要在多个平面上提供稳定，从而很好地激活臀中肌和臀小肌在冠状面和矢状面上稳定股骨–骨盆动作的能力

中阻力从开始的感到"一点点难"逐渐增加到"困难"（Borg 13 ~ 15分），直到训练24小时后的身体反应可以接受，那么就将强度从"困难"调到"非常难"（Borg 14 ~ 17分）（Borg，1982）。

另一个加强训练动作称为"滑板车"练习。患者以弓步蹲的姿势，一只脚放在滑动平台上，就像踩滑板车的动作一样。承重侧下肢保持稳定，同时控制好腰椎骨盆和下肢对线良好，后侧腿则抗阻完成髋和膝伸展的动作（图12.5）。刚开始练习时，蹲的幅度不用太大，而后慢慢增大幅度至髋屈曲90°。开始练习的几周内可以通过承重侧的对侧手握手杖以提供帮助，慢慢地减少辅助直到不需要扶持。滑动平台施加的阻力也逐渐增加，具体训练的细节见表12.6。

一般活动

在治疗的第4周，我们建议Trish重新尝试在平坦地面上步行10分钟。她尝试行走2次以确保这样的强度不会又引发夜间和第二天早晨的不适。这之后她慢慢增加步行的时间，每次延长1 ~ 2分钟，每周2 ~ 3次，且确保每次之间有1天的休息时间。步行的进阶计划具体见表12.5。

治疗8周后的成果

经过8周的治疗和负荷管理，Trish的平均疼痛评分为1/10分且最大值为3/10分（PNRS），在过去的1周内仅有20%的时间出现疼痛。疼痛自我效能评分也提高了2分，主要体现在她更加能够享受兴趣爱好和娱乐活动。在第8周，Trish已经可以步行75分钟而

表 12.6　监控下的训练计划

每周的训练课		第 3 周	第 4 周	第 5 周	第 6 周	第 7 周	第 8 周
下肢伸直的双侧外展练习	第 1 课	1×5; Spr: R 1×10; Spr: R+Y 小范围	1×5; Spr: R 1×10; Spr: R+Y 中范围 提高幅度	1×5; Spr: R 1×10; Spr: R+Y 全范围 提高幅度	1×5; Spr: R 1×10; Spr: R+Y 全范围 第 5 和第 10 组时保持时间	1×5; Spr: R 1×10; Spr: R+Y 全范围 第 5 和第 10 组时保持 5s	1×5; Spr: R 1×10; Spr: R+Y 全范围 第 5 和第 10 组时保持 5s
	第 2 课	1×5; Spr: R 1×10; Spr: R+Y 小幅度	1×5; Spr: R 1×10; Spr: R+Y 中幅度	1×5; Spr: R 1×10; Spr: R+Y 全范围 第 5 和第 10 组时增加保持时间	1×5; Spr: R 1×10; Spr: R+Y 全范围 第 5 和第 10 组时保持 5s	1×5; Spr: R 1×10; Spr: R+Y 全范围 第 5 和第 10 组时保持 5s	1×5; Spr: R 1×10; Spr: R+Y 全范围 第 5 和第 10 组时保持 5s
微蹲姿势下的双侧外展练习	第 1 课	1×5; Spr: R 1×10; Spr: R+Y 小范围	1×5; Spr: R 1×10; Spr: R+Y 中范围 提高幅度	1×5; Spr: R 1×10; Spr: R+Y 全范围 提高幅度	1×5; Spr: R 1×10; Spr: R+YH 全范围 第 5 和第 10 组时保持 5s, 增大弹性阻力	1×5; Spr: R 1×10; Spr: R+YH 全范围 第 5 和第 10 组时保持 5s	1×5; Spr: R 1×10; Spr: R+YH 全范围 第 5 和第 10 组时保持 5s, 增大弹性阻力
	第 2 课	1×5; Spr: R 1×10; Spr: R+Y 小范围	1×5; Spr: R 1×10; Spr: R+Y 中范围	1×5; Spr: R 1×10; Spr: R+Y 全范围 第 5 和第 10 组时保持时间 增加保持时间	1×5; Spr: R 1×10; Spr: R+YH 全范围 第 5 和第 10 组时保持 5s, 增大弹性阻力	1×5; Spr: R 1×10; Spr: R+YH 全范围 第 5 和第 10 组时保持 5s	1×5; Spr: R 1×10; Spr: R+YH 全范围 第 5 和第 10 组时保持 5s, 增大弹性阻力
滑板车练习	第 1 课	1×5; Spr: R WB HF: ~45° 手杖支撑	1×5; Spr: R 1×10; Spr: R+Y WB HF: 约 45° 手杖支撑	1×5; Spr: R 1×10; Spr: R+Y WB HF: 约 60° 手杖支撑 弓步幅度更大	1×5; Spr: R 2×7; Spr: R+Y WB HF: 约 60° 手杖支撑 增加组数	1×5; Spr: R 1×10; Spr: R+YH WB HF: 约 90° 手杖支撑 增大弹性阻力 弓步幅度更大 减少组数	1×5; Spr: R 1×10; Spr: R+YH WB HF: 约 90° 无支撑
	第 2 课		1×5; Spr: R 1×10; Spr: R+Y WB HF: 约 45° 手杖支撑 增加组数	1×5; Spr: R 1×10; Spr: R+Y WB HF: 约 60° 手杖支撑	1×5; Spr: R 2×8; Spr: R+Y WB HF: 约 60° 手杖支撑 增加组数	1×5; Spr: R 1×10; Spr: R+YH WB HF: 约 90° 无支撑 去除支撑	1×5; Spr: R 1×10; Spr: R+YH WB HF: 约 90° 无支撑

注: 1×5, 每组 5 个动作; 1×10, 每组 10 个动作; HF, 屈髋; s, 秒; Spr, 弹性阻力; R, 红色（强阻力）; Y, 黄色（轻阻力）; YH, 高阻力的黄色（较 Y 增大一半阻力）; WB, 承重。

不诱发任何不适。这个成果也和最近发表的一篇临床随机对照试验文献中的结果相对应（Mellor et al., 2018）。

巨大的进步还体现在体格检查的测量结果上，如主被动活动度差距及外展肌等长收缩肌力（表12.3）。侧卧位下双侧的主动髋外展活动度提高了17°~18°，因此主被动活动度差距缩小到3°~5°，这意味着外展肌的功能得到明显提升，能够完成后半部分的活动范围。患侧的外展肌等长收缩肌力提高了20%，治疗8周后双侧的肌力基本一样。髋外展肌功能的改善还体现在功能性单腿支撑的活动中，如单腿站立、单腿下蹲和上台阶。由于外展肌结构上的长度-张力关系有所改善，能在缩短的位置下很好地做功，同时能有意识地保持下肢对线良好，在单腿负重的活动中骨盆的侧移或侧倾情况有了明显的改善。在髋伸展的闭链和开链运动中，臀大肌下束的激活时机和水平都有了不同程度的提升。最后，Trish还能维持良好的姿势和步态习惯。

推理问题

10. 目前看来治疗的中期效果是很不错的，那么你对于她的长期预后情况有何看法？

关于推理问题的回答

在第3和6个月时，Trish重新填写自我报告问卷，以此来评估预后情况（具体细节见表12.1）。在第6个月时，完成了治疗计划后还能持续进步，Trish报告说日常活动中她已经感受不到任何疼痛，如果非要说不适感，那么最多是2/10分的疼痛（PNRS）。她已经不会有任何睡眠上的困扰；按照患者特异性功能量表的结果看，只有坐在地面上和在不平整的地面走路这两项活动的打分还差3分不到满分。疼痛自我效能量表的评分达到满分，意味着Trish已经有信心进行各种活动，包括家务、社交活动、工作和娱乐活动，以及不再需要服用药物。Trish不断增加活动水平，在刚开始她还只是恢复步行，但在6个月后她已经可以规律性地每周上2节拳击课，每次1小时，且过程中没有疼痛的恶化。在一篇高质量的临床随机对照试验文献中，证实了宣教和运动治疗对于臀肌肌腱病的长期预后可发挥重要作用，8周的介入后其成功率大约为80%，且能维持12个月（Mellor et al., 2018）。

对于维持长期效果来说，关键是合适的负荷管理，包括姿势和习惯动作的控制，以及维持一个缓慢张力的负荷量，使肌腱保持在一个自我平衡的状态。提醒Trish保持良好的姿势和步态习惯，不要在将来重回不良习惯。建议Trish继续她每周3次的家庭训练计划。遵守以下原则，即缓慢增加负荷，让肌腱逐渐适应，以及观察负荷训练后24小时后的反应，并以此逐渐提高活动水平。要是有一段时间不进行日常活动，如因为生病或休假，那么在之后回到日常活动时需要循序渐进地增加活动。如出现恶化的情况，应马上调整负荷量，并且进行早期的运动治疗计划。

宣教的重要性不容置疑。在Trish原本疼痛发作时，她并没有减少她的活动量，反而忍着痛在走路时增大步幅，因此加剧了她的问题。尽管目前在临床实践中有强的证据证实应该减少对疼痛的恐惧，但是肌肉骨骼疼痛工作者不应该忽视早期疼痛感受器给我们的警报。如果Trish能够遵守我们提供的长期管理的相关原则，在未来的时间里可以避免或快速地解决疼痛加重的问题。

临床推理评注

目前，在肌肉骨骼的临床实践中，关于疼痛的教育非常流行，这在很大程度上是为应对持续性脊柱疼痛患者的不良效果而开展的。对于大部分患者，在宣教时如果仅仅是通过一个适用于非慢性期的模型解释疼痛感受性结构病理或损伤性疼痛，这是不够的。必须要评估慢性疼痛患者的社会心理因素。然而不幸的是，有时Lorimer Moseley（请参阅第二章）和其他有影响力的作者在大脑-疼痛范例转换中所传达的信息在实践中被不恰当地应用：首先，为了减少患者对结构损伤的担忧，我们会使用较多的"手法类"治疗，而这有时是适得其反的；其次，我们还会提醒患者不要太过关注疼痛以免加重避痛行为。这些想法错误地认为身体损伤与患者在慢性期中所陈述的症状无关，从而不需要解决。

在 Trish 的案例中，尽管有 18 个月的病史，但她对一系列宣教的回应非常好，这些宣教涉及解释对疼痛原因和管理的错误理解，以及如何针对肌肉控制和力量方面的各种损伤进行身体干预。治疗者运用了一系列方法确保 Trish 改善她的功能障碍，包括语言上的、视觉的、"手法的"或是触觉感受的小技巧。此外，正如作者前面提到的，"正视早期疼痛感受器的警报"能够让 Trish 及时避免或减少诱发症状的活动。但是 Trish 并不害怕这些活动，因为她已经充分了解疼痛自我管理的方法。

（林科宇　译，方仲毅　谭同才　廖麟荣　审校）

参考文献

Allison, K., Vicenzino, B., Wrigley, T., Grimaldi, A., Hodges, P., Bennell, K., 2016. Hip abductor muscle weakness in individuals with gluteal tendinopathy. Med. Sci. Sports Exerc. 48 (3), 346–352.

Almekinders, L.C., Weinhold, P.S., Maffulli, N., 2003. Compression etiology in tendinopathy. Clin. Sports Med. 22, 703–710.

Altman, R., Alarcon, G., Appelrouth, D., Bloch, D., Borenstein, D., Brandt, K., et al., 1991. The American College of Rheumatology criteria for the classification and reporting of osteoarthritis of the hip. Arthritis Rheum. 34, 505–514.

Alvarez-Nemegyei, J., Canoso, J.J., 2004. Evidence-based soft tissue rheumatology: III: trochanteric bursitis. J. Clin. Rheumatol. 10, 123–124.

Bird, P.A., Oakley, S.P., Shnier, R., Kirkham, B.W., 2001. Prospective evaluation of magnetic resonance imaging and physical examination findings in patients with greater trochanteric pain syndrome. Arthritis Rheum. 44, 2138–2145.

Birnbaum, K., Siebert, C.H., Pandorf, T., Schopphoff, E., Prescher, A., Niethard, F.U., 2004. Anatomical and biomechanical investigations of the iliotibial tract. Surg. Radiol. Anat. 26, 433–446.

Blankenbaker, D.G., Ullrick, S.R., Davis, K.W., De Smet, A.A., Haaland, B., Fine, J.P., 2008. Correlation of MRI findings with clinical findings of trochanteric pain syndrome. Skeletal Radiol. 37, 903–909.

Bolgla, L.A., Uhl, T.L., 2005. Electromyographic analysis of hip rehabilitation exercises in a group of healthy subjects. J. Orthop. Sports Phys. Ther. 35, 487–494.

Borg, G., 1982. Ratings of perceived exertion and heart rates during short-term cycle exercise and their use in a new cycling strength test. Int. J. Sports Med. 3, 153–158.

Burnett, R.S., Della Rocca, G.J., Prather, H., Curry, M., Maloney, W.J., Clohisy, J.C., 2006. Clinical presentation of patients with tears of the acetabular labrum. J. Bone Joint Surg. Am. 88, 1448–1457.

Byrd, J.W., 2007. Evaluation of the hip: history and physical examination. N. Am. J. Sports Phys. Ther. 2, 231–240.

Cook, J.L., Purdam, C., 2012. Is compressive load a factor in the development of tendinopathy? Br. J. Sports Med. 46, 163–168.

Cook, J.L., Purdam, C.R., 2013. The challenge of managing tendinopathy in competing athletes. Br. J. Sports Med. 48 (7), 506–509.

Cowan, S.M., Bennell, K.L., Hodges, P.W., Crossley, K.M., McConnell, J., 2003. Simultaneous feedforward recruitment of the vasti in untrained postural tasks can be restored by physical therapy. J. Orthop. Res. 21, 553–558.

Fearon, A.M., Scarvell, J.M., Cook, J.L., Smith, P.N., 2010. Does ultrasound correlate with surgical or histologic findings in greater trochanteric pain syndrome? A pilot study. Clin. Orthop. Relat. Res. 468, 1838–1844.

Fearon, A.M., Scarvell, J.M., Neeman, T., Cook, J.L., Cormick, W., Smith, P.N., 2013. Greater trochanteric pain syndrome: defining the clinical syndrome. Br. J. Sports Med. 47, 649–653.

Grimaldi, A., Mellor, R., Nicolson, P., Hodges, P., Bennell, K., Vicenzino, B., 2016. Utility of clinical tests to diagnose MRI-confirmed gluteal tendinopathy in patients presenting with lateral hip pain. Br. J. Sports Med. 51, 519–524.

Grimaldi, A., Mellor, R., Nicolson, P., Hodges, P., Bennell, K., Vicenzino, B., 2017. Utility of clinical tests to diagnose MRI-confirmed gluteal tendinopathy in patients presenting with lateral hip pain. Br. J. Sports Med. 51 (6), 519–524.

Grimaldi, A., Richardson, C., Durbridge, G., Donnelly, W., Darnell, R., Hides, J., 2009a. The association between degenerative hip joint pathology and size of the gluteus maximus and tensor fascia lata muscles. Man. Ther. 14, 611–617.

Grimaldi, A., Richardson, C., Stanton, W., Durbridge, G., Donnelly, W., Hides, J., 2009b. The association between degenerative hip joint pathology and size of the gluteus medius, gluteus minimus and piriformis muscles. Man. Ther. 14, 605–610.

Hardcastle, P., Nade, S., 1985. The significance of the Trendelenburg test. J. Bone Joint Surg. Br. 67, 741–746.

Hoeger Bement, M.K., Dicapo, J., Rasiarmos, R., Hunter, S.K., 2008. Dose response of isometric contractions on pain perception in healthy adults. Med. Sci. Sports Exerc. 40, 1880–1889.

Hoffmann, A., Pfirrmann, C.W., 2012. The hip abductors at MR imaging. Eur. J. Radiol. 81, 3755–3762.

Kosek, E., Ekholm, J., 1995. Modulation of pressure pain thresholds during and following isometric contraction. Pain 61, 481–486.

Kosek, E., Lundberg, L., 2003. Segmental and plurisegmental modulation of pressure pain thresholds during static muscle contractions in healthy individuals. Eur. J. Pain 7, 251–258.

Labrosse, J.M., Cardinal, E., Leduc, B.E., Duranceau, J., Remillard, J., Bureau, N.J., et al., 2010. Effectiveness of ultrasound-guided corticosteroid injection for the treatment of gluteus medius tendinopathy. AJR Am. J. Roentgenol. 194, 202–206.

Lesher, J.M., Dreyfuss, P., Hager, N., Kaplan, M., Furman, M., 2008. Hip joint pain referral patterns: a descriptive study. Pain Med. 9, 22–25.

Long, S.S., Surrey, D.E., Nazarian, L.N., 2013. Sonography of greater trochanteric pain syndrome and the rarity of primary bursitis. AJR Am. J. Roentgenol. 201, 1083–1086.

Mellor, R., Bennell, K., Grimaldi, A., Nicolson, P., Kasza, J., Hodges, P., et al., 2018. Education plus exercise versus corticosteroid injection use versus a wait and see approach on global outcome and pain from gluteal tendinopathy: prospective, single blinded, randomised clinical trial. BMJ. 361, k1662. doi:10.1136/bmj.k1662.

Peterson-Kendall, F., Kendall-McCreary, E., Geise-Provance, P., Rodgers, M., Anthony Romani, W., 2005. Muscles Testing and Function With Posture and Pain. Lippincott Williams and Wilkins, Philadelphia.

Pfirrmann, C.W., Notzli, H.P., Dora, C., Hodler, J., Zanetti, M., 2005. Abductor tendons and muscles assessed at MR imaging after total hip arthroplasty in asymptomatic and symptomatic patients. Radiology 235, 969–976.

Register, B., Pennock, A.T., Ho, C.P., Strickland, C.D., Lawand, A., Philippon, M.J., 2012. Prevalence of abnormal hip findings in asymptomatic participants: a prospective, blinded study. Am. J. Sports Med. 40, 2720–2724.

Reiman, M.P., Goode, A.P., Hegedus, E.J., Cook, C.E., Wright, A.A., 2013. Diagnostic accuracy of clinical tests of the hip: a systematic review with meta-analysis. Br. J. Sports Med. 47, 893–902.

Rudavsky, A., Cook, J., 2014. Physiotherapy management of patellar tendinopathy (jumper's knee). J. Physiother. 60, 122–129.

Schmitz, M.R., Campbell, S.E., Fajardo, R.S., Kadrmas, W.R., 2012. Identification of acetabular labral pathological changes in asymptomatic volunteers using optimized, noncontrast 1.5-T magnetic resonance imaging. Am. J. Sports Med. 40, 1337–1341.

Segal, N.A., Felson, D.T., Torner, J.C., Zhu, Y., Curtis, J.R., Niu, J., et al., 2007. Greater trochanteric pain syndrome: epidemiology and associated factors. Arch. Phys. Med. Rehabil. 88, 988–992.

Tibor, L.M., Sekiya, J.K., 2008. Differential diagnosis of pain around the hip joint. Arthroscopy 24, 1407–1421.

Viradia, N.K., Berger, A.A., Dahners, L.E., 2011. Relationship between width of greater trochanters and width of iliac wings in tronchanteric bursitis. Am. J. Orthop. 40, E159–E162.

第十三章

一种腰椎术后疼痛康复的科学方法

Adriaan Louw • Ina Diener • Mark A. Jones

主观检查

病史

Dean，男，59 岁，6 个月前来到物理治疗诊所进行咨询。他主诉腰痛，并伴有右侧小腿和足部疼痛，否认有任何明确的受伤史，但 5 年来腰腿痛不定期发作并进行性加重。据他回忆从第 1 次自发性腰痛之后，腰痛便一直间歇性发作，后来发作更频繁、持续时间更长，最终右腿的疼痛和麻木感也随之加重。随着症状加重，他进行了包括整脊疗法（chiropractic adjustments）、药物治疗（非甾体抗炎药和肌肉松弛药）、物理治疗（牵伸和运动）和按摩疗法在内的各种保守治疗。所有这些治疗似乎只在短时间内有效，症状减轻持续不了几天。

个人情况

Dean 已婚，3 个子女已成年。他的工作是驾驶运输货车，需要长时间坐着并搬运一些 2~20kg 不等的重物。工作之余，Dean 还是一位"业余农民"，他有一些土地，在上面种植着各种小作物，饲养着一些牲畜。由于症状持续存在，经转介，他来到我们诊所，接受专业的脊柱治疗和咨询，想获得一些关于他腰腿疼痛问题的建议。

症状的部位和特性

我们问诊得知，起初腰腿疼痛时，Dean 说他可以找到减轻疼痛的方法。但是现阶段在腰部（$L_4 \sim S_1$ 区域）出现持续的、可变的、深部的疼痛，右腿有持续的烧灼样的疼痛感并伴有间断性的麻木感。其中腿部（$L_5 \sim S_1$ 皮区）的疼痛最严重（图 13.1）。他的腿和足部没有任何异常感觉，身体的其他部位无特殊表现。腿部症状会在站立 5 分钟以上或步行 10 分钟以上时加重，坐下几分钟后明显减轻。此外，他还说白天腰部会出现中度僵硬感，晚上腿部的疼痛会影响睡眠。腰痛会因体位变换而加剧，包括由坐到站或由站到坐，以及工作中进出货车时。

一般健康状况、药物治疗和 Oswestry 功能障碍指数评分

Dean 的一般健康状况（医疗调查问卷）显示，除有 40 年吸烟史外，没有重大医疗问题。他否认过去做过任何重大的医疗检查或治疗。Dean 目前服用一种膜稳定性药物普瑞巴林（Lyrica™），这种药物对他的睡眠有一定的帮助。他的调查问卷显示 Oswestry 功能障碍指数（Oswestry disability index,ODI）评分为 54%（严重功能障碍），疼痛评分［数字评分表（numeric rating scale,NRS）］为 7/10 分。没有检查出红旗征。

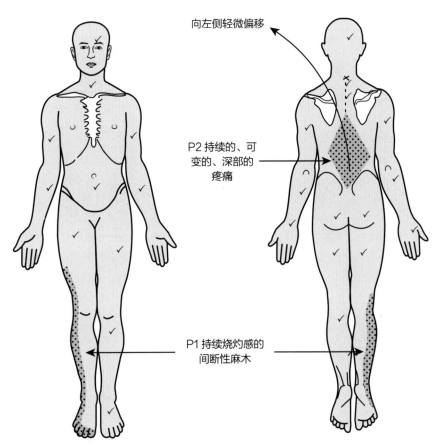

向左侧轻微偏移

P2 持续的、可变的、深部的疼痛

P1 持续烧灼感的间断性麻木

图 13.1　腰部和腿部疼痛及腿部麻木部位的身体示意图。钩号表示没有症状的部位

体格检查

视诊

- Dean 的走路姿态微屈，似乎处于中度疼痛之中。
- 站立位时躯干轻度前屈（自述这样可以减轻疼痛），腰椎前凸减少。当要求他矫正前屈姿势并站直时，Dean 的腰部疼痛加重。
- 站立位时腰部中线向左侧轻微侧移。腰腿部疼痛均随姿势矫正而加重。

主动运动检查（静止症状如图 13.1 所示：持续的腰腿疼痛）

腰椎活动范围（预计占正常关节活动范围的百分比）和疼痛反应如下。

- 屈曲 50%；僵硬 > 疼痛；腰部或腿部疼痛

无变化。
- 伸展 20%；腰部和腿部疼痛增加至 8/10 分。
- 右侧屈 20%；右腿疼痛再达 8/10 分。
- 左侧屈 75%；无疼痛。

神经系统检查（Butler，2000）

- 右侧跟腱反射减弱。
- 右侧足踇趾伸展（L_5）和踝关节外翻（S_1）力量减弱。
- 右侧足踇趾背侧（L_5）和外侧缘（S_1）感觉减弱。

直腿抬高试验（Butler，2000）

- 左侧 60°；无症状出现，大腿后侧"肌肉紧绷"阻止了进一步运动。
- 右侧 20°；出现"腿部疼痛"，随着踝关节背伸、髋关节内收和内旋而加剧。

我们未对 Dean 做进一步的检查，与 Dean 讨论（并征得其同意）后，咨询了主治医师的意见。基于明确的神经学发现、加重的症状表现和之前失败的物理治疗，我们最终决定与 Dean 的主治医师合作，对他进行影像学检查，以排除任何可能的红旗征。

推理问题

1. 请论述你不再进行进一步的体格检查和治疗并代为咨询 Dean 的主治医师的原因，重点说明促使你做出该判断的关键因素。

关于推理问题的回答

Dean 的神经功能损害出现恶化，之前的康复治疗对于他症状的改善效果有限。以下体征和症状表明他出现了进行性退变性椎管狭窄，并伴有神经根受累（Kovacs et al., 2011; Backstrom et al., 2011; Tran de et al., 2010）。

- 隐匿性发作。
- 进行性病程。
- 右侧 L_5 和 S_1 神经根受累的体征和症状。
- 功能进行性恶化。
- 使椎间孔间隙增大的运动 / 姿势（屈曲、偏移、坐位）能减轻症状。
- 负重任务、椎间孔减小体位和姿势加重了他的症状（行走、站立、伸展、面向受累侧的侧屈）。
- 腿部症状比腰部症状更严重。

由于他存在进行性神经功能障碍、既往失败的保守治疗、明显加重的疼痛和功能障碍的情况，所以我们有理由认为额外的保守治疗可能不会带来相应的效果。虽然不全面，但是这些治疗方法也包括了手法治疗和运动治疗等手段，都是治疗椎管狭窄患者的关键要素，但是对于 Dean 却没有产生明显的效果。

此外，他没有进行任何正式的影像学检查，以探究可能导致病情进行性加重的原因。以下是需要进行影像学检查的几点原因：①有助于鉴别他潜在的导致症状恶化的原因；②筛查红旗征；③以当前脊柱的退行性变化作为基线，以便与之后的影像学检查进行比较来确定进展情况；④为之后可能进行的侵入性治疗做好准备，如手术和（或）硬膜外类固醇注射。

考虑到 Dean 的症状已经存在多年，并且神经功能障碍似乎在加重，我们更加担心神经可能会发生永久性病变，而这又可能导致永久性障碍。研究已经证实，在持续刺激和（或）机械性干扰的情况下，神经组织可能会发生永久性病变（Lundborg et al., 1983; Lundborg and Dahlin, 1996）。

临床推理评注

我们将咨询 Dean 的主治医师为基础的临床推理归于第一章中的讨论，并纳入几个"假设类别"的判断中。其中包括关于"症状来源"和"病理学"的假设（如对于伴神经受累的进行性退变性椎管狭窄的临床模式的认识）、关于"体格检查与治疗的注意事项和禁忌证"的假设（如进行性神经功能障碍、严重的疼痛和功能障碍、缺少探究加重的原因并排除红旗征的影像学检查、神经组织的永久性病变和可能发生的永久性障碍）、关于"治疗"的假设［如手术和（或）硬膜外类固醇注射］和关于"预后"的假设（如先前的保守治疗未能结合适当的干预措施）。这些判断不一定以先后顺序或线性方式发生（即依次或以任何特定顺序考虑一个假设类别）。也就是说，收集的信息可以得知若干假设（如得出累及神经根这一假设的同一信息也会提示"预防""治疗"和"预后"）。类似地，临床医务人员通常会问一个带有特定关注点或假设类别的问题（如来源、相关病理学与社会心理学），但患者的反应提供了与之所问不同或更多的情况，这就要求临床医务人员在推理方面具有灵活性，从而不会遗漏潜在的相关信息（见第一章对"辩证推理"的讨论）。实际上，熟练的临床医务人员通常需要在病情多变的患者的不同阶段考虑跨多个类别的多个假设。

几周后，Dean 进行了腰椎 MRI 检查，我们发现了 $L_{4/5}$ 和 L_5/S_1 椎间孔有严重的退行性狭窄、L_5/S_1 椎间盘突出、L_5/S_1 轻度前向滑脱（图 13.2）。

鉴于这些影像学检查结果及持续的疼痛和功能障碍，Dean 接受了 3 次硬膜外类固醇注射，但症状并没有改善。最终他接受了 L_5/S_1 椎板减压切除术和椎间盘切除术，以及 L_5/S_1 的经椎间孔腰椎椎体间融合术（transforaminal lumbar interbody fusion, TLIF），以实现 S_1 神经根减压并消除退行性改变（Ostelo et al., 2003c）。去除椎板（右侧）后，又去除 L_5 和 S_1 神经根周围的椎间盘进行减压。在每一节段（L_5 和 S_1）上，双侧的椎弓根都插入 2 个椎弓根螺钉，随后在 L_4 和 L_5 之间插入连接杆。Dean 留院观察 3 天，并在期间接受了物理治疗（如行走、转移、非刚性腰部支具使用指导），随后他出院了，他要在接下来的 4 周内按照相关指导逐渐摆脱支具。此外，我们建议他将持物重量限制在 4 kg 以内，每次驾驶避免超过 2 小时，并且每天尽量步行 3～4 次。

手术 4 周后，Dean 接受了脊柱外科医师

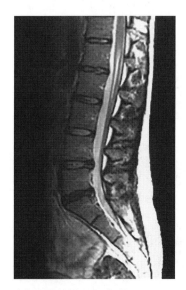

图 13.2　手术前患者的 MRI 扫描

的复诊。在复诊中，他表现为腰椎主动活动受限、腰痛、L_5 和 S_1 皮区持续性疼痛（比术前疼痛降低 50%）及腿部疼痛导致的睡眠持续性问题。此时，外科医师建议他进行术后康复物理治疗，并告知 Dean："必要时应进行评估和治疗，即 TLIF/ L_5/S_1 减压。关注稳定性、疼痛控制和功能。"

术后第 1 次物理治疗（术后 5 周）

主观检查

Dean 表现为低级别的（NRS 3/10）、持续的、变化的腰痛，以及 L_5 和 S_1 神经对应皮区的腿部疼痛（NRS 5/10）。他没有麻木感，但足部一侧有间断性的针刺感（图 13.3）。

Dean 描述与起初的术前就诊相比，他的病史并没有变化，他仍在使用膜稳定性药物来帮助睡眠。他已经停止使用任何镇痛药。他的 ODI 评分（50%）显示严重功能障碍（Hakkinen et al., 2007），他的恐惧回避信念问卷 – 体力活动（fear avoidance beliefs questionnaire for physical activity, FABQ-PA）和恐惧回避信念问卷 – 工作（fear avoidance beliefs questionnaire for work, FABQ-W）显示较高的恐惧回避评分（分别为 22 和 35 分）（Fritz and George, 2002）。Dean 没有重返工作，但在尽力恢复包括驾驶货车和农田劳作等在内的正常活动。他每天步行 3～4 次，距离长达 1km。尽管一开始可以减轻疼痛，但 1km 以上的步行会加剧疼痛，因此他倾向于多次短距离的步行，而不是少次长距离的步行。在进一步的询问中，Dean 透露出对于手术后持续性疼痛的焦虑和不确定感。虽然疼痛有所缓解，但他觉得手术后疼痛应该消失，同时担心疼痛可能会随着时间推移而加剧。

体格检查

视诊

- 行走时躯干轻微前屈。
- 站立和行走时腰椎前凸消失。
- $L_2 \sim S_2$ 节段上的手术瘢痕偏离中心。

主动运动检查（静息性疼痛为 3/10 分）

腰椎活动范围（预计占正常关节活动范围的百分比）和疼痛反应（图 13.4）（Maitland et al., 2005）如下。

- 屈曲 75%；因僵硬而停止，无疼痛。
- 伸展 10%；因腰部疼痛停止（高达 7/10 分）。
- 左侧屈 25%；无疼痛。
- 右侧屈 25%；无疼痛。

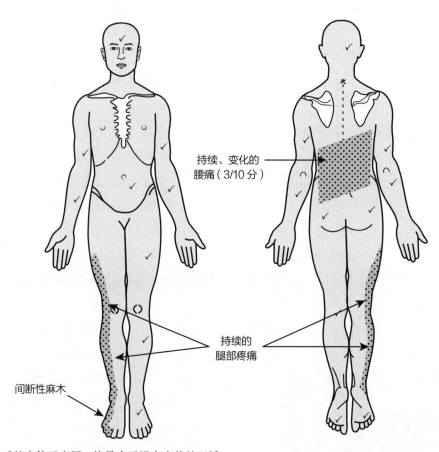

持续、变化的腰痛（3/10 分）

持续的腿部疼痛

间断性麻木

图 13.3 术后的身体示意图。钩号表示没有症状的区域

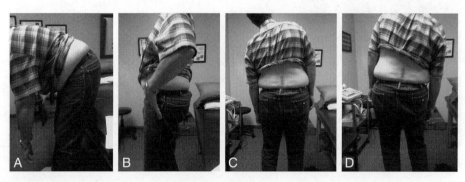

图 13.4 术后的腰椎主动活动范围：（A）屈曲；（B）伸展；（C）左侧屈；（D）右侧屈

神经系统检查

- 双侧下肢测试（感觉、反射和力量）：未受损、两侧相等（Butler，2000）。

直腿抬高试验（Butler，2000）

- 左侧60°；因腘绳肌紧张而停止。
- 右侧45°；疼痛从大腿后外侧至小腿中部，并随着踝关节背伸、髋关节内收和内旋而加剧。

髋关节被动活动范围检查

- 髋关节屈曲正常，左侧＝右侧。
- 外旋正常，未引出症状，左侧＝右侧。
- 双侧内旋均占正常值的50%，僵硬＞疼痛，左侧＝右侧（大转子周围疼痛）。
- 加压屈曲/内收［即"象限"试验（Maitland et al.，2005）］，无症状，左侧＝右侧。

胫神经的 Tinnell 试验（Walsh and Hall，2009）

- 右侧胫神经疼痛激发阳性（膝后中线和跗管后部）。
- 左腿胫神经触诊无敏感或疼痛。

运动控制（Richardson et al.，2004；Puentedura et al.，2009）

我们通过让 Dean 执行"收腹"动作的脊柱稳定策略来评估他激活稳定机制的能力，做这个动作时我们要求 Dean 处在仰卧位，屈曲膝关节以减少对腰椎的压力。在这之前，我们要求他反复地将骨盆最大范围地前倾、后倾，并在这两个极限位置中间找到他的脊柱最接近中立的位置以确保舒适。当 Dean 尝试进行收腹动作时，我们观察到了各种代偿机制，其中包括过度吸气、过度使用浅层肌肉和不必要的骨盆运动。

推理问题

2. 请就这个阶段出现的伤害感受性疼痛（nociceptive pain）、神经病理性疼痛（neuropathic pain）和（或）伤害感受可塑性疼痛（nociplastic pain）类型讨论你的假设和依据（根据 Dean 的表现和相关研究）。

关于推理问题的回答

由于机械敏感性（无传导异常），Dean 的术后临床表现与 L5 和 S1 神经根的持续性神经病理性疼痛是一致的（Smart et al.，2012a，2012b，2012c，2009）。持续显著的疼痛和夜间疼痛通过步行（坐骨神经的自然"滑动运动"和有氧运动）可以缓解，以及 SLR 和 Tinnell 试验会使症状再现（Smart et al.，2012a，2012b，2012c，2009；Walsh and Hall，2009b）等表现都支持以上这种解释。生物学上已经证实机械性（如狭窄、骨刺）和炎症性（如椎间盘突出症）机制均可导致近端神经根脱髓鞘，从而使得神经根因暴露变得敏感，以及导致背侧神经节激活（Saal et

al.，1990；Piperno et al.，1997）。神经系统敏化（机械性和生理性）已被认为是腰椎术后持续性疼痛的来源（Piperno et al.，1997；Ulrich et al.，2007）。在 Dean 的病例中，手术使神经根减压，消除了无力感、麻木感和反射减弱等体征，产生了良好的神经学结局。

推理问题

3. 你对 Dean 的 FABQ 评分和在你治疗之下他对现状的看法（如理解、认知、感觉/应对和兴趣/动机/自我效能）及预后有何解释？

关于推理问题的回答

随着"黄旗征"研究的出现（Kendall et al.，1997；Grotle et al.，2006），人们开始特别关注"恐惧回避"，并就重返工作的可能性制定了临界值。FABQ-W 评分＞34分和 FABQ-PA 评分＞14分意味着有很大的可能性不会重返工作（Fritz and George，2002；Burton et al.，1999）。在 Dean 的案例中，他的以上两项评分都超过了临界值，很有可能不能重返工作。考虑到驾驶货车和农田劳作的体力需求，他有如此高的 FABQ 评分似乎是可以理解的。此外，Dean 在手术后经历了与他预期相反的持续性疼痛。手术后预期外的疼痛会使恐惧相应增加（Louw et al., 2009; Toyone et al., 2005）。研究表明，外科医师经常会让患者以为手术后就会没有或几乎没有疼痛（Louw et al., 2009; Toyone et al., 2005），这似乎与当前的证据和经验相反（Louw et al., 2014b）。虽然这种"预期外"的疼痛明显提高了他的 FABQ 评分，但 Dean 似乎对功能恢复和重返工作抱有很大的希望和很高的积极性。在 Dean 的治疗计划中，社会心理问题将成为需要解决的关键问题，因为众所周知，疼痛、恐惧和疼痛灾难化可能对运动控制产生负面影响（Moseley and Hodges, 2005，2006; Moseley et al., 2004）。

推理问题

4. 你对 Dean 的体格检查中包含"症状"和"病理"改变的可能原因及限制他活动和参与能力的可能"因素"有何解释？

关于推理问题的回答

Dean 的术后体格检查显示活动受限，敏感性增强，神经血管结构的压力降低。根据出现的适度的、持续的、疼痛引起的身体障碍，伤害感受性疼痛的因素可能来自以下方面。

- 手术部位 / 切口。
- 相邻关节 / 组织（上方脊柱节段和下方结构，如骶髂关节和髋关节）的生物力学和负荷发生变化。

  周围神经病理机制也可能起作用。

- 由于持续的压迫、化学刺激和脱髓鞘而引起周围神经敏感性疼痛。

- 再灌注痛觉过敏可能与运动和血流量增加有关，这可能增加神经敏感性（Butler, 2000）。

此外，恐惧回避会使活动减少，这可能是他的活动受限和活动 / 参与受限的一个重要因素。

临床推理评注

术前神经功能缺损和相关病理学的影像学证据符合神经病理性疼痛的当代医学诊断标准（Haampaa et al., 2011; Cruccu et al., 2010; Treede et al., 2008）。然而，术后"神经病理性疼痛 – 机械敏感性"的临床模式对特定治疗策略的选择至关重要。

正如第四章所建议的，评估 Dean 的"视角"（即社会心理状态）包括通过问诊患者具体问题和使用有效的问卷等。虽然了解患者的想法对制订治疗策略（如指导情境化的治疗、神经科学教育）很重要，但 FABQ 等调查问卷为一些诸如重返工作这样的重要考量提供了额外的具有有效预测性的量化指标。患者的视角一般具有从积极到消极的连续性，且具有高度的独立性（Pincus and Morley, 2001）。Dean 的较高的 FABQ 评分被认为是"合理的"，这表明他们可能处于压力连续体（stress continuum）的末端边缘，并且很有可能得到改善。Dean"对功能恢复和重返工作岗位抱有很大的希望，并表现出高度的积极性"，这阐明了积极的视角对改善预后的重要性。

随后，从主观检查开始的临床推理贯穿于整个体格检查过程，体格检查的结果有力地支持先前关于伤害感受性疼痛和周围神经病理性疼痛类型的假设。我们推测了伤害感受性疼痛的可能来源（如脊柱关节、骶髂关节、髋关节）和潜在的作用因素（如生物力学和负荷改变），并且进一步证明患者看待病情的视角（如 Dean 的恐惧回避）与其身体活动减少有一定关系。

管理

我们在讨论了 Dean 的检查结果和具体治疗目标（重返工作和农田劳作）后，决定分两个阶段进行治疗。第一阶段将集中于疼痛控制，有所进展后到第二阶段即运动控制和功能。

第一阶段：疼痛控制

第一阶段的主要目标是处理 Dean 的持续性疼痛和高度的恐惧回避问题。如果可以减轻他的疼痛和对疼痛的恐惧，同时增加无痛性运动和改善睡眠，这将优化他第二阶段的康复。为了改善神经病理性疼痛，我们采用了已知的有助于减少神经过度敏化的策略，包括治疗性神经科学宣教（therapeutic neuroscience education）、关节活动范围训练、神经松动术（neural tissue mobilization）和有氧运动等。

第二阶段：运动控制和功能

这项治疗计划的目的是在 Dean 的疼痛、恐惧和运动能力优化后实施运动控制训练。考虑到他持续的腰痛史、高度的恐惧和较差的脊柱稳定性，应该将训练重点放在腰部和骨盆区肌肉的协同收缩上，而不过度关注特定的收缩/肌群（Louw and Puentedura，2013）。

治疗

在完成评估后，便开始简短的治疗性神经科学宣教课程。我们使用最近开发的术前神经科学宣教计划/手册中的部分内容来帮助解释超敏神经系统的概念（Louw et al.，2013，2014a；Louw，2012），以此让 Dean 了解手术后仍感到疼痛的原因。为了便于学习，我们提供给他各种图片、示例和图表，旨在解释急性疼痛的功能和敏化的概念（表 13.1）。

第 1 次神经科学宣教课程的目的是帮助 Dean 理解自身问题，疼痛似乎是他恐惧回避行

表 13.1

用于向患者解释急性疼痛的作用和敏化概念的示例、表格和图示

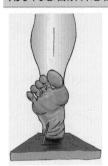

脚踩到钉子的图片示例
- 如果你踩在了生锈的钉子上，你想知道哪些处理方法，为什么
  - 寻求帮助
  - 接种破伤风疫苗
  - 把钉子拔出来
  - 小心钉子
- 你怎么知道你踩上了钉子
- 伤痛信息从脚传到脊髓，然后传到大脑
- 大脑会产生疼痛感以吸引你的注意力，让你去处理这个问题

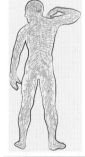

人体神经系统
- 这是人体的神经系统
- 它包含 400 条神经，总计 70 多千米
- 所有神经都像高速公路一样相连

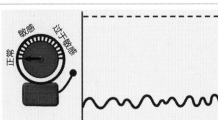

神经系统电活动的警报图示
- 所有 400 条神经都有一些电流流过
- 这很正常，说明你还活着
- 神经就像我们的警报系统，在有威胁时会向我们发送危险信号，如踩到生锈的钉子

用于向患者解释急性疼痛的作用和敏化概念的示例、表格和图示	
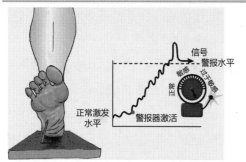	**脚踩到钉子时警报系统的启动** • 所以当你踩到生锈的钉子时，你脚上的警报器就会响 • 警报器向你的大脑发送危险信号 • 大脑会产生疼痛感以吸引你的注意力，让你去处理这个问题
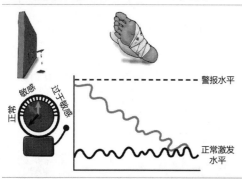	**威胁解除后警报系统的恢复** • 一旦你拔下钉子，警报水平就会回落 • 警报回落得很慢 • 你的脚在一两天内可能会感到不适或疼痛 • 这是正常现象 • 一旦警报恢复到正常水平，它就为下一个危险信号的到来做好准备
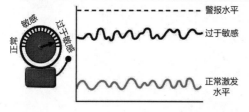	**敏感化神经系统的图表** • 这一点很关键：大约每4个人中就有1个人的警报水平不会回落至正常激发水平 • 警报（神经系统）依旧格外敏感 • 如果疼痛持续超过正常治愈时间，这可能是因为警报系统格外敏感 • 格外敏感的神经系统可能是导致你疼痛、活动受限和敏感的重要原因
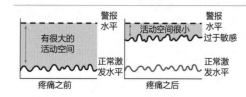	**解释敏感化及其作用** • 一个格外敏感的警报系统会对你的生活产生相当大的影响 • 之前没有疼痛时，你可以进行很多活动而不会引起疼痛 • 疼痛产生后，你进行的动作或活动会少得多 • 你的活动和动作不一定是由于损伤或组织破坏而受到限制，而可能是因为报警系统过于敏感

为的原因。这个10分钟的简短的课程明确了一个信息：Dean的疼痛很可能是由于神经系统格外敏感导致的，而不是组织损伤。治疗性神经科学宣教课程的总体目标也是以适当的节奏进行宣教/呈现信息。因此，我们决定在这个时间点停止本次课程，然后向他提出以下家庭任务。

1. 继续步行，每隔1天增加1~2分钟，不要

受疼痛影响。

2. 复习神经科学宣教的相关信息，并在他回来后，询问他对这些信息有什么疑问。

3. 考虑他的案例中，什么因素（生活、手术、工作等）是使他的"警报系统"保持"格外敏感"而不能恢复到正常静息水平的原因。

在 Dean 离开之前，我们向 Dean 解释了已经讨论并达成一致的治疗计划，包括继续治疗性神经科学宣教、逐渐改善稳定性、关节活动范围训练和有氧运动计划。按照外科医师的指导，他每周参加 2 次物理治疗，为期 4 周，之后他将与他的外科医师进行后续会面。

推理问题

5. 我们知道恐惧和焦虑越来越被认为是导致慢性疾病持续性疼痛和功能障碍的原因，但是对于手术后的情况我们知道些什么呢？

关于推理问题的回答

患者坚信手术后就不会再感到疼痛（Louw et al., 2009; Toyone et al., 2005）。新的证据指出了有关外科医师的宣教和患者期望值之间的问题（Louw et al., 2012）。随着手术后的持续性疼痛和功能障碍，患者的恐惧和焦虑也随之增加（Armaghani et al., 2013; Badura-Brzoza et al., 2005）。已经确定的是，患者在围术期充满了高度的恐惧和焦虑；反过来，这种恐惧和焦虑与手术结果也息息相关（Toyone et al., 2005; Ostelo et al., 2003a, 2003b）。这一点也在制药公司日益增多的调研活动中得到了证实，这些调研旨在通过在术前使用相关药物来镇静神经系统以改善手术结果（Yu et al., 2013; Zakkar et al., 2013; Siddiqui et al., 2014）。通过 Dean 的案例可以看出，患者接受了手术，尽管机械减压有很好的结果（SLR、力量、感觉等），但他出现了高度的恐惧、组织敏感化和对恢复的不确定性。

临床推理评注

一些人错误地认为社会心理因素（患者的视角，如难以适应的恐惧和焦虑等）只与慢性疼痛和残疾有关。这个案例中关于 Dean 视角的临床推理，强调了恐惧和焦虑对术后疼痛和失能的不利影响。如第一、三和四章所述，消极的社会心理因素会导致急性和慢性的所有患者产生有关疼痛和残疾的无益的信念、想法、情绪和行为。因此，现代肌肉骨骼实践需要临床人员掌握社会心理评估、管理、推理的知识和技能，包括当不良社会心理因素超出临床人员个人的实践范围或能力时的转诊途径。

第 2 次治疗（4 天后）

再评估

Dean 4 天后回来进行第 2 次随访。他说第一阶段自己主观上有些疲惫和茫然，但从那以后他感觉"好多了"，总体感觉不那么焦虑，睡眠也更好了，甚至疼痛也减轻了。主动关节活动范围测量值保持不变。经过询问，他完成了步行家庭训练计划，复习了神经科学宣教手册，并思考了可能导致他的"警报系统"保持格外敏感的因素。当问及他对疼痛宣教是否有疑问时，他说："你怎么知道这事发生在我身上？"——关于为什么他的神经系统仍然格外敏感。回答如下。

这是很好的问题，有几种方法可以确定。

1. 你告诉我们在疼痛和手术前你能做很多事情，如开车、久坐等。现在，活动几分钟后警报系统就会响。

2. 你的体格检查结果表明你对脊柱和腿部运动非常敏感。此外，还记得我触诊你的膝关节和踝关节时的感受吗？这是神经检查，结果显示它们非常敏感。认识到组织愈合及敏感化可能是由于敏感的警报系统而不是组织受损引起的也很重要。

3. 普瑞巴林（Lyrica™）是一种镇静药。你手术后的一些改善很可能与它有关，我们的治疗计划会进一步帮助你将敏感的神经恢复正常。

下一步是回顾他认为的处于组织敏感化的因素。Dean 曾考虑过这个问题，但除担心自己是否有能力重返工作岗位外，他没能想出任何答案。关于这点，我们再次回顾了第 1 次随访时简要解释过的警报系统激活的概念。此外，针对他的情况，我们讨论了与持续性腰痛（持续性疼痛、恐惧、工作问题、针对疼痛的各种解释等）相关的最常见的因素（黄旗征）（Kendall et al.，1997；Kendall and Watson，2000）（表 13.2）。

Dean 认为这完全合理，他现在明白为什么他变得如此敏感了。我们决定在此时（10分钟后）结束这次神经科学宣教的随访，以便有时间增加一些关节活动范围训练，而不是让他被更多的信息所淹没。

根据治疗计划，第二部分的剩余内容包括对脊柱和髋部进行的各种活动范围训练，以及神经动态滑动（SLR 和 Slump 试验）（Coppiters and Butler，2007）。其中包括仰卧位的以下练习。

- 膝关节屈曲时旋转躯干。
- 单侧膝抵胸部牵伸。
- 双侧膝抵胸部牵伸。
- 梨状肌牵伸（髋关节外旋时的屈曲／内收）。
- 直腿抬高神经滑动（图 13.5）。

我们建议 Dean 进行所有牵伸练习，不管

表 13.2

与持续性腰痛相关的最常见的因素（黄旗征）

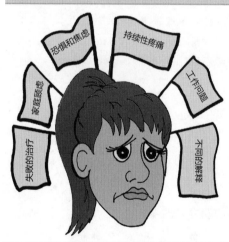

生物 – 心理 – 社会医学相关黄旗征提高了神经系统敏感性

- 为什么你的警报系统保持格外敏感
- 你在疼痛体验中所经历的一切都使警报系统格外敏感。例如：
  - 每天处理疼痛会增加压力，并会引起家庭或工作上的问题
  - 治疗不起作用；否则你也不会来到这里
  - 关于疼痛你已经得到了几种不同的解释，这会导致困惑
- 只要你有压力、困惑、害怕等，你的警报就很可能会保持格外敏感

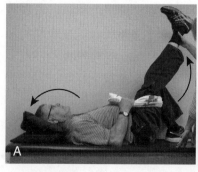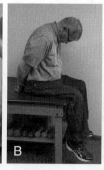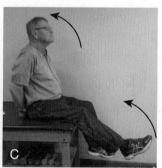

图 13.5 （A）直腿抬高神经滑动；（B 和 C）Slump 神经滑动

过程中存在强烈的还是轻微的不适感（这是预料之中的）。指导过程还额外利用了敏化与组织损伤的神经科学宣教理念，鼓励 Dean 认识到一些不适感觉的出现可能是由于神经系统敏化导致的，而非组织损伤。

随访结束后，我们回顾了 Dean 的家庭训练计划，他的步行时间每隔 1 天要增加 1 ~ 2 分钟，每天要进行 3 次脊柱、髋关节和神经滑动练习。同样地，我们要求他思考神经科学宣教的内容，并反馈任何问题。

第 3 次治疗（4 天后）

再评估和治疗

再次主观评估显示，Dean 的疼痛和焦虑得到了进一步的减轻，同时他没有任何问题地完成了他的所有家庭训练。但晚上睡眠中断问题依然存在。体格检查结果是脊柱活动范围仍保持不变，但右侧直腿抬高从 45° 显著提高到 55°，而且疼痛较少。

Dean 没有什么具体疑问，他觉得对自己的问题有了"很好的理解"。为了测试他的理解程度，我们要求他口头总结为什么他会感到疼痛。他能够将迄今为止提供的神经科学宣教的关键要素全部整合起来，而只需我们稍加改正。在回顾和进行一系列的运动范围训练之前，我们要求 Dean 做下一个神经科学宣教的家庭作业，即用 2 ~ 3 句话总结他对术后疼痛的新的理解，然后进行复习和记忆，目的是让他对自己的疼痛体验有一个简明、准确的理解。

接下来我们检查了 Dean 的家庭训练内容，以确保他是按照指导进行的。鉴于他的直腿抬高动作已经有所改善，所以增加了 1 个额外的练习：坐位下 Slump 神经滑动练习（图 13.5）。

第 4 次治疗（1 周后）

再评估

Dean 在第 4 次治疗时，总体上疼痛减轻，行走能力改善。也是他第 1 次提到自己的睡眠时间明显延长了，夜间为找到一个舒适的姿势而醒来的次数也减少了。他现在每天步行 2 次，每次 40 分钟，然而在步行快结束时，他还是感到有些许疼痛，甚至在晚些时候会感到非常疼痛。他对自己的家庭训练没有任何疑问或担心。体格检查结果显示右侧 SLR 为 55°，腰椎主动屈曲改善到了正常范围内，侧屈和伸展仍保持不变。

然后，我们让 Dean 用语言表达他对自己记忆中的疼痛感受的理解：

"几个月前我的腰受伤了，这个部位的神经像警报系统一样被激活，保护并引导我寻求帮助。最后我做了手术来修复一些组织问题，手术很成功。然而，我的腰部和腿部神经为了保护我而格外敏感，这是正常的，也是手术后我仍然感到腰部和腿部疼痛的主要原因。我现在正在参与治疗，以改善和帮助敏感的神经恢复正常。"

Dean 因为良好的理解力而得到了我们的称赞，随后我们讨论了神经科学宣教的进阶计划。

治疗

治疗的目的是在之前的神经科学宣教课程的基础上回顾一些概念并拓展 Dean 对治疗方法的理解，这些方法可以用来进一步使他敏感的神经镇静下来。与其他神经科学宣教课程一样，我们使用示例、表格和图示来促进学习进程。表 13.3 列出了讨论的要点和使用的图示。

表 13.3

用于帮助理解使神经系统镇静的策略的示例、表格和图示

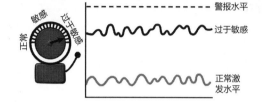

格外敏感的警报系统

- 当你受伤或者大脑认为有威胁时，身体的警报系统（神经系统）就会激活
- 威胁消除后，系统通常会恢复正常
- 每 4 个人中就有 1 个人的警报系统不会恢复到正常的静息水平，而仍然格外敏感。这通常是由于：
  - 恐惧
  - 持续性疼痛
  - 治疗失败
  - 疼痛的不同解释
  - 各种压力

这并不罕见，并且是为了保护你

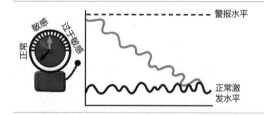

神经系统的恢复

- 现在的问题是我们如何让神经系统脱敏
- 我们如何将其恢复到正常的静息水平
- 答案是你已经开始了恢复过程

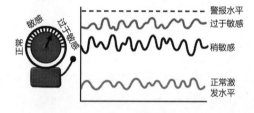

神经系统脱敏的图表描述

- 教育就是治疗
- 如果你了解到你的疼痛很大可能是由于神经系统过度敏感，那么你的警报系统就会开始平静下来
- 当你了解了你的疼痛时，你的大脑将会察觉到威胁减少，神经系统将开始平静下来
- 当神经系统平静下来时，疼痛确实会减轻
- 请记住，神经系统不会突然恢复正常。这是一个复杂的警报系统，敏感性会一点一点下降以持续保护你

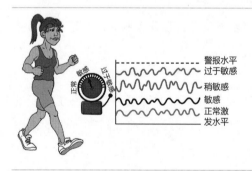

适度的有氧运动对敏感化的神经系统的镇静作用

- 锻炼还有助于让你的神经系统平静下来
- 还记得你在学校为了一个重要考试而努力学习时压力很大的情况吗？最好的办法是什么？去跑步或骑自行车。运动之后，你会感到平静和放松
- 血液和氧能使神经平静。简单来说，适度的有氧运动增加了周围神经的血液和氧气输送，这有助于镇静神经
- 无须跑马拉松或爬山
  - 每周快步走 4~5 次，每次 20~30 分钟就足够了

续表

用于帮助理解使神经系统镇静的策略的示例、表格和图示

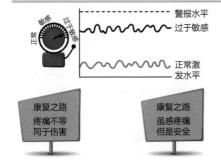

与敏化的神经系统相关的准则

- 许多处在疼痛中的人害怕锻炼，因为他们认为锻炼会引起疼痛，而疼痛意味着受伤
- 让我们澄清一些常见的错误观念：
  - 疼痛不等同于伤害
  - 你可能会感到疼痛，但你是安全的
  - 你需要明白你的警报系统是过度敏感的，当你移动或锻炼时，警报只是告诉你你的身体正在移动，并不是受伤
  - 在一定程度上能意识到和预料到的疼痛不是一个威胁，实际上它会逐渐减少并最终消失
  - 想想你在一次剧烈运动后感觉到的正常酸痛

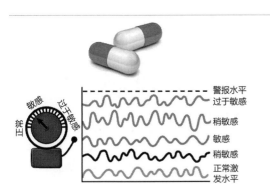

药物对神经系统脱敏作用的示例

- 帮助镇静神经的第 3 种方法是使用药物
- 关于你用药的所有问题都应该直接问你的医师
- 如果你过度敏感的警报系统限制了你的运动、锻炼和治疗，这些药物可能能有助于促进你的进步
- 随着时间推移，应该在医师的帮助下减少并停止用药

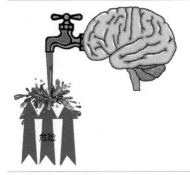

内源性机制对伤害性感受的影响被描述为"湿性大脑"（wet brain）

- 你知道大脑也会生产"镇痛药"吗
- 大脑拥有世界上最强大的药箱，我们称之为湿性大脑
- 湿性大脑中充满大量的健康药物，可以减缓危险信息的输入和疼痛感受

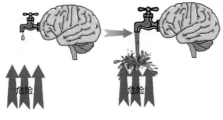

图示描述了增强大脑内源性机制的过程

- 持续性疼痛的人的大脑中的镇痛药已经枯竭
- 为什么会这样？为了保护你，大脑把镇痛药拿走以便让你更敏感，这样你就会采取措施来抑制疼痛
- 我们如何把一个干枯的大脑变成一个湿性大脑
  - 知识：更多地了解疼痛的作用机制，以及疼痛的真正含义
  - 有氧运动
  - 睡眠
  - 冥想和放松
  - 呼吸
  - 手法治疗
- 我们可以做很多事情来减轻你的疼痛

从 Dean 当前在步行结束时表现出的疼痛，以及随后疼痛加剧的潜伏期看，我们认为他在活动过多之后出现了"大起大落"式的风险的暴发，这会导致许多患者产生以后过少活动的反应。为了避免这种情况，我们引入了"节奏"的概念（表 13.4）。我们决定将 Dean

表 13.4

用于解释节奏概念的示例、表格和图示

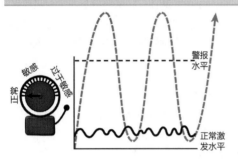

"无痛 – 无获"的循环

- 人们感到疼痛的最大原因之一是他们做了太多运动或日常工作
- 运动和活动很重要，但你需要调整自己的节奏
- 如果你太辛苦或在疼痛中崩溃，你可能会在运动后的几小时或几天内感到疼痛
- 从之前的疼痛中恢复后，再来一次，你会付出同样的代价
- 这个循环重复几次之后，你很可能会感到沮丧而放弃
- 调整自己的节奏。20 分钟的快步走之后感觉良好没有明显的疼痛，这比 1 小时的步行却让你疼痛 1～2 天要好得多
- 在无明显疼痛的前提下进行运动和日常活动会帮助你平静下来

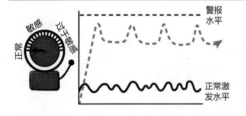

"如果疼痛，就不做"的循环

- 在相反的情况下，许多人害怕和避免疼痛
- 他们停止所有活动，甚至包括无痛的活动
- 他们关注的是"我什么时候感到疼痛"，这实际上增加了他们的疼痛
- 这种方法阻碍了他们的进步，会使他们气馁
- 随着时间推移，只需要越来越少的活动即可触发警报

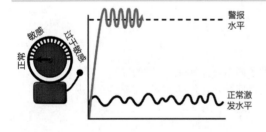

分级暴露

- 所以我们该怎么办
- 敢于逐渐尝试，做到适可而止
- 进行一项任务或训练到你感到不适的程度即可
- 调整自己的节奏
- 不要害怕疼痛，但要尊重它
- 不要一遇到疼痛就停止，但也不能一直挺着到结束
- 当你对疼痛的机制有了新认识，你就不会害怕疼痛，疼痛就会开始减轻
- 这样可以逐渐增加活动和锻炼

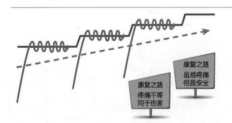

分级暴露和控制节奏

- 你怎么吃掉大象？一次咬一口
- 这同样适用于任何训练计划或任务
- 从少量开始
- 每隔 1 天增加一小部分
- 日复一日，你的时间、距离、持续时间等都会增加
- 3 分钟的步行变成了 4 分钟的步行，变成了 5 分钟的步行，再变成了 5km，最后变成了波士顿马拉松

目前的步行时间减少到 25 ~ 30 分钟（他说这样感觉真的很好），并增加更多的步行次数，而不是延长时间。通过继续进行调控训练避免"大起大落"的循环，以及对神经科学宣教进行认知重建，并在工作中采取适当的负荷预防措施，我们希望 Dean 能够逐渐提高体能，同时降低中枢神经系统的敏感性。当他的情况继续好转时，再重新考虑步行时间。

由于长期进行神经科学宣教，我们决定不在这个时候增加任何额外的练习。我们还让 Dean 思考和回顾讨论过的新信息并带着任何问题回来，指导他继续进行当前的家庭训练计划，以及按照之前的说明来改变步行计划。

第 5 次治疗（1 周后）

再评估

Dean 说从上次之后"没有变化"，并再次感觉到他自己已经把神经科学的信息理解得很好。这次我们对他的治疗结果重新进行评估。

- ODI：28%（术后首次就诊时为 50%）。
- 数字评分表
  - 腰部：2/10（术后首次就诊时为 3/10）。
  - 腿部：1/10（术后首次就诊时为 5/10）。
- FABQ 评分
  - 工作部分：18 分（初始为 35 分）。
  - 体力活动部分：14 分（初始为 22 分）。

  再次进行体格检查显示：
- 右侧直腿抬高 60°，活动范围与左侧直腿抬高相似，腿部有轻度疼痛；
- 腰椎的主动屈曲在正常范围内；
- 腰椎的主动侧屈和伸展保持不变。

治疗

考虑到 Dean 的进步（疼痛、恐惧、运动和功能），我们决定开始脊柱稳定性训练。这与最初的治疗计划是一致的。考虑到他在仰卧位时的主动运动、加重和缓解因素及在仰卧位下能比在其他体位下有更好的表现（能够找到脊柱中立位并正确地激活深层稳定肌），我们决定在 Dean 仰卧屈膝位开始对其进行脊柱稳定性训练。脊柱稳定性训练旨在重新训练 Dean 的运动控制能力而非力量，并将运动和功能也考虑在内。与神经科学宣教相一致，我们并没有对他说他是"虚弱的"或需要"加强"，而是告诉他这些训练可以帮助他更好地运动和发挥功能。当进行协同收缩训练时，我们对他进行监测，告诉他识别和避免任何不必要的运动或错误的募集模式（如过度吸气或腰部和骨盆失去控制）。一旦 Dean 能够独立地在仰卧位下正确地进行协同收缩训练，我们就会测试他是否也能够在坐位下完成，并能同时保持正确的呼吸和腰部骨盆的控制。Dean 在坐位时表现出了足够的控制力，我们便将其纳入他的早期训练中。他更新后的家庭训练计划现在包括以下内容。

- 继续思考神经科学宣教，如果他有任何问题，下次来访时可以提出来。
- 继续步行计划，最多 30 分钟，如果时间允许，可以增加短距离步行。
- 继续进行关节活动范围和神经动力学的家庭训练。
- 增加脊柱稳定性训练；每 2 小时做 10 分钟的仰卧位和坐位的协同收缩训练，训练时确保腰椎、骨盆处在中立位和保持正确的呼吸模式。我们还告诉 Dean，除非他先进行稳定肌的协同收缩并将稳定肌协同收缩训练纳入其日常生活，否则不要通过手机设置来提示自己经常练习这些。

推理问题

6. 考虑到运动控制再训练的不同理念和争议，你能简要介绍一下你对 Dean 这样的患者的治疗方法吗？

关于推理问题的回答

Dean 的案例强调了我们对疼痛和脊柱稳定性的思考。众所周知，运动控制受到疼痛的影响。基于生物学和临床经验的大量证据，我们相信，对于 Dean 的临床表现来说，在运动控制训练之前需要先控制和处理疼痛。例如，已经表明，对疼痛的高度恐惧和疼痛灾难化会显著影响脊柱稳定性训练时的运动控制。此外，运动前皮质和运动皮质都参与疼痛神经基质中的疼痛处理，会对运动控制产生影响。因此，在广泛关注运动控制之前，减少疼痛及相关的恐惧和灾难化是一个明智的临床举措。这并不意味着一定让疼痛消失，而是逐渐减轻疼痛体验。通过处理 Dean 对疼痛的理解和相关的恐惧回避来帮助运动控制的恢复可能会更成功。

一旦 Dean 解决了疼痛问题，我们就加入运动控制训练并注意以下事项。

（1）找到脊柱中立位。类似于检查中描述的测试，我们向 Dean 演示该任务并让他进行重复以确保找到一个舒适的中间活动度的运动位置并开始脊柱稳定性训练。

（2）运动控制机制的启动。指导 Dean 进行腹部和腰部肌肉的协同收缩来进行有控制的骨盆运动，同时观察其他不必要的肌肉代偿性收缩或憋气。协同收缩训练应首先在一个舒适的体位（即仰卧屈膝位）下进行，然后转换到其他静态位置，如坐位、四点跪位和站立位，最初从 5 秒开始，然后通过增加时长来训练耐力（Richardson et al., 2004; Puentedura et al., 2009），因此训练应视持续时间而定而不是疼痛。关注静态姿势旨在减少手术层面的压力，而不过度增加疼痛体验。

（3）功能（闭链运动）训练和活动。一旦 Dean 能够在各种静态位置进行协同收缩，而不会过度增加疼痛或使用代偿动作／策略，便可增加与其工作（货车驾驶和农田劳作）相关的功能性任务，这可能包括以下内容：

- 坐位时使用上肢
- 弓步
- 蹲坐
- 躯干运动
- 举起重物

与当前关于脊柱稳定训练的观点一致，我们所指导的协同收缩方法是整体性的，而不是某个具体的肌肉／肌群。

临床推理评注

给 Dean 的治疗性神经科学教育与当前的实践指南一致（Nijs et al., 2011）。获得更多的适应性疼痛理念可以减少恐惧回避，并帮助 Dean 为开始脊柱稳定训练计划做好准备。我们所教授的稳定性训练遵循现有的运动控制理论和证据，它也遵循当代以认知为导向的运动控制训练理论（Nijs et al., 2014）。在整个管理过程中，Dean 完全理解各种干预措施的原理和目的，他是一个积极的合作者，而不仅仅是治疗的被动接受者。他正在成功地接收着用来处理他的问题和自我管理的原理和方法，这预示着他将有良好的功能恢复情况。

第 6～8 次治疗（接下来的 2 周）

在随后的治疗中，Dean 在疼痛、功能和活动范围方面继续有所改善。脊柱稳定性训练包括更多来提升功能的闭链运动。他现在的稳定计划的重点是增加协同收缩训练的持续时间以提高耐力。通过选择功能性任务来模拟他的货车驾驶工作，有控制地进行下列功能性训练，训练强度应基于能力评估的基线结果。

- 坐位时手臂的运动：
  - 无重物；各个平面
  - 有重物；各个平面
- 坐位时腿部的运动：
  - 脚向各个方向移动

- 迈步
- 弓步
- 蹲坐
- 举起重物

根据外科医师的初次推荐，在第 8 次就诊结束后，Dean 已经完成了他处方中的治疗。也已完成再评估，进度报告如下：

- 腰痛（NRS）：2/10 分
- 腿部疼痛（NRS）：1/10 分
- ODI：18%
- FABQ
  * 工作部分：10 分
  * 体力活动部分：8 分
- Dean 能整夜安睡。但在早晨和坐位超过 60 分钟后，他仍然感到较明显的"疼痛"和僵硬。
- 无神经症状出现。
- Dean 着急重返工作。他觉得自己能很容易地开车，但在上车/下车时会遇到一些问题（正如预期的那样），但他觉得都会好起来。

第 9～12 次治疗（接下来的 4 周）

外科医师对 Dean 的进步感到很满意。复查 X 线检查显示骨愈合率令人满意。外科医师允许 Dean 在限重 15kg 的前提下恢复工作，并要求他每周继续进行 1 次稳定性和功能训练，为期 4 周。

随后的治疗继续进行，其中稳定性计划重点增加重量、耐力和模仿功能性任务训练。继续让他进行家庭锻炼计划（关节活动范围、神经松动术、稳定性训练），以进一步缓解敏感的神经系统，同时提高功能。根据 Dean 的工作日程，他现在每天的步行训练被限制在 2 次，每次 30 分钟。4 周后，Dean 的腰痛仍有 1～2 分，但他认为这是"正常的感觉"，他的所有心理预期指标均为 0。腰椎主动活动范围显示屈曲正常，伸展 50%（僵硬 > 疼痛），左右侧屈 75%（僵硬 > 疼痛），直腿抬高 60°，双侧无疼痛。

Dean 无须进一步的治疗，但我们鼓励他继续家庭训练计划。

推理问题

7. 根据你的经验和一些研究的支持，你认为术前患者宣教，特别是疼痛宣教会影响术后的疼痛和功能障碍吗？

关于推理问题的回答

从直觉上看这是符合逻辑的。一些不断增加的旨在减少疼痛和功能障碍的围术期策略，包括药物、患者宣教和放松治疗等推动了这种理念。在随机对照试验中（Louw et al., 2014b），我们将准备接受神经根手术的患者（类似于 Dean）随机分配成 2 组，一组接受外科医师的术前宣教（常规治疗）；另一组术前除接受外科医师的宣教外，还接受 30 分钟的关于疼痛的神经生物学和神经生理学的神经科学宣教课程。所有患者均进行手术且术后随访 1 年，内容包括腰痛、腿部疼痛、恐惧回避、疼痛灾难化、功能、疼痛知识、手术经历和医疗应用。1 年的随访结果显示，在腰痛、腿部疼痛、恐惧回避、疼痛灾难化、疼痛知识或功能方面没有发现统计学差异。然而，有趣的是，尽管有类似的疼痛和功能障碍，但接受术前疼痛科学宣教的患者在不同程度上有更成功的手术经历。此外，这些患者术后第 1 年在医疗（医疗检查和治疗）上的花销减少了 45%，尽管他们有类似的疼痛和功能障碍，但这表明他们产生了真正的行为改变。

患者对疼痛感兴趣并且能够理解疼痛相关的神经科学，以上情况同样适用于脊柱手术患者。

临床推理评注

　　关于临床治疗进展的临床推理和调查治疗干预有效性的研究都需要广泛的测量结果来发现变化和提供实践信息。尽管患者宣教一直是肌肉骨骼临床管理的一部分，但它并不总能作为一项真正的治疗干预来实现有效的改变。针对患者认知（如理解、归因、威胁评估、自我效能）、健康和疼痛行为（如避免或过度活动、用药、生活方式改变）、锻炼（如姿势、运动控制、活动、疼痛管理）和人体工程学／技术（用于家庭、工作、运动环境等）的治疗性教育都应以明确的推理为基础，告知教育信息的选择和传递方式（即第一章讨论的"教育推理"）。与所有临床实践一样，它应该以研究（如关于学习和疼痛／生活方式教育）作为指导，然后情景化地应用于不同的患者，根据不同的评估结果相应地改变治疗措施。

（解涛 译，万里 廖麟荣 郭京伟 审校）

参考文献

Armaghani, S.J., Lee, D.S., Bible, J.E., Archer, K.R., Shau, D.N., Kay, H., et al., 2013. Preoperative narcotic use and its relation to depression and anxiety in patients undergoing spine surgery. Spine 38, 2196–2200.

Backstrom, K.M., Whitman, J.M., Flynn, T.W., 2011. Lumbar spinal stenosis-diagnosis and management of the aging spine. Man. Ther. 16, 308–317.

Badura-Brzoza, K., Matysiakiewicz, J., Piegza, M., Rycerski, W., Hese, R.T., 2005. [Sociodemographic data and their influence on anxiety and depression in patients after spine surgery]. Przegl. Lek. 62, 1380–1383.

Burton, A.K., Waddell, G., Tillotson, K.M., Summerton, N., 1999. Information and advice to patients with back pain can have a positive effect. A randomized controlled trial of a novel educational booklet in primary care. Spine 24, 2484–2491.

Butler, D.S., 2000. The Sensitive Nervous System, Adelaide, NOI Group.

Coppieters, M.W., Butler, D.S., 2007. Do 'sliders' slide and 'tensioners' tension? An analysis of neurodynamic techniques and considerations regarding their application. Man. Ther. 13 (3), 213–221.

Cruccu, G., Sommer, C., Anand, P., Attal, N., Baron, R., Garcia-Larrea, L., et al., 2010. EFNS guidelines on neuropathic pain assessment: revised 2009. Eur. J. Neurol. 17, 1010–1018.

Fritz, J.M., George, S.Z., 2002. Identifying psychosocial variables in patients with acute work-related low back pain: the importance of fear-avoidance beliefs. Phys. Ther. 82, 973–983.

Grotle, M., Vollestad, N.K., Brox, J.I., 2006. Screening for yellow flags in first-time acute low back pain: reliability and validity of a Norwegian version of the Acute Low Back Pain Screening Questionnaire. Clin. J. Pain 22, 458–467.

Haanpaa, M., Attal, N., Backonja, M., Baron, R., Bennett, M., Bouhassira, D., et al., 2011. NeuPSIG guidelines on neuropathic pain assessment. Pain 152, 14–27.

Hakkinen, A., Kautiainen, H., Jarvenpaa, S., Arkela-Kautiainen, M., Ylinen, J., 2007. Changes in the total Oswestry Index and its ten items in females and males pre- and post-surgery for lumbar disc herniation: a 1-year follow-up. Eur. Spine J. 16, 347–352.

Kendall, N., Watson, P., 2000. Identifying psychosocial yellow fl ags and modifying management. In: Gifford, L.S. (Ed.), Topical Issues in Pain 2. CNS Press, Falmouth.

Kendall, N.A.S., Linton, S.J., Main, C.J., 1997. Guide to assessing psychosocial yellow flags in acute low back pain: risk factors for long term disability and work loss, Wellington, Accident Rehabilitation & Compensation Insurance Corporation of New Zealand and the National Health Committee.

Kovacs, F.M., Urrutia, G., Alarcon, J.D., 2011. Surgery versus conservative treatment for symptomatic lumbar spinal stenosis: a systematic review of randomized controlled trials. Spine 36, E1335–E1351.

Louw, A., 2012. Your Nerves Are Having Back Surgery. OPTP, Minneapolis.

Louw, A., Butler, D.S., Diener, I., Puentedura, E.J., 2012. Preoperative education for lumbar radiculopathy: a Survey of US Spine Surgeons. Int. J. Spine Surg. 6, 130–139.

Louw, A., Butler, D.S., Diener, I., Puentedura, E.J., 2013. Development of a preoperative neuroscience educational program for patients with lumbar radiculopathy. Am J. Phys. Med. Rehabil 92, 446–452.

Louw, A., Diener, I., Landers, M.R., Puentedura, E.J., 2014a. Preoperative pain neuroscience education for lumbar radiculopathy: a multi-center randomized controlled trial with one-year follow-up. Spine 39 (18), 1449–1457.

Louw, A., Diener, I., Landers, M.R., Puentedura, E.J., 2014b. Preoperative pain neuroscience education for lumbar radiculopathy: a multicenter randomized controlled trial with 1-year follow-up. Spine 39, 1449–1457.

Louw, A., Louw, Q., Crous, L.C.C., 2009. Preoperative Education for Lumbar Surgery for Radiculopathy. S Afr. J. Physiother. 65, 3–8.

Louw, A., Puentedura, E.J., 2013. Therapeutic Neuroscience Education. OPTP, Minneapolis, MN.

Lundborg, G., Dahlin, L.B., 1996. Anatomy, function, and pathophysiology of peripheral nerves and nerve compression. Hand Clin. 12, 185–193.

Lundborg, G., Myers, R., Powell, H., 1983. Nerve compression injury and increased endoneurial fluid pressure: a 'miniature compartment syndrome. J. Neurol. Neurosurg. Psychiatry 46, 1119–1124.

Maitland, G., Hengeveld, E., Banks, K., English, K., 2005. Maitland's Vertebral Manipulation. Elsevier, London.

Moseley, G.L., Hodges, P.W., 2005. Are the changes in postural control associated with low back pain caused by pain interference? Clin. J. Pain 21, 323–329.

Moseley, G.L., Hodges, P.W., 2006. Reduced variability of postural strategy prevents normalization of motor changes induced by back pain: a risk factor for chronic trouble? Behav. Neurosci. 120, 474–476.

Moseley, G.L., Nicholas, M.K., Hodges, P.W., 2004. Pain differs from non-painful attention-demanding or stressful tasks in its effect on postural control patterns of trunk muscles. Exp. Brain Res. 156, 64–71.

Nijs, J., Paul van Wilgen, C., Van Oosterwijck, J., et al., 2011. How to explain central sensitization to patients with 'unexplained' chronic musculoskeletal pain: practice guidelines. Man. Ther. 16, 413–418.

Nijs, J., Meeus, M., Cagnie, B., 2014. A modern neuroscience approach to chronic spinal pain: combining pain neuroscience education with cognition-targeted motor control training. Phys. Ther. 94, 730–738.

Ostelo, R.W., De Vet, H.C., Berfelo, M.W., Kerckhoffs, M.R., Vlaeyen, J.W., Wolters, P.M., et al., 2003a. Effectiveness of behavioral graded activity after first-time lumbar disc surgery: short term results of a randomized controlled trial. Eur. Spine J. 12, 637–644.

Ostelo, R.W., De Vet, H.C., Vlaeyen, J.W., Kerckhoffs, M.R., Berfelo, W.M., Wolters, P.M., et al., 2003b. Behavioral graded activity following first-time lumbar disc surgery: 1-year results of a randomized clinical trial. Spine 28, 1757–1765.

Ostelo, R.W., De Vet, H.C., Waddell, G., Kerckhoffs, M.R., Leffers, P., Van Tulder, M., 2003c. Rehabilitation following first-time lumbar disc surgery: a systematic review within the framework of the Cochrane Collaboration. Spine 28, 209–218.

Pincus, T., Morley, S., 2001. Cognitive-processing bias in chronic pain: a review and integration. Psychol. Bull. 127, 599–617.

Piperno, M., Hellio Le Graverand, M.P., Reboul, P., Mathieu, P., Tron, A.M., Perrin, G., et al., 1997. Phospholipase A2 activity in herniated lumbar discs. Clinical correlations and inhibition by piroxicam. Spine 22, 2061–2065.

Puentedura, E.J., Brooksby, C.L., Wallmann, H.W., Landers, M.R., 2009. Rehabilitation following lumbosacral percutaneous nucleoplasty: a case report. J. Orthop. Sports Phys. Ther. 40, 214–224.

Richardson, C., Hodges, P., Hides, J., 2004. Therapeutic Exercise For Lumbopelvic Stabilization. Churchill Livingstone, London.

Saal, J.S., Franson, R.C., Dobrow, R., Al, E., 1990. High levels of inflammatory phospholipase A2 activity in lumbar disc herniation. Spine 15, 674–678.

Siddiqui, N.T., Fischer, H., Guerina, L., Friedman, Z., 2014. Effect of a preoperative gabapentin on postoperative analgesia in patients with inflammatory bowel disease following major bowel surgery: a randomized, placebocontrolled trial. Pain Pract. 14, 132–139.

Smart, K.M., Blake, C., Staines, A., Doody, C., 2009. Clinical indicators of 'nociceptive', 'peripheral neuropathic' and 'central' mechanisms of musculoskeletal pain. A Delphi survey of expert clinicians. Man. Ther. 15, 80–87.

Smart, K.M., Blake, C., Staines, A., Thacker, M., Doody, C., 2012a. Mechanisms-based classifications of musculoskeletal pain: Part 1 of 3: symptoms and signs of central sensitisation in patients with low back (+ /-leg) pain. Man. Ther. 17, 336–344.

Smart, K.M., Blake, C., Staines, A., Thacker, M., Doody, C., 2012b. Mechanisms-based classifications of musculoskeletal pain: Part 2 of 3: symptoms and signs of peripheral neuropathic pain in patients with low back (+ /-leg) pain. Man. Ther. 17, 345–351.

Smart, K.M., Blake, C., Staines, A., Thacker, M., Doody, C., 2012c. Mechanisms-based classifications of musculoskeletal pain: Part 3 of 3: symptoms and signs of nociceptive pain in patients with low back (+ /-leg) pain. Man. Ther. 17, 352–357.

Toyone, T., Tanaka, T., Kato, D., Kaneyama, R., Otsuka, M., 2005. Patients ' expectations and satisfaction in lumbar spine surgery. Spine 30, 2689–2694.

Tran De, Q.H., Duong, S., Finlayson, R.J., 2010. Lumbar spinal stenosis: a brief review of the nonsurgical management . Can. J. Anaesth. 57, 694–703.

Treede, R.D., Jensen, T.S., Campbell, J.N., Cruccu, G., Dostrovsky, J.O., Griffin, J.W., et al., 2008. Neuropathic pain: redefinition and a grading system for clinical and research purposes. Neurology 70, 1630–1635.

Ulrich, J.A., Liebenberg, E.C., Thuillier, D.U., Lotz, J.C., 2007. ISSLS prize winner: repeated disc injury causes persistent inflammation. Spine 32, 2812–2819.

Walsh, J., Hall, T., 2009a. Reliability, validity and diagnostic accuracy of palpation of the sciatic, tibial and common peroneal nerves in the examination of low back related leg pain. Man. Ther. 14, 623–629.

Walsh, J., Hall, T., 2009b. Reliability, validity and diagnostic accuracy of palpation of the sciatic, tibial and common peroneal nerves in the examination of low back related leg pain. Man. Ther. 14, 623–629.

Yu, L., Ran, B., Li, M., Shi, Z., 2013. Gabapentin and pregabalin in the management of postoperative pain after lumbar spinal surgery: a systematic review and meta-analysis. Spine 38, 1947–1952.

Zakkar, M., Frazer, S., Hunt, I., 2013. Is there a role for gabapentin in preventing or treating pain following thoracic surgery? Interact. Cardiovasc. Thorac. Surg. 17, 716–719.

第十四章

一位有挥鞭伤的律师

Gwendolen Jull • Michele Sterling • Darren A. Rivett • Mark A. Jones

患者问诊

Emma 是一位 38 岁的女性,她因为 10 天前在车祸中受伤,导致颈痛,家庭医师转诊她来看物理治疗师。她以前没有颈痛和头痛史。Emma 是一个律师事务所的全职律师合伙人,她的工作涉及许多法律领域,主要专长于遗嘱和财产转让。她已婚,有 2 个孩子,分别为 11 和 9 岁。

10 天前,她开车送孩子去上学后再去上班。当她停下等红灯时,听到后边有急刹车的声音,然后她的车就从后边被撞了。她感到被强烈地向前撞击,同时感到颈部剧痛。她的车正后方被撞,保险杠和后备厢都被撞瘪了,随后车被拖到了修理厂。现场处理事故的警察建议她去检查一下颈部以防万一。Emma 觉得问题不大,于是坐出租车去上班了。但是,她的颈部越来越痛,临下班前开始头痛。她回家以后,吃了 2 片布洛芬就早早睡觉了。

Emma 一整晚都因为颈痛睡得很差,醒来以后颈部非常僵硬和酸痛。她先生送孩子去了学校,她则去看家庭医师,医师建议她不要上班并且安排她照了 X 线片。她当天下午带着片子又看了医师,片子上没有显示损伤。医师的诊断是颈部软组织损伤,建议她服用几天对乙酰氨基酚来镇痛(每天 3 次,每次 2 片)。同时认为她还可以工作,但不要太劳累。如果

颈痛 1 周以后无好转,再来就诊。

1 周以后 Emma 回去见医师了。她的颈痛未见减轻,而且在某种程度上还更厉害了。医师给她开了曲马朵这种阿片类镇痛药(每 6 小时 2 片),同时转诊她看物理治疗师。

在第 1 次见面中,Emma 说她整个颈部都疼,尤其是在右侧。颈部疼痛加剧后,还会引起头痛(图 14.1)。用 VAS 评估,她的颈痛水平为 6/10 分,头痛水平也如此。她还说当头痛严重时,她有点头重脚轻和走路不稳。

Emma 的颈痛虽然持续,但也有波动。她如果工作时连续使用电脑 30~60 分钟,头痛就会加剧。她如果不加注意地转头,颈痛会很剧烈,疼痛评分能达到 8/10 分。这种剧痛几分钟内就会缓解。但是持续工作造成的颈痛一旦加重,很难缓解。下午颈痛加重后就会有头痛。头重脚轻的感觉不是总有,只有头痛严重时才有。虽然那种感觉只持续几秒至几分钟,但是很令人烦恼。服药有助于缓解疼痛。回家以后躺下同时热敷颈部 30 分钟也很有用。她觉得服用曲马朵可以控制疼痛,且没有明显的不良反应。我问她头晕是否和服药有关,她认为她的头晕症状与服用曲马朵无关,更确切地说,她头痛时才有这种感觉。她还能上班,但是她很担忧自己的工作效率。事务所的助手给了她很多帮助,但这样不是长久之计。

在家里,Emma 还可以做饭。但上个周

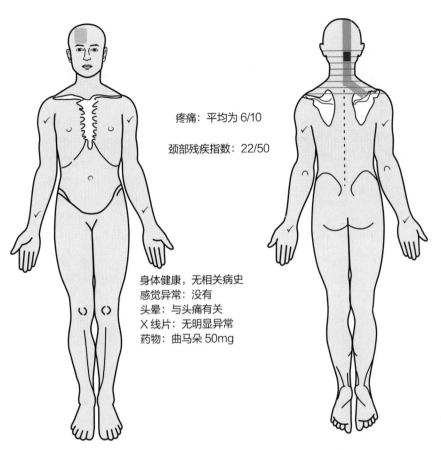

疼痛：平均为 6/10

颈部残疾指数：22/50

身体健康，无相关病史
感觉异常：没有
头晕：与头痛有关
X 线片：无明显异常
药物：曲马朵 50mg

图 14.1　身体图示描述症状

末，她需要先生和孩子们协助做清洁、洗衣服、买菜。她的睡眠仍然受到干扰，但有所改善。Emma 用 2 个柔软的枕头侧睡。她做过几次关于事故的梦，梦中尖锐的刹车声会惊醒她。她现在每天坐出租车上班，并要求司机避开她出事的那个路口。

总的来说，Emma 身体健康，除分娩外，没有过其他病史和外科手术史。她不参加体育

活动，每周和朋友散步 3 次作为运动。周末都忙于照顾孩子们、做家务和进行其他社交活动。

不论是个人还是从专业人员处，她没有接触过有关挥鞭伤的知识。她听说过对于有些人这是个大问题。她还没有和保险公司谈额外的医疗赔偿问题。但是为了能负担她车的损失和治疗费用，她准备开始索赔。Emma 在第 1 次见面中的各项评分见表 14.1。

表 14.1

在第 1 次评估中，患者的颈部残疾指数（NDI）和患者特异性功能量表（PSFS）评分	
颈部残疾指数（neck disability index, NDI）	22/50 分
患者特异性功能量表（patient-specific functional scale, PSFS）	
转头	1 分
使用电脑工作 60 分钟	3 分
做饭（抬起炒锅）	5 分
和朋友散步	0 分

基于评估工具挥鞭伤临床预测规则（whiplash clinical prediction rule）[NDI 评分为 22/50；年龄为 38 岁；过度激惹症状为 3/6（Ritchie et al., 2013, 2015），www.recover.edu.au/recover-clinical/]，Emma 的评估结果显示她的恢复进程是中度不乐观。

推理问题

1. 第 1 次问诊后，你对她的症状的原因有哪些假设？哪些证据支持你的假设？哪些证据不支持？

关于推理问题的回答

考虑到疼痛的区域及头部的牵涉痛，痛觉的来源最可能是在上颈椎节段。转头时的疼痛提示 $C_1 \sim C_2$ 节段功能障碍。头重脚轻和步态不稳的症状经常（但不是唯一）与上颈椎问题相关。在 Emma 的案例中，这两个问题与颈痛和头痛都是直接相关的（Treleaven, 2017）。它们也可能是前庭源性的或由脑震荡引起，但是后者可排除。因为她说过，她的头部没有受到撞击或者在撞车时丧失意识。

头晕和眩晕是服用曲马朵常见的不良反应，这可能会推翻这些症状是因为上颈椎受伤的假设。Emma 被问及这些症状和服用曲马朵的时间关系，她回答二者之间似乎没有关系。

推理问题

2. 对于疼痛类型（伤害感受性疼痛、神经病理性疼痛或者是伤害感受可塑性疼痛）你有什么想法？本病例的急性表现如何影响你对疼痛类型的假设？

关于推理问题的回答

作为一个初步的假设，这个颈部疼痛被认为是伤害感受性疼痛，多是因为有炎症原因（如在持续性疼痛的背景下，转头会引起锐痛）。疼痛的急性性质、对运动和姿势 / 活动的反应及 8 天前受伤情况，这些相关问题都得出了以上假设。当然，疼痛可能是神经病理性疼痛（疼痛强度高、易激惹、持续性疼痛、对睡眠有影响），涉及 C_2 神经的可能性也要考虑在内。

她的头痛可能是中枢神经系统敏感化的表现。由于颈椎痛觉感受器的初始兴奋和敏化，在急性损伤阶段可能会有一定程度的中枢敏化（Graven-Nielsen and Arendt-Nielsen, 2010）。Emma 的情况不像是伤害感受可塑性疼痛（nociplastic），因为她的疼痛很局限，很多能表示出适应不良而造成的中枢化的特点，如大范围区域痛觉过敏和疼痛在她身上都没有表现出来（Graven-Nielsen and Arendt-Nielsen, 2010）。头痛的开始和颈部受伤的时间相关，头痛加重和颈痛的关系提示是颈源性头痛。然而，有证据表明，挥鞭伤也会诱发偏头痛和紧张性头痛（Drottning et al., 2002）。不管头痛的类型如何，它们都和中枢敏化有关。在体格检查中出现的痛觉超敏（allodynia，正常无痛的刺激产生痛觉）现象就提示中枢敏化的存在。

推理问题

3. 在患者问诊中，你是否发现一些问题引起你对患者病程进展的担心？

关于推理问题的回答

Emma 的临床表现中有些特征会提示她的病程进展可能会不太好，这些包括比较高的颈痛评分（6/10 分）和颈椎功能障碍指数评分（22/50 分）。通过对她进行挥鞭伤临床预测规则的评估，其结果显示她有中度风险会预后较差。此外，其他证据虽然不是很强，也提示她的疾病进展会很差，这包括车祸当时马上出现的疼痛、较早开始的头痛和头重脚轻体征。Emma 也经历了一些创伤后应激反应（侵入性：梦到车祸，梦到刹车响声而惊醒；回避性：要求出租车司机避开车祸发生的路段），但是过度激惹症状还是很低。以上这些症状能够预测出比较差的预后（Sterling et al., 2012），而且它们在车祸损伤中也是很常见的。但是对于大部分人，这些症状都能恢复（Sterling et al., 2003）。对于 Emma，这些症状在以后的物理治疗中会被监测。同时，也有好的方面，她没有冷痛觉过敏（cold hyperalgesia），这个症状会和较差的预后有关系（Goldsmith et al., 2012）。

临床推理评注

正如这个回答以及第一章中的相关内容一

样，不仅仅是疼痛，我们要对所有症状的原因做出假设，这很重要。例如，上部颈椎功能失常、前庭系统和颅内问题、脑震荡后遗症或药物的不良反应都可能是她出现头重脚轻和步态不稳的潜在原因。通过病史，分析症状之间的时间关系及加重和缓解症状的各种行为因素，就能对可能的原因做出初步的假设。在这个案例中，那些在上颈椎功能障碍中很常见的症状，以及它们与 Emma 的颈痛和头痛的直接关联都支持功能障碍源自上颈部这个假设。同时，她在车祸中的一些受伤细节不支持脑震荡。

对于肌肉骨骼专业的临床工作人员，能够理解各种疼痛类型，能够区分急性和慢性疼痛、牵涉痛和与其相关的神经生理原因是非常重要的。因为对疼痛类型的判断会影响其他临床推理，包括评估和处理中要注意的方面，以及治疗策略和治疗进程。虽然各种疼痛类型的主观报告和体格检查特点都讲过了（第一章和第二章），但正如在这里和第二章中所讨论的那样，并不是所有敏感化都是适应不良的表现。同时，伤害感受可塑性疼痛（nociplastic）的具体症状和体征仍不明确（Curatolo and Arendt-Nielsen, 2015）。不过，在 Emma 的例子中，认识到这些敏感化的特点能够使我们在体格检查和进行治疗时注意一些该谨慎的地方。

虽然每位患者都想知道结局，但判断预后在临床推理中是很难的。在对推理问题 3 的回答中确定了一些从主诉中发现的、能够指示出不良预后的因素（Walton et al., 2013），包括她受伤后立即出现的疼痛和早期开始的头痛及疼痛症状减轻的情况。还包括她有创伤后应激症状。挥鞭伤临床预测规则中她的得分也显示出不良预后的中度风险（Ritchie et al., 2013）。如在第一章中讨论的内容，对于不同的临床表现分类，各种研究提供了影响预后的各种因素。就单独的患者而言，我们在问诊、体格检查和以下治疗中需要考虑如下因素。

- 患者的展望和期待（包括患者是否准备好开始治疗、对未来需要改变的情况是否有动机和自信）。
- 外部鼓励机制（重返工作）和外部消极因素（法律纠纷、工作环境不支持）。
- 活动或者参与能力受限程度。
- 身体问题的特点（是否有身体系统性疾病如风湿性关节炎相对于局部的韧带问题如踝扭伤）。
- 病理损伤程度和身体功能受损程度。
- 社会、职业和经济地位。
- 目前的主要疼痛类型。
- 组织愈合阶段。
- 身体状况的激惹性。
- 病程的时间和进程。
- 患者的一般健康状况、年龄和既往病史。

在推理问题中，考虑患者未来的病情预后时，最好是同时考虑乐观和不乐观的因素。即刻出现的颈痛和早期出现的疼痛和头重脚轻症状，加上有创伤后应激症状，都支持预后不良的假设。同时，只有低度的激惹症状和没有冷痛觉过敏支持会有好的预后。

体格检查

考虑到 Emma 的疼痛，我们准备只做必要的检查，只要能够了解病情和做出治疗计划就够了。

姿态

Emma 处于一个很好的直立坐姿，从腰骶到头的姿态曲线没有异常。她很僵硬地挺头，颈部右侧的伸肌有轻微保护性痉挛，肩胛骨呈现双侧小幅度的下回旋和前倾。

主动运动

颈部运动在坐位下检查。为了避免不必要的疼痛恶化，检查内容进行了一些缩减。

- 屈曲：能做到正常的一半，主诉颈后侧有牵拉感。
- 右旋：10°，右侧上颈部即刻出现疼痛。
- 左旋：25°，右侧上颈部即刻出现疼痛。
- 辅助脊柱采取一个"理想"的直立姿势，同时把肩胛骨摆放到中立位，没能改变颈椎的旋转和疼痛。
- 颈后伸：5°~10°。疼痛剧烈，Emma 不愿意再把头向后伸。

感觉运动功能

平衡

- 双脚并拢同时闭眼。只能维持 10 秒，10 秒后为了维持平衡必须踏出一步。

关节位置感

- 这个测试推迟了，因为目前颈椎旋转范围不足。

颈椎运动感

- 测试推迟。

眼球运动控制

- 眼球追踪（eye follow）：无明显异常。
- 颈部旋转加凝视 (gaze fixation)：在有限的活动范围内无明显异常。检查后发现，与一个阳性的颈部旋转加凝视测试相反，颈部的活动范围和节律运动在测试后有轻微改善。
- 颈椎旋转平滑追踪测试（Smooth pursuit neck torsion test）：这个测试推迟了，因为目前颈椎旋转范围不足。

感觉测试

对压力的敏感度

- 在颈部左右和颈胸椎节段轻柔地触摸会产生过度敏感的触痛：左右侧触觉敏感。
- 左右腿和上肢没有广泛的触痛，且左右对称（L = R）。

对冷的敏感度

- 在右侧颈部施加冰袋 10 秒：疼痛反应为 2/10 分。

神经学检查

- 没有指征，故没有检查。

神经活动度检查

- 由于目前不是很急迫，推迟检查。

徒手检查

仰卧位头部有支持时，椎间被动生理运动（PPIVM）

- 在 $C_1 \sim C_2$ 水平，双侧旋转明显受限（由于肌肉痉挛和疼痛）。在 $C_2 \sim C_3$ 水平，旋转运动导致疼痛、肌肉痉挛和受限，但是程度弱于 $C_1 \sim C_2$ 水平。

被动附属运动

- 检查推迟。

神经肌肉控制检查

颅颈屈曲测试

- 正式测试推迟。

  教会患者在仰卧屈腿的位置下进行颅颈屈曲运动模式练习。Emma 学会了在这个体位下轻轻地保持颅颈屈曲位。

  再评估 PPIVM：疼痛和肌肉痉挛导致的 $C_1 \sim C_2$ 和 $C_2 \sim C_3$ 水平受限有轻度减轻。

颈部伸肌测试

- 正式测试推迟。计划在能忍受的情况下，将它整合到治疗中。

肩胛肌肉测试

- 正式测试推迟。计划在能忍受的情况下，将它整合到治疗中。

推理问题

4. 你的评估中包括了很多运动感知测试。你对于车祸后颈痛的患者都会做这些例行检查吗？

关于推理问题的回答

是的。这些检查对于挥鞭伤患者都是例行的。有证据显示，在挥鞭伤患者中，颈部的运动感知功能经常是受损的（Treleaven et al., 2016）。头重脚轻和步态不稳是颈源性眩晕的常见症状。特别是像 Emma 那样，它们是直接与头痛／颈痛相关的。感觉运动控制测试先只进行平衡和一些眼球运动测试，其他测试要等颈部活动范围改善后再做。

当疼痛水平很高时，像 Emma 这样的例子，在康复早期最好不要让疼痛加剧。平衡训练不会加剧疼痛，所以可以作为早期主动康复策略的一部分。

推理问题

5. 相对于你以前对疼痛类型和症状来源的假设，你是如何解释你在运动感知测试中的发现的？这些测试结果和你以前诊治过的类似的患者一致吗？

关于推理问题的回答

对于 Emma 这个年龄的患者，双脚并拢平衡测试不能坚持超过 10 秒，可以认为是颈部运动感知控制有改变的一个症状。这和她上颈部功能失调的假设相符。上颈部肌肉内肌梭的密度是全身最高的。对于疼痛类型的假设与颈部运动感知功能失调的关系不大，因为这种功能失调在各种疼痛类型中都可以见到。很有意思的是，患者发生自发性眩晕可以偶尔不伴有颈痛。

推理问题

6. 你除注意避免激化疼痛外，是否还有其他要注意的事项或者治疗禁忌证？

关于推理问题的回答

颈痛的发作是急性损伤的结果，因此我们对于急性损伤自然要谨慎，虽然我们基本上能从 X 线片上确认她没有骨折，但是因为现在处于急性期，我们不能确定她是否还有其他损伤如颈椎不稳。因此，在早期阶段我们要谨慎些，有些治疗技术如整脊手法是禁忌的。

推理问题

7. 在这个阶段，你能说说你对于诊断和下一步的治疗计划的想法吗？

关于推理问题的回答

目前的诊断是由于汽车追尾事故造成的挥鞭伤。VAS 和 NDI 评分指出有中至重度疼痛和残疾。从身体角度看，在 $C_1 \sim C_2$ 和 $C_2 \sim C_3$ 水平有疼痛和肌肉痉挛。因疼痛导致颈部活动受限可能是颈源性头痛的原因。关节活动障碍和枕下肌群的反应可能是颈源性眩晕的原因。从心理角度看，她有一些创伤后应激反应及一些能否适应未来工作的顾虑和担忧。

我们目前关心的是，Emma 的病史中的一些信息提示她的预后不良，如比较严重的早期疼痛、早期开始的头痛和创伤后应激症状。目前，早期阶段的治疗主要是要教育和安慰、减轻症状（颈痛、头痛、头重脚轻和步态不稳）和逐渐开始恢复正常的日常生活。日常生活活动和治疗都应该保证不能加剧疼痛，从而能够让损伤愈合和恢复。

临床推理评注

在对推理问题 4～6 的回答中，强调了颈源性眩晕和颈源性头痛的特点，同时与体格检查计划也联系起来。肌肉骨骼类问题的临床模式基本上包括一些特征性的症状、典型的症状行为（恶化和减缓因素）和病史（共同的症状发生机制和病程发展）。我们可以明显看到，对于"在体格检查和治疗中的注意事项和一些禁忌证"这个假设类别，作者都做了充分的考虑，如对于感觉运动测试只限于平衡评估，以及在体格检查和早期治疗中尽量避免激惹疼痛或使疼痛最小化。

在问诊和病史采集中形成的临床假设在体格检查中得到了检验，这在第 4 个推理问题的回答中能够明显看到。上颈部功能障碍和损伤的平衡功能这些检查结果可以支持 Emma 的眩晕症状和平衡问题源于上颈部功能障碍导致的感觉运动紊乱这个假设。

第 5 个推理问题进一步探讨了"体格检查与治疗的注意事项和禁忌证"这个假设类别的问题。这里强调了急性损伤和可能存在的结构性不稳定这两个重要因素，这要求我们在体格检查时要格外谨慎。同时高速整复手法也是禁忌使用的。就像第一章中讨论过的一样，这个假设类别中的临床判断是基于以下一些因素。

- 存在一些严重疾病相关的症状（如颈动脉功能紊乱、脊髓功能紊乱、癌症等）。
- 损伤的发生机制（如急性外伤）。
- 主要疼痛类型（神经病理性疼痛和中枢敏化，特别需要注意不要让症状加剧）。
- 患者的观点和表现（焦虑、恐惧、愤怒，特别是以前有过不良的就诊经历或物理治疗的患者更需要注意）。
- 症状的严重性和激惹度。
- 一些已知疾病的状况（如要特别小心因风湿性关节炎或骨质疏松导致的组织脆弱）。
- 临床表现的进程（快速恶化的问题需要更多注意）。

- 有些疾病可能很像肌肉骨骼类问题或者与肌肉骨骼类问题共存，这些问题需要加以考虑和监测。我们在治疗肌肉骨骼类问题时不能干扰患者的其他疾病（如心血管系统和呼吸系统疾病）。

在第 6 个推理问题的回答中，从 Emma 的表现中得出的生理和心理方面的"诊断"都被用来支持判断（假设）。大部分治疗师的判断主要是生理和医学诊断，对于患者的心理状态和因素的判断一般不是很明确。相应的物理治疗或其他医疗治疗策略对于这些心理因素的影响也很明确。这些因素可能加剧了患者的痛苦。第三章我们讨论了焦虑及如何处理焦虑和一些社会因素对疼痛和残疾的影响。第四章讨论了在治疗肌肉骨骼类问题时如何评估、权衡和处理心理因素。第三章中的理论和第四章中的评估策略都可以帮助我们在处理肌肉骨骼类问题时提高对社会心理因素的考量。

第 1 次治疗

教育和提供安慰

我们采用以患者为中心的照护方法。它包括 3 个方面：清晰的交流、提供相关信息和患者参与决策。

我们鼓励 Emma 在不理解时随时提问。她说她对于挥鞭伤知之甚少，我们给她做了解释。我们也再次提及医师的软组织损伤的诊断。我们用踝扭伤来做类比，仔细解释了对于 X 线检查没有发现任何异常的疑惑。X 线检查显示没有骨折，也使她安心。同时，我们向她说明了头痛、感觉头重脚轻及步态不稳和上颈椎部分被拉伤之间的关系。我们特意和她提到了她在梦中听到刹车声后而惊醒的事情。我们和她讲这是个寻常的反应，应该过一段时间就会平息。我们也安慰她，损伤一般是会恢复的。就她的疼痛水平而言，她需要在工作和生活中学会管理疼痛。目前的目标是各种活动都不能加剧疼痛。"没有痛苦，没有收获"的观念不适合她目前的情况。但是，我们再次和她强调她需要做一些特定的练习，同时继续她能处理的日常活动。

我们也和她讨论了物理治疗的策略，主要有疼痛管理、恢复颈部的正常运动和肌肉的正常功能。也要避免将挥鞭伤神秘化，又用踝扭伤的例子和她做了说明。头重脚轻、步态不稳可以通过颈部的局部治疗和一些特定的平衡练习来管理。我们建议她服用医师给她的药物（只要能耐受），以控制疼痛水平，从而促进愈合和进行一般性活动。我们应慎重让 Emma 参与到她的物理治疗的相关决策的制订过程中。

多模式管理

刚开始的治疗基本是尝试性的，以避免疼痛加剧。治疗目标是减少疼痛、鼓励颈部运动和促进肌肉功能。由于她的颈部痛觉超敏，我们决定先推迟手法治疗。

促进运动和肌肉功能

首先，仰卧时保证头处于中立位，教会她进行颅颈屈曲练习。要让头枕在毛巾上滑动，通过反馈以保证是正确的矢状面旋转。这个练习用来促进无痛运动，促进颈深屈肌运动，尽最大可能让伸肌产生交互放松来减少颈部小关节的痛觉过敏，同时松动上颈椎关节来做颅颈部（$C_0 \sim C_1$ 寰枕关节）的屈曲和伸展。要在疼痛可以允许的情况下鼓励做最大活动范围的伸展和屈曲，这样能给中枢神经系统一个最大限度的无痛输入。指导 Emma 用眼球运动来促进颈部的屈伸运动。她做了 2 组，每组大概重复 5 次。最后能达到在正常平卧状态下无痛屈伸活动范围的 3/4。

由于在坐位状态下运动很受限，她的肌肉处于保护性紧张状态。我们鼓励她在四点跪位（four-point kneeling）下做运动。这个运动是作用于枕下旋转肌和伸肌，促进其运动，并可以很轻柔地松动 $C_1 \sim C_2$ 节段。该运动不用重复太多，所有运动都应该很舒服。在四点跪位下，我们鼓励她做简单的点头动作，就好像是在说"是"（颅颈部的伸和屈）。然后接下来做左右摇头动作，就好像是在说"不"。在做放松的摇头动作时，她要把目光集中在床上两手之间的位置。Emma 在做这 2 个动作时感觉很好。这 2 个动作就加入她的家庭训练计划中（练习详情请参见 Whiplash Injury Recovery – A Self-Help Guide, Jull and Sterling, 2016）。

平衡

平衡练习：双脚并拢站立，眼睛睁开 30 秒。休息后，再练习双脚并拢，闭眼站立。

姿势

指导 Emma 把她的骨盆向前旋转一点到腰椎 – 骨盆中立位。同时把肩峰提升几毫米，稍微扩展一点前胸，使肩胛骨保持在中立位。保持这个姿势 10 秒。这应该作为一个重要的治疗策略在一天中经常应用，以矫正颈部的位置，激活颈深屈肌，也通过收缩斜方肌下束来促进斜方肌上束和肩胛提肌的交互放松。目前这些练习的目标本质上不是为改善患者的姿态，而是来促进运动，通过改变位置来减少关节上的负荷，防止紧张，减缓肩颈部肌肉的疼痛。

家庭和工作中的练习方案和建议

Emma 很乐意进行她的家庭练习。家庭练习方案包括颅颈屈曲、上颈部伸展和旋转，还有平衡练习。开始时的运动量为每天只做 2 次，每次 2 组，每组重复 5 次。我们再一次向她强调了姿态矫正的重要性。Emma 的目标是每 15 分钟就要矫正一下姿势，特别是在电脑前工作时。我们还建议她每 30 分钟站起来 1 次，进行活动和改变体位。

我们和 Emma 一起讨论了如何在工作和日常生活中减少不必要的劳损，同时回答了她的很多问题。她问是否能在家里用朋友给她的热敷垫。她当然可以用，但是要注意安全。目前的策略就是在未来几天内让她在休息和进行各种活动之间找到一个平衡点，在能耐受的情况下尽量多活动，这有助于消除疼痛。她也拿到了关于如何从挥鞭伤中恢复的指导手册（Jull and Sterling, 2016）。

推理问题

8. 你花了很多时间用类比来解释她的问题，也教育她如何自我管理。很显然，这是你的总策略的一个重要部分。你能讨论一下这一点吗？如果你的患者在自我管理方面有一些障碍，你能用什么其他策略吗？

关于推理问题的回答

很多时候，挥鞭伤被贴上尴尬耻辱的标签，因为它被认为是为了获得金钱补偿而在装病。但是，装病是很少见的。而且，一个有经验的医师在体格检查时很容易就能发现这一点。从患者的角度，他们希望有人倾听、希望被理解。患者希望他们的颈部疼痛能被承认是确实存在的。如果他们没有得到这些安慰和理解，患者就会变得很痛苦，继而更加担心他们的身体状况。这些对恢复都是有害的。我们进行体格检查和花时间来教育和安慰她，就是为了让她感觉到我们理解她颈痛的存在，同时让她能够获得足够的信息来了解她自己的伤痛，以及如何进行康复。我们也讨论了她在晚上因为做关于车祸的噩梦而惊醒的事情。需要让她确信，在目前这个阶段，这是非常可以理解的行为。

对于自我管理的障碍包括低下的疼痛自我效能（self-efficacy）、被动的处理问题的技巧（copying skill）、情绪低落或者其他个人原因。我们鼓励患者说出具体是什么阻碍了他们进行家庭自我管理计划。这些问题都要被考虑到，以促进患者自己形成一些能够克服障碍、提高依从性的策略。治疗师要帮助患者设定合适的目标。这些目标要很详细、可以监控，同时也要有很好的可实现性。这些都有助于克服那些障碍，也能有效地促进患者解决问题的能力。如果患者能够主动参与治疗的决策过程，他们会更加积极地实施治疗计划。

推理问题

9. 你观察到一些有可能对疾病预后有影响的心理因素。然而，不像针对身体症状，你没有对这些心理因素进行正式的评估。你一般都是这样做的吗？

关于推理问题的回答

对，我们一般都是这样做的。患者第1次来时都不做心理问卷。这位患者是被转诊来的，解决她8天前因为受伤引起的颈痛的这些肌肉骨骼问题。第1次来就要求她做心理问卷，会使患者觉得治疗师认为此类的病症是心理问题，这会摧毁患者的信任，不利于建立医患之间的治疗关系。

此外，要及时康复、要应对工作和家庭事务的焦虑、活动恐惧和创伤后应激反应，这些问题在疼痛和车祸后的早期阶段是非常正常的情绪反应。因此，不必使用心理问卷，治疗师在问诊中都能够察觉出来。一个具有共情心的治疗师应该能够帮助患者处理这些情绪反应。有证据证明这些问题会随着颈部问题的缓解而改善（Jull et al., 2013）。

如果在治疗后期发现一些心理因素，如抑郁、创伤后应激反应影响了恢复，可以考虑使用心理问卷。只有在和患者讨论过这个考虑以后，患者才可以被要求来完成问卷。问卷的结果应该和患者一起讨论，作为以后治疗策略的基础。

临床推理评注

对第8个推理问题的回答，再加上在被贴上耻辱标签的挥鞭伤和可能牵涉是否在装病这些背景下，作者强调了倾听和理解患者的重要性。只有这样，他们的疼痛和行为障碍才能被承认和接受。在推理理论中，这属于"患者对自己经历的看法"这个假设类别。这与以下因素有关。

- 理解他们目前的身体和生活中的问题（包括对各种可能原因的解释、关于疼痛的信念和认知）。
- 关于他们对生活中的各种压力事件的反应，以及这些反应与这次临床表现的关系。
- 生活中的问题和其他任何压力对于患者的想法、感觉、处理能力、动机和参与疾病自我管理的效能这些方面的影响。
- 对于治疗的目标和期待。

能够倾听患者的叙述和承认患者的疼痛经历，不仅能够理解患者的看法，也能帮助治疗师不断增进对于患者心理状态的理解，从而有助于建立治疗性的医患关系，这些对最终的结果非常重要。有共情心的治疗师，就像在第8个推理问题中提到的那样，也能强化医患关系的和谐，进而帮助患者抵御不良情绪。

在患者问诊中已经描述了最初的社会心理因素的评估。建议在治疗进程的后期再开始使用心理问卷，这是一个策略。在第四章中讨论了心理问卷的使用。这个章节中推荐了一些在问诊中可以用来进行筛查的信息。它们可以帮助治疗师理解患者的想法，同时明确以后何时使用问卷能够有帮助。虽然治疗师需要确立何时及如何在评估中进行社会心理层面的评估，但在以社会心理为重点的临床评估中，告知很重要，评估必须是完全公开的，信息如果不是患者主动提供的，就不是有价值的，那么这个假设应该避免。

第2次治疗（4天后）

再评估

Emma 报告说她的颈痛还是持续性的，总的来说可能好一点（VAS 5/10 分）。她觉得颈椎活动稍好一点，头痛还是持续性的，依旧主要在工作日的下午发作。头痛还是让她感觉有点头重脚轻。她还在服药，药物能起效而且没有不良反应的体现。她发现在工作中做姿势练习确实有帮助，她大概每小时至少做2次。在电脑前工作还是会加重她的颈痛，因此她减少了工作时间，每天下午3点下班。她觉得这样有帮助。

她说她如果回家以后休息30分钟到1小时，同时使用热敷垫，她就能没有什么困难地做完晚饭。她很感激家人对她的支持。她平时坚持做练习，练习没有恶化她的颈痛。她早晨在床上做1次，早晨洗完澡和下午休息时各采用四点跪位再练习1次。

体格检查

- 向右旋转 $10°\sim15°$，右上颈部疼痛。
- 向左旋转 $45°$，右上颈部疼痛。
- 平衡（双脚并拢站立加闭目）30 秒。
- 姿势矫正：做得很好。

治疗

计划：继续根据疼痛水平慢慢进阶。使用手法治疗来缓解疼痛和改善旋转不足。在 $C_1\sim C_2$ 水平尝试使用动态关节松动术。旋转带来的疼痛得到了缓解。手法治疗要很小心，以确保在疼痛的关节部位和痛觉过敏的颈后部尽量用无痛的手法接触。治疗仅限2组，每组5次的手法松动（要评估有无任何远期的不良反应）。向右旋转大概达到 $30°$。

治疗获得的活动范围要用四点跪位做颅颈旋转和屈伸来巩固。我们在这个体位下测试了颈后伸的范围。我们鼓励 Emma 屈曲颈部，低头去看膝部。然后试把头颈部后伸，同时眼睛盯住双手之间的一个位置保持视线稳定。在没有造成疼痛的情况下，她仅能抬头后伸稍超过中立位。

我们检查了颅颈屈曲练习。Emma 可以很容易地在无痛状态下做这个练习。我们指导她保持颅颈屈曲位置，可以通过向下注视来进一步保持这个位置。练习开始时她只能保持5秒。正式的测试需要用气压生物反馈装置，但由于她痛觉超敏而推迟了。

Emma 在工作间歇时会抽时间做平衡练习。这个练习很容易，因为她要经常在电脑前站起来放松。平衡练习现在越来越容易了，她可以在大多数情况下双脚并拢闭眼站立30秒。这样平衡练习就进阶到双脚前后串联站立，即后侧脚尖对接前侧脚跟。开始时睁开眼睛做，然后如果可能，要闭上眼睛做。

我们也检查了 Emma 姿势练习的情况，又强调了它的重要性，并根据每天的表现改善随时进阶。

第3次治疗（4天后）

再评估

Emma 注意到颈椎疼痛和运动有所好转。下午的头痛还是和之前一样，虽然头重脚轻的感觉好像有些改善（表14.2）。她还是减少了工作时间，她觉得这样很有必要。虽然一些日常生活活动变得容易些了，但还是相当受限。她觉得她现在能够更好地处理事情了，也开始知道做事情的界限、能做什么但不要做。她的车已经修好了，现在可以开车上班，她开车时频繁看车里、车外的镜子（因为还是紧张）。她还没有开始和朋友们一起散步，但她打算尽快开始尝试。

我们询问了她现在的睡眠和做梦情况。她说她的睡眠还是不好，还是会梦到车祸的场景，但不是每晚如此。她承认她还是会避开经过那段出过车祸的路段，她很犹豫去尝试这么做。

体格检查

- 向右旋转：25°；右上颈部疼痛。
- 向左旋转：60°；右上颈部疼痛。
- 平衡：双脚前后串联站立，睁眼保持30秒，闭眼15秒。
- 姿势矫正：没有问题。

治疗

在 $C_1 \sim C_2$ 水平又重复进行手法治疗［动态关节松动术（mobilization with movement, MWM）］。治疗重复次数有所增加，每组5次，重复4组。虽然痛觉超敏下降了，但还是要小心。治疗后，向右旋转达到45°。

增加的活动范围还要通过练习来巩固。我们检查了 Emma 颅颈部位的旋转和屈伸及在四点跪位的颈部伸屈这些练习，颈后伸已经改善，能够超过中立位 $5° \sim 10°$。

因为痛觉超敏已经下降了，我们用压力气囊生物反馈仪来进行颅颈屈曲测试（craniocervical flexion test, CCFT）（Jull et al., 2008）。Emma 能够做到颅颈屈曲到第4水平（压力到28 mmHg），但是不能保持住屈肌收缩到第2水平（压力到24 mmHg）。Emma 开始做耐力训练，训练在22 mmHg 水平时保持住屈肌收缩。要求 Emma 通过生物反馈来学会维持22 mmHg 的压力，学会控制屈肌的收缩力度，以便以后在家里不用生物反馈仪来做这个练习。

平衡：闭目，双脚前后串联站立。目标是要能够很稳定地保持住30秒。

姿势练习：通过增加一个将颈部后侧缓慢拉长的练习（译者注：这个练习有很多细节，这里作者没有提），作为姿势练习的最后

表14.2

在第3次再评估时，患者的一些评估结果	
VAS	总体感觉 4~5/10 分
颈部残疾指数（neck disability index, NDI）	18/50 分
患者特异性功能量表（patient-specific functional scale, PSFS）	
转头	4 分
用电脑工作60分钟	5 分
做饭（抬起炒锅）	7 分
和朋友散步	0 分

一部分，与之前的姿势练习结合起来。我们向 Emma 解释说，这些练习是为了让颈深屈肌更好地工作。

我们和 Emma 一起复习了家庭练习项目，并根据今天的表现做了一些改进。

第 4 次治疗（1 周后）

再评估

Emma 报告说她的颈痛虽然还是持续存在，但确实是在变好（VAS 4/10 分）。她的头痛和头重脚轻的症状虽然还有，但也在减轻。因为用药，Emma 到家庭医生处复诊。鉴于她病情的好转，医生建议她把药换成对乙酰氨基酚，每 8 小时 1 次，每次 2 片，再服用 1～2 周。她可以送孩子上学，也开始开车通过以前出车祸的路段。她开始和朋友一起散步，走完以后颈部有点酸，但在逐步改善。她说她已经和保险公司沟通并申报了理赔。

体格检查

- 向右旋转：35°；右上颈部疼痛。
- 向左旋转：75°；右上颈部疼痛。
- 后伸 10°～15°；右上颈部疼痛。
- 平衡：双脚前后站立，闭眼保持 30 秒。
- 姿势矫正：做得很好。
- CCFT：压力维持在 24 mmHg 做 5 次。

因为现在的颈椎活动度足够了，我们测试了运动感知功能。

关节位置感觉

- 在旋转过程中测试：没有异常。

颈椎运动觉

- 用一个头戴式激光笔去跟踪一个 "∞" 符号：她做得又慢又不精确。

（译者注：这个符号可以做成大约 0.5 或 1 m 宽，笔画宽窄可能不一样，贴在墙上。患者头戴激光笔，在离墙 3 m 的地方，在墙上沿着这个符号移动激光笔的光点来做测试和练习。）

眼运动控制

- 平滑追踪颈部扭转试验：在中立位，左和右 45° 旋转头部的情况下都能平顺地用眼跟踪目标。这个检查她没有异常。

治疗

继续进行手法治疗（动态关节松动 C_1～C_2），增加到 4 组，每组 5 次。还是要注意痛觉超敏正在好转，右侧旋转达 45°。

增加的活动范围还要用练习来巩固。我们检查了颅颈部位的旋转和屈伸，以及在四点跪位的颈部伸屈这些练习。颈后伸已经改善，能够超过中立位 15°。

颅颈屈曲：进展到能保持 CCFT 中的 24 mmHg 压力的水平。需要用生物反馈仪来练习。要学会脱离生物反馈仪在家里也能进行练习。

平衡练习：进阶到在软的表面上进行双脚前后串联站立练习。我们借给 Emma 一个头戴式激光笔，以便能在家练习追踪 "∞" 标志。她现在还是在坐位下进行练习。

我们和 Emma 一起复习了家庭练习项目，并根据她今天的表现做了一些改进。

第 5 次治疗（1 周后）

再评估

Emma 报告说她的颈痛还在继续好转，虽然在电脑前工作还会加重症状（表 14.3）。她还是很注意避免做太多事情，虽然她的日常生活活动已经在增加。在工作中还有疼痛，但是

表 14.3

在第 5 次再评估时，患者的一些评估结果	
VAS	总体感觉 3/10 分
颈部残疾指数（neck disability index, NDI）	14/50 分
患者特异性功能量表（patient-specific functional scale, PSFS）	
转头	7 分
60 分钟的电脑工作	6 分
做饭（抬起炒锅）	8 分
和朋友散步	8 分

头重脚轻的感觉只是偶尔才有。她现在在工作中还是服用对乙酰氨基酚，在周末她只是在需要时服用这个药。尽管现在可以做的事情更多了，但她的家人还在帮忙洗衣服和打扫房子。和朋友一起散步变得更容易和更愉快。她说她现在开车更加自信了，没有了焦虑感。她不再做关于车祸的噩梦了。

体格检查

- 向右旋转：50°；右上颈部疼痛。
- 向左旋转：80°；非常微弱的右上颈部疼痛。
- 后伸：15°~20°；右上颈部疼痛。
- 颈部痛觉超敏消失了。
- 平衡：在软的表面上双脚前后串联站立，闭目能坚持 10 秒。这项测试对她来说依旧很难。
- CCFT：维持 26 mmHg 的气囊压力，多次重复后没有疲劳。

治疗

手法治疗：这次进行了手法检查。在右侧 C_1~C_2 节段做后-前向滑动时产生的疼痛和肌肉痉挛大于在右侧 C_2~C_3 节段上进行同样徒手检查时。在不激惹疼痛的前提下，手法治疗由此开始，包括右侧 C_1~C_2 和 C_2~C_3 后-前向滑动。同时在这 2 个节段穿插使用动态松

动术。向右旋转达到 65°。

她做的所有练习都被检查一遍。家庭练习方案也进阶到以下内容。

- 在 C_1~C_2 和 C_2~C_3 水平自我应用动态松动术来提高右侧旋转范围。
- 练习颅颈屈曲的耐力，争取维持在 28 mmHg 水平。
- 在四点跪位下练习后伸，每组 10 次重复 3 组。她的后伸范围已经进步到超过中立位 20°。
- 在她的家庭训练计划中增加坐位下的主动后伸练习。要确保这个后伸运动是由颅颈屈曲开始的。从后伸位回到中立位也要以颅颈前屈为初始动作。Emma 后伸到出现痛感的那个点，然后回到中立位。
- 进阶到站立位，用激光笔追踪"∞"符号。
- 开始在软的表面上做双脚前后串联站立的平衡练习。重复 3 次，每次争取达到 30 秒。

第 6 次治疗（1 周后）

再评估

Emma 觉得情况在向好的方向发展，最明显的不同是她不再感觉到头重脚轻了，头痛也不是太糟糕了。她中午时仍会服用对乙酰氨基酚，以保证她能完成下午的工作。在过去的 1

周，她已经恢复了正常的工作时间，目前感觉还能应付。有规律地进行姿势矫正练习已经成为她的一个习惯。她也开始带着办公室里的其他人做这个练习，因为她觉得他们的坐姿也存在问题。

体格检查

- 向右旋转 60°；右上颈部有些疼痛。
- 向左旋转正常。
- 后伸：在 20° 范围内控制良好，没有疼痛。
- 平衡：在软的表面上双脚前后串联站立，闭目能维持 30 秒。
- CCFT：能维持 30 mmHg 的气囊压力，多次重复也没有疲劳感。

治疗

右侧 $C_1 \sim C_2$ 和 $C_2 \sim C_3$ 节段后 – 前向滑动，但要保证不会激惹疼痛。同时穿插做动态松动术（$C_1 \sim C_2$ 和 $C_2 \sim C_3$）。向右旋转达到 70°。我们检查了她在这 2 个节段做自我动态松动。Emma 说这是个很好的练习，能帮助她活动颈部。

她做的所有练习都被检查一遍。家庭训练计划也进阶到以下内容。

- 继续做颅颈屈肌耐力训练，维持 30 mmHg 的压力。

- 在四点跪位下做后伸练习。进阶到 3 组，每组重复 10 次。可以戴一个自行车头盔来增加一些阻力。
- 继续在坐位做主动后伸练习，并在整个活动范围内控制好运动。
- 进阶到双脚前后串联站立位做用激光笔追踪 "∞" 符号的运动感觉训练。
- 在软的表面上做单腿平衡训练。

第 7 次治疗（2 周后）

再评估

Emma 对她颈椎的恢复更有信心了，有些时候一点疼痛都没有，但是在下班前还会有酸痛，不经意地动一下脖子也会酸痛（表 14.4）。她已经不再服药。头痛偶尔还有，头重脚轻的感觉没有再出现。

体格检查

- 向右旋转 75°；右上颈部轻微痛。
- 向左旋转正常。
- 后伸：在 30° 范围内有很好的控制。
- 平衡：在软的表面上闭目双脚前后串联站立，能维持 30 秒。
- CCFT：能维持 30 mmHg 的压力，多次重复都没有疲劳。

表 14.4

在第 6 次再评估时，患者的一些评估结果	
VAS	总体感觉 1～2/10 分
颈部残疾指数（neck disability index, NDI）	8/50 分
患者特异性功能量表（patient-specific functional scale, PSFS）	
转头	9 分
用电脑工作 60 分钟	8 分
做饭（抬起炒锅）	10 分
和朋友一起散步	10 分

治疗

进行和上次同样的手法治疗。向右旋转达到 85°。

她做的所有练习都被检查一遍。家庭训练计划也进阶到以下内容。

- 继续做颅颈屈肌耐力训练，每周 3 次即可。
- 在四点跪位下做后伸练习。进阶到 3 组，每组重复 10 次。在头盔上附着 200 g 的重量。
- 继续做坐位主动后伸练习。在后伸的早期阶段注意控制体位。
- 在坐位下开始做颈椎和躯干的旋转训练。模拟拉弓射箭的动作：眼睛要注视前方一个点，模拟拉弓射箭动作。左右两侧都要做，开始时每侧做 5 次。
- 在肩胛骨平面左右侧上肢交替做上举动作，同时保持良好的姿势（3 组，每组重复 10 次）。
- 停止用激光笔追踪 "∞" 符号的运动感觉训练，因为她已经完成得非常好了。
- 每周进行 1 ~ 2 次平衡训练，以保持目前的状态。

第 8 次治疗（2 周后）

再评估

Emma 报告说她感觉无痛的时间越来越多了。现存的主要问题还是使用电脑过久，颈部会又累又酸。头痛已经好转。现在绝大部分工作她都可以完成。

体格检查

- 向右旋转 85°；在活动终末有轻微疼痛。
- 向左旋转正常。
- 后伸：在活动终末有些不适，运动的控制从良好到优秀。
- 平衡：正常。

治疗

手法治疗和上次一样。向右旋转能够达到全范围而无痛。

她做的所有练习都被检查一遍。家庭训练计划也进阶到以下内容。

- 检查颅颈屈肌耐力表现，每周 1 次。
- 开始在坐位把头从墙上抬离（保持颅颈关节屈曲位）保持 5 秒（共 2 组，每组重复 5 次）〔译者注：需要更多的解释。去看了本章作者于 2019 年出版的颈部疼痛治疗的专著，没有看到有相关练习。根据作者的治疗思路，译者认为此处应该是面对墙，前额靠在墙上，保持颅颈关节屈曲，把头从墙上抬离，相当于颈椎的后缩运动（retraction）〕。
- 在四点跪位下做后伸练习。进阶到 3 组，每组重复 10 次。在头盔上附着 250 g 的重量。
- 拉弓射箭的动作。每侧做 5 次，在工作时每天做 2 ~ 3 次。
- 继续坐位主动后伸练习。在后伸活动全范围内集中注意力并维持住位置。
- 在肩胛骨平面做双臂轮流上举，同时保持姿势良好（一共 3 组，每组 10 次，手抓 250 g 的重物）。
- 每周检查 1 次平衡表现。

因为 Emma 目前的病情处理不错且康复进程良好，我们同意她继续在家自我管理。1 个月后再来复查。

第 9 次治疗（4 周后）

再评估

Emma 报告说她的颈痛现在只是偶尔出现而且很轻微。她能够很自信地做各种事，但是还是特别注意避免在电脑前坐太久。2 周前，她和保险公司已经谈妥了最终解决方案，现在生活和工作正在恢复正常（表 14.5）。

表 14.5

在第 9 次再评估时，患者的一些评估结果	
VAS	总体感觉 0～1/10 分
颈部残疾指数（neck disability index, NDI）	3/50 分
患者特异性功能量表（patient-specific functional scale, PSFS）	
转头	10 分
用电脑工作 60 分钟	9 分
做饭（抬起炒锅）	10 分
和朋友一起散步	10 分

体格检查

- 向右旋转正常，在活动终末加压能有牵拉感。
- 向左旋转正常。
- 后伸正常；运动控制良好；在活动末端没有尝试加压，因为 Emma 在后伸末端还会感觉不适。
- 抬头：控制很好。
- 平衡：表现正常。
- CCFT：表现正常。

治疗

在此强调要设计一个 Emma 认为在以后可以长期做的、有效的、简单易行的维护方案。这个方案要能够鼓励她坚持练习，但也不能太干扰她的生活方式。我们和她解释了这个维护方案的重要性，如同维护一般人体健康一样。

方案的重要组成内容如下。

- 继续有规律地在家里和工作时做姿势矫正练习来改变脊柱和颈椎的姿势，促进颈深屈肌的活动。
- 在日常生活中多关注颈部的姿势。
- 继续做拉弓射箭动作练习来维持颈部和躯干的旋转活动范围。

接下来的 1 个月，每周做 1 次以下练习以维持身体状态。

- 点头练习：提高颅颈屈肌耐力训练。
- 四点跪位做后伸练习。
- 坐位把头从墙上抬离（保持颅颈在屈曲位）保持 5 秒（每组 5 次，共 2 组）。

以后 Emma 一旦感觉到她的颈部又开始出现僵硬和疼痛了，则要恢复练习，特别是颈部屈肌和伸肌训练，以作为预防措施。

目前，Emma 感觉自我管理没有问题，她的治疗就此结束。

推理问题

10. 从最开始的关于症状来源和疼痛类型的假设看来，治疗进度符合你的预期吗？

关于推理问题的回答

这个上颈部的外周伤害性感受性疼痛（nociceptive）的治疗进程符合我们的预期。Emma 最开始有较高的疼痛水平和残疾评分水平，筛查评估显示她有中度风险预后较差。但是

正像她的病例所展示的，各种评估结果只是一些数字，不是所有有较高初始疼痛的患者都会恢复不好。在 Emma 这个病例中，她的康复进程类似于二级踝扭伤的康复。

推理问题

11. Emma 的恢复看起来很顺利。如果有更加不利的社会心理因素存在，你认为它们会如何影响恢复？

关于推理问题的回答

尽管其他心理特征的作用仍不明确，但有证据显示更明显的创伤后应激障碍症状和灾难化的疼痛反应会与较差的预后相关。更明显的情绪反应、负面的想法和低效的处理技巧都会促使我们寻求更好的康复方法，以便减少它们对恢复的不良影响。除以上提到的一些康复方法外，患者还会学习一些能帮助他们缓解压力和增强问题处理技巧的实践技术，这些都要和患者讨论。

推理问题

12. 在将来，你认为 Emma 的颈痛有多大的可能性会复发？你认为在治疗早期对疼痛类型的判断和相应的处理会对她颈痛的远期预后有影响吗？

关于推理问题的回答

不管是外伤引起的还是无特殊原因引起的颈痛，一个很不幸的特点就是它会复发。因此，很难预测 Emma 的颈痛以后是否还会复发。

颈痛会复发这个特点使我们要更强调维持性练习的重要性，也要建议她如果颈部出现僵硬或者痛感，就要重新开始她的练习，特别是颈屈肌和颈伸肌，以中断或者减缓复发的症状。

早期识别出她的疼痛类型同时采取有针对性的治疗可能对远期预后没有特别的影响。因为事实上它只是一个外周伤害感受性疼痛（peripheral nociceptive），更可能有好的预后，而不是外周神经病理性疼痛（neuropathic）或者外周伤害感受性疼痛伴有明显的和慢性的中枢敏感化。

临床推理评注

作为位于上颈部的外周伤害感受性疼痛，虽然 Emma 的治疗正如作者所期待的那样进展顺利，一系列治疗效果的取得源于全面系统的评估指导。这些包括通过 NDI 和 PSFS 监测的残疾和活动参与度，还有症状严重性和对特定的功能损伤的经常性监测。这些对于治疗效果的再评估为治疗进程的临床推理提供了非常重要的信息（如哪些治疗需要继续、哪些治疗需要进阶，以及要加入哪些治疗和练习）。同样，对于以前的一些临床假设，例如疼痛类型、疼痛的起源和诱发因素、是否需要修正也是很重要的。

对于第 12 个推理问题的回答也展现出临床推理不仅仅限于对于当前疼痛和残疾的治疗，也要兼顾如何预防复发及如果复发如何管理的策略。

（霍烽　译，郭京伟　祁奇　审校）

参考文献

Curatolo, M., Arendt-Nielsen, L., 2015. Central hypersensitivity in chronic musculoskeletal pain. Phys. Med. Rehabil. Clin. N. Am. 26, 175–184.

Drottning, M., Staff, P., Sjaastad, O., 2002. Cervicogenic headache (CEH) after whiplash injury. Cephalalgia 22, 165–171.

Goldsmith, R., Wright, C., Bell, S., et al., 2012. Cold hyperalgesia as a prognostic factor in whiplash associated disorders: a systematic review. Man. Ther. 17, 402–410.

Graven-Nielsen, T., Arendt-Nielsen, L., 2010. Assessment of mechanisms in localized and widespread musculoskeletal pain. Nat. Rev. Rheumatol. 6, 599–606.

Jull, G., Kenardy, J., Hendrikz, J., et al., 2013. Management of acute whiplash: a randomized controlled trial of multidisciplinary stratified treatments. Pain 154, 1798–1806.

Jull, G., O'Leary, S., Falla, D., 2008. Clinical assessment of the deep cervical flexor muscles: the Craniocervical Flexion Test. J Manip Physiol Ther 31, 525–533.

Jull, G., Sterling, M., 2016. Whiplash Injury Recovery–A Self Help Guide. Motor Accident Insurance Commission. Available at: https://maic.qld.gov.au/rehabilitation-advice/whiplash-injury-recovery/ (Accessed 14 September 2017).

Ritchie, C., Hendrikz, J., Jull, G., et al., 2015. External validation of a clinical prediction rule to predict full recovery and continued moderate/severe disability following acute whiplash injury. J Orthop Sports Physical Ther 45, 242–250.

Ritchie, C., Hendrikz, J., Kenardy, J., et al., 2013. Development and validation of a screening tool to identify both chronicity and recovery following whiplash injury. Pain 154, 2198–2206.

Sterling, M., Hendrik, J., Kenardy, J., et al., 2012. Assessment and validation of a prognostic model for poor functional recovery 12 months following whiplash injury: a multicentre inception cohort study. Pain 153, 1727–1734.

Sterling, M., Kenardy, J., Jull, G., et al., 2003. The development of psychological changes following whiplash injury. Pain 106, 481–489.

Treleaven, J., 2017. Dizziness, unsteadiness, visual disturbances, and sensorimotor control in traumatic neck pain. J. Orthop. Sports Phys. Ther. 47 (7), 492–502.

Treleaven, J., Peterson, G., Ludvigsson, M.L., et al., 2016. Balance, dizziness and proprioception in patients with chronic whiplash associated disorders complaining of dizziness: A prospective randomized study comparing three exercise programs. Man. Ther. 22, 122–130.

Walton, D., Carroll, L., Kasch, H., et al., 2013. An overview of systematic reviews on prognostic factors in neck pain: results from the International Collaboration on Neck Pain (ICON) project. Open Orthop J 7 (Suppl. 4: M9), 494–505.

第十五章

跟腱末端病严重疼痛和功能缺损的管理

Ebonie Rio • Sean Docking • Jill Cook • Mark A. Jones

主观评估

患者个人情况和病史

  Judy 是一位 55 岁的绝经后妇女，右侧跟腱末端疼痛 13 个月。她和丈夫住在一处单层住宅，房子入口处有 3 阶台阶。Judy 很喜欢她从事的全职医疗接待员的工作，平常工作时主要是坐着，但也频繁起身去复印和分发文件。她以前是一名教师，但她对自己的职业变动非常满意。在患跟腱疼痛以前，Judy 喜欢每天步行 3.5 km，周末每天步行 5～6km。她的社会生活状态非常乐观积极，每周积极参加 2 次普拉提训练。自从跟腱疼痛以来，她不再能进行正常锻炼，并且体重增长了 15kg。她对自己不能正常锻炼和体重的增加都很不满意。

关于疼痛的描述

  Judy 右脚穿了可移动式硬性步行靴，导致下肢不等长进而引起跛行。她的疼痛位于跟骨外上方的跟腱止点，疼痛不扩散，并且可以用 1 根手指定位痛点（图 15.1）。她主诉无感觉异常（无针扎样感和麻木感）。Judy 偶尔也会有腰部疼痛，做普拉提时疼痛缓解并且不向下肢放射。然而，由于她下车步行至健身中心的过程中会感到跟腱疼痛，所以不得不停止普拉提训练。她认为自己的腰痛与跟腱疼痛无

关。Judy 同时表示，她的右膝疼痛对步行没有影响，并且现在不存在疼痛。她进一步补充，她存在双侧髋关节外侧轻微疼痛，并且晚上侧卧时疼痛加重。她不确定髋关节疼痛是不是发生于跟腱疼痛之前。

疼痛产生

  Judy 主诉在症状出现之前，她的活动水平没有变化，没有超负荷活动（如活动水平变化引起肌腱负荷增加）或休息一段时间以后进行的相对超负荷活动。然而，被问及在症状首次出现前具体的负荷变化时，她承认那段时间自己的步行量增加了，但她认为主要变化是穿了新的可移动式硬性步行靴。她觉得鞋在足跟疼痛处来回摩擦，但她仍然坚持穿，因为这是足科医生给她开的处方。当症状没有改善时，足科医生更换了 4 次她的矫形器，但都没有效果。Judy 表示她以前没有跟腱病史，亦没有其他肌腱疼痛或断裂的病史。

症状表现

  Judy 描述，在没穿步行靴的情况下步行几分钟，她就会感到"极度的痛苦"。当她必须走路上坡、长距离步行或加快步行速度时，疼痛即增加。患者描述这种跟腱疼痛为一种抓挠性疼痛，高度易激惹，疼痛评分为 9/10分。赤足步行时疼痛加重，并且穿平底鞋比穿

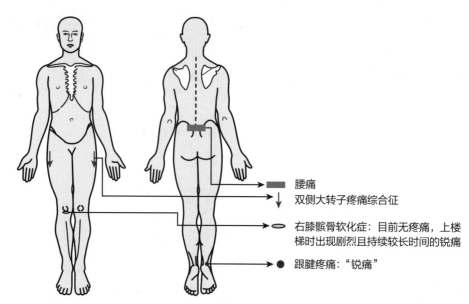

图 15.1　详细描述症状部位的身体示意图

带跟的鞋步行时疼痛更严重。因为疼痛，她不能穿自己认为会引起疼痛的鞋子。这个部位有压力时就会产生疼痛，尤其是鞋摩擦足跟时。运动时疼痛加重，运动后的疼痛程度取决于她步行的距离和时间，并且这已经对她的工作产生影响。负荷增加和疼痛加剧有明确关系。Judy 还指出，穿限制踝关节运动（controlled ankle movement，CAM）的步行靴可以减轻症状，她现在已经对此产生依赖。

　　Judy 的晨起疼痛和僵硬情况严重；她哭诉晨起时疼痛高达 10/10 分，并且疼痛要持续数小时才能缓解。因为害怕疼痛，现在她很少走动，同时因为活动受限，也很少离开房间，这样才能缓解晨起的症状。症状最严重时会有夜间痛，但最近一段时间没有出现。

　　休息可以暂时缓解跟腱疼痛，但是一旦她重返活动，疼痛又会继续。在过去的 13 个月中，她尝试延长休息时间并减少活动（最长 7 周），同时服用了一种非甾体抗炎药（NSAID），所以她也不能确定是休息还是药物在起作用。她在疼痛部位注射完糖皮质激素

后，疼痛完全缓解并持续 8 周；然而，8 周后疼痛又逐步回到了之前的疼痛水平。

患者的观点：期望／目标／对问题的理解

　　Judy 因害怕疼痛而限制自己的活动。她认为自己不会好转，并且认为自己唯一的选择就是手术。她主诉自己的跟腱现在变得脆弱并有可能断裂。他的丈夫是一名放射科医师，并且她做了多次跟腱的超声检查，结果发现跟腱退化、异常增厚，并出现新生血管。她承认自己不知道这是什么意思，但认为"这听起来很糟糕"，并且这些术语让她感到非常担忧。同时，她也很担心如果不穿步行靴，她将无法步行。

一般健康状况

　　Judy 还有好几种其他需要药物维持的疾病（表 15.1），但自从跟腱症状出现以来这些药物就没有调整过。她确实很渴望能重新运动、减肥，并努力减少药物的服用。Judy 没有"红旗征"，如近期体重下降、马尾神经症状，也没有持续性疼痛。

表 15.1

Judy 正在服用的药物及对跟腱可能的影响一览表			
药物	健康状况	如何对 Judy 产生作用	与肌腱病的关系
硫酸羟氯喹片（200mg/d）	复发性关节炎（palindromic arthritis）	Judy 因右踝持续性肿胀而被推荐去风湿科就诊。她的这种情况被描述为复发性关节炎，因为症状暴发与缓解的时间相近。症状被这种药物完全控制，后来再无复发。她的血液检查结果显示呈类风湿阴性。这种药物对她的跟腱疼痛没有影响	类风湿疾病与肌腱末端病有关
利伐沙班（20mg）	心房颤动：一种降低缺血性事件风险的血液稀释剂	预防性药物	不明确
索他洛尔（60mg/d）	心房颤动、肥厚型心肌病、高血压	预防性药物β受体拮抗剂。药物治疗后，Judy 的血压已经在正常范围内，她也没有卒中及短暂性脑缺血事件的病史	不明确β受体拮抗剂对交感神经系统有一定影响。然而，交感神经系统与肌腱疼痛之间的关系不明确。任何潜在的结构性影响也不明确
托吡酯（250mg）	偏头痛	服用这种药物后，Judy 没有再出现偏头痛。她也曾尝试停止服用这种药物，但是疼痛会复发	不明确
瑞舒伐他汀（5mg）	高胆固醇血症	低密度脂蛋白和整体胆固醇水平过高，并没有在饮食和运动后降低。跟腱疼痛早于胆固醇药物治疗	肌腱中的胆固醇沉积：他汀类药物可降低血清胆固醇和肌腱中的胆固醇；因此，随着这种药物治疗的开始，肌腱结构可能会发生变化

既往干预措施

Judy 尝试了几种不同医疗人员提出的多种干预方法。在足科医生的矫形治疗无效后，她去见了治疗她关节炎的风湿科医师。风湿科医生表示糖皮质激素注射可以解决她的问题，Judy 在注射后疼痛缓解了近 8 周，随后又复发。她又回到了风湿科医生那里，风湿科医生建议进行第 2 次糖皮质激素注射。这一次 Judy 感觉注射位置有偏差，她感觉像没有注射过似的，症状没有缓解。她表示已经对这种治疗方法失去信心。随后她去看了一位运动医学医生，医生告诉她在任何情况下都不要再注射糖皮质激素，因为肌腱可能会断裂。运动医学医生推荐了富血小板血浆（platelet-rich plasma，PRP）注射疗法，并表示 80% 的患者接受了这种治疗后症状有好转。Judy 认为 PRP 注射是她一生中最痛苦的经历，即使注射后完全休息 2 周，她的疼痛仍然在加剧。

然后 Judy 向一位物理治疗师寻求治疗，这位物理治疗师对她进行了一系列离心训练。训练时疼痛非常明显，并且肌腱痛没有改善，但是她被告知应该坚持训练并忽视这种疼痛，因为疼痛是肌腱修复过程中的必经环节。当疼痛依旧没有解决时，她被告知一定是因为她的核心稳定性差，并推荐她进行普拉提运动。她还被推荐了水疗，但这些都没有作用。经过了数月的物理治疗后，她的疼痛依旧没有改善。

Judy 在本次就诊前 3 个月又去看了她的风湿科医生。这位风湿科医生对她采取多种治疗表示了不满，并表示"是我在治疗你"。她被建议再进行 1 次糖皮质激素注射，她因为害怕跟腱断裂而拒绝了。风湿科医生认为一定是跟腱超负荷了，并让她穿 6 周硬性步行靴。她没有得到任何关于何时、怎样移除步行靴并重

返活动的建议，现在已经过去 13 周了。她还被转介到外科并进行切除 Haglund 隆突（跟骨上外侧的隆突）手术。Judy 去外科就诊时外科医生建议她尽快手术，因为术后恢复需要 1 年以上的时间。

3 周前，Judy 思考后认为她应该去接受物理治疗。该物理治疗师的评估包括单脚跳、跳跃与弓箭步测试。进行这些动作时 Judy 的跟腱均存在疼痛，并且在进行 3 次评估后，她 3 天都无法下床活动，所以她没有再去看那位物理治疗师。来此就诊时 Judy 承认她对今天评估的内容感到紧张。

推理问题

1. 根据你进行的主观检查，请你对最有可能的"疼痛来源和相关病理学"的"诊断推理"及关于主要"疼痛类型"（即伤害感受性疼痛、周围神经病理学疼痛、伤害感受可塑性疼痛）的假设进行讨论，并强调支持该假设的临床特征。

关于推理问题的回答

跟腱止点是伤害感受性疼痛的最可能的来源，同时肌腱病是最可能的诊断 / 病理表现（Rio et al., 2015a）。晨起疼痛和僵硬是跟腱病的标志性表现。这种症状通常持续 30 分钟，任何超过 60 分钟的症状存在均提示跟腱痛可能是由系统性因素或诱因（尤其是炎症性疾病）引起的。有两个关键的临床问题来支持跟腱病的诊断。

- 疼痛的位置在哪里？跟腱疼痛是局部的，不随症状持续时间长短而发生扩散。在这个病例中，Judy 的疼痛在跟腱止点的外侧。跟腱疼痛亦可以发生在跟腱中部，患者通常用两根手指"捏"着疼痛的部位。
- 加重疼痛的因素是什么？跟腱疼痛因跟腱高负荷活动而加重，尤其是能量储备式负荷。低能量储备负荷活动包括健步走，高能量储备负荷活动包括跑步和变向。骑车和游泳都是肌腱的低负荷活动，若这些低负荷活动是跟腱疼痛的加重因素，那临床医生应该高度怀疑跟腱不是

伤害性感受的来源。肌腱病似乎是由伤害性感受诱发的，就像 Judy 的表现一样，总是与负荷增加密切相关。当跟腱的低负荷活动是加重因素时，可能还有另一个疼痛来源，如神经激惹或跟腱周围结构。这些结构的疼痛模式通常比跟腱疼痛更弥散。

在跟腱末端病中，背伸活动可以导致压缩负荷的产生，此时跟腱被压向跟骨，这将加重疼痛和病理进程（Cook and Purdam, 2012a）。像牵伸这种活动可以导致疼痛，也是因为压缩负荷。通常穿低跟鞋或赤足步行比穿高跟鞋更能加剧疼痛。Haglund 隆突是一种解剖结构形态，而不是畸形；它通过使跟腱与跟骨上部产生压迫来降低跟骨下部跟腱止点负荷（Benjamin et al., 2004）。外科切除这个隆起，将使跟腱止点暴露在更大的负荷下，跟腱负荷增加，而跟腱止点还不适应这种全负荷。具有这种解剖形态的患者可以通过非手术的康复治疗进行改善（Fahlstrom et al., 2003; Jonsson et al., 2008）。

Judy 没有报告任何与伤害感受可塑性疼痛相关的症状；但众所周知，疼痛的体验是受对疼痛的认知理解和实际情况影响的。因此，患者教育是至关重要的，这样语言就不会加剧 Judy 的恐惧和痛苦。因此，增加她对肌腱病和康复过程的了解可能会有积极作用。

后踝疼痛有很多鉴别诊断（Rio et al., 2015a），最主要的鉴别诊断是后踝撞击征。撞击

征患者主诉在被动和主动背伸－跖屈活动全范围内均存在疼痛，包括游泳时的踢腿动作（这种动作通常不会加重跟腱病）。跟骨后囊是跟腱末端的一部分，应该作为跟腱末端病的一部分进行评估、治疗，因此不需要将它作为单独的诊断。局部神经卡压或牵涉性疼痛，这种疼痛定位通常比跟腱病疼痛更弥散。

推理问题

2. 你如何理解 Judy 对自己经历的看法（如她对自己的情况、恐惧、压力、配合情况等的理解）？你认为在你的干预治疗中需要解决这个问题吗？

关于推理问题的回答

Judy 担心自己的疼痛不能改善，并对推荐的手术表示恐惧。她尤其关注临床评估中的负荷环节，因为之前脱掉步行靴接受检查使她的疼痛加重。总而言之，她对自己的病情及改善症状的最佳治疗方法知之甚少。如前所述，必须确保恰当的患者教育和语言不会加重她的恐惧。将她丈夫的职业（放射科医师）对她关于肌腱损伤认识的影响考虑在内也是很有必要的，因为病理学与肌腱疼痛往往不相关。

推理问题

3. 请讨论可能影响 Judy 的问题发展、持续性疼痛及功能障碍的潜在"致病因素"（内在的和外在的）。

关于推理问题的回答

绝经期雌激素的下降可能导致老年女性的肌腱病理变化和疼痛。因此，对于所获得的关于她绝经期状况和其他因素的信息，以及一些相关的一般健康状况信息（表 15.1），应该予以重点考虑。Judy 的体重增加对跟腱的负荷和与内脏脂肪沉积相关的循环细胞因子都有关，而这些又反过来对肌腱病造成影响（Gaida et al., 2008）。跟腱疼痛的发生通常伴随负荷的变化，在这个案例中，活动情况和鞋子的轻微变化可能通过直接压迫疼痛部位（摩擦）或由于鞋跟过低而加重了跟腱的疼痛。这些其他并发症的存在会增加患跟腱疼痛的风险，对负荷变化的反应也会增强。

推理问题

4. 你能否突出强调一下 Judy 所描述的任何方面（如病理学表现、临床表现、并发症、用药、既往干预措施）中，你认为在体格检查和治疗中需要注意的方面？

关于推理问题的回答

该案例中跟腱的负荷不足，因为 Judy 已经穿着这个 CAM 步行靴 13 周，并且伴随几个月的活动量下降。体格检查中的高肌腱负荷活动（如跳跃）对她的跟腱来说是不恰当的，事实上，她之前接受的评估中包括高负荷肌腱活动，她也确实对此评估的反馈较差。评估必须根据患者的个体化反应来继续进行。跟腱疼痛通常伴随跟腱负荷增加；然而，没有必要也并不推荐每个患者都尽可能完成所有测试。Judy 最近没有体重下降和马尾综合征的表现，也没有持续性疼痛。她的疼痛似乎是机械性的，因为它与负荷变化密切相关。

临床推理评注

关于疼痛类型、伤害感受性疼痛的潜在来源和相关病理的诊断推理始于主观检查，并贯穿于整个体格检查和持续的治疗过程中，在此期间进一步验证诊断假设。正如第一章中所讨论的，这些诊断是根据已建立的（研究和基于经验的）临床模式制定的。肌肉骨骼诊断的特异性因不同的问题和诊断测试而异。当鉴别伤害感受性疼痛和相关病理来源的能力有限时（如非特异性腰痛），如不存在特征性病理改变或临床诊断性测试对鉴别伤害感受性疼痛的来源缺乏有效性，这就使得基于损伤的诊断（如运动节段症状的激惹性、灵活性和运动控制能力）成为焦点。相反地，肌腱末端病等问题具有明确的临床模式，正如现在讨论的，这与其他来源的伤害感受性疼痛和病理改变具有显著的不同。虽然治疗将在很大程度上是由基于损伤的推理（即患者在常见临床模式中的具体临床表现）来指导，但更准确的诊断分类可使研究更有针对性，以制订更有效的治疗策略，随后再针对每个患者进行具体调整。

Judy 的临床表现被判断为"伤害性感受性主导"和典型的负荷相关性肌腱病变。但尽管如此，仍需重视患者的理解及实际情况（如 Judy

对肌腱病的理解和相关恐惧心理）对其疼痛经历转变的影响，这也与对她的患者教育和言语关心等方法的选择有关，这些方法可能会对 Judy 已有的恐惧心理产生影响。这也突出了第一、三、四章讨论的重要现实情况，即在通常情况下，与伤害感受可塑性疼痛相关的患者观点看似无关，但这些观点可能出现在任何疼痛类型的任何患者中，并对于日后的评估、治疗、优化临床结果及降低进展为慢性疾病的潜在风险非常重要。

导致患者问题发展和维持的因素可以是内在的或外在的、可改变的或不可改变的。正如第一章所讨论的，确定致病因素在管理中很重要，体现在即刻减少症状和功能障碍及减少复发的可能

性等方面。对影响因素的考虑也有助于对"预后"假设类别的判断。这强调了对并发症进行医学／一般健康筛查及治疗管理的重要性，并可能在不同程度上产生影响。其他因素如患者的体重、运动模式和鞋等都是可以改变的，并且对于治疗管理的决策也很重要，这与体格检查中评估的大多数身体不足一样（如局部或整个运动链其余部分的灵活性、控制能力／力量）。

相似地，"体格检查和治疗的注意事项和禁忌证"的假设类别应该基于并发症和筛查到的危险信号，以及患者的个人临床特征，如与症状的持续性、严重性和激惹性相关的特征，以及患者的想法如恐惧等。

体格检查

视诊

Judy 右腿的比目鱼肌和腓肠肌均出现了严重的肌肉维度减少。她的两侧跟骨均有明显的 Haglund 隆突，右侧跟腱止点肿胀加重。

步态

Judy 走路不稳，且步行时双脚均尽量避免蹬地动作。她的步幅和步频均下降。

膝 – 墙弓箭步

右侧为 0 cm，并且在活动范围末端时跟

腱止点疼痛严重；左侧为 5 cm。

功能评估

当跳跃时，Judy 的左腿缺乏力量和爆发力；她的控制能力很差，跳的高度很低，并且无法保持一致的节奏。她的左腿可以在疲劳产生前完成 16 次提踵（表 15.2）。右侧仅能通过双腿提踵进行评估，完成 4 次即发生疼痛［视觉模拟量表（VAS）4/10 分］，而且两侧负重不均（左侧负重更多）。疼痛局限在足跟外侧，Judy 可以用 1 根手指指出痛点。限制其进行评估的原因包括：第一，因为跟腱在步行靴中没有负荷；第二，因为她害怕会过度评

表 15.2

跟腱渐进式负荷测试示例（刺激量由小到大）		
负荷测试	**描述**	**Judy 的评估**
双侧提踵	扶着墙，双脚平行站立。使力线通过踝关节、第 2 趾的中间提踵	可以做，但双脚负重不均。因为恐惧疼痛，右侧不能完成这个水平的测试
单侧提踵	扶着墙站立，脚向前。使力线通过踝关节、第 2 趾的中间提踵	左侧测试可以完成
双腿跳跃		未尝试
单腿跳跃	适当地从小幅跳跃进阶到大幅跳跃	未尝试
单腿向前跳跃		未尝试

估，就像她以前的那位物理治疗师所进行的。当被问及这个问题时，她表示因为害怕带来的剧烈疼痛而不能做右侧单脚提踵动作。

此时没有对她的关节进行评估，因为疼痛显然是由跟腱诱发的。如果初始治疗效果不明显，那么将对周围结构（如关节）进行进一步的评估。

影像学检查

虽然 Judy 以前进行过跟腱的影像学检查，但下一步的检查将应用超声组织特性（ultrasound tissue characterization, UTC）扫描来鉴别肌腱的结构完整性。UTC 是一种新型的成像方式，它利用常规超声在 12cm 区域内捕捉 600 幅连续的横向图像，在此基础上绘制三维图像，并将像素亮度在肌腱全长上的稳定性量化为 4 种回声类型（van Schie et al., 2010）。既往研究已在马的组织病理学标本上证实了这些回声类型（van Schie et al., 2010）。这是一种监测肌腱结构的理想工具，因为它可以量化肌腱的结构，并且具有很高的重测信度。

Judy 的右侧跟腱在跟骨止点上出现局部增厚（图 15.2），与对侧跟腱相比，右侧跟腱的整体 UTC 回声模式受损。跟腱内可见一个弥散性组织紊乱的区域（图 15.3），其特征是

Ⅲ 型回声增强，提示纤维结构紊乱，以及 Ⅳ 型回声增强，代表存在无定形基质（表 15.3）。这个紊乱的区域局限于跟腱止点周围 1cm 的区域，该病理损害的平均横断面积（cross-sectional area, CSA）约占整个横断面影像的 40%。她的左侧跟腱未出现增厚，并且整个回声模式参数正常。

尽管肌腱内部存在一个纤维排列紊乱的区域，但给 Judy 解释 UTC 结果的重点应放在排列整齐的纤维结构的体积和 CSA 均值（图 15.4）。也就是说，不考虑病理区域和紊乱回声类型（Ⅲ 型和 Ⅳ 型回声）的 CSA 均值的增加，与对侧跟腱和结构正常跟腱相比，Judy 的右侧跟腱排列整齐纤维结构的 CSA 均值也

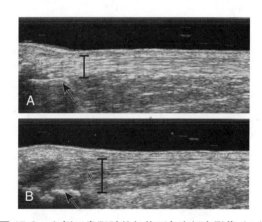

图 15.2　左侧正常跟腱的矢状面灰度超声影像（A）和右侧疼痛跟腱（B）。右侧跟腱明显增厚［止点（竖线所示）］，并伴有一个低回声区域（＊所示）。双侧跟腱均可见 Haglund 隆突（箭头所示）

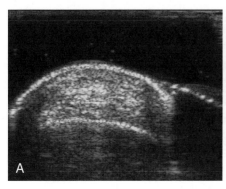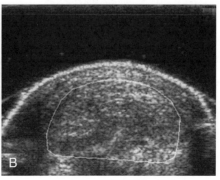

图 15.3　正常（A）和疼痛（B）跟腱的轴向平面灰度超声和 UTC 影像。（A）左侧跟腱止点；（B）右侧跟腱止点

表 15.3

正常（左侧）和疼痛（右侧）跟腱的不同回声类型的百分比

	回声类型的百分比	
回声类型	右侧	左侧
Ⅳ型	2.2%	0.7%
Ⅲ型	6.6%	1.4%
Ⅱ型	30.3%	19.7%
Ⅰ型	60.9%	78.2%

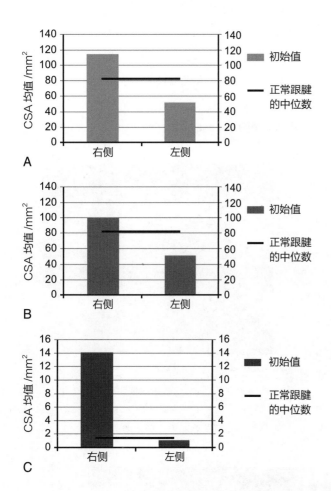

图 15.4　代表了正常（左侧）和疼痛（右侧）跟腱的整体、正常和紊乱的肌腱组织的 CSA。疼痛的肌腱明显增大，伴有更多的紊乱组织结构。然而，与对侧肌腱和正常结构肌腱样本相比，疼痛肌腱的排列整齐的纤维结构增加（图表中的黑色水平线所示）。（A）双侧跟腱的整体 CSA 均值；（B）双侧跟腱的排列整齐纤维结构的 CSA 均值；（C）双侧跟腱的紊乱肌腱结构的 CSA 均值

增加了。既往研究证实这是病理性肌腱的一个常见特征（41 个病理性跟腱中，有 40 个跟腱的排列整齐纤维结构的 CSA 均值不变或增加）（Docking and Cook, 2015）。病理性跟腱通过增加其维度以确保有足够的排列整齐的纤维结构来代偿组织紊乱的区域（Docking and Cook, 2015）。

之前的影像学检查对 Judy 关于她的跟腱情况的认知有负面影响。她被推荐进行 UTC 扫描，以确保她的跟腱可以承受负荷。需要向 Judy 解释，她不应将重点放在异常组织的紊乱程度上，因为她的跟腱还有足够的排列整齐的纤维结构。

VISA-A 问卷

维多利亚体育学院跟腱评估（Victorian Institute of Sports Assessment – Achilles，VISA-A）量表可记录跟腱的疼痛和功能（Robinson et al., 2001）。它为中度跟腱问题而开发，但由于问题的相似性，它也可用来评估跟腱止点的问题，尽管改变用途以后它的敏感性可能降低。100 分表示完全无痛且功能正常，80 分表示疼痛足以影响功能，60 分表示存在功能障碍（Silbernagel et al., 2007）。Judy 的 VISA-A 评分为 23 分，表明存在严重的疼痛和功能受限。

推理问题

5. 在你对推理问题 1 的回答中，你提出 Judy 的主观表现与跟腱病变是一致的。请你强调一下支持这种临床模式的体格检查结果，以及体格检查是否支持你之前关于主要疼痛类型是伤害感受性的假设？

关于推理问题的回答

肌腱疼痛经常会引起肌肉维度减小，不仅影响相连的肌肉（腓肠肌和比目鱼肌），还常常累及运动链的其他部分。在 Judy 的案例中，肌肉维度减小可能会因穿步行靴而加重，它使肌肉 – 肌腱单元完全无负荷。康复中力量训练的基本原理是处理这些肌肉和肌腱的功能。

体格检查包括肌腱负荷测试，随着肌腱负荷增加，疼痛加重。然而，完成所有评估并不总是恰当的（就像本案例就不恰当），严格来说，仅靠体格检查就确诊肌腱病是不可能的，虽然她做 4 次双足提踵就激惹了局部疼痛，并且这与肌腱病的症状一致。同样，这种特异性的疼痛再现与她在主观评估中描述的活动受限一致，并且与以伤害感受性为主的疼痛类型假设相吻合。

推理问题

6. UTC 影像与临床症状和特征之间有什么关系？你将如何利用 UTC 结果来指导你的治疗方案？

关于推理问题的回答

虽然 UTC 可量化肌腱结构，但这与临床症状和疼痛之间没有直接关系。该文很好地阐述了疼痛和肌腱内部结构之间不存在联系（Cook et al., 2001; Khan et al.,1996）。

患者教育是影像学及其应用的一个关键部分。在下背痛中，影像学不恰当的使用被认为是"过度医疗"，并使患者对健康情况的自我认知下降，同时也是恐惧回避行为的一个促进因素（Flynn et al., 2011）。Judy 对影像学报告中的消极词汇就表现出典型的恐惧反应。

UTC 量化排列整齐的纤维结构体积的功能可帮助患者消除对肌腱的任何消极理解。若该肌腱相对正常肌腱，排列整齐的纤维结构的含量相似或增加，患者就能很容易认知到他们具有足够的正常肌腱结构来应对负荷，因此应该采用负荷管理治疗策略。

临床推理评注

虽然双脚提踵激惹 Judy 局部疼痛的现象被认为与肌腱病的症状一致，但这个答案中的推理证据强调了体格检查的价值超过确定诊断结果本身。在这个案例中，因为考虑到避免问题恶化和 Judy 表达出的恐惧情绪，所以减少了评估内容。对一个特殊的身体功能障碍进行鉴定和测量（4 次双脚提踵）将指导训练量，同时结果可用来监控治疗进展。

疼痛和肌腱内部结构不存在联系，这反映了普遍的肌肉骨骼疼痛与病理之间的不相关性。尽管存在一定的限制，但确定病理状态不应该被忽视。病理状态必须在检查和治疗的注意事项中予以考虑（如谨慎对存在显著退变的肌腱应用超负荷），同时作为管理和预后的支持证据。在这里，UTC 结果反映出患者具有排列整齐的纤维结构这被用作一种新颖的患者教育方面，而不是从病理学角度（如紊乱区域）。这种教育方法被用来给 Judy 增加对自己肌腱的信心，并激发她训练的动力。

治疗

教育

对 Judy 的教育集中在以下几点：

1. 揭示术语含义，减少对语言的恐惧；
2. 理解负荷的重要性；
3. 教会她何时、怎样"倾听"跟腱对负荷的反应。

揭示术语含义，减少对语言的恐惧

术语如撕裂或退变可对患者对损伤和改善能力的认知产生深远影响。UTC 结果对于解决 Judy 对肌腱断裂的恐惧至关重要。有关负荷的教育有助于减少患者对运动的恐惧，增强患者的活动能力。重要的是要了解肌腱疼痛不是炎症性的。在肌腱病中存在的细胞因子可能在细胞信号转导和病理变化本身起作用；然而，目前还不清楚它们在临床表现中的作用。在临床上，重要的是患者和临床医师都要明白对此所需的方法不同于典型的损伤伴随炎症反应时采取的治疗方法。

理解负荷的重要性

理解肌腱的负荷知识至关重要，负荷可致患者的问题出现，同时也是患者康复过程中的一个重要因素。负荷有不同类型，每种负荷对肌腱产生不同影响。拉伸负荷可维持纤维组织的结构，压缩负荷可形成和维持软骨功能，这2 种负荷相结合可形成和维持骨骼的结构和功能（Ingber, 2005）。

对于肌腱的高强度牵伸负荷存在于所有要求肌腱储存和释放能量的活动中。对跟腱而言，这可能包括步行、跑步和跳跃。然而，当完成这些活动时，肌腱还存在其他负荷。例如，步行上坡时，因跟关节背伸次数的增多，跟腱的压缩负荷也随之增加。

当患者理解了肌腱疼痛加重伴随肌腱超负荷时，你就可以向她解释如何通过调整负荷来减轻症状。例如，Judy 应该避免所有踝关节背伸活动如牵伸，并穿着有一定高度后跟的鞋来降低压缩负荷，同时增加低张力肌腱负荷。

相反，调整肌腱负荷也是唯一可以改善肌腱疼痛和功能的干预方法，以及仅有的可以改善肌腱力学性能和结构的刺激因素（Kongsgaard et al., 2010）。我们经常会看到一些患者被医疗人员进行过度的被动治疗，而未能提高肌腱和动力链的能力。肌腱对负荷反应缓慢，因此增加负荷需要在一种慎重的方式下进行。

教会她何时、如何体会肌腱对负荷的反应

在康复训练中肌腱也许偶尔会有不适，因此 Judy 体会她的肌腱对负荷的反应很重要。换言之，我们不推荐康复中出现疼痛，就像该文在离心方案中记录的一样（Alfredson, 2003）。事实上，如等长训练等在早期施加的负荷可使肌腱疼痛即刻减轻。活动后 24 小时肌腱的反应是最重要的康复进展标志。就跟腱而言，进展标志可以是晨起疼痛、僵硬的时间长短，对于功能较好的患者也可以是跳跃时的疼痛情况。

对负荷的反应会有所不同，这也会影响负荷训练方案的制订。若疼痛增加，则负荷强度（或者诊断）是错误的。如负荷增加而疼痛维持同一水平，这是可以接受的。例如，许多运动员在运动时，他们的肌腱承受非常高的负荷，但第 2 天虽然不是无痛但仍可以完成训练和比赛。若他们的疼痛在负荷测试时稳定在一个较低的水平，则肌腱没有因为负荷增加而恶化。理想的情况是负荷增加且疼痛减轻。

家庭训练指导

给 Judy 的运动处方是在双踝跖屈位抗自

重保持双脚提踵动作。她非常害怕将单脚提踵作为训练的开始。这个训练方法通过临床测试，处方规定做5次等长保持动作，每次45秒（组间休息2分钟）（Rio et al., 2015b），因为这样是可控制的，不会出现肌肉震颤。等长训练后的即刻再评估，结果显示 Judy 可以在疼痛评分0/10分下完成25次双脚提踵（以前4次提踵4/10分）。因为不需要设备，所以建议 Judy 在工作日每天完成这样的等长训练保持动作。同时建议她进行坐位单脚提踵训练，每天2次。她租了一个坐位提踵训练器（图15.5），这样就可以在家轻松地完成训练。

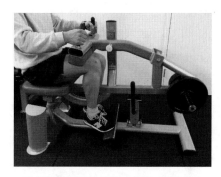

图 15.5　跟腱病康复所用的坐位提踵训练器

推理问题

7. Judy 曾经接受过多种治疗，但都没有成功。请你概括一下常规治疗干预疗效的研究证据，并讨论你为 Judy 选择的专项训练和剂量的理由。

关于推理问题的回答

　　Judy 过去主要采用被动疗法，并没有改善肌肉-肌腱单元和运动链的力量或能力。标准的离心训练方案对她是不恰当的，因为她有跟腱止点的问题（Cook and Purdam, 2012b）。在台阶上进行的离心训练被证实对跟腱末端病并无益处，因为踝关节背伸时跟腱向跟骨挤压（Cook and Purdam, 2012a; Jonsson et al., 2008）。Judy 主诉在做跟腱末端病的改良离心训练方案（Jonsson et al., 2008）时疼痛剧烈。适度的负荷训练，如在没有挤压的情况下进行等长负荷训练在临床被证实对肌腱疼痛的改善有帮助，同时被证实可以减轻肌腱的即刻疼痛，在髌腱的研究中效果可以维持至少45分钟（Rio et al., 2015b）。等长负荷对改善其他肌腱疼痛也有临床经验的支持（如髌腱、腘绳肌和臀肌的肌腱病）。负荷调整的个体化很重要。对一些患者来说，利用设备进行坐位提踵是一种较好的训练方式，让他们可以在低于体重负荷下开始训练，然后逐渐增加。一种极端的情形是一些高水平的运动员要求额外增加负荷，如使用一种称为 Smith 的设备来做提踵训练。

　　糖皮质激素注射可以降低肌腱细胞的增殖和活性（Scutt et al., 2006），进而缓解疼痛。然而，它们决不能单独使用而不进行负荷控制及肌腱康复。一些研究证实，包含糖皮质激素注射的治疗方案疗效不佳，但是针对跟腱的数据有限（Coombes et al., 2010）。

　　PRP 并没有比安慰剂更有效（de Vos et al., 2010），并且不应该被作为肌腱病治疗的金标准。

临床推理评注

　　显而易见，关于"治疗管理"的临床推理应该基于证据，根据患者的个人表现（如运动方式和剂量）进行调整，并进行监测（重新评估），以确定效果和指导进展。

治疗期间

　　治疗师鼓励 Judy 在下次预约前有任何疑问或不适都可以联系他。在疼痛突发时，如何利用负荷（等长训练）缓解疼痛也是肌腱负荷教育的一部分。晨起疼痛评分可用来评估肌腱对前1天的负荷的反应。治疗师和 Judy 共同决定在第1周继续穿步行靴，以后逐渐脱掉步行靴并增加步行（刚开始仅在住所周围）。由于长时间穿着步行靴，完全脱掉它将导致跟腱负荷大幅增加，使跟腱不适应这种改变。

第2次预约（初次评估后2个月）

主观评估

Judy 主诉对肌腱的担忧少了很多，也不再穿步行靴了。Judy 仅用了 2 周就完成了不穿步行靴的目标，这比预想的要快。然而，她用晨起情况的评分来确认自己的跟腱是否能耐受她逐渐重新穿普通鞋步行。她的跟腱问题已经不再困扰她的工作了，她不再有晨起疼痛和僵硬的情况。赤足、穿平底鞋或穿摩擦足跟的鞋步行仍会有困扰（在这些情况下，她会出现晨起疼痛且僵硬，依据步行时间长短得分为 4～6/10 分）。只要穿上她的网球鞋，就可以 3 天无痛步行 2～3 km。这是基于对她的教育所获得的成果——也就是说，没有要求特定距离；取而代之的是鼓励她体会自己跟腱的反应，并有针对性地调整或增加负荷。在一般健康状况方面，Judy 最近在医院接受了一次例行结肠镜检查，其间她的心脏出现了心房颤动，且没有稳定下来，因此她住了 1 天院。

目标

Judy 原本计划在 3 个月内去澳大利亚西北部金伯利地区的山脉旅行，她希望能够每天步行，享受无痛的假期。她的新目标还包括无痛，以及正常走下飞机的阶梯。

体格检查

观察 Judy 穿正常鞋的状况，跟骨已经没有发红，并且她的肌肉维度有所增加，但仍然没有对侧大。在膝-墙测试中，左侧记录为 9 cm、右侧为 5 cm，也比第 1 次评估有进步。她的步态也有所改善，不再出现跛行，并且双脚均可以蹬地。从功能角度看，Judy 的左侧可以完成 18 次提踵，但仍然不敢做单独的右侧提踵。然而，她可以完成全体重负重下的 1 次跖屈（双侧提踵，重心向右侧倾斜）及 25 次以上双脚提踵。

影像学检查

Judy 做了右侧跟腱的 UTC 扫描跟踪测试，结果显示右侧跟腱的整体回声模式与上次扫描相比有所改善。虽然正常肌腱结构（Ⅰ型回声）的百分比相近，但观察到Ⅲ型、Ⅳ型回声的百分比有所下降。跟骨止点的弥散性病理区域仍然明显；然而，观察到 CSA 均值有所下降（从约 40% 下降到 10%），长度没有变化。同时观察到紊乱组织的 CSA 均值有所下降，而排列整齐纤维结构的 CSA 均值保持一致（图 15.6）。

VISA-A

她的 VISA-A 评分增加到了 63 分，总分为 100 分，仍然提示存在明显的疼痛和功能缺失，但与之前相比有显著进步。

治疗

患者教育

我们继续探讨鞋的问题，为避免跟腱止点处的挤压，我们利用一种具有一定高度鞋跟的鞋，慢慢增加步行负荷，并且保证鞋的选择满

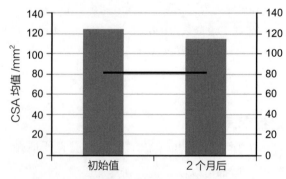

图 15.6　右侧跟腱的排列整齐纤维结构的 CSA 均值。图中表格显示了第 1 与第 2 次评估相比，排列整齐的肌腱结构的数量变化

足运动负荷的需求。肌腱对变化的反应较差，所以康复和步行中负荷的连续性很重要。提醒 Judy 体会跟腱反应的最重要的时间是步行后第 2 天的早晨。根据跟腱负荷的原则，一个重返步行的计划也在同步制订中。

训练

Judy 的康复取得了进展。她第 1 天完成等长保持训练，然后在接下来的 1 天完成重心向右腿移动的双脚提踵。基于交叉强化效应（Kawamoto et al., 2014），她同时要完成左脚提踵。若 Judy 步行太多，并且感觉早晨症状加重，就要增加一天中的等长保持训练的频率。教会 Judy 在本次预约与下次预约之间如何进阶自己的康复训练计划。为了恢复股四头肌和臀肌的功能，她也开始了坐 - 站训练。基于对 Judy 在整个运动链良好控制下的动作重复次数的评估，她以每组重复 6 次、共 4 组的频率开始进行训练，并被告知关于强化力量和耐力的进阶训练的相关信息。

第 3 次预约（7 个月以后；第 1 次评估后 9 个月）

主观检查

Judy 表示自己度过了一个完美的假期，每天至少步行 3km 且没有感觉到疼痛。她避免赤足步行，并且在度假前坚持训练和步行。度假后，她就没有那么勤奋地训练了，她说步行时偶尔会有疼痛。她的一般健康状况没有变化，最近风湿科医生对她进行的健康检查显示情况很稳定。Judy 报告在家庭训练时双侧提踵动作末端偶尔会产生疼痛。鞋的选择对她仍然很重要，如鞋跟太平则会加重她的疼痛。她仍然恐惧穿平底鞋，并为夏天买了一双新的坡跟凉鞋，这双鞋的鞋跟可以在过度背伸时不会对跟腱形成压力，也不会蹭到跟腱止点。她最近的活动包括每天步行 2.5km、每周 1 次普拉提训练。

体格检查

Judy 的跟骨没有肿胀和发红，她的其他评估测试与之前的评估内容差不多。她可以完成单脚提踵 10 次；然而，对她的动作模式进行评估，发现在动作末端出现内翻动作。这降低了小腿负重，这是一个"偷懒的动作"。Judy 接受了正确的提踵训练，她用正确的动作模式仅能完成 6 次提踵。

影像学检查

与第 1 次 UTC 跟踪扫描相比，这一次右侧跟腱的整体回声类型保持稳定（表 15.4）。最明显的改善发生在第 1 和第 2 次评估之间、第 2 和第 3 次评估之间跟腱结构保持稳定。所

表 15.4

3 次评估的右侧跟腱整体回声类型显示右侧肌腱的改善			
	回声类型的百分比		
回声类型	初始值	随后 2 个月	随后 9 个月
Ⅳ型	2.2%	0.7%	0.7%
Ⅲ型	6.6%	2.8%	2.2%
Ⅱ型	30.3%	35.9%	33.7%
Ⅰ型	60.9%	60.6%	63.4%

有 4 种类型回声的占比比较接近，在跟腱全长可以观察到少量不同。弥漫性紊乱区域仍然存在，病变区域的范围没有变化。

一遍，再次强调如何避免恶化、如果恶化了怎么办。她明确了自己未来应如何进行自我管理，并很乐意继续监测和管理自己的跟腱。

目标和期望

Judy 现在期望重回她伤前的步行水平及每周参加 2 次普拉提训练课程。她同时表达了她现在期望跟腱可以变得更好，这样就能重新进行所有活动。

治疗

对她的提踵运动模式进行再教育（图15.7）以确保正确的力线和小腿肌肉的激活，以避免踝关节后侧疼痛。这包括给 Judy 拍一段视频。在她小腿部进行软组织处理以增加膝 – 墙距离，但没有改变她的活动范围。

Judy 的家庭训练通过以下方法来增强双侧力量：①将她的双侧提踵动作调整为重心偏向右侧的提踵动作；②增加右腿单独提踵等长保持训练；③继续增加她的步行距离。

所有之前对 Judy 的患者教育都被重复了

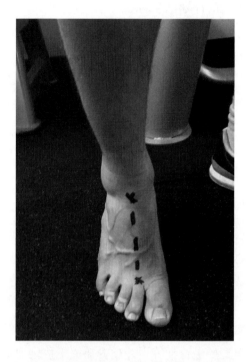

图 15.7　足部简单的标记和提示。通过保持提踵运动中标记对齐来确保高质量地完成动作，并使力量最大化

推理问题

8. 早期你指出 UTC 影像与症状和体征之间没有关系。你可以讨论一下利用影像学作为一个衡量临床进步结果的价值吗？

关于临床推理的回答

若进行重复影像学检查，那么必须要管理患者的期望值。大量研究表明，临床上的改善不是以肌腱结构改善为先决条件的（de Jonge et al.,2011）。更重要的是应该教育患者，即使疼痛改善了，肌腱很可能仍然保持异常 / 病理状态。当重复进行 UTC 扫描时，最理想的结果是肌腱结构改善伴随疼痛缓解和肌腱负荷的增加。然而，另一个同样合理的结果是肌腱结构稳定同时伴有疼痛缓解和肌腱负荷的增加。向患者解释肌腱重新修复的能力有限，那么肌腱本身会找到一种平衡状态，这样解释可以有效地将影像学结果对患者造成的心理负面影响降到最低。

临床推理评注

影像学作为一种测量结果，其价值是明确的，并且要再次强调其作为一种教育资源的价值。"关于教育的推理"，即第一章讨论的"临床推理策略"（即专注）像所有治疗管理方法一样，强调患者教育需要针对每个人进行调整，并重新评估患者的理解（学习）程度和其他影响因素（如改变恐惧和行为）。

不需要再次预约治疗，建议 Judy 继续增加她的训练，将目前仍在进行的训练目标提高到可以每周至少完成 3 次 20 个单脚提踵即可。

（葛瑞东 译，

钱菁华 朱毅 郭京伟 审校）

参考文献

Alfredson, H., 2003. Chronic midportion Achilles tendinopathy: an update on research and treatment. Clin. Sports Med. 22, 727–741.

Benjamin, M., Moriggl, B., Brenner, E., Emery, P., McGonagle, D., Redman, S., 2004. The 'enthesis organ' concept: why enthesopathies may not present as focal insertional disorders. Arthritis Rheum. 50, 3306–3313.

Cook, J., Purdam, C., 2012a. Is compressive load a factor in the development of tendinopathy? Br. J. Sports Med. 46, 163–168.

Cook, J.L., Khan, K.M., Kiss, Z.S., Coleman, B.D., Griffiths, L., 2001. Asymptomatic hypoechoic regions on patellar tendon ultrasound: a 4-year clinical and ultrasound followup of 46 tendons. Scand. J. Med. Sci. Sports 11, 321–327.

Cook, J.L., Purdam, C., 2012b. Is compressive load a factor in the development of tendinopathy? Br. J. Sports Med. 46, 163–168.

Coombes, B.K., Bisset, L., Vicenzino, B., 2010. Efficacy and safety of corticosteroid injections and other injections for management of tendinopathy: a systematic review of randomised controlled trials. Lancet 376, 1751–1767.

De Jonge, S., De Vos, R.J., Weir, A., Van Schie, H.T.M., Bierma-Zeinstra, S.M.A., Verhaar, J.A.N., et al., 2011. One-year follow-up of platelet-rich plasma treatment in chronic Achilles tendinopathy: a double-blind randomized placebo-controlled trial. Am. J. Sports Med. 39, 1623–1629.

De Vos, R.J., Van Veldhoven, P.L., Moen, M.H., Weir, A., Tol, J.L., Maffulli, N., 2010. Autologous growth factor injections in chronic tendinopathy: a systematic review. Br. Med. Bull. 95, 63–77.

Docking, S., Cook, J., 2015. Pathological tendons maintain sufficient aligned fibrillar structure on ultrasound tissue characterization (UTC). Scand. J. Med. Sci. Sports 26 (6), 675–683. doi:10.1111/sms.12491.

Fahlstrom, M., Jonsson, P., Lorentzon, R., Alfredson, H., 2003. Chronic Achilles tendon pain treated with eccentric calf-muscle training. Knee Surg. Sports Traumatol. Arthrosc. 11, 327–333.

Flynn, T.W., Smith, B., Chou, R., 2011. Appropriate use of diagnostic imaging in low back pain: a reminder that unnecessary imaging may do as much harm as good. J. Orthop. Sports Phys. Ther. 41, 838–846.

Gaida, J., Cook, J., Bass, S., 2008. Adiposity and tendinopathy. Disabil. Rehabil. 30, 1555–1562.

Ingber, D.E., 2005. Tissue adaptation to mechanical forces in healthy, injured and aging tissues. Scand. J. Med. Sci. Sports 15, 199–201.

Jonsson, P., Alfredson, H., Sunding, K., Fahlstrom, M., Cook, J., 2008. New regimen for eccentric calf muscle training in patients with chronic insertional Achilles tendinopathy: results of a pilot-study. Br. J. Sports Med. 42, 746–749.

Kawamoto, J.E., Aboodarda, S.J., Behm, D.G., 2014. Effect of differing intensities of fatiguing dynamic contractions on contralateral homologous muscle performance. J. Sports Sci. Med. 13, 836–845.

Khan, K.M., Bonar, F., Desmond, P.M., Cook, J.L., Young, D.A., Visentini, P.J., et al., 1996. Patellar tendinosis (jumper's knee): findings at histopathologic examination, US, and MR imaging. Victorian Institute of Sport Tendon Study Group. Radiology 200, 821–827.

Kongsgaard, M., Qvortrup, K., Larsen, J., Aagaard, P., Doessing, S., Hansen, P., et al., 2010. Fibril morphology and tendon mechanical properties in patellar tendinopathy: effects of heavy slow resistance training. Am. J. Sports Med. 38, 749–756.

Rio, E., Mays, S., Cook, J., 2015a. Heel pain: a practical approach. Aust. Fam. Physician 44 (3), 96–101.

Rio, E., Kidgell, D., Purdam, C., Gaida, J., Moseley, G.L., Pearce, A.L., et al., 2015b. Isometric exercise induces analgesia and reduces inhibition in patellar tendinopathy. Br. J. Sports Med. 49 (19), 1277–1283. doi:10.1136/bjsports-2014-094386.

Robinson, J.M., Cook, J.L., Purdam, C., Visentini, P.J., Ross, J., Maffuli, N., et al., 2001. The VISA-A questionnaire: a valid and reliable index of the clinical severity of Achilles tendinopathy. Br. J. Sports Med. 35, 335–341.

Scutt, N., Rolf, C.G., Scutt, A., 2006. Glucocorticoids inhibit tenocyte proliferation and tendon progenitor cell recruitment. J. Orthop. Res. 24, 173–182.

Silbernagel, K.G., Thomee, R., Eriksson, B.I., Karlsson, J., 2007. Continued sports activity, using a pain-monitoring model, during rehabilitation in patients with Achilles tendinopathy: a randomized controlled study. Am. J. Sports Med. 35, 897–906.

Van Schie, H., De Vos, R., De Jonge, S., Bakker, E., Heijboer, M., Verhaar, J., et al., 2010. Ultrasonographic tissue characterisation of human Achilles tendons: quantification of tendon structure through a novel non-invasive approach. Br. J. Sports Med. 44, 1153–1159.

第十六章

颈源性头痛

Toby Hall • Darren A. Rivett • Mark A. Jones

主观检查

Jean 是一名 42 岁的女性。她是一名信息技术专家，在家里兼职经营一个小型网店。她一边做兼职一边照顾两个年幼的孩子（分别为 6 岁和 4 岁），其中一个孩子存在早期发育迟缓（early developmental delay），但现在有很大的进步。Jean 以前很爱活动，有规律的运动习惯，经常去游泳俱乐部游泳，但在她第一个孩子出生之前就停止了，而且由于时间限制还未恢复游泳，也未再进行体育锻炼。她经常因为孩子在夜里频繁醒来而导致睡眠质量很差，一直持续到现在。

病史

Jean 有 5 年的左侧前额部头痛史，每天发作，疼痛一般为非特异性头痛，这使其头部感到紧绷（图 16.1）。10 年前她因挥鞭伤引起过头痛，在此之前她曾偶有颈部疼痛的发作史，如图 16.1 所示。现在头痛和颈部疼痛同时发生。症状于几年前已趋于稳定，在头痛残疾量表（headache disability inventory）中评分为 58/100 分，表明负担很大。此次物理治疗咨询的原因及主诉是头痛，而不是颈部疼痛。

Jean 发现将笔记本电脑放在大腿上坐着工作超过 30 分钟即会引起头痛。抱孩子、搬运沉重的购物袋或其他货物时也会引起头痛。Jean 自述压力也是引起头痛的一个因素，尤其是在照顾两个孩子的同时还要经营管理一个小型网店。那个更年幼的孩子发育迟缓也使她倍感压力。丈夫由于工作时间较长而无法帮她做家务或照顾孩子。除头痛外，没有恶心、畏光等相关症状，但偶感头晕，其加重与具体活动或运动无关。这种头晕与姿势无关，也不是一种眩晕感。

医学检查包括 5 年前对头部进行的计算机断层扫描（computed tomography, CT）和 10 年前颈部挥鞭伤后的 X 线检查。5 年前，她的家庭医生（general practitioner, GP）曾将她转诊给一位神经科医生，神经科医生帮她安排了 CT 扫描，并诊断为紧张性头痛。当时已进行药物治疗，每天自服非处方镇痛药（对乙酰氨基酚）。尽管如此，头痛已经发展到每天均会发作，平均疼痛强度为 5/10 分。除此之外，Jean 的其他方面都很健康，除她在管理家庭和在家工作时所承受的压力外，没有其他红旗征或黄旗征。当被问及下颌骨的相关特征时，她否认了下颌骨功能存在困难或与下颌骨运动有关的任何症状。

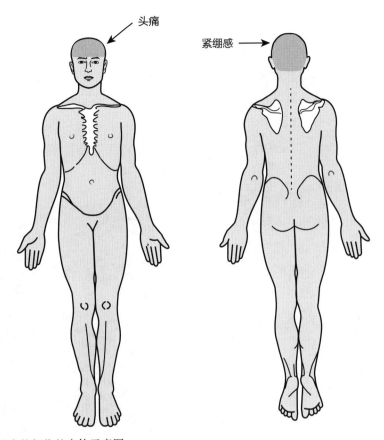

图 16.1 详细描述症状部位的身体示意图

推理问题

1. 在现阶段，你对主要"疼痛类型"（伤害感受性疼痛、周围神经病理性疼痛、伤害感受可塑性疼痛）的假设是什么？哪些证据支持或否定了你的假设？

关于推理问题的回答

根据目前所获得的信息，伤害感受可塑性头痛似乎是主要"疼痛类型"。越来越多的证据表明头痛是由具有共同潜在病理生理学的不同头痛形式构成的头痛疾病谱系（Cady, 2007; Watson and Drummond, 2014, 2016）。头痛疾病谱系的共同特征是三叉神经颈核（trigeminocervical nucleus）敏化（Bartsch and Goadsby, 2003）。实际上，三叉神经颈核的中枢敏化对由颈椎损伤引起的头痛而言似乎是必要因素（Chua et al., 2011）。三叉神经颈核接受来自颈椎神经的传入及三叉神经的传入。

三叉神经颈核敏化可能是由周围长时间的伤害感受性疼痛输入引起的，因此不应忽视外

周组织的影响（Fernandez-de-Las-Penas and Courtney, 2014）。可能的情况是，有证据表明外周驱动因素也可引发症状，如在这个个案中抱孩子和提购物袋、在笔记本电脑上工作的动作。外周输入可能起源于颈椎，与 10 年前的颈椎挥鞭伤有关。尽管如此，睡眠质量差、精神状态不佳、缺乏锻炼和压力也是导致伤害感受可塑性头痛的重要因素，这有可能导致三叉神经颈核敏化和头痛（Nijs et al., 2014; Noseda et al., 2014）。

临床推理评注

如第二章所述，中枢敏化机制在一定程度上涉及所有疼痛类型。尽管了解中枢敏化的"正常"机制与伤害感受可塑性疼痛机制之间的关系，但正如分析所示，确定可能引起中枢敏化和维持症状与功能障碍的环境、心理、社会和物理因素是针对这些因素制订干预措施的关键。如本评注所述，这些代表了在第一章提出的假设类别框架中相关假设的"促成因素"。

体格检查

体格检查时，Jean 在坐位时胸腰椎后凸、头部朝前；站位时，她采取了肌肉张力较低的后仰斜背姿势。她的双侧肩胛骨下沉，锁骨低于正常水平约 10°（Ha et al., 2013）。肩胛骨也被延长到大约 45°，并向前倾斜 30°，两者都超过了最佳状态。

通过改变骨盆、脊柱、肩胛骨和头部的位置来矫正她的坐姿会"更容易"，Jean 的头颈部疼痛虽然没有消除，但均有所减轻。此外，当肩胛骨和脊柱的位置得到矫正时，颈部侧屈和旋转范围增加（Ha et al., 2011）。

他们决定在体格检查早期测试一个 Mulligan 技术中头痛 SNAG（持续自然体位下小关节滑动技术）（Hing et al., 2015）。Mulligan 技术的基本原理是识别将徒手施加的滑动应用于有症状的运动节段是否可以消除疼痛。头痛 SNAG 即治疗师用一只手的小指接触 C_2 棘突，而另一只手通过直接作用于棘突上的大鱼际隆起施加温和的水平推力（图 16.2）。在对 C_2 持续施加推力期间，稳定患者的头部非常重要。保持压力至少 10 秒。这项技术立刻引起了症状增加。反向 SNAG 技术（将 SNAG 向相反方向滑行）对症状没有影响，而在 C_3 处施加 45° 水平方向推力的改良 SNAG 技术可立即减轻症状。

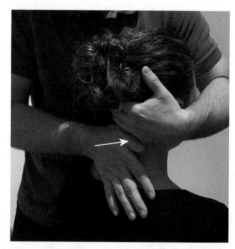

图 16.2 头痛 SNAG：固定头部，通过 C_2 棘突施加水平后前向的压力

推理问题

2. 使用 Mulligan 技术评估时，请讨论你的目标。

关于推理问题的回答

Mulligan 技术是一种非常有用的方法，可以帮助快速识别头痛相关疾病中颈椎的受累情况。在存在颈源性头痛（cervicogenic headache, CGH）特征的情况下（这里的证据是存在与头痛相关的颈部疼痛、引起头痛的体力活动和颈椎活动受限），这种使症状改变的技术很有用。如果患者在评估时出现头痛，这对诊断是特别有用的。如果这些症状可以通过对上颈部施加不同方向的手法力量来改变，那么这表明颈部对头痛有影响。症状没有改变则表明颈椎关节结构不太可能是疼痛的来源。

Jean 的特征还提示可能因姿势异常导致头痛，这是测试 Mulligan 技术的一个原因。Mulligan 技术中 SNAG 可用于矫正头部向前的姿势，至少在枕骨和 C_2 椎骨之间有效。由于 SNAG 技术可立刻引起头痛，这通常表示 C_2/C_3 脊柱节段是疼痛来源。这可以通过以下事实来解释：水平滑动力由于在该水平的关节表面的倾斜性质而增加了 C_2/C_3 小关节的压缩负荷。此外，水平滑动力在 C_0/C_1 处也有增加屈曲的作用。因此，基于此信息，在本案例中，问题的一部分可能来自 C_2/C_3，也可能来自 C_0/C_1，需要进一步测试以证实这一点。

临床推理评注

在将本回答中讨论的 Mulligan 技术的目的与第一章中提出的临床推理理论相关联时，这些技术可被视为是"诊断"推理的依据，既包括头痛类型的分类，也可用于鉴别颈部运动节段的特定节段性损伤。SNAG 技术对身体局部施压以激发症状支持有关"症状来源"的推理，并且在生物力学上与姿势矫正相关，因此也为有关的潜在物理影响因素和管理（在这种情况下为姿势）的推理提供了信息。缓解（或减轻）障碍的症状（即"在 C_3 处以与水平面成45°使用压力施以改良的头痛 SNAG 技术，可立即减轻症状"）有助于姿势的推理。

颈椎主动和联合运动

上颈段回缩（retraction）与前伸（protraction）

主动的头部回缩减少到预期的正常活动范围（range of movement, ROM）的一半，并引起颈部疼痛，在回家时轻微的过度压迫会加剧颈部的疼痛（图 16.3）。前伸范围增大，症状也有所加重。这些运动主要发生在上颈段，即回缩时伴随屈曲前伸且伸展，最大的活动范围发生在 C_0/C_1 和 C_1/C_2（Ordway et al., 1999; Takasaki et al., 2010）。因此，疼痛刺激增加了对上颈椎运动问题的怀疑。

颈椎屈伸

颈椎轴向平面运动也有问题。整个颈椎的伸展会引起颈部局部疼痛，并且运动控制不佳，有"塌陷"的倾向，这与颈椎中上段的运动量大，而颈胸交界处缺乏运动有关。在伸展时支撑 Jean 的头部并控制其运动，可减少与伸展有关的疼痛。同样，矫正脊柱和肩胛骨的姿势也能改善伸展、控制和减轻症状。

颈椎旋转和侧屈

颈椎侧屈和双侧旋转均会使双侧颈部肌肉产生紧绷感，且范围受限。矫正肩胛骨和脊柱的姿势可以显著改善颈椎旋转和侧屈运动至接近全范围，且无疼痛（图 16.4）。加上伸展控制不良的证据，这些信息表明，尽管矫正措施没有减轻关节损伤，但提示这些症状可能与脊柱和肩胛骨的运动控制有关。颈椎节段性运动障碍可以由相邻颈椎节段的运动来补偿（Bogduk, 2002）。这也许可以解释为什么在一项针对 4293 名成年人进行慢性颈痛患者和非慢性颈痛患者的调查比较时，没有发现颈部活

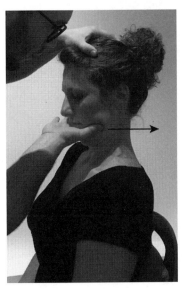

图16.3 治疗师引导下的上颈段主动回缩。为确保正确的回缩，尽量减少发生在下颈段的屈曲

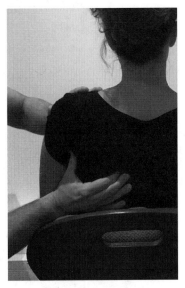

图16.4 用手在肩胛骨下角和肩峰上进行肩胛骨矫正：矫正基于患者的个人表现和反应

动范围有任何差异（Kauther et al., 2012）。

在任何颈椎运动中，上胸椎几乎没有活动。

颈椎联合运动

上颈椎段的联合运动测试显示，左侧旋转时，颈部回缩会增加颈部疼痛（图16.5A）。由于矢状面运动在这一水平节段上占主导地位（Karhu et al., 1999），因此认为这种运动会使C_0/C_1运动段产生偏差（Edwards, 1992）。因此，在此运动过程中引起的疼痛表明需要在此水平节段上进行进一步的测试，并可能出现症状激发。进一步的测试还发现，通过增加上颈椎段屈曲使C_2稳定，向左旋转也具有刺激作用（图16.5B）。固定C_2时，头和上颈椎段

的旋转运动主要发生在C_1/C_2处（Takasaki et al., 2011; Osmotherly et al., 2013）。因此，需要进一步的测试以评估由C_1/C_2引起的症状。最后，在C_3稳定的情况下，增加上颈椎段伸展和同侧侧屈也会使疼痛增加。由于颈椎的同侧性耦合（Cook et al., 2010），累及C_2/C_3节段性的可能性进一步增加。

节段性运动和疼痛激惹试验

节段性运动测试

坐位时，在固定C_2的情况下上颈段向左侧旋转的范围减少到大约5°（图16.6）。在实验室环境中使用磁共振成像（magnetic resonance imaging, MRI）测量时，该测试的

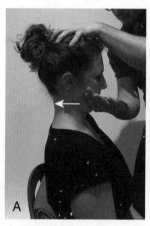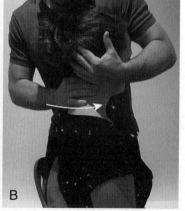

图16.5 联合运动评估。（A）C_0/C_1屈曲联合左旋；（B）C_1/C_2左旋联合屈曲

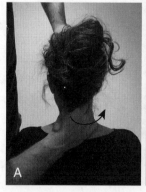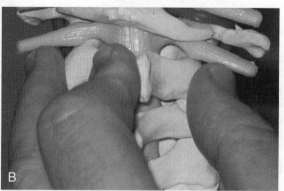

图16.6 在上颈椎段轴向旋转时用手固定C_2椎体

旋转节段范围据报道约为 10°（Osmotherly et al.，2013）。但通常在临床测试环境中，每侧正常的旋转范围为 10°~15°。固定 C_3 也有类似的旋转范围。

节段性运动测试显示在 C_0/C_1、C_1/C_2 和 C_2/C_3 椎体水平运动不良。屈曲–旋转测试为阳性，左侧主观估计为 20°，远小于每侧 44° 的预期范围（Ogince，2003；Hall and Robinson，2004）。据报道，阳性测试的范围 < 33°（Hall et al.，2010）。触诊 C_2 棘突表明其位于中央，没有偏离。已有研究表明，C_2 棘突偏离提示 C_2/C_3 椎节功能障碍并且与头痛有关（Macpherson and Campbell，1991）。

节段疼痛激惹试验

被动辅助运动在俯卧位和仰卧位下进行。当颈部位于上颈椎回缩位置并向左旋转几度时，触诊 C_1 左侧后弓时会产生头痛（图 16.7）。尽管将颈椎放置在 C_1/C_2 和 C_2/C_3 节段的疼痛激惹位置，但仅在触诊左侧 C_2 和 C_3 关节时才会产生局部的颈部疼痛。这表明 C_0/C_1 节段性累及的可能性大于 C_1/C_2 和 C_2/C_3。在解释触诊引起的头痛再现时需要谨慎。最近有研究表明，触诊偏头痛和紧张性头痛患者颈部可能引发头痛（Watson and Drummond，2012）。

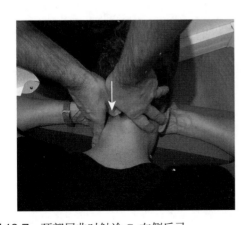

图 16.7　颈部屈曲时触诊 C_1 左侧后弓

肌肉功能

颅颈屈曲试验

对姿势和运动控制的初步观察表明，运动控制障碍可能是导致患者症状的一个因素。颅颈屈曲试验（cranio-cervical flexion test）已被证明是评估颈前肌功能的有效、可靠的方法（O'Leary et al.，2007；Chiu et al.，2005）。研究证实，与对照组相比，包括 CGH 在内的颈部疼痛疾病患者（Jull et al.，2007）在颅颈屈曲过程中运动控制发生了改变，其特征是颈深屈肌的活动减少而颈浅屈肌的活动增加。在 Jean 的案例中，她进行颅颈屈曲试验的能力下降，其中浅表肌肉（尤其是舌骨肌和胸锁乳突肌）的代偿明显。即使是最轻微的头部运动也会引起颈浅屈肌的不适当活动。这些信息加上触诊上颈段时明显的颈部运动受限和疼痛是诊断 CGH 的重要依据（Jull et al.，2007）。

在该研究中，这 3 个因素的存在对鉴别 CGH 患者与偏头痛、紧张性头痛或无症状的对照患者时具有高度的敏感性和特异性。

除颈深屈肌控制不良外，Jean 在无背阔肌和菱形肌活动不当的情况下，她都不能使单侧或双侧肩胛骨处于正确的位置。双侧枕下伸肌和胸小肌长度缩短，双侧肩胛提肌有疼痛触发点，双侧胸锁乳突肌和斜方肌上部有压痛点。颈部肌肉触发点并不只存在于颈源性头痛患者；还多以其他头痛形式出现，包括紧张性头痛、偏头痛和丛集性头痛（Calandre et al.，2006，2008；Alonso-Blanco et al.，2011）。

神经动力学测试

在坐位和仰卧位下进行神经动力学测试。分别在坐位屈膝 90° 及俯卧位膝关节完全伸展的情况下评估上颈椎段的回缩情况。与直立姿势相比，俯卧位姿势更痛苦且收缩范围也更小。这是一个有用的筛选方法，可将神经组织的机械敏感性确定为收缩的限制因素。回缩时颈部屈曲会拉长颈神经脊膜束，因此通过这个测试可快速识别是否存在神经组织的机械敏感性提高。神经组织疼痛障碍的确认需要进一步的神经动力学测试，并需要上颈椎神经组织触诊疼痛证据的支持（Hall et al., 2008）。在仰卧位下测试上颈椎屈曲的被动活动范围时，将双上肢置于肩外展 90° 的神经刺激位置时，Jean 的颈部疼痛加重，上颈段的有效活动范围减少，但未引起头痛。枕大神经对温和的非伤害性机械压力敏感。CGH 患者神经组织机械敏感性的患病率约为 8%（Zito et al., 2006），但也出现在偏头痛患者中（von Piekartz et al., 2007）。

颞下颌关节

颞下颌关节功能障碍在颈源性头痛患者中很常见（von Piekartz and Ludtke, 2011），这种功能障碍通常与上颈椎运动障碍相关（Grondin and Hall, 2015）。因此，下颌区域的评估在头痛的临床评估中很重要。对颞下颌关节功能障碍进行评估，评估其活动范围、关节活动的声音、与下颌张开相关的症状及下颌肌肉触诊的敏感性。没有发现颞下颌关节存在功能障碍的显著特征。

特殊检查

由于患者主诉头晕，根据当前的国际骨科手法物理治疗师联合会（International Federation for Orthopaedic Manipulative Physical Therapists, FOMPT）指南（Rushton et al., 2014）进行了颈动脉功能障碍测试，这些测试结果都很正常。此外，根据颈部外伤和头晕的病史，对患者还进行了颅颈韧带完整性检查，均未发现异常。一项研究发现，在创伤后平均 6 年内遭受挥鞭伤的人中，有多达 1/3 的人的盖膜、翼状韧带和横韧带有明显的损伤（Kaale et al., 2008）。由于时间限制，目前没有进行视力平滑追踪测试及本体感觉测试和头部重新定位测试，计划在必要时进行后续随访。

推理问题

3. 请讨论你将如何对 Jean 的头痛进行分类，并对你在体格检查中发现的可能导致其头痛持续的任何身体因素进行评论。

关于推理问题的回答

头痛既是一种症状，也是一种疾病（Dodick, 2010），因此诊断可能具有挑战性。仅基于症状进行鉴别诊断可能会出现问题，并且常常会误诊（Pfaffenrath and Kaube, 1990; Moeller et al., 2008）。为了解释这一点，人们推测头痛形成一个具有共同的病理生理机制谱系（Cady et al., 2002）。也有人认为 CGH 是这个谱系的一部分（Watson and Drummond, 2012）。尽管不同头痛类型的机制相似，但物理疗法并非对所有类型的头痛都有效（Biondi, 2005; Bronfort et al., 2010）。对于紧张性头痛和 CGH，手法治疗是有效的，但对于偏头痛的疗效目前支持的证据较少（Chaibi and Russell, 2012; Sun-Edelstein and Mauskop, 2012）。在我看来，Jean 有许多导致她慢性头痛的问题，物理干预后她应该会有改变。常见的诊断困难是区分无先兆的偏头痛和 CGH。使诊断更具挑战性的是，一个患者通常具有多种类型的头痛（Amiri et al., 2007）。

在 Jean 的案例中，有大量证据支持对 CGH 的诊断，包括药物滥用性头痛和潜在的紧张性头痛。关于在体格检查中发现的潜在的身体因素，她的脊柱和肩胛骨姿势欠佳与颈部症状之间存在明显的联系。先前的研究提出了关于姿势与头痛之间联系的问题，一些研究报道了这两者之间的联系（Watson and Trott, 1993; Budelmann et al., 2013），但并未得到其他人的证实（Treleaven et al., 1994; Dumas et al., 2001; Zito et al., 2006）。对此的一种解释是无症状人群的颈椎姿势差异很大

（Miyazaki et al., 2008）。因此，常见的姿势异常不太可能在头痛中被发现。尽管如此，通过检查改变姿势对症状和颈部运动的影响，Jean 的姿势与疼痛之间建立了明确的联系，而这种影响对矫正产生了积极影响。也有证据表明颈部运动节段受损也可引起头痛（Bogduk and Govind, 2009），触诊这些受损的运动节段可引起颈部疼痛和头痛。此外，可以通过手法治疗减轻颈部疼痛和头痛。除关节和肌筋膜功能障碍的证据外，Jean 还存在神经组织机械敏感性的证据。表 16.1 定义了国际头痛学会对 CGH 的诊断标准（Sjaastad et al., 1998）。基于这些标准，Jean 满足了诊断 CGH（表明可能为 CGH）的大多数标准（Antonaci et al., 2001）。

除已确定的损伤外，还有表 16.2（国际头痛分类委员会，2013）中定义的药物滥用引起头痛的证据。在这种情况下，首要的任务是减少通过药物治疗头痛的频率。

药物滥用引起的头痛是慢性头痛最常见的原因之一（Grande et al., 2008），但这一点常常被忽略。超过 50% 的慢性头痛患者（定义为每月 15 天以上的头痛）存在由药物滥用引起的头痛（Grande et al., 2008; Jonsson et al., 2011）。如果连续 3 个月每月连续 15 天服用非处方药（或处方药）治疗头痛，则诊断为药物滥用性头痛。

推理问题

4. 考虑到可能导致 Jean 头痛的诸多潜在因素，在主观检查后，这支持/否定了你关于"疼痛类型"的最初假设吗？

关于推理问题的回答

最初的想法考虑伤害感受可塑性疼痛这种"疼痛类型"，因为这是引起多种头痛的必要机制。例如，三叉神经颈核敏化可将由 C_2/C_3 小关节疼痛引起的颈部疼痛患者与具有相同问题

表 16.1

国际头痛学会的颈源性头痛诊断标准（Sjaastad et al., 1998）	
主要标准	Ⅰ. 颈部症状和体征

	a. 分析可比较的症状：
	      颈部活动和（或）头部维持于非常规体位时头痛症状加重
	      在头痛侧上颈椎段或枕部压迫时头痛症状加重

	b. 颈部活动受限
	c. 同侧颈、肩或上肢疼痛
	Ⅱ. 神经阻滞治疗有效
	Ⅲ. 头痛为单侧疼痛，无转移
头痛的特点	Ⅳ. 头痛程度为中等，无跳痛，通常起源于颈部 每次头痛发作持续时间不等，呈波动性 持续性疼痛
其他重要特征	Ⅴ. 吲哚美辛类药物的作用较小或无效 麦角胺和舒马曲坦类药物的作用较小或无效 女性多发 头部或间接颈部外伤史很少见，严重程度通常不超过中等

其他一般特点	Ⅵ. 疾病发作时，只是偶尔出现和（或）出现时表现不重的各种相关现象：
	   a. 恶心
	   b. 恐声、畏光
	   c. 头晕
	   d. 同侧视物模糊
	   e. 吞咽困难
	   f. 同侧眼周区域水肿

表 16.2

药物滥用性头痛的分类（国际头痛分类委员会，2013）	
药物滥用性头痛	
A	头痛 ≥ 15 天 / 月
B	规律滥用 1 种或多种用于头痛急性治疗和（或）对症治疗的药物超过 3 个月 1. 简单镇痛药每月 > 15 天，定期 > 3 个月 2. 麦角胺、曲坦类、阿片类药物或联合镇痛药每月 > 10 天，定期 > 3 个月 3. 任何麦角胺、曲坦类、镇痛类和（或）阿片类药物的任何组合每月定期服用 > 15 天，持续 3 个月以上，不滥用任何单一类药物
C	在药物滥用期间，头痛加重或明显恶化

但头痛伴颈部疼痛的患者相区分开（Chua et al., 2011）。因此，在某种意义上，如在纤维肌痛中伤害感受可塑性疼痛并不存在。没有证据表明对颈部或口面部触诊有广泛的敏感性，并且只有在颈部特定位置对 C_1 进行触诊才能引起头痛，而对其他受损水平的触诊则不会引起头痛。此外，症状可以通过改变姿势和通过特殊的手法治疗来改变。因此，有足够的中枢敏化作用影响三叉神经颈核，以通过对颈椎进行伤害性刺激而诱发转入头部的疼痛，但不足以引起广泛的疼痛及广泛的机械性痛觉超敏和痛觉过敏。

临床推理评注

诊断推理在推理问题 2 和 3 的回答中都很明显。由于人们认识到通常无法从临床检查中确认病理改变，因此诊断分类，特别是在病理学和病理生理学方面没有被重视。可以存在病理改变而无明显症状，也可以存在症状而无明显的病理特征，症状性病理改变可以有不同的表现形式。正如第一章所述，这些是有效的警告，突显了在病理学和以损伤为重点的推理之间取得平衡的必要性。然而，在这种情况下，对头痛的分类及相关的病理生理学和疼痛机制进行假设仍然很重要。这在对推理问题 2 的回答中很明显，在该问题中，根据国际公认的标准对头痛进行分类可以在其他类别的判断中为推理提供依据，如"治疗"和"预后"（如手法治疗紧张性和 CGH 头痛的效果强于偏头痛）。尽管医学诊断推理主要集中在病理学和疾病分类上，但在肌肉骨骼实践中的"诊断"范围可能更广，并且包括关于潜在相关

身体损害的假设，即如果有症状可能代表"症状来源"（在这种情况下为伤害性感受），以及无症状时可能反映出患者症状和残疾发展和（或）维持的"因素"。临床推理上的难点是确定无症状的躯体功能障碍（如姿势、柔韧性、肌肉控制和力量）是否对患者的表现有影响。显然，这种损害在无症状的个体中很常见。它们也可能存在，但不一定有助于有症状患者的表现。当某一因素的改变导致症状发生明显一致的变化时，有关潜在物理影响因素的假设就会被加强。然后，需要针对该因素进行治疗干预，并重新评估身体损害和功能受限，以确保该治疗的进行。尽管这种经验方法不能明确地确定任何身体因素在患者症状和失能中所起的作用，但它提供了一种系统的方法来进行选择，并在指导中提供了针对每个患者的独特潜在致病因素的治疗进展。

正如在前面的临床推理评注和第二章中所述，中枢敏化的机制在许多疼痛表现中是正常的或适应性的。这强调了有必要尝试将这些表现与标记为"功能障碍性疼痛"（Woolf, 2011, p. s5）或最新的伤害感受可塑性疼痛（IASP, 2017）相区分开。正如推理问题 3 的回答中所讨论的那样，这需要了解有关伤害感受可塑性疼痛的预期临床模式。第一章中提出的假设类别"疼痛类型"的分类很可能过于简单，目前无法在临床上得到证实。但是，像大多数临床推理一样，仍然可以基于当前的思维来进行假设。因此，假设的疼痛类型可以为其他临床判断提供依据，如"预防措施""治疗"和"预后"。

第 1 次治疗

当务之急是减少用药频率，这需要向患者提供有关药物滥用和头痛之间关联的信息。简单来说，由于药物滥用引起的头痛，长期使用镇痛药会导致中枢神经系统过度兴奋，从而使头痛长期存在。因此，每天使用药物的频率越高，问题就越严重。这是一个恶性循环。我们治疗的目的是让患者做出坚定的计划以减少药物用量。明确的建议是将头痛用药减少到"安全水平"，并向患者提供有关可能面临的困难和获益的信息，包括药物滥用性头痛通常会在停药后变得更糟，之后 1～2 周逐步改善。

更改处方药并不是物理治疗师的职责。然而，由于 Jean 无意中滥用了非处方镇痛药，我没有让她向家庭医生咨询这方面的治疗。如果患者短期无法应对因减少用药而引起的头痛增加，让她向家庭医生咨询这方面的治疗可能是必要的。此外，如果患者滥用处方药，则需要医疗咨询。最近，一项随机对照试验发现，简短的干预建议可有效减少因药物滥用引起的头痛。在该研究中，患者分别接受家庭医生的常规治疗或简短的干预建议。接受短暂干预的病例中有 50% 缓解了慢性头痛，但接受常规治疗的病例中只有 6%（Kristoffersen et al., 2016）。

除提供这些信息和解决颈椎损伤外，首先鼓励矫正不恰当的姿势控制，因为这被认为是主要驱动因素。这涉及坐位下骨盆、头部、肩胛骨和脊柱姿势的矫正，并逐渐延长保持正确姿势的时间。以我的经验，仅此一项就足以打破因姿势异常在颈椎上产生压力，从而引起疼痛和肌肉功能下降的恶性循环。最近的一项研究（Beer et al., 2012）发现，为期 2 周的旨在改善坐位躯干姿势的计划足以在随后的评估中改善颈部肌肉激活的模式。

除姿势矫正外，还要求患者进行运动以改善颈部肌肉的功能。一项随机对照试验发现，针对颈深屈肌和肩关节肌肉群进行特定锻炼足以改善 CGH 症状（Jull et al., 2002）。这项大型多中心试验比较了超过 12 个疗程的不同形式的干预措施，手法治疗和特定运动治疗均明显优于全科医疗照护，两者结合效果更好。

进行改善头颈屈曲和肩胛骨控制的运动，并计划随着时间推移逐步进行这些运动。这项运动包括保持 5 秒的头颈屈曲，并重复 5 次。重点是最小限度地运动以改善深层颈屈肌群的激活，同时最大限度地减少舌骨肌和胸锁乳突肌的活动。由于 Jean 对这些肌肉的控制程度较差，所以采用温和的锻炼方法。在第 1 次治疗过程中我们花了大量时间向患者展示被动活动颈椎和肩胛骨以达到正确的激活方式的方法。根据个人经验，这通常可以帮助患者更好地培养对所需的运动和运动的温和性质的感觉。鼓励 Jean 每天至少做 2 次这些练习，采用躯干和肩胛骨的正确姿势，坚持 5 秒，重复做 5 次，每小时做 1 次。这样做的目的是让其更加注意白天的姿势。

第 2 次治疗（1 周后）

下一次治疗在 1 周后进行。Jean 说，她理解并接受了滥用镇痛药的问题。然而，她注意到减少用药会使头痛症状有所加重，但她准备在短期内忍受这种情况。尽管头痛加剧，但她觉得矫正姿势有助于减轻症状，因此她决定继续减轻对药物的依赖。Jean 被告知，如果她觉得自己无法应对调整镇痛药带来的变化可以去寻求她的家庭医生的帮助，但这可能没有必要，因为她已经在打破恶性循环的道路上走得很好了。

Jean 还接受了详细的疼痛教育，该教育的媒介为简易图表和口头解释，尤其是关于三叉神经颈核敏化与头痛之间的关系。我们还为她提供了有关如何使用电脑工作与人体工程学的建议，并建议她不要将笔记本电脑放在腿上工作。我们还提供了关于应对睡眠不足（Kovacs et al.，2014）、增加压力和缺乏运动对三叉神经颈核敏化的影响的建议，还建议她逐渐开始锻炼身体，并将骑自行车作为她的首选。

在第 2 次治疗期间开始了对受损关节的特定关节松动术。首要的是运动 C_0/C_1 关节，将颈部置于上颈椎屈曲处进行后前向的关节松动术。尽管这很痛苦，但在这个位置上并没有再次引起头痛。重复 5 次后，由触诊引起的疼痛消失。最近的一项研究表明，上颈椎触诊技术（palpation techniques）可以降低三叉神经颈核敏化（Watson and Drum-mond，2014）。在这项研究中，通过触诊对上颈椎进行伤害性刺激（noxious stimulation），评估刺激前后的眨眼反射的结果。反复使用刺激可使疼痛程度逐渐减轻，并可通过眨眼反射测试到三叉神经颈核敏化降低。

除辅助运动外，还应用改良的 Mulligan 技术中的 SNAG 技术。在 C_3 水平，用治疗带应用自助式 SNAG 技术。让 Jean 用双手握住治疗带带钩，在 C_3 棘突下，沿颈椎小平面（该平面大约在 C_2/C_3 水平的斜上 45°）朝着眼睛方向向上倾斜。让 Jean 对抗 C_3 上治疗带的压力将头缩回（图 16.8）。使用头痛 SNAG 技术可以缓解 Jean 的头痛症状，这对她白天重复有规律的锻炼有积极作用。建议她通过治疗带应用颈椎自助式 SNAG 技术对 C_3 施加轻柔的压力，每次持续 10 秒，每天重复 5 次。Jean 知道，这项运动是为了缓解头痛症状，如果疼痛加剧，她应该停止运动。

除这些治疗方法外，还对第 1 次治疗过程中进行的姿势矫正练习进行了回顾和微调。还检查了颅颈屈曲运动（cranio-cervical flexion

exercise）的准确性。在无舌骨肌和胸锁乳突肌代偿的情况下，上颈椎屈曲的能力略有增加。

第 3 次治疗（1 周后）

下一次治疗在 1 周后进行。Jean 说她头痛的严重程度和频率都有改善。事实上，她的头痛已经减轻到比治疗开始前更低的水平。虽然头痛的频率相似，但疼痛较轻。她觉得是因为减少了药物并控制自己的姿势，且通过头痛 SNAG 技术缓解了头痛。现在，她觉得有能力结合各种治疗方法更容易地控制她的头痛了。她还和丈夫讨论了缺乏锻炼的情况，他们愿意调整时间，这样 Jean 就有时间可以每周骑 3 次自行车了。

对颈椎活动度的评估显示上颈椎回缩的生理范围增加，不再疼痛。联合运动评估的激惹性较低，与初始评估相比有较大的运动。在中立位置触诊 C_1 表明敏感性降低，上颈椎屈曲左旋触诊 C_1 不再激惹引起头痛。尽管发生了这些变化，但 C_2 棘突固定后颈椎向左旋转的幅度仍然只有 5°。进行屈伸旋转试验（flexion-rotation test）时仍有症状，活动范围仍然较正常缩小，左侧大约为 20°。

由于触诊 C_1 敏感性的改善，C_0/C_1 节段的特定松动术可以进展为左旋屈曲。在 C_1/C_2 椎节的额外运动是通过使用颈部 SNAG 带开始的。这个练习（图 16.8）已被证明在 CGH 测试阳性和具有 CGH 特征的人群中可有效减轻头痛（Hall et al.，2007）。治疗师向 Jean 展示了如何将治疗带放置在 C_1 的后弓周围，使治疗带水平向前朝向嘴角，沿着 C_1/C_2 水平方向的关节面施加张力。治疗带的另一端向下倾斜，绕过颈椎的后部，轻轻放在腹部。重要的是不要给治疗带施加太大的张力。当患者主动将头部向左旋转时，用左手将治疗带向前拉，

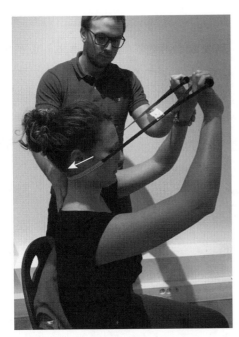

图 16.8 改良后的颈部自助式 SNAG 技术

轻轻保持张力，使治疗带与嘴角对齐，以确保正确的 C_1 滑移方向。头部移动至终末端，暂停施压 1～2 秒，然后回到起始位置。由于在 C_1/C_2 水平上如果活动范围过大，以及过于频繁或剧烈会使症状加重，因此在第 1 次运动中只重复了 2 次。应用 C_1/C_2 自助式 SNAG 技术，重复屈曲旋转试验，发现左侧颈椎活动范围大约可达到 35°。建议 Jean 早、晚在家做这个练习，只重复 2 次。如果她的症状有任何恶化，或者感到头晕或其他症状，我们建议她停止治疗。

除这些治疗外，姿势矫正练习被再次强调和鼓励，以保持和巩固已取得的进步。Jean 在头颈屈曲运动中能更好地控制其颈部运动，并实现更大范围的上颈椎屈曲，而不用其他浅表肌肉的代偿。我们建议 Jean 将坚持的时间增加到 10 秒，重复 5 次。

第 4 次治疗（1 周后）

下一次治疗在 1 周后再次进行。Jean 说在前 1 周仅出现过 2 次头痛，疼痛的程度也有所减轻。第一阶段治疗后，颈部疼痛也有所减轻。通过改善坐姿和改善工作环境，Jean 可以用电脑工作更长的时间，而不会出现颈部疼痛。头痛残疾指数（headache disability index）评分降低到 42/100 分。据报道，需要有 30% 改变才能反映头痛有所改善（Jacobson et al., 1995）。

虽然颈部主动活动范围在各个方向上都有所改善，但伸展仍控制不佳。综合运动评估显示，当 C_3 固定时，伸展和侧屈范围较差。屈曲－旋转试验较之前的治疗有所改善，表明 C_1/C_2 运动改善。与第 1 次治疗相比，颈椎处于中立位置时触诊 C_1 和 C_2 关节柱时疼痛明显减轻。尽管如此，C_3 关节柱仍然疼痛，并且颈部侧屈和伸展时疼痛加重，当压力向颅骨倾斜时疼痛明显，表明 C_2/C_3 节段可能存在潜在损伤。

由于 C_2/C_3 关节没有随着活动和锻炼而得到改善，所以决定增加 C_2/C_3 椎节的活动。这可以通过在坐位时应用 C_2/C_3 SNAG 旋转来实现。左手拇指垫放在左侧 C_3 关节柱上，右手拇指向 Jean 的眼睛倾斜约 45°，从而增强压力。在保持此压力的情况下，让 Jean 将头向左侧旋转，直到达到全方位的颈部旋转为止。这个动作是无痛的，重复 6 次，共 3 组。

除这些程序外，我们还对姿势矫正练习进行了复习。为了改善 Jean 对颈椎伸展的控制，我向她示范了如何通过更好的控制来完成伸展，建议她在伸展过程中利用下颈椎的位置反馈来引导良好的伸展控制。为此，我们让她将中指指尖抵在 C_5 棘突上，通过先后缩颈椎再伸展使 C_5 棘突紧贴指尖。利用这个反馈，Jean 能够改善她的颈椎伸展控制，从较小的活动范围增加到了 10°，建议她每组重复练习 10 次，每天做几组。这项运动不会产生痛苦，但需要良好的颈深屈肌控制，这可以看作是 Jean 目前在仰卧位进行头颈屈曲运动的一种进展。因为她进行有控制的颈部屈曲的能力已经有所提高，所以现在要求她进行运动至终末端，或上颈椎屈曲大约 15°。

Jean 几乎停止了所有药物治疗，这是多年来她第 1 次没有因头痛而服药。

第 5~8 次治疗（每周 1 个间隔）

接下来的治疗是每隔 1 周进行 1 次，这在一定程度上是由于 Jean 无法频繁地就诊。但这并不是一个问题，因为我们提供的治疗主要是自我管理，需要时间来评估对头痛频率的影响。

Jean 说，到第 5 次治疗时头痛的频率已降低至每周 1 次，而到第 6 次治疗时头痛的频率进一步降低至每 2 周 1 次。她继续进行常规运动计划，每周骑自行车 3 次，每次 1 小时。她也在有意识地努力步行陪孩子去上学而不是开车。

在第 8 次治疗期间，Jean 的颈部各个方向均可进行无痛范围的关节活动，包括上颈椎的回缩和前伸。此外，她在没有疼痛的情况下改善了颈椎伸展的控制，而且运动的控制更好了，伸展时不再发生颈椎滑向前方的失控。

节段活动性测试显示屈曲－旋转测试期间向左旋转 40°。但仍比右侧小了约 5°。被动生理运动测试在 C_2/C_3 活动不充分，但在 C_0/C_1 活动范围正常。颈部屈曲和左旋时，触诊在 C_1 处仍然感到疼痛，但与第 4 次治疗时的该测试相比，症状明显减轻。在向左侧旋转时，触诊 C_1 不再产生头痛。与以前的情况相比，将 C_2 和 C_3 置于脊柱中立位触诊时疼痛要轻得多。但是，当头部和颈部位于上颈椎伸展和左侧屈曲位置时，与在 C_1 和 C_2 触诊相比，C_3

的症状是最明显的。

Jean 的姿势好多了，虽然这一点还需要提醒；当她分心时往往会回到原来的"糟糕"姿势（肩胛骨下降／前伸、躯干屈曲和上颈椎前伸）。颈椎运动控制得到很大的改善。在仰卧位时通过颅颈屈曲试验评估颈深屈肌的功能活动是全范围的，舌骨肌的代偿作用最小。她能够在仰卧位下保持上颈椎屈曲后缩最大范围位置 10 秒，并且能够重复这一过程最多 5 次而不需要替换。

在第 8 次治疗开始时，我们重新评估了神经动力学测试和神经干触诊。上颈椎屈曲处于低头的位置时不再痛苦。与第 1 次治疗相比，仰卧位，上肢外展 90°，颈椎屈曲不再受限。然而，左侧枕大神经触诊仍比右侧敏感。

基于这些发现，显然到目前为止我们所采取的措施是有效的。Jean 对自己的进步非常满意，因为她不再需要药物治疗了。药物滥用现在可以被认为是造成持续性头痛的原因之一。此外，她经常锻炼，健康水平也有所提高。她还可以随意改变姿势。然而，正如前文所提到的，她仍然需要提醒来矫正她的姿势，当她分心时，她意识到这是一个难题。此外，颈椎活动范围和对上颈椎触诊的敏感性也有明显改善。在 C_1/C_2 节段旋转时出现持续的小损伤。此外，C_2/C_3 仍轻度运动受限，触诊仍有疼痛感。

在治疗期间引入了 C_2/C_3 自助式 SNAG 技术。在这种采取坐位操作的技术中，Jean 演示了如何在右侧 C_2 椎体水平放置颈椎自助式 SNAG 治疗带，并用左手将治疗带拉向自己眼睛的方向。治疗带绕过颈椎后部，用右手松松地握着一端。Jean 用左手拉治疗带的另一端，同时将头向左转动。治疗带对 C_2/C_3 段施加左旋力。这项技术在运动过程中是无痛的。建议 Jean 每天在家做 10 次这样的练习，每天做 3 组。如果疼痛加剧,则立即停止。

进一步治疗

Jean 在总共 10 次的治疗中取得了良好的进步。在最后一次咨询中,她的颈部残疾评分已降至 10/100 分,改善分数远远大于反映头痛残疾变化所需的 30 分(Jacobson et al., 1995)。Jean 已经完全停止服药,她的睡眠模式明显改善,可以长时间坐在台式电脑前工作而不会感到颈部疼痛,而且头痛的频率降至每 2 周 1 次,为 3/10 分的水平。最后,她增加了锻炼计划,要么每天和孩子们步行 2 次去学校;要么每周和朋友们骑 3 次自行车,每次 1 小时。

推理问题

5. 考虑到你对 Jean 的症状的多因素性质的分析需要用到多种治疗方法,你能否详细说明选择每种方法的时机?

关于推理问题的回答

我最初认为导致 Jean 头痛的主要原因是滥用镇痛药和姿势不良。药物滥用可能会增加中枢敏化,使颈椎的压力输入增加,而且颈椎在之前的挥鞭伤中受到影响。因此,解决这两个问题被视为优先事项,并且很容易改变,可以纳入她繁忙的生活中。为解决上颈椎损伤问题而采用的手法治疗和其他锻炼方法最初可能会产生效果,但除非解决了主要驱动因素,否则这些方法不可能产生持久的效果。生活方式和心理因素,如缺乏睡眠和运动及压力和焦虑是额外的影响因素,但较小的因素也可能需要花费一些时间进行改变,因此不太可能有如此迅速的反应。然而,治疗被视为一个"整体",而不是一个方面占主要地位。每个因素都可能解决整个问题的一小部分。但是,当综合考虑这些因素后,累积效应可能会增强减轻症状的整体疗效。颈部疼痛患者就是一个例子。与运动相结合的教育比单独教育具有更强的作用(Brage et al., 2015)。

推理问题

6. 你能谈谈社会心理问题如何影响 Jean 的治疗结果吗?你是否采用一些特定的策略来解决这方面的问题?

关于推理问题的回答

有消息称,Jean 在工作和家庭方面受到了一些压力。她在初次面谈中就把这个问题当成自己的问题,因此很容易引起她的注意,这证实了她对压力和焦虑的怀疑,睡眠不足和缺乏运动也会对一般疼痛和头痛产生很大的影响(Noseda et al., 2014)。与她讨论这些因素可能使她在与丈夫讨论这些问题并寻求改变的方法时更具合理性。她的丈夫非常支持共同寻找方法来减少家庭中的社会心理压力,使 Jean 能重新开始锻炼身体,并建立更正常的睡眠方式。

临床推理评注

由于生物、心理、社会和环境因素之间可能存在多种相互作用,因此与心脏病等疾病相比,对促使肌肉骨骼症状、损伤和失能发展的危险因素的识别不够清楚。关于从何处开始治疗的临床判断应优先考虑患者陈述中所确定的、得到研究支持的因素,如在这个案例中 Jean 过度使用镇痛药。尽管研究证据的支持较少,但对 Jean 的症状明显起作用,所以姿势调整也在初始治疗中得到重视。虽然,肌肉骨骼治疗的成本 – 效益要求治疗人员处理所有可能导致患者症状和失能的因素,但随着时间推移逐步引入不同的干预措施,可以对每种干预措施的作用效果进行评估。

推理问题 5 的回答反映了这个案例中的社会心理(或叙事)推理。肌肉骨骼治疗师对导致患者症状和残疾的社会心理因素进行筛查的程度差异很大。第三和第四章分别讨论了评估和管理社会心理因素的具体建议。如本文所述,社会心理因素治疗的核心是教育。教育可以有多个目标,包括加强对问题和痛苦的认识和理解、促进观念的改变、促进更具适应性的应对策略、促进自我管理和增强自我效能、减少恐惧和其他负面情绪,以及促进活动和参与的恢复。

该病例说明了基于证据的临床推理方法对头痛的检查和治疗的价值。

（李艳　曹倩茹　译，

姜俊良　廖麟荣　郭京伟　审校）

参考文献

Alonso-Blanco, C., Fernandez-de-las-Penas, C., Fernandez-Mayoralas, D.M., de-la-Llave-Rincon, A.I., Pareja, J.A., Svensson, P., 2011. Prevalence and anatomical localization of muscle referred pain from active trigger points in head and neck musculature in adults and children with chronic tension-type headache. Pain Med. 12 (10), 1453–1463.

Amiri, M., Jull, G., Bullock-Saxton, J., Darnell, R., Lander, C., 2007. Cervical musculoskeletal impairment in frequent intermittent headache. Part 2: subjects with concurrent headache types. Cephalalgia 27 (8), 891–898.

Antonaci, F., Ghirmai, S., Bono, G., Sandrini, G., Nappi, G., 2001. Cervicogenic headache: evaluation of the original diagnostic criteria. Cephalalgia 21 (5), 573–583.

Bartsch, T., Goadsby, P.J., 2003. Increased responses in trigeminocervical nociceptive neurons to cervical input after stimulation of the dura mater. Brain 126 (Pt 8), 1801–1813.

Beer, A., Treleaven, J., Jull, G., 2012. Can a functional postural exercise improve performance in the cranio-cervical flexion test? A preliminary study. Man. Ther. 17 (3), 219–224.

Biondi, D.M., 2005. Physical treatments for headache: a structured review. Headache 45 (6), 738–746.

Bogduk, N., 2002. Biomechanics of the cervical spine. In: Grant, R. (Ed.), Physical Therapy of the Cervical and Thoracic Spine. Churchill Livingstone, St Louis, pp. 26–44.

Bogduk, N., Govind, J., 2009. Cervicogenic headache: an assessment of the evidence on clinical diagnosis, invasive tests, and treatment. Lancet Neurol. 8 (10), 959–968.

Brage, K., Ris, I., Falla, D., Sogaard, K., Juul-Kristensen, B., 2015. Pain education combined with neck-and aerobic training is more effective at relieving chronic neck pain than pain education alone–A preliminary randomized controlled trial. Man. Ther. 20 (5), 686–693.

Bronfort, G., Haas, M., Evans, R., Leiniger, B., Triano, J., 2010. Effectiveness of manual therapies: the UK evidence report. Chiropr. Osteopat. 18 (1), 3.

Budelmann, K., von Piekartz, H., Hall, T., 2013. Is there a difference in head posture and cervical spine movement in children with and without pediatric headache? Eur. J. Pediatr. 172, 1349–1356.

Cady, R.K., 2007. The convergence hypothesis. Headache 47 (Suppl. 1), S44–S51.

Cady, R., Schreiber, C., Farmer, K., Sheftell, F., 2002. Primary headaches: a convergence hypothesis. Headache 42 (3), 204–216.

Calandre, E.P., Hidalgo, J., Garcia-Leiva, J.M., Rico-Villademoros, F., 2006. Trigger point evaluation in migraine patients: an indication of peripheral sensitization linked to migraine predisposition? Eur. J. Neurol. 13 (3), 244–249.

Calandre, E.P., Hidalgo, J., Garcia-Leiva, J.M., Rico-Villademoros, F., Delgado-Rodriguez, A., 2008. Myofascial trigger points in cluster headache patients: a case series. Head Face Med. 4, 32.

Chaibi, A., Russell, M.B., 2012. Manual therapies for cervicogenic headache: a systematic review. J. Headache Pain 13 (5), 351–359.

Chiu, T.T., Law, E.Y., Chiu, T.H., 2005. Performance of the craniocervical flexion test in subjects with and without chronic neck pain. J. Orthop. Sports Phys. Ther. 35 (9), 567–571.

Chua, N.H., van Suijlekom, H.A., Vissers, K.C., Arendt-Nielsen, L., Wilder-Smith, O.H., 2011. Differences in sensory processing between chronic cervical zygapophysial joint pain patients with and without cervicogenic headache. Cephalalgia 31 (8), 953–963.

Cook, C., Brown, C., Isaacs, R., Roman, M., Davis, S., Richardson, W., 2010. Clustered clinical findings for diagnosis of cervical spine myelopathy. J Man Manip Ther 18 (4), 175–180.

Dodick, D.W., 2010. Pearls: headache. Semin. Neurol. 30 (1), 74–81.

Dumas, J.P., Arsenault, A.B., Boudreau, G., Magnoux, E., Lepage, Y., Bellavance, A., et al., 2001. Physical impairments in cervicogenic headache: traumatic vs. nontraumatic onset. Cephalalgia 21 (9), 884–893.

Edwards, B., 1992. Manual of Combined Movements: Their Use in the Examination and Treatment of Mechanical Vertebral Column Disorders. Churchill Livingstone, Edinburgh.

Fernandez-de-Las-Penas, C., Courtney, C.A., 2014. Clinical reasoning for manual therapy management of tension type and cervicogenic headache. J Man Manip Ther 22 (1), 44–50.

Grande, R.B., Aaseth, K., Gulbrandsen, P., Lundqvist, C., Russell, M.B., 2008. Prevalence of primary chronic headache in a population-based sample of 30- to 44-year-old persons. The Akershus study of chronic headache. Neuroepidemiology 30 (2), 76–83.

Grondin, F., Hall, T.M., 2015. Upper cervical range of motion is impaired in patients with temporomandibular disorders. Cranio. 33 (2), 91–99.

Ha, S.M., Kwon, O.Y., Weon, J.H., Kim, M.H., Kim, S.J., 2013. Reliability and validity of goniometric and photographic measurements of clavicular tilt angle. Man. Ther. 18 (5), 367–371.

Ha, S.M., Kwon, O.Y., Yi, C.H., Jeon, H.S., Lee, W.H., 2011. Effects of passive correction of scapular position on pain, proprioception, and range of motion in neck-pain patients with bilateral scapular downward-rotation syndrome. Man. Ther. 16 (6), 585–589.

Hall, T., Briffa, K., Hopper, D., 2008. Clinical evaluation of cervicogenic headache: a clinical perspective. J Man Manip Ther 16 (2), 73–80.

Hall, T.M., Briffa, K., Hopper, D., Robinson, K., 2010. Comparative analysis and diagnostic accuracy of the cervical flexion-rotation test. J. Headache Pain 11 (5), 391–397.

Hall, T., Chan, H.T., Christensen, L., Odenthal, B., Wells, C., Robinson, K., 2007. Efficacy of a C1-C2 self-sustained natural apophyseal glide (SNAG) in the management of cervicogenic headache. J. Orthop. Sports Phys. Ther. 37 (3), 100–107.

Hall, T., Robinson, K., 2004. The flexion-rotation test and active cervical mobility–a comparative measurement study in cervicogenic headache. Man. Ther. 9 (4), 197–202.

Headache Classification Committee of the International Headache, S, 2013. The International Classification of Headache Disorders, 3rd edition (beta version). Cephalalgia 33 (9), 629–808.

Hing, W., Hall, T., Rivett, D., Vicenzino, B., Mulligan, B., 2015. The Mulligan Concept of Manual Therapy: Textbook of Techniques. Elsevier Australia, Sydney.

IASP Taxonomy 2017, IASP Publications, Washington, D.C., viewed December 2017, https://www.iasp-pain.org/Taxonomy.

Jacobson, G.P., Ramadan, N.M., Norris, L., Newman, C.W.,

1995. Headache Disability Inventory (HDI): short-term test-retest reliability and spouse perceptions. Headache 35 (9), 534–539.

Jonsson, P., Hedenrud, T., Linde, M., 2011. Epidemiology of medication overuse headache in the general Swedish population. Cephalalgia 31 (9), 1015–1022.

Jull, G., Amiri, M., Bullock-Saxton, J., Darnell, R., Lander, C., 2007. Cervical musculoskeletal impairment in frequent intermittent headache. Part 1: subjects with single headaches. Cephalalgia 27 (7), 793–802.

Jull, G., Trott, P., Potter, H., Zito, G., Neire, K., Shirley, D., et al., 2002. A randomized controlled trial of exercise and manipulative therapy for cervicogenic headache. Spine 27 (17), 1835–1843.

Kaale, B.R., Krakenes, J., Albrektsen, G., Wester, K., 2008. Clinical assessment techniques for detecting ligament and membrane injuries in the upper cervical spine region–a comparison with MRI results. Man. Ther. 13 (5), 397–403.

Karhu, J.O., Parkkola, R.K., Komu, M.E., Kormano, M.J., Koskinen, S.K., 1999. Kinematic magnetic resonance imaging of the upper cervical spine using a novel positioning device. Spine 24 (19), 2046–2056.

Kauther, M.D., Piotrowski, M., Hussmann, B., Lendemans, S., Wedemeyer, C., 2012. Cervical range of motion and strength in 4,293 young male adults with chronic neck pain. Eur. Spine J. 21 (8), 1522–1527.

Kovacs, F.M., Seco, J., Royuela, A., Melis, S., Sanchez, C., Diaz-Arribas, M.J., et al., 2014. Patients with neck pain are less likely to improve if they suffer from poor sleep quality. A prospective study in routine practice. Clin. J. Pain 31 (8), 713–721.

Kristoffersen, E.S., Straand, J., Vetvik, K.G., Benth, J.S., Russell, M.B., Lundqvist, C., 2016. Brief intervention by general practitioners for medication-overuse headache, follow-up after 6 months: a pragmatic clusterrandomised controlled trial. J. Neurol. 263 (2), 344–353.

Macpherson, B.C., Campbell, C., 1991. C2 rotation and spinous process deviation in migraine: cause or effect or coincidence? Neuroradiology 33 (6), 475–477.

Miyazaki, M., Hymanson, H.J., Morishita, Y., He, W., Zhang, H., Wu, G., et al., 2008. Kinematic analysis of the relationship between sagittal alignment and disc degeneration in the cervical spine. Spine 33 (23), E870–E876.

Moeller, J.J., Kurniawan, J., Gubitz, G.J., Ross, J.A., Bhan, V., 2008. Diagnostic accuracy of neurological problems in the emergency department. Can. J. Neurol. Sci. 35 (3), 335–341.

Nijs, J., Malfl iet, A., Ickmans, K., Baert, I., Meeus, M., 2014. Treatment of central sensitization in patients with 'unexplained' chronic pain: an update. Expert Opin. Pharmacother. 15 (12), 1671–1683.

Noseda, R., Kainz, V., Borsook, D., Burstein, R., 2014. Neurochemical pathways that converge on thalamic trigeminovascular neurons: potential substrate for modulation of migraine by sleep, food intake, stress and anxiety. PLoS ONE 9 (8), e103929.

O'Leary, S., Falla, D., Jull, G., Vicenzino, B., 2007. Muscle specificity in tests of cervical fl exor muscle performance. J. Electromyogr. Kinesiol. 17 (1), 35–40.

Ogince, M., 2003. Sensitivity and specificity of the fl exion rotation test. In: Proceedings of the World Confederation for Physical Therapy, Barcelona, Spain.

Ordway, N.R., Seymour, R.J., Donelson, R.G., Hojnowski, L.S., Edwards, W.T., 1999. Cervical fl exion, extension, protrusion, and retraction. A radiographic segmental analysis. Spine 24 (3), 240–247.

Osmotherly, P.G., Rivett, D., Rowe, L.J., 2013. Toward understanding normal craniocervical rotation occurring during the rotation stress test for the alar ligaments. Phys. Ther. 93 (7), 986–992.

Pfaffenrath, V., Kaube, H., 1990. Diagnostics of cervicogenic headache. Funct. Neurol. 5, 159–164.

Rushton, A., Rivett, D., Carlesso, L., Flynn, T., Hing, W., Kerry, R., 2014. International framework for examination of the cervical region for potential of Cervical Arterial Dysfunction prior to Orthopaedic Manual Therapy intervention. Man. Ther. 19, 222–228. https://doi.org/10.1016/j.math.2013.11.005.

Sjaastad, O., Fredriksen, T.A., Pfaffenrath, V., 1998. Cervicogenic headache: diagnostic criteria. The Cervicogenic Headache International Study Group. Headache 38 (6), 442–445.

Sun-Edelstein, C., Mauskop, A., 2012. Complementary and alternative approaches to the treatment of tension-type headache. Curr. Pain Headache Rep. 16 (6), 539–544.

Takasaki, H., Hall, T., Kaneko, S., Ikemoto, Y., Jull, G., 2010. A radiographic analysis of the infl uence of initial neck posture on cervical segmental movement at end-range extension in asymptomatic subjects. Man. Ther. 16 (1), 74–79.

Takasaki, H., Hall, T., Oshiro, S., Kaneko, S., Ikemoto, Y., Jull, G., 2011. Normal kinematics of the upper cervical spine during the Flexion-Rotation Test - in vivo measurements using magnetic resonance imaging. Man. Ther. 16 (2), 167–171.

Treleaven, J., Jull, G., Atkinson, L., 1994. Cervical musculoskeletal dysfunction in post-concussional headache. Cephalalgia 14 (4), 273–279, discussion 257.

von Piekartz, H., Ludtke, K., 2011. Effect of treatment of temporomandibular disorders (TMD) in patients with cervicogenic headache: a single-blind, randomized controlled study. Cranio 29 (1), 43–56.

von Piekartz, H.J., Schouten, S., Aufdemkampe, G., 2007. Neurodynamic responses in children with migraine or cervicogenic headache versus a control group. A comparative study. Man. Ther. 12 (2), 153–160.

Watson, D.H., Drummond, P.D., 2012. Head pain referral during examination of the neck in migraine and tension-type headache. Headache 52 (8), 1226–1235.

Watson, D.H., Drummond, P.D., 2014. Cervical referral of head pain in migraineurs: effects on the nociceptive blink refl ex. Headache 54 (6), 1035–1045.

Watson, D.H., Drummond, P.D., 2016. The role of the trigemino cervical complex in chronic whiplash associated headache: a cross sectional study. Headache 56 (6), 961–975.

Watson, D.H., Trott, P.H., 1993. Cervical headache: an investigation of natural head posture and upper cervical fl exor muscle performance. Cephalalgia 13 (4), 272–284, discussion 232.

Woolf, C.J., 2011. Central sensitization: implication for diagnosis and treatment of pain. Pain 152, s2–s15.

Zito, G., Jull, G., Story, I., 2006. Clinical tests of musculoskeletal dysfunction in the diagnosis of cervicogenic headache. Man. Ther. 11 (2), 118–129.

第十七章

肩痛：手术，还是不手术？

Jeremy Lewis • Eric J. Hegedus • Mark A. Jones

第 1 次治疗

主观检查

社会学病史

Alison 被一位运动医学顾问推荐去评估和处理她顽固的右肩问题。Alison 是一名 48 岁的高中教师，已婚，有 3 个十几岁的孩子。她受过大学教育，拥有历史学学士学位。她主诉，她每天（总共）大约有 8 小时的时间坐着，直到最近的疼痛发作之前，她平均每周参加 3 ~ 4 次锻炼。她的运动包括在健身房进行的耐力训练和力量训练、散步、园艺、偶尔的户外自行车运动，并且她热衷于打业余网球赛。

症状的部位和表现

Alison 描述说，她的症状与人体示意图相符（图 17.1）。上肢或下肢均无感觉异常或麻木，无头痛、肩胛或颈胸段症状。右肩外侧区域的深部的和偶尔的剧烈疼痛是恒定的，但疼痛程度在数值疼痛评分（NPRS）3 ~ 4/10 分之间变化，其中 10 分被定义为可以想象的最严重的疼痛。在肩部抬高、穿衣服（包括手放在背后）和开车（特别是向左转弯）等活动中，疼痛会增加至 6 ~ 7/10 分。Alison 报告说，在最初的评估过程中，重复的右肩运动可能会导致静息性疼痛明显增加，这种疼痛可能会持续几分钟、几小时甚至更长时间。虽然她更喜欢侧卧，但目前的睡眠方式是仰卧或左侧卧（都在头部下方放一个枕头），左侧卧时用折叠的枕头支撑右臂（正如之前她得到的建议那样）。

病史

第 1 次就诊时，Alison 报告说她被反反复复发作的肩痛折磨了两年多了。在此之前，没有任何颈肩部症状的病史。在发病前，她无法详细说明任何具体的创伤事件，但 Alison 把她最初的肩部疼痛与她和伴侣花了几天时间剥墙纸、修理和粉刷他们正在装修的房子的墙壁和天花板联系起来。在此之后，她描述当她的右肩（优势侧）进行一些活动时会出现短暂的刺痛，如吹头发（可能需要 10 ~ 15 分钟）时左手拿吹风机、右手拿梳子，还有偶尔当她抬高手臂去够一个高处的架子或在学校里的白板上写字时。她称这些症状非常轻微但令人烦恼，她没有服用任何药物或寻求治疗。

在装修过去几周后，她说自己在室外打网球。在这场比赛之前，她和一位更有经验的选手比赛，她已经有 4 个多月没有打过网球了。她认为这场比赛对她的体力要求很高。她提到，在比赛当天没有任何症状，但在第 2 天早上醒来时她感到了明显的右肩疼痛。她不记得在休息时是否有疼痛，但她肯

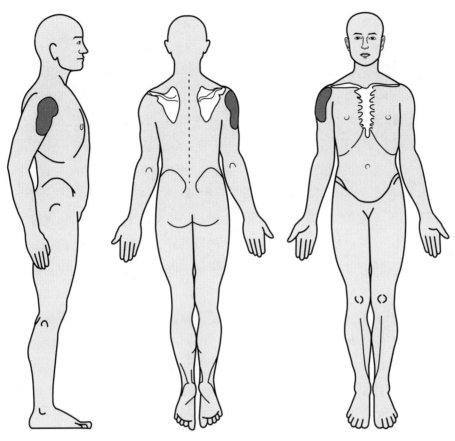

图 17.1　症状部位人体示意图

定在活动时感觉到了疼痛，如穿衣服和开车时，她说她第 1 次向左驶出车道，当时非常痛苦。这些症状持续了许多天，她最终预约了家庭医生，医生诊断为"肩峰下撞击综合征"，并给她开了 1 个疗程的非甾体抗炎药（NSAID）。在最初 3 ~ 4 周的治疗期间，Alison 报告说她的情况改善了 20% ~ 30%（在此期间，她也尽量避免了一些激惹性活动），但没有进一步的改善。随着病情不再进一步好转，她的家庭医生在她体表打上标记，并注射了"类固醇"药物，疼痛持续了 1 天左右，但症状明显减轻。大约 3 周后，她感到疼痛几乎完全减轻了，因为担心长期不活动会导致冻结肩（最近一个朋友经历了这种情况），于是她去游泳。她在 20m 的泳池游完"几圈"（自由泳）后，在下一圈开始时，就

在她的手刚入水后，她感到右肩剧痛，随即她停止了游泳。据描述，这些症状与她重新开始打网球后的症状"或多或少"相似。医生给她开了另一个疗程的非甾体抗炎药，但效果有限。医生建议她接受物理治疗，但她自己去看了骨病治疗师（osteopathy）。治疗方法如下：建议休息和冰敷、软组织技术、贴扎、针灸和肩关节松动术。

随着时间推移（可能几个月），她的症状已经稳定，但她仍然感到右肩疼痛，特别是当她抬起手臂时（她再次提到在洗头、吹头发和学校活动的例子）。在此期间，Alison 不再打网球和游泳，但仍继续参加她在健身房的平均每周 2 ~ 3 次骑功率自行车或椭圆仪训练（手握住椭圆仪的静态扶手，当手臂运动时有时还会感到肩部疼痛）、跑步机上坡运

动、垫上运动，但没有做手臂的力量训练或俯卧撑。她还会在花园里劳作，但会避免繁重的活动和上举超过肩的活动。随着时间推移，她觉得肩关节的症状有所改善。在到我们诊所接受物理治疗前大约 2 个月，她又打了 30 分钟左右的网球。她说，她和一个朋友一起打网球，这个朋友知道她的肩膀问题，所以她们打得比较温和，没有进行发球，只是温和地用反手和正手击球。他们打球时天气很冷，球场很潮湿，球可能有点湿重。网球比赛后的第 2 天，她再次经历了剧烈的疼痛，比以前更严重。她懊恼自己又打网球，虽然活动不剧烈，但还是导致症状复发，这令她感到沮丧，尽管症状加重也有天气寒冷的原因。疼痛是持续存在的，而且会随着运动增加而加重，如果她在晚上翻身的话疼痛会导致她醒来。她通常需要 15 ~ 30 分钟以上的时间才能再次入睡，而且她需要找到一个舒适的姿势才能入睡。她再次回到她的家庭医生那里，开始另一个疗程的非甾体抗炎药治疗，只是她没有再接受注射治疗，和医生讨论了继续转诊。她被转介给一位骨科顾问医生，这位医生让她做了超声波扫描和 X 线检查。X 线检查结果提示钩状肩峰（Ⅱ型），超声提示右侧冈上肌腱广泛变性、囊侧部分肌腱撕裂、囊内有积液。基于她迁延不愈的症状，以及她对局部注射、口服药物和其他非手术治疗反应有限，影像学表现，Neer 征、Hawkins 试验和 Jobe 试验阳性，骨科医生推荐她做关节镜下肩峰减压术和可能的肩袖修复术。由于不愿"急着"做手术，她又试着做了骨病学治疗（osteopathy）。此后不久，一位朋友推荐她去看一位运动医学顾问，这位顾问随后把 Alison 介绍到我们的物理治疗诊所。

身体特征和既往史

Alison 称她的身高为 1.72 m，体重为 58 kg ［身体质量指数（BMI）为 19.6］。她的体重很稳定，而且她从不吸烟。她平均每周喝 1 ~ 2 杯葡萄酒，没有过敏症状，饮食均衡。

Alison 提到她没有基础疾病或其他健康问题，最近她的甲状腺疾病检查呈阴性。Alison 的月经还是正常的。她从未动过手术，除最小的孩子出生后 1 个月左右出现过"相当严重"的背痛外，她没有其他严重的肌肉骨骼问题。无家族性类风湿关节炎病史。她的父亲（一名建筑承包商）有长期的肩痛病史，但她不能确定其诊断结果，可能是"冻结肩"。

Alison 说她很少服用药物，偶尔服用对乙酰氨基酚来缓解肩痛。虽然她过去曾服用奥米伽 -3 补充剂（一种保健品），但现在她已经不再服用任何保健品了。

患者的期望

Alison 否认自己存在焦虑或抑郁，但她非常沮丧，很担心右肩的问题会持续影响她的生活。虽然不确定物理疗法能否可以帮助她（因为对以前的治疗反应不佳），但是她想尝试一切可能后再考虑手术。当我们问她从最初的以及可能的接下来的物理治疗中她希望达到什么目标或取得什么积极的结果，她的目标是"搞清楚哪里出问题了"及"缓解肩痛和恢复肩关节全面的功能"。

调查问卷

我们要求 Alison 完成肩关节疼痛和残疾指数（SPADI）评估（Roach et al., 1991），她的初始得分为 68%，100% 代表最大程度的疼痛和残疾。

推理问题

1. 根据 Alison 迄今为止的临床表现，请你讨论关于主要"疼痛类型"（伤害性感受性、神经病理性、伤害性感受可塑性）、可能的"症状来源"和"病理学"，以及可能导致其疼痛和残疾发展和延续的"促成因素"的假设。此外，你似乎对她个人／生活方式的细节进行了大量筛查（如 BMI、烟酒嗜好、过敏、饮食、教育、坐／活动模式和一般健康状况，包括月经状况和对心理健康的感知），请简要说明通过这些询问获得的信息如何有助于你的分析？

关于推理问题的回答

由于症状的持续时间和表现，伤害感受可塑性疼痛的可能性（Coronado et al., 2014; Paul et al., 2012）和皮质变化（Ngomo et al., 2015）必须被考虑在内，尽管由于缺乏研究证据，检验这些假设的最终临床方法仍然不确定。然而，我们认为患者的疼痛类型主要是伤害性感受性的，这主要是基于以前的临床经验（Lewis, 2010; McCreesh and Lewis, 2013; Lewis, 2014a; Lewis and Ginn, 2015），因为疼痛在运动时更严重，而且只在局部，有明确的加重和缓解因素（Smart et al., 2011）。我们评估了其他潜在的症状来源，如颈椎和肩锁关节区域，虽然我们不能确定，但最可能的痛觉来源是肩峰下滑囊和肩袖肌腱。

肩袖肌腱、肱二头肌腱和腱鞘、肱横韧带和肩峰下滑囊内的神经元素已被确定。据报道，与上述组织相比，肩峰下滑囊内的游离神经纤维供应明显更丰富（Soifer et al., 1996）。进一步的研究表明肩峰下滑囊组织可能是肩痛的一个潜在来源。在这个研究中，诊断为肩峰下疼痛综合征的患者被随机分配到肩峰成形术和滑囊切除术组或单独进行滑囊切除术，2 组的结果相同（Henkus et al., 2009）。另一项研究报告称，单独注射针对肩峰下滑囊的药物可以显著减轻肩痛（Henkus et al., 2006）。在这些研究中，混杂因素可能影响了已报道的结果。其他研究已经发现了在肩峰下疼痛患者的肩峰下滑囊中有许多化学成分，如 P 物质和前炎症细胞因子（IL-I β、TNF-α、VEGF）的浓度高于没有肩峰下疼痛的人，而且更高的 P 物质浓度与疼痛的主观体验之间存在联系（Gotoh et al., 1998, 2001, 2002; Sakai et al., 2001; Yanagisawa et al., 2001; Voloshin et al., 2005）。

Alison 感到疼痛的主要原因是肩袖的负荷过重，超出了组织的生理承受能力，无法满足施加的负荷。肩袖肌肉超负荷会导致疲劳，尤其是在伴有疼痛的情况下，这可能会抑制肩袖肌群，从而产生肱骨头上移，导致肩峰下囊和肩袖肌腱受压（Sharkey and Marder, 1995; Keener et al., 2009; Deutsch et al., 1996; Chen et al., 1999）。滑囊内和肌腱束间摩擦可能导致伤害感受性物质释放（Backman et al., 2011a, 2011b; Blaine et al., 2005）。然而，目前还不能确定是否是组织内发生的一连串事件导致了 Alison 的症状。

在我们看来，考虑与生活方式相关的问题是必要的，应该认为这是获取患者信息的一个必要组成部分。与肌肉骨骼状况相关的生活方式因素最近已被详细综述（Dean and Söderlund, 2015a, 2015b）。肥胖和高胆固醇饮食可能加大患肌腱病的风险（Gaida et al., 2009; Beason et al., 2014）。吸烟对肌腱组织也有害（Galatz et al., 2006; Baumgarten et al., 2010; Carbone et al., 2012），雌激素缺乏也会产生这样的作用（Frizziero et al., 2014）。久坐和不活动对健康构成重大风险，包括心脏病、糖尿病、癌症和死亡风险（Blair, 2009; Weiler et al., 2010; Lee et al., 2012; Biswas et al., 2015）。疼痛与肩袖撕裂大小、回缩程度和撕裂肌腱的数量无关，但与并发症的数量和受教育程度相关（Dunn et al., 2014; Unruh et al., 2014）。

临床推理评注

虽然对疼痛类型的临床评估标准的有效性仍然不是确定的，正如在第一和第二章中所讨论的那样，但对伤害感受性、神经病理性和伤害可塑性 3 种疼痛类型的临床模式越来越一致了。神经病理性疼痛的标准已被修订，中枢神经系统敏化的新测量方法正在出现。正如这个回答中所提出的，关于疼痛类型的假设的意义在于它对其他诸如治疗和预后假设分类的影响。

症状的具体来源（本例中为伤害性感受）和病理学也不能仅通过临床检查得到最终确认。这强调了在症状来源和病理之间的推理和身体功能或结构损伤之间保持平衡的重要性。已知的病理必须被认真考虑，未知的病理要谨慎假设其对安全性的影响（在身体检查和治疗中，当存在结构不稳定时）和相关的研究证据支持治疗管理的选择（如肌腱病）。

关于潜在影响因素的假设同样对治疗和预后有重要影响。对可能的影响因素的关注不仅减轻了许多患者的持续性症状和残疾，而且在逻辑上也降低了复发的可能性。然而，由于相关影响因素通常也不能得到确认，因此需要注意避免证真偏差，即只关注预先确定的潜在影响因素。这可以通过不同因素的系统"测试"，如本例后面讨论的肩关节症状改善程序（shoulder symptom modification procedure，SSMP），以及对目标干预措施仔细重新评估来实现。

必须强调生活方式因素筛查的重要性，符合"筛选"的内容在第一章作为一个策略来讨论，以确保相关的信息不被错过（如其他症状、加重因素、并发症等），可能进一步影响治疗管理和预后，如这个回答中所讨论的。

体格检查

姿势

在站立位，从前面、后面和侧面检查姿势。唯一重要的发现是，右肩带明显低于左肩带。通过在锁骨上放置倾角计来测量锁骨角度，左侧为 12°（参考锁骨外侧端与水平面形成的夹角），右侧为 2°。右侧肩胛下窝轻度肌萎缩。触诊除结节间沟右肱二头肌腱长头区域有压痛外，其余均不明显。然而，在左侧无症状侧，这个区域也很敏感。

主动和被动活动范围评估见表 17.1。未检测被动附属关节运动。没有单独测试内旋，而是用向后背手的复合功能性运动代替。在这一阶段的主动运动中没有评估肩胛骨运动障碍，但评估了肩胛姿势的影响。肌力评定见表 17.2。

颈椎活动充分，未出现任何局部或牵涉肩部的症状。同样的结果在被动的颈椎生理运动末端检查（过度加压）、颈椎右侧旋转伴屈曲、颈椎伸展伴左侧屈或右侧屈运动检查中也有记录。主动胸椎伸展、屈曲、旋转和侧屈同样不显著。没有进行神经学检查（感觉、反射、振动觉和肌力），因为没有出现任何神经学缺陷的临床证据。特殊的骨科检查如 Neer 撞击征、Hawkins 试验和 O'Brien 主动加压试验（Magee，2014）并不包括在评估中，因为有大量的这方面的关注和证据表明骨科的特殊检查无法鉴别出我们想鉴别的特定解剖结构的问题（Lewis and Tennent，2007; Lewis，2009; Hegedus et al.，2012）。

在触诊、运动和强度测量之后，我们应用了肩关节症状改善程序（SSMP）进行测试（Lewis，2009）。因为 Alison 指出重复运动加剧了她的症状，导致了大量激惹，同时因为在进行了部分肩关节残损评估后，静息性疼痛已经增加到大约数字评分法的 4/10 分，于是决定用 SSMP 中的部分检查项目来测试静息性疼痛，而不去测试主动运动的反应。每个姿势保持 20～30 秒。表 17.3 总结了完成 SSMP 时右肩静息性疼痛的反应。

休息几分钟后，重新测量右肩关节静息时的疼痛水平，并重新测试主动屈曲（长杠杆）和向后背手运动，临床反应与最初的评估相似。接下来，根据静息性疼痛、右肩关节屈曲（长杠杆）和右手后背手活动范围评估外旋次极量等长收缩（3×20 秒）的反应。静息时疼痛没有明显变化，但右肩关节屈曲明显改善，疼痛减轻 50%（在 60° 时）；右手后背时疼痛程度相同，但活动范围扩大至腰椎区域。

表 17.1

第 1 次就诊时的活动范围损伤测量					
	左肩			**右肩**	
	AROM	**NPRS/10**	**PROM**	**AROM** **NPRS/10｜疼痛基线 3/10**	**PROM**
屈曲（LLv）	178°	0		60°（P1：6/10）｜NI*（没有 尝试更大的 AROM）	60°～+10°（疼 痛 7/10）
屈曲（SLv）				82°（P1：4/10）｜NI	
外展（POS） （LLv）	178°	0		70°（P1：5/10）｜疼痛弧到 110°（疼痛↑7/10）｜NI	尝试 PROM，疼 痛↑
外展（POS） （SLv）				76°（P1：4/10）｜疼痛弧到 100°（疼痛↑6/10）｜NI	
外旋（手臂 在体侧）	38cm（译者注：手从 中立位移动到最大 外旋位的垂直距离）	0		24cm（P1：3/10）	约 +6cm（疼痛 ↑约 4/10）
手背后	中胸部	0		臀部外侧（P1：6/10）｜NI	
伸展	45°	0		15°（P1：3/10）｜NI	从 15°+8°（疼 痛↑约 4/10）
水平屈曲	向后手指到对侧臀部 手指到对侧肩峰	0		没有测试，因为通过其他运 动症状已经再现	
水平伸展				没有测试，因为通过其他运 动症状已经再现	

注：↑，增加；AROM，主动活动范围；LLv，长杠杆；NI*，无激惹性；NPRS，数字疼痛评定量表；P，疼痛；P1，首次疼痛增加；Parc，疼痛弧；POS，肩胛骨平面；PROM，被动活动度；ROM，活动范围；SLv，短杠杆（也就是屈肘 90°）。

注意：做肩关节前屈和外展运动时，拇指向上朝向天花板。

* 在这些物理检查结果的背景下，NI（不激惹）表明在评估后，运动并没有增加静息性疼痛。

表 17.2

第 1 次就诊时，使用手持式测力计测量肌肉力量损伤					
	左肩关节			**右肩关节**	
	MVC−B	**重复几次 出现疼痛**	**重复几次 出现疲劳**	**MVC−M**	**重复几次 出现疼痛**	**重复几次 出现疲劳**
10° 外展	86N			36N	1	NT
外旋（手臂靠在体侧）	45N		SL（5kg）｜10	18N	1	NT
内旋（手臂靠在体侧）	72N			66N	NT	NT
屈肘 90°	108N			112N	1	NT
满罐试验	NT			NT	NT	NT
空罐试验	56N			NT	NT	NT
在外展 80° 时外旋	NT			NT	NT	NT
其他						

注：MVC–B，最大自主收缩，直到在压力下坚持不住；MVC–M，最大自主收缩，用主动推测力计，直到推不下去；N，牛顿；NT，没有测试；满罐和空罐试验的描述引自 Magee（2014）。

表 17.3

患者对肩关节症状改善程序（SSMP）中选择性运动的反应（译者注：这是一种新的评估方式，是 Jeremy Lewis 自己创造的，目的是为了找出哪种动作、姿势矫正或颈部运动能改善肩的症状）	
SSMP	**右肩关节静息性疼痛**
胸椎分项	无变化
主动的	
• 伸展	NT
• 屈曲	NT
贴扎程序	
肩胛分项 （在主动运动前被动重新复位）	轻微↓疼痛持续很短时间后恢复 ISQ
• 上提	P↑
• 下降	无变化
• 前伸	无变化
• 后缩	轻微↓疼痛持续很短时间后恢复 ISQ
• 后倾	
• 前倾	P↑
上提和后倾	作为个体化测试
肱骨头分项	NT
• 站立位主动下降	无变化
• 仰卧位主动和被动下降	NT
• 主动下降（外展）	NT
• 主动下降（屈曲）	轻微↓疼痛持续很短时间后恢复 ISQ
• AP 滑动	
• PA 滑动	加重
• 带有向上倾向的 AP 滑动	轻微↓疼痛持续很短时间后恢复 ISQ
痛觉调节分项	
• 脊柱动态松动术作用于颈椎下部，同时伴肩部运动（Mulligan，1999）。松动时压力作用于脊柱两侧（一次是肩处于静止位，另一次是右肩同时做前屈运动）	术后静息性疼痛减轻至 1~2/10 分，数分钟后又恢复到 4/10 分
• 左侧侧卧（右侧在上，手臂支撑在枕头上），结合以下按压/触摸技巧： 　- 针对右下颈椎区域的松动技术［相当于 Maitland（1986）Ⅲ级的压力］ 　- 上胸段至中胸段区域，从中线到中线右侧的松动技术（相当于 Maitland Ⅲ级的压力） 　- 上、下肩胛窝区域软组织技术	

注：↓，减少；↑，增加；AP，前后向；NT，未测试；PA，后前向；ISQ，维持现状或无变化；P，疼痛。

推理问题

2. 请你结合之前关于"疼痛类型""症状来源""病理学"和"影响因素"的假设对Alison的物理检查结果进行分析，并着重指出支持你主要假设的那些关键点。

关于推理问题的回答

我们只是做了有限的体格检查，主要是因为Alison的疼痛易激惹的描述和她的肩关节在一个更全面的评估之后会如何反应的临床不确定性。在有限的体格检查之后，我们继续假设疼痛类型主要是伤害感受性的，并且发生在肩部。没有证据表明有来自颈部的牵涉性疼痛、神经病理性疼痛或明显的伤害感受可塑性疼痛（nociplastic pain）。虽然疼痛持续存在，但是在体格检查时能够引发症状的是一些机械运动，而且是有一个一致的模式，这种表现与伤害感受性疼痛的描述是一致的（Smart et al.，2011）。此外，在检查期间有目的地减少负荷，肩关节运动从长杠杆肩前屈和肩外展变为短杠杆运动（以减轻负荷），检查结果显示疼痛减轻且运动更大，加强了伤害感受性疼痛是疼痛的主要类型并且与组织负荷过大相关的假设（即长力臂导致运动时更大的重量施加于肩关节局部组织）。

检查的主要目的不是确定1个或多个结构作为症状的具体来源，而是确定能够减轻或缓和她的症状的技术。从形态学上看，不太可能将某个特定的肩袖肌腱与其他肌腱及其他局部组织区分开来（Clark et al.，1990；Clark and Harryman，1992），正因为如此，像Jobe试验（Jobe and Moynes，1982）这样的测试（俗称空罐试验，旨在测试冈上肌腱的结构完整性）可能无法确切地专门测试这一肌腱。此外，针式肌电图（EMG）对空罐试验和满罐试验的研究结果表明，其他8块肌肉和9块肌肉与冈上肌同样活跃（Boettcher et al.，2009）。同样，和我们以前的想象不同的是，这些测试不能拉伸和挤压覆盖冈上肌的肩峰下滑囊（Lewis，2011）。

根据Alison的病史，导致其症状迁延不愈的主要因素似乎是肩袖和周围组织所累积的力学负荷在生理水平上超出了这些结构应对负荷和恢复平衡的能力。最近一次她的症状加重是在潮湿的场地上"温和"地打网球。"温和"很可能是

她的看法，但是附加的负荷超出了她的肩关节组织的生理极限，湿的网球会进一步增加负荷，由于重量增加，有效地将球回击到球场另一侧所需的力量也会增加。如果吹干和梳头能加剧她的肩痛，那么很可能即使是"温和"地打网球也会使她的肩关节组织承受超出其生理承受能力的负荷。由于影像学和临床测试不能确定症状的具体来源，因此不可能确定疼痛涉及哪些组织结构或者组织复合体（Lewis，2009；Hegedus et al.，2008，2012；Lewis and Tennent，2007）。然而，对于那些正在经历如Alison所描述的持续、易激惹的夜间疼痛的人来说，研究表明肩峰下滑囊可能是一个潜在的伤害性感受的来源（Santavirta et al.，1992），尽管存在高水平的偏差风险和可识别的混杂因素。

SSMP检查的目的（Lewis，2009）是系统评估潜在的影响因素，包括中轴（脊柱）的姿势、肩胛骨的位置和肱骨头的位置，以及疼痛神经调节的程序和组合了以上的与运动、姿势和活动相关的症状。这些生理运动或活动的例子包括常规的肩关节运动如肩前屈和向后背手，以及更高水平的功能活动如游泳姿势、俯卧撑和高速、爆发性的投掷运动或活动如锤击或投掷。然而，对于那些在反复运动测试中症状会加重的人，SSMP程序1~5的效果可以评估静态基线症状。在这种情况下，SSMP检查未能有效地减轻Alison的症状。

推理问题

3. 根据Alison的主观问诊和体格检查的结果，以及支持的研究证据，请概述你的治疗计划和解释相关"治疗方案"。

关于推理问题的回答

治疗的首要目标是减轻Alison的肩痛，尤其是她所经历的激惹，使功能恢复能够有效进行，而不会加重病情。患者教育和组织负荷管理是实现这一目标的首要关键点。

许多旨在控制疼痛的临床方法已被提倡，通常这些包括软组织按摩、被动关节松动术、针灸、穴位按压、扳机点治疗、贴扎和电疗。这些技术中的大多数都属于SSMP的第四部分（即疼痛神经调节部分）。这些治疗的临床效果还没有

得到明确的证实，在很多情况下都受到了挑战。尽管许多治疗师发现这些技术有用，但可能存在幸存者偏差（survivor bias）的因素，使得对这些治疗方法的有效性的研究要么不复存在，要么往往是短期的，存在高度的偏倚风险，模棱两可，无法报告诸如需要参与治疗的患者数量等重要信息。因此，临床实践中对于选择哪些技术和治疗以控制疼痛通常充满困难。在这个特殊的病例中，SSMP 的所有四部分都不能减轻 Alison 的静息性疼痛和与肩部运动相关的疼痛。在这种情况下，业内经验表明，在疼痛激惹方向上的等长肌肉收缩可能有助于减轻疼痛（Parle et al., 2016）。后面将在这个病例中描述它的用法。

临床推理评注

一些常见的肌肉骨骼疼痛的治疗干预方法缺乏研究支持，部分与研究设计的局限性有关，如

前面的回答中强调的，熟练的和有批判性的临床推理在治疗的选择和进展中具有非常重要的意义。如果一个研究中发现了一些治疗方法没有统计学的和临床上的显著意义，而这些结果又在其他高质量的和高水平的研究中被复制出来时，我们要留意这些研究结果。特别是当患者的临床表现与这些研究中参与者的纳入／排除标准明显一致时。同样，被建议的干预措施需要与这些研究中被调查的干预措施相一致，与诸如治疗师的技术水平、剂量和使用或不使用通常的相关治疗方法（如被动关节松动术后，简单无痛的活动范围或功能性居家练习的处方）等相关因素相一致，并在研究证据的权重中加以考虑。

当现有研究的质量有限时，治疗必须以现有的最佳证据为指导，包括从业人员的个人临床经验和共同的专业技术知识，并通过彻底的重新评估和监测结果，对治疗效果进行批判性评估。

治疗

在第 1 次评估结束时，我们与 Alison 讨论了检查结果。通过与她的沟通（使用一个塑料肩关节模型和数字肩关节图示），潜在的问题可能涉及肩袖，很可能同时涉及肩关节的 3 个外旋肌群的肌腱，也可能涉及滑囊。当 Alison 问到为什么不可能做出明确诊断，为什么超声扫描结果不能解释她的症状时，我们给出了解释。她还想进一步讨论在超声扫描中发现的肌腱部分撕裂，以及她的担忧，如果不修复，它会不会变得更大以致无法修复，特别是对长期疼痛和功能将造成什么影响。参考当前发表的影像学研究和外科及非手术干预的研究结果（Girish et al., 2011；Lewis, 2011；Kukkonen et al., 2014），我们给她提供了更多的解释。

讨论之后，Alison 表示她主要关心的是她所经历的疼痛。我们解释说，经历的疼痛不太可能导致组织损伤，但当 Alison 重申这是她

的主要担忧时，我们与她达成了一致，即治疗的首要目标是减轻她的疼痛。我们商定，Alison 应尽可能避免做引起疼痛的动作，包括吹干头发和开车。除避免做引起疼痛的动作外，她还会进行 3×20 秒的肩部外旋等长收缩，避免任何疲劳（如手臂疲劳／抖动），每天最多 5 次；如果 2 次之间疼痛加剧，就停止练习。这个练习连续做 3 天后，增加第 2 项锻炼，要求她保持屈肘（即短杠杆），并以她的拇指作为引导（握拳、竖拇指、拳心向内），再慢慢地前屈右肩关节到 50° 左右。为了促进第 2 项练习，要求她安全地将熨衣板以大约 45° 的角度放在椅子或沙发上，并在运动过程中将她的手和前臂放在一个小球上滚动。如果 Alison 觉得可以的话，她可以不使用熨衣板，进阶到在站立时进行无支撑、无阻力、缓慢的短杠杆小范围肩前屈。她需要用 3 秒的时间到达 50°，保持 1~2 秒，然后慢慢回到起始位置。根据疲劳和疼痛的反应，我们要求 Alison 进行 3 次练习，休息 1 分钟后再重复 2

组（即每组重复进行 9 次，每天的目标是进行 27 次）。不要因为锻炼或任何日常生活活动而增加休息和（或）活动时的疼痛。

我们还要求 Alison 制作一份表格，记录她正在进行的练习次数，同时记录她对夜间和对练习的 24 小时疼痛的反应。要求她记录 1 周的运动和疼痛反应，然后再重新评估她的进展。如果在此期间有任何担忧或问题，她可以与诊所联系。

推理问题

4. 在治疗中，进行 3×20 秒次极量等长外旋收缩后，主动肩前屈和后背手有改善，请你讨论一下其中的生物学机制。此外，你能从生物学角度并基于 Alison 的临床表现解释一下所开的运动处方剂量的理由吗？

关于推理问题的回答

尽管受到问题 2 和 3 中讨论过的研究设计问题的限制，但还是存在一些研究证据（Lemley et al., 2014; Hoeger Bement et al., 2008），对肩痛患者的临床观察表明等长收缩是一种有前途的、潜在的控制疼痛的方法。文献报道了等长训练作为一种控制肌腱疼痛的方法的好处（Rudavsky and Cook, 2014; Rio et al., 2013）。即便这一结论正确，对此也没有一个确切的生物学解释，目前正在进行的研究正在确定这一结论是否正确，并确定这些治疗程序减轻疼痛的机制。对于许多肩痛患者来说，等长收缩并不总是有益的，也可能无法缓解长期疼痛。然而，如果它们确实有助于减轻疼痛，那么这可能促进患者接受更有效的运动疗法。

推理问题

5. 请列出关于肩袖肌腱病手术治疗对比非手术治疗的不同结局的主要证据。

关于推理问题的回答

物理治疗师，以及肩袖肌腱病患者应获得相当大的信心，适当的系统性运动疗法将取得与手术治疗相同的结果。在 1、2 或 5 年的随访中，手术并没有显示出对肩袖肌腱病的额外益处（Haahr et al., 2005; Haahr and Andersen, 2006; Ketola et al., 2009, 2013）。Holmgren 等（2012）的研究表明，对于 80% 的已经经历过非手术治疗失败的患者来说，渐进的训练计划大大降低了对手术的需求。重要的是，在本研究中，研究人员发现，在进行练习时可以允许一些疼痛增加（NPRS 评分高达 5/10 分），如果疼痛在下一次练习开始之前缓解，则可以获得更好的结果。对于那些被诊断为冈上肌腱非创伤性部分撕裂，涉及不到肌腱的 75%，并且正在经历疼痛的人，渐进的物理治疗运动方案与手术（肩峰成形术，或肩峰成形术和肩袖修补术）一样有益（Kukkonen et al., 2014）。这一发现表明，试图通过手术修复肩袖撕裂可能不会比系统的物理治疗运动方案的结果更好。另一项研究报道，在 2 年的随访中，75% 的被诊断为非创伤性全层撕裂的肩痛患者在接受了渐进的运动方案后不需要手术干预（Kuhn et al., 2013）。

这些研究结果表明，对于肩峰下疼痛/撞击综合征和肩袖肌腱病的治疗，严谨的和循序渐进的运动方案可以达到与手术相同的结果（Holmgren et al., 2012），对于非创伤性部分（Kukkonen et al., 2014）和全层（Kuhn et al., 2013）肩袖撕裂同样如此。为了达到这些研究报告的结果，患者接受了 6~19 次治疗。这些发现表明，即使存在明确的结构性损伤，非手术处理可能与手术干预一样有效。

虽然手术和非手术研究结果显示了类似的结局，但有必要强调的是，并不是每种干预中的所有患者都会达到症状完全消失和功能完全恢复正常。这里要强调一下讨论一些构想的重要性，如需要参与治疗的患者数量，以及需要不断地进行研究以改善治疗结果的重要性。也许应该与所有利益相关方，包括患者、医疗服务提供者（如物理治疗师和外科医生）和委托机构一起发展妥善的照护途径，来决定什么构成了最好的评估和治疗处理，何时应该下决心去考虑替代治疗方法如手术。对于那些非手术治疗失败的患者应考虑手术治疗，手术可以减轻疼痛和症状，并有助于恢复肩关节功能。然而，外科手术起作用的机制仍存在不确定性（Lewis, 2011）。

有趣的是，已经发表的研究表明，对于手术后肩袖修复成功或失败的患者，临床结果可能具有可比性（Kim et al., 2012）。安慰性手术已被证明与纠正其他肌肉骨骼条件下的结构异常的手术一样有效（Moseley et al., 2002; Sihvonen et al., 2013），这类研究需要更好地理解肩峰下减压（subacromial decompression, SAD）和肩袖修复的益处。此外，在治疗肩袖肌腱病变时，相对的休息和长时间的缓慢、渐进的康复被认为是重要的，特别是当存在组织激惹或组织有负荷而症状容易加剧时（Lewis, 2011, 2014a）。在肩峰下减压和肩袖修复后，通常会有相当长的相对休息期（McClelland et al., 2005; Charalambous et al., 2010），然后是逐步康复。可能是手术后的指导方针需要相对的休息和缓慢的逐步康复，可控的肌腱重新负荷和运动控制练习实际上促进了临床改善，而可能不是手术本身的作用（Lewis, 2015）。需要进行适当的系统性研究调查来解决这些不确定的领域。

临床推理评注

在这种情况下，等长训练的使用与有限的支持研究和医生的临床经验有关，尽管关于等长训练有效性的生物学解释目前尚不清楚。这里讨论的评估保守治疗的研究所获得的令人鼓舞的结果为临床医生提供了相关证据，临床医生应该将这些证据考虑进他们的治疗推理中，包括对患者解释关于治疗选择的潜在好处。

第 2 次治疗（1 周后）

Alison 于 1 周后回来报告说第 1 次评估后的那个晚上情况比平常情况更糟，她至少醒过 4~5 次，有一次她能感觉到自己的肩膀有跳痛（译者注：就像手指被门夹伤后的那种痛）。在这种情况下，她服用了对乙酰氨基酚和布洛芬（NSAID），之后花了 1 小时才能重新入睡。她连续服用了几天抗炎药，确实起效。在第 1 次治疗后的第 2 天，她开始进行外旋等长训练。她觉得这些等长训练没有帮助，所以在第 1 次治疗后的第 5 天，她在熨衣板上增加了肩前屈练习。第 2 天，她的疼痛明显加重（无论休息时还是运动时）。Alison 表达了她的担忧，觉得自己要去做手术了。她也承认，她无法减少肩关节活动水平，就在她开始肩前屈练习的那天晚上，她还去剧院观看了音乐剧，并且随着几首歌又拍手又"跳舞"（坐在椅子里），她觉得这也加重了肩关节的症状。她的所有主动运动都变得更疼痛了，也担心越来越恶化的夜间痛。她想进一步讨论手术。我们讨论过，对于很多人来说，手术在减轻疼痛和改善功能方面是非常有益的。我们还讨论了比第 1 次治疗时稍多的细节，目前一些长达 5 年的随访研究结果表明运动疗法的好处等同于肩峰下减压术，随访 1 年的研究结果显示运动疗法效果与肩袖部分撕裂的外科修复术之间没有差异（Holmgren et al., 2012; Ketola et al., 2013; Haahr and Andersen, 2006; Kukkonen et al., 2014; Kuhn et al., 2013）。

我们还讨论了手术后通常会有较长时间的相对休息期（McClelland et al., 2005; Charalambous et al., 2010），手术的一个潜在好处是它强制患者必须有一个较长的相对休息时间和逐步康复过程，避免任何快速的或持续时间很长的活动。这也解释了组织"易激惹"的特性，因为对于许多人来说，局部注射虽然不是决定性的治疗方法，但有助于缓解肩痛，并使康复更有效地进行（Crawshaw et al., 2010）。她的肩关节疼痛和残疾指数（SPADI）在第 2 次治疗时为 78%。

我们还讨论了 Alison 在第 1 次注射时的反应非常良好，但有可能她的活动水平进阶的速度超过了她肩关节所能承受的压力。她承认，她也认为她之前恢复活动可能过于激进，并同意尝试第 2 次注射。在审查了禁忌证和特殊注意事项，并讨论了注射的好处和风险后，Alison 签署了注射的书面知情同意书。她还同意 1 周内不开车，并避免任何需要快速移动、拉、推或搬运重物的活动。取仰卧位，在超声引导下将 5ml 利多卡因（不含类固醇药物）注射入 Alison 的右侧肩峰下滑囊，术中肩峰下滑囊清晰可视并可见扩张。注射前和注射后的损伤评估详见表 17.4。这是我们诊所使用的标准表格，我们没有对表格上的所有动作都进行测试，这主要是为了减轻患者的负担。

表 17.4

注射前后的损伤评估

右肩主动运动	注射前		被动 ROM：在合适的情况下检查肩关节	注射后	
	ROM	NPRS		ROM	NPRS
前屈（倾角计）	60°	7/10	NT	70°	3/10
外展（倾角计）	70°	7～8/10	NT	70°	4/10
外旋（卷尺测量）	25cm	5/10	NT	27cm	3/10
向后背手	臀部外侧	6/10	NT	臀部	3/10
水平屈曲	NT		NT	NT	
水平伸展	NT		NT	NT	
其他					

注：NPRS，数字疼痛评定量表；NT，未测试；ROM，关节活动范围。

推理问题

6. 你对 Alison 第 1 次预约后的不良反应的生物学机制有什么解释？此外，请你讨论一下肩峰下类固醇药物注射的适应证（基于你的临床经验和支持性研究证据）。

关于推理问题的回答

在临床上，通常很难确定患者症状恶化的确切原因。它可能是由于分项评估施加在组织上的增加的负荷、患者在评估后所采用的体位、患者参与评估之前和（或）之后的活动、疾病进展、心理因素和以上所有这些可能性的组合。因为 Alison 报告说在第 1 次评估的那天晚上症状明显加重，同时她没有报告任何其他活动的变化，也许可以解释为评估直接增加了她肩部组织的负荷，导致症状加重。外旋和熨衣板运动增加的负荷和（或）她在音乐会上的"热情"动作可能是导致生理超负荷的进一步的原因。

目前，Alison 的肩关节症状加重的确切生物学机制尚不清楚。这种加重可能是由于局部炎症的增加或与疼痛相关的其他物质的变化相关。仅以典型的组织炎症为基础来解释 Alison 的症状增加的证据很少，这是因为对该领域的所有临床表现和症状持续时间的研究都很少（Fukuda et al., 1990; Sarkar 和 Uhthoff, 1983; Santavirta et al., 1992; Millar et al., 2010）。虽然增加的症状可能是由于组织炎症，也可能是其他潜在化学介质表达增加的结果，如细胞因子（Sakai et al., 2001）和神经肽（如 P 物质）。高强度的肩痛与肩峰下滑囊组织中的 P 物质浓度增加呈正相关（Gotoh et al., 1998）。此外，P 物质已被报道可增加肌腱细胞（tenocyte）数量，并可能导致与肌腱病相关的疼痛（Backman et al., 2011a, 2011b）。与治疗相关的是，运动可能会降低 P 物质表达（Karlsson et al., 2014）。

在英国，物理治疗师自 20 世纪 90 年代中期以来一直在应用局部注射治疗，以支持临床干预的实施。而最近，受过适当培训的物理治疗师正在实施超声引导下的注射治疗。应用注射治疗的经验，加上毕业后独立医疗处方培训所获得的能力，扩大了物理治疗师的专业实践范围，提供了控制疼痛的新方法，使康复成为可能。Crawshaw等（2010）已经证明，与单独运动治疗相比，肩峰下皮质类固醇药物注射和运动可以更快地改善中至重度肩痛患者在第1和第6周（但不是第12周）的症状。这一发现表明，接受注射的患者疼痛减轻的速度可能更快。此外，与单独运动疗法相比，治疗师提供的注射可能是一种更经济的方式，可降低医疗成本、缩短休假时间（Jowett et al., 2013）。然而，有一种担忧是皮质类固醇药物注射可能对肌腱组织有害（Dean et al., 2014）。其他研究的发现表明，对于出现类似于肩袖肌腱病或肩峰下疼痛综合征症状的患者，单纯镇痛药注射可能与联合使用皮质类固醇和镇痛药注射一样有益（Alvarez et al., 2005; Ekeberg et al., 2009）。为了减少皮质类固醇药物可能的有害影响，在尝试减轻疼痛时，首先应该考虑单纯镇痛药注射。

疼痛的肌腱病可能与称为成纤维细胞或腱细胞的增加有关（Cook and Purdam, 2009），减少这些细胞增殖可能有助于恢复组织的稳态。镇痛药已被报道可减少成纤维细胞数量（Scherb et al., 2009; Carofino et al., 2012），因此这可能是一种潜在的治疗机制。这一领域还需要大量研究。这种综合的文献是 Alison 接受镇痛药注射而不是皮质类固醇合并镇痛药注射的依据。关于注射治疗仍有许多需要了解的地方，干针或纯生理盐水或生理盐水联合注射（saline-combination injections）可能也有同样的疗效。值得注意的是，布洛芬也被报道可降低成纤维细胞表达（Tsai et al., 2004），这可能是 Alison 提到的服用这些非甾体抗炎药有助于缓解症状的原因之一。

临床推理评注

临床推理需要判断（假设）各种干预的效果，无论是检查和（或）治疗。正如上面推理问题的回答所承认的，症状和功能加重和改善有各种原因。因此，当患者报告症状加重或改善时，需要有技巧的问话来澄清其中的意义。意义的澄清对于提高所获得信息的准确性、完整性和相关性至关重要。第一章讨论了意义澄清的重要性的常见例子。在这里，分析 Alison 在活动没有任何其他显著改变的情况下第1次评估后的那个晚上症状的加重，结合在最初的主观检查中获得的症状表现的最新模式的背景知识，阐明了支持判断的意义。

局部炎症和（或）与疼痛相关物质的变化被认为是生物学机制，可能导致 Alison 的症状增加，并有证据表明 P 物质是罪魁祸首。临床上，虽然化学分析不能帮每位患者阐明这样的生物学机制，但研究表明，在肌腱病中，P 物质与增加的腱细胞数量有关，运动可能会降低 P 物质表达，为根据 Alison 的临床表现而制订的治疗性训练的尝试提供了一个合乎逻辑的理由。Alison 肩关节疼痛的激惹性曾多次被提及，这是一种有用的信息，可以避免疼痛恶化，不管根本原因是什么，症状的易激惹程度和症状消退时间应作为体格检查和治疗的程度是否恰当的指引（Hengeveld and Banks, 2014）。虽然支撑激惹性临床表现的生物学过程尚未被研究，两个可能的过程是局部炎症和（或）物质（如 P 物质）的变化引起的激惹性，以及与敏化相关的伤害感受可塑性疼痛。熟悉每个过程的临床模式应有助于临床鉴别。

在超声引导下，向 Alison 的肩峰下滑囊内注射镇痛药，不仅仅是单一的治疗方法本身，还可以作为一种"控制疼痛以支持康复途径"的方法。这个例子证明了多角度推理和多维度治疗对大多数患者是必要的。而不是"非白即黑"，就像以前研究中的病例一样，简单地用一种治疗替代另一种治疗（如非甾体抗炎药、注射、手法治疗、运动等）。务实的治疗和研究通过混杂了不同干预措施的系统来试图解决患者多个问题中的不同部分，在这种情况下，先局部注射治疗，然后再康复训练。

第3次治疗（第2次治疗1周后）

接下来的1周，Alison 带着微笑回来了，并报告说她得到了积极的回应。注射后，她被要求陈述她对变化的总体印象（global impression of change）（Kamper, 2009; Kamper et al., 2009）得分，她报告为 40%（略有改善）。此外，她的 SPADI 分数降低到 36%。她报告说，她听取了建议，慢慢地恢复活动，她的努力获得了嘉奖。Alison 的损伤评估见表 17.5。

Alison 被要求只进行短杠杆右肩前屈练习，不需要支撑。她被要求重复 5 次，每天 2~3 次。她要监测自己 24 小时的疼痛和夜间疼痛，这两种情况的疼痛增加都是应避免的。她还被要求继续写她的练习日志，并尝试改变她肩关节前屈的幅度或重复的次数，但不是同时改变，并继续监测她在运动后 24 小时的反应。

我们还讨论了能量从下肢通过腹部区域传递到肩部的重要性，为了便于讨论，我们要求她描述她打网球时是如何发球的。有研究表明，发球时 50% 的能量来自下肢，而肩部只占 20%，而降低 25% 的髋关节 – 躯干力量则需要增加 35% 的肩部力量（Kibler, 1995；Sciascia and Cromwell, 2012；Seroyer et al., 2010）。这表明，如果下肢和躯干不能 100% 为发球做出贡献，就需要肩关节增加更多的力量，这可能会导致更早的疲劳和潜在的组织损伤。

虽然我们没有评估 Alison 下肢或躯干的关节活动范围、力量和耐力，但是我们要考虑到 Alison 已经大大减少了她平常的运动量，她同意慢慢地、小心地进行"身体其他部分"的锻炼，每次只做一处改变，以确保不会对肩部产生负面影响。我们计划 2~3 周后再见面，其间她有任何问题都可以联系。

第 4 次治疗（第 3 次治疗 3 周后）

Alison 回来后表示，她并没有感到肩痛的程度有所改善，但她正在进行更多的活动，没有在休息时或晚上感到肩痛，她很高兴自己正在进行更多的一般性锻炼。除回到健身房（在跑步机上行走、运动自行车、坐位抗阻下肢练习）外，她现在经常做她的肩关节前屈练习，定期完成 5 组，每组重复 3~4 次，组间休息 3 分钟，每天 3~4 组。我们重申，采取缓慢的办法可能取得较好的长期结果。她的 SPADI 评分基本保持不变（38%）。她 2 周前就开始开车了，但一直在使用公共交通工具，

表 17.5

第 3 次预约时的活动范围损伤测量		
	右肩关节	
	主动 ROM **NPRS/10 | 静息性疼痛 ~ 1/10**	**被动 ROM**
前屈（LLv）	100°（P1：2/10）| NI	从约 +15°（P 约 5/10）
前屈（SLv）	NT	NT
外展（POS）（LLv）	95°（P1：3/10）| NI	NT
外展（POS）（SLv）	NT	NT
外旋	26cm（P1：1.5/10）	约 + 4cm（P ↑ ~ 2/10）
向后背手	中腰段水平（P1：3/10）| NI	
伸展	NT	
水平屈曲	NT	

注：↑，增加；LLv，长杠杆；NI，无激惹性；NPRS，数字疼痛评定量表；NT，未测试；P，疼痛；P1，首次疼痛增加；POS（plane of scapula），肩胛骨平面；ROM，活动范围；SLv，短杠杆（也就是屈肘 90°）。

注意：以拇指向上朝向天花板引导肩关节前屈和外展运动。

如果可能的话还会搭便车。

右肩的 ROM 与第 3 次治疗的记录相当。Alison 同意重复 SSMP 测试，她认为右肩前屈和右手伸向后背是需要测试的动作（表 17.6）。

SSMP 被设计成一个指导治疗选择的系统（Lewis et al., 2015; Lewis, 2009）。依据 SSMP 的结果，提供给 Alison 一个固定肩带（一条软的有弹性的治疗带）（www. LondonShoulderClinic.com），并要她将其固定在一个关闭的门的顶部，以便在站立时给右肩（盂肱关节）提供一个前后方向（AP）和向上的滑动。她的左手上有一个黄色的（最低等级弹力）弹力环，环绕在右手的手背，同时右手

表 17.6

第 4 次治疗时的肩关节症状改善程序（SSMP）记录（运动幅度和 NPRS 评分）		
SSMP	**右肩前屈（长杠杆）**	**右肩后背手**
胸椎部分		
主动运动	无改变	无改变
• 伸展	无改变	无改变
• 屈曲	NT	NT
贴扎程序		
肩胛分项（在主动运动前被动重新复位）		
• 上提	疼痛减轻约 30%，P1 120°	加重（肩周疼痛加重）
• 下降	无改变	加重
• 前伸	无改变	无改变
• 后缩	无改变	无改变
• 后倾	疼痛减轻约 20%，P1 120°	加重
• 前倾	无改变 / 加重？	无改变
• 上提和后倾	P1 120°（1/10）	加重（肩前疼痛加重）
肱骨头分项		
• 站立位主动下降	无改变	？疼痛轻微减轻约 10%
• 仰卧位主动和被动下降	无改变	无改变 /？加重
• 主动下降（外展）	？疼痛轻微减轻约 10%	无改变
• 主动下降（屈曲）	无改变	无改变
• 抗阻内旋同时前屈	加重	无改变
• 抗阻外旋同时前屈	P1 150°（1~2/10）	P1 低胸区域（1~2/10）
• AP 滑动	P1 140°（2/10）	无改变
• PA 滑动	加重	加重
• 带有向上倾向的 AP 滑动	P1 160°（2/10）	P1 低胸区域（1~2/10）
• 带有向上倾向的 AP 滑动，同时抗阻外旋	P1 165°（0.5/10）	P1 肩胛骨下角（1/10）
痛觉调节分项	NT	NT

总结

带有向上倾向的 AP 滑动，同时抗阻外旋，大幅增加了右肩外展和手背后的范围，同时减轻了疼痛

注：AP，前后向；NT，未测试；P，疼痛；PA，前向后；SSMP，肩部症状改善程序；?，不确定。

拇指朝向天花板（译者注：在前屈练习时，同时用弹力环向右手施加做外旋等长收缩时的阻力）。在这种姿势下，她要继续她的肩关节前屈练习（图 17.2），从每组重复 3 次开始，然后休息，每隔 1 天进行 2 组，每组 3 次。Alison 要继续一次一次、一组一组地进行重复

练习，直至进展到能进行日常一般性锻炼，每次取得一点改变，并记录下 24 小时的反应。在做这些练习时，我们鼓励她想象自己没有疼痛和限制地移动手臂，就像在粉刷墙壁、梳头或打网球一样。她还将继续她的健身计划。

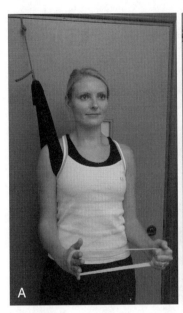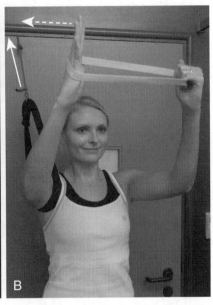

图 17.2　在肩关节前屈练习中，肩关节前后向滑动（实线箭头）伴随等长外旋（虚线箭头）

推理问题

7. 请你对 SSMP 检查结果进行解读，你为何选择了一种以盂肱关节为目标的附加运动而不是以肩胛骨为目标的运动？你觉得何时需要进行肩胛骨运动？另外，能否提供支持你在 Alison 的训练中使用可视化练习（基于经验的和研究的）的证据？

关于推理问题的回答

　　SSMP 是设计用来帮助指导治疗选择的。对患者的姿势、动作和活动确有良好效果的技术随后会被用作治疗。当然，SSMP 中包含的技术也可能不会对症状产生影响，不能用来提示治疗的选择。同样，一种或多种技术可能有部分效果或使症状完全消失。有时，就像在这个病例中一样，通过一系列程序（肩胛骨上提和两种组合的

肱骨头技术）可以鉴别出好的效果（即症状减轻）。由于肱骨头组合程序几乎完全减轻了疼痛症状，恢复了完整的关节活动度，因此决定在临床治疗中首先使用这种方法。使用肩关节固定带的前后方向和向上滑动技术组合中的向上滑动部分也可能提供了肩胛骨上提的元素，有助于减轻部分症状。为什么只引入一个程序的其他原因如下：①大多数患者很难在日常生活中找到时间进行多个程序的练习；②如果患者没有反应或有不良反应，那么引入多个练习可能导致临床推理困惑。因此，首先使用经过 SSMP 确定的最有效的程序。如果这是肩胛骨位置改变的程序，那么这应该是首先被使用的。事实上，所有练习都会涉及一定程度的肩胛肌肉活动，无论是肩关节等长训练、肩关节运动练习、传统的肩袖练习、"全身"运动练习还是肩胛骨特定的运动练习。人们

普遍认为，特定的练习会优先募集肌肉（Boettcher et al., 2010; Wattanaprakornkul et al., 2011）。

视觉化运动或运动想象已被用于改善舞者、音乐家和运动员的表现，并可能通过减轻疼痛、产生力量和提升运动的途径在治疗肩痛中发挥作用（Hoyek et al., 2014; Franceschini et al., 2012; Tamir et al., 2007; Ranganathan et al., 2004; Porro et al., 2007）。

临床推理评注

临床上，判断在哪里开始治疗是具有挑战性的，因为通常情况下，检查已经确定了一些潜在的相关的身体损伤，同时往往还有社会心理（患者的角度）问题。不同的肌肉骨骼临床工作者将以不同的方式开始和推进治疗，事实上，可能有几种同样有效的选择。规范的临床预测规则研究可能为某些肌肉骨骼问题（第五章）提供了治疗效果的有用证据，这可能有助于指导治疗的选择，特别是为低年资治疗师和在一些更复杂的情况下。然而，除非研究对特定症状的最佳治疗方法提供了明确的指导，否则从临床推理的角度来看，最重要的是治疗措施是根据临床推理的证据提供的，是根据患者的自身症状量身定制的、是严格监控（反复评估）的，以衡量其短期和长期价值。这是显而易见的，因为最初控制疼痛的目标是与 Alison 一起制订的，SSMP 被用来系统地评估不同程序的潜在治疗价值，最终确定的联合程序作为最大限度地缓解症状的初步试验。

第 5 次治疗（第 4 次治疗 3 周后）

Alison 复诊时报告说，她对变化的总体印象"大有改善"（至少有 80% 的改善），她的 SPADI 评分现在为 13%，这意味着疼痛/残疾的程度较低（0% 意味着没有疼痛，也没有残疾）。虽然她觉得效果不如她的家庭医生第 1 次以体表部位为指导做的局部注射治疗后那样好，但她感觉比过去几个月中的任何时候都要好得多，并自信地表示如果情况继续好转，她可能不需要手术。她重申她希望回到"全职工作"，包括打网球。她在此情况下的损伤测量结果详见表 17.7。

治疗第 8~14 周

在第 5 次治疗后接下来的 6 周（治疗的第 8~14 周），Alison 改变了她的训练项目，新的项目包括进阶的右肩外旋离心、向心和等长收缩练习，从她的肘部离开身体侧面 10cm 开始，向外展的方向进阶，最大外展活动度为 80°。起初她的手臂被辅助外展，逐渐地辅助被去掉。她的训练项目包括力量、耐力和速度的组合训练。每次进阶时（如提高速度或负荷），她最初只进行 1~2 组，每 3 天重复 1 次，以确保症状没有恶化。逐渐地，这些练习包含了下半身的动作，如以不同的速度将她的身体重心从后面转移到前面的支撑腿。她以自我指导的方式进行这些练习，每 1~2 周（通过电子邮件或电话）汇报 1 次。

Alison 提到，在这段时间中她至少经历了 2 次挫折，在活动时疼痛加剧（但在休息或夜间疼痛没有加剧）。她采用了我们之前讨论过的策略，即在疼痛发生后休息 2 天不做运动，然后在她没有在运动日志中记录任何恶化的最近的水平上重新开始。

第 6 次治疗（第 14 周）

Alison 对变化的整体印象有了很大的改善（90%），而她的 SPADI 分数只有 9%（因为她仍然经历着"随机的"、偶尔的、短暂的、突然的疼痛）。她的主动和被动 ROM 基本上是

表 17.7

第 5 次治疗时的活动范围损伤测量		
	右肩关节	
	主动 ROM NPRS/10| 疼痛基线 3/10	被动 ROM
屈曲（LLv）	165°（0.5/10）| NI	约 + 10°（1/10）| NI
屈曲（SLv）	NT	
外展（POS）（LLv）	170°（1/10）| NI	
外展（POS）（SLv）		
外旋	34cm（0.5/10）	约 + 2cm（无↑有 P）
向后背手	中胸段（1/10）	
后伸		
水平屈曲	对侧肩部顶端（0.5/10）	+ 几厘米，P↑至 1 ~ 2/10 | NI

注：↑，增加；LLv，长杠杆；NI，无激惹性；NPRS，数字疼痛评定量表；NT，未测试；P，疼痛；POS，肩胛骨平面；ROM，活动范围；SLv，短杠杆（即肘关节屈曲到 90°）。
注意：以拇指朝向天花板引导肩关节前屈和外展的运动。

完整的和无痛的，没有证据表明有任何额外需要处理的问题如肩后部紧张。在这次就诊时我们对她的肩后部紧张进行了筛查，其实也可以更早地在评估和治疗过程中进行筛查。她可以毫不在意地洗头、吹干头发。她也曾多次右侧卧睡过觉（不管是特意地还是非特意地），如果她这样做了，她通常只会在早上感觉右肩"僵硬"10 分钟。她的健身计划正在进行中，她一直在跑步机上跑步，使用椭圆仪移动手臂，还尝试了一些"尊巴"（Zumba）课程。Alison 还能做 10 个俯卧撑，能举起 7kg 重的物体（在肩胛骨平面上外展以短杠杆的方式将重物举起到外展 90°，也就是说，肘部屈曲 20°，拇指向上作为引导）。此外，她现在进行割草机启动动作练习（译者注：启动这一动作模拟的是通过猛拉绳子启动割草机的发动机的动作）（Kibler et al.，2008）。她把放在左脚前面的一个便携式小凳子上的 5kg 的重物举起来，以右肩屈曲内旋位置为开始，通过站立和躯干向右旋转提高难度进阶，肩关节上提并

外旋，肘关节几乎伸直，然后将重物放回凳子上（图 17.3）（此练习模拟了启动割草机的动作）。她按照先前制订的规则，以更快和更慢的速度改变着这些动作。Alison 还使用了一个自重滑轮系统来模拟反手和正手的网球动作。

我们一致认为，虽然在她的康复过程中出现了一些波折，但已经有了很大的改善，我们应该继续推进她的计划到最后阶段，也就是更多功能性训练的阶段。

康复的最后阶段包括下列各个方面的组合和进阶。

1. 在稳定和不稳定的表面进行负重训练。
2. 感觉运动训练，以促进肩关节在非负重时的重新定位、追踪和保持能力，可使用指向任务和激光指示器，以增加复杂性和速度（图 17.4）。

最后阶段还包括用网球拍练习。一开始，Alison 被要求慢慢地移动球拍，然后逐渐进阶不同的网球击球动作，但要避免在发球动作的极限角度上运动。一旦她有了信心，她就开始

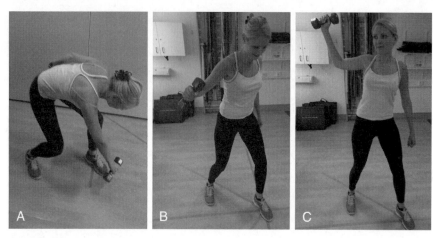

图17.3　割草机启动动作练习

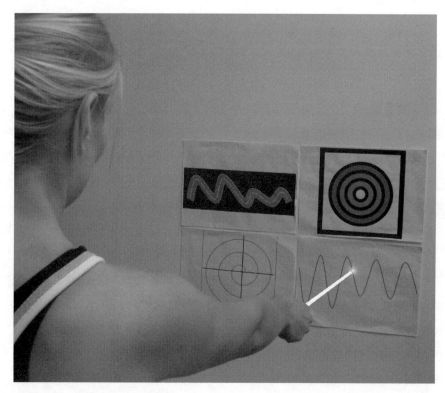

图17.4　用一个激光指示器进行感觉运动训练

在室内球场练习。她聘请了一名网球教练进行培训，并建立了三方沟通机制，以一起制订进阶计划。上场打球的时间逐渐增加，从5分钟开始（最初每周2次）。随着逐渐引入的增加ROM和速度的练习，她的发球动作和发球速度也逐渐增加。发球和反手及正手的末端活动范围的动作最初被小心地控制，当被纳入她的训练计划时，只允许1或2个动作达到最大值。在接下来的6周的训练中，ROM、速度和重复次数都逐渐增加。Alison有时会经历短暂的（非激惹性的）剧烈疼痛，她说这种疼痛很可怕，但是没有引起夜间疼痛或24小时疼痛增加。在开始康复治疗大约32周后，Alison参加了她患病后第一场完整的网球比赛。虽然偶尔会有短暂的刺痛，但她还是完成了比赛，而且那些不良反应没有持续多久。

在她的康复临近结束时，我们有必要向她做一个解释，如果某项活动因病有一段时间中断，如网球发球或园艺活动，那么以她在那项活动中断之前的强度和持续时间来重新开始训练是不可取的。她应该以一个较低的水平重新开始活动，减少持续时间，降低速度和强度，慢慢地增加到所需的水平。这条规则也适用于其他活动，如粉刷墙壁。

第 7 次治疗（开始治疗后 34 周）

在她最后一次就诊时，Alison 报告说她对变化的总体印象有了很大的改善（95%），而她的 SPADI 评分只有 3%。不那么完美的分数只是由于她过去 1 周经历过的最严重的疼痛程度达到了 4/10，因为她在把一个沉重的手提箱从机场传送带上搬到机场手推车上时经历了短暂的剧烈肩痛。此时，Alison 已经完成了这项照护计划，可以随时打电话或发邮件询问任何问题，并报告病情恶化。到目前为止，治疗结束后已超过 12 周，她仍未与我们联系。

推理问题

8. 你能谈谈你对 Alison 的"预后"的临床推理吗？并对她陈述中的积极和消极特征进行评论吗？

关于推理问题的回答

Alison 的最初表现、病史、症状持续时间、基线疼痛分数、基线残疾分数、非手术治疗的潜在好处的不确定性、关注有关影像学确定的结构性缺陷、骨科医师的建议、希望恢复到相对较高的功能水平，这些因素在总体上会倾向于一个不良的预后。她的动机、受教育程度、良好的身体健康及没有明确的并发症，这些因素有利于良好的预后。

Alison 对局部注射治疗最初的良好反应，加上注射后引入运动后的不良反应，明确表明她不太可能对物理治疗产生反应，因此支持较差的预后。然而，在后续的评估中，她对 SSMP 的积极反应有利于积极的预后判断，就像她最终愿意

对这个过程保持耐心、监测变化，并就活动对她肩关节症状的影响做出反应（进阶或相对休息）一样。

临床推理评注

"预后"在第一章中作为一个假设类别进行了讨论。毕竟患者希望并且应该知道临床医生是否认为他或她可以帮助他们，以及需要多长时间。一般来说，患者的预后是由患者问题的性质和程度及患者为促进恢复或在永久性残疾中提高生活质量做出必要改变的能力和意愿（如生活方式、社会心理因素、身体因素）所决定的。重要的是，除正在进行的治疗外，有关预后的线索贯穿整个主观问诊和体格检查中。正如这个回答所强调的，患者通常同时存在消极和积极的预后指标，对这些指标及其可变性的有意识的、平衡的考虑有助于预后假设的形成。如果坚持在工作中对最初的和修改后的判断进行严格的追踪和反思，肌肉骨骼临床工作者可以改进他们的预后推理判断。

（郭京伟　译，霍烽　审校）

参考文献

Alvarez, C.M., Litchfield, R., Jackowski, D., Griffin, S., Kirkley, A., 2005. A prospective, double-blind, randomized clinical trial comparing subacromial injection of betamethasone and xylocaine to xylocaine alone in chronic rotator cuff tendinosis. Am. J. Sports Med. 33, 255–262.

Backman, L.J., Andersson, G., Wennstig, G., Forsgren, S., Danielson, P., 2011a. Endogenous substance P production in the Achilles tendon increases with loading in an in vivo model of tendinopathy-peptidergic elevation preceding tendinosis-like tissue changes. J. Musculoskelet. Neuronal Interact. 11, 133–140.

Backman, L.J., Fong, G., Andersson, G., Scott, A., Danielson,

P., 2011b. Substance P is a mechanoresponsive, autocrine regulator of human tenocyte proliferation. PLoS ONE 6, e27209.

Baumgarten, K.M., Gerlach, D., Galatz, L.M., Teefey, S.A., Middleton, W.D., Ditsios, K., et al., 2010. Cigarette smoking increases the risk for rotator cuff tears. Clin. Orthop. Relat. Res. 468, 1534–1541.

Beason, D.P., Tucker, J.J., Lee, C.S., Edelstein, L., Abboud, J.A., Soslowsky, L.J., 2014. Rat rotator cuff tendonto-bone healing properties are adversely affected by hypercholesterolemia. J. Shoulder Elbow Surg. 23, 867–872.

Biswas, A., Oh, P.I., Faulkner, G.E., Bajaj, R.R., Silver, M.A., Mitchell, M.S., et al., 2015. Sedentary time and its association with risk for disease incidence, mortality, and hospitalization in adults: a systematic review and meta-analysis. Ann. Intern. Med. 162, 123–132.

Blaine, T.A., Kim, Y.S., Voloshin, I., Chen, D., Murakami, K., Chang, S.S., et al., 2005. The molecular pathophysiology of subacromial bursitis in rotator cuff disease. J. Shoulder Elbow Surg. 14, 84S–89S.

Blair, S.N., 2009. Physical inactivity: the biggest public health problem of the 21st century. Br. J. Sports Med. 43, 1–2.

Boettcher, C.E., Ginn, K.A., Cathers, I., 2009. The 'empty can' and 'full can' tests do not selectively activate supraspinatus. J. Sci. Med. Sport 12, 435–439.

Boettcher, C.E., Cathers, I., Ginn, K.A., 2010. The role of shoulder muscles is task specific. J. Sci. Med. Sport 13, 651–656.

Carbone, S., Gumina, S., Arceri, V., Campagna, V., Fagnani, C., Postacchini, F., 2012. The impact of preoperative smoking habit on rotator cuff tear: cigarette smoking influences rotator cuff tear sizes. J. Shoulder Elbow Surg. 21, 56–60.

Carofino, B., Chowaniec, D.M., Mccarthy, M.B., Bradley, J.P., Delaronde, S., Beitzel, K., et al., 2012. Corticosteroids and local anesthetics decrease positive effects of platelet-rich plasma: an in vitro study on human tendon cells. Arthroscopy 28, 711–719.

Charalambous, C.P., Sahu, A., Alvi, F., Batra, S., Gullett, T.K., Ravenscroft, M., 2010. Return to work and driving following arthroscopic subacromial decompression and acromio-clavicular joint excision. Shoulder & Elbow 2, 83–86.

Chen, S.K., Simonian, P.T., Wickiewicz, T.L., Otis, J.C., Warren, R.F., 1999. Radiographic evaluation of glenohumeral kinematics: a muscle fatigue model. J. Shoulder Elbow Surg. 8, 49–52.

Clark, J., Sidles, J.A., Matsen, F.A., 1990. The relationship of the glenohumeral joint capsule to the rotator cuff. Clin. Orthop. Relat. Res. 29–34.

Clark, J.M., Harryman, D.T., 2ND, 1992. Tendons, ligaments, and capsule of the rotator cuff. Gross and microscopic anatomy. J. Bone Joint Surg. Am. 74, 713–725.

Cook, J., Purdam, C.R., 2009. Is tendon pathology a continuum? A pathology model to explain the clinical presentation of load-induced tendinopathy. Br. J. Sports Med. 43, 409–416.

Coronado, R.A., Simon, C.B., Valencia, C., George, S.Z., 2014. Experimental pain responses support peripheral and central sensitization in patients with unilateral shoulder pain. Clin. J. Pain 30, 143–151.

Crawshaw, D.P., Helliwell, P.S., Hensor, E.M., Hay, E.M., Aldous, S.J., Conaghan, P.G., 2010. Exercise therapy after corticosteroid injection for moderate to severe shoulder pain: large pragmatic randomised trial. BMJ 340, c3037.

Dean, B.J., Lostis, E., Oakley, T., Rombach, I., Morrey, M.E., Carr, A.J., 2014. The risks and benefits of glucocorticoid treatment for tendinopathy: a systematic review of the effects of local glucocorticoid on tendon. Semin. Arthritis Rheum. 43, 570–576.

Dean, E., Söderlund, A., 2015a. Lifestyle factors and musculoskeletal pain. In: Jull, G., Moore, A., Falla, D., Lewis, J.S., McCarthy, C., Sterling, M. (Eds.), Grieve's Modern Musculoskeletal Physiotherapy, fourth ed. Elsevier, London.

Dean, E., Söderlund, A., 2015b. Role of physiotherapy in lifestyle and health promotion in musculoskeletal conditions. In: Jull, G., Moore, A., Falla, D., Lewis, J.S., McCarthy, C., Sterling, M. (Eds.), Grieve's Modern Musculoskeletal Physiotherapy, fourth ed. Elsevier, London.

Deutsch, A., Altchek, D.W., Schwartz, E., Otis, J.C., Warren, R.F., 1996. Radiologic measurement of superior displacement of the humeral head in the impingement syndrome. J. Shoulder Elbow Surg. 5, 186–193.

Dunn, W.R., Kuhn, J.E., Sanders, R., An, Q., Baumgarten, K.M., Bishop, J.Y., et al., 2014. Symptoms of pain do not correlate with rotator cuff tear severity: a cross-sectional study of 393 patients with a symptomatic atraumatic full-thickness rotator cuff tear. J. Bone Joint Surg. Am. 96, 793–800.

Ekeberg, O.M., Bautz-Holter, E., Tveita, E.K., Juel, N.G., Kvalheim, S., Brox, J.I., 2009. Subacromial ultrasound guided or systemic steroid injection for rotator cuff disease: randomised double blind study. Br. Med. J. 338, a3112.

Franceschini, M., Ceravolo, M.G., Agosti, M., Cavallini, P., Bonassi, S., Dall'armi, V., et al., 2012. Clinical relevance of action observation in upper-limb stroke rehabilitation: a possible role in recovery of functional dexterity. A randomized clinical trial. Neurorehabil. Neural Repair 26, 456–462.

Frizziero, A., Vittadini, F., Gasparre, G., Masiero, S., 2014. Impact of oestrogen deficiency and aging on tendon: concise review. Muscles Ligaments Tendons J. 4, 324–328.

Fukuda, H., Hamada, K., Yamanaka, K., 1990. Pathology and pathogenesis of bursal-side rotator cuff tears viewed from en bloc histologic sections. Clin. Orthop. Relat. Res. 75–80.

Gaida, J.E., Ashe, M.C., Bass, S.L., Cook, J.L., 2009. Is adiposity an under-recognized risk factor for tendinopathy? A systematic review. Arthritis Rheum. 61, 840–849.

Galatz, L.M., Silva, M.J., Rothermich, S.Y., Zaegel, M.A., Havlioglu, N., Thomopoulos, S., 2006. Nicotine delays tendon-to-bone healing in a rat shoulder model. J. Bone Joint Surg. Am. 88, 2027–2034.

Girish, G., Lobo, L.G., Jacobson, J.A., Morag, Y., Miller, B., Jamadar, D.A., 2011. Ultrasound of the shoulder: asymptomatic findings in men. AJR Am. J. Roentgenol. 197, W713–W719.

Gotoh, M., Hamada, K., Yamakawa, H., Inoue, A., Fukuda, H., 1998. Increased substance P in subacromial bursa and shoulder pain in rotator cuff diseases. J. Orthop. Res. 16, 618–621.

Gotoh, M., Hamada, K., Yamakawa, H., Yanagisawa, K., Nakamura, M., Yamazaki, H., et al., 2002. Interleukin-1-induced glenohumeral synovitis and shoulder pain in rotator cuff diseases. J. Orthop. Res. 20, 1365–1371.

Gotoh, M., Hamada, K., Yamakawa, H., Yanagisawa, K., Nakamura, M., Yamazaki, H., et al., 2001. Interleukin-1-induced subacromial synovitis and shoulder pain in rotator cuff diseases. Rheumatology 40, 995–1001.

Haahr, J.P., Andersen, J.H., 2006. Exercises may be as efficient as subacromial decompression in patients with subacromial stage II impingement: 4-8-years' follow-up in a prospective, randomized study. Scand. J. Rheumatol. 35, 224–228.

Haahr, J.P., Ostergaard, S., Dalsgaard, J., Norup, K., Frost, P., Lausen, S., et al., 2005. Exercises versus arthroscopic decompression in patients with subacromial impingement: a randomised, controlled study in 90 cases with a one year follow up. Ann. Rheum. Dis. 64, 760–764.

Hegedus, E.J., Goode, A., Campbell, S., Morin, A., Tamaddoni,

M., Moorman, C.T., 3rd, et al., 2008. Physical examination tests of the shoulder: a systematic review with meta-analysis of individual tests. Br. J. Sports Med. 42, 80–92, discussion 92.

Hegedus, E.J., Goode, A.P., Cook, C.E., Michener, L., Myer, C.A., Myer, D.M., et al., 2012. Which physical examination tests provide clinicians with the most value when examining the shoulder? Update of a systematic review with meta-analysis of individual tests. Br. J. Sports Med. 46, 964–978.

Henkus, H.E., Cobben, L.P., Coerkamp, E.G., Nelissen, R.G., Van Arkel, E.R., 2006. The accuracy of subacromial injections: a prospective randomized magnetic resonance imaging study. Arthroscopy 22, 277–282.

Henkus, H.E., De Witte, P.B., Nelissen, R.G., Brand, R., Van Arkel, E.R., 2009. Bursectomy compared with acromioplasty in the management of subacromial impingement syndrome: a prospective randomised study. J. Bone Joint Surg. Br. 91, 504–510.

Hengeveld, E., Banks, K., 2014. Maitland's Vertebral Manipulation. Management of Neuromusculoskeletal Disorders – Volume One, eighth ed. Churchill Livingstone Elsevier, Edinburgh.

Hoeger Bement, M., Dicapo, J., Rasiarmos, R., Hunter, S., 2008. Dose response of isometric contractions on pain perception in healthy adults. Med. Sci. Sports Exerc. 40, 1880–1889.

Holmgren, T., Bjornsson Hallgren, H., Oberg, B., Adolfsson, L., Johansson, K., 2012. Effect of specific exercise strategy on need for surgery in patients with subacromial impingement syndrome: randomised controlled study. BMJ 344, e787.

Hoyek, N., Di Rienzo, F., Collet, C., Hoyek, F., Guillot, A., 2014. The therapeutic role of motor imagery on the functional rehabilitation of a stage II shoulder impingement syndrome. Disabil. Rehabil. 36, 1113–1119.

Jobe, F.W., Moynes, D.R., 1982. Delineation of diagnostic criteria and a rehabilitation program for rotator cuff injuries. Am. J. Sports Med. 10, 336–339.

Jowett, S., Crawshaw, D.P., Helliwell, P.S., Hensor, E.M., Hay, E.M., Conaghan, P.G., 2013. Cost-effectiveness of exercise therapy after corticosteroid injection for moderate to severe shoulder pain due to subacromial impingement syndrome: a trial-based analysis. Rheumatology 52, 1485–1491.

Kamper, S., 2009. Global rating of change scales. Aust. J. Physiother. 55, 289.

Kamper, S.J., Maher, C.G., Mackay, G., 2009. Global rating of change scales: a review of strengths and weaknesses and considerations for design. J. Man. Manip. Ther. 17, 163–170.

Karlsson, L., Gerdle, B., Ghafouri, B., Backryd, E., Olausson, P., Ghafouri, N., et al., 2014. Intramuscular pain modulatory substances before and after exercise in women with chronic neck pain. Eur. J. Pain 19 (8), 1075–1085.

Keener, J.D., Wei, A.S., Kim, H.M., Steger-May, K., Yamaguchi, K., 2009. Proximal humeral migration in shoulders with symptomatic and asymptomatic rotator cuff tears. J. Bone Joint Surg. Am. 91, 1405–1413.

Ketola, S., Lehtinen, J., Arnala, I., Nissinen, M., Westenius, H., Sintonen, H., et al., 2009. Does arthroscopic acromioplasty provide any additional value in the treatment of shoulder impingement syndrome?: a two-year randomised controlled trial. J. Bone Joint Surg. Br. 91, 1326–1334.

Ketola, S., Lehtinen, J., Rousi, T., Nissinen, M., Huhtala, H., Konttinen, Y.T., et al., 2013. No evidence of long-term benefits of arthroscopic acromioplasty in the treatment of shoulder impingement syndrome: five-year results of a randomised controlled trial. Bone Joint Res 2, 132–139.

Kibler, W.B., 1995. Biomechanical analysis of the shoulder during tennis activities. Clin. Sports Med. 14, 79–85.

Kibler, W.B., Sciascia, A.D., Uhl, T.L., Tambay, N., Cunningham, T., 2008. Electromyographic analysis of specific exercises for scapular control in early phases of shoulder rehabilitation. Am. J. Sports Med. 36, 1789–1798.

Kim, K.C., Shin, H.D., Lee, W.Y., 2012. Repair integrity and functional outcomes after arthroscopic suture-bridge rotator cuff repair. J. Bone Joint Surg. Am. 94, e48.

Kuhn, J.E., Dunn, W.R., Sanders, R., An, Q., Baumgarten, K.M., Bishop, J.Y., et al., 2013. Effectiveness of physical therapy in treating atraumatic full-thickness rotator cuff tears: a multicenter prospective cohort study. J. Shoulder Elbow Surg. 22, 1371–1379.

Kukkonen, J., Joukainen, A., Lehtinen, J., Mattila, K.T., Tuominen, E.K., Kauko, T., et al., 2014. Treatment of non-traumatic rotator cuff tears: a randomised controlled trial with one-year clinical results. Bone Joint J. 96-B, 75–81.

Lee, I.M., Shiroma, E.J., Lobelo, F., Puska, P., Blair, S.N., Katzmarzyk, P.T., 2012. Effect of physical inactivity on major non-communicable diseases worldwide: an analysis of burden of disease and life expectancy. Lancet 380, 219–229.

Lemley, K.J., Drewek, B., Hunter, S.K., Hoeger Bement, M.K., 2014. Pain relief after isometric exercise is not task-dependent in older men and women. Med. Sci. Sports Exerc. 46, 185–191.

Lewis, J.S., 2009. Rotator cuff tendinopathy/subacromial impingement syndrome: is it time for a new method of assessment? Br. J. Sports Med. 43, 259–264.

Lewis, J.S., 2010. Rotator cuff tendinopathy: a model for the continuum of pathology and related management. Br. J. Sports Med. 44, 918–923.

Lewis, J.S., 2011. Subacromial impingement syndrome: a musculoskeletal condition or a clinical illusion? Phy. Ther. Rev. 16, 388–398.

Lewis, J.S., 2014a. Management of rotator cuff tendinopathy. In Touch - Journal of the Organisation of Chartered Physiotherapists in Private Practice 149, 12–17.

Lewis, J.S., 2015. Bloodletting for pneumonia, prolonged bed rest for low back pain, is subacromial decompression another clinical illusion? Br. J. Sports Med. 49, 280–281.

Lewis, J.S., Ginn, K., 2015. Rotator cuff tendinopathy and subacromial pain syndrome. In: Jull, G., Moore, A., Falla, D., Lewis, J.S., McCarthy, C., Sterling, M. (Eds.), Grieve's Modern Musculoskeletal Physiotherapy, fourth ed. Elsevier, London.

Lewis, J.S., McCreesh, K., Roy, J.S., Ginn, K., 2015. Rotator cuff tendinopathy: navigating the diagnosis-management conundrum. J. Orthop. Sports Phy. Ther. in press.

Lewis, J.S., Tennent, T.D., 2007. How effective are diagnostic tests for the assessment of rotator cuff disease of the shoulder? In: Macauley, D., Best, T.M. (Eds.), Evidenced Based Sports Medicine, second ed. Blackwell Publishing, London.

Magee, D., 2014. Orthopedic Physical Assessment. Elsevier, Philadelphia.

Maitland, G.D., 1986. Vertebral Manipulation. Butterworths, London.

McClelland, D., Paxinos, A., Dodenhoff, R.M., 2005. Rate of return to work and driving following arthroscopic subacromial decompression. ANZ J. Surg. 75, 747–749.

McCreesh, K., Lewis, J., 2013. Continuum model of tendon pathology - where are we now? Int. J. Exp. Pathol. 94, 242–247.

Millar, N.L., Hueber, A.J., Reilly, J.H., Xu, Y., Fazzi, U.G., Murrell, G.A., et al., 2010. Inflammation is present in early human tendinopathy. Am. J. Sports Med. 38, 2085–2091.

Moseley, J.B., O'Malley, K., Petersen, N.J., Menke, T.J., Brody, B.A., Kuykendall, D.H., et al., 2002. A controlled trial of arthroscopic surgery for osteoarthritis of the knee. N. Engl. J.

Med. 347, 81–88.

Mulligan, B.R., 1999. Manual Therapy "Nags", "Snags", "MWMs" etc. Plane View Services, New Zealand.

Ngomo, S., Mercier, C., Bouyer, L.J., Savoie, A., Roy, J.S., 2015. Alterations in central motor representation increase over time in individuals with rotator cuff tendinopathy. Clin. Neurophysiol. 126, 365–371.

Parle, P., Riddiford-Harland, D.L., Howitt, C., Lewis, J.S., 2016. Acute rotator cuff tendinopathy: does ice, low load isometric exercise, or a combination of the two produce an analgesic effect? Br. J. Sports Med. http://dx.doi.org./10.1136/bjsports-2016-096107.

Paul, T.M., Soo Hoo, J., Chae, J., Wilson, R.D., 2012. Central hypersensitivity in patients with subacromial impingement syndrome. Arch. Phys. Med. Rehabil. 93, 2206–2209.

Porro, C.A., Facchin, P., Fusi, S., Dri, G., Fadiga, L., 2007. Enhancement of force after action observation: behavioural and neurophysiological studies. Neuropsychologia 45, 3114–3121.

Ranganathan, V.K., Siemionow, V., Liu, J.Z., Sahgal, V., Yue, G.H., 2004. From mental power to muscle power–gaining strength by using the mind. Neuropsychologia 42, 944–956.

Rio, E., Kidgell, D., Moseley, L., Pearce, A., Gaida, J., Cook, J., 2013. Exercise to reduce tendon pain: a comparison of isometric and isotonic muscle contractions and effects on pain, cortical inhibition and muscle strength. J. Exerc. Med. Sport 16, e28.

Roach, K.E., Budiman-Mak, E., Songsiridej, N., Lertratanakul, Y., 1991. Development of a shoulder pain and disability index. Arthritis Care Res. 4, 143–149.

Rudavsky, A., Cook, J., 2014. Physiotherapy management of patellar tendinopathy (jumper's knee). J. Physiother. 60, 122–129.

Sakai, H., Fujita, K., Sakai, Y., Mizuno, K., 2001. Immunolocalization of cytokines and growth factors in subacromial bursa of rotator cuff tear patients. Kobe J. Med. Sci. 47, 25–34.

Santavirta, S., Konttinen, Y.T., Antti-Poika, I., Nordstrom, D., 1992. Inflammation of the subacromial bursa in chronic shoulder pain. Arch. Orthop. Trauma Surg. 111, 336–340.

Sarkar, K., Uhthoff, H.K., 1983. Ultrastructure of the subacromial bursa in painful shoulder syndromes. Virchows Arch. A. Pathol Anat Histopathol. 400, 107–117.

Scherb, M.B., Han, S.H., Courneya, J.P., Guyton, G.P., Schon, L.C., 2009. Effect of bupivacaine on cultured tenocytes. Orthopedics 32, 26.

Sciascia, A., Cromwell, R., 2012. Kinetic chain rehabilitation: a theoretical framework. Rehabil. Res. Pract. 2012, 853037.

Seroyer, S.T., Nho, S.J., Bach, B.R., Bush-Joseph, C.A.,

Nicholson, G.P., Romeo, A.A., 2010. The kinetic chain in overhand pitching: its potential role for performance enhancement and injury prevention. Sports Health 2, 135–146.

Sharkey, N.A., Marder, R.A., 1995. The rotator cuff opposes superior translation of the humeral head. Am. J. Sports Med. 23, 270–275.

Sihvonen, R., Paavola, M., Malmivaara, A., Itala, A., Joukainen, A., Nurmi, H., et al., 2013. Arthroscopic partial meniscectomy versus sham surgery for a degenerative meniscal tear. N. Engl. J. Med. 369, 2515–2524.

Smart, K.M., Blake, C., Staines, A., Doody, C., 2011. The discriminative validity of "nociceptive," "peripheral neuropathic," and "central sensitization" as mechanisms-based classifications of musculoskeletal pain. Clin. J. Pain 27, 655–663.

Soifer, T.B., Levy, H.J., Soifer, F.M., Kleinbart, F., Vigorita, V., Bryk, E., 1996. Neurohistology of the subacromial space. Arthroscopy 12, 182–186.

Tamir, R., Dickstein, R., Huberman, M., 2007. Integration of motor imagery and physical practice in group treatment applied to subjects with Parkinson's disease. Neurorehabil. Neural Repair 21, 68–75.

Tsai, W.C., Tang, F.T., Hsu, C.C., Hsu, Y.H., Pang, J.H., Shiue, C.C., 2004. Ibuprofen inhibition of tendon cell proliferation and upregulation of the cyclin kinase inhibitor p21CIP1. J. Orthop. Res. 22, 586–591.

Unruh, K.P., Kuhn, J.E., Sanders, R., An, Q., Baumgarten, K.M., Bishop, J.Y., et al., 2014. The duration of symptoms does not correlate with rotator cuff tear severity or other patient-related features: a crosssectional study of patients with atraumatic, full-thickness rotator cuff tears. J. Shoulder Elbow Surg. 23, 1052–1058.

Voloshin, I., Gelinas, J., Maloney, M.D., O'Keefe, R.J., Bigliani, L.U., Blaine, T.A., 2005. Proinflammatory cytokines and metalloproteases are expressed in the subacromial bursa in patients with rotator cuff disease. Arthroscopy 21, 1076. e1–1076. e9.

Wattanaprakornkul, D., Halaki, M., Boettcher, C., Cathers, I., Ginn, K.A., 2011. A comprehensive analysis of muscle recruitment patterns during shoulder flexion: an electromyographic study. Clin. Anat. 24, 619–626.

Weiler, R., Stamatakis, E., Blair, S., 2010. Should health policy focus on physical activity rather than obesity? Yes. BMJ 340, c2603.

Yanagisawa, K., Hamada, K., Gotoh, M., Tokunaga, T., Oshika, Y., Tomisawa, M., et al., 2001. Vascular endothelial growth factor (VEGF) expression in the subacromial bursa is increased in patients with impingement syndrome. J. Orthop. Res. 19, 448–455.

第十八章

自行车事故受伤后的
颈痛、头痛及膝痛

Rafael Torres Cueco • Darren A. Rivett • Mark A. Jones

第一部分

初次主观评估

Monica 是一位 31 岁的女性，在 3 个月前骑自行车摔倒后被送进了物理治疗科。Monica 正在完成旅游业方面的学习，经同学推荐到我们诊所。对 Monica 而言，就诊理由依据重要性排序如下：颈痛使其无法向任何方向转头，右枕部疼痛尤其强烈；右额颞部疼痛，有时会影响整个头部；右侧面部疼痛；右斜方肌上部区域钝痛；头晕、恶心和有摇摆不稳的感觉。

Monica 是在骑自行车穿过一个狭窄的老城区时发生的事故。由于转弯时速度太快，当她看到停在街道边的汽车时她突然刹车，接着摔倒了。她回忆道，当时左肩重重地撞在地上，回想起来右颈部还有短暂的刺痛感。虽然无法说清楚摔倒时颈部是如何移动的，但她确信头部未撞在地上。摔倒后，虽然只有左肩受伤，但 Monica 受到巨大惊吓，她意识到以这种速度如果她撞到汽车上那么和自杀没什么区别。

事故发生 3~4 小时后，她开始感到颈痛，特别是右侧枕下区域，以及同侧额颞部轻微疼痛。睡觉时疼痛很剧烈，她吃了 1 片

对乙酰氨基酚（1g）。第 2 天早上，她醒来时发现颈部中度僵硬，并且 2 小时后颈痛、头痛再次出现。感觉肩部像是擦伤了，但疼痛并不严重。当时，出乎意料的是她的右膝也出现了疼痛，为膝前灼痛。当问及膝痛原因或膝关节有无在跌倒时撞到地面或是其他损伤时，她回忆曾经与男友讨论过这个问题，她确信在事故中并未撞到膝关节。不过，她确实提到过她的"膝关节不好"，但没有提供更多细节。

事故发生后的第 2 天，她去看了医生，医生让她当天就做了颈部的 X 线检查。X 线检查结果显示颈椎前凸变得平直了，医生说是"挥鞭样"损伤和"肌痉挛"导致的疼痛。至于膝痛，虽然记忆中膝关节未曾受伤，但仍诊断为"擦伤"。医生给她开了布洛芬（400mg），每 12 小时口服 1 片，并将她转介给物理治疗师。其他诸如面部疼痛、不稳感和恶心等症状是在数次物理治疗几周后才逐渐出现。

Monica 说，事故发生后，尽管事故发生的街道是她家距男友家最短的路线，但是她不想在这段路步行或骑自行车。其实，1 个月后，她的男友也意识到这种行为太不正常，坚持要她恢复路线。在事故发生后的 3 周内，她依然回避想起那一幕，因为她觉得这件事令她

非常痛苦。

最初，Monica 每周接受 2 次物理治疗，治疗大约 6 周。开始 2 周，针对其"肌痉挛"采取了包括被动活动颈椎和伸展运动在内的物理治疗。Monica 觉得自己没有好转，每次物理治疗后颈部疼痛更剧烈，头痛也更剧烈。因为觉得毫无改善，她坚持认为是被误诊了，并且认为没有得到正确的治疗，所以症状加重了。考虑到物理治疗没有任何改善，医生告诉她有可能是事故造成的颈椎"不稳"引起的，除继续先前的被动治疗外，她还需每天进行 3 次颈部肌肉的等长收缩练习。Monica 对"颈椎不稳"比较担心，在和母亲讨论这个问题时，她说这听起来好像她可能"摔坏了脖子"。她尝试做规定的练习，但又担心会使问题变得更糟。她在做运动时也感到疼痛和头晕。

经过 1 个月的治疗，Monica 的病情越来越严重。她每天都有头痛，特别是坐了 1 个多小时时，并且她感到整天都有点头晕。她害怕快速旋转颈部，以防头晕和跌倒。膝关节疼痛也越来越严重，她害怕上下楼梯，以防膝关节不适（她的膝关节不听使唤）。Monica 觉得她几乎什么都做不了，如果坐着她会头晕，如果动多了她也会感到头晕，而且膝关节也活动受限。Monica 说，这种情况让她很不开心，她觉得自己的活动非常受限。

Monica 找到她的医生，说要做磁共振成像（MRI）检查，结果显示 $C_5 \sim C_6$ 椎间盘突出但没有其他病变。她的医生诊断说，这种"椎间盘突出"是导致其颈痛和头痛的原因。医生建议，为了防止突出恶化，她不能用上肢承受重量，也不能用上肢举过头顶来进行抗阻活动。尽管一开始什么也不能做，但医生明确道，如果在接下来的几个月中病情没有好转，那么可以考虑手术。医生建议她放弃物理治

疗，继续进行等长收缩练习，但不得"过度训练"。布洛芬（600mg）和普瑞巴林（Lyrica）（75mg）每日 2 次，为期 4 周，用于镇痛。

就诊后，Monica 表达了她的沮丧："现在我甚至不能使用我的手臂，那还有什么能用呢？我的膝部、颈部或手臂都无法充分用力。我几乎什么也做不了。"Monica 如今坦言，她觉得自己是每个人的负担。她在家里也帮不了母亲，并一直与男友怄气。她想出去做点什么，但 Monica 害怕会加重伤势，并且疼痛和头晕使她对任何事情都极度烦躁。她对男友也耿耿于怀，因为男友说她反应过度了，根本损伤不严重。Monica 很害怕，一直想，如果无法痊愈，她的生活会变成什么样子。她需要一个解决办法，她感到很绝望。

Monica 碰巧在网上搜索"椎间盘突出症"，阅读博客发布的因颈椎间盘突出而四肢瘫痪的患者的经历，而且许多人在手术后变得更糟。Monica 越来越害怕。她发现的所有信息都表明她的问题很严重，而且可能会变得更糟糕。她停止做运动，因为她确信运动对她没有好处。她不断地想着如何避免最终会坐在轮椅上。

根据她母亲的一位朋友的建议，她决定去看另一位物理治疗师，对方说她的颈痛是由于关节"损伤"，头痛是由颈部肌肉的扳机点引起的。膝痛的诊断也是由于股内侧肌的肌筋膜扳机点。第 1 次治疗主要是被动运动颈椎，轻柔按摩斜方肌区域。

虽然她在按摩过程中感到有些不适，但过了几天有轻微改善。在第 2 次治疗中，她接受了更强烈的手法治疗和右侧斜方肌上部干针（dry needling）治疗，她的颈痛和头痛变得更严重。这位治疗师建议干针刺股内侧肌，但 Monica 拒绝了。她做了第 3 次治疗，但在治疗开始时，她感到恶心、不稳、枕下区感觉迟

钝不适且右侧面部疼痛。由于第 2 次物理治疗造成的"伤害"，她的颈部感到更冷，这种感觉困扰着她，甚至在家里都需要戴围巾。在那之后，即使衬衫领子触及颈部都会感到不适，而且也不能把包背在右肩，因为摩擦感也会让她觉得极为不适。由于症状加重，她最终决定停止物理治疗。现在头痛会持续一整天，右面部也感到不适。

很显然，Monica 并未真正理解给予她的不同诊断的含义，对治疗也根本不信任，太痛苦了，这在她看来"太暴力了"，也许还"加重了问题"。干针治疗，Monica 认为并没有意义。手法治疗已经很疼了，不明白为什么还需要做针刺。她对物理治疗很不满意。她和母亲谈过后，她们一起决定终止治疗，因为这肯定对她的颈部没有任何好处。前一位医生告诉过她是椎间盘突出，虽然她不确定得的什么病，但如果这是正确的话，她看不出这些治疗对

她会有什么帮助。Monica 随后放弃了物理治疗，决定休养，避免颈部或膝关节过于用力。

1 个多月以来，Monica 一直无法参加她的学术课程，因为颈痛和头痛使她难以集中注意力。本次就诊时，她说一天结束时感到非常累，无法学习。她拒绝了一份旅馆接待员的工作邀约，因为她感到由于颈部和膝关节疼痛而无法胜任这份工作。

Monica 觉得很不开心，她再也不能做她喜欢的事了。无法学习使她感到情绪低落，拒绝一份有趣的工作邀约也令她倍感沮丧。她越来越相信自己不会康复，并感到抑郁，不知道从现在起该怎么办。她每天醒来都在想她的颈痛。

她担心物理治疗可能会加重她的颈部损伤。在一位同学的坚持下她来到我们诊所，但她害怕接受进一步的治疗。

推理问题

1. 病史上的哪些突出的方面促进了你的临床推理过程？是否有任何病史引起任何担忧或提示可能的预后？

关于推理问题的回答

重要的是，病史应首先确定症状的发病日期，发病是急性的还是进行性的，以及是否是创伤性的。创伤后疼痛的病史需要比非创伤性颈痛或隐匿性疼痛的病史更全面。有关事故发生的细节与患者报告的初步症状均密切相关。事故发生的方式可能有助于解释可能的损伤机制，这与确定损伤的严重程度有关。她的头部没有撞到地面，这减少了严重的骨骼或韧带损伤的可能性。

患者所经历的最初症状对于确定可能的预后也非常重要，预后不良的指标包括严重颈痛、事故后即出现疼痛或颈痛伴严重头痛。神经体征的出现（如口周的感觉异常、霍纳综合征、步态障

碍和头晕等）可能预示着严重的神经血管损伤。显然，可能还有许多其他症状，如意识丧失、在事故发生后几天的吞咽困难等。

事故发生时的情绪困扰也是密切相关的。Monica 受到严重的惊吓，有严重受伤的感觉，这可能与症状的不良发展有关。在这种情况下，我们可以确定与创伤后应激综合征和明确的恐惧回避行为相关的症状。创伤后应激障碍（post-traumatic stress disorder, PTSD）的症状通常是令人不安的反复发作、对事件的记忆的回避和创伤事件 1 个多月后的兴奋过度（American Psychiatric Association, 2013）。当患者出现 PTSD 的相关症状时，应谨慎地询问他们以前（特别是在儿童时期）是否经历过任何创伤事件。

推理问题

2. 你能评论一下到目前为止，你认为的从主观检查中得到的与疼痛类型（伤害感受性疼痛、

神经病理性疼痛、伤害感受可塑性疼痛）相关的特征吗？

关于推理问题的回答

在事故发生3个月后，Monica 的症状逐渐发展，症状不但没有改善反而恶化了。有些方面暗示了一种伤害感受可塑性疼痛类型的模式，如触觉疼痛超敏，这可以从她的衬衫领子与颈部接触时的不适和因极度不适的摩擦感而无法将包背在右肩上得以证实。此外，难以专注是中枢过度兴奋患者常见的认知功能障碍。Monica 随后经历了一种明显有害的治疗。对手法治疗和干针的反应也可能加剧中枢敏化，特别是在没有先做任何疼痛教育的情况下就进行剧烈的、刺激疼痛的干预。根据我的经验，过于强烈的技术不应使用。Monica 害怕治疗，任何消极的想法都可能是成功治疗的主要障碍。这些负面想法意味着我们需要在检查和治疗期间非常谨慎。

推理问题

3. 在第一部分评估之后，你有什么想法？这些信息又是如何融入你的临床推理假设中的？

关于推理问题的回答

Monica 表现为与挥鞭样损伤相关疾病（whiplash-associated disorder, WAD）有许多相似之处的复杂临床模式。她的头痛可能与颅颈椎损伤有关。我们有必要提出旨在确定头痛鉴别诊断的问题。额颞叶创伤后引发的头痛可能有不同的病因，其中就包括了颈源性头痛。我们还需要确定她右侧面部疼痛的病因。头晕、恶心和不稳感是 WAD 的常见症状。但排除其他病因也很重要，特别是与 Monica 事故期间的撞击无关的右膝关节痛。

在事故发生时明显的疼痛且事故后首月出现 PTSD 的相关症状都是预后不良的指征。然而事实上损伤并非继发于事故，此外也无法确诊，因为它们可能是症状和功能障碍表现相混淆的结果。先前物理治疗的不良结果与 Monica 之后对治疗的恐惧也很关键。显然，此时的主观评估、适当的治疗计划对于获得一个好的结局而言至关重要。

第一部分的主观评估允许两件事。首先，它允许我们根据归纳或启发式推理形成一个临床假设。这种推理基于对符合已知临床模式的相关线索和上下文问题的识别。在这一早期的主观评估与信息收集中，治疗专家应用他们的知识，以制订更有效的评估。主观评估还帮助治疗师形成一种初步的方法，注重患者的想法（叙述推理），提供关于患者的信仰、期望、情绪、背景和疑虑问题对患者的意义等相关信息。其次，在主观评估和持续（门诊）预约的第二部分获得进一步的详细信息时，对这些信息的初步印象进行测试。

临床推理评注

在强调关于发病机制和初始症状的完整且结构化的病史对有关潜在损伤的严重程度和预后的假设的重要性时，也要强调发病时的相关情绪。在 Monica 的这个案例中，这种情绪与潜在的 PTSD 和恐惧回避有关。这代表了对非自发的额外症状（包括情绪）的"筛查"，正如第一章中所讨论的那样，这是一个关键策略，可以最大限度地减少根据"你看到的就是一切"这一假设的快速错误推理（Kahneman, 2011, p. 86）。

此外，正如第一章中所讨论的，有许多不同的临床辨别领域，临床模式的知识有助于归纳假设的形成、后续假设检验和最终演绎临床决策。例如，了解疼痛类型的临床模式可以识别可能存在的伤害感受可塑性疼痛。

临床推理不仅仅需要在所有"假设类型"中做出判断，而且还需要认识到一个类别中的判断如何影响其他类别的判断。假设类型推理的这种相互联系在这里很明显，其中有关伤害性"疼痛类型"的假设与"患者观点"的分析相关联（如 Monica 对治疗的恐惧和任何与她过去不良治疗反应相关的负面期望），与"预后"（如可能是成功治疗的主要障碍）和"预防措施"（如这些期望意味着我们需要在检查和治疗期间极其谨慎）相关联。

模式识别在与 WAD 的表现相似性的分析，头痛、头晕、恶心和不稳症状的鉴别诊断需求，以及 PTSD 相关症状的识别方面得到了进一步的证实。

第二部分

初次主观评估

在病例历史记录的第二部分，我们提出了两种类型的问题。首先是一般性问题，如解决疼痛概况、触发因素、疼痛规律、阶段、先前的治疗、额外的测试等建立临床综合征的必要问题。我们还提出了特定的有针对性的问题，以建立鉴别诊断，排除其他诊断假设。

当前症状

按照重要性的顺序，我们收集患者的每个症状，并为其分配了编号。我们提出了一系列基本问题，以确定疼痛的概况、症状行为、既往病史和当前临床模式的演变。疼痛的概况包括位置、持续时间、节律和规律、特性（描述）、强度、应激性、疼痛行为和相关症状。

症状图

为了准确确定患者出现症状的区域，建议在人体示意图上画出疼痛的部位（图 18.1）。患者指出他或她感到疼痛的部位的方式可能会提供一些关于疼痛来源的线索。理想情况下，治疗师应该自己绘制症状图，因为患者通常无法在纸上描述症状。然而，在其他情况下，尤其是慢性疼痛患者，让患者自己画出症状部位可能会很有趣。颜色代码可能很有用，可用红色表示疼痛、黄色表示感觉异常或感觉迟钝症状。以下图 18.1 中疼痛较剧烈的区域为深色，而疼痛较轻的区域则为浅色。

绘制完成后，要求患者确认示意图是否已准确反映其症状。

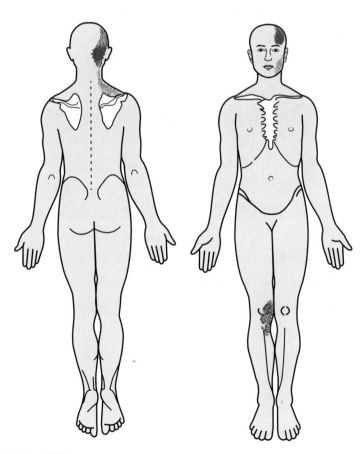

图 18.1 疼痛区域的身体示意图

症状频率

Monica 报告说，她每天都有颈部疼痛、头痛、头晕、恶心、不稳感及右膝疼痛，而她的面部症状则是每周出现 2～3 天。疼痛持续一整天，但会随着活动的进行而加重。头痛和面部症状总是随着颈痛的加重而出现。

症状特征、疼痛叙述和疼痛行为

颈痛和头痛

Monica 将枕下痛描述为一种深层钝痛，较剧烈时伴有同侧枕部和额颞部疼痛。冈上窝右侧疼痛似乎也与其颈痛有关，几乎总是在久坐学习后引发。我们让她对症状的严重程度从 1～10 分进行评分。首先我们得到了前 2 周的平均疼痛强度［NRS（A）］，然后让她对更严重的症状水平［NRS（S）］进行评分。

通常她的枕下颈痛为 7/10 NRS（A），最剧烈时达 9/10 NRS（S）。她每天都痛，但不是一整天都痛。当她早上醒来时和夜晚时疼痛更严重些。我们询问了触发因素和加重症状。她回答说，这种疼痛通常出现在久坐时，随着头部向右旋转和颈部伸展，疼痛会加剧。她还报告说，当她仰卧时，她无力将头从枕头上抬起，只能用手将头抬起。她还谈到了枕头，有时枕头的位置也会导致问题。当她开始感到颈痛时，她把枕头折起来后疼痛就减轻了，但过一会儿颈部又不舒服了，于是她把枕头拿开。疼痛在短时间内似乎得到了缓解，但没过一会儿又加重了。有些晚上，她不停把枕头挪来挪去，有时甚至把枕头扔到房间的另一头。当她仰卧并在颈部下面垫着热水袋时疼痛会减轻些，但她无法长时间保持这种姿势。

她回忆道，去过理发店后，疼痛变得更严重了，在那里洗头时，她需要一直伸着颈部。有好几天，颈部和头部都剧痛无比，而且自那之后颈部再向右转就很困难了。

Monica 形容其头痛呈隐痛状，通常强度随颈痛的严重程度而变化很大。平常疼痛为 6/10，更重的时候略差一些（7/10）。头痛不像偏头痛那样有搏动或跳动感，也不像三叉神经自主性头痛那样严重。三叉神经痛的疼痛的性质与枕神经痛不一致，因为这种疼痛持续时间很短，可以像电击一样刺痛。我们问 Monica，有时她是否能感觉到枕部是否有不同的感觉或感觉异常或麻木感，这些症状通常会伴随着枕神经痛，对此她回答说没有。尽管她报告说头痛时很难集中注意力，但头痛并没有恶化，也没有像偏头痛那样限制她正常的日常生活活动。她还回答说，她只是在枕下疼痛加重时才头痛。时间模式也有很大的变化，可能会持续几小时，或者在最坏的情况下会持续一整天。当被问到头痛是否伴有恶心、声音恐惧、畏光、流泪或流鼻涕时（用简单的术语问），她回答说，自从事故发生后，她对光和噪声变得更加敏感，并感到恶心，但这些症状一直都有，当她头痛时症状也没有明显恶化。

当被问及面部症状时，Monica 报告说，这些症状是在"灾难性"物理治疗后出现的。虽然她的面部疼痛持续了 1 周，但目前这些面部症状很少见，只有当她头痛严重或感到"紧张"时才会出现。在这种情况下，连说话都会加重她的面部疼痛。她解释说，目前很难形容这种感觉，但感觉就像"有东西黏在脸上"或局部麻木一样。我们问她以前有没有在这个区域出现过类似症状。她告诉我们，大约 10 年前，她在吃一块硬的肉时，耳朵里有刺痛的感觉，该部位的疼痛曾经持续过 2 周。目前，她偶尔听到"她耳朵里"有咔嚓声，有时感觉好像"她的下颌脱臼了"，但没有疼痛。她现在感到的不适虽然有些相似，但并不完全相同。

Monica 坚持认为她所经历的头晕和不稳

感是在那次特殊的物理治疗后才出现的，当时"他们对她的伤害很大"。我们让她描述一下头晕的情况，并区分快速旋转的眩晕感或是模糊不稳的头晕感觉。Monica 说，这更像是一种醉酒不稳并伴有恶心的感觉。头晕、不稳感和恶心的症状总是伴随着颈部的活动而出现，特别是通过伸展颈部或快速地左右转动头部时。

我们问 Monica，她是否能描述物理治疗的内容，在这段时间内他们是否做过大范围的旋转或伸展颈椎的活动，或者是否做过高速推力整复手法。Monica 回答说，没有大范围的运动，但是物理治疗师的手指"压"得很用力，非常疼；而且干针治疗很可怕，因为她一直很怕扎针。

Monica 还说，事故发生后她无法忍受浓烈的香水味。然后我们询问光、噪声或温度变化等刺激是否能够激惹她的症状，她回答说，自从事故发生以来，她对强烈噪声的耐受性降低，寒冷也会加重疼痛。

推理问题

4. 你能评论一下你在第二阶段的主观评估背后的临床推理吗？请你概述一下你为什么对疼痛的详细描述感兴趣，以及你是如何使用这些信息。

关于推理问题的回答

这部分评估的目的是通过有针对性的诊断推理，以便能够建立临床假设和用于鉴别诊断的替代假设。这种诊断推理的目的是问"是什么"，确定如何正确对患者的临床状况进行分类。这需要通过分析与不同临床条件相关的一系列症状和体征来理解"如何做"，包括"为什么"它们是相关的，即理解发病机制和症状行为。重要的是，在第二阶段之后获得的信息会作用于体格检查计划。

疼痛的描述是确定疼痛机制的关键问题之一。它们提供了关键信息，以确定疼痛是躯体性的、炎症性的、神经病理性的还是复合性的。要求患者用描述性词汇来解释其疼痛。疼痛的性质定义为钝痛、灼痛、刺痛、阵发性疼痛、压痛等，提供了有关疼痛类型和相关病理生理机制的信息。不要给患者直接建议，如果后者很难找到合适的描述词，我就会这样问，"它是怎样的感觉？你会拿它和什么做比较？"

推理问题

5. 对于 Monica 的头痛和面部症状，你的鉴别诊断过程是怎样的？

关于推理问题的回答

头痛的鉴别诊断需要询问 6 个问题：头痛特征、时间模式（事件频率和持续时间）、强度、位置、触发因素及相关的体征和症状。了解国际头痛学会（ICHD-Ⅲ）（Headache classification Committee of the International Headache Society, 2013）目前对头痛的诊断标准也很重要。除这些有助于鉴别诊断的标准外，了解颈源性头痛国际研究组（Cervicogenic Headache International Study Group, CHISG）（Sjaastad et al., 1998）的标准也很有用，因为它们更好地描述了颈源性头痛的特征。

在这种情况下，头痛的特征、诱因和节律似乎暗示了颈源性头痛；但是，应存在可通过体格检查发现的特定身体功能障碍。虽然疼痛部位可能提示存在枕神经痛，但疼痛描述与神经病理性疼痛不一致，也不具有此类头痛的特征。

应该指出的是，没有必要在颈痛和头痛之间建立直接关系，一个人在外伤后头痛和颈痛的事实并不足以证明头痛是颈源性的。实际上，创伤可能是一种致敏机制，它增加了头痛发作的频率和强度，而与类型无关（紧张性、偏头痛或颈源性头痛）。

虽然面部症状是间歇性的，但在体格检查时需要仔细评估。这些症状可能与中枢敏化有关。但周围神经病变是需要排除的，我们需要确保这些症状不是颞下颌关节（temporomandibular joint, TMJ）的牵涉症状。

推理问题

6. 你关注之前的物理治疗吗？这对你的疼痛机制评估和临床推理有何影响？

关于推理问题的回答

在进行这个主观评估时，很有必要知道物理治疗过程中发生了什么，而使她的症状明显恶化。Monica 报告说，经过 8~9 次治疗后，物理治疗师说进展非常缓慢，应该加大治疗力度。物理治疗师让她俯卧，用手指在她颈部疼痛的部位压了很长时间，造成了剧烈疼痛。随后，在同样的姿势下在她的"肩部"实施针刺，颈部按压及针刺都很痛。治疗结束时，她感到非常酸痛且有点头晕，直到几小时后颈痛和头痛在持续加剧，她开始感到恶心，左侧面部和颈部有一种奇怪的感觉。Monica 的描述表明，症状的加重与接受过的潜在的损害性治疗无关，而是与治疗过程中的疼痛有关。

治疗后症状的过度加重是伤害感受可塑性疼痛类型的一个指征。重要的是，对于中枢敏化患者，应避免过于激烈的或是可能会加重患者症状的操作（Nijs and Van Houdenhove, 2009）。如后文所述，声音恐惧、畏光和对寒冷的不耐受都是中枢敏化的表现。此外，她报告的认知缺陷在慢性疼痛患者中极为常见。

推理问题

7. Monica 报告说头晕是她的症状之一。你能解释一下你是怎么理解这种头晕症状的吗？

关于推理问题的回答

假性眩晕感是颈椎病变或功能障碍的常见症状，临床人员要解决的第一个困难是描述眩晕感觉的各种名称。头晕、失去平衡或不稳感等术语使人们难以理解患者的症状。因此，第一步是阐明与眩晕有关的术语。

眩晕可以定义为主体对周围环境或后者相对于主体的错误运动感觉。最常见的前庭周围性眩晕是良性阵发性位置性眩晕（benign paroxysmal positional vertigo, BPPV），其特征是突然出现旋转性眩晕，通常持续不到 30 秒，由头部位置的变化触发。这种类型的眩晕也可能与头部的突然运动有关。

头晕是一个更加模糊的术语，被描述为一种主观的不稳感，无客观的平衡损害。患者提到一种不稳感、摇摆或虚弱的感觉，常伴有恶心。根据 Monica 对假性眩晕症状的描述，我们可以排除前庭或中枢性眩晕，因此没有必要进行测试来评估前庭功能。

这些症状提示颈源性眩晕，体格检查应区分不稳感是主观的（未客观失衡）还是伴随客观的失衡。

临床推理评注

如第一章所述，诊断推理中理解和连接"是什么""如何做"和"为什么"的描述与 Boshuizen 和 Schmidt（2008）的专家模式识别的构想相一致，该构想结合了促成或易感因素、病理生理学和社会心理学过程及由此产生的后果或失能（disability）。

- 促成条件：疾病或问题发生的条件或限制，如个人、社会、医学、遗传和环境因素。
- 缺陷：与任何特定疾病或失能都相关的病理生理学和社会心理学过程。
- 缺陷后果：特定问题的症状和体征及其对患者生活功能的影响。

这在头痛的鉴别诊断所需信息的讨论中得到了例证。

膝痛

评估的下一部分是针对她的膝痛。Monica 报告说疼痛位于右膝前内侧区域，是一种灼痛，好像她的膝部很热，有时似乎延伸到大腿。事故发生后，她并未立即感到膝关节疼痛，而疼痛是在几小时后才出现。我们再次问她摔倒时是否撞到了膝部，她坚持说没有。

我们问她膝部疼痛在一天中什么时间段出现，她回答说，在一天结束躺在沙发上看电视时特别痛。当问到什么动作会引发膝痛时，她再次回答，下楼梯或躺着超过半小时，但"一天结束坐在沙发上"时是最痛的。我们询问了膝痛对她步行、上下楼梯、跑步等功能性活动的影响，她说，在下楼梯时尤其痛，她担心膝关节会让她受伤。她担心那条腿在负重时会跌倒或受伤。

当被问到为什么她的"膝关节不好"时，她说她一直以来就有膝关节问题。2001 年她的前交叉韧带完全断裂并做了手术，术后急性期，她的膝痛加重，3 周内疼痛非但没有好转，反而进一步加重了。最终回到医院，滑液检查发现围术期感染，经关节镜灌洗和抗生素治疗几周逐渐康复。尽管做了物理治疗，但每次尝试膝关节松动时，她都有明显的膝关节僵硬并伴极严重的疼痛。6 个月后，为改善活动性，她做了第 2 次关节镜治疗。即便如此，疼痛和僵硬直到手术后近 1 年才消退。

2003 年由于右膝持续性疼痛，她再一次接受了手术。尽管没有明显的并发症，但她再次出现严重的疼痛与僵硬，需要 6 个月以上的强化物理治疗。在事故发生时，她无膝痛或任何膝关节相关功能障碍。

在交谈时，Monica 提到一个奇怪的现象，每次她在电视上看到有运动员膝关节受伤的内容时，她自己的膝关节马上就痛起来，而且正是通常感到疼痛的部位。

影像学检查

影像学检查有助于鉴别诊断。在这种情况下，我们感兴趣的是检测是否存在严重的颈椎结构损伤或进展为延迟性颈椎不稳。Monica

带来了事故发生当天拍摄的 X 线片（颈椎正、侧位片）和事故发生 1 个半月后的磁共振检查结果，但 X 线片显示完全正常。MRI 显示 C_5 椎间盘弥漫性膨出，T_2 信号强度降低。颈椎未见明显的骨或韧带损伤征象，也无延迟性颈椎不稳。

情绪、家族史、睡眠质量

我们问 Monica 感觉如何，她回答说，她很生自己的气，并指出"如果我没有骑得这么快，我就不会发生这种事"。她情绪低落，有很多事情让她担心，如耽误了学习、拒绝了工作、担心颈部和膝关节疼痛会变成慢性疾病。

她还说她对男友很恼火。他说她被自己的痛苦所困扰，但她摔倒时肯定没有伤得那么严重。他是一个业余自行车团体的成员，他说有很多人摔倒过，也没有那么糟糕。

在这一点上，我们询问她的家人中是否有人患有慢性疼痛综合征，她说她的母亲一直有偏头痛，但 Monica 记不起这些症状对她的生活有多少影响。我们问她出事前的心情，她说心情挺好的。我们询问她是否睡得好，她说有时晚上会因为颈痛醒来，有时早上起床时有颈痛和头痛。

目前的药物治疗

Monica 目前每天 2 次服用 75mg 普瑞巴林（Lyrica），只在头痛严重时才服用 600mg 布洛芬或 1g 对乙酰氨基酚。

推理问题

8. 这种情况下的膝痛似乎有点不寻常。你对此有什么想法？

关于推理问题的回答

Monica 的膝痛表现与孤立的伤害感受性疼痛来源并不一致。虽然有机械性特征，如下楼梯和久坐时加重，但"损伤"机制尚不清楚，而且 Monica 的报告称仅仅在电视上看到膝关节受伤的内容就可能引发她自己的膝痛，这支持了"疼痛记忆"可能因中枢兴奋性增加而被激活的可能性。

推理问题

9. 你在主观评估中收集了很多信息。你能总结一下有关可能导致这种情况的不同领域、信念、情绪及任何个体和外部因素吗？

关于推理问题的回答

根据这段病史，很明显 Monica 具有与 WAD 有许多相似之处的复杂临床模式。在这一点上，有必要确定 Monica 的临床状况，并区分损伤、活动限制和参与限制这三个层面的问题。我们还需要确定涉及的个体和外部因素，现在是评估信念和行为的时候了（表 18.1）。

推理问题

10. 你提到了与该病例有关的疼痛机制。你能在评估的这个阶段详细说明一下吗？

关于推理问题的回答

对疼痛机制的识别是临床评估和患者管理的一个关键问题。通常疼痛可分为伤害感受性疼痛、炎症性疼痛和神经病理性疼痛，但有一种疼痛不包括在内，即复杂性疼痛或伤害感受可塑性疼痛。复杂性疼痛可以定义为一种由传入性输入（或无传入性输入）引起的疼痛，这种输入导致中枢兴奋性亢进，并且即使消除了伤害感受性输入，仍自我维持并持续存在。

对这类疼痛的识别至关重要，因为尽管其他类型的疼痛表现出伤害感受性疼痛源和患者临床表现之间的一致性，但复杂性疼痛却不是如此。疼痛模式要么与受伤的严重程度不成比例，要么与任何可识别的临床模式不匹配。无法识别复杂性疼痛往往导致了患者获得相互矛盾的解释并承受不必要的探索和无效的治疗。对于伤害感受性疼痛，有必要治疗伤害感受性来源或相关因素；

表 18.1

范畴、信念、情感、行为及个体和外部因素		
临床现象	**主要问题**	

范畴	身体功能障碍	失能	残障 / 参与
	• 右枕下颈痛	• 颈椎不能快速运动	• 由于注意力不集中，她无法学习
	• 右侧头痛	• 颈部伸展和向左受限	• 她拒绝了一份工作
	• 右侧面部和感觉迟钝症状	• 无法下楼梯	• 她不跟朋友出去
	• 头晕		
	• 功能失调性右膝痛		

涉及的因素	个人因素		外界因素
	• 创伤后应激障碍（post-traumatic stress disorder, PTSD）		• 没有未决诉讼
	• 一级亲属无慢性疼痛综合征病史		

信念	• 她担心她的膝关节可能正在退化
	• 她不理解自己面临的问题
	• 她不确定自己能否康复
	• 她认为这一定是很严重的情况

情绪状况	• 情绪困扰
	• 她感到非常不高兴
	• 创伤后应激障碍
	• 她因疼痛而情绪低落
	• 她的男友不理解她的痛苦

行为	• 她表现出恐惧回避行为：因为害怕眩晕和疼痛而避免摇头
	• 她害怕长时间步行，尤其是上下楼梯
	• 她拒绝了一份工作
	• 她不跟朋友外出

而对于复杂性疼痛，则必须关注中枢调节机制。

我们开发了一种基于 3 个标准的判断形式来识别伤害感受可塑性疼痛模式的工具（Nijs et al., 2014）。

- 标准 1：疼痛体验与损伤或病变的性质和程度不成比例。
- 标准 2：弥漫性疼痛分布、触觉疼痛超敏和痛觉过敏。
- 标准 3：与肌肉骨骼系统损伤无关的感觉过敏。

如果符合标准 1 加上标准 2 或 3，这意味着患者表现为伤害感受可塑性疼痛。

在疼痛机制上，枕下颈痛为躯体性疼痛，冈上窝痛似为躯体性牵涉痛。右侧头痛也表现为上颈椎关节的躯体性牵涉痛。Monica 表现为中枢敏化。牵涉痛和触觉疼痛超敏是一种敏化现象。

面部疼痛可能与颞下颌关节功能障碍或周围神经病理性疼痛或由于伤害感受可塑性疼痛敏化所引起的复杂性疼痛有关。右膝疼痛表现为复杂性疼痛和患者先前痛苦记忆的激活。

Monica 的症状严重程度为中等，但表现出高度兴奋性。体格检查必须简短，避免再现症状。

推理问题

11. 你对该患者进行了详细的主观评估，并注意到了所涉及的疼痛类型或相关机制。你能概述一下你如何计划下一阶段的评估，以及你在这一阶段预期获得的信息吗？这些信息如何影响预后？

关于推理问题的回答

主观评估发现，Monica 表现出的认知和情感方面的问题可能对她的预后有负面影响，如对症状的误解、对治疗预期并不非常积极、灾难性想法、情绪低落、自我效能感低下及恐惧回避行为。我们需要针对这些问题一一采取行动，以达到良好的治疗效果。我们尤其需要考虑以下几点。

- 枕下颈痛的类型可能与关节突关节和（或）颅颈椎关节损伤（$C_0 \sim C_1$、$C_1 \sim C_2$）一致。
- 虽然最初的面部疼痛似乎并不意味着存在颞下颌关节功能障碍，但建议对该关节进行评估以排除这种可能性。

- 尽管膝前疼痛可能与疼痛记忆有关，但应进行体格检查以排除相关的身体障碍和伤害性感受。
- 评估 Monica 的颈椎是否存在运动控制障碍很重要。评估这一点需要进行几项测试。
- 针对眩晕和不稳感症状进行评估。这些症状可能伴随着感觉运动系统中的一些客观症状，如颈椎感觉运动的改变、颈部运动控制模式的改变、站立平衡功能障碍、动眼神经和颈部视觉协调的改变。所有这些障碍都应该进行评估。

第 1 次就诊时，体格检查要非常简短并避免引起疼痛，这是因为首先患者猜测的伤害感受可塑性疼痛类型，其次是患者对治疗的期望比较消极。首次评估，我们主要评估运动模式，并测试以明确躯体感觉和平衡控制缺陷。因此，检查非常之简短，再之后，最重要的是花时间向患者解释主要发现并说明处理方法，增强其信心，鼓励患者参与治疗。只要 Monica 了解自己的问题并决定积极参与治疗，可能身体功能障碍本身并不意味着不良预后。

预后结果在很大程度上取决于对 Monica 陈述中的认知和情感因素的评估。促进康复的关键方面是教育管理，以解决其错误的疼痛感、灾难性思维、疾病感、情绪困扰、恐惧回避行为、康复期望和自我效能感（Burns et al., 2003）。也有研究表明，颈部挥鞭样损伤恢复的一个重要预后因素是患者对恢复的预期（Carroll et al., 2009）。对康复的预期和实际恢复之间的联系是稳健和一致的，它可以通过自我效能感来调节（Carroll et al., 2009; Glattacker et al., 2013）。

临床推理评注

尽量减少推理错误的策略是记下与特定模式不符的线索（即关注"否定词"）。这在作者关于 Monica 膝痛的推理问题 1 的答案中很明显，该答案认为膝痛行为的非机械特征（如看到他人膝关节受伤就引发刺激）与明确的机械伤害感受可塑性疼痛的膝痛源不一致。

推理问题 2 的回答，反映了 Monica 的损伤、活动受限和参与限制的临床表现［符合世界卫生组织 2001 年的国际功能、残疾和健康分类（ICF）的健康和残疾生物心理社会框架］，突出了作者指导临床推理的生物 - 心理 - 社会医学观点。临床推理在很大程度上受到我们的实践范例的影响，同时，个人和环境对患者疼痛和残疾经历也有潜在的影响。所以，要全面地理解患者的陈述需要广泛的知识和大范围的临床推理。

在推理问题 3 的回答中，首先作者分享了一种识别伤害感受可塑性疼痛的判断方法，该判断方法结合了既往史和病理学、症状区域、症状行为和体格检查的标准，以帮助临床人员在这一重要假设类别中进行模式识别。

最后，在推理问题 4 的回答中，作者强调了 Monica 陈述中影响预后的关键特征，并强调了体格检查的意义。一般来说，患者的预后取决于患者问题的性质和程度，以及他或她为促进康复或改善生活质量作出的必要改变（如生活方式、社会心理因素、身体因素）的能力和意愿。如第一章所述，在整个主观检查和体格检查及持续的管理过程中提供的线索包括如下。

- 患者的认知与期望（包括做出改变的准备、动机和信心）。
- 外部激励（如重返工作岗位）和抑制（如诉讼、缺乏雇主支持）。
- 活动范围／参与限制。
- 问题性质（如类风湿关节炎这样的系统性疾病与踝关节扭伤这样的局部韧带伤）。
- "病理学"和身体损伤的程度。
- 社会、职业和经济地位。
- 存在明显的疼痛类型。
- 组织愈合阶段。
- 症状的易激惹性。
- 病史与疾病进展。
- 患者的一般健康状况、年龄和既往病史。

客观评估

Monica 表现为轻微驼背的姿势，但她的颈椎外观上没有明显的曲度不良，站立时左、右膝外观无明显差异。值得注意的是，右侧大腿略有些瘦小。

我们评估了脊柱活动范围，屈曲正常，但在伸展的过程中她明显害怕伸展颈椎。

然后我们做了 Romberg 姿势测试，虽然有点害怕闭上眼睛，但 Monica 仍保持了完美的平衡，姿势摆动也没有明显增加。然后我们又做了双脚前后串联站立测试（tandem stance test），虽然重复了 2 次，但 Monica 仍无法保持双脚前后串联站立的姿势稳定 30 秒以上（Treleaven et al., 2005; Field et al., 2008）。

建议在下一次就诊时进行动态姿势描记，以确定不稳感是客观的还是主观的，并量化姿势控制障碍。用体位描记术记录计算机测力平台上的姿势身体摆动情况。体位描记术使量化姿势摆动成为可能，并可以根据测试条件观察每个感觉系统（前庭、视觉和本体感觉）对姿势控制的相对贡献。

检查在站立位完成，我们首先要求 Monica 双臂屈曲完成测试（Comerford and Mottram, 2012），再做屈曲其一侧手臂的测试（Sahrmann，2011）。这项测试是为 Monica 害怕加重椎间盘突出回避举起手臂而调整的，它也可以作为一项评估颈椎运动控制障碍的运动控制试验。在主动双臂屈曲测试中，Monica 可抬起双臂而不发生代偿性头前移或颈椎伸展动作，但我们观察到上臂上抬结束时头明显回缩。这表明 Monica 在下意识地避免颈部伸展。

右侧单臂屈曲测试显示，屈臂时颈椎弯向右侧 20°，头轻微回缩。Monica 清晰展示了代偿性头部回缩动作。

颈椎主动运动

我们让 Monica 坐着指出疼痛的不同部位。她用 1 个手指指了指右枕下受伤的部位；与此相反，她用所有手指向同一侧的额颞区。她用整只手指向右侧斜方肌上部和她的面部区域。

我们要求 Monica 分 4 个阶段进行颈部屈

伸活动（Jull et al., 2008）：①从中立位到屈曲位；②从屈曲位到中立位；③从中立位到伸展位；④从伸展位到中立位。

在前两个阶段，无任何令人注意的发现，但阶段 3 明显功能障碍。Monica 的伸展几乎未超过 10°，由于疼痛，特别是对运动的强烈恐惧而限制了运动。阶段 4 无法评估，因为没有从伸展位到中立位的实际移动。

我们随后检查了颈椎的左右两侧旋转。左旋限制于 40° 并引起中度的右枕下疼痛，右旋仅 20° 并在同一区域内再现了剧痛。显然，Monica 害怕这个动作，因为动作做得很慢，而且小心翼翼。

颈椎徒手检查

在进行任何确定症状可能程度的测试之前，我们对坐姿下的斜方肌上部和颈后部肌肉进行轻柔触诊。Monica 觉得斜方肌的轻柔触诊既疼痛且极其不舒服。当我们把手放在右侧斜方肌上时，她做出了轻微的回避动作和痛苦的面部表情。我们觉得这显然是患者对检查的"过度反应"。我们决定用棉签来评估浅表感觉。我们让 Monica 描述一下当我们在其两侧面部和斜方肌上用棉签轻拭时的感觉。我们强调，如果她有注意到敏感度明显下降的部位就要告诉我们。Monica 感觉斜方肌上的皮肤被轻拭时很不舒服，不过右侧更不舒服些。当拭子检查右侧面部时，她注意到和左侧没有区别。

在坐姿下，我们触诊其颈椎右侧及左侧关节柱，并做一个小的侧向旋转动作（图 18.2）。右侧 $C_2 \sim C_3$ 关节柱及右侧 $C_1 \sim C_2$ 触诊非常痛，以至于她要抓住我们的手阻止继续检查。

由于 Monica 表现为恐惧、痛苦并易激惹，我们决定不再做任何颈椎节段性或附属运动的徒手检查。

右膝检查

我们让 Monica 做一个双腿深蹲动作，虽然她很害怕这样做，但无论是屈膝还是回到完全伸直的状态都未出现任何症状。在她下蹲时，我们还按压其髌骨来检查是否存在骨摩擦音与疼痛（Waldron 试验），结果没有骨摩擦音或疼痛。右膝离心台阶试验（Nijs et al., 2006）显示轻微外翻且颇为恐惧，但未报告疼痛。

触诊双膝检查体温变化或任何可能的隐性积液，但未发现显著异常。然而，Monica 报告说，膝前部用手触碰就会有不适。虽然髌骨位置正常，但右侧股四头肌总体萎缩，其中股内侧肌萎缩更为明显。髌骨内外侧滑动和头尾侧滑动无捻发音。髌骨平面、下极和髌下脂肪垫（Hoffa 脂肪垫）触诊也同样无症状。推髌试验（髌骨恐惧试验，patellar apprehension test）也呈阴性。在仰卧位时，我们对患者右膝进行被动屈伸测试，显示活动充分且无痛。我们做了完全屈曲位的胫骨内外旋检查，没有疼痛。

鉴于 Monica 表现为高度易激惹，因此未进行进一步的体格检查，也未对膝关节及颈椎进行进一步的检查。我们计划在下次就诊时评估其颞下颌关节功能。

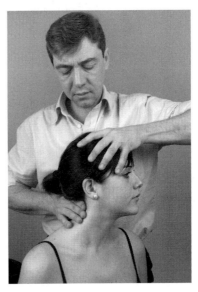

图18.2　右颈关节柱触诊伴较小的左侧旋转动作

推理问题

12. 你能在初步评估后总结一下你的发现吗？
Monica 在评估中的行为是否符合你关于疼痛机制的假设，以及这种假设将如何进行？

关于推理问题的回答

体格检查的结果如下。

（1）颈椎伸展和双侧旋转活动显著受限，其中右旋活动受限最为明显。

（2）明显的恐惧，主要是颈椎伸展和右旋。运动明显很谨慎。

（3）右侧颈肩胛区浅触诊显示明显的痛觉超敏。

（4）触诊右侧关节柱，加以伸展和右旋时疼痛再现，可提示同侧颅颈椎存在症状性关节功能障碍。这也可能是 Monica 认为较易受伤的部位。

（5）双脚前后串联站立测试提示平衡控制缺陷。

（6）膝关节除以往手术所致的萎缩外，无明显征象。膝前部痛觉超敏异常明显。

在计划治疗时有一些基本的考虑。鉴于之前的经历，Monica 害怕在颈部采用手法松动技术。先前的对这种方法的不良反应排除了初期在颈椎上使用手法治疗技术的可能性。Monica 因担心右膝疼痛而对任何涉及移动颈椎的动作及爬楼梯或保持坐位超过半小时有恐惧回避行为。

在这种有明显的伤害感受可塑性疼痛（nociplastic）的临床情况下，最重要的是改变 Monica 对疼痛的理解。第一个策略是重新诠释疼痛体验。我们的目的是帮助 Monica 了解虽然有伤害感受性疼痛源，但中枢神经系统放大了疼痛。第二个策略是帮助 Monica 停止将注意力集中在"伤害"上，并认识到她的恐惧回避行为是如何对这种情况产生负面影响的。Monica 需要明白，治疗的最重要的部分是改善颈椎和膝关节的功能。她需要开始认识到，改善颈部的活动性可以减轻她的症状，而让膝关节"脱敏"的最好方法就是开始正常使用它。

考虑到她的中枢敏化，对于运动的进展，特别是在第一阶段，需要非常谨慎，以避免过度疼痛。

临床推理评注

体格检查的结果摘要突出了体格检查的"诊断"推理中预期的运动障碍（如颈椎伸展和旋转受限）、触诊障碍（如关节柱触诊引起疼痛）和功能障碍（如双脚前后串联站立平衡控制）。但体格检查的结果也从"患者的角度"记录了一些特征（如对颈椎伸展和旋转的明显恐惧、Monica 在关节柱触诊时的可能的易损性），通过体格检查说明临床推理不仅仅是一个物理诊断过程，因为还可以提供有关心理状态（患者的角度）的重要线索。

然后，考虑（即"测试"）作者在主观检查中提出的伤害感受可塑性疼痛"疼痛类型"的临床推理假设，并在他对体格检查的推理分析中得到了进一步的支持（如痛觉超敏）。

管理计划的最初重点是处理 Monica 的认知或疼痛经历。讨论的两种策略是基于 Monica 的独特的疼痛 / 障碍经历（如对疼痛的理解、对伤害的过度关注、恐惧回避行为），阐明了基于明确推理的教育"管理"假设，这些推理与 Monica 的社会心理评估中的特定障碍或不利特征相关。

第 1 次治疗

初步评估后，要求患者在家进行 3 项练习。前 2 项练习都是在仰卧位进行的，Monica 将头枕在折叠的毛巾上，保持颈椎微屈以减少她对这些练习的恐惧。

- 第 1 项练习：仰卧位点头。在这个姿势上，Monica 在无痛范围内完成头与颈的屈伸活动。要求 Monica 做点头运动，从中立位到屈曲位，再从屈曲位回到中立位。我们坚持要求她应该避免回缩头部。这项练习必须在无痛范围内以舒适的速度完成，动作过快或过慢而谨慎都应避免。

- 第 2 项练习：保持仰卧位姿势，Monica 将头左右旋转。通过保持颈椎微屈，这些运动有望在无痛范围增加的情况下进行。与第 1 项练习一样，该练习需要在最大可能的无痛范围内以最舒适的速度进行，并觉得舒适。告诉她，在做这些练习时如果她愿意，可以在颈部后面放一个热敷包。

- 第 3 项练习：第 3 项练习在坐位、不移动颈部的情况下进行最大幅度的眼球上下、左右运动。这个练习需要每天做几次。完成这项练习时感到有点头晕是可以接受的，但预计她会很快适应。我们坚持这些运动对于逐渐"唤醒"颈部肌肉和改善头晕都是非常重要的。

推理问题

13. 你认为第 1 次治疗的主要目标是什么？你是如何向 Monica 解释她的病情的，特别是异常的疼痛行为和症状的严重程度？

关于推理问题的回答

我们教了 Monica 这些练习后，解释了我们的诊断结果、治疗计划和她的问题的预后，我们认为这是第 1 次就诊最重要的部分。我们向 Monica 列举了她的损伤与 WAD 有许多相似之处，WAD 通常会逐渐发作，并且常常与 PTSD 的症状有关。

很重要的一点是，她要明白，尽管她感到疼痛，但如 X 线检查和 MRI 检查结果显示她的伤势并不严重。我们强调她的右侧的颅颈关节功能障碍类似于"扭伤"。我们解释说，头痛是颅颈关节损伤的牵涉痛，因中枢过度兴奋而加剧。这并不意味着严重的损伤，因为它是严重颈痛患者相当常见的症状。这些颈部关节都参与了姿势调节。因此，头晕、不稳感、失衡等症状非常常见。

我们强调，她的颈痛与害怕移动颈部有关，而且她所用的运动模式只会加重颈部疼痛。恢复颈部运动而不感到恐惧就足以消除疼痛。加强颈部肌肉锻炼是为了更安全、无痛地运动。我们坚持认为，尽管她在训练过程中出现了症状，但对她的预后是有利的，因为病变并不严重，也不可能长期存在（Leaver et al.,2013）。

第 1 阶段治疗的第二个相关目标是让 Monica 了解疼痛和症状的严重程度，以及这些症状的渐进发作与中枢兴奋过度的状态相关。我们解释了中枢神经系统在有威胁或潜在危险的情况下是如何增加我们对疼痛的敏感度的，这通常表现为疼痛放大，就像 Monica 的情况一样。我们解释了痛觉超敏现象，这本不应产生疼痛感的触觉刺激是如何使人感到疼痛及不适的。其他症状，如颞部疼痛和面部疼痛也清楚地表明她存在中枢敏化的现象。例如，踝关节扭伤（通常是轻伤）会引起疼痛，有时整个足部和小腿都会感觉到疼痛。判断为伤害感受可塑性疼痛的其他指征是对某些气味的不耐受，如浓烈的香水味，以及对寒冷的敏感性增加。我们确信她的"灾难性物理治疗"并未令损伤恶化。对于伤害感受可塑性疼痛的患者，过度积极的治疗可显著放大疼痛，但这并不意味着损伤加重。原来的问题是她的治疗师并未意识到其中枢敏化的情况。

同样重要的是，她要重新考虑右膝的疼痛。她需要明白，有时疼痛，尤其是严重并持续很长时间的疼痛会在大脑中留下记忆。她长期的膝痛史就是这种疼痛记忆的一个很好的例子，仅仅增加中枢兴奋性就足以唤起她痛苦的记忆。重要的要让她放心，其疼痛与体格检查中确定的膝关节变化无关。这是复杂性疼痛的一个例子。疼痛感受和行为是不一致的，因为在休息时伤害最大；疼痛也是复杂的，因为膝关节本身没有活动性疾病。此外，她要明白，当她看到有人伤到膝关节时，她也会感到疼痛是一种相当常见的中枢神经系统敏化现象。

在这一点上，Monica 需要了解哪些因素往往与中枢敏化有关。这种疼痛是一种意外创伤造成的，当时这种创伤几乎让人感到末日即将来临，具有这些特征的创伤容易导致中枢敏化和创伤后应激障碍。最后，我们确认 Monica 理解了我们的解释，并认为与她的经历相符。

第2次治疗

患者疼痛认知的再评价

在3天后的下一次治疗，Monica很担心，她并不太理解我们对中枢敏化的解释。她仅第1天做了规定的运动，第2天因为剧烈的头痛而放弃，之后就没再做了。

Monica坚称自己痛苦不堪，而且她的问题与未得到适当治疗的伤害有关，她无法理解"敏化"及她的认知究竟与她的问题有什么关系。她坚称自己真的受伤了，而且她的问题并不是心理上的。此外，她还被诊断出颈椎间盘突出症，仅此1项就足够说明结构损伤真的存在。她仍然认为物理治疗加重了问题，因为她在网上看到颈椎间盘突出症必须非常小心地治疗。她认为之前的物理治疗师不够细心。显然，在Monica第1次就诊时，她非常苦恼，也许我们给了她太多信息，她无法消化。

为了让Monica能更好地理解自己的问题，几乎整个疗程都有必要与她沟通。如果我们不能改变她对疼痛的看法，她就不会在我们的治疗方案中与我们合作。我们解释说，MRI检查结果并未显示颈椎间盘突出，而是弥漫性的椎间盘膨出，这通常无症状，并且与她的疼痛模式无关。我们坚持认为她的疼痛当然是真实存在的，她的颈部也肯定受过伤，这绝不是心理上的疼痛。非常重要的是，她要理解中枢敏化不是一个心理问题，而是一种对诸如她所经历的意外之类的严重困扰相关情况的常见的但被夸大的反应。中枢敏化是一种神经生物学现象，而不是一种心理现象。为了强调我们的观点，我们举了一个例子，许多女性在月经期间会经历激素的变化，这会导致敏感性增强。这可以表现为对气味的不耐受、对噪声敏感、总的兴奋性增加等，并且这些敏感性的变化很快就会消失。我们还解释道，出现的问题是许多患者将疼痛的严重程度与严重的损伤联系了起来。这种误解使他们因为害怕疼痛或再次受伤而减少活动，从而使病情恶化程度被夸大。

我们的处理策略包括逐步增加患者活动，但不考虑事故发生前的活动水平。我们坚持向Monica说明体格检查和影像学检查均表明无严重的损伤。我们还解释，区分器质性疼痛还是身心性疼痛是一种错误的想法。疼痛及其感知有很多方面，包括组织的变化、损害发生的环境和以前的经历等，所有这些方面都能够影响疼痛体验。

在这一点上，再次向Monica强调敏化可以被抑制，这将有助于尽快使其开始运动并变得活跃。这时，Monica问运动是否会使问题变得更糟。显然，这是她最担心的事情之一。我们告诉她，运动是有帮助的，问题并不会随着运动而恶化。我们坚持向她解释活动能改善她的情况，而且绝对不会造成损伤。听了我们的解释，Monica显得平静多了。

在第2次治疗结束时，我们提醒她继续做仰卧位的点头和颈部旋转练习，头靠在毛巾上，坚持让她避免有保护的动作。动作应是完全无痛的，甚至是愉悦的。重复的信息是"无痛运动消除疼痛"。

我们还提醒她进行眼球活动练习，坚持在减少头晕的同时激活颈部的深层肌肉。我们计划在1周内重新对Monica进行检查。

第3次治疗

恐惧回避行为

Monica已平静下来，虽说她的疼痛几乎和之前相同，但她已不再那么担心。仰卧位的颈部活动练习感觉良好，眼球活动练习虽然使她有点头晕，但并没有加重疼痛。

我们大部分时间都在谈论恐惧回避行为。

我们解释说，这是所有慢性疼痛的最相关的因素。对疼痛的恐惧比疼痛本身更为有害，它导致了产生功能障碍的运动模式，疼痛有增无减。我们逐渐减少日常活动，降低组织耐受性，所以最终无害的刺激也会引起疼痛，于是我们患上了令人愈加脆弱的功能退化综合征。就像发生在 Monica 身上的情况一样，它还干扰我们的工作和娱乐活动，我们开始在社交上自我边缘化。所有这些都会影响我们的情绪，并导致情绪低落和无法控制生活的感觉增加。我们解释这是恶性循环，是真正的"毁灭之路"。对疼痛的恐惧和灾难性想法增强了人们对威胁的感知并使身体变得脆弱。它增加了我们对症状的警觉性，增加了对疼痛的焦虑感，并逐渐减少了我们的活动，最终导致抑郁，并增加了我们的失能，导致失用综合征，产生社交的自我排斥。

她需要明白，到目前为止，她所做的活动取决于疼痛是否允许。这种态度把她变成了疼痛的"奴隶"；最后，这就是让她的身体动起来的原因。接下来，她被告知必须根据设定的目标而不是她的疼痛来活动。

她挑战问题的方式必须从被动应对机制转变为主动应对机制。放弃病态角色并成为自己康复过程中的主要推动者，方能确保成功。我们将帮助她找到加速这一进程的策略。

我们向 Monica 展示了 Vlaeyen 恐惧回避模型示意图（Vlaeyen et al., 2012）。该模型解释了保护性行为学习过程是如何导致疼痛障碍、情感困扰和身体失用的。这是一种简单的方法，可以描述伤害的两种对立行为反应：回避和对抗。回避行为导致了疼痛相关的恐惧、过度警惕和回避的恶性循环，加剧了失能、抑郁和失用。消除恐惧和对抗行为是恢复的唯一途径。

我们给了 Monica 一份治疗方案的复印件，并让她填写恐惧回避表和障碍表，在下次就诊时交给我们。为了完全康复，我们还给了她另一张纸，写下她能识别出的所有障碍，同时考虑到认知、情感和行为障碍及其个人和社会后果。

姿势描记图

我们决定不检查颈椎，而在计算机测力平台上做姿势描记图检查。姿势描记图检查提供了有关整体姿势表现的信息，参数包括身体摆动的面积和径距长度。

我们进行了 6 项检查：2 项静态姿势检查在坚实的地面上完成，包括睁眼、闭眼检查；4 项动态姿势检查则在平台上置一移动的平板，引起矢状面振动和冠状面振动，先睁眼，再闭眼检查。在坚实的地面上，她睁眼摇摆的面积为 467.6mm^2、摆动径距为 331mm，这 2 个值均高于正常范围［面积为 91（39/210），径距为 245（180/310）］。但最相关的发现是，闭眼时摆动面积和径距长度值完全正常，Romberg 系数为 0.82，低于正常值［正常值为 2.88（1.12/6.77）］（图 18.3）。身体摆动减少并不总是意味着姿势控制策略良好。事实上，这种减少有可能表明主观感觉不稳的患者僵硬过度（Carpenter et al., 2001）。一些患者表现为所谓的"姿势性失明"，这些患者闭眼时的位移较睁眼时小，因此显示 Romberg 系数低于正常值（2.88）（Gagey and Toupet, 1991）。

这种姿势性失明被解释为体位控制障碍患者的视觉信息整合失败的表现，然而它也有可能是过度警觉策略的结果，这种策略常见于感觉不稳、害怕闭眼就会跌倒的患者。

姿势描记图检查所得的数据可向 Monica 解释她的平衡控制策略功能失调，并伴有过度警觉，这是她害怕头晕或失去平衡感觉所导致的。

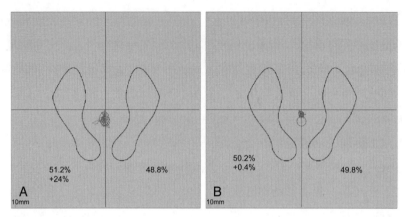

图18.3   睁眼（A）和闭眼（B）时的身体摇摆区域和径距长度

第4次治疗

恐惧回避行为复评

我们和 Monica 谈了她上次来之后的事情。Monica 看上去更开心了，关于"毁灭之路"的解释听起来很有说服力。她告诉我们，她想了很多关于恐惧和逃避行为的解释，她觉得自己真的被痛苦所束缚，不再做自己喜欢做的事情，这让她非常难过。她已经完成了恐惧回避和障碍表（图 18.4）。她理解了自己的信念、恐惧回避行为、消极情绪和未来失能之间的关系。

然后我们与她讨论了其恐惧回避模式的所有要点。因为她现在明白了希望是存在的、痊愈是有可能的，所以她决定尽自己的所能去康复，因为她已厌倦了自己的"失能"。每次治疗开始时与其交谈以克服疑虑和恐惧非常重要。康复与疼痛的概念重建密切相关。

颈椎活动范围评估

此时，似乎应该更详细地评估颈椎。在坐位状态下，我们让 Monica 做左右侧颈部旋转。左旋 70°，仅右枕下区域有轻微的紧绷感。右旋有所改善，她能将颈椎旋转约 40°，因为这会引起疼痛，所以她也不敢再继续增加旋转范

围了。轻触斜方肌，虽然仍有些许不适，却并未引起回避反应。颈椎伸展幅度仍然很有限，她仍然表现出相当程度的运动恐惧。我们决定在第 3 次治疗中不做颈椎的徒手检查。

颞下颌关节评估

在本次治疗中，我们决定检查 Monica 的颞下颌关节。首先我们记录了她张口正常无偏斜 30mm，前突 5mm，右侧移 11mm，左侧移 12mm。

我们要求她尽量张口，然后我们再轻轻地加把力让口张得更大，可达 54mm。虽然有些害怕，但她并未感到疼痛，而且张口居中无偏移。

为记录关节异响，我们先将示指置于两髁突的侧极，再置于下颌角，让她重复下颌的功能性运动。我们检测到开口 20mm 时右侧边有非常弱的咔嗒声，但无疼痛。

颞下颌关节负荷试验在仰卧位进行。在对下颌角施加头向压力的同时，我们要求 Monica 做前突、左右侧移和张口运动，右侧颞下颌关节仅张口时出现咔嗒声。用口内夹钳，我们使髁突做尾向、前向和后向滑动，然后再引导做髁突的头向、前向和后向滑动，这些测试均为阴性。我们决定不再继续 TMJ 评

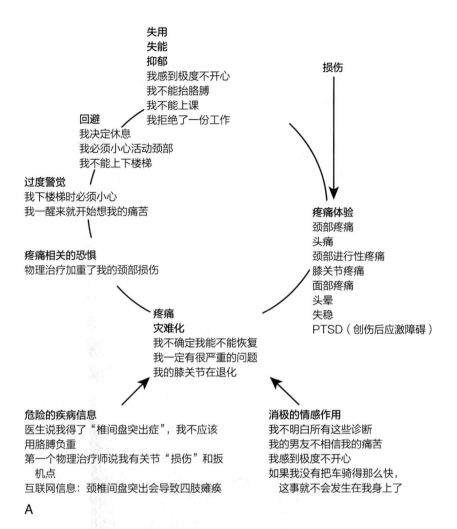

失用
失能
抑郁
我感到极度不开心
我不能抬胳膊
我不能上课
我拒绝了一份工作

回避
我决定休息
我必须小心活动颈部
我不能上下楼梯

过度警觉
我下楼梯时必须小心
我一醒来就开始想我的痛苦

疼痛相关的恐惧
物理治疗加重了我的颈部损伤

损伤

疼痛体验
颈部疼痛
头痛
颈部进行性疼痛
膝关节疼痛
面部疼痛
头晕
失稳
PTSD（创伤后应激障碍）

疼痛
灾难化
我不确定我能不能恢复
我一定有很严重的问题
我的膝关节在退化

危险的疾病信息
医生说我得了"椎间盘突出症"，我不应该
用胳膊负重
第一个物理治疗师说我有关节"损伤"和扳
机点
互联网信息：颈椎间盘突出会导致四肢瘫痪

消极的情感作用
我不明白所有这些诊断
我的男友不相信我的痛苦
我感到极度不开心
如果我没有把车骑得那么快，
　这事就不会发生在我身上了

A

障碍	
认知的	对疼痛的误解
情感的	PTSD（创伤后应激障碍） 情志刺激
行为的	恐惧回避行为

B

图 18.4　Monica 的恐惧回避表（A）和障碍表（B）

估，因为并无特别之处。

　　TMJ 检查提示关节盘有一较小的无症状
功能性移位，但与面部症状无关。因此，我们
解释说，她的关节盘有轻微的过度活动，但不
具备临床意义。

感觉运动控制评估

　　由于 Monica 也描述有头晕，因此我们决
定评估其他感觉运动控制紊乱。我们选择进
行平滑 – 追踪颈部扭转试验（smooth-pursuit
neck torsion test），因为它无须大幅旋转颈

椎（图18.5）。在视觉追踪过程中躯干左转时（意味着颈椎相对右旋），每当Monica看向右边，我们都观察到了她眼睛有轻微的扫视运动，而且最重要的是，Monica开始感到头晕伴有点恶心。

重要的是，Monica开始意识到她的颈部并不像她认为的那么脆弱。我们决定利用她认为其颈部很弱、需要肌力训练这一点，开始在四点跪位下做一些运动控制训练。

我们开始教她在四点跪位（Jull et al., 2008）主动伸展颈椎，要求她保持颅颈区中立位的同时颈椎从完全屈曲运动至约20°的伸展位。第1次尝试时，Monica表现出明显的头部回缩。治疗师借助双手帮她理解正确的位置，并经过2次尝试，她已能够轻松地做到避免头部回缩。这项运动也有助于形成颈部肌肉增强的主观感觉。

第2项训练与坐位下颈椎旋转时的注视稳定性有关。我们让她注视一个点并注意保持眼睛盯着那个点，同时在舒适的范围内左右转动头部。为减少她对颈椎伸展的恐惧心理，我们还教她在颈部下垫一毛巾卷，以仰卧位进行点头和颈椎旋转练习。

因为她担心自己奇怪的膝痛，所以我们解释说我们计划强化她的膝关节，并建议她每天

步行30分钟。此外，每当她坐在桌旁时，都要进行几次从坐到站的练习。这个练习将帮助她认识到自己的膝关节能够承受重量。

第5次治疗

主动训练增加脱敏

Monica报告说她的症状有所改善。她的颈痛减轻了，也不再害怕活动。她报告说，练习后感觉很好，虽然运动之后颈部感觉有点软并且仍然有点头晕。午后，有时她注意到她的右膝不再疼痛了，而且她认为膝关节正变得越来越强壮。

然后，我们决定检查Monica颈椎的主动伸展活动。为了给予她更大的信心，我们一手托着她的下颌，另一只手托在脑后。我们让她慢慢地伸展颈椎，在约20°时，我们注意到她可以控制头的重量，我们帮助她回到中立位。为了减少她对运动的恐惧，我们再次要求她做颈椎伸展动作，并向她保证，当她感到难以承受头部重量时，我们会用双手帮助她（图18.6）。这一次达到了30°，在伸展过程中，我们注意到当她不能再支撑其头部时，我们要求

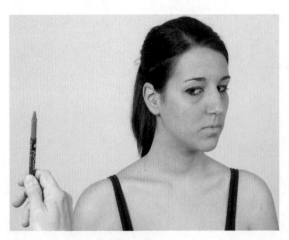

图18.5 平滑-追踪颈部扭转

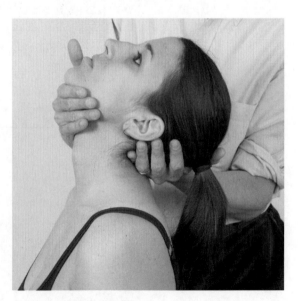

图18.6 辅助伸展颈部

她尽可能地放松颈部，然后被动地将其颈部完全伸展，直至她的面部接近水平位。我们帮她将头被动回到中立位。Monica 惊讶地发现，在辅助运动时，她并未感到疼痛。我们重复这个训练。这个训练有 2 个目的。首先，它减少了她对伸展颈椎的恐惧；其次，向她证明了减少颈痛的重要策略是增强肌肉。

于是我们决定规定每 2 小时进行 1 次练习。练习由 5 组屈伸运动组成，在坐位下双手紧握从后面抱住头部，要求她在保持放松和有把握的同时尽量达到最大伸展范围。

由于从枕上抬起头时仍然艰难，我们决定用压力生物反馈仪（Jull et al., 2008）来做头颈屈曲试验（cranio-cervical flexion test, CCFT）。CCFT 试验采用仰卧位屈曲。我们首先评估了 5 个进阶的颅椎屈曲运动，Monica 可以正确完成前 2 个阶段（从 20mmHg 到 22mmHg 和从 20mmHg 到 24mmHg）。然后我们分析了 2 个阶段的等长收缩能力，显然在开始阶段，当 Monica 试图保持收缩时，颈部就会回缩。因此，我们先不利用压力生物反馈仪开始练习，而是告诉她在头屈伸训练过程中做一个可以激活头颅深层屈肌的练习，需要先保持头部不动盯着自己的双足约 10 秒，然后再行屈伸控制运动训练。

在第 5 次治疗中，我们决定介绍一些手法治疗技术。这使我们可以用徒手的方式接触组织，尤其是如果我们小心且无痛地进行操作，则可以减少患者的恐惧感。这将使我们能够在以后的治疗中进一步评估她的关节状况。

我们决定做整个颈椎的左右侧屈全范围活动，增加颈椎的被动小幅旋转，然后我们做了一个非常流畅的节段性侧方滑动松动。在这些手法之后，我们将双手手指置于枕下区域，并施加非常轻的有节奏的振动压力。目的是柔和地刺激枕下区域的组织以诱导周围神经调节。

为改善目标障碍，每项治疗后均立即给予重新评估。

我们徒手检查的时间很短，因为如果做得太多，Monica 可能会回想起以前的物理治疗师的治疗而害怕。在治疗过程中她需要保持冷静，因为紧张可能会导致恐惧，进而加剧疼痛。

治疗结束后，我们提醒她必须做的练习，并同意她在家附近的河边步行道骑自行车 30 分钟来代替步行。我们计划 1 周后复查 Monica。

第 6 次治疗

完成关节被动活动范围评估

Monica 看起来很高兴，上一次治疗并未造成不适，并且她对自己的颈部更自信了。我们首先评估了颈椎右旋，现在已接近正常范围的 80%，运动终末出现局部疼痛。因为她依旧害怕伸展颈椎，使颈椎伸展仍然受限。

我们重复了 3 次双手手法辅助伸展的动作，Monica 耐受性良好。我们决定在坐位时她应该开始以更大范围来进行颈部的屈伸活动，但不要引起疼痛。

我们决定评估关节功能障碍。首先，我们评估了头在伸长位的颅颈伸展情况，Monica 说这个动作再次造成了她右侧枕下疼痛。

我们决定小心地进行颅颈伸展、侧屈和右旋的联合试验。这个动作立即引起了她的右侧枕下疼痛。Monica 的右侧颈椎显示为明确的闭合模式。

我们进行的第 1 个节段性活动范围测试是 C_1 屈曲旋转。虽然右旋有疼痛，但我们并未发现任何明显的运动受限。然后我们评估了枕骨滑动，虽然右侧伸展滑动引起不适，但未明显受限。然后评估了 $C_2 \sim C_3$ 节段性活动度。

在伸展时我们发现右关节柱受限，Monica 告诉我们这个动作引起了她的疼痛。我们评估了右侧屈并得到了相同的反应。最初，我们评估了左旋，Monica 立刻报告说，我们的手指仅与右关节柱接触就很痛了，但被动左旋仅小幅受限。当评估右旋时，我们感受到了疼痛的阻力限制了整个旋转。

我们决定评估俯卧位的单侧后、前向（postero-anterior, PA）附属运动，结果显示右 $C_2 \sim C_3$ 僵硬且疼痛反应相同。$C_2 \sim C_3$ 关节右旋功能障碍似乎是症状的主要来源，并且机械地表现为关节突关节限制（关节突关节闭合受限）。

考虑到右关节柱的高激惹性和触痛，我们决定在左右旋转时进行整体松动，避免触及她的疼痛区域且不会达到活动范围的终末。我们右侧屈松动颅颈椎，最后对右 $C_2 \sim C_3$ 轻柔振荡，在颈椎轻度左旋时进行后、前向滑动。在一小段时间后，我们重新评估了颈椎右旋，注意到旋转范围有所增加。治疗时间虽然很短，但它帮助我们明确了 Monica 的关节突关节功能障碍为 $C_2 \sim C_3$ 闭合受限（关节突关节斜下方耦合运动受限），我们可将其归结为关节突关节创伤后的微小变化。

我们重复了分级 CCFT。Monica 的颅颈深屈肌能够正确激活到第 3 级（26mmHg），她也可以无代偿地保持第 1 级（20 ~ 22mmHg）等长收缩 10 秒，共 10 次。然后我们用压力生物反馈仪来帮助她在家里进行练习。首先，她需要完成第 1、第 2 和第 3 级的顺序激活（每级 3 次），然后在第 1 级进行 10 次 10 秒的等长收缩。

为改善其功能并减少对颈椎伸展的恐惧，我们教了她 2 个练习。首先是屈曲 / 伸展的凝视稳定性练习。让她的视线停留在一个点上，这样有助于更好地控制伸展动作。第 2 个练习是在毛巾的帮助下进行 3 个水平的颈椎伸展运动。Monica 坐好后，我们让她拿起毛巾的边缘，让毛巾滑过枕骨直至 C_2 棘突处。通过前向和头向牵拉毛巾，被动使 Monica 不得不伸展颈椎 3 次。我们通过改变对中位颈椎和下位颈椎的压力来重复同样的练习。

我们提到，虽然她可能会注意到练习后会有些不适，但继续练习还是很重要的，因为她的颈部能尽快康复。我们决定停止眼球运动。

第 7 次治疗

Monica 说她的颈部有些痛，尤其是在做了颈椎伸展练习之后。然而，正如建议她的那样，她对此并未过度关心。她的颈部感觉"更自由了"，也不那么害怕动了，即便有时快速的头部运动让她有点头晕。她把包背在右肩上一会儿还是会觉得不舒服，因为刺激到了她的颈部。

她说她的膝关节"感觉强壮多了"，她骑自行车时不再感到疼痛，但她说她忘了做坐立练习。我们提醒她，重要的是要感觉到膝关节是强壮的。几天后，练习将进阶到上下楼梯。我们建议在学习时，她应该每小时慢慢地做几次坐立练习。

我们评估了 Monica 的颈部右旋，现在可完成全范围活动，但在活动终末有轻微疼痛。对颈椎伸展的评估显示，她能够很好地将头部控制在整个范围的中部。

我们决定继续手法治疗。我们从非特异性的整体旋转松动技术开始，先向左旋，然后向右旋直至接近全范围。我们首先在右 $C_2 \sim C_3$ 小关节面打开的状态下（关节突关节耦合上移）进行关节松动治疗，然后在颈椎微右旋的情况下将右侧关节突关节做下坡运动。Monica 说，后一种手法引起轻微不适。我们重新评估了右旋，在关节旋转终末范围有轻微不适，但无疼痛。

我们重新评估了 CCFT，观察到颅颈深屈肌可适当激活至第 4 级（28mmHg），并能在第 2 级（24mmHg）持续保持 10 次 10 秒的等长收缩且头部不回缩。在本次治疗中，我们要求她继续进行第 1～4 级的顺序激活（每级 3 次），然后在第 2 级进行 10 次 10 秒的等长收缩。预约安排她下周的门诊治疗。

第 8 次治疗

安抚患者并改善感觉运动障碍

这次就诊时，Monica 说她感到有些不适。她的颈部让她很烦恼，头痛也有 2 天了。本周早些时候她感觉很好，精力充沛，并决定去看看几家酒店以继续工作。她坐火车出行，数小时的旅程往返和嘈杂的火车环境加重了她的症状。看到物体从窗外嗖嗖地飞过，也使她感到头晕目眩。这些症状提示我们更要重视其颈部感觉运动障碍。但同样重要的是要让 Monica 放心，这些症状是正常的反应，而且避免刺激动作会延迟其康复。我们提醒她恐惧回避和失用是恶性循环，让她的神经系统脱敏的最好方法是尽快恢复正常的生活。

改善感觉运动障碍

我们决定使用 Roren 的关节位置误差试验（图 18.7）来评估 Monica 的颈椎运动感觉。坐在距目标 90cm 的位置，头上戴着激光笔，我们让她尽可能向左转头，然后返回，直到激光指向目标的中心。我们让她重复这个动作 2 次，然后闭上眼睛做。接下来我们让她向右旋转，观察到每次她闭上眼睛，激光点总是超出目标。当我们做同样的伸展试验时，她也无法在闭眼状态下使激光点回到目标的中心。我们建议她每天在家做 1 次同样的练习。这样做的

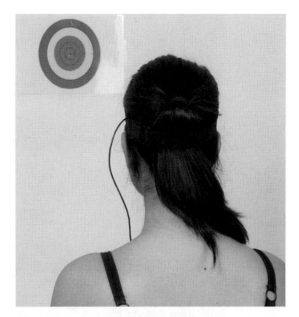

图 18.7　Roren 关节位置误差试验

好处是患者对颈部症状的关注会降低，而将注意力集中于目标上。

除这些练习外，我们还教 Monica 在旋转、屈曲、伸展时做眼颈分离运动。这些练习能有效改善头晕症状。

我们重新评估了 CCFT，观察到 Monica 的颅颈深屈肌可适当激活至第 4 级（28mmHg），而且她可以在第 3 级（26mmHg）维持 10 次 10 秒的等长收缩且头部不会回缩。在本次治疗中，我们让她在第 3 级只做 10 次 10 秒的等长收缩。

为改善颈椎旋转，我们教她用毛巾辅助练习旋转。这涉及将有症状的 $C_2 \sim C_3$ 节段向毛巾的边缘倾斜，向左旋转 3 次，然后向右旋转 3 次（图 18.8）。每次旋转终末用毛巾辅助加压。

我们重新评估了四点跪位的主动颈椎伸展练习，由于她做得毫无困难，我们告诉 Monica 不再需要每天做了。

我们还在本次治疗中对颈椎进行了手法治疗。我们先从非特异性的整体旋转松动技术开始，先左后右。我们继续使用振动技术，先在

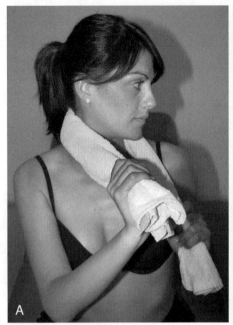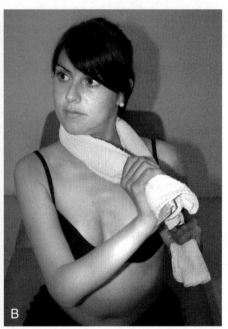

图 18.8　$C_2 \sim C_3$ 旋转辅助运动

右 $C_2 \sim C_3$ 小关节面做下坡运动，然后做上坡运动。完成 $C_2 \sim C_3$ 的生理运动治疗后，我们在右旋终末增加柔和的保持 – 放松练习。

这周我们开始练习上下楼梯。在第 1 周，我们希望 Monica 能够走楼梯到其所住的楼层（她住在 4 楼），但下楼时坐电梯。我们希望她每天至少做 3 次这样的练习。在接下来的 1 周，我们希望她只用走楼梯上下楼。

我们计划 2 周后再见 Monica。

第 9 次治疗

功能性训练

第 1 次就诊到治疗 7 周后，Monica 开始觉得自己又回到了从前。在过去的 2 周她感觉好多了，尽管她告诉我们，她看到一个女人跌跌撞撞地走下地铁的台阶时，她立马就感到右膝一阵刺痛。她有点害怕，但她告诉自己不要害怕下楼梯，过了一会儿疼痛便消失了。学业也让她感到有些压力，不再有太多时间来做练习。她再也不能每天骑行 30 分钟了。

鉴于 Monica 的恢复进展良好且缺乏时间练习，我们决定开出更多的功能性训练，使她全天都可以做，无须额外安排时间，因此我们停止了目标关节位置误差训练。我们建议在俯卧位和不用枕头的情况下，以放松的方式保持头部最大旋转 5 秒，先向左，再向右。这将消除她对于旋转中更多离心位置的担心。

白天，我们建议 Monica 在坐着学习时，应每小时或每 2 小时做几次眼颈分离的旋转和伸展练习，并将肘部置于桌上，手托住下颌，做几次低强度的颈部肌肉屈曲等长收缩运动。还建议她每天站着时，双脚前后串联，做眼颈分离的旋转、屈曲和伸展练习。

关于手法治疗，我们尝试评估了俯卧位时附属运动的灵活性。$C_2 \sim C_3$ 右柱一侧后 – 前向附属运动显示与左侧的阻力不同，并可引起轻微疼痛。因而决定先从向左侧屈开始，一侧后 – 前向 $C_2 \sim C_3$ 运动，向同一节段施力以获得更大的附属运动。接着我们用向内的略微倾斜的推力引导进行右侧屈。最后我们使用了推力技术，以使右侧 $C_2 \sim C_3$ 关节突关节的间隙变大。我们采用非常小范围的运动，并不会使她感觉到不适（图 18.9）。

我们与 Monica 约好 3 周后复诊，并建议她在周末尝试自己喜欢的体育活动（划船）。我们还建议她在空闲时间与朋友们一起玩，避免宅在家里。

第 10 次治疗

制订积极的应对策略

当我们再次见到 Monica 时，她告诉我们，她前 2 周一直在进行划船运动，她简直不敢相信——她的颈部在比赛期间或比赛后都没有疼痛。当问及她的膝关节时，她说她根本没想过这个问题。这件事情表明，Monica 已经理解了自己的问题，她已经有能力制订自己的应对策略。

在过去的 2 周时间中她没有出现过枕下疼痛或头痛，只是在长时间学习后感到右侧斜方肌有些紧张。当她俯卧，颈部向右旋转至最大

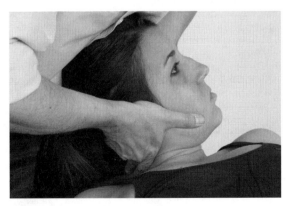

图 18.9 使用推力技术扩大右侧 $C_2 \sim C_3$ 关节突关节的间隙

活动度时，她只感到略微的不适。

Monica 告诉我们，只有在想起坐或站的姿势时她才做练习，现在这些练习让她感到有自信。

至此，Monica 已经不再害怕活动颈部了，只是偶感不适。不再头晕后，她恢复了日常的活动。现在她在一家距她家 30 分钟车程的酒店实习。虽然有时望向车窗外会使她头晕，但这些症状很轻，并不会令她担心。

我们决定重新评估 Monica 的主动活动，并观察其向两侧旋转的角度对称性。右旋超压对她而言仅有些许不适。她可以以正确的方式完成从中立位至伸展的运动。在完成从完全伸展位至中立位的运动时，她在开始时会微微翘起下颌。

我们测试了头颈伸展、旋转和右侧屈的联合运动，只有当我们施加超压时她才感到不适。

我们评估了 $C_2 \sim C_3$ 节段旋转时的活动范围，在运动终末能感觉到轻微的阻力。测试 $C_2 \sim C_3$ 后 – 前向附属运动时，Monica 说，治疗师拇指的接触仍会引起不适。当引导颈部右侧屈 $C_2 \sim C_3$ 后前向活动时，她虽然感觉不适，但可以耐受。仰卧位时，头向右旋，在 $C_2 \sim C_3$ 关节突关节面上我们做了几个振荡动作。

我们告诉她，某些时候她的右枕下区可能会有些触痛，但最终这些疼痛会消失的。

我们鼓励 Monica 继续做一段时间训练，但主要是进行体育活动。

我们同意 Monica 停止治疗的请求，相信随着时间推移，她的症状会完全消失。不过，我们还是建议她在几个月后进行复诊，确认她没有其他问题。

推理问题

14. 你能总结一下你对该案例的想法及它对你的临床推理有何启示吗？

关于推理问题的回答

与 Monica 的遭遇类似的故事并不少见。她这个案例的最重要的两个方面是其创伤后颈痛和右膝痛问题。

虽然她是从自行车上摔下的，但表现出了 WAD 的特征，具有多种障碍，如颈痛、头痛、头晕、感觉运动障碍、平衡控制障碍。所有这些症状均因明显的中枢过度兴奋而加剧。

Monica 的膝痛是疼痛记忆的典型表现。这种疼痛行为并不一致，因为下楼梯时很痛，但一天中最糟糕的时候是她躺在沙发上休息时。她在触诊时有痛觉超敏现象，但膝关节检查却未能查明在主动活动时出现的伤害感受性疼痛的来源。

Monica 的关键治疗因素是重塑其对自身伤病的看法。虽然许多症状都清楚地表明了复杂性疼痛，但彻底而全面的检查结合影像学资料增强了她对我们的信心。在这种类型的报告中，我们应当花些时间去消除患者的误解，这些误解通常是由那些照护过患者的临床人员带来的。我们花了大量的时间来解释她的疼痛主要源于对伤害感

受可塑性疼痛的过度反应，并且她的恐惧回避行为是她所面临的一个关键问题。

虽然这些训练旨在治疗关节功能障碍和感觉运动控制障碍，但主要是想将其作为渐进性训练的一部分。因此，所要解决的主要问题就是减少 Monica 对活动的恐惧。

此外，需要强调的是康复的最佳方法是恢复日常活动并避免产生社交的自我排斥心理。树立其对疼痛的正确认知、提高工作效率、改善情绪，这些与满足她的日常生活活动需求同样重要。

临床推理评注

一般治疗和特殊治疗均需明确目标要与患者的特定临床表现及其个人意愿相结合，这一点可从对于具体损伤的检查总结和对旨在帮助 Monica 从伤病的阴影中走出的治疗的强调中体现出来。一系列手法治疗和运动干预被用来治疗关节障碍和感觉运动控制障碍，这不仅是针对损伤本身，更广泛的目标是对诱发症状的刺激提供分级暴露以减少对运动的恐惧。这说明了更为复杂的合理的治疗计划，仍然可以作为是对损伤的假设的再评估，而 Monica 的信念、恐惧和活动 / 参与则引导着治疗的进展。

（马玉宝 译，许志生 谭同才 廖麟荣 审校）

参考文献

American Psychiatric Association, 2013. Diagnostic and Statistical Manual of Mental Disorders, fifth ed. American Psychiatric Association, Arlington, VA.

Burns, J.W., Glenn, B., Bruehl, S., Harden, R.N., Lofland, K., 2003. Cognitive factors influence outcome following multidisciplinary chronic pain treatment: a replication and extension of a cross-lagged panel analysis. Behav. Res. Ther. 41 (10), 1163–1182.

Carpenter, M.G., Frank, J.S., Silcher, C.P., Peysar, G.W., 2001. The influence of postural threat on the control of upright stance. Exp. Brain Res. 138 (2), 210–218.

Carroll, L.J., Holm, L.W., Ferrari, R., Ozegovic, D., Cassidy, J.D., 2009. Recovery in whiplash-associated disorders: do you get what you expect? J. Rheumatol. 36 (5), 1063–1070.

Comerford, M., Mottram, S., 2012. Kinetic Control. The Management of Uncontrolled Movement. Churchill Livingstone, Australia.

Field, S., Treleaven, J., Jull, G., 2008. Standing balance: a comparison between idiopathic and whiplash-induced neck pain. Man. Ther. 13 (3), 183–191.

Gagey, P.M., Toupet, M., 1991. Orthostatic postural control in

vestibular neuritis: a stabilometric analysis. Ann. Otol. Rhinol. Laryngol. 100 (12), 971–975.

Glattacker, M., Heyduck, K., Meffert, C., 2013. Illness beliefs and treatment beliefs as predictors of short-term and medium-term outcome in chronic back pain. J. Rehabil. Med. 45 (3), 268–276.

Headache Classification Committee of the International Headache Society, 2013. The International Classification of Headache Disorders, 3rd edition (beta version). Cephalalgia 33 (9), 629–808.

Jull, G., Sterling, M., Falla, D., Treleaven, J., O'Leary, S., 2008. Whiplash, Headache, and Neck Pain: Research-Based Directions for Physical Therapies. Churchill Livingstone (Elsevier, Edinburgh).

Kahneman, D., 2011. Thinking, Fast and Slow. Allen Lane, London.

Leaver, A.M., Maher, C.G., McAuley, J.H., Jull, G., Latimer, J., Refshauge, K.M., 2013. People seeking treatment for a new episode of neck pain typically have rapid improvement in symptoms: an observational study. J Physiother 59 (1), 31–37.

Nijs, J., Torres-Cueco, R., van Wilgen, C.P., Girbes, E.L., Struyf, F., Roussel, N., et al., 2014. Applying modern pain neuroscience in clinical practice: criteria for the classification of central sensitization pain. Pain Physician 17 (5), 447–457.

Nijs, J., Van Geel, C., Van der Auwera, C., Van de Velde, B., 2006. Diagnostic value of five clinical tests in patellofemoral pain syndrome. Man. Ther. 11 (1), 69–77.

Nijs, J., Van Houdenhove, B., 2009. From acute musculoskeletal pain to chronic widespread pain and fibromyalgia: application of pain neurophysiology in manual therapy practice. Man. Ther. 14 (1), 3–12.

Sahrmann, S., 2011. Movement System Impairment Syndromes of the Extremities, Cervical and Thoracic Spines. Elsevier, St. Louis.

Sjaastad, O., Fredriksen, T.A., Pfaffenrath, V., 1998. Cervicogenic headache: diagnostic criteria. The Cervicogenic Headache International Study Group. Headache 38 (6), 442–445.

Treleaven, J., Jull, G., Lowchoy, N., 2005. Standing balance in persistent whiplash: a comparison between subjects with and without dizziness. J. Rehabil. Med. 37 (4), 224–229.

Vlaeyen, J., Morley, S.J., Linton, S.J., Boersma, K., De Jong, J., 2012. Pain-Related Fear. Exposure Treatment of Chronic Pain. IASP Press, Seattle.

World Health Organization, 2001. International Classification of Functioning, Disability and Health. World Health Organization, Washington, DC.

第十九章

一例口面部、鼻呼吸和下半身症状复杂呈现并伴有牙齿咬合不齐和面部侧凸的病例

Harry J. M. von Piekartz • Mariano Rocabado • Mark A. Jones

主观检查

个人情况

　　Floor 是一名独自生活在德国汉堡的 27 岁的失业单身女性。4 年前，她努力学习并获得了经济学学士学位；然而，她一直没能找到工作，这很大程度上与她现有的问题有关。她有一个姐姐住在美国，她的父母已经离婚 8 年了，她和他们保持着良好的关系。Floor 住在她自己的公寓里。在经济上，她部分依靠母亲，部分依靠祖父母的遗产。她喜欢跑步、骑自行车和游泳，但由于持续存在的身体问题而不得不放弃这些运动。她还喜欢听音乐，这对她来说是一种放松的方式。

　　Floor 主诉不适的部位包括头部与下半身的联合区域。

口面部与头部症状

　　Floor 的主诉是右侧耳鸣和双侧头痛（右侧比左侧严重），以及舌头感觉到压力和位置改变，就好像她的"舌头正在被拉出来"（图 19.1）。她表示咀嚼和说话时下颌骨的力量和协调性没有下降，味觉也没有变化。

　　Floor 描述她经常感受到两种不同的𬌗状态（下颌排列）。当进食、说话、咀嚼时，她觉得自己所谓的"糟糕的𬌗"（后来确定是下颌骨后缩）会增加，并影响这些口面部功能与其他症状。它特别加剧了头痛和耳鸣，舌头上也有一种奇怪的"压迫感"。她描述了主要在放松状态，尤其是仰卧位时出现的另一种"放松的𬌗"（后来确定是反𬌗和深覆𬌗的位置）。反咬合是指牙弓的 1 颗或多颗牙齿与另一牙弓相对应的 1 颗或多颗牙齿之间不正常的关系，这种关系是由牙齿位置偏移或不正常的颌位造成的。深覆咬合是一种前上切牙和尖牙过度覆盖住下排牙齿的错𬌗（也称为垂直重叠）。Floor 描述她放松的𬌗："当我躺下时，使我的脊柱更放松，我的下颌位置就改变了"。Floor 以前与牙科医生和口面外科医生接触的经验使她能够在一定程度上理解并描述这些不同的关系。

　　Floor 说她的口面部症状（头痛、耳鸣、舌头压迫感与糟糕的𬌗感觉）都是一起出现的，并且在白天说话或进食 10 分钟后就会加重。头痛和耳鸣症状是最严重的，在视觉模拟评分法（visual analogue scale，VAS）中高达 7～8/10 分。然后她不得不停止这些活动并休息或者躺下。她还说无论是坐在电脑前还是坐着看电视超过 1 小时，都会加重头痛和耳鸣。更多的体育活动如跑步、骑自行车和游泳也会加重这些症状，因此在 6 年前她不得不停止了这些体育活动。

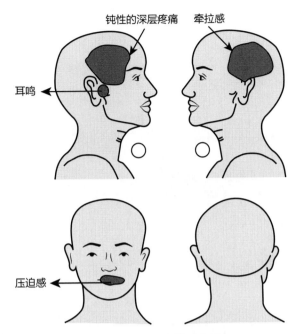

图 19.1　Floor 的头部症状的身体示意图

这些相同的口面部症状在躺下 20 分钟后或者睡过一夜后都会得到缓解，并且在"放松的殆"姿态平躺时，也可以通过挤压她的下颌骨来按摩皮肤得到改善。但这样做是有问题的，会导致她的皮肤随之变红并开始充血。这种经历每周至少发生 3 次。她明白这样做的危害，这使她既生气又感到羞愧。她说她那时候不再喜欢看自己的脸，甚至躲开镜子。

脊柱、髋关节与膝关节区域的症状

Floor 进一步描述了一种钝性、深层的下背部疼痛（图 19.2），这种疼痛通常会辐射到右侧腹股沟和右侧髋关节前方深部。右侧髋关节在各个方向运动时也会感到僵硬。右侧膝关节前方钝性疼痛也会同时伴有腰椎和髋关节部位的疼痛。这些下半身不适与口面部症状有某些关系，因为它们通常都只在白天出现。腰部、髋关节和膝关节的症状大多因站立和步行时间超过 20 分钟或 10 分钟的慢跑而加重。当她停止这些活动时 3 个区域的疼痛都减轻了，并在 15 分钟内消失了，如果她躺下疼痛会消

失得更快。如果久坐，她会感到下段脊柱和右侧髋关节僵硬，并持续 5~10 分钟，站立或走路时会缓解，尽管这会引起下半身疼痛。Floor 同时称在来月经之前的 2 天，腰部和髋关节疼痛变得比平时更严重（更容易加重）。

对腰椎、骶髂关节、髋关节、膝关节等的潜在加重因素进行筛查，未发现不同方向的特定腰部动作（坐着持续屈曲除外）、床上翻身、爬楼梯（除非已经站立了很久）和髋关节或膝关节动作（包括跷二郎腿、下蹲、跪）出现问题。

Floor 没有报告任何区域有麻木、针刺感或者无力，也没有任何潜在的颈动脉功能障碍或任何与脊髓或马尾有关的症状。

患者的观点

当问及她对口面部症状的理解时，她强烈地感觉到所有这些症状包括她的下半身症状都与她的牙殆直接相关。

围绕她的问题对她的生活的影响及她如何应对的讨论，引出了一个清晰的主题：自我概念的改变与社会退缩。Floor 觉得自己没有吸引力，而且对自己的面部外观感到尴尬。因为自己加重的面部不对称，她不喜欢社交。她不喜欢在人群中与人见面，因此大大减少了她的社交活动。只要有可能，她会把自称"不那么丑"的左脸展示给别人。她说她"不觉得自己是个漂亮的年轻女人"，对于这一点在她看来是自己找不到伴侣的原因之一。她确信没有人对有这些问题的女人感兴趣。

一般健康筛查

报告表明 Floor 的一般健康状况良好。她没有任何系统性疾病，没有内脏疾病，也没有不明原因的体重减轻。她的血液检查结果正常，她表示自己没有过敏、中耳炎、鼻窦炎或

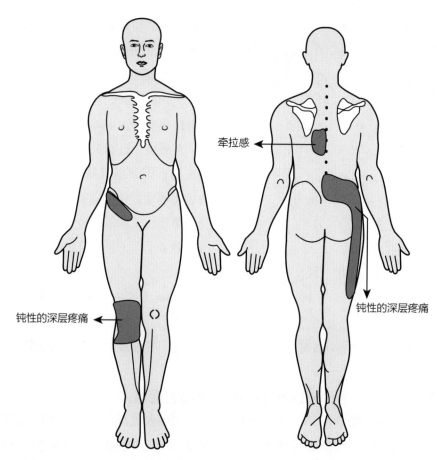

牵拉感

钝性的深层疼痛

钝性的深层疼痛

图 19.2 Floor 的脊柱、髋关节与膝关节区域的症状身体示意图

眼部疾病。她的面部、颈部和下半身从未受到过任何外伤，她的家族中也没有癌症病史。她的泌尿生殖功能一直很正常，也没有脊髓损伤而导致的平衡与行走障碍。睡眠一直没有问题，她表示每晚可以毫无障碍地睡 7~8小时。她目前没有服用任何药物。从 20~22岁开始，根据自己的病情需要，她服用过抗抑郁药（阿米替林 50mg/d）和对乙酰氨基酚（50mg）。这些都没有提供任何真正的帮助。

病史

Floor 在 11 岁时就开始使用超过 6mm 厚的咬合间夹板来治疗深覆咬合。几个月后，她的右耳出现了"耳鸣"，她的鼻呼吸减少了，为此她不得不更多地通过口腔呼吸。就在那段时间，她的母亲第 1 次注意到她的面部越来越

不对称。正畸治疗（orthodontics treatment）一直持续到她 17 岁。虽然正畸医生对结果很满意，但 Floor 和她的母亲却完全不这么认为，并且从那时开始，她受到持续性耳鸣与经常性头痛的困扰。Floor 决定咨询整形外科医生，在她 21 岁时，这位医生为她做了鼻和下颌的整形手术。此后，她的呼吸问题并没有改善，头痛却加剧了。奇怪的"压迫感"在她的舌头上开始出现，并在手术后的 5 年中慢慢加重。为了解决她的症状，她向不同的医生和物理治疗师寻求帮助，但他们都无能为力。

在 Floor 22 岁时，她的腰椎、髋关节与膝关节在没有明显的局部诱发因素的情况下自发地开始疼痛，并逐渐加重至目前的程度。她决定咨询一位骨科医生和另一位物理治疗师，他们都诊断出脊柱侧凸，并解释说这可能是导致

她的腰椎、髋关节和膝关节疼痛的原因。她接受了6个多月的腰背部手法治疗和姿势矫正训练。虽然这些干预措施可以减轻她的背部、髋关节和膝关节疼痛，但这种缓解只能持续2～3天，而她的面部症状没有得到改善。

23岁时，一名颞下颌关节（temporomandibular joint，TMJ）外科专家将Floor的病情诊断为一种极端的上颌骨与下颌骨额区的发育异常（上、下门牙受到向外的力，以致上颌和下颌的牙齿彼此无法接触，即使在口完全闭上的情况下也是如此，也就是开𬌗）和下颌骨后缩（下颌骨内缩），并伴有凸向左侧的面部骨骼侧凸（一种极端的上颌骨旋转和下颌骨向右侧偏移）。在23～25岁，Floor接受了矫正牙弓不对称的术前正畸治疗与隆颏手术（对于Floor的面部骨骼侧凸，手术通过植骨重建下颏，使面部特征得到更好的平衡）。8个月后进行了双颌截骨术和鼻中隔成形术（手术重建鼻中隔），以改善她的鼻呼吸。手术后，她的面部症状（耳鸣、头痛）和面部不对称明显改善。此外，她的呼吸模式和胸部脊柱侧凸也好多了，她感到"脊椎和髋部很轻松"，下半身疼痛也减轻了。

双颌截骨术的14天后，她的上颌骨和下颌骨的两侧磨牙上被放置2条橡皮筋，以支持正确的下颌动作。12天后，她的嘴张得有点过大，由于外力过大使下颌骨又出现了内缩。她立刻感觉到下颌骨移位了，不久之后，她熟悉的面部和下半身症状又重新出现了。当她向颌面外科医生和正畸医生咨询时，她觉得自己的问题被忽视了，因为他们说手术重建的结构没有明显变化，他们已经无能为力了。慢慢地，她的病情又开始恶化，尤其是头痛、耳鸣和呼吸受限。

在过去的2年中，她咨询了3位颌面外科专家和2位正畸科专家。外科医生和正畸医生都不相信她所说的放松的"反𬌗"情况。这种仰卧时放松的"反𬌗"也是正畸科医生想要纠正她𬌗的位置，首先使用Michigan夹板，然后在6个月后使用牙箍。Floor不相信这是解决问题的办法，他们无法达成共识。最终，她找到了一名外科医生，他将再次为她做手术，矫正她的咬合并恢复她的正常鼻呼吸。这首先需要移除她的下颌骨中的螺钉（图19.3），然后进行至少1年的术前正畸治疗来重新调整咬合（重新训练她的神经肌肉系统，以达到更好的咬合状态）。

Floor对第2次双颌手术的要求首先是解决她的呼吸问题和口面部症状，特别是耳鸣和"奇怪"的舌头感觉，其次是恢复第1次手术后的面部对称性。目前，她的术前正畸治疗计划在3～4个月内开始，但是否开始取决于她的经济状况。她将不得不卖掉她的公寓来支付这些牙齿正畸前的治疗和计划中的双颌重建术。与此同时，她决定咨询一位经当地牙医推荐的口面部肌肉骨骼物理治疗专家（本书的第一作者）。

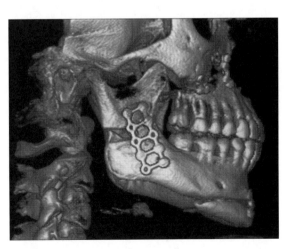

图19.3 Floor在23岁第1次双颌截骨术后2周拍摄的三维断层扫描片。需要注意的是，该手术造成了下颌骨被拉长，结果导致了"对刃𬌗"（门牙直接接触）和双侧开𬌗（在习惯性咬合时上颌骨和下颌骨的右侧最后3颗磨牙无法碰到）

既往史

Floor 是正常分娩的，有正常的发育进程，儿童时期健康正常，没有中耳炎和长期的鼻窦炎。在最初的牙齿正畸治疗之前，她从来没有出现过问题。她的青春期开始比较早（10岁），随后她的身体发育速度比她的颌面部骨骼进展得更快。正是基于这个原因，她的下颌骨较短而且不正常地内缩，这些导致她的乳牙有更多的龋齿。根据正畸科医生的说法，这不是遗传性的，她快速发育的原因尚不清楚。

推理问题

1. 请你对引起 Floor 的耳鸣、呼吸困难、头痛、舌头感觉异常，甚至在应用𬌗间夹板矫正她的深覆𬌗后出现下半身症状的可能的神经生理或结构机制进行讨论。

关于推理问题的回答

Floor 的不同症状可能涉及不同的机制。文献中讨论的耳鸣与咬合之间的关系的重要机制包括 TMJ 和中耳之间的解剖连接及神经处理的改变。关节盘锤骨韧带连接着鼓膜腔的锤骨及 TMJ 的关节盘和关节囊。中耳和 TMJ 之间的这种解剖关系可能使改变的咬合对锤骨产生机械应力，从而导致与颞下颌关节紊乱病（temporomandibular dysfunction，TMD）相关的耳鸣等听觉症状（Cohen and Perzez，2003；Hardell et al.，2003；Rowicki and Zakrzewska，2006）。

Floor 的持续性耳鸣，加上不同的颌面部手术对局部组织（如 TMJ 关节囊、肌肉和周围神经组织）的长期伤害，也可能导致了中枢神经系统（central nervous system，CNS）处理的不适应性，尤其是在脑干水平（Levine et al.，2003）。假设脑干中同侧耳蜗背核的抑制改变了大脑中听觉信息的感知，这可以解释为何引起了耳鸣。对于这个模型，颅下颌 - 颈椎区域传入信息的改变可能会改变耳鸣的强度和频率（Abel and Levine，2004；Kaltenbach et al.，2004）。

随着双颌截骨术和鼻中隔成形术后鼻呼吸明显改善，Floor 的鼻呼吸功能受损可能与她的上颌骨面部结构有关。虽然橡皮筋让她的嘴张得太大，随后她感觉自己的咬合回到了以前的位置，但这一事件应该没有改变她身体重建的结构，不过橡皮筋施加在上颌骨面部结构和鼻中隔上的附加力可能已经足够影响她的鼻腔空气动力学。

双侧都有但主要是单侧的颞部头痛符合颈源性头痛（Vincent，2010），然而在症状或病史的表现中没有任何支持上颈椎受累的证据。头痛同时伴有耳鸣与口腔活动有关。在此基础上，我们可以假设 TMJ 关节内或关节周围的伤害感受性疼痛可能与头痛有关。

舌头由 4 根脑神经支配，是躯体感觉皮质上投影最大的器官（Okayasu et al.，2014）。Floor 具有正常的味觉，也具有正常的口腔活动协调性，表明面神经、舌咽神经和舌下脑神经功能正常。舌头的感觉功能由下颌神经和三叉神经的第 3 支提供，它们也共同构成中耳的结构。Floor 的耳鸣、单侧显性头痛和舌头的"怪异"感觉是并存的，这表明下颌神经传入中枢神经系统的改变可能导致了她身体感知（如幻觉体验）的改变，包括她觉得舌头的位置变化和压迫感（Avivi-Arber et al.，2010）。

在使用𬌗间夹板矫正深覆𬌗后，Floor 的下半身症状有所改善，而当她感觉自己的咬合又回到下颌后缩位置时症状又出现了，这可能与公认的下颌骨和脊柱之间的位置关系有关。既往研究证实，下颌骨侧偏伴有反𬌗的患者经常会出现颈椎形态和位置的改变，亚组可能出现功能性脊柱侧凸和躯干平衡能力的改变（Saccucci et al.，2011；Zhou et al.，2013）。Floor 被矫正后的正中咬合（不是她习惯性的功能性咬合）可能对她的身体运动反射系统产生了强烈的影响，导致她姿势的改变并在躯干和髋部引起了伤害感受性（nociceptive）局部疼痛反应。

推理问题

2. 你是否认为 Floor 的面部骨骼侧凸是一种结构畸形而需要进行手术，或者是她的咬合改变产生的功能性结果？你怎么解释橡皮筋让 Floor 的嘴张开太大时就让她的症状复发呢？

关于推理问题的回答

经过术前 13 个月的正畸治疗与下颌整形手

术再加上双颌截骨术和鼻中隔成形术，Floor 的面部对称性得到了改善，这对于年轻人是可行的（Proffit，2006）。下颌整形手术完全是为了美观。对于 Floor 的情况，牙医、正畸科医生和颌面外科医生希望达到 2 个主要目标。

- 最大尖窝接触：上、下牙弓的一侧牙尖充分与相对牙弓的牙尖相吻合的𬌗位置。
- 正中𬌗：下颌骨在正中位置关系时牙齿相互咬合，使得髁突头尽可能在下颌关节窝内靠前上方。

在手术后这 2 个目标基本都实现了。虽然无法确定在（被动）张口过程中，橡皮筋的拉力是否对上颌骨和下颌骨的对齐施加了足够的力量，导致 Floor 的上下颌回到与她的症状密切相关的术前位置（如鼻呼吸减少、头痛和下半身症状）。

推理问题

3. 根据你的主观检查，包括症状的程度和行为、面部和咬合排列不齐的病史及 Floor 自我概念的改变和社会退缩，你最初的印象（假设）是哪种"疼痛类型"，如伤害感受性疼痛、神经病理性疼痛和（或）伤害感受可塑性疼痛占主导地位？

关于推理问题的回答

在这个阶段有伤害感受性和伤害感受可塑性 2 种类型疼痛的临床特征（Okeson，2014）。支持伤害感受性构成的主要原因为 Floor 的症状是明确的单侧症状分布并与口腔、颈部姿势和运动相关的可预测的症状行为模式（如咀嚼、说话、骑自行车和游泳等）。然而对于支持伤害感受可塑性疼痛引起症状的，Floor 的问题显然是慢性的，她的症状从 11 岁开始，并在没有任何具体创伤、明显过度使用或明显触发的情况下

扩散到下半身。重要的是，Floor 公开谈论她与面部不对称相关的负面自我形象。失败的治疗干预，与见过的一些医生产生冲突后的持续性疼痛让她变得非常沮丧。这种明确的自我负面认知和情绪可能会导致某种程度的非适应性 CNS 敏化（Maísa Soares and Rizzatti-Barbosa，2015）。

临床推理评注

Floor 的案例是一个很好的例子，说明了患者的陈述通常与明确的诊断分类不匹配。在这种情况下，需要注意避免明确的因果解释，并将诊断性因果推理作为假设。尽管如此，识别潜在的病因机制对临床推理仍然很重要，因为已建立的解剖学、生物力学和神经调节过程可以使非常不寻常的陈述得到更好的理解，并有助于对新的评估和治疗程序进行逻辑探索。

在这些回答所表达的推理中，肌肉骨骼临床医务人员需要不断平衡他们基于病理学／结构的推理（如明确的错咬合、手术及正畸矫正）和他们从体格检查中得到的基于功能障碍的推理。虽然身体对病理和结构异常的适应能力令人印象深刻，但病理解剖学上的改变也可能导致痛觉异常。"疼痛类型""症状来源"和"病理学"的临床推理假设类别（第一章）试图鼓励我们理解和识别与这些类别相关的临床模式。疼痛类型特别重要，因为伤害感受可塑性疼痛／症状可以部分模拟特定的病理或组织伤害感受性疼痛，如果不理解这些，就会误导治疗措施。然而，在临床上仍然不能确定具体的疼痛类型，可能共存不同类型的疼痛组合（第二章）。然而，提出这样的假设（如这里所发生的）能够使体格检查进一步"测试"是哪种主要"疼痛类型"、可能的"症状来源"和"病理学"，以及它们与具体身体损伤的关系。

体格检查

临床观察

面部

第一眼，可以看到明显的面部不对称（骨骼侧凸）。右侧似乎较小，有以下异常。

1. 较深的鼻唇沟（图 19.4A）。
2. 右侧眼眶宽度小于左侧（图 19.4A）。
3. 右侧鼻孔比左侧更平坦（图 19.4A 和 B）。
4. 上、下唇没有接触（图 19.4A）。
5. 右侧下颌皮肤的小褶痕比左侧少（图

19.4A）。

6. 面部下 2/3 处皮肤改变（变红）（图 19.4A 和 B）。

当上颈椎轻微主动后伸（20°）时，可以看到头部向左偏移，并且可以看到变化的鼻孔（通道）（图 19.4B）。仰卧位时，下颌和鼻梁明显偏向左侧，鼻梁不对称（左侧比右侧平坦）。头向左侧轻微地侧向屈曲。

口腔内（仰卧位，Floor 放松时的习惯性咬合位置评估）

如前所述，可以观察到左侧的开𬌗和反𬌗（图 19.4C）。下颌骨明显前突和左侧偏移，如果 Floor 调整为最大的牙尖吻合（矫正下颌骨的侧向偏移和前突，使上牙和下牙接触），

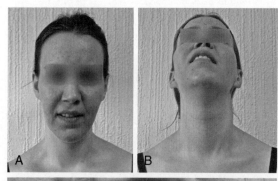

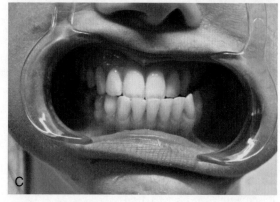

图 19.4 （A）Floor 的面部正面观（见文本案例中的关键特征）。（B）与水平线呈 30° 从下向上拍摄面部。注意鼻梁相对于下颌骨的偏移。（C）Floor 的习惯性咬合。注意门牙的对刃𬌗和反𬌗导致明显的下颌骨侧向偏移。还要注意在（靠前）磨牙区和前部牙齿可能存在的左、右侧开𬌗

她会感到局部不适，耳鸣和头痛也会加剧。没有观察到牙齿磨损（副功能活动导致牙齿磨损和破裂）（图 19.4C）。

鼻呼吸

治疗师用温和的力 1 次堵住 1 个鼻孔并要求 Floor 慢慢吸气。通过左鼻孔吸气（右颤音受阻）比右侧（左颤音受阻）音调更低，持续时间更长（6 秒），在较短的持续时间（2.5 秒）内产生更高的音调，同时伴有"右耳压力"（VAS 6/10）和右侧颞区压力（VAS 4/10）。

脊柱

Floor 的上颈椎处于屈曲姿势。当被要求抬起头并矫正姿势偏差时，她感到颈部有一种沉重的感觉，而且很难保持矫正姿势。使用 CRAFTA 数字测斜仪 1.06 版（www.physioedu.com）测量颅颈角，其角度明显偏低（45°；正常为 51°）。在身体后面观察发现，Floor 的头向右轻微旋转，向左侧屈，左肩抬高，左侧骨盆偏高（图 19.5）。

重心

用多功能测力板（Zebris Medical GmbH，德国）测量 Floor 的重心（centre of gravity，COG）。Floor 的 COG 评估结果显示，COG 向后移（41mm）和向右移（2.6mm），并伴有身体–质量定位的变化（右脚的压力为她体重的 59%，而左脚的压力为 41%）。

TMJ 评估

这是在下颌骨的直立姿势（upright posture position of the mandible，UPPM）下进行的，这是一种没有牙齿接触时主动矫正的直立姿势（von Piekartz，2007）。

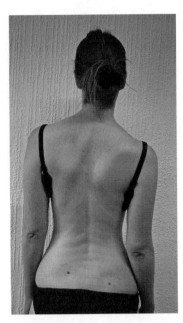

图 19.5　后面观察 Floor 的站立姿势。注意头和颈椎侧屈和旋转及不对称的左侧肩部和骨盆抬高

TMJ 主动运动评估（被动校正下颌骨至下颌骨直立姿势位置）

放松状态下除耳鸣 VAS 2/10 外，没有其他症状。

- 没有症状的张口度为（下颌下降）46mm（正常为 45 ~ 60mm），适度加压会造成咀嚼肌的"牵拉感"、右耳的"牵拉感"（VAS 3/10）、右颞区的"压迫感"（VAS 3/10）。

- 下颌骨向左侧偏 10mm（正常为 12mm），在此范围内没有症状，轻微加压会造成咀嚼肌的牵拉感。

- 下颌骨向右侧偏 6mm 时会诱发头疼（右侧比左侧更明显，VAS 3/10），并且右耳有压迫感。耳鸣会增加到 4/10。如果轻微加压，从开始到活动终末端感觉到阻力急剧增加，伴随着耳鸣进一步增加（VAS 6/10）。

- 下颌骨前伸为 5mm（正常为 5mm），在 3mm 时会发生弹响。下颌骨轻微偏向右侧并在右耳处有"压力"和"局部疼痛"的感觉，移正时会感觉到"耳朵有牵拉感"（VAS 2/10）。适度加压会导致咀嚼肌的"牵拉感"，"耳朵的牵拉感"增加到 5/10。

- 下颌骨后缩为 3 ~ 4mm（正常为 3mm），如果适度加压右耳会感受到压迫感和头痛（右侧比左侧明显，VAS 3/10）。

颞下颌关节被动生理运动评估

因为下颌骨向左侧偏诱发了大部分肌肉骨骼的体征和症状，所以用"运动图"对其进行评估和展示（Hengeveld and Banks, 2014）（图 19.6）。下颌骨被动向左侧偏 4mm 会导致头疼和右耳的压迫感（VAS 2/10），到 6mm 时开始耳鸣。动作的"限制"是在阻力（R2）开始时确定的，并在 6mm 时停止，因为头痛增加到 5/10，耳的压迫感增加到 3/10，耳鸣增加到 7/10。对于这个病例，被动运动没有受到真正的 R2（由于阻力而不再有更多的被动运动）或 P2（患者因疼痛要求停止被动运动）的限制；由于症状增加和治疗师对问题的"本质"的判断（这位患者的身体表现出比较高的激惹性，她决定不再加重这些症状），她选择停止被动运动。

被动神经动力学评估测试下颌神经的脑神经敏感性，方法是在上颈椎屈曲和向左侧屈时进行下颌骨向左侧偏（Geerse and von Piekartz, 2015；von Piekartz, 2007）。与没有上颈椎提前摆位时做下颌骨侧偏进行对比，结果没有差异。

TMJ 附属运动评估

- 主观上判断下颌骨在向内侧和向外侧被动横向运动时，右侧滑动受限均大于左侧的 50% 以上。横向滑动使耳鸣降低到比较低的音调，并且 Floor 的右侧鼻孔通气持续改善了大约 15 秒。

- 被动分离牵引，前后向滑动与后前向滑动均有轻度受限，没有引起症状改变。

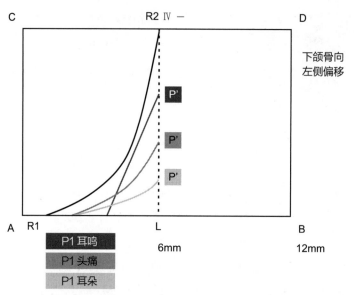

图19.6 下颌骨被动向左侧偏运动时身体反应的运动图演示。AB 线表示被动侧偏运动的平均最大范围（12mm）。AC 线表示所绘制因素的质量、性质或强度（本案例中为阻力、头痛、耳的压迫感和耳鸣）。R1 代表测试者在被动活动时感受到的第 1 个阻力。R2 在本例中是测试者达到Ⅳ级——大约为 25% 的存在的阻力（6mm）时运动受限的位置。在本例中，由于头痛增加到 VAS 5/10、耳的压迫感增加到 VAS 3/10、耳鸣增加到 VAS 7/10，所以决定不进行更剧烈的运动。注意每个症状（头痛、耳的压迫感、耳鸣）都有一个因为被动运动产生的点（P1）和一个停止运动测试后的强度水平（P'）。还要注意的是，这 3 种症状的增加与阻力的增加成正比，支持了症状与下颌骨侧偏运动相关，并与这种运动的阻力相关

咀嚼肌评估

对咀嚼肌进行张力、敏感性、疼痛激惹程度和耐力筛查。

- 触诊咬肌、翼内肌、颞肌和胸锁乳突肌时发现左侧张力比右侧高。

- 机械性痛阈通过机械性痛觉计（Wagner 仪器，型号为 FDK5，www.wagnerforce.com）测量最敏感的区域并与左侧对比。

  - 右侧咬肌（0.4 kg/cm²）；左侧咬肌（2.8 kg/cm²）。

  - 右侧颞肌前束（0.2 kg/cm²）；左侧颞肌前束（3.1 kg/cm²）。

  - 右侧胸锁乳突肌锁骨头的上部（1.2 kg/cm²）；左侧胸锁乳突肌锁骨头的上部（3.2 kg/cm²）。

- 没有对翼内肌的敏感性触诊评估，因为测试这块肌肉的可靠性较低（de Leeuw and Klasser, 2013）。

- 耐力和协调性：给予轻微的徒手抗阻（小于 0.5kg）重复 10 次张口和闭口动作，没有不对称的运动，没有引起疼痛刺激，力量也没有减退。

颈椎评估

主动生理运动评估

颈椎的主动运动使用颈椎活动度测量仪（Sammons Preston Basic CROM, www.rehabmart.com），在没有额外加压的状态下测量（除耳鸣 VAS 2/10 外，放松状态不引起其他症状）。

- 屈曲 65°（C₇~T₄ 区域活动较少），症状没有变化。

- 后伸 46°（上颈段没有活动，中颈段活动过多），会觉得颈部很重。

- 向左侧屈 22°，症状没有变化。

- 向右侧屈 9°，使得颈部右侧下方有"牵拉感觉"（3/10）。
- 向左旋转 78°，在颈部右侧和右耳有"压迫感"。
- 向右旋转 60°，症状没有变化。

屈曲/旋转测试

仰卧位，颈椎完全屈曲，被动向左侧旋转 43°、向右旋转 28°，使用电子测角仪测量（HALO 医疗设备，澳大利亚）。

椎间被动生理运动评估（passive physiological intervertebral movement assessment，PPIVM）

仰卧位触诊时，左侧 C_1 横突滑动较右侧明显，乳突与 C_1 顶端之间的距离比右侧更大。C_2 棘突向右旋转。

- 枕部——C_1
  - 向左侧屈没有活动度；向右侧屈 2°～3°。
  - 向左旋转没有活动度；向右侧屈 2°～3°。
  - 屈曲 5°。
  - 后伸 <5°，颈部枕骨下区疼痛。
- $C_1 \sim C_2$
  - 屈曲 4°～5°。
  - 后伸 <5°。
  - 向左侧屈与向右侧屈（2°～3°）。
  - 向左旋转 15°；向右旋转 30°。

被动附属运动评估（passive accessory movement assessment，PAM）

- 主要障碍是 C_1 和 C_2 的右侧后－前向运动引起了颈部局部疼痛，运动受到阻力的限制而只有左侧的 50%。
- 向右旋转 30° 对 $C_1 \sim C_2$ 与 $C_2 \sim C_3$ 使用同样的方法评估，发现 $C_1 \sim C_2$ 为疼痛来源。

颅面区域

脑颅

在标准的颅面被动运动评估中，"阻力反弹"（即颅骨的顺应性反应）和感觉反应（即患者的主观感觉）具有明显的功能障碍。这在以右枕部斜对角向左额面为轴，颞骨绕水平轴向后旋转与枕骨绕矢状轴向右旋转的联合运动中最为明显（图 19.7）。每个动作都表现出阻力下降（反弹）和引起 Floor 的双侧头痛（VAS 6/10）、右侧耳鸣（4/10）和轻微的耳朵疼痛（VAS 2/10）。其他标准动作（von Piekartz，2007）为阴性。在这个被动的颅面部评估后，Floor 注意到她可以更好地通过她的右鼻孔呼吸。通过对右鼻孔吸气的再次评估显示出短期的呼吸改善，表现为持续 3 秒的低音调，伴随着"右耳的压迫感"下降（2/10）和右侧颞骨一直存在的压迫感完全缓解。

面颅

Floor 害怕在她的面部实施任何被动的手法技术（她担心这些技术可能会使她的上颌骨向错误的方向移动更多），不愿意治疗师对她的面部骨骼采取任何徒手检查。

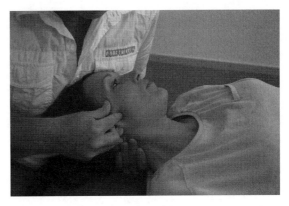

图 19.7 徒手检查脑颅的示例。图片示范了右侧颞骨绕水平轴向后旋转与枕骨绕矢状轴向右旋转的联合运动。这种操作使阻力增加和阻力反弹减少，诱发了 Floor 的所有 3 种症状

脑神经系统神经动力学评估

通过颈椎 Slump 试验（Butler, 2000）对神经的轴向（纵向）机械敏感性进行评估后，总体印象是正常的，达到全活动范围，没有诱发任何症状。

推理问题

4. 根据你的主观判断和现有的这些体格检查发现，请在此阶段讨论你的假设和相关推理。
   a. 你认为 Floor 的不同症状的最可能的"来源"是什么？
   b. 请根据可能导致她的问题发展和（或）维持的身体或非身体因素提出你的假设。

关于推理问题的回答

通过主动和被动的下颌骨侧偏引起 Floor 的耳鸣和头痛再现支持了这些症状的伤害感受性成分。TMJ 和相关组织被认为是这些症状的伤害感受性来源。然而，对于公认的 TMD 分类，Floor 的身体体征并不支持明确的关节内关节盘移位或明确的神经病理性分类。正如在前一个推理问题的回答中所提到的，下颌骨运动对关节盘锤骨（Pinto）韧带的压力可能导致耳鸣和头痛。由于对脑颅的评估技术改善了鼻呼吸，而对下颌骨的评估技术没有改善，这将支持脑颅与鼻呼吸质量的相关性，这也符合 Floor 的病史。

长期的面部症状可能与脑颅和面颅（即面部骨骼）的排列改变、TMJ 的活动度和面部及咀嚼肌功能的改变同时发生（耐力、协调性下降、肌肉张力增加等）（Joshi et al., 2014）。无法得知是身体损伤造成了 Floor 的长期症状，抑或是诱发因素的一部分。类似地，如 Floor 自我概念的减少与她自我感觉"丑陋"等非身体方面的描述，也可能是认知和情绪因素导致她的持续性症状和身体损伤。我们也无法知道这些观点是促成了她现在的症状，还是她目前症状引起的结果，但它们显然是她的功能障碍经历的重要组成部分，需要在治疗中进一步评估和考量（Lumley et al., 2011）。

因此，筛查她的情绪-认知状态、体像变形和情绪识别将有助于明确它们是否有参与并是否需要相关的治疗干预。

临床推理评注

第一章讨论了"症状来源""病理学"和"致病因素"的假设类别。与我们对伤害感受性"疼痛类型"的理解一致，通过对下颌骨的主动和被动评估，可重复地再现 Floor 的症状，以支持 TMJ 和相关组织作为可能的伤害感受性疼痛（头痛，但也有耳鸣）的来源。虽然没有明显的特殊病理（如关节内关节盘移位或神经病理性疼痛）存在，但局部组织的压力或负荷足以引起伤害感受性疼痛，特别是当精神压力等非身体因素同时存在时。当意识到 Floor 对自己外貌的负面看法时，可以假设这不仅仅是她面部不对称的结果，现在还是导致她有持续性症状的一个因素。无论哪种情况，这都是她的功能障碍经历的一个真实特征，需要更全面的评估，以了解并确定是否需要采取针对性的特殊治疗。

偏侧化与情绪识别测试

采用了颅面治疗学院（cranial facial therapy academy，CRAFTA）偏侧化与情绪识别测试（Face Lateralization–Emotion Recognition Test）（www.physioedu.com 或者 www.trainyourface.com）。

结果如下。

- 偏侧化测试：在 48 张图片中，Floor 正确识别了 46 张，识别左脸图片的平均速度为 3.6 秒，识别右脸图片的平均速度为 1.9 秒，属于正常，但正确识别脸的判断速度较慢（平均速度参考值为 2.60 秒）。
- 情绪识别测试：Floor 对于快乐的识别评分为 100%，对于惊讶和厌恶的识别评分为 86%，恐惧和悲伤评分为 17%。在全部测试中，32% 全部回答正确，10% 没有在规定的时间内回答（确认时间 >5 秒），平均决定时间为 3.92 秒（参考值为 3.60 秒）。

问卷量表

选用了 3 份问卷量表，即述情障碍量表、功能状态量表和抑郁评估量表。

- 多伦多述情障碍量表 26（Toronto Alexithymia Scale 26）（Kupfer et al.，2000）测量了情绪表达的 3 个关键特征（即情绪意识）：情绪识别难度（量表 1）、情绪描述难度（量表 2）、外向型思维方式（即分析性思维的程度和方式，量表 3）。Floor 的总分为 2.21 分，1 分为轻度情绪表达障碍，3 分为显著的情绪表达障碍。

- 颈部功能障碍量表（The Neck Disability Index）（Vernon, 2008）是一份功能状态量表。在 100 分中，Floor 的得分为 62 分，这代表中度颈部相关功能障碍，在阅读、集中注意力开车和自由活动时尤为明显（回答问题 4、6、8 和 10）。

- Beck 残疾指数 Ⅱ（the Beck Disability Index Ⅱ）（BDI；Beck et al.，1996）提供了一种对抑郁情况的测量方法。在 21 个项目的评估中，Floor 的得分为 21 分（满分为 63 分），这代表她有轻度抑郁。

推理问题

5. 你使用偏侧化与情绪识别测试和多伦多述情障碍量表 26 的原理是什么？你打算如何在她的案例中使用这些信息？

关于推理问题的回答

因为 Floor 长期对自己的面容有负面的自我概念和感觉，使用 CRAFTA 偏侧化与情绪识别测试（Leake, H, 2012）她对左 / 右偏侧化和情绪的识别。左 / 右脸识别测试似乎与慢性疼痛状态有强烈的内在关联（Bray and Moseley, 2011）。据报道，面部疼痛的形成至少部分是由于皮质运动处理（左 / 右脸识别）的中断，而非皮质情绪处理的中断（von Piekartz et al., 2014）。所以仅仅因为患者有左 / 右脸识别问题，我们不能假定患者也会有情绪识别问题，因此这需要单独评估。确认了偏侧化和情绪识别方面的障碍，也创造了一个机会来专门针对性治疗 Floor 的述情障碍。

问题推理：

6. 有些人认为对抑郁症的评估和治疗超出肌肉骨骼临床医务人员的实践范围。你能否谈谈你对使用 BDI 的看法，以及你是否认为 Floor "轻微至轻度抑郁症"的结果需要转介给心理治疗师？

关于推理问题的回答

研究表明，TMD 患者的症状包括面部疼痛、头痛、耳鸣和听力减退（对一定频率和音量范围的声音过于敏感）与抑郁程度较高有很强的共病关系（Hilgenberg et al., 2012）。颞下颌关节紊乱病诊断的研究标准提倡临床医务人员对抑郁症和躯体化症状进行评估（Dworkin and LeResche, 1992；Manfredini et al., 2010）。鉴于 Floor 的长期手术经历与不成功的结果，以及她对自己的负面感觉和 BDI 的结果，建议 Floor 咨询心理治疗师。

推理问题

7. 在体格检查中获得的额外信息，包括偏侧化测试、情绪与抑郁评估是否支持你关于"疼痛类型"（伤害感受性疼痛、神经病理性疼痛、适应不良性中枢神经系统敏化）的最初假设？体现在何处？

关于推理问题的回答

慢性（面部）疼痛会对身体形象的认知产生负面影响（部分反映在偏侧化测试中），并影响运动反应（Berryman et al., 2014）。这在偏侧化测试中得到体现，如 Floor 的单侧准确性和反应时间得分明显降低及对主要消极情绪（如悲伤和恐惧）识别的低准确性。长期的伤害感受性疼痛也可能改变抑郁患者的情绪状态（Taylor and Corder, 2014）。总的来说，这些可能导致了 Floor 的疼痛和功能障碍，影响了她的生活质量。

临床推理评注

使用专业的偏侧化测试、情绪识别和述情障碍评估提供了进一步深入了解 Floor 的情况的视角。虽然肌肉骨骼临床医务人员在体格检查和身体诊断方面受过良好的训练，但在认知和情绪评估及治疗方面的知识却较少，且缺乏系统性。像这样经过验证的评估有助于客观地确定这些损伤，并提供可能有用的其他治疗策略的推理。

与第三章的建议相一致，肌肉骨骼临床医务人员对抑郁症和其他"橙旗征"的筛查并不是为了正式诊断抑郁症；更确切地说，目的是确定抑郁症何时可能出现，以便咨询和转介给相关医生和（或）心理治疗师。这些数据也可用于重新评估。

正如第一和第二章中所讨论的，"疼痛类型"的临床"诊断"仅限于确定主观和身体表现的共同特征。虽然偏侧化障碍和情绪识别障碍本身并不属于适应不良性中枢神经系统敏化的"疼痛类型"，但如果将这些障碍与其他明显的特征（如慢性症状、消极的"患者观点"）放在一起考虑，就越加支持适应不良性中枢神经系统敏化。

第 1 次治疗（第 1 天）

治疗开始于对主要检查结果的解释及对短期和长期治疗目标的讨论。从潜在的神经病理学、生物力学和疼痛机制方面对患者就面部、颈部和下半身之间的关系进行了充分解释。考虑到 Floor 的症状与病史，清晰的 TMJ、颅骨和颈部体征，以及在评估右侧 TMJ 附属平移运动后改善的耳鸣和呼吸情况，讨论并决定治疗从右侧 TMJ 开始。

右侧 TMJ 被动横向松动术（Ⅳ－级，Maitland 提出的不激惹症状）持续约 90 秒（Hengeveld and Banks，2014）。重新评估后发现以下变化。

- 观察
  - 站立姿势：头部的侧屈和旋转减少，左肩和骨盆左侧的抬高也减少了（图 19.8）。
  - 下颌骨主动前伸：改善了下颌骨的偏移幅度与反咬合，先前在加压时咀嚼肌的"牵拉"感觉完全消失了。
- 下颌骨主动向右侧偏 10mm（先前为 6mm），右耳的压迫感没有变化，但耳鸣减轻（VAS 2/10，先前为 4/10）。当轻微加压时，与另一侧相比可以感觉到正常的阻力（先前感觉为非常大的阻力），并且 Floor 觉得没有加重耳鸣。

- TMJ 被动横向滑动改善（阻力降低）。
- 鼻通气没有变化。
- $C_1 \sim C_2$ 的右侧后－前向被动附属运动改善（局部疼痛及阻力降低）。
- 向右屈曲 / 旋转测试从 28° 增加到 35°。
- 对咀嚼肌触诊时，肌张力和疼痛阈值没有变化。

鉴于 Floor 的症状的复杂性，在此阶段没

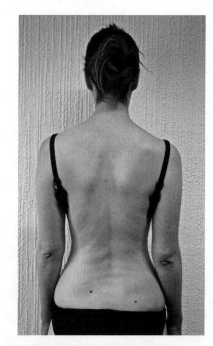

图 19.8　第 1 次治疗后后面观察 Floor 的姿势。可以发现头和颈椎的姿势及肩部与骨盆倾斜都有明显改善

有启动自我治疗策略。由于 Floor 来就诊的路上需要花 3 小时，下一次治疗的时间计划为 60~90 分钟，以确保将自我治疗策略也包括在内。

第 2 次治疗（第 1 次治疗 8 天后）

Floor 报告说，自她第 1 次检查和治疗以来，没有因为治疗出现疼痛，症状模式也没有变化。这次治疗对提出的计划进行了讨论并取得了一致意见，包括重新检查她的主要身体状况；进一步评估她的脊柱、髋关节和膝关节；治疗她的症状的第 2 个潜在来源，即她的脑颅，以确定效果。

身体再评估

对 TMJ 和上颈椎的再评估结果与第 1 次治疗结束时的再评估相比没有变化。

胸椎、腰椎、髋关节与膝关节的其他筛查

胸椎的 PPIVM 和 PAM 评估显示，T_4~T_8

节段在伸展和后-前向仅有轻微僵硬。对腰椎、髋关节和膝关节的检查显示活动范围相对正常，没有诱发任何症状。

治疗

向 Floor 介绍了脑颅松动术。这包括对有阻力的蝶骨 / 颞骨做被动松动术，治疗 5 分钟，每次 7~10 秒的节律，引起轻微头痛，耳鸣没有变化，基本上缓慢地增加松动术压力到 IV 级，然后缓慢地降低压力。

根据临床经验，非常慢的节律对于改善颅骨组织的顺应性变化更有效。

重新评估发现以下情况。

- 下颌骨主动向右侧偏改善（10~12mm），右耳没有压迫感，中度用力加压没有诱发耳鸣。

- 右侧鼻孔的鼻呼吸改善（噪声低，持续时间为 4 秒），减少了耳和颞骨的"压迫感"（VAS 4/10）。

- 颈椎的体征没有变化。

- 胸椎侧凸与骨盆倾斜轻微改善。

推理问题

8. 请讨论你对前 2 次治疗的理解。因为脑颅松动术不像身体其他部位的松动术那么常见，还请简要地讨论一下这些程序的目的，并就其疗效的证据情况提出评论。

关于推理问题的回答

有临床证据表明，被动的颅骨松动术可以减少异常的口腔面部运动，并且可以缓解疼痛（Chaitow, 2005；von Piekartz, 2007；Schueler et al., 2013）。

有许多模型解释了颅骨操作术如何改变体征和面部感觉反应如疼痛、耳鸣和眩晕等（Schueler et al., 2013）。对于 Floor 使用的标准颅骨松动术治疗是基于正畸和颅骨整形手术相关（临

床）证据的实用功能方法（Zöller, 2005；Proffit, 2006）。颅颌面牙功能异常，如错𬌗、TMJ 关节盘移位、颌面畸形等，可以导致骨与骨之间的异常张力（应力传导）。这种现象可能导致（异常）颅面生长和颅骨张力，从而影响软组织的功能，如咀嚼肌和面部肌肉，还有耳、眼、鼻和舌的功能，这些功能受器官、周围软组织及骨骼的影响（Linder-Aronson and Woodside, 2000；Oudhof, 2001；Joshi et al., 2014）。颅面不平衡也可能导致传入神经输入异常和痛觉异常（Proffit, 2006；Schueler et al., 2013）。

在 Floor 的病例中，她的颅面短小症（即在出生前主要影响颅骨和面部发育的一系列异常）没有直接导致特定的头部器官功能障碍或大的影响。如她的正畸科医生所说的，这可能是遗传

的，也可能是由她青春期前的身体快速生长引起的（Heike and Hing, 2009）。对于Floor，这种与她的面部不对称和验力相关的异常应力传导机制可能会继续影响她的面部和脑颅及相关的软组织，导致她有持续性耳鸣、单侧鼻呼吸减少（Kluemper and Spalding, 2001）和异常的运动反应（如胸锁乳突肌、咬肌和颞肌的肌张力增加），这也许解释了她的主要肌肉性头痛（Palazzi et al., 1996）。

临床推理评注

在缺乏研究证据的情况下，临床医生需要从健全的健康实践（如正畸和颅骨整形外科）中收集关键的理论信息。这种"假设"的推理或对最佳解释的推理（也称溯因推理，见第一章）是一种创造性的解释，在没有明确的推论时使用。在临床上，当试图解释最初可能呈现为不同的、不清楚的信息或情况时，这是必需的。它本质上是一个未经证实的解释假设，最好地解释了临床诊断结果，就像侦探必须接受最好的解释，可以解释围绕犯罪的证据。尽管不加批判地接受这些解释可能会导致推理的证真偏差错误，但谨慎的推导是所有思考的真实组成部分，它为进一步的"测试"提供了临床和经验上的信息。

第3次治疗（第2次治疗2周后，第21天）

Floor报告说呼吸改善持续了3天。她还发现当呼吸更好时，她的耳鸣和头痛，特别是右侧减少了（VAS 2/10）。

身体再评估

与第2次治疗结束时相比，Floor除通过右侧鼻孔吸气的声音（音高）变低且更长（5秒）、更轻的耳压迫感（VAS 3/10）、颞骨感觉不到"压力"外，主要体征无明显变化。然而，机械痛阈评估改变了。

- 右侧咬肌为2.1kg/cm²，先前为0.4kg/cm²。
- 右侧颞肌前束为1.7kg/cm²，先前为0.2kg/cm²。
- 右侧胸锁乳突肌锁骨头的上部为2.7kg/cm²，先前为1.2kg/cm²。

治疗

向Floor解释了她的头骨中的异常压力可能会影响她的鼻呼吸，而这些可能会引起她的耳鸣和头痛，也可能引起她的下颌与TMJ问题。基于此，我们共同讨论并确定了脑颅和TMJ的联合手法治疗方案。

相对颞骨绕着水平轴做右侧TMJ向后旋转被动松动术（由于其增加的阻力、减少的反弹和减少耳鸣的效果）5分钟。立即重新评估，显示与第2次治疗后的模式相同，除以下情况。

- 反殆又再次减少了（她放松的姿势下）。
- 鼻呼吸明显改善[左、右鼻孔的吸气声相同，持续时间相同（6秒）]，只有非常小的耳压迫感（VAS 2/10），没有颞骨的"压迫感"。

同时对右侧$C_1 \sim C_2$节段进行了3分钟的试验性治疗，使用的是单侧后-前向关节松动术操作到僵硬的幅度（在向右30°旋转下操作1分钟）。

再评估

- TMJ主动向右侧偏增加了（现在为13mm），温和加压没有诱发耳鸣。
- 下颌前伸的弹响声消失了。
- 反殆减少了。
- 胸椎侧凸与骨盆倾斜减轻了。
- 身体重心：向后（从41mm到5mm）向右（从26mm到16mm）偏移明显改变，表现在体重的分布（右脚的压力从 59% 下降到 54%）变化了。

- 鼻通气没有变化。

　　Floor 觉得颅骨颞下颌和颈部的联合治疗给了她迄今为止最好的改变，甚至她的腰部和髋部症状也减轻了。

　　制订了下列家庭训练。

- TMJ 侧偏训练：Floor 被指示将她的左手示指放在她的下颌左侧，并尝试引导她的下颌骨主动向右侧偏，同时配合她的右手将右侧颞骨被动向后旋转牵伸。她被要求每天做 6 组，每组重复 6～10 次。她还被指导如何随着练习再次评估下颌侧偏和鼻呼吸，并继续练习，除非她的症状加重。

- 鼻呼吸训练：教会 Floor 一个改良的瓦尔萨尔瓦动作训练以改善鼻–面窦–耳区域的空气动力学，这要求 Floor 利用封闭的气道进行稍微用力的呼气。在呼气的同时闭口和捏住鼻子，就像防止打喷嚏一样。如果压力缓慢增加，咽鼓管就会打开，增加的压力可能会在耳中增加。如果 Floor 感到耳深处有压力，就建议做闭口和捏着鼻子的吞咽动作，这会增加内耳和咽鼓管的负压。要求她在不增加症状，也不降低鼻吸气质量的情况下每天做 3 次这样的练习，每次 2～3 分钟。

第 4 次治疗（第 3 次治疗 2 周后，第 34 天）

主观再评估

　　Floor 很惊讶她的耳鸣从上次治疗后已经减轻了（VAS 2/10），现在一天中有几小时几乎完全没有。同时她的鼻通气也好了很多，她对这些进展非常满意。在上次治疗后的前 3 天中，她的颞部头痛甚至她的下半身症状也减轻了。Floor 报告说，她的耳鸣、头痛和鼻通气

减轻在 8 天后又都再次加重了，但她觉得这些症状总体上仍然有大约 50% 的改善。

身体再评估

家庭训练

- Floor 说她很好地进行了这 2 种家庭练习，并说这 2 种练习都改善了她的耳鸣和鼻通气情况。

鼻通气

- 与第 3 次治疗结束时对比没有变化。

- TMJ
  - 下颌骨被动向右横向滑动的幅度与向左侧的差异进一步减少了。
  - 下颌骨向右主动侧偏 12mm，温和加压没有诱发耳鸣。

脑颅

- 右枕部对角线向左额面、颞骨绕水平轴向后旋转与枕骨绕矢状轴向左（译者注：上文 2 次描述都是向右）旋转依然会诱发 Floor 双侧头痛（VAS 2/10）和右侧耳鸣（2/10），但只有在重复 6 次 IV 级压力后，每次持续 5～10 秒后出现。

上颈椎

- 屈曲 / 旋转测试向右旋转 33°（最初为 28°）。

- $C_1 \sim C_2$ 的右侧后–前向附属运动仍然比左侧少 50%，局部颈部疼痛（VAS 5/10）。当在向右旋转 30° 操作时，僵硬和颈部疼痛都加剧了（7/10）。

- 在 C_2 做 IV 级单侧后–前向附属运动的同时进行 TMJ 向左侧偏运动会诱发耳鸣（VAS 4/10）。

𬌗运动感觉敏感性测试

这是一个额外的测试，当颈椎和 TMJ 运动与症状存在关联时，正如之前的评估所提示的（von Piekartz, 2007）。在牙齿之间放一小片纸或箔片（1mm 厚），要求患者轻柔地牙齿相对应接触，不要咬。然后在保持下颌骨位置的同时，再次评估颈椎上段的主动生理运动和被动附属运动。Floor 的结果如下。

- 伸展：正常的头 – 颈运动（60°，先前为 46°）。
- 向右侧屈：15°，没有"牵拉感"（先前为 9° 时有牵拉感，VAS 3/10）。
- 向右旋转：76°（先前为 60°）。
- 屈曲 / 旋转测试：向右旋转 42°（先前为 33°）。
- PAM
  - 在 $C_1 \sim C_2$ 的右侧后 – 前向附属运动的僵硬度降低了 50% 以上，在中立位（VAS 2/10）和 30° 右旋转（3/10）时仅出现了轻微的颈部疼痛。
  - 在下颌骨主动最大幅度向左侧偏时做 $C_1 \sim C_2$ 的右侧后 – 前向附属运动没有引起任何耳鸣（先前为 VAS 4/10）。

治疗

向 Floor 简要地解释了口面部区域和上颈椎之间的神经生理学连接与耳鸣和头痛的可能机制（特别讨论了在左下颌骨侧偏状态下对 $C_1 \sim C_2$ 被动单侧加压的发现和咬合运动感觉测试）。脑颅技术可以减少鼻呼吸阻力，随着空气流量的增加有助于减少耳鸣。因此，进行了下列工作。

- 在下颌骨最大主动向左侧偏时，在 $C_1 \sim C_2$ 右侧做被动后 – 前向附属运动松动术。
- 颞骨沿水平方向做被动向内松动术（Ⅳ级）持续加压 5~8 秒，共治疗 8 分钟，治疗时不增加面部症状。

身体再评估

鼻通气

- 吸气声音左右一致，平均持续 5 秒，没有诱发症状。

TMJ

- 下颌骨主动向右侧偏 13mm，加压没有诱发症状。
- 下颌骨被动向右侧偏与向左侧对比没有僵硬感觉，也没有诱发症状。

脑颅

- 由于对脑颅进行了大强度的手法治疗，在之前的上颈段评估中出现了轻微的体征和症状，所以没有再评估脑颅。
- 在𬌗运动感觉测试中也发现了同样的模式，现在只有上颈椎运动保留了改善的活动范围，而没有保持牙齿与牙齿的𬌗位置。
- 在 $C_1 \sim C_2$ 的右侧做被动附属运动显示僵硬程度改善了 75%，在中立位没有引起局部疼痛，在向右旋转 30° 时只有轻微疼痛（VAS 1/10）。
- 在治疗结束时，Floor 被要求在相同的运动量下继续下颌骨侧偏和呼吸训练，但每次都要增加 50% 或更多的时间。

第 5 次治疗（第 4 次治疗 2 周后，第 47 天）

主观再评估

Floor 说自上次就诊以来，她只出现过 1 次头痛和耳鸣（VAS 2/10），她认为这与她经历了 2 天的轻微感冒有关。当感冒痊愈后，头

痛和耳鸣都立刻消失了。她说现在对自己的反
殆不那么在意了（仍然存在），她仍然对自己
改善的鼻通气感到高兴，并指出她现在可以
"呼吸更多的空气"了。Floor 也表示在过去的
14 天中下半身没有任何疼痛。

  Floor 讨论了她关于取消第 2 次双颌手术
的想法。尽管她仍然担心费用，并承认目前
的治疗极大地减轻了她的症状，但她仍然觉
得自己的面貌没有吸引力，因此仍在考虑进
行手术。她还补充说，她的家人建议她取消
手术。

身体再评估

TMJ 与上颈椎

- 习惯性殆：向左侧反咬合仍然存在。
- 左、右两侧一致的鼻通气。
- TMJ 的主动和被动关节运动现在相对一致，在正常的活动范围内没有激惹症状。
- 上颈椎的主动和被动运动评估显示现在也在一个相对正常的活动范围内，没有任何激惹症状，除了在下颌骨向右侧偏下用Ⅳ级压力对 $C_1 \sim C_2$ 的右侧做被动后前向附属运动时仍可引起局部颈部疼痛（VAS 3/10）之外。向右屈曲 / 旋转测试为 40°（第 4 次治疗后为 42°）。

颅面区域

- 以对角线的枕部右侧左前方为轴，颞骨绕水平轴向后旋转和枕部向左侧（译者注：前后有左右差异）横向旋转不再引起 Floor 的头痛和耳鸣。
- 颅面评估发现的唯一异常是做Ⅳ级颞骨与蝶骨附属运动 5 ~ 8 秒重复 5 次会诱发耳鸣（VAS 2/10）。

脊柱与姿势

- 在第 3 次治疗结束时报告的对姿势观察和对重心客观评估的改善依然存在，没有更多的变化。
- 颅颈角现在为 49°（最初为 45°；正常为 51°）。

  在这次再评估后，与 Floor 进行了 1 次系统的反思以评估她目前的理解。讨论了下列问题。

- 她的所有症状似乎都消失了，这可能与她的不同的生理功能改善有关（TMJ、上颈椎、脑颅、下半身）。
- 下半身症状可能是由于她的身体对她的面部和颈部问题的代偿。
- 一些功能障碍可能是由于组织本身的僵硬造成的，但很多问题可能是由于她生活中习得的颈部和下颌的运动模式引起的。这 2 个区域有神经生理学上的联系。
- 由于这些神经生理学上的联系，制订一个长期的治疗计划以尽量减少症状复发是很重要的。
- 对于计划中的双颌手术的价值最好能有进一步的意见和多学科的共识。

  鉴于 Floor 的症状和体征明显减轻，进行了回顾性评估及面部偏侧化与情绪识别测试。

  问卷量表如下。

- 多伦多述情障碍量表 26 为 2.19 分（先前为 2.21 分），意味着没有明显变化。
- 颈部功能障碍量表为 34 分（先前为 63 分），说明有明显的改善。
- Beck 残疾指数Ⅱ为 12 分（先前为 18 分），有轻微的改善。

偏侧化与情绪识别测试

- 偏侧化测试：Floor 在 48 张图片中正确识别了 47 张，识别左脸图片的平均速度为 2.8

秒（先前为 3.6 秒），识别右脸图片的平均速度为 1.4 秒（先前为 1.9 秒）。这表明保持了之前的正确率，正确面部识别的平均速度得到了提高，为 2.2 秒（先前为 2.6 秒）。

- 情绪识别测试：Floor 对于快乐再次 100% 识别，识别 86% 的惊讶和厌恶，识别 21%（先前为 17%）的恐惧和悲伤。不正确答案的总百分比为 26%（先前为 32%），未及时回答的为 8%（先前为 10%）（决策 > 5 秒），平均判断速度为 3.75 秒（先前为 3.92 秒）。情绪识别测试仍明显低于正常参考值。由此可以得出结论，Floor 仍然不能正常识别（脸）身体形象，这可能反映了她的情绪识别功能障碍，这一切都与她消极的个人自我印象有关。

建议的长期治疗方案是多个方面的，包括以下内容。

- 继续治疗（每 4 ~ 6 周 1 次）以进一步减少轻微的神经肌肉骨骼损伤，增加家庭训练。
- 一个分等级的运动计划，增加 Floor 日常活动的难度，包括跑步、骑自行车、游泳，还有她的工作。
- 每天在电脑上进行面部运动图像和面部情绪识别训练，以提高她对表情外在的情绪表达，同时也包括内在的情绪想象、图像识别，同时也希望改善她对自我形象的认知。
- 鉴于她的认知能力与情绪状态，针对她的个人自我形象意识进行了包括一位心理治疗师在内的多学科有关咨询，并与她的颌面外科医生讨论手术提供对称面部的可能性，因为这是她仍然考虑手术的唯一目的。

治疗

由于 Floor 的神经肌肉骨骼损伤现在相对较轻，所以现阶段的治疗主要是"不外加干预"。

增加了以下家庭训练。

- 颈部训练：解释如何进行仰卧位向右屈曲 / 旋转测试。要求 Floor 仰卧，双手放在头后。在这个姿势下，要求她没有牙齿接触的状态下主动做上颈椎屈曲点头。接下来，指导她维持这种上颈椎屈曲姿势，主动做颈椎向右旋转，直到可动活动范围的终末端。不应该激惹任何面部症状；也许存在上颈部的"牵拉感"，这是正常的。这个训练需要重复 6 ~ 10 次，并添加到她已经做过的 TMJ 和面部练习中。
- 分级运动治疗：Floor 以前很喜欢跑步。虽然她喜欢每天跑 45 分钟，但最近她只跑了 20 分钟，因为再跑下去会使头痛和呼吸受限加重。对于分等级的跑步运动，Floor 被要求将她每天的跑步时间减少到 15 分钟，减少 20% 的跑步强度。如果 7 天后她感觉良好，症状没有恶化，她可以增加 20%（约 2 分钟）到 18 分钟的跑步时间，并尝试增加强度。3 周后，她可以再次增加 20% 的跑步时间到 22 分钟。在实施这个计划的过程中，她被要求把自己每天的反应记录在日记中，以便下次治疗时查看。
- 偏侧化训练：针对 Floor 的混乱的对身体（面部）图像的识别能力，使用专门的评估和训练程序（CRAFTA 面部偏侧化与情绪识别程序，参见 www.physioedu.com 或 www.trainyourface.com）。该计划包括总共 72 张随机的面部和颈部图片，每张图片展示的时间设置为 3 秒。Floor 被要求每天在她方便时练习 10 分钟。

同时建议 Floor 到一位专业从事创伤性手术后的临床心理治疗师处就诊。虽然 Floor 最初对这个建议表示惊讶，并表示她不觉得自己有"心理"问题，但经过进一步讨论她所表现出的负面情绪（特别是有关她的外貌）和解释了情绪可以显著影响其他身体表现和功能（如疼痛、耳鸣和呼吸）后，她同意并觉得值得一试。

第 6 次治疗（4 周后，第 72 天）

主观再评估

自上次就诊以来，右侧耳鸣仅发生过 2 次（每次 VAS 4/10），且仅持续 30 ~ 45 分钟。在进一步的询问中，Floor 将这 2 段耳鸣与她所说的容易控制的轻微紧张情绪联系起来。只有在来月经前觉得头痛（VAS 2/10），口腔活动（说话、进食）或姿势/活动（坐、跑步）没有诱发头痛。Floor 还表示她的呼吸明显改善了，只有在她跑步时会轻微意识到原来的问题。她感觉她的开𬌗和下颌骨移位也得到了改善，她意识她的上下牙齿有更好的接触（图 19.8 习惯性𬌗）。Floor 报告说她的家庭训练进行得很顺利，包括在最后一次治疗时增加的新的上颈段屈曲/旋转测试动作。她已经能够将她的跑步时间增加到 45 分钟，每周 5 次，没有任何不适。虽然她确实有规律地做了 3 周的偏侧化训练，但她觉得这些训练已经太容易了，看不出它们现在有什么作用，因此她降低了做这些训练的频率。

就诊心理治疗师

看完 2 次心理治疗师之后，Floor 被诊断出患有轻微的"畸形恐惧症"（dysmorphophobia）。畸形恐惧症是一种躯体变形障碍（body dysmorphic disorder）（Buhlmann et al.，2013），其特征是严重负面的体像变形。在 Floor 的病例中，这与她感知到的颅面缺陷及相关的外观缺陷有关。这可能导致强迫性地在镜子里检查自己的外貌、强烈的自我概念、社交回避、隔离和抑郁（Enander et al.，2014）。

Floor 在身体变形症状量表（Body Dysmorphic Symptoms Inventory）中只得到很低的 7 分（Buhlmann et al.，2013）。该量表是一种有效可靠的身体变形障碍测量方法。这是一份 18 个项目的自我问卷量表，总分为 0 ~ 64 分不等（Buhlmann et al.，2013）。心理治疗师建议 Floor 继续进行偏侧化与情绪识别训练，并且认为不需要额外的认知行为治疗。

就诊颌面外科医生

Floor 告诉外科医生，由于物理治疗对她症状的改善，她在这个阶段不想做手术。外科医生同意了，但不能解释为什么她的习惯性𬌗状态下开𬌗和向左偏移减少了，因为她的颌面畸形仍然和 8 个月最后一次就诊时一样。这位外科医生支持她继续接受物理治疗，但建议她 5 年内每年都回来重新评估。

再次体格检查

与第 1 次治疗相比，Floor 的𬌗有明显的不同（图 19.9）。

对主要身体缺陷的再评估与第 5 次评估时对比没有变化。对家庭训练的再评估说明 Floor 有较好的理解能力和技巧。

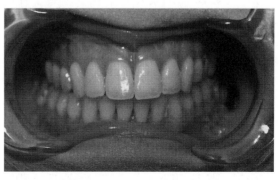

图 19.9　第 72 天时 Floor 的习惯性𬌗，可以与第 1 次评估时对比（图 19.4C）。可以发现下颌骨向左偏移和开𬌗都减轻了

偏侧化测试

Floor 现在能识别所有 48 张图片，识别左脸图片的平均速度为 1.5 秒（第 1 次为 3.6 秒），识别右脸图片需 1.3 秒（先前为 1.9 秒），平均每张图片需 1.6 秒（先前为 2.2 秒）。

治疗

偏侧化与情绪识别测试

由于情绪识别和表达可能是运动处理功能障碍的一种反映，我们进行了如下偏侧化训练、情绪识别和表达训练（von Piekartz et al.，2014）。

- 偏侧化训练和上次一样，对左、右脸图片识别的准确性和速度都提高了。颈部和手部图像被整合了，因为没有左、右的明显差异，速度（几乎）相同（差异 < 0.5 秒）。Floor 还被要求分辨文章或书籍中的图片头是向左还是向右转动，正如分级运动表象原则中描述的那样（Moseley et al.，2012）。

- 情绪识别训练从容易被 Floor 识别的情绪开始（快乐、惊讶、厌恶），因为情绪识别测试的准确率为 > 95%，平均时间 < 0.5 秒。她的训练开始时，75% 的图片是这些容易识别的情绪，其余 25% 的图片是更难以识别的情绪，如恐惧和悲伤。1 周后，可以增加识别难度较大图片的比例。当所有情绪都能以 90% 的准确率被识别出来时，就对着镜子引入情绪想象（内隐训练）和情绪表达训练（外显训练）。这两者都整合在 CRAFTA 面部镜像训练项目（CRAFTA face mirror program）中（von Piekartz and Mohr，2014；Mohr et al.，2015）。

指导这种治疗方案的假设是这种训练可以改善感知障碍和述情障碍（Glaros A.G.，Lumley M.A，2005），并有可能改善（慢性）

疼痛和 Floor 的躯体变形障碍。因为 Floor 住在 300km 外，所以同意她继续进行这个在线面部训练项目（von Piekartz and Mohr，2014）。

第 7 次（2 个月后，第 91 天）和第 8 次（3 个月后，第 108 天）治疗

这 2 次治疗都是在网上进行的，重点是评估 Floor 的状态、回顾她的家庭训练，以及她的偏侧化与情绪训练。

在第 8 次治疗时，对问卷量表、偏侧化与情绪识别测试进行了再评估，并对日常活动进行了讨论，结果如下。

问卷量表（结果与第 1 次治疗对比）：
- 颈部功能障碍量表为 2 分（64 分）
- Beck 残疾指数 II 为 8 分（21 分）
- 多伦多述情障碍量表 26 为 1.28 分（2.21 分）

偏侧化与情绪识别测试：
- 在线标准偏侧化测试的准确率为 100%（左平均为 1.0 秒，右平均为 1.3 秒）
- 情绪识别测试
  - 快乐为 100%（第 1 次为 100%）
  - 惊讶为 100%（第 1 次为 86%）
  - 恶心为 92%（第 1 次为 86%）
  - 恐惧与悲伤为 92%（第 1 次为 17%）

只有 4% 的答案错误（32%），没有超时（之前超时 10%），平均判断速度为 1.3 秒（之前为 3.92 秒）。情绪识别在正常参考值范围内，反映出 Floor 的身体（脸）形象和情绪识别功能已经恢复。

日常活动：Floor 现在每周跑步 3 次，每次 45 分钟，没有任何不适。每周游泳 2 次也没有任何问题。Floor 在过去 2 周开始在银行工作，每周工作 20 小时，到目前为止没有遇到任何困难。她还指出，她不再有任何睡眠

障碍。

基于这些症状和功能上的显著改善，不需要再进行任何治疗。建议 Floor 可以暂停偏侧化与情绪识别训练，但其他常规训练还需要继续进行。如果再次出现任何症状，请 Floor 重新与我们联系。

（方仲毅 译，

林科宇 廖麟荣 郭京伟 审校）

参考文献

Abel, M.D., Levine, R.A., 2004. Muscle contractions and auditory perception in tinnitus patients and nonclinical subjects. Cranio. 22 (3), 81–191.

Avivi-Arber, L., et al., 2010. Neuroplasticity of face sensorimotor cortex and implications for control of orofacial movements. Jpn. Dent. Sci. Rev. 46–56.

Beck, A.T., Steer, R.A., Brown, G.K., 1996. Beck Depression Inventory: Manual, 2nd ed. Harcourt Brace, Boston.

Berryman, C., et al., 2014. Do people with chronic pain have impaired executive function? A meta-analytical review. Clin. Psychol. Rev. 34, 563–579.

Bray, H., Moseley, G., 2011. Disrupted working body schema of the trunk in people with back pain. Br. J. Sports Med. 45 (3), 168–173.

Buhlmann, U., Winter, A., Kathmann, N., 2013. Emotion recognition in body dysmorphic disorder: application of the Reading the Mind in the Eyes Task. Body Image 10 (2), 247–250.

Butler, D., 2000. The Sensitive Nervous System. Noigroup, Adelaide, Australia.

Chaitow, L.A., 2005. A brief historical perspective. In: Cranial Manipulation. Theory and Practice, 2nd ed. Elsevier, Edinburgh, pp. 1–13.

Cohen, D., Perez, R., 2003. Bilateral myoclonus of the tensor tympani: a case report. Otolaryngol. Head Neck Surg. 128, 441.

De Leeuw, R., Klasser, G., 2013. Orofacial Pain. Guidelines for Assessment, Diagnosis and Management, 5th ed. Quintessence, Chicago.

Dworkin, S.F., LeResche, L., 1992. Research diagnostic criteria for temporomandibular disorders: review, criteria examinations and specifications, critique. J. Craniomandib. Disord. 6, 301–355.

Enander, J., et al., 2014. Therapist-guided, Internet-based cognitive–behavioural therapy for body dysmorphic disorder (BDD-NET): a feasibility study. BMJ Open 4 (9), 1–11.

Geerse, W., Von Piekartz, H., 2015. Ear pain following temporomandibular surgery originating from the temporomandibular joint or the cranial nervous tissue? A case report. Man. Ther. 20 (1), 212–215.

Glaros, A.G., Lumley, M.A., 2005. Alexithymia and pain in temporomandibular disorder. J. Psychosom. Res. 59 (2), 85–88.

Hardell, L., et al., 2003. Vestibular schwannoma, tinnitus and cellular telephones. Neuroepidemiology 22 (2), 124–129.

Heike, C., Hing, A., 2009. Craniofacial Microsomia Overview. In: Pagon, R.A., et al. (Eds.), Gene Reviews. University of Washington, Seattle, pp. 1993–2014.

Hengeveld, E., Banks, K. (Eds.), 2014. Maitland's Peripheral Manipulation, 5th ed: Management of neuromusculoskeletal disorders, vol. 2. Churchill Livingstone, London, pp. 88–142.

Hilgenberg, P.B., et al., 2012. Temporomandibular disorders, otologic symptoms and depression levels in tinnitus patients. J. Oral. Rehabil. 39 (4), 239–244.

Joshi, N., Hamdan, A., Fakhour, W., 2014. Skeletal malocclusion: a developmental disorder with a life-long morbidity. J. Clin. Med. Res. 6 (6), 399–408.

Kaltenbach, J.A., et al., 2004. Activity in the dorsal cochlear nucleus of hamsters previously tested for tinnitus following intense tone exposure. Neurosci. Lett. 355 (1–2), 121–125.

Kluemper, G.T., Spalding, P.M., 2001. Realities of craniofacial growth modification. Atlas Oral Maxillofac. Surg. Clin. North Am. 9 (1), 23–51.

Kupfer, J., Brosig, B., Brähler, E., 2000. Testing and validation of the 26-Item Toronto Alexithymia Scale in a representative population sample. Z. Psychosom. Med. Psychother. 46 (4), 368–384.

Leake, H., 2012. Investigating cortical proprioceptive maps in people with neck pain: a left/right neck rotation judgment task [Honours]. University of South Australia.

Levine, R.A., Abel, M., Cheng, H., 2003. CNS somatosensory-auditory interactions elicit or modulate tinnitus. Exp. Brain Res. 153 (4), 643–648.

Linder-Aronson, S., Woodside, D., 2000. Excess face height malocclusion. Etiology 1–35.

Lumley, M.A., et al., 2011. Pain and emotion: a biopsychosocial review of recent research. J. Clin. Psychol. 67 (9), 942–968.

Maísa Soares, G., Rizzatti-Barbosa, C.M., 2015. Chronicity factors of temporomandibular disorders: a critical review of the literature. Braz. Oral Res. 29 (1).

Manfredini, D., et al., 2010. Chronic pain severity and depression/somatization levels in TMD patients. Int. J. Prosthodont. 23 (6), 529–534.

Mohr, G., Konnerth, V., Von Piekartz, H., 2015. von Piekartz, H. (Ed.), Lateralitätserkennung und (emotionale) Expressionen des Gesichts-Beurteilung und Behandlung in Kiefer, Gesichts- und Zervikalregion Neuromuskuloskeletale Untersuchung, Therapie und Mangagement. Thieme, Stuttgart, pp. 505–522.

Moseley, L., et al., 2012. The Graded Imagery Handbook. Noigroup Publications, Adelaide, Australia.

Okayasu, I., et al., 2014. Tactile sensory and pain thresholds in the face and tongue of subjects asymptomatic for oro-facial pain and headache. J. Oral Rehabil. 41 (12), 875–880.

Okeson, J., 2014. The Neurophysiology of Nociception. The Dorsal Horn in Oral and Facial Pain, 7th ed. Quintessence, Chicago, pp. 16–156.

Oudhof, H., 2001. Skull growth in relation with mechanical stimulation. Craniofacial Dysfunction 2001, 1–22.

Palazzi, C., et al., 1996. Body position effects on EMG activity of sternocleidomastoid and masseter muscle in patients with myogenic cranio-cervical-mandibular dysfunction. Cranio. 14, 200–207.

Proffit, W.R., Fields, H.W., Jr., Sarver, D.M., 2006. Contemporary Orthodontics. Elsevier Health Sciences, pp. 18–34.

Rowicki, T., Zakrzewska, J., 2006. A study of the discomalleolar ligament in the adult human. Folia Morphol. 65 (2), 121–125.

Saccucci, M., et al., 2011. Scoliosis and dental occlusion: a review of the literature. Scoliosis 6, 15.

Schueler, M., et al., 2013. Extracranial projections of meningeal afferents and their impact on meningeal nociception and headache. Pain 154 (9), 1622–1631.

Taylor, B.K., Corder, G., 2014. Endogenous analgesia,

dependence, and latent pain sensitization. Curr. Top. Behav. Neurosci. 20, 283–325.

Vernon, H., 2008. The Neck Disability Index: state-of-the-art, 1991-2008. J. Manipulative Physiol. Ther. 31 (7), 491–502.

Vincent, M.B., 2010. Cervicogenic headache: a review comparison with migraine, tension-type headache, and whiplash. Curr. Pain Headache Rep. 14 (3), 238–243.

von Piekartz, H.J.M., 2007. von Piekartz, H. (Ed.), Craniomandibular region–clinical patterns and management. Craniofacial Pain: Neuromusculoskeletal Assessment, Treatment and Management, first ed. Elsevier, Edinburgh, pp. 214–243.

von Piekartz, H.J.M., et al., 2014. People with chronic facial pain perform worse than controls at a facial emotion recognition task; but it's not all about the emotion. J. Oral Rehabil. 1–7.

von Piekartz, H.J.M., Mohr, G., 2014. Reduction of head and face pain by challenging lateralization and basic emotions: a proposal for future assessment and rehabilitation strategies. J. Man. Manip. Ther. 22 (1), 24–35.

Zhou, S., et al., 2013. A correlational study of scoliosis and trunk balance in adult patients with mandibular deviation. PLoS ONE 8 (3), e59929.

Zöller, J.E., et al., 2005. Kraniosynosthosen in Kraniofaziale. Chirurgie. Diagnostik und therapie kraniofazialer Fehlbildung. Thieme Stuttgart 3–25.

第二十章

伴有神经功能缺损的神经根型颈椎病

Helen Clare • Stephen May • Darren A. Rivett

病史

Peter 是一位 55 岁的电视新闻编辑。他的工作要求他坐着同时观看位于他周围的 6 个电视屏幕，并使用台式电脑剪辑视频。除午休时间外，他很难离开办公桌，也无法调整电视屏幕的高度或位置。不上班时，他每天在家里也要花 2~3 小时看笔记本电脑。他还要花 30 分钟开车上下班。Peter 的运动不规律，但喜欢钓鱼，在夏天偶尔游泳。

Peter 的主诉是右侧颈部间歇性疼痛，这种疼痛放射到三角肌后部区域、前臂后侧和手部。他经常感到右手拇指和示指有刺痛感，但没有感觉减退（图 20.1）。Peter 的从 0（无疼痛）到 10（可想象的最严重的疼痛）的疼痛程度的平均评分是颈部和上臂疼痛的评分为 5/10，前臂疼痛的评分为 8/10。

Peter 于 4 周前一次醒来时出现急性右侧颈部疼痛和颈部活动受限。他不记得是什么引发了这种情况，但过去也经历过类似的情况，症状通常在 2 或 3 天内不经任何治疗就能缓解。具体来说，他无法回忆起可能导致这次发作或发作时间延长的任何生活方式的改变或人体工程学变化。在接下来的 3 周中，他的症状加重，疼痛放射到右臂，2 周前右手开始出现刺痛感。随着上臂和前臂疼痛加重，颈部疼痛程度减轻，颈部活动略有改善。

加重和缓解的活动和姿势

在 Peter 坐着、使用鼠标和开车时，手臂症状都会加重。向右转头和抬头时，颈部疼痛会加重。在一天结束时，尤其是在工作日，手臂疼痛会加重很多。一般来说，Peter 的症状在早晨和活动时会减轻。当他晚上左侧卧或仰卧时，右斜方肌区域和前臂疼痛会使他醒来，向右侧卧时疼痛缓解。Peter 说使用波浪形乳胶枕会让他觉得很舒服。在行走和站立时，手臂下垂会加重他的症状，当他用另一只手臂撑在右肘下面时症状会得到缓解。他避免使用右臂来抬和提物品，但他不确定这些活动是否真的加重了他的症状。

Peter 完成了一份颈部功能障碍指数问卷，他的得分为 28/50，表明他有中度功能障碍（Vernon and Mior, 1991; Vernon, 2000）。

一般健康及医疗管理

Peter 的一般健康状况一般，无其他并发症，无体重减轻，无头晕、恶心或耳鸣症状及异常步态或灵活性下降等变化。使用右手时也无力量减弱。症状影响了他的睡眠，但这与颈部所处的位置有关，可以通过改变颈部的位置来减轻疼痛并重新入睡。

尽管 Peter 还在工作，但他减少了在家使用电脑的时间并试着减少驾驶时间。他咨询了他的全科医生，医生开了缓释塞来昔布片（抗炎药），他已定期服用药物 3 周，但症状没有变化。他工作时每天服用 2~3 次对乙酰氨基酚（镇痛药）以减轻疼痛。他的全科医生给他做了颈椎的 MRI 扫描，结果显示 C_5/C_6 右侧旁中央型椎间盘突出，右侧椎间孔狭窄，右侧

C_6 神经根受压（图 20.2）。

全科医生告诉 Peter，他的症状是由于颈部椎间盘压迫颈神经所致，如保守治疗无效，建议他去看脊柱外科医生。Peter 不是很想做手术，准备在考虑手术前先尽可能保守治疗。

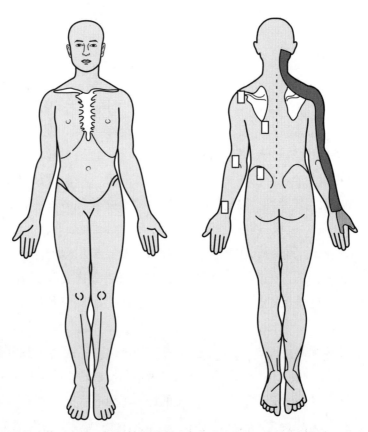

图 20.1　描述症状区域的人体示意图。深灰色阴影表示疼痛（钝痛），浅灰色阴影表示刺痛

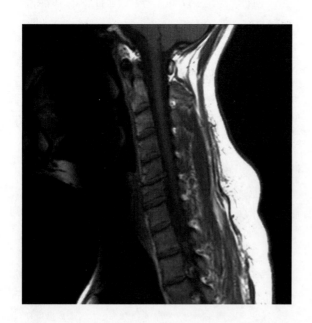

图 20.2　磁共振成像扫描显示 C_5/C_6 右侧旁中央型椎间盘突出

推理问题

1. 你对 Peter 的临床表现的第一印象是什么？尤其当时你是否有任何关于"体格检查与治疗的注意事项和禁忌证"及"致病因素"的假设呢？

关于推理问题的回答

　　在体格检查时，似乎没有考虑初步的注意事项或禁忌证。从病史上可以明显看出，这些症状对不同的姿势和位置有反应，长时间坐着会更糟，活动时会更好，这可能是 Peter 对力学治疗反应良好的积极信号（McKenzie and May, 2006）。即使我们假定症状的产生可能与神经根有关，但在这种情况下，从临床相关性的角度出发，应该首先确定症状是否对力学治疗有反应，而不是明确症状来源（或影响因素）。

推理问题

2. 疼痛显然是 Peter 主要反映的问题。在这个阶段，你对主要"疼痛类型"［伤害感受性、周围神经病理性、伤害感受可塑性］的假设是什么？有哪些证据可以支持或否定你的假设？

关于推理问题的回答

　　在对本案例进行临床推理时，我们并没有完全集中于确定疼痛来源或对"疼痛类型"进行假设上，如到底是伤害感受性、周围神经病理性还是伤害感受可塑性疼痛。但是，从目前疼痛具有明显的力学性的特点（即与活动有关）和缺乏明显的心理因素来看，疼痛类型似乎并不是后者，后者已经被定义为与中枢神经系统适应不良相关的疼痛（Wright, 2002），是"中枢神经系统内神经信号放大引起的疼痛超敏反应"（Woolf, 2010）。症状的位置及其对机械应力的一致反应表明患者的疼痛包含伤害感受性颈部疼痛和周围神经病理性疼痛，所提到的手臂症状和手部刺痛

源于周围神经或神经根损害（Wright, 2002）。然而，神经根疼痛和肌肉骨骼伤害感受性疼痛之间的临床区别并不明确，研究已证实躯体结构的问题可以引起远端肢体的牵涉痛（Bogduk, 2002），而皮节疼痛模式对根性疼痛的诊断也并无帮助（Murphy et al., 2009）。需要进行神经系统检查方能明确是否存在神经病理性成分。

临床推理评注

　　尽管第一章中提出的"假设类别"框架并没有整合到所有肌肉骨骼方法中，但这些反应仍然体现了在麦肯基（Mckenzie）力学诊疗方法指导下的临床推理过程。患者提供的线索（如症状的表现）表明目前存在伤害感受性和（或）周围神经病理性疼痛加重和缓解的力学模式，并提示预后良好。

　　临床医务人员采取的措施可能并没有使 Peter 的症状周围化，部分原因是这些措施的效果并不明显，另外症状周围化也可能与进一步的"神经"刺激/损害有关。换句话说，临床医务人员关注的是症状"来源"。此外，临床医务人员根据行为模式将手臂症状与颈部症状联系起来，也就是说，很有可能是由于颈部结构引起的手臂症状，这也代表了对症状"来源"的考虑。由此可见，尽管临床推理语言在肌肉骨骼方法中不一定通用，但临床推理的实际过程与实际做出的假设判断有很多共性。

　　上述分析支持了这样一种假设，即假设是基于个人和直接临床经验获得的知识，以及实证研究和专业技术经验而产生的，是人类思维和问题解决的正常或一般组成部分。无论临床医务人员在接受培训后更愿意选择何种特定的肌肉骨骼管理方法，他们通常会采用与其他临床医务人员类似的基础临床推理过程，前提是他们并非只在影像学基础上遵循预定的方案，也要考虑患者的具体临床表现。

体格检查

姿势

　　在采集病史的过程中，Peter 坐在椅子

上，他的腰椎和胸椎弯曲、头部前倾（图20.3A）。当他以这种姿势坐着时，他报告说他感到右前臂疼痛，口头疼痛评分为 6/10。矫正坐姿后，前臂疼痛评分降低到 3/10，但

出现右肩胛疼痛。通过为腰椎提供支撑并徒手促使其颈椎直立进行姿势矫正，Peter 了解了这两个脊柱部位之间的相互关系（图 20.3B）。

神经系统检查

由于 Peter 的手臂症状的根性分布，并且他报告右手拇指和示指持续性刺痛，因此进行了神经系统检查。检查发现右肱三头肌反射明显减弱，右肱三头肌肌力为 2/5 级（可以全范围活动，但不能抗重力），右手拇指和示指轻触觉减弱。

神经动力学检查

在坐位时进行改良的上肢张力测试，右臂外展至 45°，肘伸直，前臂旋后；然后交替进行颈椎前屈和左侧屈。但颈部运动没有改善 Peter 的右臂症状。

运动测试

颈椎

Peter 表现出颈椎后缩和伸展功能的严重受限，这两种运动都会导致右肩胛区域疼痛。他能够使颈椎前屈至使下颌接触胸骨，但可引

发右上臂疼痛。颈椎右旋 35° 受限（可引发右颈部疼痛，评分为 6/10），左旋 45° 受限（可引发双侧颈部疼痛，评分为 4/10）。颈椎右侧屈活动范围严重受限，可引发右上臂疼痛；左侧屈受限相对较轻，仅引发右颈部疼痛。

右肩

接下来检查 Peter 的肩部运动。他主诉在右臂外展 80°～120° 时出现右侧三角肌区域疼痛，右臂向前抬高至 120° 时引发三角肌区域疼痛，并随着抬高范围的增加而增加。由于右上臂疼痛，肩关节外展 0°、肘屈曲时肩外旋受限 50%（与左臂相比）。被动活动时，肩关节在各个方向的活动均可达到全范围且无痛。等长抗阻肌力测试时右肩外展和外旋疼痛、无力。

反复运动试验

对患者进行了坐位颈椎反复运动试验。试验开始前，Peter 报告右前臂疼痛基线值为 4/10，右手拇指和示指有针刺感。共进行了 15 次颈椎后缩运动，完成 5 次颈椎后缩后，他的右前臂疼痛消失、右三角肌区疼痛消失，但右肩胛疼痛加重。继续鼓励他在不增加手臂

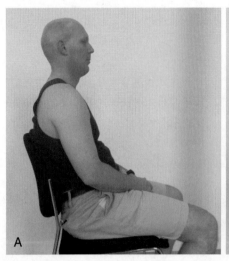
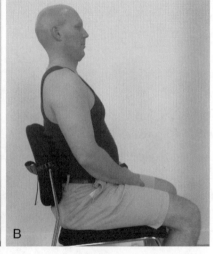

图 20.3 （A）习惯性坐姿；（B）矫正后的坐姿

症状的前提下，尽可能增大后缩运动范围。在 15 次重复后缩运动后，患者报告手部针刺感明显减轻、右前臂疼痛消失，但仍有右肩胛疼痛，评分为 6/10。完成反复运动后，我们再次对他的颈椎灵活性进行了视诊，发现他的双侧颈椎旋转和颈椎伸展范围都增加了约 50%。重新测试主动右肩外展时，直到 120° 才感到疼痛，并且可以更自由地移动手臂。其他基线值包括神经功能缺陷在内的指标都没有改变。

推理问题

3. 是什么促使你检查颈椎的反复运动？你对检查结果的解释是什么？

关于推理问题的回答

　　Peter 的症状表现为对反复后缩（包括下颈椎伸展和上颈椎部分屈曲）具有方向特异性。开始检查时，当坐姿矫正、头颈处于回缩位置后，他的前臂疼痛（这是最远端）减轻，但出现了右肩胛疼痛（这是比他之前的疼痛更为中心的部位）。该反应提示反复的颈椎后缩运动试验可能有用。当 Peter 反复进行后缩运动时，症状和力学性能都得到了改善。随着他右前臂疼痛的消失和更中心的肩胛疼痛的产生，他的疼痛出现了向心化，重要的是，这些变化在后缩活动停止后仍然存在。重新评估他的力学（运动）基线时，在疼痛开始出现前，他的颈椎旋转和主动肩外展范围都有所增加。

　　因此，反复进行坐位颈椎后缩运动可使症状向心化，并且能观察到症状和基线力学的迅速变化。因此，可以解释为 Peter 的症状符合 McKenzie 分类方案中移位综合征（derangement）的标准（McKenzie and May, 2006）。移位综合征在操作上的定义如下。

- 治疗后出现症状向心化、消失或减少。
- 会随着时间推移保留。
- 并伴有运动和功能活动范围的恢复（McKenzie and May, 2006）。

　　这种向心化反应也表明反复的后缩运动可以作为一种治疗方法。有证据表明，采用方向特异性运动的腰椎患者比采用与特定方向相反的运动或采用常规运动治疗的患者有更好的预后（Long et al., 2004, 2008; Browder et al., 2007; Fritz et al., 2003）。虽然对颈椎方向特异性运动的研究支持不是很多，但在一项观察性研究（Werneke et al., 1999）中，它和腰椎一样被广泛报道，临床经验也表明它有相似的好处。

第 1 次治疗

　　治疗由两部分组成：教育和训练。

教育部分

　　Peter 被告知，C_5/C_6 右侧旁中央型椎间盘突出的压力负荷可能导致颈部疼痛，有时 C_6 神经根出口会受到刺激，这是造成他手臂疼痛和手部刺痛的原因。但是，也进一步向患者告知，这个问题是可逆性的，鉴于他的症状是间歇性的，而且某些活动会加重症状，其他活动则会减轻症状，因此他的治疗可以利用这种明显的方向特异性。

　　治疗的关键是指导 Peter 如何避免症状进一步恶化。这包括教育 Peter 尝试保持头部后缩的姿势，特别是在坐着工作、开车和在家使用电脑时。为了帮助实现这一目标，我们对他工作场所的人体工程学（桌子、椅子和电脑的关系）进行了讨论。Peter 说，他不能调整显示器的高度或位置，但他有信心可以改变他的坐姿并调整电脑的位置。我们还讨论了他开车时的坐姿和在家使用电脑时的坐姿。

　　我们为 Peter 提供了一个在坐位时可使用的腰部支撑物，以确保腰椎保持前凸，使头部更容易后缩。

此外，我们还提供了夜间使用的颈部支撑卷，目的是使他在睡觉时保持颈部的中立位。这样做是因为 Peter 说他的睡眠受到干扰，如果他向左侧卧或仰卧，他就会醒来。

训练部分

在治疗方面，Peter 被要求在坐位进行颈椎后缩训练，以减轻他的右前臂症状。他被告知，当他坐在电脑前时需要更频繁的练习。他需要进行的重复次数取决于消除前臂症状和产生右肩胛疼痛所需的动作数量（运动次数），也就是说使他的症状向心化所需的数量。

日常生活指导

在两次预约之间，Peter 被要求同时监测他的右臂症状的部位和强度。Peter 被告知使

用"红绿灯"的概念（绿色表示继续，红色表示停止，黄色表示小心进行），任何导致或增加右前臂疼痛或针刺痛的活动都是"红灯"，他需要避免或限制这种姿势或活动。如果出现肩胛疼痛伴有轻微或无右臂症状，则这是一个"绿灯"，说明他此时所执行的任何姿势、运动或活动都是适当的。"黄灯"表示似乎没有影响症状的动作或姿势，因此没有必要避免或具体执行这些动作或姿势。

我们进一步向 Peter 解释说，最终他可以控制自己的症状表现，但临床医务人员有责任向他提供教育和知识，使他能够自我管理自己的症状。值得强调的是他必须定期进行后缩练习，并限制或避免使症状加重的活动。治疗结束时，Peter 有机会就他的症状及他所得到的信息和指示提出任何问题。

推理问题

4. 你认为会有社会心理因素影响 Peter 的疼痛表现吗？

关于推理问题的回答

否，原因如下。在 Peter 的病史中，他没有表现出任何对活动和运动的恐惧回避行为。尽管症状加重，他也一直在工作，并且坚持服用适量的镇痛药。他的颈部功能障碍指数评分也显示存在中度但适当的功能障碍。鉴于 Peter 的陈述在本质上似乎是力学性的（基于病史），体格检查的主要目的是确定对重复运动的方向特异性，而这些发现支持了最初的猜测，即社会心理因素并没有发挥重要作用（如果确实有的话）。然而，尽管 Peter 的表现和反应很明显是力学性的，但在他离开诊所之前，当他被问及是否对他的磁共振扫描和全科医生的讨论有任何进一步的担忧时，他表示没有。

推理问题

5. 宣教作为一种推理策略，在你处理 Peter 的问

题和让他理解你的治疗时显然非常重要。能否详细说明为什么你在管理 Peter 时强调他的宣教？也许可以谈谈你以前的临床经验和相关文献。

关于推理问题的回答

对患者进行有关问题的宣教，以及他能做些什么有助于缓解症状是治疗的核心。它可以确保患者"同意"治疗，因此会遵从医嘱。对患者满意度的研究表明，对问题的解释和患者参与治疗是患者对物理疗法满意的关键方面（Hush et al.，2011）。具体到 Peter 的情况，重要的是教育他关于姿势、活动和运动在加重、延续及特别是在缓解症状方面的作用。

临床推理评注

在这种情况下，尽管到目前为止的重点是力学检查和力学治疗，但这并不意味着不考虑与临床表现和治疗相关的心理和社会因素。正如在第一、第三、第四章中所讨论的，与身体评估相比，肌肉骨骼的社会心理评估通常比体格检查更

不正式、更缺乏结构性。尽管，在假定非自愿性信息不相关时，需要谨慎（因此如第一章所述，"筛查"的重要性），但通过没有明显的恐惧回避、持续工作、适当的药物使用和适当的感知失能等线索，对社会心理因素的不太正式的考虑是显而易见的。

在临床治疗中明确宣教因素，尤其是强调自我管理，说明了让患者参与治疗的重要性，并使他们至少能够分担对其临床结果的责任。

第 2 次治疗（1 天后）

Peter 在初次评估的第 2 天进行了再评估，因为这对确认他的疼痛分类很重要。此外，由于他有神经功能缺损，所以必须经常监测其症状。

主观再评估

在回顾时，Peter 报告说，他的右手针刺感的强度和频率显著降低，右前臂疼痛的强度和频率也显著降低。他报告说前臂疼痛的强度现在为 2/10。

再次体格检查

经检查，Peter 的习惯性坐姿有所改善，他试图保持着头部后缩的姿势。他的颈椎活动度得到了改善，主动后缩和伸展现在都只是中度受限，并且只有局部的颈部疼痛，而不是肩胛疼痛。颈椎主动右旋增加到 40°、左旋增加到 50°，右侧屈从高度活动受限改善到现在只有中度受限。肩的灵活性和力量也得到了改善。

在神经功能检查中，肱三头肌的力量增加了，现在被评为 4/5（可以抵抗检查者施加的部分阻力）。右手拇指和示指轻触觉仍然减弱，但右肱三头肌反射现在有了明显反应。

由于症状和力学方面的改善支持了该治疗方法的继续，因此没有进行进一步的体格检查。

治疗

继续进行同样的治疗方案，鼓励 Peter 将下颌进一步后缩到最大活动范围。指导他如何自我施加压力来后缩，以确保通过练习达到末端活动范围（图 20.4）。并加强了姿势矫正和避免症状加重姿势的教育。

第 3 次治疗（第 2 次预约后 2 天）

主观再评估

Peter 报告说，总的来说，他有 60% 的进步。他现在只有间歇性右侧颈部和肩胛疼痛，评分为 4/10。偶尔感到右手发麻和右前臂疼

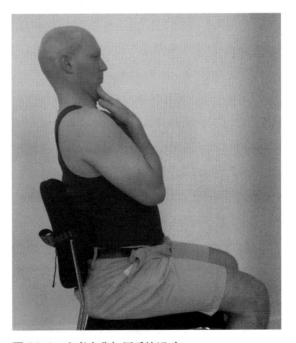

图 20.4　患者自我加压后缩运动

痛。每当他意识到这些症状时，可以通过矫正头部姿势来消除。

Peter 说，他主要在工作时会继续感到疼痛。他表示，由于电视屏幕的位置无法调整，他在工作时很难避免头部前倾的姿势。Peter 报告说，他已经和他工作相关的职业健康和安全代表谈过，他们同意对他的工作场所进行符合人体工程学的评估。他相信，一旦进行了评估并对他的工作场所进行了符合人体工程学的改变，他的症状就会更容易控制。

因为 Peter 一直使用颈部支撑卷，所以他不再在晚上醒来，可以在左侧卧和仰卧时舒适地入睡。他肩部活动时不再感到疼痛，但确实注意到他的右臂仍然没有以前那么强壮。Peter 报告说，他在车上会使用腰托，大部分情况下，他现在开车时的症状都很轻微。他还表示，他意识到自己晚上不应该用笔记本电脑工作，因为他发现工作还不到 5 分钟自己的右手就出现了针刺感和右臂疼痛。

再次体格检查再评估

经过检查，Peter 现在习惯性地保持直立坐位，头部分后缩。右肱三头肌肌力为 4/5，肱三头肌反射为左侧的 50%。右手拇指和示指轻触觉与左手相比差别很小。

颈椎主动后缩和伸展受限很小，两种运动都只引起局部颈部疼痛。颈椎可以完成全范围屈曲，仅在上胸椎区有牵拉感。主动右旋比左旋少 10°，Peter 报告说在关节活动受限处有右颈部疼痛。主动右侧屈和左侧屈活动范围相同，而且没有疼痛。

重新检查了 Peter 的肩部活动。右肩的所有主动和被动活动现在都没有疼痛。在右肩外展至 45° 时会出现三角肌疼痛，但与左侧肌力相同。

治疗

回顾 Peter 在自我加压下颈椎后缩中的技术。他的技术适当，在每次运动结束时会出现下颈椎疼痛。他无法通过 2 组 15 次的颈椎后缩来消除这种末端范围疼痛。因此，当 Peter 做后缩动作时，治疗师对其进行了加压（图 20.5），这减少了他的末端范围疼痛，因此对这一过程进行了重复。

重新评估后，先前主动颈椎后缩所致的疼痛已经消失；然而，在这一活动范围的末端仍有颈椎伸展受限和疼痛。然后教会 Peter 如何从一个中等后缩的位置进行颈部后伸。他被提醒要注意右臂是否有任何外周症状。然而，如果这种运动在结束时产生了中枢性的颈部疼痛，但随着重复次数增加而改善，那么他就得到了可以继续下去的"绿灯"。

Peter 被要求继续进行自我治疗，先进行颈椎后缩练习，然后进行后缩加后伸练习，每 2~3 小时或在需要缓解症状时重复 10~15 次。他还被建议在坐位时继续保持直立姿势。

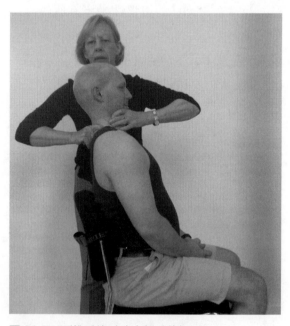

图 20.5　颈椎后缩时治疗师对其加压

推理问题

6. 你能否在第 3 次治疗后讨论你关于主要"疼痛类型"（伤害感受性、神经病理性、伤害感受可塑性）、伤害性可能的组织来源、特定病理学及预后发展等方面的假设？Peter 正在进行的再评估有什么特别的发现支持你的推理？

关于推理问题的回答

Peter 的症状表现为躯体伤害感受性颈痛。

可能是有神经支配的纤维环外层损伤导致了颈部疼痛（Bogduk，2002）。手臂症状可能是继发于 C_6 神经根受刺激的神经病理性疼痛。

有趣的是，治疗后肩关节的活动度和肌力都有所提高。之所以再评估，是因为根据临床经验，已经发现脊柱远端的继发性问题经常会影响针对脊柱的治疗。因此，这种反应表明肩部运动产生的疼痛和肌力不足可能继发于颈椎的伤害性感受和其他可能的病理性疾病，而不是由于主要的肩部问题引起的。

在治疗过程中，症状和力学方面的改善支持了 McKenzie 对肘部以下单侧不对称疼痛的"移位综合征"的临时分类。最重要的是，Peter 的症状表现出对定向后缩及特定机械力有明显反应。他的症状的向心化和首次力学基线测量的改善支持了症状对力学治疗有反应的初步评估，并且他不太可能需要手术。

众所周知，在临床上周围神经症状的减轻可能伴随着中心症状的暂时性增加（McKenzie and May，2003）。然而，在来自国际的多项研究中（May and Aina，2012），向心化始终与良好的预后相关，在腰椎方面，它是已知的唯一基于循证医学检查的对已知结果进行预测的指标（Chorti et al.，2009）。这使得向心化成为一个特别重要的临床反应，以确定患者的预后及其他临床推理判断。

第 4 次治疗（第 3 次治疗后 6 天）

主观再评估

Peter 报告说现在改善了 80%。他第 2 次完成了颈部功能障碍指数功能问卷调查，此时得分为 8/50，远低于他的初次得分（28/50）。他仍存在间歇性颈部中央疼痛，但右臂完全没有症状。他意识到，他的颈部疼痛往往在工作结束时复发，尤其是当他累了而没有注意观察自己的姿势时。他已经恢复了正常的功能活动，而且感觉颈部和肩部的活动能力也恢复了。

已经进行了工作场所评估，并建议调整电视屏幕的高度和位置，以减少颈椎间盘突出引发的疼痛的发作次数。Peter 开始使用一个可以容纳腰部支撑的椅子，这使 Peter 更靠近屏幕。

再次体格检查

经评估，Peter 的颈椎在活动范围内完全无痛。在初次评估中出现的神经功能缺损已经恢复，右肩活动时完全无痛。

此时 Peter 非常有信心，他可以有效地自我治疗他可能遇到的任何颈部症状。并且他确信，一旦对工作场所进行了符合人体工程学的改变，他就能够在工作期间更有效地控制症状。他说，这种"新的"直立坐姿不再让他觉得不自在并且他会进行规律的颈部锻炼。

治疗

建议 Peter 继续进行加压运动和颈椎后缩/后伸运动，每天 4~5 次，持续 4~6 周。为了防止复发，他被告知继续注意坐姿的重要性，特别是当他需要长时间坐着工作时。我们还讨论了通过继续进行颈椎后缩和后伸运动来保持颈部长期活动的重要性，并向 Peter 解释说，一旦他没有症状，就可以减少锻炼的频率。但由于他的生活和工作方式容易导致颈前伸，因此定期进行"曲线反转"运动非常重要。

Peter 结束了治疗，但如果他的自我管理策略不成功，他需要复诊并寻求进一步的帮助。

推理问题

7. 考虑到他的MRI检查结果，Peter的症状已经算恢复得相当快了，毕竟一些有类似问题的患者往往没有那么快就有效果。你认为他为什么对你给他开的自我管理项目反应这么好？你认为他会长期保持他的进步吗？在这个预后假设中，你考虑了哪些具体的积极和消极预后因素？

关于推理问题的回答

Peter表现为间歇性症状，而且对于机械负荷具有方向特异性。这2项研究结果在临床上都与力学治疗的阳性反应相关（McKenzie和May, 2003）。此外，MRI检查发现与选择的干预措施和临床结果之间的相关性较差，这支持了尽管放射学检查结果为阳性但仍需要进行彻底的力学评估这一观点（You et al., 2012; Wassenaar et al., 2012）。

另一个重要的积极预后因素是Peter能够进行自我管理，因为他遵守所给的指示并愿意作出必要的临时性生活方式改变。他没有表现出恐惧回避的迹象，并希望避免手术。在评估期间，当向Peter证明姿势变化和颈部运动表现可以引起他的症状减轻和未知改变时，进一步的动机就产生了。最重要的是，他可以自己实现这些改变，而不需要临床医务人员帮他实现这些改变。从临床经验上看，鼓励自我管理是非常强大的教育工具。

典型的颈部疼痛具有复发性特点，在初次受检者中仅有6%的人报告了1次颈部疼痛的非复发性发作（Picavet and Schouten, 2003）。坐姿、颈部屈曲和颈部疼痛之间存在正相关关系（Ariens et al., 2001），并且由于Peter的职业涉及坐姿和颈部屈曲问题，因此他很可能会出现间歇性颈部症状。然而，随着他对恶化的姿势和定期进行矫正练习的重要性的新认识，他可能能够预防未来的发作。如果他再次出现颈部疼痛，他的自我管理经验应该让他有信心处理他的疼痛。

一般来说，Peter应该能够长期保持自己的进步，并积极应对未来可能出现的颈部疼痛。

临床推理评注

肌肉骨骼临床医务人员作为教师的角色越来越被认为是成功治疗慢性或复发性疾病的关键。尽管越来越多的人可以从"网络医生"那里获得健康建议，但临床医务人员的教育作用并没有减弱，在处理慢性或复发性肌肉骨骼问题方面，其重要性日益提高。

在Peter的案例中，临床医务人员的教学角色有3个不同但相互关联的目标。

（1）传递相关的个体化临床知识，以教育患者并激励患者。

（2）激励患者掌控自己的治疗、承担治疗责任，从而减少患者对医生的依赖。

（3）增强患者的信心，使他相信如果遵从就会有积极的结果，并在相关情况下减少对结果的恐惧（和其他适得其反的情绪）。

有趣的是，在这个案例中，上述3个目标都得到了实现，即"向Peter证明，姿势改变和颈部运动会减轻症状的程度及症状的区域"。也就是说，患者对疼痛和其他症状进行控制的直接体验（在医生的教育指导下）有助于确保他们对那些可能有长期复发倾向的症状进行自我管理。

（马明 译，郗淑燕 祁奇 郭京伟 审校）

参考文献

Ariens, G.A.M., Bongers, P.M., Douwes, M., Miedema, M.C., Hoogendoorn, W.E., van der Wal, G., et al., 2001. Are neck flexion, neck rotation, and sitting at work risk factors for neck pain? Results of a prospective cohort study. Occup. Environ. Med. 58, 200–207.

Bogduk, N., 2002. Innervation and pain patterns of the cervical spine. In: Grant, R. (Ed.), Physical Therapy of the Cervical and Thoracic spine, third ed. Churchill Livingstone, New York.

Browder, D.A., Childs, J.A., Cleland, J.D., Fritz, J., 2007. Effectiveness of an extension-oriented treatment approach in a subgroup of subjects with low back pain: a randomized clinical trial. Phys. Ther. 87, 1608–1618.

Chorti, A.G., Chortis, A.G., Strimpakos, N., McCarthy, C.J., Lamb, S.E., 2009. The prognostic value of symptom responses in the conservative management of spinal pain. A systematic review. Spine 34, 2686–2699.

Fritz, J.M., Delitto, A., Erhard, R.E., 2003. Comparison of classification-based approach to physical therapy with therapy based on clinical practice guidelines for patients with acute low back pain: a randomized clinical trial. Spine 28, 1363–1371.

Hush, J.M., Cameron, K., Mackey, M., 2011. Patient satisfaction with musculoskeletal physical therapy care: a systematic review. Phys. Ther. 91, 25–36.

Long, A., Donelson, R., Fung, T., 2004. Does it matter which exercise? A randomized control trial of exercise for low back pain. Spine 29 (23), 2593–2602.

Long, A., May, S., Fung, T., 2008. Specific directional exercises for patients with low back pain: a case series. Physiother. Can. 60 (4), 307–317.

May, S., Aina, A., 2012. Centralization and directional preference: a systematic review. Man. Ther. 17, 497–506.

McKenzie, R., May, S., 2003. The Lumbar Spine: Mechanical Diagnosis and Therapy. Spinal Publications Ltd, Waikanae, New Zealand.

McKenzie, R., May, S., 2006. The Cervical and Thoracic Spine: Mechanical Diagnosis and Therapy. Spinal Publications Ltd, Waikanae, New Zealand.

Murphy, D.R., Hurwitz, E.L., Gerrard, J.K., Clary, R., 2009. Pain patterns and descriptions in patients with radicular pain: does the pain necessarily follow a specific dermatome. Chiropr. Osteopat. 17, 9.

Picavet, H.S.J., Schouten, J.S.A.G., 2003. Musculoskeletal pain in the Netherlands: prevalence consequences and risk groups. Pain 102, 167–178.

Vernon, H., 2000. Assessment of self-reported disability, impairment and sincerity of effort in Whiplash-Associated-Disorders. J. Musculoskelet. Pain 8 (1–2), 155–167.

Vernon, H., Mior, S., 1991. The Neck Disability Index: A study of reliability and validity. J. Man. Manip. Ther. 14, 409–415.

Wassenaar, M., van Rijn, R.M., van Tulder, M.W., Verhagen, A.P., van der Windt, D.A.W.M., Koes, B.W., et al., 2012. Magnetic resonance imaging for diagnosing lumbar spinal pathology in adult patients with low back pain and sciatica: a diagnostic systematic review. Eur. Spine J. 21, 220–227.

Werneke, M., Hart, D.L., Cook, D., 1999. A descriptive study of the centralization phenomenon. Spine 24, 676–683.

Woolf, C.J., 2010. What is this thing called pain? J. Clin. Invest. 120, 3742–3744.

Wright, A., 2002. Neuropathic pain. In: Strong, J., Unruh, A.M., Wright, A. Baxter, G.D. (Eds.), Pain. A Textbook for Therapists. Churchill Livingstone, Edinburgh.

You, J.J., Bederman, S.S., Symons, S., Bell, C.M., Yun, L., Laupacis, A., et al., 2012. Patterns of care after magnetic resonance imaging of the spine in primary care. Spine 38, 51–59.

第二十一章

一名国际曲棍球运动员的尿失禁

Patricia Neumann • Judith Thompson • Mark A. Jones

首次就诊主观评估

个案概况及主要问题

    Sarah 是一名 23 岁的国际曲棍球运动员,自 15 岁起就一直从事高水平的体育运动。她首次因尿失禁(urinary incontinence, UI)接受物理治疗时已育有 2 个孩子,第 1 个孩子 30 个月,第 2 个孩子 8 个月。在第 2 个孩子分娩 5 个月后她重启了运动训练,但备受尿失禁的困扰。起初她选择了垫护垫,以为随着身体的恢复尿失禁会有所改观,但 3 个月后病情却加重了。曲棍球比赛和训练期间,尿失禁情况尤为严重,她因此不得不垫上护垫以防尿液漏出。Sarah 担心症状会进一步恶化,因为她的母亲年轻时就曾因为阴道脱垂而需要手术治疗。目前她正在备战一场国际比赛,并不想停止训练。

    首次就诊时,根据国际尿失禁咨询委员会(International Consultation on Incontinence, ICI)指南对 Sarah 进行全面评估(Abrams et al., 2013)。

尿失禁史与医疗细节

    Sarah 在其第 1 个孩子分娩后就有轻度的尿失禁症状,剧烈喷嚏时会有漏尿,不过在体育锻炼时没有。值得注意的是,无论是严苛的训练还是最高水平的曲棍球运动均未引起 Sarah 尿失禁。第 1 个孩子出生后,Sarah 的肠道功能正常,也没有类似于运动后沉重或阴道肿块或隆起感(Jelovsek et al., 2007)等盆腔器官脱垂(pelvic organ prolapse, POP)的症状。在产后 6 周复查时,产科医师未予评估盆底肌,由于失禁并不严重且不影响运动,她也未就此问题就诊。Sarah 曾听说自然分娩后略有失禁的现象很正常,故当时也未曾关注太多。

    近年来,Sarah 去洗手间很勤,自第 2 次怀孕后就有尿急、"多尿",甚至有时候还会因为来不及上厕所而尿湿内裤的情况,即尿急(urinary urgency, UU)、尿频(frequency, F)和偶发性急迫性尿失禁(urge urinary incontinence, UUI)、伴尿急的尿失禁(Haylen et al., 2010)。她说,平时的液体摄入主要是水,但也会有果汁、牛奶及少量咖啡(估计入量约 2L 水、1L 其他液体)。她觉得自己能够尿干净,小便有力、稳定,小便时也能够随时中断。第 2 个孩子出生后,Sarah 也无阴道沉重或阴道壁膨出感等盆腔器官脱垂的迹象。每天的大便都松软不费力,肛门排气也良好,显然肛门括约肌完好无损。

    Sarah 小时候并无夜间遗尿或是反复尿路感染等问题,也无任何相关家族疾病史。否认骨盆或身体其他部位疼痛,妊娠期间也没有这些问题。除已经有效控制的轻度哮喘外,没有妇科、神经系统或血管方面的症状，自称"身体倍儿棒"。

药物治疗

Sarah 曾规律、短期服用过避孕药。她会定期规律吸入类固醇皮质激素，训练和赛前也会按需吸入支气管扩张药。

婚育史

Sarah 的首次分娩耗时很长（第一产程 30 个小时，第二产程 110 分钟），经无痛分娩针和产钳辅助才生下儿子 Tom。Tom 的出生体重为 4080g（约 9 磅），头围约第 90 百分位数（36cm）。Sarah 当时做了会阴切开术，缝了很多针。她说产后恢复很长一段时间后仍有性交痛，大约 12 周后才逐渐缓解。她觉得会阴切开术需要很长时间才能痊愈，以至于性生活时很不舒服，而且感觉阴道很干涩。Tom 最初 3 个月完全母乳喂养，Sarah 为了能够继续曲棍球训练，Tom 到 5 个月大时开始人工喂养。Tom 8 个月后，Sarah 再次怀孕了。

在 Sarah 第 2 次妊娠期间，她继续打曲棍球，直到妊娠 12 周左右膀胱才出现问题，持续的、高强度的跑动和闪避都会让她"很湿"。但她并未因为尿失禁而有过分不适。她开始使用护垫，又继续打了 5 周球。之后，她就不再打球了，但继续游泳和练习妊娠期瑜伽，直至第 2 个孩子 Olivia 出生。第 2 次分娩是正常的阴道分娩，第一产程 7 小时，第二产程 50 分钟，会阴有小撕裂，不过无须缝合。Sarah 给 Olivia 最初 3 个月母乳喂养，然后人工喂养，以便自己能够重新归队继续受训，其中就包括周末的训练营。

既往的处理

Sarah 在生完第 1 个孩子后就收到过一本关于盆底肌（pelvic floor muscle, PFM）训练的小册子，但她从未做过盆底肌评估。她也曾尝试过盆底肌收缩训练，但未曾感觉有多少变化，因此她也不确定自己做得是否正确。她说，自己从来就未曾真正理解过盆底肌训练的作用，于是就放弃了。

自发生了运动诱发性 UI 后，Sarah 咨询了之前的物理治疗师，建议其练习"憋尿"，即延迟如厕冲动来改善膀胱控制。她还做了仰卧位实时经腹超声（real-time transabdominal ultrasound, TAUS）评估 PFM，观察到膀胱基部并无向上的运动，显然她无法收缩 PFM。她被告知盆底"非常薄弱"。Sarah 接受过 2 次 TAUS 生物反馈治疗，但并不确定到底该怎么做。当时，她每周还参加 2 次普拉提课程来帮助改善盆底及"核心"肌肉。此外，她还接受过练习"中断排尿"的指令。3 个月后，Sarah 的泌尿系统症状进一步恶化，也就在那时，她被转诊给了 WMPH PT（Women's, Men's & Pelvic Health Physiotherapist, WMPH PT），即女性健康、男性健康及盆腔健康专科物理治疗师。

Sarah 的治疗目标如下。

1. 改善尿失禁症状（可接受"轻度"尿失禁，即可以接受衬垫偶有微湿）。
2. 可继续训练以便参加 3 个月后的国际锦标赛。
3. 避免采用手术方式来矫治尿失禁（她受母亲的妇科病史的影响，虽然医生建议她可通过手术矫治来"解决"尿失禁，但她并不想中断自己的训练计划）。

尿检和残余尿量测定

根据国际尿失禁咨询委员会（ICI）指南（Abrams et al., 2013）对其进行以下测试。首先筛查是否存在尿失禁可逆性原因的尿路感染，再做提示排尿功能障碍的膀胱排空不全检查。

筛查试验包括以下内容。

1. 尿常规检查。无白细胞、亚硝酸盐或隐血，提示为无菌尿液（即无异常）。
2. 残余尿量测定。采用泌尿学方案设置经腹超声（TAUS）来测定排尿后的膀胱容积，预计膀胱内的残余尿量为 0ml。

通过电子邮件给 Sarah 发了 1 份膀胱日记和 2 份问卷调查表，要求她及时完成并在首次门诊就诊时随身携带，以便临床诊断。

膀胱日记

3 天的膀胱日记用作评估膀胱功能的诊断工具，包括排尿时间、尿量、渗漏情况、渗漏触发因素、有无尿急，以及液体摄入情况、液体数量和类型等详细信息。并要求 Sarah 在非训练日也要坚持完成膀胱日记。

Sarah 的膀胱日记概述如下：膀胱容量 700ml，平均尿量 450ml，小便 8 次，夜尿 1 次，24 小时尿量 4L。其中，被孩子吵醒后的排尿不算夜尿。有记录的 2 次急迫性尿失禁（UUI）均发生在如厕途中（表 21.1）。

液体摄入量，客观上 Sarah 喝水 2.2L、其

他液体（运动饮料、牛奶和咖啡）1.6L，她认为这是一名优秀运动员的适当摄水量，但其他液体并未计入她的摄入量。训练日时她还会喝得更多。当她给 Tom 喂奶但奶水不足时，液体摄入量也会相应增加。她还认为多喝水有助于排出毒素、防止便秘。

Sarah 的体重为 56kg，根据公式［体重 × 24ml/（kg·24h）］估算出每 24 小时的适当液体输出量为 1400ml。根据 Haylen 等（2010）定义的多尿症算式［>40ml/（kg·24h）］，即 Sarah 的出量应达 2240ml。

个案自评结局评估

评估以下问卷并与 Sarah 讨论。

1. 简化版 ICI 尿失禁问卷（ICI Questionnaire for Urinary Incontinence – short form, ICIQ UISF）（Avery et al., 2004），用来评估盆底症状、症状的严重程度及对生活质量（QoL）的影响。

结果：总分 =11/21 分，分数越高，症状越严重。Sarah 的生活质量影响自评为 7/10 分。

Sarah 确认有以下提示压力性尿失禁的问题。SUI 指因用力或体力消耗而引起

表 21.1

24 小时膀胱日记					
时间（* 起床 / 上床睡觉）	尿量 / ml	漏尿情况（微湿、潮湿、浸透）	触发因素（咳嗽、喷嚏、活动、尿急）	液体摄入类型（未指定时间）	摄入量 / ml
*6：30 上午	700			水	450
9：00 上午	400			咖啡、果汁、牛奶、水	700
11：20 上午	350	微湿	尿急	茶	400
2：30 下午	480			水	250
4：45 下午	450			水	450
6：30 下午	500	微湿	尿急	茶	500
8：50 下午	460			果汁	300
*11：00 下午	350			水	300
3：15 上午	310			合计	400
合计	4000				3750

的非自主性尿失禁，如体育活动时的尿失禁、喷嚏或咳嗽时的尿失禁（Haylen et al., 2010）。

- 咳嗽或喷嚏时出现漏尿。
- 体力活动 / 锻炼时出现漏尿，提示膀胱过度活跃综合征。
- 如厕前漏尿。

2. 盆底（PF）干扰问卷（Pelvic Floor Bother Questionnaire）（Peterson et al., 2010），对 PFM 功能的 9 个关键方面各给出了一个问题，评估结果显示 Sarah 并无脱垂、疼痛、肠道症状，与其主观评估一致。问题 9 询问女性有无性行为，如果性交有疼痛即为 4 分。Sarah 的回答表明她有性生活但性交时并无疼痛。PF 干扰问卷的分值

为 4/9 分，得分越高，表明受干扰越多。Sarah 的用力排尿项的得分为 2/4 分（提示 SUI），尿急项的得分为 1/4 分，如厕时尿失禁项的得分为 1/4 分（均提示膀胱过度活跃综合征）。

患者的观点

在对 Sarah 的认识进行进一步调查时，鉴于其母亲的病史，她表示了对自己不断恶化的症状的担忧。基于其目前的液体摄入量可能会对她的膀胱控制产生负面影响，她的补水理念受到挑战并需要根据当前的证据基础进行理想化调整。同样，关于她继续参加体育运动的目标也需要在体格检查结束后考虑是否需要根据推荐来治疗。

推理问题

1. 请讨论你获取特定信息的基本原理，以及这对你的鉴别诊断、确定"体格检查和治疗的注意事项 / 禁忌证"及针对患者的"治疗"有何影响。

关于推理问题的回答

Sarah 是一名年轻的优秀运动员，在她身上发生 UI 起初可能看起来很令人吃惊，但她已有过 2 次阴道分娩，这也是众所周知的 UI 进展的危险因素（MacLennan et al., 2000）。据报道，在从事包括曲棍球在内的高强度体育运动的优秀运动员中 UI 的患病率很高（Bø, 2004; Bø and Borgen, 2001）。Sarah 的尿失禁史的相关问题有助于厘清在她妊娠和分娩前的膀胱及盆底功能，因为儿童期的问题也有可能持续到成年期，而这通常意味着更复杂的病理情况（Feldman and Bauer, 2006）。Sarah 的母亲在年轻时也曾有过阴道脱垂，这表明 Sarah 也可能有与遗传有关的胶原蛋白缺乏（Chiaffarino et al., 1999）。

妊娠期是激素和肌肉骨骼发生巨大变化的时期，这些变化通常与盆底功能障碍相关（Landon et al., 1990）。这些因素可以解释 Sarah 甚至在

其第 2 次分娩前就开始出现那么多的烦人症状，尤其是在 Tom 出生后其盆底可能已经受损（DeLancey et al., 2008）。此外，她两次妊娠的时间间隔很短，这可能使得第 1 次分娩的那些损伤都还未完全恢复。

Sarah 的分娩史为盆底功能障碍的进展提供了理论基础。分娩是导致尿失禁（Persson et al., 2000）和 POP（Hendrix et al., 2002）的危险因素。阴道分娩和阴道助产均与盆底前部损伤和 POP 进展的风险增加有关，后者与耻骨直肠肌在耻骨联合及耻骨支处不论是单侧还是双侧的撕脱伤有关（Dietz and Simpson, 2008）（图 21.1A 和 B）。

虽然产钳分娩也容易导致产妇的肛门括约肌损伤（Sultan, 1999），但 Sarah 并无肛门失禁症状或有提示这方面问题的紧急症状。Sarah 最初报告为典型的 SUI 症状（即喷嚏和咳嗽时漏尿），但第 2 次分娩时造成了明显的运动性 SUI 症状。除 SUI 症状外，她的 UU 和 UUI 症状都属于典型的膀胱过度活跃综合征（湿性）（即尿急导致尿失禁）。这种症状也可能与尿路感染有关，但尿液检查结果排除了尿路感染；也可能与多饮有关（即液体摄入过多），这是 21 世纪女性的普遍现象，与水合作用的错误认识有关（Valtin,

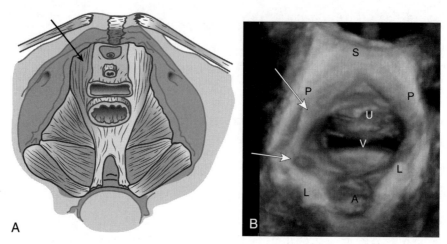

图 21.1 （A）肛提肌，箭头表示撕脱性产伤的损伤区域。自耻骨支后方肌肉剥离的损伤区域如图所示。（B）典型的右侧撕脱伤，呈体积轴位。显然，盆腔侧壁是空白的；也就是说，这里记录的形态异常是耻骨直肠肌止点的"撕脱"。上方的箭头表示耻骨下支撕脱点，下方的箭头表示回缩的耻骨直肠肌边缘。A，肛门；L，肛提肌；P，耻骨下支；S，耻骨联合；U，尿道；V，阴道［（A）Redrawn with permission from Netter（2010）；（B）Modified from Dietz（2009）with permission］

2002）。年轻女性的其他鉴别诊断包括引起膀胱－括约肌协同困难的多发性硬化症和因为逼尿肌（膀胱肌肉）低张力所致的排尿功能障碍，两者均可导致膀胱排空不全。但在 Sarah 这里都可以排除掉，因为她的 TAUS 评估中排尿后并无任何残留。一般认为多发性硬化症不太可能发生在无任何神经症状的高运动水平的年轻女性身上。逼尿肌低张力也可能是由于分娩后急性尿潴留所致，但 Sarah 的分娩史中并没有这方面的报告，而且排尿后没有残余物也意味着这种情况不太可能发生。因此，未发现可触发转诊专科的红旗征。

3 天的膀胱日记提供了液体消耗和膀胱功能的客观证据，证实了 Sarah 24 小时内总液体摄入过多、膀胱容量大。Sarah 大量饮水的出发点似乎是好的，但多饮也可能是由尿崩症或糖尿病所致。正常液体摄入后仍持续口渴者，应找医生检查。

PF 干扰问卷证实了 Sarah 并无其他盆腔器官症状，而且便秘及可能的习惯性紧张也未致其盆底压力增加等主观发现。由问题 9 证实，Sarah 有性生活，但无性交痛，若存在疼痛则为其他可能的如感染或炎症性疾病或性传播疾病等病理学红旗征，会触发转介给全科医生做进一步的检查。疼痛并不是内科检查的绝对禁忌证，但提示应更谨慎地评估。对于临床医务人员而言，排除性虐待史是很重要，即便无疼痛报告时也应如此，如果在检查前未进行确认，则阴道检查可能会造成创伤并致患者游离（即在检查过程中再次经历创伤）。Sarah 确实提到过产后性交痛，但这与会阴切开术愈合所需的时间及产后雌激素过低导致阴道干涩的影响相一致。

之前有医师建议 Sarah 将中断排尿作为她的一项 PFM 运动。这是一项尿道括约肌功能测试，虽然它有可能实现，但并不建议将其用作盆底肌训练，因为它有可能会扰乱膀胱和尿道间复杂的神经交互排尿反射（Bø and Mørkved，2015）。尿道括约肌与肛提肌拥有独立的神经支配（阴部神经相对 S_2～S_4 神经根的直接分支），因此一个结构的活动并不能预测另一个结构的活动。

还有医生建议 Sarah 通过"憋尿"来提高膀胱憋尿能力的。这个建议比较适用于膀胱容量减少相关的尿急患者，因为这一做法有可能提高膀胱容量。然而，若无膀胱日记，物理治疗师并不知道这个建议是否不合适且有可能有害，因为 Sarah 的膀胱容量已处于正常范围的上限（700ml），过度拉伸可能会对逼尿肌造成损害。

曾用 TAUS（即通过观察膀胱基底运动）来评估 Sarah 的盆底功能，结果显示无活动。Sarah

被告知其盆底肌很弱，这使得她更加努力地锻炼。然而，TAUS 评估时，膀胱基底的活动量并不能反映盆底肌收缩的力量，因为这有可能涉及其他因素。因此，重要的是要考虑到盆底肌是否能够完全放松（Dietz and Shek, 2008a; Messelink et al., 2005），以及腹壁－盆腔周围其他肌肉的活动会否增加腹压（Junginger et al., 2010; Neumann and Gill, 2002; Thompson et al., 2006a; Thompson et al., 2006b），因此还需做阴道指检来验证 PFM 薄弱这一假设。

还有建议 Sarah 做普拉提来改善核心肌肉与盆底功能，但她无法感知盆底肌活动，显然也无法激活其功能。在没有功能性盆底肌参与的情况下，反复的腹部核心训练会导致腹压升高，可能会加重盆底肌功能障碍（Bø et al., 2009）。那么，先行处理 PFM 功能障碍可能较为明智，也便于训练正常的肌肉募集模式及腹盆腔周围的神经肌肉控制（Sapsford et al., 2001; Thompson et al., 2006b）（图 21.2）。

在这一阶段，SUI 的诊断很可能是考虑到 Sarah 在高强度用力的过程中及其偶有的剧烈咳嗽和喷嚏时的漏尿史。这一主观发现可通过客观的压力测试如纸巾膨出试验（expanded paper towel test, EPTT）加以证实（Neumann et al., 2004），即以标准的膀胱充盈来显示 UI 与咳嗽及跳跃时腹压突然上升有关。

尿急与尿频症状可以根据 Sarah 4L 的过度排尿量来解释。膀胱日记证实 Sarah 的膀胱容量正常，小便频率与液体摄入量相当。

临床推理评注

经系统、彻底的主观评估，确保 Sarah 的完整症状表现已呈现并得到充分理解，从而探索其潜在的原因和影响因素。再结合与 Sarah 表现相关的临床模式知识，进行鉴别诊断考量并做进一步的测试。完整症状表现的揭示对周密的临床推理而言至关重要，因为患者常会因为各种各样的原因，诸如不了解其相关性、尴尬或根本不曾记得等而忽略掉一些相关信息。以优化彻底性和最小化临床假设（第一章）的"筛查问题（screening questions）"包括以下内容。

- 筛查非自发自愿的其他症状或问题（如与 Sarah 的 PF 干扰问卷一样）。
- 筛查额外的活动、参与限制及非自愿的能力（如筛查 Sarah 的性生活相关症状）。
- 筛查"患者的看法"（即社会心理因素）及其

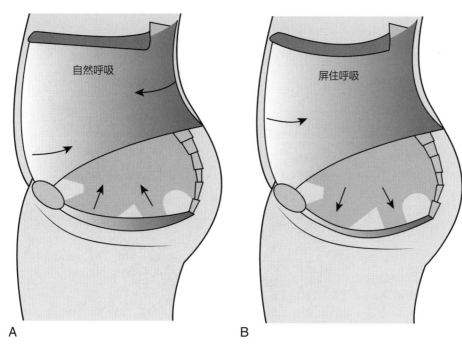

图 21.2 （A）下腹肌共激活、呼吸正常的正确盆底肌上提动作；（B）上腹肌激活、盆底下坠合并肛提肌下陷的错误动作［Redrawn with permission. Images courtesy of the Continence Foundation of Australia（continence.org.au）］

与临床表现的关系（如筛查 Sarah 对液体摄入及盆底肌的理解与信念，及其对自身问题的应对策略）。

- 筛查一般健康共病和红旗征。

活动概要，行为症状，产科、膀胱、盆底、分娩和家族史信息均有助于确定 Sarah 尿失禁的潜在因素或原因。最初的客观检查信息如尿液检查和膀胱日记就提供了必要的信息，可配合随后的体格检查，以便进一步鉴别诊断。彻底筛查的结构化评估可以形成诊断性假设，然后再在体格检查中进一步检验。例如，压力性尿失禁一般认为与高强度的体力活动有关，但可以用 EPTT 进一步检测。结构化评估也可能出现非诊断性假设（如患者的看法），这些假设也可能会出问题，需要在治疗中通过宣教加以留意。

宣教

因为 Sarah 曾说 PFM 练习很难，但她对相关解剖也有所了解。我们利用可拆卸的 PFM 骨盆模型来向 Sarah 解说肛提肌的结构与作为支撑层的功能，及收缩尿道、阴道和肛管的机制。通过触诊自身的骨性标志来识别坐骨结节、耻骨联合和尾骨的前方和后方，也可以从骨盆口的周围观察肛提肌的位置（图 21.1A 和图 21.3）。体格检查前进行宣教，有助于 Sarah 了解自身的骨盆解剖结构，以及如何正确收缩 PFM，并更好地整合体检反馈。

体格检查

视诊

Sarah 的腹壁评估取仰卧位，显示皮肤呈中度纹状，无腹直肌分离。

腰椎 – 骨盆深肌激活

在尝试完成直腿抬高动作时，Sarah 用的是上腹部肌肉而非下腹部肌肉，从而导致了下

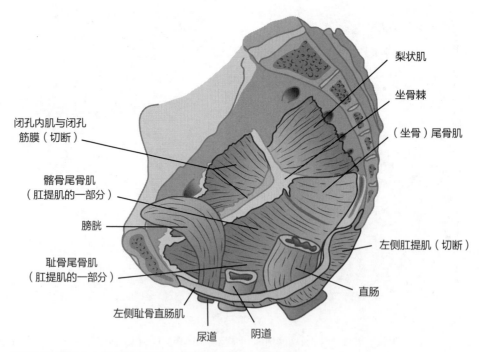

图 21.3　肛提肌右侧起自右侧盆腔侧壁的闭孔筋膜，并在中线处相连

闭孔内肌与闭孔筋膜（切断）

髂骨尾骨肌（肛提肌的一部分）

膀胱

耻骨尾骨肌（肛提肌的一部分）

左侧耻骨直肠肌

尿道

阴道

梨状肌

坐骨棘

（坐骨）尾骨肌

左侧肛提肌（切断）

直肠

腹壁膨出、屏气。因此，先取侧卧位，再取屈膝仰卧位，指导 Sarah 分离并回缩下腹壁。之后她能够在膈肌放松呼吸时感知并保持骨盆中立位，而且将右足抬离床面 10cm 并保持骨盆不移动；左足的测试也完成得很好。

盆底肌评估

盆底体检这部分应在患者充分知情并书面同意后进行，并明确确认之前未曾遭受性虐待。Sarah 否认了对乳胶手套或润滑凝胶过敏。

外部观察外阴及前庭皮肤呈粉红色，外观健康。右臀深处右中外侧的瘢痕与第 1 次器械分娩的切口报告相一致。尝试行 PFM 收缩时，会出现错误的激活方式（过度用力的结果），会阴轻度下降，生殖裂孔扩大，上腹壁过度激活，下腹壁膨出并屏气。

阴唇分离测试要求 Sarah 剧烈咳嗽 2 次，无尿液漏出，但可观察到生殖裂孔扩大和阴道前壁轻度下降。过度用力（瓦尔萨尔瓦动作）时也可观察到类似的情况。

触诊时，用戴了手套的手指轻触确认外阴感觉正常。

阴道内部检查，左侧肛提肌（图 21.4）触诊提示过度活跃（即提肌板维持于短缩位），咳嗽时反射活动减弱，但 PFM 无自主活动。

Sarah 的本体感觉较差，无法应要求放松肛提肌。收缩 PFM 的指令包括"将你的阴道向内紧缩并上提，同时收紧它的前后部"。然后，要求她"放松，像小便或放屁那样，放松肚子"。尝试收缩 PFM 的结果使其上腹部肌肉强烈收缩、下腹壁膨出，但并无预期的提肌板抬高或放松。瓦尔萨尔瓦动作用力时，膀胱颈，即阴道前壁处女膜近端 3cm 处有下降。

存在撕脱性产伤时，右侧肛提肌从耻骨联合前方广泛撕脱（见图 21.1A 和 B），因此沿尿道外侧 2～3cm 的右侧耻骨支未能触及肌肉附着，余下部分的肛提肌（即右侧髂尾肌）也无任何自主活动或咳嗽反射性活动。尝试收缩时，整体过度用力，该侧肛提肌下降。

屈膝仰卧位会阴超声（transperineal ultrasound, TPUS）检查发现 Sarah 在咳嗽和做瓦尔萨尔瓦动作时膀胱颈下降明显。即便用视觉 TPUS 生物反馈，但 Sarah 仍然无法抬高膀胱颈。

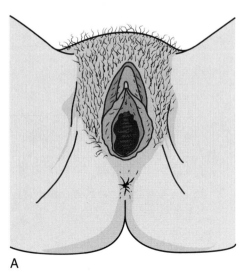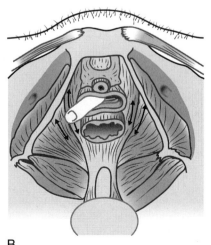

图 21.4　经阴道单指触诊右侧肛提肌以评估其张力及自主活动情况 ［Reproduced with permission from Laycock（1994）］

推理问题

2. 请你就先前的鉴别诊断和"治疗""注意事
   项"及"预后"假设（尤其是关于右侧肛提
   肌撕裂方面）对 PFM 评估结果的解释进行
   讨论。

关于推理问题的回答

Sarah 的器械分娩史应令临床医务人员意
识到其有肛提肌损伤的可能性（Shek and Dietz,
2010），这在体格检查中也确实得到了证实。记
录显示无法抬高提肌板的 PFM 功能障碍女性，
外阴外部观察可见会阴下降与上腹壁激活呈整体
模式性相关（Thompson et al., 2006b）。

内部评估显示，Sarah 的盆底肌状况复杂，
两侧肛提肌的状况需要采取截然相反的干预措
施。我们只能推测为何她的左侧盆底肌过于活
跃。由于 Sarah 从未做过盆底运动训练，所以有
可能在她第 1 次妊娠之前盆底肌就已过于活跃；
但她从未提过 PFM 功能障碍的症状，如排便困
难或不尽感，或是性交痛。很可能她的运动背景
让她具备了良好的盆底肌结构，精英曲棍球运动
员的骨盆周围肌肉往往都很发达。她有过度饮酒
的习惯，随着膀胱容积增加其外括约肌的活动水
平增高，有可能使得盆底肌的活动也趋强（Kamo
et al., 2003）。

选择 TPUS 而不是 TAUS 来评估她的 PFM 活
动，是因为前者可以直接观察骨盆中线的所有器
官和结构。相比之下，TAUS 仅能显影膀胱底，
呈现的位置也会因腹壁的移动而相混淆。因此，
TPUS 是更有效的方法，是为生物反馈和精确测
量耻骨联合的骨骼提供清晰图像的首选方法。

在这种情况下，可以临床指检（Dietz and
Shek, 2008b）或 3D/4D TPUS（Dietz et al.,
2012; Kruger et al., 2014; van Delft et al., 2015a）来
评估肛提肌的创伤。可见右侧耻骨支的耻骨尾骨
肌完全撕脱。右侧肛提肌余下的外侧及后部肌肉
体积减小且无可触及的活动，这与难产时的肌肉
损伤相一致。功能障碍的整体运动模式可能是导
致这种活动不足的原因，但通过适当的训练功能
有可能获得改善。

盆底肌训练（pelvic floor muscle training,
PFMT）治疗 SUI 为 1A 级证据，但是由于 Sarah
的表现较为复杂，而且肌肉本体感觉较差，因此
无法立即开始 PFMT 的肌力训练计划。

体格检查结束时，与 Sarah 沟通了在无功能
性盆底的情况下继续体育运动产生高腹压的后
果，因为在无肌肉保护性收缩的情况下，确实有
可能会进一步损害骨盆结缔组织。但她坚称自己
在任何情况下都不会停止训练或比赛。

治疗

因此，在有关治疗计划的临床推理方面有几
个相互矛盾的问题需要考虑。

（1）Sarah 希望能够继续训练来获得足够的体能
   以适应球队的选择，但又要保护骨盆组织免
   受肌肉和结缔组织支持不足而导致 POP 发
   生和 SUI 加重的压力。
（2）继续高强度运动，但也要缓解她的急迫性及
   压力性相关的尿失禁症状。
（3）目标是根据 ICI 指南改善其 PFM 功能，但
   也要解决其盆底两侧肌肉功能障碍的截然不
   同的表现的需求。

目前，尚无肛提肌撕脱伤的短期或长期治疗
指南，因此从生物学上讲，强调保护盆腔支撑结
构是最合理的措施。已有的研究表明，肛提肌撕
脱伤的存在并不妨碍 PFMT 计划的实施（Hilde
et al., 2013）。剧烈的运动似乎并不会增加产生
POP 的风险（Braekken et al., 2009），但是尚无国
际级体育运动水平对身体的极端需求对 POP 进
展的影响的研究。

由于 Sarah 的家族史，对于 POP 发展的可能
性的适当咨询和建议对她而言很重要。针对腹压
升高这一问题（如长期咳嗽或高强度运动），可
建议用阴道内支持设备（即子宫托）（Neumann,
2015）。人们认为，子宫托联合 PFMT 治疗为防
止 Sarah 个案的 POP 发病提供了看似合理的生物
学理论基础。

基于此，将与 Sarah 沟通以下 SMART（spe-
cific, measurable, achievable, reasonable, time-based;
即具体、可衡量、可及、合理且有时间限制的）
治疗目标。

（1）在接下来的 6 个月内减少尿失禁［根据尿失
   禁日记（EPTT）中的事件来衡量］。
（2）使排尿量正常（根据膀胱日记上测量）。
（3）预防盆底功能障碍进展，尤其是对结缔组织
   结构的拉伸（通过瓦尔萨尔瓦动作条件下的

POP 分期测量）。

（4）通过使 PFM 的静息张力正常化来改善 PFM 的功能，教导在完全放松的情况下正确地主动提升盆底肌紧缩力，然后通过阴道指检［使用国际尿控学会（ICS）量表来评估 PFM 的放松和用力］来提高 PFM 的肌力和耐力，从而改善 PFM 的功能（Haylen et al., 2010）。

（5）教导 Sarah 在腹压升高前进行 PFM 的自主收缩，又称为"秘诀（the knack）"（Miller et al., 1998），并将 PFM 预收缩纳入 TAUS 或 TPUS 功能评估之中。

（6）改进腹壁肌肉募集方式（即上腹部肌肉募集前先行募集下腹部肌肉并与 PFM 共激活）。一旦实现正确的激活模式，就可以进行腹肌训练。

此外，明白 Sarah 对液体摄入的认知，对于理解她的行为的驱动因素，以及排除可能的代谢性疾病也很重要。

注意事项

若持续进行体能训练而不适当考虑 PFM 功能障碍的话可能会加重她的症状，并让她对物理治疗的反应产生负面影响。虽然身体运动会增加腹压，但尚不清楚个体的"损害（damage）"阈值是多少（Tian et al., 2017）。尽管如此，重要的是与其曲棍球体能教练保持联系并对训练方式修订如下。

- 避免产生较高腹压的特定活动，如弓箭步深蹲或负重蹲（O'Dell et al., 2007）。
- 停止剧烈的上腹部肌肉训练，如头肩式反向卷腹练习（Simpson et al., 2016）。
- 进行低水平的深层腹肌训练，直到建立部分 PFM 功能。

预后

积极的康复预后指征包括 Sarah 的动机和曲棍球体能教练的支持。消极的预后指征包括：①PFM 广泛损害，且无手术修复的可能性（Dietz et al., 2013; Rostaminia et al., 2013），因此随着年龄增长，Sarah 可能面临进行性 PFM 功能障碍的风险；②运动强度高；③她决心不在 PFM 康复上花费时间。由于肌肉受损，其盆底肌康复将十分有限，即便最新的研究表明损伤后的 3～12 个月内会有一些自发恢复的可能性（van Delft et al., 2015b）。在短期内使用子宫托有可能改善其泌尿系统症状并预防脱垂。从长远来看，维持最佳的 PFM 功能、一般健康状况及体重将有助于改善预后。如持续性咳嗽或蹦床运动等产生高水平腹压的活动会对其预后产生负面影响。

临床推理评注

体格检查是用来"检验"在整个主观评估过程中形成的诊断假设，并揭示要在治疗中解决的特定病理学问题及损伤。尽管循证实践（源自研究和经验）能够根据症状描述、行为和病史给出可能的治疗策略，但身体损伤的多样性和复杂表现（如 Sarah 的右侧肛提肌撕脱和左侧肛提肌过度活跃）强调指导治疗所需的病理学问题和损伤推理之间的平衡。也就是说，尽管研究可能支持针对特定情况（如 SUI）的特定治疗策略，但是通过熟练的主观和体格检查获得的每个患者独特表现的知识决定了研究支持的治疗该如何进行。

预后是一项具有挑战性的判断，但每个患者都希望并且应该知道他们的临床医务人员的看法、治疗到底能否有帮助。第一章重点介绍了形成"预后"假设时需要考虑的因素的示例，权衡积极指标和消极指标（如此处所述）是慎重作出决策的有效手段。日后对初步预后及其理论基础的审查，特别是那种显示为不准确的，终究有助于我们从经验中学习并改进今后的判断。

结果与治疗沟通

根据 Sarah 的目标，与其沟通了以下治疗方案。

1. 尿失禁　在曲棍球比赛和训练中，用膀胱颈支撑装置行即刻症状干预（图 21.5）。

2. POP　在高腹压活动中使用支撑装置，以防止 POP 的发展。

3. PFM 再教育

a. 通过"手法"技术（肌筋膜松解术）放

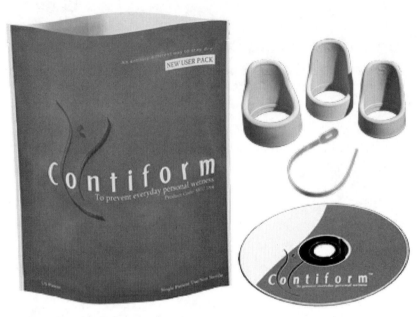

图 21.5　3 种规格的 Contiform 膀胱颈支撑装置，带拆卸带

松左侧肛提肌，使其静息肌张力正常化，并通过定位意识和 PFM 下行训练（PFM 收缩后延长以放松的阶段，如 2 秒收缩后 6 秒放松）以建立自主控制。

b. 待左侧肛提肌的肌张力正常化后，目标是建立右侧肛提肌的 PFM 自主活动。这是通过右侧肛提肌的定位感知，快速拉伸、振动以增加肌张力 / 紧张度等"手法"技术训练，然后可能利用肌电图（electromyography, EMG）的生物反馈和（或）电刺激来实现。

c. 最后训练肌力、速度和功能（Bø and Aschehoug, 2015）。

4. 腹部肌肉训练　重点放在下腹部 / 深层腹肌募集及其与 PFM 共激活上。首先在侧卧位和站立位时评估 PFM 收缩过程中深层腹肌的共激活情况，然后逐步行腹部肌肉训练，重点是 PFM 和下腹壁肌肉的预收缩。这可以通过 TAUS 或 TPUS 进行评估，它们也可以用于生物反馈。随后，可以进行功能性活动，如抬头或抬腿。如果有需要，可以通过监测上腹部和下腹部肌电活动做进一步的高级训练以强化所需的共激活模式。

5. 液体摄入量和膀胱容量正常化　对 Sarah 进行宣教并建议其减少液体摄入量，尿量不超 2200ml/24h，以缓解多尿引起的泌尿系统症状。

根据膀胱日记发现的多饮症，Sarah 对液体摄入的观念受到了挑战。她过多的液体摄入量可能导致了尿失禁，并有可能使电解质流失并导致电解质失衡。过多的液体摄入和由此产生的尿急也可能导致她的 PFM 过度活跃，因为 Sarah 要一直坚持憋尿。向 Sarah 提供有关基于适当水合作用的证据的教育（Valtin, 2002），并探索减少其液体摄入的协作方法。Sarah 同意更多地关注身体反应，并通过口渴的生理反应作出反应来触发饮水，而不是强迫饮水。我们进一步讨论了根据需要增加她的液体摄入量，以满足比赛期间充分水合的需要，同时考虑环境温度的问题。有意思的是，她摄入大量液体并不是曲棍球教练推荐的，而是她从大众媒体获得的信息中得出的。

关于家庭计划，Sarah 同意根据目前的证据调整她的液体摄入量，并完成另外 3 天的膀胱日记，包括尿量、时间和失禁次数。而这将有助于下一次就诊前重新评估液体正常化对她的症状的影响。

为客观测试 Sarah 在腹压升高的情况下对膀胱的控制能力，要求她下次就诊时准备进行 EPTT 检查（Neumann et al., 2004），并相应提供了一份文字说明。为准备下一次就诊，她要在预约前 2 小时排空膀胱，然后再喝 250ml 水，但就诊前不小便。

第 2 次就诊（2 周后）

Sarah 已减少了液体摄入量，膀胱日记显示她每 24 小时的出量已达 1600～2200ml。她很惊讶自己居然没有感到口渴。她注意到，尿急的问题几乎立刻得以解决，尿失禁也有所减轻。自上次就诊以来，未再出现与尿急有关的尿失禁，而且在曲棍球训练中她只微湿了 1 块衬垫。她觉得这是非常大的进步，她有动力继续这种饮水方案。

EPTT 在站立位进行，将一条折叠的纸巾垫在内裤裆部。Sarah 咳嗽 3 次，两腿分开跳 3 次，同时咳嗽和跳 5 次。肉眼观察纸巾，但未发现尿失禁迹象。这一发现表明，减少液体摄入量改善了她的膀胱控制功能，需要更强刺激的活动才有可能诱发尿失禁。

由于 Sarah 的症状是在直立的姿势下出现的，因此评估了 Sarah 在站立位时进行 PFM 收缩的能力。Sarah 在尝试 PFM 收缩时，将其腹壁暴露并通过全身镜观察，以此评估腹部和盆底肌肉的激活。发现其上腹部肌肉过度募集、下腹壁膨出，这与她仰卧位时的肌肉募集方式相似。指导她以所需的方式放松上腹壁，回缩下腹壁，并在触碰耻骨联合的同时提示她做中断小便的练习。在站立时用 TAUS 进行评估，以寻找无须屏气的正确的上提收缩的方法。重点是进行轻柔的特定募集 2 秒，以避免整体反应，然后完全放松腹壁和 PFM 超 10 秒。

讨论了阴道内膀胱颈支撑的益处和治疗后，Sarah 装配了膀胱颈支撑装置（图 21.5）来控制运动期间的尿失禁。该装置还可以保护其盆腔结缔组织免受高冲击运动期间潜在的破坏性拉伸力。她学会了如何自己插入、取出和清洗装置。该计划是为体能训练和比赛而进行的，以便她能够在无须担心漏尿或对骨盆支撑韧带造成更大的伤害的情况下进行身体活动。TPUS 扫描显示，利用支撑装置其阴道壁在强有力的瓦尔萨尔瓦动作和腹部仰卧起坐训练过程中均能得到很好的支撑。TPUS 扫描还可用于观察 PFM 活动，在她想象将装置吸入其阴道时，给予用来取出装置的细拴绳少许牵拉力并在屏幕上查看 PFM 的活动情况。Sarah 能在屏幕上看到肛门括约肌有一些适当的头向活动。

关于家庭训练，Sarah 直立靠坐于一小毛巾卷上训练她的 PFM，以提高对会阴的感知。她答应每天至少做 2 次，集中精力将会阴从毛巾上提起，同时触摸上腹部（以减少活动）和下腹部（以鼓励轻柔地收缩）并想象中断小便。她还答应每天站在浴室的镜子前练习募集 2 次（即 2 组各重复 5 次的练习，保持 2 秒，放松 10 秒），如果她确信自己做得正确无误，则可以在其他时候站着时也做练习。

为评估结果，Sarah 提供了 12 周的失禁日记，记录尿失禁、严重程度（微湿、潮湿或湿透）和危险运动（尿急、曲棍球运动、咳嗽、喷嚏等）等情况。

推理问题

3. 尽管盆底收缩指令的有效性因患者而异，但请就任何关于指令的研究及你自己基于证据的经验进行讨论，这些指令通常是有效的，而且指导中需要注意的是应当避免引起不正确的激活模式。

关于推理问题的回答

PFMT 的第一阶段的目标是通过运动学习来建立正确的 PFM 收缩和充分放松的状态。重点是建立对盆底肌的特定控制，这与臀部肌肉及内收肌等更大更强的骨盆外肌肉不同。这些较大的肌肉往往与盆底肌同时收缩，但也可能会掩盖掉盆底肌不明显的收缩感觉。触诊骨盆模型及女性自己的骨盆将有助于提高对肌肉的意识和本体感觉。姿势与指令需要促进意识和控制较小和不太明显的骨盆内肌肉。骨盆侧倾或骨盆抬高（搭桥）常与盆底肌收缩相混淆，并且在吸气和屏气期间的 PFM 收缩非常常见且不正确（Bø and Mørkved, 2015）。许多女性在接受书面或简单的口头指令时，会全力以赴并压低提肌板（Bump et al., 1991; Thompson and O'Sullivan, 2003）。这种模式在无症状的女生中已经观察到，但更可能发生在盆底功能障碍（如 UI 或 POP）的女性中，并导致上腹壁肌肉收缩、下腹壁膨出和盆底下降的"整体"用力过度的动作（Thompson et al., 2006b）（图 21.1）。因此，必须解决 PFM 和募集模式的评估和专门的再训练问题，因为持续的错误模式会导致提肌板及其上的器官下降，从而加速 UI 或 POP 的发展。

以下提示和说明在运动学习阶段可能会有所帮助。

- 因为 UI 患者指令的目标是募集具有横纹肌的尿道括约肌及肛提肌与耻骨直肠肌，因此"收紧你的盆底肌，就像中断小便一样"的指令也是有用的（Bø and Mørkved, 2015）。除对尿道周围的挤压外，患者还应感觉到阴道和直肠的收缩及下腹壁的活动。上腹壁肌肉收缩或屏气表明是一种整体策略而非局部策略，通常与过度努力相关。
- 如果患者仍然无法感觉到盆底肌收缩，则可以实地尝试中断小便来作为一种感觉训练，以获

得正确的收缩感觉。但不要每次小便都这样做，因为有可能会破坏自然放松盆底肌直至排尿完成这样的排尿模式（Bø and Mørkved, 2015）。

- 由于阴道和肛门周围的肌肉相对较大且运动更广泛，因此有更大的本体感觉潜能，在开始时探索单独收缩不同肌肉的指令可能会有些帮助，并在可能的情况下进阶到整个 PFM 收缩。
- 观察镜子中会阴部对指令响应时的凹入，可提供关于正确运动方向（即头向）的强大视觉生物反馈。
- 执行极小的局部收缩的指令可促进孤立的肌肉收缩，与内收肌、臀部肌肉和腹肌的收缩分离开来。对那些 PFM 的本体感觉差的人而言，过度努力可能会导致整体反应，并且认为由此导致的盆底向下的压力是一种收缩。
- 观察腹壁和呼吸模式将确认该女性是否能够在不屏气的情况下隔离盆底肌和下腹壁肌肉的收缩。本体感受的提示包括紧紧地按着会阴区或耻骨直肠肌附着的耻骨联合上缘。适当的语言提示，如通过"骨盆内提升"将收缩限制在盆腔的底部可能会有所帮助，而不是简单地使用"提升"或"抬高到肚脐"这样的提示。
- 引入"电梯"运动的概念，可能会对完成"骨盆内提升"有所帮助（盆底肌就像电梯井内的电梯）随着盆底肌向上提升，应将力集中于骨盆内，并避免过度用力及不必要的上腹部和胸部肌肉的协同收缩。

临床推理评注

肌肉骨骼治疗是通过结合命题研究启发知识和非命题技能知识来进行的，其中包括"如何"进行不同的干预，这些干预措施通常必须根据个体患者的理解和障碍程度进行调整。"教学推理"是一种临床推理策略，描述如下：

"因材施教的计划、执行和评估相关的推理，包括概念理解教育（如内科与肌肉骨骼诊断、疼痛）、身体表现教育（如康复训练、姿势矫正、运动技术提高）和行为改变教育。"

这里强调的盆底训练指令和提示的变化是一个与教学相关的技能知识示例，需要推理才能识别何时对患者给予不同的提示才最有可能有效。

第3次就诊（第2次就诊2周后）

Sarah 报告，由于佩戴了膀胱颈支撑装置，训练时并未出现尿失禁。膀胱颈支撑装置效果非常好，这让她有信心充满活力地运动。她的日记每天都在记，并证实了她的报告。

知情同意后，经阴道对其 PFM 做了检查。对 Sarah 的 PFM 损伤的处理是对过度活动的左侧耻骨尾骨肌和髂尾肌行下行训练，并通过引导图像帮助放松。阴道指检伴以超 20 秒的"电梯"下到地下室或蹦床下陷图像展示于肛提肌头面施加轻柔肌筋膜松解手法（图 21.4）合并自主腹壁放松（膨起而不用力）来促进 PFM 的放松。

还向 Sarah 提供了其他口头提示，如感觉就像她"在一个隐秘的地方小便或放屁或拿掉卫生棉条"那样。采用快速拉伸易化和下腹壁回缩来促进 PFM 收缩。通过手指按压耻骨联合实现触觉刺激辅助皮质定位。这种训练使肛提肌的肌张力 / 紧张度有所降低，并引起左侧肛提肌的微弱的自主活动。

采用双通道（阴道内和腹外斜肌）肌电生物反馈训练提供阴道内触觉刺激（EMG 传感器）并在计算机屏幕上提供视觉反馈。双侧肋骨下方的上腹部电极可监控其活动并做下行训练。强调了放松阶段和收缩阶段之间的明显区别，重点是要做得轻柔，将其隔离到腹"桶"的底部，并确保有一个较长时间且完全的放松阶段。

关于家庭训练，Sarah 同意每天晚上在孩子们上床睡觉后自己在地板上做这项练习，或者自己在床上睡觉前做练习。重点是完全放松和 2 秒的轻微收缩，用其手监测上腹部的肌肉活动或提供耻骨联合压力，以尽可能多地让自己感觉到并协调好。她还要在白天排尿后做站立位的练习，最好是对着镜子做练习。

第4次就诊（第3次就诊2周后）

知情同意后，经阴道检查显示左侧肛提肌的静息肌张力 / 紧张度仍高于正常水平但有所降低，并且 Sarah 在该侧有一些较弱的自主活动。反复施以放松和肌筋膜松解术，诱发更强烈的收缩，这样她可在不屏气的情况下维持 3 秒。目标是产生平静呼吸下轻柔、孤立的收缩，着重收缩质量。拉伸促进以阴道指压的方式完成，以激活右侧肛提肌。

当 Sarah 专注于同时激活下腹壁时，会引发一些较弱的自主活动。然后在站立时用镜子辅助观察该技能的练习，通过触诊手指本体感觉的帮助将收缩的部位定位在她的下腹部耻骨联合正上方及外侧面。TAUS 用以帮助观察站立位肛提肌的内部提升动作。需要注意的是，如果双侧肌张力降低且自主活动减弱，使用阴道内肌肉刺激器就是治疗的首选方法。但如果是左侧过于活跃，则早期阶段并不适用。

接下来的 3 个疗程，每 2 周进行 1 次治疗，重点是按如下方式推进她的 PFMT 计划。

- 最初以较低的强度进行 PFM 收缩，以促进局部活动（即在没有上腹部用力和屏气的情况下尽最大努力做正确的收缩）。
- 用肌电生物反馈来促进本体感觉及无上腹部肌肉活动的孤立控制。
- PFMT 进展至包括最大持续收缩超 6 秒且长达 10 秒的放松阶段，以促进完全放松，隔天增至 2 组 × 8 次重复（Bø and Aschehoug, 2015）。
- 根据 PFM 评估 PERFECT（力量、耐力、重复、快速、提升、协同收缩、计时咳嗽系统（Bø and Sherburn, 2005），训练满足了所有这些对最佳 PFM 功能的要求，并始终强调协调。
- 一旦建立了可靠的自主控制，就有选择性地以最具功能性的站立位完成训练。

- 屈膝仰卧位，在腹压升高之前行 PFM 训练和下腹肌预收缩训练，将 TPUS 的光标置于膀胱颈上，轻微咳嗽时仍能保持其在位（"秘诀"）。一旦患者掌握了这项技能，就

可以进展至站立位的练习。逐渐地，功能控制受到挑战，如在轻微咳嗽、阵咳、原地小跳，以及更多的跳跃动作之前做预收缩并保持 PFM 收缩。

推理问题

4. 你是否会强调与尿失禁的 PFM 再训练相关的研究证据，以及与诸如肌筋膜松解术等特定措施相关的研究证据？在你的临床推理中，你通常如何将这些基于研究的证据与你的临床经验证据相结合起来？

关于推理问题的回答

目前许多高质量的随机对照试验（randomized controlled trails, RCT）有关 PFMT 治疗盆底功能障碍（pelvic floor dysfunction, PFD），尤其是为 SUI 和 POP 的疗效提供了高水平的证据（Bø et al., 1999; Braekken et al., 2010; Dumoulin et al., 2004; Hagen et al., 2014）。PFMT 的机制似乎主要在于（如使用力量训练方案）增加肌肉的肥厚度并增加肌肉及相关结缔组织的刚度（如较少的可伸展性）。

应用这些证据训练 PFM 力量之前，须确保最佳的 PFM 收缩技术训练有效（Bø and Mørkved, 2015, p. 111–112）。

在完成正确技术的运动学习后，训练计划旨在根据已知的骨骼肌力量训练要求，通过 PFM 最大收缩来增进肌肉厚度（DiNubile, 1991）。训练必须针对正确的肌肉即 PFM，并在足够长的时间内（即 4～6 个月）定期进行，以影响肌肉形态的变化（如横截面积、肌肉张力和刚度增加）。强化力量训练的根本原因是更强的 PFM 通过将盆腔器官置于盆腔内较高的位置并对抗腹压升高所致的下降，从而有助于盆腔器官的结构支撑。事实上，患有 POP 的女性进行强化 PFMT 程序显示可显著增加肛提肌的厚度、减少肛提肌裂孔的面积并提升骨盆内的盆腔器官（Braekken et al., 2010）。这种 PFMT 取决于遵守骨骼肌力量训练的所有常规原则，如剂量–效应问题、特异性、超负荷、持续时间及进展等（Bø and

Aschehoug, 2015）。

一项小型随机对照试验研究显示，教女性如何在腹压升高之前，特别是在咳嗽前预收缩 PFM，1 周（即远早于肌肉丰厚之前）即可减轻尿失禁（Miller et al., 1998）。这又称为"秘诀"或"功能性训练"，但迄今为止尚无强力的证据支持将这种训练作为"独立的"治疗（Bø, 2015）。这种功能训练要求患者能够正确地收缩并提升其 PFM 以防止膀胱颈或其他盆腔脏器（直肠和子宫）下降。经阴道指诊或 TPUS 评估时，应向临床医务人员确认该动作正确且到位。

PFM 力量训练的证据并不适合在 PFM 过度活跃时就立即应用。在这种情况下，第 1 步是使肌肉纤维延长并充分放松，然后在全范围内收缩。不宜尝试去强化僵硬、短缩的肌肉，因此需要特定的技术来使这种紧张度正常化，如肌筋膜松解术。在某些情况下，仅让女性意识到存在过度活跃并教会她放松即可，如放松握紧的拳头或咬紧的牙关一样。感觉下腹部、臀部、内收肌与盆底肌之间的相互作用，并练习这些外骨盆肌肉的具体放松，将有助于放松和"重置" PFM 的紧张度。轻柔指压"超压"的内部技术可帮助肌肉延长并促进充分放松，或用阴道肌电图这样的视觉生物反馈可能也会有所帮助（Fitzgerald et al., 2012; Oyama et al., 2004）。

盆底肌与腹肌之间的相互作用在许多研究中都有记录（Bø et al., 2003; Madill and McLean, 2006, 2008; Neumann and Gill, 2002; Sapsford and Hodges, 2001; Thompson et al., 2006a），但是腹肌训练对女性 PFD 患者的作用需要进一步的严格研究（Bø and Herbert, 2013）。目前，尚无强力的证据表明通过腹肌或普拉提训练盆底肌等其他替代性的非特定运动计划可以有效减少女性的 SUI（Bø and Herbert, 2013）。Sapsford（2004）假设可以通过共激活模式训练深层腹肌来缓解压力

性尿失禁，虽然这种方法可能有利于促进盆底肌收缩，但这种类型的治疗 SUI 的训练尚未进行临床试验。Dumoulin 等（2004）发现，在产后 SUI 的 PFMT 中增入腹肌训练计划对控制尿失禁的结果并无益处，但置信区间很宽，这表明可能亚组患者会受益。如协调模式失调的亚组可能需要特定的腹肌训练来建立正确的募集顺序，以促进 PFM 的激活。但 Hung 等（2010）建议所有存在尿失禁的女性均可以从额外的腹肌训练中受益。临床上，下腹壁收缩可促进 PFM 意识较差的女性患者的盆底肌收缩。有些女性可能根本就没有盆底肌协同收缩，对此须逐一评估。

临床推理评注

正如肌肉骨骼治疗中常见的情况一样，治疗中的某些方面较其他方面有更好的研究证据。PFMT 用于 SUI 和 POP 的证据确凿，然而过度活跃肌肉的手法放松及加入腹肌训练计划以改善盆底肌功能等的益处均需进一步研究。无论治疗计划中所用的方法是否已经研究证实其功效，但如本案所示，临床应用中仍需仔细地重新评估有针对性的损伤（如 PFM 收缩、肌肉过度活跃）和主要功能结局（即尿失禁）以影响正在进行的推理和治疗进度。

腹肌训练

文献提供了关于不同活动过程中腹压升高的见解（Tian et al., 2017）。除深蹲举重和负重腿举外（heavy leg presses），咳嗽和喷嚏产生的压力也超过多数体育活动（O'Dell et al., 2007）。因此，咨询了体能教练之后，对 Sarah 的训练方案做了修改，先行排除了这些活动。采用了促进 PFM 和下腹部肌肉优先激活的替代性腹部运动，以解决上腹部和下腹部肌肉之间的不平衡。还要考虑到 Sarah 在评估中发现的盆底缺乏保护性反射性收缩，以及上腹部过度激活引起的适应不良的激活模式（Thompson et al., 2006b）。

为解决肌肉不平衡的问题，Sarah 的腹壁训练计划侧重于在上腹部肌肉接合之前选择性地募集下腹部肌肉，并且该过程经历了以下几个阶段。

- 四点跪位，双臂支撑于高台，身体前倾，腹壁放松后接着是低强度的 PFM 收缩，然后是下腹部激活，最后强调充分放松。同样的激活顺序也可以在健身球上练习。
- 使用膀胱颈支撑装置进行原位普拉提训练。
  与 Sarah 的普拉提教练联系，强调了正确的

激活顺序，从 PFM 开始，然后在进一步激活腹壁之前共激活下腹部肌肉。这是为了在腹压升高之前促进 PFM 的正常保护性预收缩。重复正确的模式以促进运动学习。训练最初是以低强度进行的，以使其保持上腹部肌肉放松，然后逐渐提高强度。每次收缩后，强调留出足够的时间以完全放松 PFM 的重要性，这一点也与教练进行了沟通。

- 仰卧起坐（或卷腹）和"平板撑"未包括在她的教练的早期训练计划中，因为这些运动会选择性地募集上腹部肌肉，并有可能导致盆底下陷。TPUS 评估确认了最初的下陷，但经过 3 个月的训练，Sarah 的控制能力已经有了足够的提高，可以逐步将其纳入她的训练计划之中。

Sarah 继续她的所有其他训练活动，包括跑步。Braekken 等（2009）提出，剧烈的体育活动并不是导致 POP 的诱因，但是目前还没有关于极端的体育活动如国际水平的曲棍球对 POP 进展的影响的研究，以帮助我们指导临床实践。在训练中，Sarah 佩戴了膀胱颈支撑装置，以保护膀胱韧带和筋膜的支撑，并缓解压力性尿失禁。

结局

1. 在6个月之后，Sarah实现了她重返国际水平的曲棍球赛场而无尿失禁的目标，但她仍需要一个膀胱颈支撑装置才能做到完全无尿失禁。

2. 膀胱日记显示膀胱容量、排尿频率和24小时总尿量均在正常范围内。

3. 常规使用膀胱颈支撑装置可减少压力性尿失禁，同时对阴道结缔组织也起到了保护性支撑作用。在过去的3个月中，日记中未记录到任何尿失禁事件。

4. Sarah获得了对PFM的自主控制，但其左、右两侧的不平衡持续了6个月。右侧仍然较弱（ICS评分为1/3）（Haylen et al.，2010），左侧肌张力持续轻度升高且收缩强烈（ICS评分为3/3）。经指检与TAUS / TPUS评估，她能在执行功能性任务（如主动直腿抬高和抬头）时保持膀胱颈的高位，但这项技能可能尚未迁移到她的曲棍球运动中。

5. 腹部肌肉张力有所改善，上、下腹壁之间的募集顺序及平衡也有所改善。从站立位侧面的目视评估来看，可以观察到下腹壁较上腹壁先募集。腹部肌肉力量已恢复正常，即便休息时下腹部仍支撑良好。

6. 复评ICIQ UISF：0/21。

7. 患者对于改善的总体印象：好多了（2/7分，从0分"非常好"至7分"非常差"）。然而，她一直需要使用膀胱颈支撑装置，这令她很烦恼。

日常治疗

　　Sarah接受了一个持续的PFMT计划，以保持最佳的膀胱控制和盆腔器官的肌肉支持。

她无POP症状，使用阴道内装置为其运动时和急性咳嗽时提供保护并有望避免手术。右侧肛提肌的持续无力很可能是永久性的肌肉障碍，因此计划进行3个月的家庭训练计划自我治疗，继续将普拉提作为其一般健身方案的一部分，并进行临床检查。后续评估将查明Sarah的肌肉障碍或POP症状有无进展，并且通过适当的液体摄入量可以很好地控制她的UI症状。对于其训练方案进度，仍需与普拉提教练及曲棍球体能教练保持联系。

（许志生　译，马玉宝　廖麟荣　审校）

参考文献

Abrams, P., Anderson, K.E., Artibani, W., Birder, L., Bliss, D., Cardozo, L., et al., 2013. Recommendations of the International Scientific Committee: Evaluation and treatment of urinary incontinence, pelvic organ prolapse and faecal incontinence. In: Abrams, P., Cardozo, L., Khoury, S. Wein, A. (Eds.), Incontinence. ICUD-EAU, Paris.

Avery, K., Donovan, J., Peters, T.J., Shaw, C., Gotoh, M., Abrams, P., 2004. ICIQ: A brief and robust measure for evaluating the symptoms and impact of urinary incontinence. Neurourol. Urodyn. 23 (4), 322–330.

Bø, K., 2004. Urinary incontinence, pelvic floor dysfunction, exercise and sport. Sports Medicine 34 (7), 451–464.

Bø, K., 2015. Pelvic floor muscle training for SUI. In: Bø, K., Berghmans, B., Mørkved, S., van Kampen, M. (Eds.), Evidence-Based Physical Therapy for the Pelvic Floor. Churchill Livingstone Elsevier, Edinburgh, pp. 162–178.

Bø, K., Aschehoug, A., 2015. Introduction to the concept of strength training for pelvic floor muscles. In: Bø, K., Berghmans, B., Mørkved, S., van Kampen, M. (Eds.), Evidence-Based Physical Therapy for the Pelvic Floor. Churchill Livingstone Elsevier, Edinburgh, pp. 117–130.

Bø, K., Borgen, J.S., 2001. Prevalence of stress and urge urinary incontinence in elite athletes and controls. Med. Sci. Sports Exerc. 33 (11), 1797–1802.

Bø, K., Braekken, I.H., Majida, M., 2009. Constriction of the levator hiatus during instruction of pelvic floor or transversus abdominis contraction: a 4D ultrasound study. Int. Urogynecol. J. Pelvic Floor Dysfunct. 20, 27–32.

Bø, K., Herbert, R., 2013. There is not yet strong evidence that exercise regimens other than pelvic floor muscle training can reduce stress urinary incontinence in women: a systematic review. J. Physiother. 59, 159–168.

Bø, K., Mørkved, S., 2015. Ability to contract the pelvic floor muscles. In: Bø, K., Berghmans, B., Mørkved, S., van Kampen, M. (Eds.), Evidence-Based Physical Therapy for the Pelvic Floor. Churchill Livingstone Elsevier, Edinburgh, pp. 111–117.

Bø, K., Mørkved, S., Frawley, H., Sherburn, M., 2009. Evidence for benefit of transversus abdominis training alone or in combination with pelvic floor muscle training to treat female urinary incontinence: a systematic review. Neurourol. Urodyn. 28 (5), 368–373.

Bø, K., Sherburn, M., 2005. Evaluation of female pelvic floor muscle function and strength. Phys. Ther. 85 (3), 269–282.

Bø, K., Sherburn, M., Allen, T., 2003. Transabdominal ultrasound measurement of pelvic floor muscle activity when activated directly or via transversus abdominal muscle contraction. Neurourol. Urodyn. 22 (6), 582–588.

Bø, K., Talseth, T., Holme, I., 1999. Single blind, randomised controlled trial of pelvic floor exercises, electrical stimulation, vaginal cones, and no treatment in management of genuine stress incontinence in women. Br. Med. J. 318, 487–493.

Braekken, I.H., Majida, M., Ellström Engh, M., Bo, K., 2010. Can pelvic floor muscle training reverse pelvic organ prolapse and reduce prolapse symptoms? An assessor-blinded, randomized, controlled trial. Am. J. Obstet. Gynecol. 203 (170), e1–e7. doi:10.1016/j.ajog.2010.02.037.

Braekken, I.H., Majida, M., Ellström Engh, M., Holme, I.M., Bø, K., 2009. Pelvic floor function is independently associated with pelvic organ prolapse. Br. J. Obstet. Gynaecol. 116, 1706–1714.

Bump, R.C., Hurt, W.G., Fantl, J.A., Wyman, J., 1991. Assessment of Kegel exercise performance after brief verbal instruction. Am. J. Obstet. Gynecol. 165, 322–329.

Chiaffarino, F., Chatenoud, L., Dindelli, M., Meschia, M., Buonaguidi, A., Amicarelli, F., et al., 1999. Reproductive factors, family history, occupation and risk of urogenital prolapse. Eur. J. Obstet. Gynecol. Reprod. Biol. 82 (1), 63–67.

Delancey, J.O.L., Kane Low, L., Miller, J.M., Patel, D.A., Tumbarello, J.A., 2008. Graphic integration of causal factors of pelvic floor disorders: an integrated life span model. Am. J. Obstet. Gynecol. 199, 610.e1–610.e5.

Dietz, H.P., 2009. Pelvic floor assessment: a review. Fetal Maternal Med. Rev. 20, 49–66.

Dietz, H.P., Moegni, F., Shek, K.L., 2012. Diagnosis of levator avulsion injury: a comparison of three methods. Ultrasound Obstet. Gynecol. 40, 693–698.

Dietz, H.P., Shek, K.L., 2008a. The quantification of levator muscle resting tone by digital assessment. Int. Urogynecol. J. Pelvic Floor Dysfunct. 19, 1489–1493.

Dietz, H.P., Shek, K.L., 2008b. Validity and reproducibility of the digital detection of levator trauma. Int. Urogynecol. J. Pelvic Floor Dysfunct. 19, 1097–1101.

Dietz, H.P., Shek, K.L., Daly, O., Korda, A., 2013. Can levator avulsion be repaired surgically? A prospective surgical pilot study. Int. Urogynecol. J. Pelvic Floor Dysfunct. 24, 1011–1015.

Dietz, H.P., Simpson, J., 2008. Levator trauma is associated with pelvic organ prolapse. Br. J. Obstet. Gynaecol. 115, 979–984.

DiNubile, N.A., 1991. Strength Training. Clinical Sports Medicine 10 (1), 33–62.

Dumoulin, C., Lemieux, M.C., Bourbonnais, D., Gravel, D., Bravo, G., Morin, M., 2004. Physiotherapy for persistent postnatal stress urinary incontinence: a randomized controlled trial. Obstet. Gynecol. 104, 504–510.

Feldman, A.S., Bauer, S.B., 2006. Diagnosis and management of dysfunctional voiding. Curr. Opin. Pediatr. 18 (2), 139–147.

FitzGerald, M.P., Payne, C.K., Lukacz, E.S., Yang, C.C., Peters, K.M., Chai, T.C., et al. for the Interstitial Cystitis Collaborative Research Network, 2012. Randomized multicenter clinical trial of myofascial physical therapy in women with interstitial cystitis/painful bladder syndrome and pelvic floor tenderness. J. Urol. 187, 2113–2118.

Hagen, S., Stark, D., Glazener, C., Dickson, S., Barry, S., Elders, A., et al., 2014. Individualised pelvic floor muscle training in women with pelvic organ prolapse (POPPY): a multicentre randomized controlled trial. Lancet 383 (9919), 796–806.

Haylen, B.T., de Ridder, D., Freeman, R.M., Swift, S.E., Berghmans, B., Lee, J., et al., 2010. An International Urogynecological Association (IUGA)/International Continence Society (ICS) Joint report on the terminology for female pelvic floor dysfunction. Neurourol. Urodyn. 29, 4–20.

Hendrix, S.L., Clark, A., Nygaard, I., Aragaki, A., Barnabei, V., McTiernan, A., 2002. Pelvic organ prolapse in the Women's Health Initiative: gravity and gravidity. Am. J. Obstet. Gynecol. 186, 1160–1166.

Hilde, G., Stær-Jensen, J., Siafarikas, F., Gjestland, K., Ellstrøm Engh, M., Bø, K., 2013. How well can pelvic floor muscles with major defects contract? A cross-sectional comparative study 6 weeks after delivery using transperineal 3D/4D ultrasound and manometer. Br. J. Obstet. Gynaecol. 120, 1423–1429.

Hung, H.C., Hsiao, S.M., Chih, S.Y., Lin, H.H., Tsauo, J.Y., 2010. An alternative intervention for urinary incontinence: retraining diaphragmatic, deep abdominal and pelvic floor muscle coordinated function. Man. Ther. 15 (3), 273–279.

Jelovsek, J.E., Maher, C., Marber, M.D., 2007. Pelvic organ prolapse. Lancet 369 (9566), 1027–1038.

Junginger, B., Baessler, K., Sapsford, R., Hodges, P.W., 2010. Effect of abdominal and pelvic floor tasks on muscle activity, abdominal pressure and bladder neck. Int. Urogynecol. J. Pelvic Floor Dysfunct. 21, 69–77.

Kamo, I., Torimoto, K., Chancellor, M.B., de Groat, W.C., Yoshimura, N., 2003. Urethral closure mechanisms under sneeze-induced stress condition in rats: a new animal model for evaluation of stress urinary incontinence. Am. J. Physiol. Regul. Integr. Comp. Physiol. 285, R356–R365.

Kruger, J.A., Dietz, H.P., Budgett, S.C., Dumoulin, C.L., 2014. Comparison between transperineal ultrasound and digital detection of levator trauma. Can we improve the odds? Neurourol. Urodyn. 33, 307–311.

Landon, C.R., Crofts, C.E., Smith, A.R.B., Trowbridge, E.A., 1990. Mechanical properties of fascia during pregnancy: a possible factor in the development of stress incontinence of urine. Contemp. Rev. Obstet. Gynaecol. 15 (2), 40–46.

Laycock, J., 1994. Chapter 2.2 Clinical evaluation of the pelvic floor. In: Schüssler, B., Laycock, J., Norton, P., Stanton, S. (Eds.), Pelvic Floor Re-Education, first ed. Springer Verlag, Berlin.

MacLennan, A., Taylor, A., Wilson, D.H., Wilson, D., 2000. The prevalence of pelvic floor disorders and their relationship to gender, age, parity and mode of delivery. Br. J. Obstet. Gynaecol. 107, 1460–1470.

Madill, S.J., McLean, L., 2006. Relationship between abdominal and pelvic floor muscle activation and intravaginal pressure during pelvic floor muscle contractions in healthy continent women. Neurourol. Urodyn. 25 (7), 722–730.

Madill, S.J., McLean, L., 2008. Quantification of abdominal and pelvic floor muscle synergies in response to voluntary pelvic floor muscle contractions. J. Electromyogr. Kinesiol. 18, 955–964.

Messelink, B., Benson, T., Berghmans, B., Bø, K., Corcos, J., Fowler, C., et al., 2005. Standardization of terminology of pelvic floor muscle function and dysfunction: report from the pelvic floor clinical assessment group of the International Continence Society. Neurourol. Urodyn. 24, 374–380.

Miller, J.M., Ashton-Miller, J.A., DeLancey, J.O.L., 1998. A pelvic muscle pre-contraction can reduce cough-related urine loss in selected women with mild SUI. J. Am. Geriatr. Soc. 46, 870–874.

Netter, F.H., 2010. Atlas of Human Anatomy, fifthed. Elsevier Saunders, Philadelphia.

Neumann, P., 2015. Use of pessaries to prevent and treat pelvic organ prolapse. In: Bø, K., Berghmans, B., Mørkved, S., van Kampen, M. (Eds.), Evidence-Based Physical Therapy for the Pelvic Floor. Churchill Livingstone, Edinburgh, pp. 230–234.

Neumann, P., Blizzard, L., Grimmer, K., Grant, R., 2004. Expanded Paper Towel Test: an objective test of urine loss for stress incontinence. Neurourol. Urodyn. 23, 649–655.

Neumann, P., Gill, V., 2002. Pelvic floor and abdominal muscle interaction: EMG activity and intra-abdominal pressure. Int. Urogynecol. J. Pelvic Floor Dysfunct. 13, 125–132.

O'Dell, K.K., Morse, A.N., Crawford, S.L., Howard, A., 2007. Vaginal pressure during lifting, floor exercises, jogging, and use of hydraulic exercise machines. Int. Urogynecol. J. Pelvic Floor Dysfunct. 18, 1481–1489.

Oyama, I.A., Rejba, A., Lukban, J.C., Fletcher, E., Kellogg-Spadt, S., Holzberg, A.S., et al., 2004. Modified Thiele massage as therapeutic intervention for female patients with interstitial cystitis and high-tone pelvic floor dysfunction. Urology 64 (5), 862–865.

Persson, J., Wolner-Hanssen, P., Rydstroem, H., 2000. Obstetric risk factors for stress urinary incontinence: a population-based study. Obstet. Gynecol. 96 (3), 440–445.

Peterson, T.V., Karp, D.R., Aguilar, V.C., Davila, G.W., 2010. Validation of a global pelvic floor symptom bother questionnaire. Int. Urogynecol. J. Pelvic Floor Dysfunct. 21, 1129–1135.

Rostaminia, G.1., Shobeiri, S.A., Quiroz, L.H., 2013. Surgical repair of bilateral levator ani muscles with ultrasound guidance. Int. Urogynecol. J. Pelvic Floor Dysfunct. 24 (7), 1237–1239.

Sapsford, R., 2004. Rehabilitation of pelvic floor muscles utilizing trunk stabilization. Man. Ther. 9, 3–12.

Sapsford, R., Hodges, P., 2001. Contraction of the pelvic floor muscles during abdominal maneuvers. Arch. Phys. Med. Rehabil. 82, 1081–1088.

Sapsford, R., Hodges, P., Richardson, C., Markwell, S., Jull, G., 2001. Co-activation of the abdominal and pelvic floor muscles during voluntary exercises. Neurourol. Urodyn. 20, 31–42.

Shek, K., Dietz, H., 2010. Intrapartum risk factors for levator trauma. Br. J. Obstet. Gynaecol. 117 (12), 1485–1492. doi:10.1111/j.1471-0528.2010.02704.x.

Simpson, S., Deeble, M., Thompson, J., Andrews, A., Briffa, K., 2016. Should women with incontinence and prolapse do abdominal curls? Int. Urogynecol. J. 27 (10), 1507–1512.

Sultan, A.H., 1999. Obstetric perineal injury and anal incontinence. Clinical Risk 5 (5), 193–196.

Thompson, J.A., O'Sullivan, P.B., 2003. Levator plate movement during voluntary pelvic floor muscle contraction in subjects with incontinence and prolapse: a cross-sectional study and review. Int. Urogynecol. J. Pelvic Floor Dysfunct. 14, 84–88.

Thompson, J.A., O'Sullivan, P.B., Briffa, N.K., Neumann, P.B., 2006a. Differences in muscle activation patterns during pelvic floor muscle contractions and Valsalva manoeuvre. Neurourol. Urodyn. 25, 148–155.

Thompson, J.A., O'Sullivan, P.B., Briffa, N.K., Neumann, P.B., 2006b. Altered muscle activation patterns in symptomatic women during pelvic floor muscle contraction and Valsalva manoeuvre. Neurourol. Urodyn. 25 (3), 268–276.

Tian, T., Budgett, S., Smalldridge, J., Hayward, L., Stinear, J., Kruger, J., 2017. Assessing exercises recommended for women at risk of pelvic floor disorders using multivariate statistical techniques. Int Urogynecol. J. doi:10.1007/s00192-017-3473-6.

Valtin, H., 2002. "Drink at least eight glasses of water a day." Really? Is there scientific evidence for "8×8"? Am. J. Physiol. Regul. Integr. Comp. Physiol. 283, R993–R1004.

van Delft, K.W.M., Sultan, A.H., Thakar, R., Shobeiri, S.A., Kluivers, K.B., 2015a. Agreement between palpation and transperineal and endovaginal ultrasound in the diagnosis of levator ani avulsion. Int. Urogynecol. J. Pelvic Floor Dysfunct. 26, 33–39.

van Delft, K.W.M., Thakar, R., Sultan, A.H., IntHout, J., Kluivers, K.B., 2015b. The natural history of levator avulsion one year following childbirth: a prospective study. BJOG 122, 1266–1273.

第二十二章

一名女性办公室助理的颈部和上肢疼痛：问题出在哪里？

Jodi L. Young • Joshua A. Cleland • Darren A. Rivett • Mark A. Jones

病史

Kelly 是一位 27 岁的女性，曾因持续 3 个月的颈部及左上肢疼痛接受过物理治疗。她的首发症状出现在左前肩并放射至左肘外侧，表现为疼痛与麻木，颈部疼痛位于颈椎左侧的 $C_5 \sim C_6$ 区域，并在颈椎主动往左侧旋转及侧屈时放射至左肩胛中部（图 22.1）。肩部疼痛在 3 个月前就有隐匿起病，肘部症状也在 1 个月前出现隐匿起病。她的颈部症状最初表现为僵硬，是在早晨起床时发现的。她发觉这种僵硬症状 5 个月前就开始了，而在最近几周发展为颈部疼痛。Kelly 在四处走动及完成日常生活活动（activities of daily living, ADL）1 ~ 2 小时后，颈部僵硬就会消退，所以她并没有太注意颈部症状，但她发现僵硬、颈部疼痛及肩部疼痛症状在过去的 3 周内变得越来越严重。然而，根据 Kelly 的描述，她在工作及家庭生活中并没有从事任何与平常不同的事使得她的症状加重。肩部及颈部疼痛在使用手臂时最为常见，尤其是她在从事做饭、清洁和叠衣服等活动时。Kelly 的职位是办公室助理，其 8 小时的工作内容大致为坐在桌前接打电话或使用电脑处理文档。有时她需要整理图表，这需要她在短时间内经常使用左臂。Kelly 每周会跑步 3 ~ 4 次，每次跑步距离为 1 ~ 5 英里（1 ~ 8km）不等，大约跑到 1 英里（约 1.6km）后，她的肩部和肘部就会出现疼痛，但在休息 15 分钟后，症状很快就会消失。需要注意的是，Kelly 是"左利手"。

正如上文所述，Kelly 的症状开始于晨僵，在醒来后的 1 ~ 2 小时逐渐消退。她指出，起初她的颈部并没有太剧烈的疼痛，只是一般的僵硬，特别是在颈部往左旋转及侧屈时。数字疼痛评分法（NPRS）被用来评定 Kelly 的疼痛水平。研究人员要求她用分数从 0（即无痛）到 10（即剧痛难忍）的 11 分制量表来描述她目前的疼痛级别，及过去 24 小时内最严重和最轻微的疼痛。NPRS 显示出 2 分作为最小的临床重要差异（Cleland et al., 2008b）。由于最近颈部症状恶化，Kelly 描述她在开车过程中将头转向左侧时，其疼痛程度在 NPRS 上会达到 4/10。她说左侧肩部及肘部疼痛会因她的活动水平而变化。在周末无须工作时，她的肩部与肘部症状没有那么明显（1/10），只有当她做饭、清洁和叠衣服超过 1 小时，症状才会出现。如果她从事上述活动的时长较短，如 30 分钟，就不会有症状。她表示，如果她进行这些活动超过 1 小时，疼痛程度在 NPRS 上会达到 4/10。一旦她停止这些活动，疼痛感会在 15 ~ 20 分钟内消退。Kelly 说工作最容易引发症状，当她坐在桌前执行正

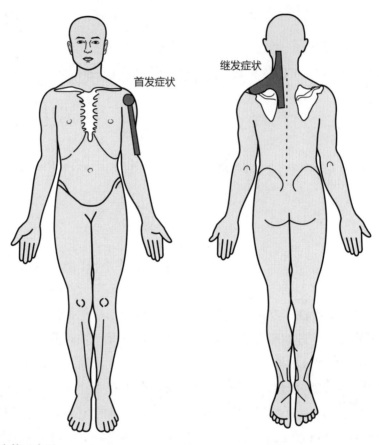

首发症状

继发症状

图 22.1　Kelly 的身体示意图

常工作任务超过 2 小时后，她的左侧肩部和肘部疼痛水平会达到 6/10，并且在过去的几周内她的颈部也开始表现出达到 4/10 的疼痛症状。如果她起立四处走动并放松手臂，大约 15 分钟后肩部和肘部疼痛症状会减轻到 2/10 的水平，其颈部疼痛会在站起来四处走动几分钟后减轻。经过讨论，我们建议其进行人体工程学评估，而 Kelly 也已经通过其雇主接受了此评估，并在 1 个月前对她的办公桌进行了改造，但其症状并没有改善。

因为 Kelly 同时表现出左上肢（upper extremity, UE）和颈部症状，所以她被要求完成以下 2 项功能性测试：上肢功能指数量表（The Upper Extremity Functional Index, UEFI）和颈部残疾指数评分量表（The Neck Disability Index, NDI）。对于 UEFI，患者被要求在利

克特量表上完成对执行 20 项功能性任务的难度进行评分，范围从 0（极度困难或无法执行活动）到 4（无难度）。将每 1 分相加，可计算出总分为 80 分。测试得分为 0 ~ 80 分，分数越低，表示残疾程度越高。UEFI 的可靠性（信度）已经被证明为 0.95，并且最小临床重要差异（the minimal clinically important difference, MCID）已确定为 9 分（Stratford et al., 2001）。

NDI 是应用最广泛的针对颈痛患者疾病的特异性残疾量表，由 10 个项目组成，涉及功能的不同方面，每个项目的得分为 0 ~ 5 分，最高分为 50 分，再将得分翻倍，即患者感知到的残疾的百分比。分数越高，残疾程度越高。NDI 已经被证明是颈痛患者的可靠和有效的结果测量方式（Hains et al., 1989; Riddle and Stratford，1998）。NDI 量表的 MCID 得分为 19 分（Cleland et al.，2008b）。在首次就诊时，Kelly 的 UEFI 得分为 46/50，NDI 得分为 56%。

Kelly 还完成了一份改良的"恐惧回避信念"问卷，以评估与她的症状相关的任何可能的社会心理影响。Kelly 在工作和体力活动量表上的总得分并没有表明她的症状与社会心理因素有关。

Kelly 表示，不管疼痛程度如何，她都将继续履行工作职责，努力作出改变，如尽可能多地站起来和四处走动。她还说一天中疼痛和症状的加重并没有一定的模式，这完全取决于她在工作中或家中的整体活动水平。

如果是左侧卧位入眠，她每晚会因肩部症状醒来 3~4 次。然而，Kelly 说这对她并不是什么大问题，因为当她换成仰卧或右侧卧位时就能在几分钟之内入睡。

Kelly 的既往病史中并无突出的重大疾病、损伤或住院史，并且她的家族史也不显著（无异常）。她否认上肢有任何感觉异常，表示上肢和下肢没有明显的无力感，且没有不明原因的体重下降。她没有表现出头晕、复视、构音障碍、吞咽困难、坠落性发作（跌倒发作）、眼球震颤、恶心或者麻木等可能提示（预示）颈动脉功能障碍的症状（Sizer et al.，2007）。最后，她也没有报告任何敏捷度丧失或步态笨拙等问题，这就排除了颈部脊髓疾病（脊髓型颈椎病/颈脊髓病）（Cook et al.，2009）。

此前 Kelly 没有服用任何药物，直至最近医生给她开了抗炎药。然而，她在服药 1 周后便停止用药，因为症状不仅没有得到改善，还出现胃肠道刺激性症状。

此时，Kelly 的左侧肩部和肘部症状似乎来源于她的肩部，但因为最近肩颈部不明原因疼痛的加重，颈椎仍然被认为是 Kelly 的症状的主要来源。

推理问题

1. 关于 Kelly 的症状主要有 2 个来源，以颈椎为主，请提出足够的论据来支持你的分析。

关于推理问题的回答

在与 Kelly 一起研究了病史之后，显而易见的是在体检时有一些可能的病理变化需要探索。基于她的症状表现，最初的假设是机械性的颈部疼痛。因为 Kelly 的肩部和肘部疼痛，以及颈椎疼痛与僵硬最近都有加重，很明显这 2 个部位的症状是有关联的。因为有证据表明颈胸区域的功能障碍会与肘部外侧疼痛有关（Berglund et al.，2008），并且阳性结果的进一步证据的干预指向胸椎（Strunce et al.，2009）和有肩部症状患者的颈胸区域（Mintken et al.，2010），所以颈椎被认为是 Kelly 的症状的最初来源。

然而，Kelly 的肩部和肘部症状不能被忽视，因为这也有可能是局部伤害性感受的来源。例如，肩峰下结构的机械撞击或肩袖病变的症状。肩袖病变或肩峰下撞击征常出现肩前侧钝痛，在这类患者中也可见症状放射至肘关节外侧。

随着症状放射至肩部和肘部，颈椎神经根病和可能的神经动力问题也应被考虑。患者的颈部症状可能有颈神经根病变或神经动力问题的症状，但与 Kelly 相似的症状并不常见，更常见的是起源于颈部的症状放射至前肩和肘外侧，而不是 Kelly 所描述的颈部症状放射至肩胛中部区域。因此，尽管这些假设有待检验，但可能性不大。

推理问题

2. 你对颈肩症状的最可能的"疼痛类型"（伤害感受性疼痛、神经病理性疼痛、伤害感受可塑性疼痛）有什么假设？两者是否一样？

关于推理问题的回答

基于 Kelly 对在休息和活动时颈椎和左肩疼痛的描述，我们假设了一种伤害感受性疼痛类型。她描述自己的症状是肩部和肘部钝痛，颈部症状转移使她出现一些躯体症状；这种症状的描述在伤害感受性疼痛中很常见。Kelly 描述了会加重她的症状的具体活动，具体来说，颈椎主动往左侧旋转和侧屈，以及家务和工作会导致肩和肘的症状。她还描述能够通过特殊活动来减少或缓解颈椎和上肢症状，这也表明了是伤害感受性疼痛（Smart et al., 2012a）。

Kelly 否认了任何麻木和刺痛感，这通常与周围神经病理性疼痛有关，她也从未感觉到疼痛是灼烧感、枪击感、尖锐感或类似于电击的感觉。她的症状的严重性和激惹性是相对较低或中等的，而神经病理性疼痛患者的严重程度和激惹性常较高（Smart et al., 2012b），因此基本排除了神经病理性疼痛。

至于伤害感受可塑性疼痛，Kelly 的症状随着时间推移变得越来越严重（恶化），但她的颈部和上肢症状的病史只有 3 个月。根据预期恢复时间，此时她的症状恢复得并不快。她没有描述恒定的、持续的疼痛，尽管她左侧卧时入睡会有一些困难，但这与中枢敏化的存在无关。她有明显的颈部、肩部和肘部症状，而不是像伤害感受可塑性疼痛患者那样有广泛的疼痛部位或者过敏。最重要的是，Kelly 非常清楚是哪些活动和姿势能引起或缓解她的症状。而那些有伤害感受可塑性疼痛的患者很难找到明显的加重和缓解因素（Nijs et al., 2010）。在 Kelly 的病例中，伤害感受可塑性疼痛存在的唯一因素是其肘部症状可能是二级痛觉过敏的结果，尽管这需要在体格检查中进行测试。

临床推理评注

关于潜在的"症状来源"的临床推理可以结合有关身体区域（如颈椎与肩关节复合体）和特殊结构［如颈椎运动节段的特定平面（如 $C_4 \sim C_6$），特定节段的颈椎结构如后椎间关节、椎间盘或相对于肩袖、肩峰下滑囊、肱二头肌等肩峰下组织等］的假设。虽然症状可以不存在明显的病理（如姿势紧张诱发伤害性感受），但对于症状病理学的假设也可以通过识别典型的临床模式来实现。然而，关于组织"来源"和症状"病理学"通常不能通过临床检查证实，因此在这种关于来源和病理的诊断推理和以残损为重点的推理（如肩关节屈曲的症状性受限或特定颈椎的生理或附属运动症状性受限）之间取得平衡是重要的。

在这个阶段，Kelly 的表现被假设为以伤害感受性疼痛为主导。正如在第一章中所讨论的，临床模式存在于"疼痛类型"中，正如他们在临床症状和病理学中一样。虽然疼痛类型目前还不能在临床上得到证实，但通过专家共识已经描述了典型的临床模式，使治疗师能对主要疼痛类型或疼痛类型的组合作出假设。我们推理重点的演变是重要的，因为它对其他类别的临床判断如"预防""管理"和"预后"有重要影响。

推理问题

3. Kelly 提到她认为她的工作是引发她的症状的最主要的原因。你能否评论一下，你认为这是否完全是从生理角度（如姿势）或你认为是否有其他社会心理因素？

关于推理问题的回答

当 Kelly 接受物理治疗时，对于颈部症状她被要求完成了一份改良的"恐惧回避信念"问卷，这是该诊所的标准做法。虽然该问卷被 Waddell 等（1993）开发用于腰痛患者，但其对颈痛患者的心理测量特性在近年来已被研究（Cleland et al., 2008a）并发现具有实质性的重测信度和较高的内部一致性。恐惧回避信念量表有两个亚量表：身体活动和工作。有几个问题是关于患者对特定活动如何增加他们的疼痛的看法，如果在两个分量表中的总分都很低，那么社会心理因素影响患者的整体症状和物理治疗进展的可能性就较小。

在 Kelly 的病例中，她在身体活动亚量表上的得分为 4/24，在工作分量表上的得分为 16/42（Waddell et al., 1993）。此外，Kelly 从来不谈论她在生活中的任何压力事件或者和影响她的整体精神和身体健康的有关工作内容。由于这些原因，我们觉得 Kelly 的颈部和上肢症状完全是因为身体原因，包括颈胸和肩关节的不良姿势与活动限制。

体格检查

视诊

　　Kelly 呈现出头轻微前倾的姿势，当被要求改善这一姿势时，她能够作出正常的中立位姿势。她提到在工作时，会尽力提醒自己要保持良好的姿势，但往往发现自己为了"靠得更近从而看清电脑屏幕"而不自主地增大头前倾的幅度。她的胸椎从颈胸交界处到 T_2 段有轻微前屈，$T_3 \sim T_6$ 段胸椎变平。

颈段活动度

　　她可以主动完成全范围的颈前屈、右侧屈和向右旋转，且不产生疼痛。在这些不产生疼痛的全范围活动末端进行加压也不会有症状重现。在主动完成颈后伸、左侧屈和向左旋转时出现僵硬并且激发出 Kelly 的最近一次的颈痛。虽然 Kelly 可以完成全范围颈后伸，但是会明显感到僵硬，末端疼痛为 2 分。在左侧屈和向左旋转时也有相似的症状。气泡测斜仪（侧屈）和水平测角仪（旋转）测量得出每个活动受限大约 20°。左侧的被动象限测试激发出 Kelly 的颈部疼痛，并放射到她的左侧肩胛骨中间区域。左侧屈和向左旋转时，Kelly 提到肩前部疼痛加重，放射到肘关节外侧，与迫使她来进行物理治疗的症状非常相似。

肩 / 肘关节活动度

　　Kelly 的右肩主动全关节活动、左肩后伸和外旋可达全范围且无痛。但左肩关节前屈受限，只可达 140°；左肩关节外展只可达 120°；左肩关节外展 60° 时可内旋 45°；功能性内旋范围是手背在背后的动作下测量的，Kelly 可以达到 L_4 级水平。这些动作都可以激发出 Kelly 在主诉中的肩部和肘部疼痛。在 Kelly 被要求在测试关节活动度之前调整好姿势，她的肩前屈和外展的主动关节活动度增加了 5°，但是肩部和肘部疼痛依旧没有消失。在被动关节活动度检查中，Kelly 可以做到左肩前屈 155°、外展 130°、在肩关节外展 60° 时可内旋 50°。她的右肩可以在无痛的情况下做到各个平面的全范围被动关节活动，这和进行主动关节活动度测试时预期的结果一致。加压试验施加于双侧关节无痛主动活动的末端，不会使症状重现。当加压试验施加于左肩被动前屈和外展时，Kelly 提到在活动末端出现了肩部和肘部疼痛。

推理问题	关于推理问题的回答
4. 你能评论一下肩胛骨肱骨的运动学，尤其是在肩关节主动运动时有无异常的肌肉活动或募集吗？	在主动肩前屈和外展时，Kelly 的肩胛骨（前锯肌 / 斜方肌上、下部）向上旋转的程度有下降，取而代之的是通过她的斜方肌上部和肩胛提

肌上抬她的肩胛骨。当她从肩关节前屈或外展位回到中立位时，肩胛骨向下旋转和下降有延迟。

在测试她的肌肉力量之前，通过肩胛骨生物力学观察，Kelly 似乎有前锯肌，大、小菱形肌和斜方肌中部和下部肌力减弱的情况，这些都是在肩关节运动过程中协助完成肩胛骨上旋、下旋、下降的肌群（Ludewig and Braman, 2011）。

这些结果进一步提示 Kelly 有肩峰撞击综合征的可能性（Ludewig and Braman, 2011），因此在潜在的诊断清单上继续保留该诊断。然而，区域相互依存的概念被定义为"发生在远端解剖区域、看上去和症状无关的损伤有可能是导致患者出现最早症状的原因"（Wainner et al., 2007）是到目前为止的主要推断。在 Kelly 的左肩和肘关节症状逐渐加重的同时，她的颈部疼痛和僵硬也

在加重。我们有理由相信，肩关节和肘关节功能上的损伤与颈椎相关，与区域相互依存的概念相符。

临床推理评注

肩胛骨肱骨运动学上的受损是由负责控制肩胛骨的成对肌肉虚弱导致的，然后这种不良的肩胛骨控制有可能是肩峰下问题的促进因素。这样的假设可以通过徒手肌力评定和功能测试验证，矫正肩胛骨运动的干预措施对于改善肩部症状和运动受损有效果。将所掌握的临床评估进行假设的价值是为患者的功能障碍提供可能的解释，特别是在评估患者早期。这些假设的原因会在体格检查、对问题的管理和再评估中得到检验。

关节运动

我们评估了 Kelly 颈椎、胸椎、肩、肘的活动情况。双侧肘关节活动正常，在测试左侧肘关节活动时没有激发出症状。双侧胸锁关节和肩锁关节活动正常。左侧盂肱关节在抬高位向足端和后向滑动时出现短暂疼痛，Kelly 的主要肩部和肘部疼痛被激发。除症状重现外，

进行这些滑动时还有僵硬的情况。颈椎中央后－前向滑动在 $C_4 \sim C_6$ 段出现僵硬，伴随激发出 Kelly 的颈部和肩部症状。$C_4 \sim C_6$ 段在左侧后－前向滑动时激发出 Kelly 的颈肩部症状。虽然颈胸交界处中央后－前向滑动时活动不足，但是 Kelly 的症状没有重现。胸椎活动评估显示 $T_1 \sim T_7$ 没有僵硬症状。

推理问题

5. 颈椎和肩关节活动度的检查均重现了患者的肩部疼痛。你能否评论这一发现的意义及它与你最初关于疼痛根源的假设可能有何关系？

关于推理问题的回答

首先，关于 Kelly 的症状的假设不仅包括力学性颈痛，还有肩部结构的问题，例如肩峰下撞击综合征和肩袖病理学变化。在观察到 Kelly 在进行左侧盂肱关节尾向和后向滑动时会激发左肩和左肘症状后，肩关节有问题的猜想被进一步证实，提示 Kelly 同时有颈椎和肩部问题。然而，颈椎和肩关节活动评估都让症状重现指向了颈椎原发性问题。

进一步思考后，因为肩部是由 $C_4 \sim C_6$ 发出的周围神经支配，所以"仅由颈椎的疼痛和僵硬牵涉肩部区域，造成一种肩部有病变的错觉"也是说得通的。基于先前关于肩痛患者对颈胸区干预反应良好的讨论（Strunce et al., 2009; Mintken et al., 2010）和那些颈椎病变并伴有肘部疼痛的患者（Berglund et al., 2008），机械性颈痛引发肩关节和肘关节疼痛依旧是首要假设。然而这个假设只有通过进一步的客观检查和手法干预后才能得到证实。

临床推理评注

如前所述，体格检查给患者的生理状态提供了筛查机会，并且明确地检验了在主观检查（病史）中提出的假设的合理性。由此，肩关节运动

受损伴激发出相关症状被认为能支持肩部局部有问题的假设。肩部神经支配和 Kelly 得到证实的在相同节段水平出现颈椎受损之间的关系提供了一种颈椎牵涉肩部和（或）颈椎使肩部组织敏化的机制。这强调了不要过早得出结论的重要性，同时也强调了更开放、以假设为导向的推理的价值，即将体格检查结果作为解释不同组成部分的"支持"。在这个案例中，即使判断出颈部和肩部的可能性更高，也应予以承认，保持推理的开放性，直到通过试验性治疗干预措施进行进一步的"测试"。

肌力评估

因为涉及颈椎、肩关节、肘关节，我们使用徒手肌力评定的方式对特定肌肉进行检查。Kelly 的左肩外旋肌、斜方肌中部 / 菱形肌肌力为 4/5，双侧斜方肌下部为 3/5，双侧前锯肌为 4/5。

由于 Kelly 呈现头前倾姿势并且有颈痛症状，有可能是上交叉综合征造成的，我们进行了颈深屈肌的耐力测试。Kelly 在测试中仅能坚持 18 秒，然而正常人群应该为 38 秒以上（Harris et al., 2005）。

神经学评估

为了排除潜在的神经方面的问题，评估了上肢肌电图，结果显示双侧正常。皮节测试通过轻触和肌肉牵张反射检查双侧肱桡肌、肱二头肌和肱三头肌，结果也正常。

其他

尽管我们无法从病史上怀疑 Kelly 存在上颈椎韧带不稳或颈动脉功能障碍，因为颈椎的手法治疗是基于早期诊断的一种可能的干预方法，治疗师分别进行了上颈段不稳定测试、翼状韧带稳定测试和前向剪切测试的评估，均未出现运动障碍或症状再现（Mintken, 2008）。同时，由于这些测试的敏感性较低且特异性较强，因此没有专门进行特殊测试来确定颈动脉功能障碍（Kerry and Taylor, 2009）。此外，Kelly 没有任何头晕、复视、构音障碍、吞咽困难、坠落性发作、眼球震颤、恶心或麻木等可能提示颈动脉功能障碍的症状（Sizer et al., 2007）。然而，由于 Kelly 的治疗中纳入了手法治疗的部分，因此会进行颈椎左右旋转并维持在终末端的手法，但这些手法均未诱发出任何相关症状，如头晕、恶心或眼球震颤（Rivett et al., 2006）。

在进行肩峰下撞击综合征和肩袖的病理学测试时，由于 Kelly 并没有一个完整的主动或被动活动范围，因此在进行 Neer 撞击试验中我们无法得到一个准确的结果，而这个测试同时包括肩峰下撞击和完全性肩袖撕裂两个测试项目。因此，为了排除肩峰下撞击综合征的可能性，我们评估了是否存在疼痛弧、外旋无力和阴性的 Neer 撞击试验（Michener et al., 2009）。Kelly 在测试中并没有出现疼痛弧，并且她被动肩上抬的活动度不能达到 Neer 撞击试验的要求。同时，她在进行肩外旋的过程中确实存在肌力不足但不伴有疼痛，且由于这种情况发生在双侧，所以这仅仅被认为是外旋时的广泛性肌力不足的现象，与任何特定的病理过程无关。根据所有检查项目的结果，我们排除了肩峰下撞击的可能性。Kelly 也没有表现出阳性的垂臂现象，这使得完全性肩袖撕裂也被排除（Park et al., 2005）。

根据神经根型颈椎病的临床预测规则将其排除在外，其临床预测的 4 个变量包括椎间孔挤压试验、牵拉试验、上肢正中神经张力测试（upper limb tension test with a median nerve bias, ULTTA）和主动颈椎旋转。如果以上特殊检查呈阳性，且该患者患侧的颈椎主动旋转角度＜60°，则该患者诊断为神经根型颈椎病的阳性似然比为 30.3，检测后被诊断为神经根型颈椎病的概率为 90%（Wainner et al., 2003）。椎间孔挤压试验通过先被动地使 Kelly 向右侧侧屈，然后测试者施加一个轴向 7kg 的压力。在右侧未诱发出症状的情况下，将 Kelly 的头部进行被动左侧屈曲，并施加另一个 7kg 的轴向压力（Wainner et al., 2003）。Kelly 指出，只有在她的左侧肩外展时，肩胛骨中部区域存在不适，但没有肩部和肘部的诱发症状。为了继续探究 Kelly 是否存在神经根型颈椎病病群，我们在其仰卧位进行了牵拉试验，同样没有任何症状变化。

通过上肢张力测试评估 Kelly 的肩部和肘部综合症状来排除任何潜在的神经张力因素的影响，同时评估是否存在神经根型颈椎病。Kelly 所描述的肩前疼痛放射至肘关节外侧的症状可能是由桡神经的神经动力学问题所致。上肢正中神经、桡神经和尺神经张力测试的双侧偏倚均为阴性。

推理问题

6. 已经排除了肩峰下撞击的可能性。你是否考虑过其他肩关节疾病的诊断，如肩关节和肘关节疾病？

关于推理问题的回答

在肩部检查后，肩峰下撞击和完全性肩袖撕裂均被排除。此时，肩部和肘部症状可能是因颈椎问题造成的，但 Kelly 可能存在肩袖肌腱病变。

然而，这并不是一个强有力的假设，因为肩峰下撞击和肩袖肌腱病变之间密切相关，因而不清楚是哪个原因引起的（即肌腱病变引起肩峰下撞击或肩峰下撞击导致肌腱病变）。又由于肩峰下撞击的测试结果呈阴性（Michener et al., 2009），所以排除肩袖肌腱病变。

其他可能造成肩关节和肘关节症状的假设包括钙化性肌腱炎或肩峰下滑囊炎，但如果没有进行任何影像学检查，很难确定这些病变是否存在。因为 Kelly 的关节在活动时没有出现咔咔声、脱位或肩部感觉丧失（Mazzocca et al., 2011; Dodson and Altchek, 2009），主观检查排除了盂唇撕裂或盂肱关节不稳定。最后一种可能的肩关节病变是肩关节盂肱关节炎，但并没有发现 Kelly 这个年龄段的人有此情况，也没有早期关节炎的创伤史。此外，Kelly 指出，在肩关节和颈椎关节活动度评估中存在相同的肩关节和肘关节症状，因此可以推测，颈椎问题是她的损伤和功能受限的主要原因。

推理问题

7. 在你完成身体检查时，你的假设是否与你在主观检查后的想法相吻合？

关于推理问题的回答

体格检查后排除肩峰下撞击、肩袖损伤、神经根型颈椎病及神经动力学问题。根据 Kelly 的主要和次要症状的检查和诱发症状的评估结果，很明显，颈椎问题可能是机械性颈部疼痛，也是 Kelly 症状的一个来源，干预措施应该针对脊柱进行。然而，肩部也不能被忽视，因为活动范围和关节活动受限也会引起类似的症状。如前所述，根据神经支配，$C_5 \sim C_6$ 支配肘部区域，颈痛患者出现肘部症状，也是有理论依据的。还有 $C_4 \sim C_6$ 支配肩部区域。在本例中，Kelly 在 $C_4 \sim C_6$ 区域出现中央后 – 前向滑动和单侧后 – 前向滑动的刺激症状。因为她的特殊肩关节和肘关节的病理检查呈阴性，所以很有可能是颈椎导致了肩关节和肘关节的检查出现阳性结果。此外，Kelly 肩关节主动和被动活动受限且存在关节僵硬，所以即使认为症状是来自颈椎，干预措施也不应仅针对颈椎，还应同时针对肩关节复合体。

临床推理评注

医学上的"诊断"通常是指疾病、病理或临床综合征的分类。正如在前面的论述中所论述的，在肌肉骨骼手法中，因为将症状病理学与临床检查相结合是困难的，而且病理学与残疾之间的相关性很差，所以基于病理学的推理仅仅依靠诊断分类来指导管理常存在许多错误。第一章提出了"诊断推理"的更广泛的观点，作为"肌肉骨骼实践诊断形成的推理与功能限制和相关的身体和运动障碍相关，并考虑了疼痛类型、组织病理学和广泛的潜在影响因素"。这与报道的颈椎和肩部评估的活动限制诱发的肩和肘症状相关，甚至在无法确定具体病理的情况下得出"损伤"的诊断。

第 1 次治疗

为了解决颈椎、肩部和胸部问题，我们进行了胸段手法治疗。采用仰卧位下对 $T_3 \sim T_4$ 手法治疗和同样仰卧位下的颈胸关节手法治疗。当再次评估时，Kelly 无论是左肩还是颈部伸肌、左侧外展或左侧旋转的活动范围都没有变化。

因为 Kelly 对胸段手法治疗没有症状明显改善的反应，所以我们使用了Ⅲ级和Ⅳ级左盂肱关节前－后向和向尾端滑动，直到 Kelly 的症状出现变化。进行几次滑动后，Kelly 的肩部和肘部僵硬和疼痛症状减轻，左肩主动屈曲 150°，主动外展 140°，主动内旋 55°，且 Kelly 的手背在身后能够达到 L_2 区域。

Kelly 接受了一个家庭训练计划的指导，来加强颈部屈曲力量。她将在仰卧位进行颈椎屈曲力量训练，在下颌回缩的同时保持头部在水平面上的中立位置，每次坚持 5 ~ 10 秒，每天重复 10 次。在第 1 天强调了正确的形式。基于 Kelly 的活动范围的改善和盂肱关节活动疼痛的减轻，她还接受了关于如何进行自助式盂肱关节末端滑动，以维持通过手法治疗实现的活动情况。最后，Kelly 做了一个横向拉伸来模拟肩胛骨关节盂后滑的情况。

推理问题

8. 你为什么要从胸椎开始治疗？你对它对症状没有改变效果感到意外吗？

关于推理问题的回答

临床经验和大量研究表明，颈胸联合手法治疗对于颈部疼痛患者（Cleland et al., 2005, 2007, 2010; Dunning et al., 2012; Fernandez-de-las-Penas et al., 2009; Gonzalez-Iglesias et al., 2009）和那些伴有肩部症状的患者（Mintken et al., 2010; unce et al., 2009）是一种有效的治疗方法。正因如此，人们希望通过使用胸椎手法治疗解决 Kelly 的颈椎和肩部症状。

令人惊讶的是，该项治疗技术并没有起到治疗效果，因为 Kelly 的颈椎症状更加严重且占主导地位。但也有研究指向直接使用治疗颈椎的手法来处理颈部疼痛（Puentedura et al., 2011; Puentedura et al., 2012; Boyles et al., 2010），因此，Kelly 有可能是一名需要直接从其关节活动受限的源头进行治疗的患者。虽然 Kelly 同意接受手法治疗，她可能并没有期望治疗后能产生的效果，这可能导致干预后她没有整体的症状改变。因为有研究发现，那些认为手法治疗有效的患者治疗后更有可能成功减轻症状（Bishop et al., 2013）。而 Kelly 可能没有这样的期望，所以这并没有使其症状得到缓解。

推理问题

9. 盂肱关节活动是如何影响你最初关于整个肩部参与的假设的？关于患者肩肱关节活动的反应，对你最初肩部整体参与的假设有什么影响？

关于推理问题的回答

Kelly 许多关于肩峰下撞击和全层肩袖撕裂的检查结果呈阴性，一直以来，我们推断 Kelly 的肩部和肘部症状都与颈椎问题有关。现在 Kelly 在针对颈椎和肩部症状的胸椎松动上仍然没有效果，但对于针对盂肱关节的治疗有效，这可能提示 Kelly 的肩部症状确实由盂肱关节问题引起，而不是潜在的其他肩部病理学问题或真正的颈椎问题。有一些证据表明肩峰撞击也会表现为颈部疼痛（Gorski and Schwartz, 2003），但是否有可能颈椎疾病患者也有类似于肩峰下撞击的症状。

然而，整体上 Kelly 仍希望通过颈椎和胸椎的不同手法治疗来改善肩部和肘部症状。同时有研究证明，Kelly 的肩和肘部症状因相邻区域相互依存的关系而消失（Wainner et al., 2007）。

第 2 次治疗（第 1 次治疗 2 天后）

Kelly 在初次检查 / 评估后 2 天恢复了物理治疗。Kelly 报告说，虽然她感觉第 1 次就诊时左肩的活动范围得到了维持，但在第 1 次干预后，她只感到肩部和肘部疼痛缓解了约 2 小时。她在一天中仍然经历着类似的疼痛，所有正常活动在检查 / 评估那天都仍然存在问题。Kelly 承认，她只自主进行了家庭训练计划，因为它们"很容易在一天中完成"，但她没有进行深层颈部肌肉强化运动。

进行盂肱关节向尾端滑动和前 – 后向滑动似乎让 Kelly 的活动范围有所改善，几次Ⅲ级和Ⅳ级滑动后，她的屈曲和外展活动度均比第 1 次更大。在第 2 次随访开始评估基线活动范围时，Kelly 可以完成 155° 的左肩主动屈曲、145° 的左肩主动外展和 55° 的主动内旋。她可以将手后背达到 L_2 的功能位置。在盂肱关节活动后，Kelly 现在的活动度为 165° 的左肩主动屈曲、155° 的左肩主动外展和 60° 的主动内旋。我们回顾了家庭训练计划中盂肱关节的自我活动，发现 Kelly 均可准确地完成动作。有研究认为，虽然 Kelly 的活动范围得到了维持，但疼痛仍存在，因为以前的干预措施对引起的症状的整体原因没有充分解决。她的僵硬的盂肱关节和关节灵活性评估相关的主动和被动活动范围减少，但这似乎与疼痛症状不相关，因为 Kelly 在治疗过程中盂肱关节的活动范围有良好的改善，但整体上没有缓解疼痛。

Kelly 对肩部和肘部疼痛程度在最后一次治疗后没有变化感到不满，于是治疗的重心转移回颈椎和胸椎。刚开始，Kelly 颈椎左侧屈曲和旋转活动度均不足 20°；在治疗的第 2 天，这些数值保持不变，Kelly 左肩胛骨中部在活动时仍然存在疼痛。为了解决颈椎屈曲和旋转受限的问题，Kelly 取俯卧位，我们使用了Ⅲ级和Ⅳ级单侧后 – 前向滑动手法，目标是 $C_4 \sim C_5$ 和 $C_5 \sim C_6$ 节段。重新评估后，Kelly 现在左侧主动侧屈活动仍缺损 10°，左侧主动旋转仍然缺少 15°；初次就诊时，NPRS 的疼痛指数为 4/10，现在为 2/10，但疼痛仍然放射到左侧肩胛骨中部。在单侧后 – 前向滑动后，对左肩的活动范围进行了重新评估，Kelly 表现出相同的活动范围，但她立即注意到她的疼痛在 NPRS 上只有 1/10。

很明显，针对颈椎的治疗对 Kelly 的颈椎、肩部和肘部症状有直接的积极影响。由此可见，在以颈椎为导向的手法治疗中，$C_4 \sim C_5$、$C_5 \sim C_6$ 与肩关节、肘关节的关系对症状有一定影响。在剩下的就诊时间中，Kelly 在可以忍受的范围内进行坐位的深部颈屈肌加强训练。Kelly 认为，与最初的指导相比，以坐位进行锻炼更容易让她成功地完成动作。

第 3 次治疗（第 2 次治疗 1 周后）

由于假期，Kelly 隔了 1 周才来就诊治疗，但是她说她在家里严格遵守了家庭训练计划，并且表示盂肱关节的自助式滑动是有效果的。

再次评估主动活动度，Kelly 的颈部侧屈和旋转活动度与第 2 次就诊时相同，但当她开车和长时间坐着办公时，她的 NPRS 评分仍然为 4/10。肩部的活动度也和第 2 次就诊时相同，然而她描述工作时左肩的疼痛平均能达到 3/10，但自上一次治疗后，肘部不再出现放射性症状。

由于侧方的后 - 前向滑动在第 2 次治疗中起效，故再次使用该方法。然而经过几次Ⅲ级和Ⅳ级手法治疗后，Kelly 的颈部活动度和疼痛程度并没有改善。据推测，这可能是因为 Kelly 的颈部向左侧主动旋转的最大活动度不足，所以她可能从横向滑动中获益。开始前，Kelly 处于俯卧位并且颈部左旋的 45°，然后在 C$_4$ ~ T$_2$ 部位施加Ⅲ级和Ⅳ级横向滑动。Kelly 描述治疗师的拇指按压部位有疼痛，但她能够忍受，并且在关节松动过程中没有出现其他症状。再评估显示 Kelly 的颈部主动左旋增加了 5°，并且认为颈部主动侧屈可以达到全范围。值得注意的是，Kelly 在主动旋转和侧屈时 NPRS 仅表现出 1/10 的疼痛。在颈胸部的干预后对肩部的活动度进行评估，Kelly 的肩前屈、外展和内旋活动度只改善了 5°，功能性背手内旋测试中手可放于背后在下胸椎水平，但在这些主动活动中没有疼痛。

为了增加 Kelly 的左肩活动范围，在 Kelly 的最大屈曲和外展范围下使用Ⅳ级向后和向下滑动。再评估显示 Kelly 的主动屈曲达 175°，主动外展达 170°，主动内旋达 70°，功能性背手内旋测试中手可放于背后达到下胸椎水平。加压时，疼痛 NPRS 评分为 1/10。

由于 Kelly 在手法干预方面已显示出逐步改善的效果，因此任何治疗性运动都将推迟到以后的疗程中。

推理问题

10. 经过颈部和盂肱关节处的松动后，Kelly 肩部的活动度和疼痛程度似乎有改变。对此你如何作出评论？

关于推理问题的回答

根据整个案例的推理，当直接在颈椎上进行治疗时，Kelly 在颈椎和肩部的疼痛和活动度方面反应良好。然而在物理治疗过程中，针对左盂肱关节的治疗，她的症状也有所减轻。

Kelly 有可能在主观和客观检查中未发现潜在的肩部病理变化，但是 Kelly 的全面性检查排除了很多 Kelly 可能已经存在的肩部病理变化。（Wainner et al., 2007）（Kelly 更有可能对区域相互依存的方法反应良好）。有大量研究表明，颈椎和（或）胸椎损伤可能是导致肩部问题的内在原因（Mintken et al., 2010; Sobel et al., 1996）。在该案例中，我们认为 Kelly 的肩部和肘部问题与颈部和胸部的关节活动度受限有关。

临床推理评注

尽管有研究证据可帮助选择治疗方法，但治疗的进程取决于对结果的全面再评估。由此，治疗的进程颇具挑战，尤其是当证实有不止一个潜在的"症状来源"和很多潜在的"诱发因素"时，而这却是常常发生的。损伤之间的相互关系（神经层面的、生物力学层面的、心理层面的）是治疗一种损伤可能对其他损伤产生影响的基础（正如前面提到的"相互依存方法"中强调的那样）。关于潜在部位对某个问题产生影响的临床推理，需要一种系统化的治疗进程，以全面的再评估为指导，可以发现以伤害感受性疼痛为主导表现的损伤关系。仅靠主动运动的再评估具有误导性，因为其改善并不一定反映被动运动有同等的改善。同样地，得到关于主动运动和被动运动障碍的细节越多（如症状的发生、运动质量、症状与运动抵抗间的关系），察觉出变化的能力越大。尽管损伤的改变就相当于功能的改变，但详细的评估可降低过早放弃有效干预措施的风险。由于很多患者的问题是不止一个部位存在症状和失能，一旦一个干预措施被证明对损伤和功能有积极的改变，通常最好是将该干预施加于另一个在第 1 次治疗中没有得到足够改善的潜在部位。

第 4 次治疗（第 3 次治疗 2 天后）

Kelly 的第 4 次就诊仅在第 3 次的 2 天后，她提到工作会引发左肩的 NPRS 评分仅 1/10 分的疼痛，工作时肘部没有任何放射性症状。而且她注意到由于左肩恢复，她已经可以在家中毫无障碍地参与一些日常生活活动（ADL），另外她提到已经有 1 周的时间没有肘部症状了。她还描述有天早上醒来时发现自己是左侧卧位睡觉的。最后，她恢复了平常跑步的习惯并且没有出现任何症状。

肩部的主动活动度为屈曲 180° 和外展 175°，功能性背手内旋测试中手放于背后达到下胸椎水平，测角器测量内旋为 75°，并且在这些活动中没有疼痛出现。显然，由于手法治疗和 Kelly 的自助式松动，她的主动活动度得到了提升。

Kelly 仍然受颈椎症状的困扰。她指出颈部的活动得到了改善，整体的疼痛也在 NPRS 评分为 4/10 的基线上稍微缓解，但和肩部不一样，她仍然有放射到左侧肩胛骨中部的疼痛，当开车或在任何需要侧屈颈部的活动中，转头动作疼痛评分为 2/10。此外，晨僵也没有完全消失。她确实感觉僵硬的症状消失得更快了，办公时也可以更轻松地应对颈椎的症状，但她依然对整体的恢复情况不满意。

虽然颈椎中部和胸椎上部的侧方前 - 后向滑动和横向滑动在治疗期间改善了 Kelly 的症状，但似乎并没有提供长期改善。根据 Kelly 最初的姿势，即颈胸连结到 T_2 位置屈曲和 $T_3 \sim T_7$ 部位平直，这将是第 5 次治疗的目标区域。在治疗的第 1 天，针对颈胸连结的仰卧位手法并没有改善 Kelly 的症状，但据假设，现在使用该方法可能会有积极影响，因为她的肩部和肘部症状似乎得到了很好的改善。仰卧位的颈胸连结的手法治疗后，这一次 Kelly 被要求在手法治疗时主动挺胸使治疗师的支点与颈胸连结的最佳接触。由于 Kelly 的胸椎较平直，采取针对上胸段（$T_2 \sim T_3$）和中胸段（$T_4 \sim T_5$）的俯卧位后伸胸椎的手法（图 22.2A 和 B）。采用颈胸连结和俯卧位后伸胸椎的手法后，再次对 Kelly 颈部向左侧屈和旋转进行评估。起初，Kelly 可完成全范围的侧屈伴随疼痛及旋转缺少 5° 伴随疼痛。手法治疗后，Kelly 侧屈和旋转的疼痛 NPRS 评分为 1/10，左旋转也可达到全范围。

主动活动似乎是 Kelly 康复的关键，这意味着 Kelly 通过自助式松动和积极的肌肉收缩来增强肌力对她的整体恢复很有帮助。手法干预起到了积极作用，同时肩部和肘部症状也得到自我管理，但还需要维持颈椎手法治疗带来的作用。Kelly 学会将 2 个网球用胶带粘在一起（图 22.3），在仰卧时，将 2 个网球之间的沟槽置于棘突上，进行背部的主动滑动来模拟第 5 天治疗接受时的胸椎手法。当在网球上进

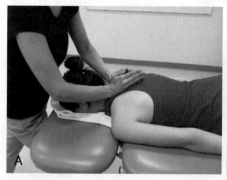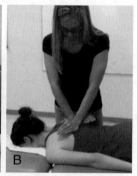

图 22.2　俯卧位伸展胸椎的手法，针对上胸段（$T_2 \sim T_3$）（A）和中胸段（$T_4 \sim T_5$）（B）

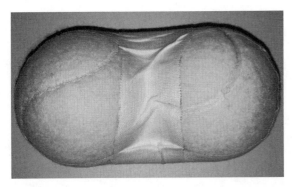

图 22.3　在 2 个粘在一起的网球上进行背部滑动

行背部滑动时，她还需主动地向左旋转头部。我们希望 Kelly 可以通过物理治疗时间之外的主动运动来维持每次治疗所改善的活动能力，同时也缓解疼痛。

第 5 次治疗（第 4 次治疗 1 周后）

1 周后 Kelly 回来说她遵循了主动活动锻炼，也同样坚持了仰卧位颈深肌群的强化训练。她意识到主动参与在恢复中的重要性。她说将尝试每天 1 次的颈深肌群强化和背部滑动训练。

她说这一次肩肘部症状已经完全改善了。她的颈部晨僵仍然存在，当做任何涉及颈侧屈和旋转的活动时疼痛 NPRS 评分现在为 1/10，所以仍表现逐渐改善的趋势。颈部左侧屈和旋转的主动活动现在达到全范围，但是末端还存在 1/10 的疼痛。这次就诊首先再评估了颈部象限测试，仍然可以在左肩胛骨中部引发症状，但同样也只为 1/10 的疼痛。

给 Kelly 做一些肌力训练很重要，而不仅仅只做手法治疗和主动活动训练。大部分训练都集中在左肩外旋肌、双侧斜方肌中部 / 菱形肌、斜方肌下部和前锯肌上。Kelly 的左肩主动抬高（前屈和外展）时表现出异常的肩肱节律，这个偏差与斜方肌中部，大、小菱形肌、斜方肌下部和前锯肌无力有关（Ludewig and Braman, 2011）。所以，我们更加注重肌力训练来降低将来引发肩部症状的异常运动的可能性。

我们和 Kelly 讨论了她应该继续坚持家庭训练计划，还有从第 5 天开始的额外锻炼，坚持几周后回来复查。Kelly 同意此计划，并认为手法治疗很有效。但在她看来，她必须进行更多的肌力训练，以维持物理治疗的效果。

第 6 次治疗（第 5 次治疗 2 周后）

Kelly 第 5 次就诊后隔了 2 周回来复查。她表示她可以更好地进行家庭训练计划，可以完成所有训练。她的左肩肘部症状继续保持 100% 的改善，并且她说早晨的颈部僵硬也得到很好的改善。她表示颈椎可以主动向右侧屈和旋转，大部分时间 NPRS 只有 1/10 的疼痛，剩下时间的这些活动中没有疼痛。而且，她可以一天工作 8 小时而没有症状出现。自上一次就诊以来，她的颈椎左侧屈和旋转活动维持在全范围。Kelly 表示她可独立完成家庭训练计划，并且感觉已经恢复到先前的功能水平。她出院时的 NDI 评分为 8%，UEFI 评分为 12/50，这些结果指标都超过了 MCID（Cleland et al., 2008b; Stratford et al., 2001）。我们建议她未来有任何进一步的问题都可以和我们联系。

结论

Kelly 最初表现出很多症状，包括颈椎、胸椎、肩和（或）肘部问题。基于全面的评估，推测 Kelly 的颈椎和胸椎损伤是目前机械性颈痛的最可能的原因。尽管特定的手法治疗促进了最终的治疗结果，但 Kelly 认识到在物理治疗过程中需要个人参与才能达到长期改善。与主动活动模拟的手法治疗相结合，Kelly 恢复得非常好。

（姜俊良　译，李艳　祁奇　郭京伟　审校）

参考文献

Berglund, K.M., Persson, B.H., Denison, E., 2008. Prevalence of pain and dysfunction in the cervical and thoracic spine in persons with and without lateral elbow pain. Man. Ther. 13, 295–299.

Bishop, M.D., Mintken, P.E., Bialosky, J.E., Cleland, J.A., 2013. Patient expectations of benefit from interventions for neck pain and resulting influence on outcomes. Journal of Orthopaedic and Sports Physical Therapy 43, 457–465.

Boyles, R.E., Walker, M.J., Young, B.A., Strunce, J.B., Wainner, R.S., 2010. The addition of cervical thrust manipulations to a manual physical therapy approach in patients treated for mechanical neck pain: a secondary analysis. Journal of Orthopaedic and Sports Physical Therapy 40, 133–140.

Cleland, J.A., Childs, J.D., Fritz, J.M., Whitman, J.M., Eberhart, S.L., 2007. Development of a clinical prediction rule for guiding treatment of a subgroup of patients with neck pain: use of thoracic spine manipulation, exercise, and patient education. Phys. Ther. 87, 9–23.

Cleland, J.A., Childs, J.D., McRae, M., Palmer, J.A., Stowell, T., 2005. Immediate effects of thoracic manipulation in patients with neck pain: a randomized clinical trial. Man. Ther. 10, 127–135.

Cleland, J.A., Childs, J.D., Whitman, J.M., 2008a. Psychometric properties of the Neck Disability Index and Numeric Pain Rating Scale in patients with mechanical neck pain. Arch. Phys. Med. Rehabil. 89, 69–74.

Cleland, J.A., Fritz, J.M., Childs, J.D., 2008b. Psychometric properties of the Fear-Avoidance Beliefs Questionnaire and Tampa Scale of Kinesiophobia in patients with neck pain. Am. J. Phys. Med. Rehabil. 87, 109–117.

Cleland, J.A., Mintken, P.E., Carpenter, K., Fritz, J.M., Glynn, P., Whitman, J., et al., 2010. Examination of a clinical prediction rule to identify patients with neck pain likely to benefit from thoracic spine thrust manipulation and a general cervical range of motion exercise: multi-center randomized clinical trial. Phys. Ther. 90, 1239–1250.

Cook, C., Roman, M., Stewart, K.M., Leithe, L.G., Isaacs, R., 2009. Reliability and diagnostic accuracy of clinical special tests for myelopathy in patients seen for cervical dysfunction. Journal of Orthopaedic and Sports Physical Therapy 39, 172–178.

Dodson, C.C., Altchek, D.W., 2009. SLAP lesions: an update on recognition and treatment. Journal of Orthopaedic and Sports Physical Therapy 39, 71–80.

Dunning, J.R., Cleland, J.A., Waldrop, M.A., Arnot, C., Young, I., Turner, M., et al., 2012. Upper cervical and upper thoracic thrust manipulation versus nonthrust mobilization in patients with mechanical neck pain: a multicenter randomized clinical trial. Journal of Orthopaedic and Sports Physical Therapy 42, 5–18.

Fernandez-de-las-Penas, C., Cleland, J.A., Huijbregts, P., Palomeque-del-Cerro, L., Gonzalez-Iglesias, J., 2009. Repeated applications of thoracic spine thrust manipulation do not lead to tolerance in patients presenting with acute mechanical neck pain: a secondary analysis. Journal of Manual and Manipulative Therapy 17, 154–162.

Gonzalez-Iglesias, J., Fernandez-de-las-Penas, C., Cleland, J.A., Guiterrez-Vega, M.R., 2009. Thoracic spine manipulation for the management of patients with neck pain: a randomized clinical trial. Journal of Orthopaedic and Sports Physical Therapy 39, 20–27.

Gorski, J.M., Schwartz, L.H., 2003. Shoulder impingement presenting as neck pain. Journal of Bone and Joint Surgery 85_A, 635–638.

Hains, F., Waalen, J., Mior, S., 1989. Psychometric properties of the Neck Disability Index. J. Manipulative Physiol. Ther. 21, 75–80.

Harris, K.D., Heer, D.M., Roy, T.C., Santos, D.M., Whitman, J.M., Wainner, R.S., 2005. Reliability of a measurement of neck flexor muscle endurance. Phys. Ther. 85, 1349–1355.

Kerry, R., Taylor, A.J., 2009. Cervical arterial dysfunction: knowledge and reasoning for manual physical therapists. Journal of Orthopaedic and Sports Physical Therapy 39, 378–387.

Ludewig, P.M., Braman, J.P., 2011. Shoulder impingement: biomechanical considerations in rehabilitation. Man. Ther. 16, 33–39.

Mazzocca, A.D., Cote, M.P., Solovyova, O., Rizvi, S.H., Mostofi, A., Arciero, R.A., 2011. Traumatic shoulder instability involving anterior, inferior or posterior labral injury: a prospective clinical evaluation of arthroscopic repair of 270° labral tears. Am J Sports Med. 39, 1687–1696.

Michener, L.A., Walsworth, M.K., Doukas, W.C., Murphy, K.P., 2009. Reliability and diagnostic accuracy of 5 physical examination tests and combination of tests for subacromial impingement. Arch. Phys. Med. Rehabil. 90, 1898–1903.

Mintken, P.E., 2008. Upper cervical ligament testing in a patient with os odontoideum presenting with headaches. Journal of Orthopaedic and Sports Physical Therapy 38, 465–475.

Mintken, P.E., Cleland, J.A., Carpenter, K.J., Bieniek, M.L., Keirns, M., Whitman, J.M., 2010. Some factors predict successful short-term outcomes in individuals with shoulder pain receiving cervicothoracic manipulation: a single-arm trial. Phys. Ther. 90, 26–42.

Nijs, J., Van Houdenhove, B., Oostendorp, R.A.B., 2010. Recognition of central sensitization in patients with musculoskeletal pain: application of pain neurophysiology in manual therapy practice. Man. Ther. 15, 135–141.

Park, H.B., Yokota, A., Gill, H.S., El Rassi, G., McFarland, E.G., 2005. Diagnostic accuracy of special tests for the different degrees of subacromial impingement syndrome. Journal of Bone and Joint Surgery 87_A, 1446–1455.

Puentedura, E.J., Cleland, J.A., Landers, M.R., Mintken, P., Louw, A., Fernandez-de-las-Penas, C., 2012. Development of a clinical prediction rule to identify patients with neck pain likely to benefit from thrust joint manipulation to the cervical spine. Journal of Orthopaedic and Sports Physical Therapy 42, 577–592.

Puentedura, E.J., Landers, M.R., Cleland, J.A., Mintken, P., Huijbregts, P., Fernandez-de-las-Penas, C., 2011. Thoracic spine thrust manipulation versus cervical spine thrust manipulation in patients with acute neck pain: a randomized clinical trial. Journal of Orthopaedic and Sports Physical Therapy 41, 208–220.

Riddle, D., Stratford, P., 1998. Use of generic versus region-specific functional status measures on patients with cervical spine disorders. Phys. Ther. 78, 951–963.

Rivett, D.A., Shirley, D., Magarey, M., Refshauge, K., 2006. Clinical Guidelines for Assessing Vertebrobasilar Insufficiency in the Management of Cervical Spine Disorders. Australian Physiotherapy Association, Camberwell, Australia.

Sizer, P.S., Brismée, J.M., Cook, C., 2007. Medical screening for red flags in the diagnosis and management of musculoskeletal spine pain. Pain Pract 7, 53–71.

Smart, K.M., Blake, C., Staines, A., Thacker, M., Doody, C., 2012a. Mechanisms-based classifications of musculoskeletal pain: Part 2 of 3: symptoms and signs of peripheral neuropathic pain in patients with low back (+ leg) pain. Man. Ther. 17, 345–351.

Smart, K.M., Blake, C., Staines, A., Thacker, M., Doody, C.,

2012b. Mechanisms-based classifications of musculoskeletal pain: Part 3 of 3: symptoms and signs of nociceptive pain in patients with low back (+ leg) pain. Man. Ther. 17, 352–357.

Sobel, J.S., Kremer, I., Winters, J.C., Arendzen, J.H., de Jong, B.M., 1996. The influence of the mobility in the cervicothoracic spine and the upper ribs (shoulder girdle) on the mobility of the scapulohumeral joint. J Manipulative Physiol. Ther. 19, 469–474.

Stratford, P.W., Binkley, J.M., Stratford, D.M., 2001. Development and initial validation of the Upper Extremity Functional Index. Physiotherapy Canada 53, 259–263.

Strunce, J.B., Walker, M.J., Boyles, R.E., Young, B.A., 2009. The immediate effects of thoracic spine and rib manipulation on subjects with primary complaints of shoulder pain. J Man Manip Ther 17, 230–236.

Waddell, G., Newton, M., Henderson, I., Somerville, D., Main, C.J., 1993. Fear-Avoidance Beliefs Questionnaire (FABQ) and the role of fear-avoidance beliefs in chronic low back pain and disability. Pain 52, 157–168.

Wainner, R.S., Fritz, J.M., Irrgang, J.J., Boninger, M.L., Delitto, A., Allison, S., 2003. Reliability and diagnostic accuracy of the clinical examination and patient self-report measures for cervical radiculopathy. Spine 28 (1), 52–62.

Wainner, R.S., Whitman, J.M., Cleland, J.A., Flynn, T.W., 2007. Regional interdependence: a musculoskeletal examination model whose time has come. J Orthop Sports Phys. Ther. 37, 658–660.

第二十三章

如何治疗住在 900km 以外的慢性挥鞭伤患者

Jochen Schomacher • Mark A. Jones

第 1 次治疗

目前的主诉和病史

Sabrina 现年 29 岁，她有 1 个 3 岁的儿子。她是一位专长治疗肌肉骨骼疾病的物理治疗师，自从有了孩子以后每周就工作 27 小时。Sabrina 原本是为了参加我们的颈椎专业课和考试，她家离这里 900km，她同时也想利用听课的这个机会找我进行治疗。因为她这次只在这里停留 3 天，我们决定每天给她治疗 1 次，连着治疗 3 天，然后再决定下一步怎么办。

Sabrina 的主诉是双侧枕下疼痛 [numberic rating scale（NRS）为 3~4/10]。她描述那种感觉就像是被什么东西锁住了，好像是有个螺丝钉在里边（图 23.1）。此外，她还有持续性的低强度头痛（NRS 1/10~2/10），主要是在枕骨区，有时与枕下痛相关联。当她的枕下痛恶化时，开始放射到头后部一直到前额和眼眶，会加重本来的头痛。这种恶化的症状通常每周发生 1 次，这时她的视野就会变窄，变成类似于"管状视觉"。在比较严重时，头痛强度能够达到 NRS 8/10~9/10，同时伴随头晕和恶心，这些症状强迫她在黑暗房间里卧床休息和服药，只能寄希望第 2 天变好。头晕的感觉就是步态不稳，好像喝醉了一样，有时有很短

暂但是很强烈的"360°旋转"的感觉，过后她感觉又没有问题了。

这些问题都是在 12 年前那次追尾车祸事故中造成的挥鞭伤以后开始的。Sabrina 在其他地方接受了物理治疗，包括轻柔的手法牵引和不会造成疼痛的稳定性练习。她说 9 个月的物理治疗只是让所有症状缓解，她很失望。非常不幸的是，第 1 次车祸 1 年以后，她又在一次追尾事故中受了挥鞭伤，造成所有以前的症状都重现了。她又开始了以前的物理治疗，这些治疗没有带来快速的缓解。她因为症状没有缓解而非常烦躁，由此放弃了进一步的治疗。从那时开始，那些症状就一直困扰她，时好时坏，1 周中会出现 1 次很强烈的症状（枕下疼痛和头痛的 NRS 评分能够达到 8/10~9/10）。总的来说，她的症状在第 1 次找我治疗时已经有 11 年了，在这些年中，她试图通过各种方法缓解症状，她试过找不同的医生、服用不同的药物、找不同的物理治疗师治疗，都没有成功。Sabrina 没有报告有其他神经学症状如麻木或针刺感，也没有其他潜在的椎动脉功能障碍症状。

当前症状的表现

没有特定的运动能够直接引起她的症状。尽管她的枕下"紧锁痛"有时会由一些小的头

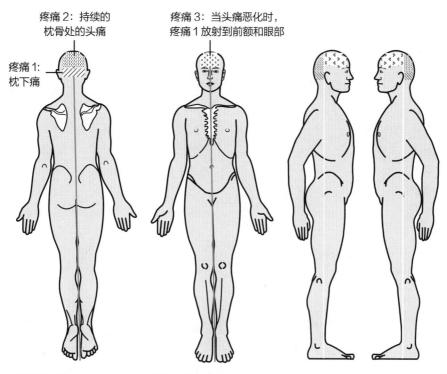

疼痛2：持续的枕骨处的头痛

疼痛3：当头痛恶化时，疼痛1放射到前额和眼部

疼痛1：枕下痛

图 23.1　身体示意图显示了 Sabrina 的 3 处疼痛［Reproduced with permission from Schomacher（2014）］

部随意动作引起，久坐和保持某种姿势不动总是疼痛症状的恶化因素，其他恶化因素还包括手臂高强度的用力如抬重物等。工作中的压力也会引起恶化。"紧锁痛"在一天中会逐渐加剧，虽然不是每天都有，但 1 周会出现很多次。疼痛的恶化没有规律，有时会伴随颈痛或者一些很一般的动作。总的来说，正如前面所描述的，她的枕下疼痛和头痛很容易就被不同的事件所恶化。当问及健身活动时，Sabrina 说她以前很喜欢健身，她曾经会持续在健身房做 2 小时运动，还会进行攀岩等运动。但因为力量训练和小组心肺训练都会加重她的症状，现在都放弃了。但她还能够慢跑，只是中等强度，如半小时，如果跑得太快太久都会恶化她的症状。保持中等强度和比较短距离的跑步活动能缓解她的枕下痛。这两天上课时大家互相练习的一些力度大的颈部治疗技术也严重地加

剧了她在夜间的症状。她的症状在假期中没有压力时就不是那么引人注意。

一般健康状况

Sabrina 报告说除了有一些与颈痛和头痛无关的腰痛外，她的身体总体上很健康，没有其他疾病。没有红旗征存在。

患者的观点

Sabrina 好像现在已经对她的症状无可奈何了，她能做的就是尽可能地活在当下。尽管她喜欢物理治疗师的工作，她承认在工作中也有压力，但是她说还能够处理，只要症状还能忍受，她会尽量去做生活中能做的事情。但是，她不想过多讨论她的个人生活和工作，所以我在这一阶段就不再往下问了。目前，她的目标就是找人帮她看看，能改善得越多越好。

推理问题

1. 根据你从病史中获知的这些初始信息，你能得出哪些早期的临床假设？你认为她的主要疼痛类型是什么（伤害感受性疼痛、神经病理性疼痛和伤害感受可塑性疼痛）？如果你认为她的疼痛类型是伤害感受性疼痛，可能的"症状来源"是什么？

关于推理问题的回答

主要疼痛类型

没有证据显示她有神经病理性疼痛（Tampin, 2014）。但是 Sabrina 的症状已经变成慢性了，她的持续性疼痛和功能障碍的存在说明她的疼痛调整系统（pain-modulating system）已经改变了（Chimenti et al., 2018）。她在第 1 次挥鞭伤以后 9 个月的缓慢恢复可能部分和她的治疗师建议的练习引起的疼痛有关。不断的疼痛刺激可能造成疼痛调节系统敏感化，甚至产生"疼痛记忆"（Zusman, 2003）。她的枕下痛很局限，这个特点及恶化因素和姿势与活动有一定的关系，这个模式都支持她的疼痛可能是伤害感受性疼痛这个分类（Giamberardino, 2003）。

Sabrina 对她的症状很无奈，她觉得没人能帮助她（但是她还是不甘心，从而想寻找治疗措施）。这个负面的想法对她的疼痛调节机制是不利的，因为不适当的情感和认知会影响疼痛抑制机制的下行传导（Nijs et al., 2009）。她不想讨论这些事情，我们也就没再问下去。

可能的症状来源

颈痛（伤害感受性疼痛）的特定结构性疾病来源不能直接在临床中加以鉴别诊断，如椎间盘或关节突关节这些结构（Bogduk and McGuirk, 2006）。更重要的是，我们现有的肌肉骨骼治疗技术都没有精细到能区分脊柱结构（Zusman, 2013）。因此，作为肌肉骨骼治疗师，我们应该寻找在姿势和运动方面的功能失衡作为可能的疼痛来源（Jones and Rivett, 2004）。一旦找到了姿势和运动的功能失衡，治疗师就可以试着探求它的原因或影响它的因素，如结缔组织（关节）、肌肉组织或神经组织，因为针对这 3 个组织的治疗是不一样的（Kaltenborn, 2012）。

从生物力学的观点来看，Sabrina 的症状更像是活动范围过大（hypermobile）的表现，而不是活动范围不足（hypomobile）的表现。如果她有显著的活动受限，我们会期待她在运动的终末端刺激出疼痛，因为当组织被拉紧时才能刺激到机械力受体和疼痛感受器。但这种痛觉模式没有出现在她说的症状模式中。此外，活动度下降一般会出现在一段时间的制动、失用后或特定的病理条件如强直性脊柱炎中。这些都没有在 Sabrina 的病史中呈现出来。她的症状的多变性，以及她的颈痛可以通过适度慢跑等运动缓解，这和活动范围过大的症状模式更吻合。大范围的剧烈活动，或在卧位、坐位和站立位长时间的不动通常会加剧活动范围过大患者的症状（Niere and Torney, 2004; Olson and Joder, 2001）。这些好像都和她的表现相吻合。

一个系统的体格检查将会显示 Sabrina 的症状是否和颈椎相关，如果是，还要看是和哪个部位或颈椎节段相关。虽然，我们从主诉中得到的信息已经可以支持她有颈椎活动范围过大和疼痛调节机制敏感化这个特定的模式，在目前这个阶段，我还是不考虑对她的 3 个主要症状的潜在疼痛来源作出假设。我将做一个系统的针对颈椎问题的体格检查，来推断一下哪些组织最可能被牵涉［如结缔组织（关节）、肌肉和神经组织］。

推理问题

2. 在体格检查和初次治疗中你认为有哪些需要注意的地方和禁忌证？

关于推理问题的回答

在问诊中没有发现红旗征，即没有发现需要医疗干预的疾病、急性的和严重的神经系统压迫症状。Sabrina 只说过有眩晕和恶心，这只是 8 种和颈动脉功能问题有关的症状之中的 2 种（其他症状是复视、跌倒发作、构音障碍、吞咽困难、四肢麻木和眼球震颤）。她也否认了有共济失调，这是第 9 种颈动脉功能失调的经典症状（Kerry and Taylor, 2006）。但是，这些筛查本身不足以排除颈动脉问题（Kerry and Taylor, 2006）。Sabrina 的眩晕、恶心和管状视觉提示在体格检查及治疗中需要小心和仔细监测。在开始做肌肉骨骼手法治疗，包括整复、松动术和练习之前，在体格检查中做更多的筛查（Rushton et al., 2014）。此外，她的症状的高激惹性也要求我在体格检查和治疗中小心，以避免恶化症状。

目前来看，Sabrina 没有任何严重的疾病。她好像就是有"单纯机械功能障碍（Waddell, 1998）；可能还有疼痛调节系统敏感化，包括有"疼痛记忆"。

临床推理评注

在第一和第二章中讨论过，对疼痛类型作出假设很重要。因为这会影响对体格检查结果的解释、治疗决策及以后的进程。但是，正像这个案例指出的那样，即使伤害感受可塑性疼痛的特点已经明确了，但是也不能不考虑伤害感受性疼痛成分对这些敏感化症状的影响。体格检查、初次治疗和以后的再评估都能提供进一步的说明和解释。

对于"症状来源"（如与症状有关的特定结构/受累组织和病理变化）的临床推理是和伤害性感受性和（或）伤害性感受可塑性表现相关的，它需要和针对功能损伤的临床推理相称。虽然临床检查鉴别特定的疼痛来源和病理的有效性通常有限，但仍然可以根据常见的临床模式（包括部位、病史、症状史和后来的体格检查）进行假设。我们知道病理变化一般不会和临床表现有特别的联系（如有些病理变化不一定有症状，一定的病理变化可能会有不同的临床表现，有时有症状但不一定有病理变化存在），因此我们还是要考虑采用针对功能损伤的评估和治疗。虽然有些局限，但是出于安全原因，我们还是要对一些可能很严重的、恶性的病理变化进行假设（如针对颅颈不稳、椎动脉失调或一些神经病理方面的考虑，可能要做一些特殊检查或转诊做进一步的检查）。从问诊中得出的信息可以用来做假设，以推测什么是潜在的"症状来源"和可能的"病理学"问题。从姿势、关节活动度、触诊及肌肉控制和力量等体格检查中发现的有症状的和无症状的问题可以和前面的假设关联在一起以形成进一步的假设，看看哪些关节、肌肉、软组织和血管神经损伤需要治疗。

体格检查

目测检查显示这位年轻女性处于放松的坐姿，腰椎和胸椎有些屈曲，头部处于典型的前伸位置。

对于上部颈椎不稳和颈动脉功能障碍的筛查没有明显问题（如 $C_0 \sim C_1$ 和 $C_1 \sim C_2$ 牵引、翼状韧带和横韧带的稳定性测试，针对颈动脉失调的主动诱发性位置测试）。

上肢的运动和感觉功能的神经学检查没有明显问题。

主动颈椎运动（在休息位置没有症状）没有产生症状。

- 屈曲：虽然能完成全范围活动，但是运动质量有问题，在屈曲过程中有顿挫，运动初期是颅颈部位开始屈曲，然后有一个突然的下部颈椎屈曲的动作，就好像是颈椎失去了控制。

- 后伸：能完成全范围活动，在运动中可以看到下颈段有明显的前凸曲度。

- 侧屈：没有明显问题。

- 旋转：与左侧旋转范围（80°）相比，右侧旋转范围稍小一些（70°）。

没有进行在坐位的被动旋转运动评估（Schomacher, 2014），以防症状恶化。

整个胸椎的主动和被动伸展运动都受限，但是无痛。其他胸椎的运动基本正常，也都没有激惹症状。在颈椎的主动运动中，视诊发现胸椎没有明显参与运动。

上面的主动脊柱运动测试都没有激惹起 Sabrina 的任何症状（包括颈痛、头痛、眩晕和恶心）。Sabrina 记不起来，也无法展示出哪种特定的颈部或胸部运动会使症状恶化。因此，没有进行以区分哪个部位或脊柱节段是症状来源为目的的检查（Kaltenborn, 2012;

Zahnd and Pfund, 2005）。

由旋转辅助 rotatory-asisted 下的针对节段活动范围的检查结果（Kaltenborn, 2012）：

- $C_0 \sim C_1$ 屈曲令人吃惊地没有受限，后伸也正常。
- 在坐位和仰卧位下，右侧侧屈和旋转在 C_2/$C_3 \sim C_4$/C_5 水平受限。C_2/C_3 节段右侧侧屈诱发了 Sabrina 的枕下和颈部疼痛。
- 在下颈椎 C_5/C_6 水平，后伸的活动范围明显过度，但是没有诱发任何症状。

线性被动运动检查（translatoric passive movement）结果如下（Kaltenborn, 2012）：

［译者注：translatoric movement（线性运动）是 Kaltenborn 体系下的一种关节运动模式，与其相对的是 rotatoric movement。线性运动有 3 类，一是沿长骨长轴的使关节间隙变大的运动，即牵拉（traction）；二是与第一类相反的，使关节间隙变小的运动，即压缩（compression）；三是沿关节面平行的运动，即滑动（gliding）。］

- C_0/C_1 节段牵拉在右侧受限，双侧活动范围都比正常有所下降。
- C_1/C_2 节段牵拉在左、右两侧都差不多。
- 在下颈部的运动节段内的关节内运动（joint play，译者注：即关节面之间的滑动）检查发现有活动过度的现象，最明显的是 C_5/C_6 节段（平行于关节盘平面的从腹侧到背侧的滑动）。

注释：本章中的所有节段水平都不是精确的，都要标注为 ±1 级。因为颈椎棘突触诊的效度很低（poor validity）（Robinson et al., 2009）。

在坐位和颈椎屈曲的情况下，对于正中神经、桡神经和尺神经的神经动力学检查结果均为阴性。

肌肉测试

- 颅颈屈曲试验（cranio-cervical flexion test）（Jull et al., 2008）：表现很差，不能够独立出上颈部肌肉来做点头动作，采用非常不平顺的替代动作，主要发生在中段颈椎，而且有过多的浅层肌肉活动。
- 颈椎屈曲耐力试验（cervical flexion endurance test）（Grimmer, 1994; Grimmer and Trott, 1998）：把头部从治疗床面抬起 1cm，然后保持住，在 30 秒时出现了肌肉颤抖，在 52 秒时结束了测试，因为她害怕疼痛。
- 伸肌等长收缩肌肉激活和力量测试：发现在 C_2/C_3 水平比其他低水平颈椎节段更弱，这和一般正常的检查结果相反（只是由手法施加阻力来进行评估，阻力作用于椎弓，沿尾头方向，平行于关节突关节）（Schomacher et al., 2012; Jull et al., 2008）。

肌肉长度的测试没有做，因为在主动运动中没有发现肌肉紧绷。为了不加重她的症状，这一天的检查到此结束。

推理问题

3. 依据从问诊中得到的信息，你作出了关于主要"疼痛类型"和"症状来源"的假设，在接下来的体格检查中得到的结果有哪些支持你以前作出的假设？而哪些不支持？请讨论一下。

关于推理问题的回答

图 23.2 总结了各种我们要考虑的问题的分类和 Sabrina 的检查结果。体格检查发现了其存在中部和上部颈椎损伤，这些损伤可能会激活她的疼痛感觉系统，刺激了已经敏感化的疼痛调节系统，2 个变化可以同时发生或单独发生。一个主要损伤是 C_2/C_3 水平的活动不足，这和 Sabrina 的颈痛有关。在这个节段上，C_2 右下关节面向下方的滑动受限了，可能是因为关节囊受限。此外，在这个节段上的肌肉活动也减少了，也许是

因为痛觉感受造成的肌肉活动抑制（Lund et al., 1991; Arendt-Nielsen and Graven-Nielsen, 2008; Arendt-Nielsen and Falla, 2009）。

因为 Sabrina 的疼痛和其他相关症状不能由任何特定的运动或姿势来再现，所以我也不可能用特定的检查来判定这些症状和哪个颈椎节段有关。因此，我也不清楚检查中发现的有问题的节段是否和她的症状有关。

理论上讲，很多结构都能引起头痛和颈痛。

- C_2/C_3 关节突关节问题常是造成颈痛伴头痛的结构。对用局部麻醉治疗自发性颈痛的患者（Bogduk and Marsland, 1988）和有挥鞭伤的患者（Lord et al., 1996）的研究都证实了这一点。
- 由 C_2/C_3 节段引起的颈痛经常伴有头痛和由 C_0/C_1 节段引起的放射痛（Watson and Drummond, 2012, 2014）。
- 椎间盘造影术证实，从 $C_2 \sim C_3$ 到 $C_6 \sim C_7$ 的椎间盘可引起颈源性头痛和颈部疼痛（Slipman et al., 2005）。

因此，根据理论推断和临床检查结果，基本能够支持有问题的节段可能是 C_2/C_3、C_0/C_1 和 C_5/C_6。

对于偏头痛、紧张性头痛和颈源性头痛的鉴别诊断不是进行体格检查的目的。对于一些损伤的临床检查，如 $C_0 \sim C_4$ 活动受限、在颅颈屈曲试验中发现的运动控制和力量的障碍，都可以用来将颈源性头痛从偏头痛和紧张性头痛中区分出来。这个鉴别诊断的敏感性为 100%，特异性为 94%（Jull et al., 2007）。但是偏头痛和紧张性头痛也可以像颈源性头痛一样，可以通过对颈椎的手

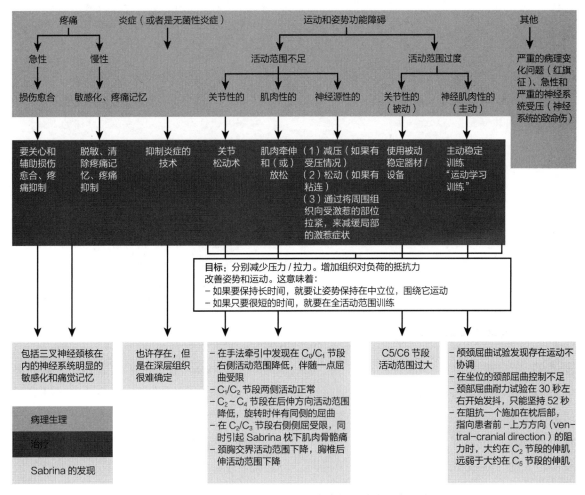

图 23.2　基于 Sabrina 在体格检查中的阳性表现，用问题分类来指导治疗肌肉骨骼问题的概述

法治疗来改善（Watson, 2014）。因此，对头痛类型的鉴别诊断就没有多大用处了。Sabrina 的所有前文提到的身体障碍都可以用肌肉骨骼手法治疗技术来改善。

然而，大部分体格检查都不能再现 Sabrina 的症状，因此她可能不仅仅只有 1 种疼痛问题。伤害感受可塑性疼痛这个假设得到了进一步支持。这也许能够解释为什么一些很常见的障碍造成的刺激输入能够产生那样强烈的症状。这些敏感化也许影响了她的疼痛调节系统，造成了持续性疼痛。也影响了自主神经系统，带来了她的眩晕感、恶心和管状视觉。Sabrina 的损伤将通过系统的人工试验性治疗过程进行进一步的评估。

推理问题

4. 基于问诊和体格检查的发现，对于 Sabrina 的症状和失能状态，你认为是什么因素造成了症状的发展并持续这么久？

关于推理问题的回答

疼痛和失能持续的因素可能有社会心理方面的、环境或身体方面的。但是 Sabrina 不愿意讨论她的社会心理状态，在她的病史中也没有发现她的症状与环境因素如家庭和工作中的人体工程学有关系。Sabrina 自己说她的症状会因为一些动作和姿势而恶化，包括长时间的卧位、坐位和站立位。虽然在体格检查中也没有发现 Sabrina 的身体各个方面的功能障碍和健康人群相比有什么特别之处，一些因素如头部的姿势、主动或被动运动障碍也许会影响疼痛感受器或疼痛调节系统的敏感化。她以前的物理治疗师让她做的那些练习诱发了疼痛。虽然那些练习不太可能造成损伤，但是也引起了或者强化了疼痛调节机制的敏

感化，包括"疼痛记忆"，这些都是 Sabrina 持续性疼痛和失能的潜在原因。因此，目前来看，还不清楚她的疼痛类型主要是由于 1 个或多个以前的身体损伤造成的伤害感受性疼痛，还是由于这些损伤造成的伤害感受可塑性疼痛。对于体格检查中发现的机械运动问题进行试验性治疗，就可以判断它们和伤害感受性疼痛的相关性有多少。如果这些功能障碍的试验性治疗效果不好，下一步的治疗就要针对伤害感受可塑性疼痛进行试验性治疗。这要花更多的时间，因此这个方案作为第二选项。

临床推理评注

临床推理不是一门精确的科学，其中作出的决定最好看作是假设。对于来自患者信息的解释就是一个很复杂的过程，如对主要疼痛类型的判断就会对潜在的症状来源的判断产生影响。正如在第一章中讨论过的，伤害感受可塑性疼痛能在一些检查中产生一种局部的假阳性表现，这就会让我们认为有局部的组织损伤或病理变化。从严格意义上讲，对于体格检查结果进行解释的困难之处就在于要确保我们所进行的分析考虑到患者的整体状况，又要在我们假设的主要疼痛类型之内。是否像这个案例这样先治疗具体的身体损伤，还是要采取其他措施先处理涉及面更广的疼痛调节系统问题，这是要不断讨论的。从临床推理角度来讲，我们觉得最重要的是，不管临床工作者采取哪种治疗途径，他们要将对于疼痛类型和症状来源的判断都是作为假设来看。他们要监测他们的处理方式对患者的行为障碍和症状的影响，包括患者的行为能力和行为限制、患者对自己的经历的观点和重要的身体障碍等。

第 1 次试验性治疗

向 Sabrina 解释了首诊的结果，我们一起讨论了我推荐的下一步治疗方案，她也同意了我的计划。

对于与症状相关的 C_2/C_3 活动范围不足的问题，我在 C_2/C_3 关节突关节上使用间歇性 Ⅰ~Ⅱ 级牵拉技术（在第 1 次出现阻抗之前用

力）（Schomacher, 2009）。我在左右两侧的关节突关节都做了治疗。因为刚开始时她只是右侧受限，后来在治疗中发现两侧都存在受限。经过 2 分钟轻柔的牵引关节松动术治疗，Sabrina 感觉两侧颈部"特别累"。稍事休息以后，同样的治疗又重复了 1 次，那种非常累的感觉出现得比第 1 次更早，所以这个治疗就不

再做了。

接着做了评估，主动颈部屈曲和旋转变得轻松了，运动质量也提高了，没有了顿挫感。在这次初诊中没有再做更多的治疗，以便评估 Sabrina 对初诊中的检查和治疗的反应。我教她在晚上做颈椎屈曲耐力练习，在仰卧位做，

坚持 20 秒，重复 10 次（在检查时，她在 30 秒以后就开始发抖），中间休息 20 秒。此外，我要求她开始每天练习几次颅颈屈曲动作，不用维持那个姿势，要注意动作的平顺性，同时呼吸要放松。另外，要求她在练习中一定要避免出现疼痛。

推理问题

5. 你能否简单地解释一下你在 Sabrina 的案例中是如何使用"试验性治疗"的？

关于推理问题的回答

　　图 23.2 对 Sabrina 的体格检查中发现的问题进行了总结，根据疼痛、炎症、运动和姿势功能障碍进行了分类。目前，为了有效改善她的症状，我们应该先治疗哪个类别的问题。先解决机械功能障碍的问题，会产生相对快的效果。而通

过渐进性的运动训练来处理疼痛调节中枢敏感化的问题，效果会比较慢（需要好几周）。因为 Sabrina 的症状的高激惹性，所以手法治疗要缓慢渐进进行。一个有趣的发现是 C_2/C_3 节段运动不足的问题从右侧移到了左侧。这说明这个受限的问题更多的是功能性的，而不是结构性的问题，如关节囊紧张。

　　之所以颈部关节突关节的手法牵引被用于试验性治疗，是因为它对于颈痛是有效果的（Schomacher, 2009）。

第 2 次治疗（第 2 天）

再评估

　　经过昨天的初诊和第 1 次试验性治疗，Sabrina 的枕下疼痛有点加重了。她感觉颈部有点僵硬，运动有些受限。疼痛本身和眩晕及恶心没有恶化。昨天治疗结束后 2 小时，她开始做颈椎屈肌耐力训练，保持 20 秒，中间休息 20 秒，重复了 10 次。当保持颈部屈曲位时，她感觉头重得"像块石板"。今天早晨，她说枕下痛比昨天晚上严重时好一些，但还是存在。

　　我们对 Sabrina 的颈部主动运动进行了再评估，除屈曲外没有变化，屈曲造成了颈部右侧紧张，同时再现了她以前的"紧锁痛"，但是没有头痛、眩晕和视觉问题。在 C_0/C_1 节段的线性被动运动的评估发现了和昨天一样的结果：右侧活动范围不足重于左侧。

第 2 次试验性治疗

　　对于右侧的手法治疗一共有 3 个阶段。

1. C_0/C_1 节段的间歇性手法牵引 I ～ II 级（在遇到第 1 次阻抗之前用力），作用在右侧，频率为 2 次 / S（0.5Hz），一共 2 分钟。完成治疗间歇时做了屈曲和旋转运动，Sabrina 说枕下痛和头痛有缓解。

2. 做持续的 III 级手法牵引（越过第 1 次的阻抗点），进一步缓解了症状，同时感觉更容易运动，但是效果没有之前刚刚做的间歇性手法牵引好。

3. 重复了 II 级间歇性手法牵引，Sabrina 在 1 分钟时要求停下来，她说"不要再做了"。

　　治疗以后马上进行了再评估，发现枕下痛和头痛有减轻，并且颈部运动变得轻松和更舒服。接下来在今天的治疗中没有再做手法治疗，复习了 2 个家庭练习，发现了一些问题并加以改正，没有增加新的练习。

在接下来的一天中，Sabrina 参加了上颈椎的继续教育课程，这一天中她的症状慢慢恶化。她不清楚是因为早晨治疗的原因，还是上课时大家要互相在对方的颈椎上练习手法时的动作太大造成的。下午晚些时候，Sabrina 告诉了我最新的恶化情况，我给她又做了进一步的试验性治疗。

第 3 次试验性治疗

体格检查发现颈椎的主动活动没有变化，还是显示右侧 C_0/C_1 的活动范围减少。颈动脉功能失调检查和安全筛查结果都是阴性。在坐位下，针对右侧 C_0/C_1，我实施了一个线性牵引整复手法。在关节中立位有最大关节内运动（joint play）的位置上［也称为"实际休息位"（Kaltenborn, 2008）］，使用了一个高速但是很小力度的手法。做完这个治疗之后，我又做了颅颈关节屈曲的动态关节松动术（active assisted movements），中间还交替做了 2 ~ 3 分钟的 C_0/C_1 节段的 II 级牵引。

在下边的评估中，Sabrina 说不管在休息和自主运动中，她都感觉很好，头痛也减轻了。

推理问题

6. 你说过，针对姿势和运动功能障碍的试验性治疗可以用来评估体格检查中发现的问题，以及局部组织的伤害性感受对 Sabrina 的症状表现的影响。你是否能谈谈这些试验性治疗和相关的再评估是如何对你的临床推理产生影响的？

关于推理问题的回答

第 1 次针对 C_2/C_3 的试验性治疗在夜间恶化了 Sabrina 的颈部"紧锁痛"，这很可能说明了这个节段对她的症状有力学影响。这也说明了局部组织对这个治疗有高激惹性，治疗对于她的疼痛、眩晕和恶心没有作用也说明这些症状和这个节段没有直接关系。

对于 C_0/C_1 节段采用试验性整复手法马上就改善了 Sabrina 的枕下痛和头痛，颈部运动更轻松舒服了，同时也产生了正面的自主神经作用（如脸色变好、精神焕发等）。

来自上颈椎节段的疼痛感受输入信号进入三叉神经颈核，在那里产生了如头痛、眩晕和恶心的症状（Bogduk, 2004）。针对 C_0/C_1 节段治疗产生的短暂的症状缓解说明了下一步的治疗应该在这个节段。但是，在做这个决定之前，我还是应该评估一下她在夜间和第 2 天的治疗反应。

临床推理评注

传统的手法治疗推理会认为上颈椎的活动范围不足，加上一些由检查诱发的局部疼痛恶化的现象，就已经足以证明那个节段的问题就是疼痛的原因（如作为伤害感受性疼痛）。如果将疼痛类型定为伤害感受性疼痛，这个说法基本是合理的。但是当伤害感受可塑性疼痛的可能性越高时，这种节段运动引起的疼痛越可能是疼痛过敏的力学负荷敏感化，特别是当节段活动受限不是特别明显时。正如前面的评注中论述的，在处理慢性疼痛时，关于手法治疗（即使是试验性治疗）的重要性和一些非手法干预之间的争论是很重要又是不可避免的。一方面是因为我们对于疼痛科学有了更深的了解（第二章），同时也是因为我们对不同疼痛的不同干预方法，以及不同干预方法的组合都缺乏足够的研究。所有治疗都对中枢神经有影响。这也体现在我之前的一个解释，"针对 C_0/C_1 节段的治疗可能会影响 Sabrina 的症状"，而不是直接说 C_0/C_1 是疼痛的原因所在，因此这个部位需要松解。虽然越来越多的证据支持使用疼痛神经科学教育（pain neuroscience education）和以认知为导向（cognition-targeted）的练习来管理慢性伤害感受可塑性疼痛（Louw et al., 2018; Moseley and Butler, 2017; Nijs et al., 2014），但手法治疗也许能够提供额外的途径来对症状进行脱敏。不要忘了手法治疗也能提供以认知为导向的宣教，同时结合了适当的宣教和促进活动的策略。

第 3 次治疗（第 2 天）

第 3 次试验性治疗的结果

Sabrina 说她昨天晚上做完牵引整复后，关节部位感觉很好，虽然她的枕下区域还是很紧。晚些时候她又开始头疼，迫使她要上床躺下才能稍稍缓解。虽然在早晨活动一下颈部会让她感觉好些，但是在下午做一些上颈椎的运动还是会恶化她的症状。因此，Sabrina 觉得还是不再做颈部的被动治疗了。

我和她讨论了症状恶化的可能原因，共同决定不再做进一步的手法治疗，取而代之做一些针对疼痛调节中枢敏感化的治疗。

推理问题

7. 你能不能简单强调一下在试验性治疗中有哪些重要发现，从而让你决定治疗应该转向处理疼痛调节系统敏感化的问题？

关于推理问题的回答

即使最开始的 C_0/C_1 牵引整复手法的效果不错，但在当天晚上症状又出现了反复，造成了 Sabrina 的症状恶化。这样看来，对于她的颈部机械障碍的试验性治疗没有一个能够有持续的疗效。Sabrina 好像开始沮丧了，这也可以理解。因此，我没有对她的下颈椎不稳的问题和胸椎活动范围不足的问题进行手法治疗和家庭练习。因为针对活动过度问题的肌肉训练要花好几周的时间，要去有效地松解胸椎也是如此（Schomacher, 1997; Kessler et al., 2005）。

对 C_0/C_1 节段治疗的迟发型不良反应反而验证了一个假设，即 Sabrina 的症状可能是由这个节段的问题引起的。这都从临床经验（Kaltenborn, 2008）和最近的研究（Watson and Drummond, 2012, 2014）中得到了支持。她的 C_0/C_1 节段活动范围不足不是特别严重，在很多没有颈痛和疼痛的人群中也有这个问题。但是，这也许就像"压死骆驼的最后一根稻草"，造成了引发她颈痛的中枢神经系统敏感化。这个敏感化，特别是在三叉神经颈核中，很可能造成了

Sabrina 的一些自主神经症状，如头痛、眩晕和恶心。有时，即使很轻柔的颈椎上部检查都会激发自主神经反应，造成晕厥和抽搐等（Christe and Balthazard, 2011; Schomacher, 2000）。

认知和情感因素也能造成中枢神经系统敏感化（Zusman, 2010）。虽然 Sabrina 不太想对她的生活中的这个方面谈得太深入，她很自信她目前处理得挺好。根据这几次治疗中对她的信念和情感的不太正式的评估，她在这方面的问题不大。如果考虑到她的疼痛经历，她有些害怕做动作是可以理解的。这也能解释她在颅颈屈曲试验中的不良表现。害怕做动作是一个主观度量（subjective measure），在一定程度上与颈部运动速度、活动范围和运动平顺性有关（Sarig Bahat et al., 2014）。

Sabrina 的下颈椎和胸椎的障碍产生的疼痛感受也许就是增加了中枢神经系统敏感化的其他一些因素（就像是骆驼背上的另外一根稻草）。要区分开由于神经系统对输入信息处理有功能障碍产生的疼痛、周围痛觉感受器和其他受体受到刺激产生的疼痛，这是很重要的，因为对它们的治疗是不一样的（Jones and O'Shaughnessy, 2014）。

这样看来，对于 Sabrina 的机械障碍的治疗就变成不是首要考虑的了。对疼痛调节系统的脱敏训练项目需要在治疗师的指导和鼓励下，由 Sabrina 自己来做。

第 4 次试验性治疗

Sabrina 的家庭训练计划基于初诊时的体格检查发现（图 23.3 ~ 23.8）。针对疼痛调节系统脱敏和自助神经系统的训练计划要缓慢进行。

1. 颅颈屈曲（cranio-cervical flexion, CCF）。就像肌电图（EMG）研究发现的那样（Falla et al., 2003, 2006），这个练习是为了激活和协调颅颈部位的深层屈肌（图 23.3）。Sabrina 要进行点头运动，重复多次来提

高协调性，由于没有条件她没有使用对于这个练习应该使用的充气式压力生物反馈装置。

2. 颈椎屈曲（cervical flexion, CF）这是一个训练颈椎屈肌耐力的练习（Grimmer, 1994; Sterling et al., 2001; Piper, 2009）。这个练习（图 23.4）激活了颈长肌和胸锁乳突肌，这 2 个肌肉的激活比 CCF（颅颈屈曲）中更明显。而头长肌的活动在 CF 和 CCF 中是一样的，这些都是在肌肉功能 MRI 研究中的发现（Cagnie et al., 2008）。

3. 图 23.5 着重于中部颈椎特定节段的重复运动。通过用一侧手的中指固定要活动的下一节颈椎椎弓，同时主动向一侧做侧屈、旋转加后伸。用两只手固定好颈椎两侧，可以做特定节段的运动练习。

4. 躺在一个楔形硬泡沫块上，做自我胸椎后伸松动（图 23.6）。

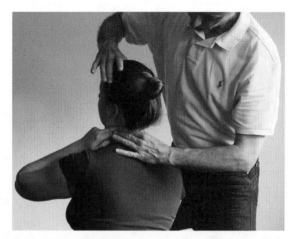

图 23.5　主动自我松动 C₂/C₃ 和中段颈椎。治疗师用一只手的拇指和示指在 C₃ 椎弓处固定住椎体。治疗师的另外一只手诱导患者的头做左侧侧屈和左侧旋转，然后还可以做右侧同样的运动，再接着做后伸。目的是要求运动都发生在固定手尽量靠上的节段（Schomacher and Learman, 2010）。当患者学会感知这种运动模式以后，患者就用自己的示指或中指代替治疗师的手来重复做这个动作作为家庭练习

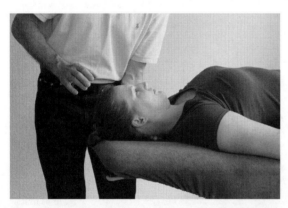

图 23.3　颅颈屈曲练习。患者平卧，保证面部平面水平，开始做点头运动，在上颈部放一个压力传感器来提供视觉反馈（Jull et al., 2004; Sterling et al., 2001）。如果像上图中 Sabrina 这样没有用压力传感器，治疗师可以把手指放到患者的上颈部，来感受患者的运动是否主要在颅颈区域

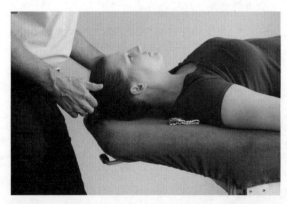

图 23.4　颈椎屈曲耐力练习。患者仰卧，面部平面水平，把头抬离治疗台面 1cm，保持这个姿势。治疗师记录患者最长能保持多长时间（Grimmer, 1994; Piper, 2009）。作为练习，患者要保持最长时间的 2/3

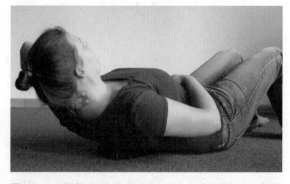

图 23.6　胸椎的被动自我松动。患者平卧，上身微微抬起，在要松动的胸椎下边垫一块楔形硬泡沫块。楔形的尖端朝着尾椎，患者一手扶着头，一边慢慢把身体向床面放下，这样在重力的作用下，泡沫块上部的胸椎就得到了松动

5. 站在治疗床旁，肘支撑在床上，来激活下部颈椎伸肌（图 23.7）。做这个练习时，Sabrina 要确保以下段颈椎为中心，以冠状轴做后伸运动，确保不产生头的整体平行上移。

6. 颈椎的自我牵引。患者坐在桌子前，治疗师将双手放到耳后支撑患者头部，向后靠（图 23.8）。这个练习的目的是减轻疼痛，同时促进患者的良好感觉。这些都可以在疼痛有反复时增进 Sabrina 的自我效能（self-efficacy），即她有自信能够控制她的问题。

疼痛宣教中使用了花粉过敏症来作为类比，来解释 Sabrina 对疼痛的敏感化。有花粉过敏症的患者的问题不是她周围有太多的花，而是因为她的系统对花粉过敏，单单一粒小花粉就会激活过敏反应。和其类似的是，Sabrina 的问题不是因为她活动太多或活动方式不对，而是她对动作非常敏感（动作过敏痛）。有花粉过敏症的患者无法避免环境中能引起过敏反应的花粉。同样，Sabrina 也无法避免运动。有花粉过敏症的患者有 2 个解决方法：第 1 个是用抗组胺药减轻症状；第 2 个是通过逐渐多的接触花粉来进行脱敏治疗。Sabrina 也有 2 个治疗选择：第 1 个是服用镇痛药或其他药物来减轻症状；第 2 个就是确保在症状阈值之下进行运动，还要逐渐增加运动强度，使她的系统脱敏，并始终没有疼痛。2 个方案都有优点。用强力药物抑制症状起效快，当下就能有效，但是它不能持续太久，而且可能有不良反应，还要不停地吃药。脱敏治疗有长期效果而且没有不良反应，但是很花时间，一般要几个月甚至几年。

Sabrina 已经试过第 1 个选项，用药物来缓解症状，但没有持续的效果。用不产生疼痛和紧张的重复运动来脱敏对于 Sabrina 来

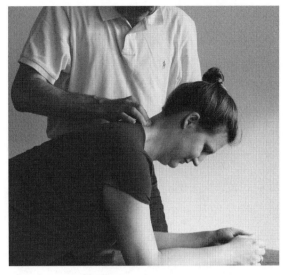

图 23.7　着重在颈椎和胸椎结合部做后伸。患者站在治疗床旁，俯身趴在床上，用双前臂支撑上身。头部、颈和上身保持中立位，头尽量往下低，然后抬起，做颈椎后伸。同时患者要注视两肘之间的区域，保证后伸动作主要是发生在颈胸椎结合部。治疗师把拇指和示指放到下颈椎的椎弓上，来强调这个部位伸肌的活动，以促进自我练习时肌肉的激活

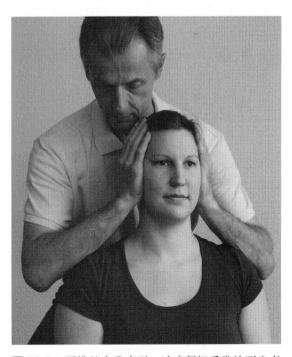

图 23.8　颈椎的自我牵引。治疗师把手掌放到患者的耳后枕骨上，轻轻地把头往上提起做手法牵引。患者的目标是能够自己作出这种感觉来。自我练习时，患者应该在桌前坐下，把双手放到治疗师的手放到的部位。把肘支撑在桌子上，患者稳定住头的同时把身体向下沉，直到感觉到颈椎得到了牵引

说是个新概念，她想试一试。我又进一步向Sabrina解释，有花粉过敏症的患者的鼻子中并没有需要做手术的结构性问题，他们只是太敏感了。用这个类比解释了Sabrina的颈部没有表现出任何需要由外科医生处理的结构性问题，她的一些运动障碍在很多健康人群中也是存在的。那些运动障碍本身也解释不了她的症状。因此，她的颈部就是敏感化了。

我又用另一个例子来解释，如果坐了几小时后膝部可能会有各种酸痛问题，前后摆腿几次就能消除一些酸痛，同时让腿变得灵活一些。为了进一步让Sabrina理解，我又解释说，在步行时颈部会产生一些小的运动，对于颈痛患者，我们推荐步行也是一种治疗（Jull et al., 2008）。Sabrina说她也知道这个。当她有头痛时，只有2个选择：一个是到一间完全黑暗的房间里躺下，另一个是出去走一段长路。

我和Sabrina讨论了一下家庭训练计划的一些原则，这些都写在纸上给她。

1. 绝对要避免疼痛和其他症状。

2. 练习的方法

- 先把每个练习当成测试，测试一下需要重复多少次或坚持多久会出现症状。
- 将强度缩减到测试时的60%～70%，用这个强度来做练习。每次重复之间要有足够的休息，以保证每套练习都能以相同的水平重复几次而没有引起症状恶化。
- 为确保症状没有恶化，每周只做1次测试，来看看练习强度能否增加。

家庭练习（图23.3～23.8）都用画图的方式记录下来给了Sabrina。前边讲的原则也都写在上面。

推理问题

8. 关于如何促进疼痛中枢敏感化（伤害感受可塑性疼痛）的患者进行逐步加量的日常活动和训练练习，研究文献给出了以下推荐。这些活动和练习应该是以改变认知为目的的（cognition targeted），同时也要固定练习的次数（time contingent）。你能否讨论一下建议Sabrina在做家庭练习时应该完全避免疼痛和其他症状的原因？

（译者注：cognition targeted和time contingent是近10年来针对慢性颈痛和腰背痛处理的概念，采用这些概念治疗的患者基本上都是被认为有疼痛中枢敏感化。针对敏感化的治疗特别注重训练，而尽量要减少被动治疗，如手法治疗和使用各种治疗仪。针对颈椎的各种训练动作，目标根本不是那些颈椎的关节和肌肉，而是要改变患者的认知。通过做动作，给大脑一个信号，训练大脑，让它认为这些动作不会产生疼痛，改变以前的疼痛记忆，这称为cognition targeted，即以认知为导向。这有别于和其他针对某些局部结构的练习。同时为了改变认知、训练大脑，训练动作的运动量不能随意改变，要做到次数固定，即time contingent。这里的time不是时间，是次数。因为对这些慢性疼痛患者，一个简单的动作就会产生疼痛，这种疼痛不是因为组织有损伤，像急性疼痛那样。而是疼痛调节中枢对这个动作太敏感，神经中枢认为这个动作会造成伤害，而输出了一个信号，大脑的感受区接收到信号而产生疼痛。练习时就要打破这个回路。在做治疗师设计好的、认为不会造成损害的动作时，如果有不适，还是要坚持，必须完成预先的次数和其他运动剂量。在患者的认知已经改变，不再为运动时感觉的疼痛担心的情况下，这样就能逐渐给疼痛调节中枢脱敏。译者提出了这个问题，因为作者和患者讲的内容并不完全符合time contingent的原则。）

关于推理问题的回答

Sabrina已经了解到了慢性疼痛及疼痛调节系统敏感化的一些详细解释，她也知道了"疼痛记忆"这个概念。如果每天都注意到那些症状，记忆是不会消除的（Trojan and Diers, 2013）。

虽然以次数固定为原则的练习能够为某些对做练习有恐惧感的患者提供帮助，但这个原则也可以折中一下，这样会使日常分级活动和练习更易于接受。对于大脑来说，对于疼痛的预知，即使还没有疼痛存在，就足以改变对疼痛感觉的控制（Nijs and Ickmans, 2014）。在做运动中产生的内源性镇痛机制在很多慢性肌肉骨骼疼痛患者中是不起作用的。Nijs 等（2012）推荐了一些措施能够促进在训练过程中来激活内源性镇痛机制。一些研究人员认为在训练的早期阶段，训练项目和强度应该根据患者的情况来单独设定，虽然有时会允许在做训练时有疼痛感，但还是强调预防症状复发。训练应该是有趣的，不应该成为负担（Nijs et al., 2012; Fordyce, 1984; Sternbach, 1978; Nielson et al., 2013）。Sabrina 从来没有回避疼痛的不良适应（maladaptive）经历。但是，从以前的训练建议来看，她很容易在训练中出现疼痛。因此，Sabrina 的训练是以认知为导向的，主要通过对疼痛意义的宣教，配合我们为她量身定制的无痛训练。

临床推理评注

对于循证医学进行指导的命题性知识（propositional knowledge，如学术上的、从研究那里得出的"知其然"的知识；第一章）的宗旨是进行指导，而不是简单的处方（第五章）。因此，对于可能有疼痛调节系统敏感化问题的患者，进行类似于以认知为目的的和次数固定的渐进活动和训练的一些建议应该根据患者的个体情况进行调节。就像 Sabrina 的这种情况。但是，不管这些练习和训练是怎么实施的，在过程中对效果的再评估对治疗的进展也是非常重要的。如果有必要，就要改进治疗方案。假设一个特定的干预措施（如针对身体损伤或敏感化）能够改进症状，有些人因此认为这本身就能证实原先假设的可能的发生机制是正确的，这就构成了"证真偏差"的一种形式（confirmation bias, 第一章）。这是一个合理的归纳（inductively reasonable），但却是错误的演绎（deductively wrong）。因为这个思考过程假定治疗方法本身只影响假设的病因。在现实中，直接作用于人体局部组织的治疗也可能有调节疼痛的作用，而调节疼痛的一些策略也能对由人体组织问题造成的运动、活动障碍和疼痛产生积极的影响。虽然我们鼓励对于疼痛类型和身体损伤如何引起症状持续很久和失能作出假设，因为这样才能促进系统的、有根据的治疗，但最终应用到具体患者身上时，它们也只是假设。我们的目标是从正面改变认知（如理解疼痛）、情感（如不合理的恐惧）和行为（如功能、日常活动、处理危机的策略和回归正常生活）；如果可能，为了缓解或消除疼痛，应遵循研究得出的建议，并根据需要进行修改，定期、全面地对整体结果进行重新评估，已确定成功与否，并指导治疗方案的修订。

第 4 次治疗（1 周以后）

再评估

Sabrina 说她感觉好些了，在过去的 1 周内她的头痛程度减轻了［从 NRS（8～9）/10 到 5/10］。她说她对于目前的方法有信心，她想继续做练习来进行痛觉脱敏。我没有再次做体格检查，因为 Sabrina 的症状通过脱敏练习已经减轻，脱敏练习和她的特定的身体障碍没有关系。

治疗——延长的家庭训练计划

我花时间和 Sabrina 讨论了她未来的治疗目标，这包括如何重新开始她的体育活动而没有运动后的疼痛。她说她希望最终能够重新进行攀岩，那是她最喜欢的运动，她以前因为颈痛而不得不放弃了。我们讨论了先设定一个短期目标，在完成之后再完成长期目标。第 1 个要专注的是脱敏练习项目。对于短期目标达成的一致意见是，要一步一步通过施加阻力来增加运动系统的压力（特别是颈部和上肢）。她给每个练习都拍了照，也加上了文字描述，还用一个表格来记录她的训练进展。

我们讨论了脱敏需要的时间，因为 Sabrina 4 个月后才能回来见我，这段时间她要坚持做家庭练习，我们每 2～3 周会用电子邮件联系，来评估她的进展和根据需要调整进程。

我建议 Sabrina 要根据自己在做练习时的感觉和舒适程度来增加练习的强度，以确保无痛训练。她回去继续按计划好的运动量做练习，直到她感觉练习变得很简单了。然后可以慢慢地增加训练量，如每次增加 5 次重复次数或者增加持续时间 5 秒。然后在这个基础上继续坚持做，直到这个练习又变得容易了，如此渐进。我要求她每 2 周重新评估 1 次她的疼痛，比较疼痛的强度和频率，要和 2 周前的症状比较，而不是看那一天感觉如何或者是前一天感觉如何。作为持续性疼痛和脱敏教育的一部分，再次强调了疼痛虽然是常见的，但是它的存在无益，因为疼痛会引起痛觉过敏化。脱敏过程不会是线性的，整个过程会有反复和起伏。但是，几周或者几个月以后会感觉到改善。

第 1 次电子邮件联系：8 天后

Sabrina 在电子邮件中说上周她经历了 2 次枕下痛和头痛（NRS 8/10），她需要服药来控制。我鼓励她把这些现象看作是正常的，因为各种因素和刺激都能激惹疼痛调节系统。这也是为什么脱敏要花很长时间。我表扬她对训练计划的坚持，鼓励她保持耐心和士气，继续有规律地完成她的训练，同时保证避免疼痛和不适。

第 2 次电子邮件联系：2 周后

Sabrina 在电子邮件中说过去的 2 周内她感觉还可以，没有强烈的伴有眩晕和恶心的头痛。尽管最近在工作中有很大的压力，但她只有最多 NRS（4~5）/10 的疼痛。我提醒 Sabrina，她的工作强度和压力也会影响她的疼痛表现和恢复。她说她理解这些，多次提到她能处理好工作压力。她计划增加训练强度，我鼓励她可以这样做，只要她确保达到了我们之前商量好的进阶标准，她应该对进阶后的训练感觉良好。

第 3 次电子邮件联系：3 周后

Sabrina 的练习进展顺利，她没有像我们计划的那样增加强度（表 23.1）。她的头痛最强达到 NRS 6/10，但是没有影响她的日常活动。她曾经感觉到有 1 个颈椎节段有问题，但是不知道是僵硬还是太多压力造成的。总的来说，她感觉她的症状控制得很好，还是要继续做练习。

推理问题

9. 虽然 Sabrina 在第 1 次电子邮件中提到了枕下痛和头痛及在第 2 次电子邮件中提到了没有眩晕和恶心感觉的头痛，但她没有提到她以前的颈部锁紧痛或管状视觉。你提到要有全面的再评估来决定对她下一步练习进阶的建议，同时你曾经提及不鼓励她过度关注她的症状，那你是如何平衡这 2 个观点的？

关于推理问题的回答

由于慢性颈痛的案例中出现的症状反复的原因通常不是特定的伤害感受性疼痛输入（nociceptive input），需要对特定的周围损伤进行治疗，因此寻找那些假设的原因是徒劳的。在治疗慢性颈痛时，症状反复是不可避免的（Nijs et al., 2012）。同时，Sabrina 在报告她的各种症状时总是很一致，我们也没有对每个症状的细节进行具体询问，通过鼓励她在日常活动和练习期间与之后都要感到舒适，来最大限度地降低症状发作的风险（Zusman, 2013）。这样做也是希望能够促进她的皮质功能的"再训练"（Wand and O'Connell, 2008）。当前的目标是要保持她的士气来坚持训练计划，同时让她将注意力从症状上转移走。如何做到这点，其实每个患者都不一样，对于 Sabrina，我避免问太多关于每个症状的细节。

表 23.1

Sabrina 的家庭训练清单和她的进阶成果

练习	监测结果	3 天以后的最大能力测试结果	60%	练习量	2 周后的测试结果	6 周后的测试结果	9 周后的测试结果
颅颈屈曲练习（图 23.3）	协调性和运动次数	83 次可控的运动	50 次可控的运动	晚上做 50 次，白天每组做数组，每组重复 10 次	晚上做 55 个，白天重，每组重复 10 次	晚上做 60 次，白天没有变化	一样
颈椎屈曲耐力练习（图 23.4）	按秒记录	33 秒	20 秒	20 秒保持姿势，15 秒休息，重复 10 次	保持姿势 20 秒，休息 10~15 秒。复 10 次	保持姿势 25 秒，息 15 秒。10 次	保持姿势 25 秒，休息 10 秒。重复 10 次
主动自我松动。在 C₂/C₃ 节和颈椎中部（图 23.5）	协调性和无痛活动范围	50 次	30 次	每侧重复 30 次，每天 2~3 次	每侧重复 35 次，每天 2~3 次	同样	每侧重复 40 次，每天 2 次
被动松动胸椎（图 23.6）	时间	因为这个练习无痛，一般有建议时间（如每天 10~12 分钟）		每节胸椎 1~2 分钟（如每天 1 次，总共 15 分钟）	同样	同样	同样
着重在颈胸节段做后伸（图 23.7）	靠在肘部的运动次数，每次运动持续 2~3 秒	重复 50 次	重复 30 次	每天重复 30 次	同样	每天 35 次	同样
颈椎的自我牵引（图 23.8）	时间	没有测试。因为这个练习个人的目标是她自我感觉良好就可以了		一天中偶尔做数次	同样	同样	同样

注：慢跑没有列入此清单中，因为我们没有测量 Sabrina 的跑步时间和距离，她自己根据她的健康状态和喜好程度来设定跑步的运动量。

第 4 次电子邮件联系：4 周后

Sabrina 说她目前挺不错的，但是她也承认她没有很努力地坚持做练习。本来应该增加强度，但是她反而做得比以前少了。她说她现在感觉更多的"节段性不舒服"（segmental complaints）和紧锁痛。尽管现在工作很繁忙，但以前很厉害的头痛伴随眩晕和恶心的现象没有了。头痛还是有，但是少多了。镇痛药的服用量已经明显减少，她对此非常满意。

第 5 次电子邮件联系：6 周后

Sabrina 在暑期休假结束后就开始正常工作了。她决心要更努力地做练习。她感觉到的疼痛，不管是在疼痛的强度上还是在出现的次数上（强度下降了，不太让她烦躁），已经减少了很多。虽然，她还能感觉到每天的生活压力，但现在已经能很好地处理日常生活中的活动和工作强度，以保证疼痛的强度不超过NRS（5~6）/10。她说她现在有时好几天甚至几周都不会感觉到症状。她很高兴她现在只服用最少量的镇痛药了。虽然，Sabrina 现在还没有增加训练量，但当她开始觉得颈部有压力时，做运动训练对于防止症状发作还是很有效的。她只是需要时才去做练习。她也没有去记录和计算做练习的次数和组数。她说目前她的症状基本上就是枕下痛，伴随的紧锁感减轻了。她的疼痛、眩晕和恶心的症状已经明显改善。Sabrina 还是觉得上颈部活动有些受限，但是总的来说，她认为情况在好转，她知道还有很多事情要做。

我称赞了 Sabrina 目前所做出的努力，鼓励她要坚持，这样才能有进展。我提醒她在做练习时应该感觉舒适，要关注自己的良好体验，而不是觉得因为有这个严格的练习，不得不去完成它，这样才能更有效地为疼痛调节系统脱敏（Nielson et al., 2013; Sternbach, 1978）。我又进一步解释我们所设定的训练量并不是很严谨，所以在训练中自己掌控训练量很重要。在调整训练量时最好的原则就是要做到基本无痛，同时要有舒适的感觉。我们计划下周见面，再做一次评估，很可能还要针对她的上颈椎机械功能障碍做些治疗。

第 4 次治疗的 1 周后（因为 Sabrina 回来参加 4 天的专业课程，我们同意在这期间至少治疗 3 次）

Sabrina 很高兴，因为她感觉好多了。她的疼痛少多了，强度减轻很多，从 4 个月前需要服镇痛药及 NRS（8~9）/10 到现在不再服药且 NRS 有（5~6）/10。她说她现在的主要问题就是颈部感觉有点紧和上颈部疼痛。

体格检查发现在 C_0/C_1 向右侧水平牵拉的活动范围下降，在 C_2/C_3 水平向左侧侧屈和旋转的活动范围下降。这和 4 个月前的检查结果很相似。

治疗包括在仰卧下左侧 C_2/C_3 关节突关节牵引，力度达到Ⅲ级（超过初始阻抗），治疗 3~4 分钟，治疗后马上感觉颈部不是那么紧了，活动变得更容易和自由了。接着在右侧 C_0/C_1 水平做了Ⅲ级牵引，持续 3~4 分钟。Sabrina 再一次在治疗后感觉有所好转，活动变得容易了。在 2 次治疗之间还做了 2 分钟的短暂功能性按摩（functional massage）。我建议她继续做以前坚持的家庭练习，更强调上颈部的重复运动，特别是屈曲（点头运动），要保证在无痛范围内进行。

推理问题

10. 既然你已经判断出 Sabrina 的慢性疼痛主要是由于她的疼痛调节系统敏感化引起，那你为何又重新做节段性的关节松动术？

关于推理问题的回答

有慢性疼痛的患者他们也可能同时有损伤存在，与这些损伤相关的伤害性感受器的激活（nociceptive activity）还会维持中枢神经系统敏感化，虽然这些损伤通过传统的医学检查是看不到的（Giamberardino，2003）。Sabrina 的功能障碍还是存在的，可能还在为神经系统发送疼痛输入信号（nociceptive afferences），而使神经系统持续敏感化。当 4 个月前我们开始治疗时，这种敏感化强烈到根本没有办法治疗那些功能障碍。现在敏感化的程度下降了，于是手法治疗变得可行了。此外，安慰剂效应也不应排除在外，还是值得尝试（Benedetti et al.，2011）。

第 5 次和第 6 次治疗（第 2 天）

Sabrina 今天早晨感觉很不好，枕骨下右侧颈部有些痛，向右转头时感觉僵硬。昨天治疗后和整个夜间感觉都还好，她觉得这次的症状恶化和昨天夜里她 3 岁的儿子爬到她床上影响了她的睡眠有关。她儿子踢了她的头，在她身边滚来滚去，使她的颈部一直处于一个不舒服的姿势。目前她的疼痛只是局部的，同时有些僵硬，没有放射痛、头痛、恶心和眩晕。我们讨论了她把这次症状恶化归因于她儿子夜里折腾这件事，这就是我们必须面对的生活中不可预见的许多问题的一个例子。她觉得她现在能很好地处理这些小的波折，她理解她的恢复过程不会是一帆风顺的，但还是希望未来有好的进展。

我做了一个快速的徒手检查，发现 Sabrina 右侧 C_0/C_1 节段的牵引活动范围和昨天相比有所增加。我要 Sabrina 用右手示指来感觉这个运动，就像她昨天在评估中所做的一样。在她不知道我在评估的情况下，她说她感觉灵活性是增加了。

此外，在 C_2/C_3 节段，向右侧的侧屈和旋转有些僵硬，昨天在这个节段是向左侧。我做了右侧 C_2/C_3 节段的 Ⅲ 级牵引松动，但是只做了 3 分钟，Sabrina 就说无法耐受，整个早晨我没有再做任何体格检查和治疗。为了充分利用她来这里学习的这段时间，我们达成一致，今天晚些时候再做 1 次治疗。

下午 Sabrina 来做治疗时，说她自己在做触诊时，发现颈部有些触痛，向右的侧屈和旋转还是有点疼痛和受限。由于在触诊时会有触痛，我决定今天不再做任何松动治疗。Sabrina 继续做那些无痛的重复运动练习，只要她对练习感觉还舒适，就要继续。我再次安慰她说，症状的恶化和昨晚没有睡好有关，那都是正常的反应。

第 7 次治疗（2 天以后）

今天早晨 Sabrina 醒来时，她的颈部局部疼痛已经消失了。昨天早晨她只是感觉稍好一点（在由于她儿子导致她没有睡好觉以后 2 天），而前 1 天她感觉到的上颈部疼痛昨天早晨没有改善。昨天她在中午出去走了 20 分钟，走完之后她的颈痛就改善了，颈部活动也轻松了。我们一起讨论了她和她儿子一起睡觉时，颈椎局部组织处于一个不适状态，这可以引起组织激惹。这也和以前谈过的敏感化有关，由于颈椎在夜间处于一个不适的状态，造成组织比正常时更敏感，但这并不表明组织有损伤。我提醒 Sabrina 她只有很轻的机械功能障碍。因为只经过 1 次治疗以后，C_0/C_1 节段的僵硬就缓解并维持了 1 天以上。同时，我们也谈到她侧屈受阻方向的变化也是反映了一个功能改变，如由于肌肉张力或关节润滑的问题，而不是真正关节结构有问题导致活动受限。这种功能受限可能和她的疼痛调节不良适应（maladaptive）有关。虽然疼痛敏感化肯定是个因素，但是她身体组织的承受能力下降也是另一个可能的因素。我进一步向她解释，在过去的 12 年中，由于她的活动水平显著下降，所以局部组织的失用或缺乏充分使用也是引发问题的一个原因（Torstensen, 2015）。

Sabrina 说她很高兴又开始阅读了，阅读一直是她的一个爱好，但是自从 12 年前的车祸后，由于颈椎问题，她曾经放弃了阅读，因为阅读时一直要保持一个姿势，那会加重她的症状。

接下来，我向她演示了在仰卧位时进行的颈椎全范围屈曲练习，使她知道一个正常的运动的样子。她有点害怕被要求做这个练习，我和她谈了她对于症状会恶化的担心，指出她疼痛的恶化只是反映出神经太敏感了。我们又回顾了她做练习的目的，以及需要逐渐增加练习强度以使她的疼痛调节中枢脱敏。我强调了增加她的身体负荷和压力的重要性，同时对疼痛有更好的认识能够帮助她克服对运动和做动作的担心（运动恐惧症）（Zusman, 2013）。我们在讨论过程中列举了各种各样的例子来帮助她理解这些，也增强了她坚持下去的动机。对于目前的整个方法流程，Sabrina 的接受度很高，说以前从来没有人向她这么解释过，也没有采取过这些流程。在临床实践中，我们需要经常不断地做解释和安慰患者（Main and Watson, 1999）。

Sabrina 看起来更加精力充沛，不再那么焦虑，甚至说她的朋友们都说她看起来很快乐。

当问起她对于朋友的评价是如何想的，她毫不犹豫地说："如果你总是担心害怕那些症状，你当然不可能快乐。"

因为缺乏真正的关节僵硬的证据，这次治疗中没有再做关节松动术治疗。取而代之的是，我再次强调了以前提过的关于疼痛的宣教及颈椎肌肉激活训练和稳定性练习。她进行了特定节段的稳定性训练，这要求她做等长收缩来抵抗各种运动刺激，包括在仰卧位和坐位下的牵引、加压、伴随屈曲产生的滑动和伴随后伸时产生的滑动。滑动是在关节突关节的治疗平面上进行的（Schomacher, 2013）。Sabrina 对于这些特定的刺激进行抗阻训练有困难。和 4个月前相似，Sabrina 对于 C_2/C_3 节段的抗阻 / 稳定训练更困难，而 C_5/C_6 节段的问题不多，这和常见的案例相反。

Sabrina 对于当天做的所有练习都反应良好。因为她在这里逗留 4 天是为了一个专业继续教育培训，我们在最后一天的早晨和课程结束后都简短地回顾了一下过去几天的情况，她说她没有什么不良反应。这说明她的疼痛调节系统不是那么敏感了，同时证明了继续坚持做练习对于增加她的身体承受能力是多么重要和有用的。我又向她解释了一遍这个概念，Sabrina 决心坚持进行训练计划，可以有些微调，她还要开始固定配速的慢跑。要确保所有练习都是相对无痛的，开始一个新的练习项目时要保证训练强度达到并不超过能够引起疼痛和其他症状的强度的 60%。这对于她要开始进行慢跑训练特别重要。我要求 Sabrina 在开始时进行测试，看看在她感觉很累了或开始担心疼痛将要出现时能跑多久或者多远，不能等到疼痛实际已经出现了再用这个测试结果作为指导。她实际的慢跑强度应该为测试强度的60% ~ 70%，在休息中间可以步行，等到感觉完全恢复过来了再开始慢跑。一旦有了信心，她可以将这个原则应用到所有其他练习中，如攀岩。Sabrina 现在坚信我们的方法会起作用，她决心要坚持下去。当 Sabrina 问我对于治疗进程的估计，即还要多久才能使症状消失时，我说根据目前她的恢复状况，到症状基本消失或者至少是"能够控制住"大概还要4个月。

最后，我们拍了一些关于她练习的新照片，更新了她的练习清单。虽然我们只是增加了慢跑一个新内容，但是给她一个新的清单会激励她把练习进程继续下去。我们同意依旧用电子邮件保持联系，约好5个月后再见一次。

推理问题

11. Sabrina 好几次都提到了她工作中的压力，你好像刻意不去追问她的工作压力和疼痛经历之间有何关系的细节。你能否解释一下你的思路？

关于推理问题的回答

在一开始 Sabrina 就说她的工作压力会激化她的症状。我提到这个话题好几次，提醒她工作负担和其他生活中的压力会影响她对疼痛的处理和恢复。Sabrina 总是说她知道这个情况，并说目前对这些问题处理得不错。给我的印象是她不想对此深谈，同时她看起来确实处理得不错，情绪上还算稳定。因此，我决定尊重她的意见，不再多谈。

临床推理评注

心理因素能够诱发并造成疼痛及失能的发生和持续。在第一章中，我们在患者对于他们自己经历的观点的假设分类框架中讨论了心理问题在临床判断中的重要性。这包括：

- 患者对自己的问题的理解（包括病因、对于疼痛的理解和相关的认知理念）；
- 对生活中的各种压力的反应，以及这些反应和他们的临床症状之间的关系；
- 各种问题和压力因子对于他们的思想、感觉、

处理能力、动机和自我效能在参与疼痛管理方面的作用；
- 对于疼痛管理的目标和期待。

在第四章中我们讨论过，心理因素应该整合到治疗师的日常检查中，这包括在初次问诊时的提问及使用多维度和单维度的问卷调查。在这个案例中，Sabrina 的问题是用对疼痛敏感化的宣教和对于她害怕运动而进行的脱敏练习来进行干预的。肌肉骨骼临床医师应该具备对患者进行治疗性疼痛宣教的能力，多和患者谈疼痛神经科学方面的内容，也应该帮助患者开始做练习和恢复日常活动。但是，通过我们对社会心理因素的评估来筛查出"黄旗征"，或者其他可能的心理疾病如抑郁症（第三章、第四章）也很重要。有时，我们还要能够分辨出患者身体上和生活中比较明显的超过我们专业应对能力的一些问题，如家庭关系或社会关系方面的问题。这类筛查就像是平时看肌肉骨骼问题时要排查内脏病因一样，目的不是诊断类似于抑郁症等心理疾病和相关问题，而是要区分出哪些不是我们专业领域的问题，从而和患者讨论一下，看看能否找到更合适的医学专家进行咨询和处理他们的问题，如心理医生或相关咨询师等。在这个案例中，多次对 Sabrina 进行非正式的心理状态评估，包括针对一些"黄旗征"的评估，都确定那些因素对于她目前的问题并不重要。

第6次电子邮件联系：6周后

我们上次会面几天以后，Sabrina 收到了更新过的家庭训练计划清单。总的来说，她还不错，练习项目进行良好，尽管过去的几天中她有头痛，但她知道头痛的原因。她觉得她还能通过步行和练习来控制住症状。她说知道做什么能够缓解和控制症状真的是非常有用。我鼓励她继续做练习，坚持练习计划以保障未来取得好转。

第7次电子邮件联系：2个月后

Sabrina 说她现在感觉"确实不错"，她现在"没有头痛的时光真是很快乐"。现在的头痛只是偶尔发生，基本上是由于她太忙了而没有时间关注。她很少需要用药，不再有那种需要卧床休息的疼痛，也没有出现眩晕、恶心或管状视觉。同时，那种"紧锁痛"也没有了。她白天有时间时就做练习，但是没有严格按照计划。她感觉到练习越来越容易了。此外，她现在完全恢复了游泳和跑步，但还没有尝试攀岩。她逐渐增加跑步的时间，跑步过程中和跑步之后都没有疼痛。她在忙碌一天以后几乎都没有疼痛，这让她很满意。

我问她觉得哪些治疗对她最有帮助，Sabrina 说"全新的理解，知道疼痛增加时该干什么和谨慎地增加练习强度"。

第8次电子邮件联系：在第1次治疗后10个月

虽然，Sabrina 总是在工作和生活中有各种压力，而且她还因为得了流感而比较虚弱，但她强调没有以前的任何症状了，感觉确实不错。她注意到有几次她觉得那些症状快要发生了，做完练习以后就没事了。由于缺乏时间，她还没有开始强度大的运动，但跑步和攀岩运动对于她没有任何问题。她对现在的结果很满意。

结语

在我们第1次见面3年后，Sabrina 还是感觉不错。她有了第2个孩子，她只是在抱她小女儿时间太长以后会有些头痛和眩晕。但是，她能很好地处理这些小症状。她在继续做那些强度不大的家庭训练项目，她很有信心最终会完全恢复。

（霍烽　译，廖麟荣　祁奇　郭京伟　审校）

参考文献

Arendt-Nielsen, L., Falla, D., 2009. Motor control adjustments in musculoskeletal pain and the implications for pain recurrence. Pain 142, 171–172.

Arendt-Nielsen, L., Graven-Nielsen, T., 2008. Muscle pain: sensory implications and interaction with motor control. Clin. J. Pain 24, 291–298.

Benedetti, F., Carlino, E., Pollo, A., 2011. How placebo change the patient's brain. Neuropsychopharmacology 36, 339–354.

Bogduk, N., 2004. The neck and headaches. Neurol. Clin. 22, 151–171.

Bogduk, N., Marsland, A., 1988. The cervical zygapophysial joints as a source of neck pain. Spine 13, 610–617.

Bogduk, N., McGuirk, B., 2006. Management of Acute and Chronic Neck Pain, an Evidence-Based Approach. Elsevier, Edinburgh.

Cagnie, B., Dickx, N., Peeters, I., Tuytens, J., Achten, E., Cambier, D., et al., 2008. The use of functional MRI to evaluate cervical flexor activity during different cervical flexion exercises. J. Appl. Physiol. 104, 230–235.

Chimenti, R.L., Frey-Law, L.A., Sluka, K., 2018. A mechanism-based approach to physical therapist managament of pain. Phys. Ther. 98 (5), 302–314.

Christe, G., Balthazar, D.P., 2011. Episode of fainting and tetany after an evaluation technique of the upper cervical region: a case report. Man. Ther. 16, 94–96.

Falla, D., Jull, G., Dall'alba, P., Rainoldi, A., Merletti, R., 2003. An electromyographic analysis of the deep cervical flexor muscles in performance of craniocervical flexion. Phys. Ther. 83, 899–906.

Falla, D., Jull, G., O'Leary, S., Dall'alba, P., 2006. Further evaluation of an EMG technique for assessment of the deep cervical flexor muscles. J. Electromyogr. Kinesiol. 16, 621–628.

Falla, D., O'Leary, S., Farina, D., Jull, G., 2012. The change in deep cervical flexor activity after training is associated with the degree of pain reduction in patients with chronic neck pain. Clin. J. Pain 28, 628–634.

Fordyce, W.E., 1984. Behavioural science and chronic pain. Postgrad. Med. J. 60, 865–868.

Giamberardino, M.A., 2003. Von den eingeweiden her übertragene hyperalgesie. In: Van Den Berg, F. (Ed.), Angewandte Physiologie, 4 Schmerz Verstehen und Beeinflussen. Georg Thieme Verlag, Stuttgart - New York.

Grimmer, K.A., 1994. Measuring the endurance capacity of the cervical short flexor muscle group. Aust. J. Physiother. 40, 251–254.

Grimmer, K.A., Trott, P., 1998. The association between cervical excursion angles and cervical short flexor muscle endurance. Aust. J. Physiother. 44, 201–207.

Jones, L.E., O'Shaughnessy, D.F.P., 2014. The Pain and Movement Reasoning Model: introduction to a simple tool for integrated pain assessment. Man. Ther. 19, 270–276.

Jones, M.A., Rivett, D.A., 2004. Clinical Reasoning for Manual Therapists. Butterworth Heinemann, Edinburgh. Jull, G., Amiri, M., Bullock-Saxton, J., Darnell, R., Lander, C., 2007. Cervical musculoskeletal impairment in frequent intermittent headache. Part 1: subjects with single headaches. Cephalalgia 27, 793–802.

Jull, G., Falla, D., Treleaven, J., Sterling, M., O'Leary, S., 2004. A therapeutic exercise approach for cervical disorders. In: Boyling, J.D., Jull, G. (Eds.), Grieve's Modern Manual Therapy: The Vertebral Column, third ed. Elsevier, Edinburgh.

Jull, G., Sterling, M., Falla, D., Treleaven, J., O'Leary, S., 2008. Whiplash, Headache, and Neck Pain: Research-Based Directions for Physical Therapies: Research-Based Directions for Physical Therapies. Churchill Livingstone (Elsevier), Edinburgh.

Kaltenborn, F.M., 2008. Manual Mobilization of the Joints, Volume III: Traction-Manipulation of the Extremities and Spine, Basic Thrust Techniques, Oslo, Norli.

Kaltenborn, F.M., 2012. Manual Mobilization of the Joints, Joint Examination and Basic Treatment, Volume II, The Spine, Oslo, Norli.

Kerry, R., Taylor, A.J., 2006. Cervical arterial dysfunction assessment and manual therapy. Man. Ther. 11, 243–253.

Kessler, T.J., Brunner, F., Künzer, S., Crippa, M., Kissling, R., 2005. Auswirkungen einer manuellen Mobilisation nach Maitland auf die Brustwirbelsäule. Rehabilitation 44, 361–366.

Lord, S., Barnsley, L., Wallis, B.J., Bogduk, N., 1996. Chronic cervical zygapophysial joint pain after whiplash. Spine 21, 1737–1745.

Louw, A., Puentedura, E., Schmidt, S., Zimney, K., 2018. Pain Neuroscience Education, vol. 2. OPTP, Minneapolis, MN.

Louw, A., Diener, I., Butler, D.S., Puentedura, E., 2011. The effect of neuroscience education on pain, disability, anxiety, and stress in chronic musculoskeletal pain. Arch. Phys. Med. Rehabil. 92, 2041–2056.

Lund, J.P., Donga, R., Widmer, C.G., Stohler, C.S., 1991. The pain-adaptation model: a discussion of the relationship between musculoskeletal pain and motor activity. Can. J. Physiol. Pharmacol. 49, 683–694.

Main, C.J., Watson, P.J., 1999. Psychological aspects of pain. Man. Ther. 4, 203–215.

Moseley, G.L., Butler, D.S., 2017. Explain Pain Supercharged. Noigroup Publications, Adelaide.

Nielson, W.R., Mensen, M.P., Karsdorp, P.A., Vlaeyen, J.W.S., 2013. Activity pacing in chronic pain: concepts, evidence, and future directions. Clin. J. Pain 29 (5), 461–468.

Niere, K.R., Torney, S.K., 2004. Clinicians ' perceptions of minor cervical instability. Man. Ther. 9, 144–150.

Nijs, J., Ickmans, K., 2014. Chronic whiplash-associated disorders: to exercise or not? Lancet 384, 109–111.

Nijs, J., Kosek, E., Oosterwijck, J.V., Meeus, M., 2012. Dysfunctional endogenous analgesia during exercise in patients with chronic pain: to exercise or not to exercise? Pain Physician 15, ES205–ES213.

Nijs, J., Meeus, M., Cagnie, B., Roussel, N.A., Dolphens, M., Van Oosterwijck, J., et al., 2014. A modern neuroscience approach to chronic spinal pain: combining pain neuroscience education with cognition-targeted motor control training. Phys. Ther. 94, 730–738.

Nijs, J., Van Oosterwijck, J., De Hertogh, W., 2009. Rehabilitation of chronic whiplash: treatment of cervical dysfunctions or chronic pain syndrome? Clin. Rheumatol. 28, 243–251.

Olson, K.A., Joder, D., 2001. Diagnosis and treatment of cervical spine clinical instability. J. Orthop. Sports Phy. Ther. 31, 194–206.

Piper, A., 2009. Vergleich der Ausdauerleistungsfähigkeit der vorwiegend tiefen Flexoren der Halswirbelsäule (HWS) zwischen Gesunden und Probanden mit HWS-Schmerz. Manuelle Therapie 13.

Robinson, R., Robinson, H.S., Bjørke, G., Kvale, A., 2009. Reliability and validity of a palpation technique for identifying the spinous processes of C7 and L5. Man. Ther. 14, 409–414.

Rushton, A., Rivet, D., Carlesso, L., Flynn, T., Hing, W., Kerry, R., 2014. International framework for examination of the cervical region for potential of Cervical Arterial Dysfunction prior to Orthopaedic Manual Therapy intervention. Man. Ther. 19.

Sarig Bahat, H., Weiss, P.L.T., Sprecher, E., Krasovsky, A., Laufer, Y., 2014. Do neck kinematics correlate with pain intensity, neck disability or with fear of motion? Man. Ther. 19, 252–258.

Schomacher, J., 1997. Mobilisation der Brustwirbelsäule, Vergleichende Studie zur Wirkung der translatorischen und rotatorischen Mobilisation der BWS im OMT Kaltenborn-Evjenth-Konzept®. Manuelle Therapie 1, 3–9.

Schomacher, J., 2000. Falsch positiver Stabilitätstest der Ligamenta alaria. Manuelle Therapie 4, 127–132.

Schomacher, J., 2009. The effect of an analgesic mobilization technique when applied at symptomatic or asymptomatic levels of the cervical spine in subjects with neck pain: a randomized controlled trial. J. Man. Manip. Ther. 17, 101–108.

Schomacher, J., 2013. Therapievorschlag 2: spezifisch stabilisieren und kontrolliert bewegen. Manuelle Therapie 17, 19–24.

Schomacher, J., 2014. Orthopedic Manual Therapy, Assessment and Management. Thieme, Stuttgart, New York.

Schomacher, J., Erlenwein, J., Dieterich, A., Petzke, F., Falla, D., 2015. Can neck exercises enhance the activation of the semispinalis cervicis relative to the splenius capitis at specific spinal levels? Man. Ther. 20 (5), 694–702.

Schomacher, J., Learman, K., 2010. Symptom localization tests in the cervical spine: a descriptive study using imaging verification. J. Man. Manip. Ther. 18, 97–101.

Schomacher, J., Petzke, F., Falla, D., 2012. Localised resistance selectively activates the semispinalis cervicis muscle in patients with neck pain. Man. Ther. 17, 544–548.

Slipman, C.W., Plastaras, C., Patel, R., Isaac, Z., Chow, D., Garavan, C., et al., 2005. Provocative cervical discography symptom mapping. Spine J. 5, 381–388.

Sterling, M., Jull, G., Wright, A., 2001. Cervical mobilisation: concurrent effects on pain, sympathetic nervous system activity and motor activity. Man. Ther. 6, 72–81.

Sternbach, R.A., 1978. Treatment of the chronic pain patient. J. Human Stress 4 (3), 11–15.

Tampin, B., 2014. Neuropathischer schmerz. Physioscience 10 (4), 161–168.

Torstensen, T.A., 2015. The Mirror Book. How to Understand and Deal With Pain and Stress Lidingö. Holten Institute AB, Sweden.

Trojan, J., Diers, M., 2013. Update: physiologie und psychologie des schmerzes. Manuelle Therapie 17, 153–161.

Waddell, G., 1998. The Back Pain Revolution. Churchill Livingstone, Edinburgh.

Wand, B.M., O'Connell, N.E., 2008. Chronic non-specific low back pain–sub-groups or a single mechanism? BMC Musculoskelet. Disord. 9, 1–15.

Watson, D.H., 2014. Zervikogene kopfschmerzen: diagnosekriterien im "praxistest". Manuelle Therapie 18, 166–170.

Watson, D.H., Drummond, P.D., 2012. Head pain referral during examination of the neck in migraine and tension-type headache. Headache 52, 1226–1235.

Watson, D.H., Drummond, P.D., 2014. Cervical referral of head pain in migraineurs: effects on the nociceptive blink reflex. Headache 54, 1035–1045.

Zahnd, F., Pfund, R., 2005. Differentiation, Examination and Treatment of Movement Disorders in Manual Therapy. Elsevier - Butterworth-Heinemann Ltd., Oxford.

Zusman, M., 2003. Gewebespezifischer Schmerz. In: Van Den Berg, F. (Ed.), Angewandte Physiologie, 4 Schmerz Verstehen und Beeinflussen. Georg Thieme Verlag, Stuttgart, New York.

Zusman, M., 2010. Das biopsychosoziale Modell als Leitfaden für die Behandlung von muskuloskelettalen Schmerzen und Behinderungen durch bewegungsbasierte Therapie. Physioscience 6, 112–120.

Zusman, M., 2013. Belief reinforcement: one reason why costs for low back pain have not decreased. J. Multidiscip. Healthc. 6, 197–204.

第二十四章

职业足球生涯的终结：一名22岁的慢性腰痛患者

Peter O'Sullivan • Darren A. Rivett

主观检查

Jack是一名22岁的男性，具有7年慢性进展性中央型腰痛病史。Jack在15岁时，他的症状逐渐开始显现，当时他正在接受高强度的足球训练。根据他的物理治疗师的建议，他曾尝试通过进行大量的核心稳定性训练来控制疼痛。然而，在那段时间之后的6个月中（当时他16岁），他在训练中经历了"严重"的疼痛，由此他的背部发生"痉挛"（spasmed），只能被抬离赛场。他报告自己的疼痛是"令人恐惧的"，评分为10/10分。那时，他正参加精英级赛事，并且正在谋求一份职业球员合同。

Jack去看了全科医生，医生让他去做了磁共振成像（MRI）扫描，结果发现了一些"损伤和膨出的椎间盘"。之后，他又被转诊到骨科，医生告诉他，他有个像"70岁老人的背部"。医生还告诉Jack，他必须要停止踢足球，并且可能需要进行脊柱融合术，而这个手术必须"通过他的腹部进行"。此外，这项手术有可能使他未来无法生育，以及还有很多"令人恐惧的并发症"。作为16岁的年轻人，Jack描述了他对这些情况的恐惧，他对自己的未来感到担忧。Jack否认在此严重疼痛发作期间有任何生活压力源。

根据以上建议，Jack停止了踢足球，离开了学校，找了一份体力劳动工作。自从那次严重的疼痛发作以来，他报告说"我的后背再也不像以前那样了，总是很紧张而且不能放松"。他进一步说，在随后的几年中，他的背痛逐渐变得更加剧烈和无法活动。在来咨询前的1年，Jack由于经历了极大的痛苦而停止了体力工作，转而从事文职工作。但是，由于久坐会使背部疼痛加剧，他现在已经失业3个月了。他目前休息在家，只能平躺或散散步。

Jack尝试了各种被动干预措施（关节松动术、整复手法、按摩和针灸），但据他反映，这些干预措施只能在短期内缓解疼痛。他指出，让女友用足跟在他背上踩能很大缓解疼痛，就像按摩和热敷一样。他没有采取自我管理策略。

疼痛特征

Jack说，当他保持直立姿势（如直身坐和站立）时他会感受到背部持续紧张。他报告说，在白天他的腰部有一种逐渐加重的深绞痛，并且当他屈曲、伸展或旋转腰部时疼痛则是剧烈而尖锐的。在数字疼痛评定量表上，他给深绞痛打分为9/10、尖锐痛为9/10。他描述了背部"紧张"程度与疼痛之间呈正相关关系。也就是说，当背部紧张程度增加时，疼痛就会增加。Jack 否认有任何腿部疼痛或神经系统症状（图 24.1）。

主要加重因素

姿势：持续坐位、站立位、仰卧位。

活动：负重转移、屈曲、抬举、跑步、在床上翻身。

Jack 描述，在做这些活动时会有意识地绷紧躯干肌肉以此来保护自己的背部。他还说，由于疼痛他避免做屈曲和举起的动作。

缓解因素

Jack 说只有在按摩或热敷背部后疼痛才有所缓解。他还反复自我按摩以缓解疼痛。当他背部肌肉放松时，他的疼痛也有所减轻。

睡眠

Jack 报告说，由于每次翻身时他都找不到舒适的姿势，对他的睡眠影响很大，并且只要翻身了就会醒来。他说会有晨僵且很难在床上移动、起床和穿衣服。

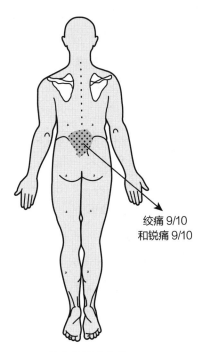

绞痛 9/10
和锐痛 9/10

图 24.1　Jack 的身体图示症状

活动水平

Jack 报告说，他每天散步并且喜欢体育锻炼，但是每当他去健身房锻炼或跑步时都会感到背部疼痛，因此他停止了这些活动。这让他感到难过，觉得自己像残疾了一样。

信念

根据 Jack 从 MRI 检查中获悉的信息，他认为自己的背部已经受到损伤，已没有希望能够改善。他报告说，他担心会遭受进一步的损伤，并认为疼痛是损伤的表现。他觉得自己的背部要"折断了"。

Jack 进一步报告说，他一直在考虑保护自己的背部，他不认为自己还可以从事体力劳动或再次踢足球。他确实希望自己能重新开始工作，但他害怕自己最终会严重致残并需要进行脊柱融合手术。Jack 不清楚哪些治疗方法对他会有帮助，也不期望症状能够改善。

痛苦程度

Jack 报告说，他经常感到沮丧，并对自己的处境感到极大的沮丧和愤怒。他否认自己的情绪状态会影响他的疼痛程度，而且他非常确定这些因素是对疼痛的反应，因为他以前是个快乐的人。

应对策略

Jack 采取的应对策略是避免激进的活动、保护性行为和被动治疗。除散步外，Jack 没有采取积极的应对策略。

保护性行为

Jack 非常小心地保护自己的背部；他把背部摆成脊柱前凸的姿势，用手卸力并且放慢所有动作以控制疼痛。因为他担心自己的背部会"折断"，所以他避免做那些会引起疼痛的活动，如屈曲和举起动作。

社会因素

Jack 与女友住在一起，由于疼痛，他没有太多的社交活动。尽管他目前不再工作，但他表示，如果他可以更好地控制疼痛，他仍想重返工作岗位。他的家人和朋友都是支持他的。

一般健康和并发症

Jack 没有其他健康问题；然而，由于疼痛和缺乏睡眠，Jack 感到疲惫。鉴于有证据表明腰痛及相关的信仰和行为与家族史有关（O'Sullivan et al., 2008），因此也询问了 Jack 的家族史。但是，他报告说没有背部疼痛的家族史。

用药

Jack 试用了各种药物，如加巴喷丁（用于治疗神经病理性疼痛的抗癫痫药）和强效镇痛药。但因为有不良反应，如感到疲倦和"昏沉"，他就停用了这些药物。

MRI 检查

他 16 岁时进行了 MRI 检查（图 24.2），然后在 21 岁时再次进行 MRI 检查，证实了他的说法，显示下腰椎多节段椎间盘存在退变。在 L_4 / L_5 和 L_5 / S_1 处发现椎间盘膨出，在 T_{12} 和 L_1 处可见多个节段的椎间盘存在裂痕和施莫尔结节（Schmorl's nodes）。没有神经压迫的迹象。

治疗目标

Jack 报告说，他希望能够控制住疼痛、恢复工作并重返低强度的运动，如踢足球。他不知道这是否现实或如何实现这些目标。

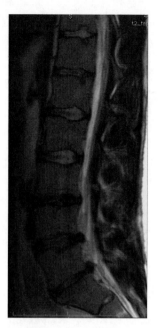

图 24.2　Jack 的腰椎 MRI 检查结果

Örebro 筛查问卷

Örebro 筛查问卷（Örebro screening questionnaire）记录的得分为 132 分，这表明 Jack 患有高风险的慢性疾病（Boersma and Linton, 2005；WorkSafe Victoria, 2016）。

特别值得注意的是以下得分很高的问题。

1. 在过去的 3 个月中，平均来说，按 0 ~ 10 级，你的疼痛有多严重？（10/10）
2. 根据你每天为了缓解疼痛所做的所有事情，你可以减少多少疼痛？（我完全无法减少疼痛，10/10）
3. 在过去的 1 周中，你有多紧张或焦虑？（就像我感到的紧张和焦虑一样，8/10）
4. 在过去的 1 周中，你因沮丧而受到多少困扰？（极大的困扰，7/10）
5. 你认为你当前的疼痛可能持续存在的风险有多大？（高风险，10/10）
6. 根据你的估计，你在 6 个月内能够工作的机会有多少？（没有机会，1/10）
7. 疼痛加剧表示应该停止正在做的事情，直到疼痛减轻为止。（完全，9/10）

推理问题

1. 你能否简要概述一下在主观检查后立即发现的主要问题和相关假设？特别是你能否评论一下打算如何验证这些假设，特别是与主要"疼痛类型"相关的假设？

关于推理问题的回答

　　问诊结束后，我很清楚 Jack 遇到了大麻烦。他是一个主诉疼痛级别很高的年轻人，而且他有功能障碍，非常痛苦、恐惧和对疼痛保持很高的警惕，也没有积极的应对策略来管理他的疼痛。他的苦恼程度似乎与他的情况相对应。根据骨科医生基于 MRI 检查结果的建议，他认为背部疼痛是由于脊柱受损所致，因此改善的希望不大。

　　Jack 报告说，由于屈曲和扭转活动的机械性刺激，他的疼痛经常发作。他在做这些动作时高度注意和保护。他已经失业 3 个月，对恢复工作的期望也很小。他不知道这次物理治疗是否可以帮上忙，因为过去没有，但他迫切希望都尝试一下。

　　在他的描述中有些说法明显前后不一致。一方面，他报告说，由于担心受到伤害，他一直在保护自己的背部；但是，另一方面，唯一能让他放松的是按摩、手法治疗和能放松肌肉的热敷。因此，在体格检查中调查这两者之间的关系是很重要的。最后，根据问诊，Jack 听起来对局部脊柱结构的敏感程度很高，由于缺乏疼痛控制，以及高度的警惕、恐惧、困扰和不活动，导致疼痛放大（O'Sullivan et al., 2014; Rabey et al., 2016）。

　　因此，体格检查的目的如下。

（1）准确确定他的症状所在。

（2）确定他的组织对触诊的敏感度及对运动的疼痛反应。

（3）通过观察和在他疼痛诱发的姿势下（坐位、站立位和卧位）触诊来确定他的躯干静息肌张力水平和身体姿势。

（4）检查他在疼痛诱发任务（屈曲、举起和翻滚）中的运动控制策略及与此有关的思想和信念。

（5）探究 Jack 的肌肉"张力"与他的保护性行为之间的关系，这些行为与他的疼痛诱发性姿势（坐位和站立位）及害怕的动作（负荷转移、屈曲和滚动）有关。这对于确定他的保护性行为是否会激惹起他的疼痛至关重要。

（6）进行一系列姿势和运动指导的行为试验，以确定以下各项。

- 他是否可以使自己的运动方式正常化。
- 他的疼痛是否受到肌肉紧张程度的影响。
- 他的疼痛是否可以通过这种方式改变/控制。

（7）用这些指导性的行为试验，以鼓励 Jack 反思自己的信念、行为与痛苦经历之间的关系。

推理问题

2. 在缺少明显的外部压力下，处于早期发病阶段的背痛却对 Jack 的生活产生了如此巨大的影响，你是否感到惊讶？

关于推理问题的回答

　　不，可悲的是，在诸如 Jack 这样的许多案例中，患者与医疗从业人员的负面交流加剧了灾难性理解并诱发了患者没有控制策略的行为，因此导致功能障碍和痛苦。在以往的文献中已报道过这种实际上导致功能障碍的卫生系统概念，这主要是由于对影像学结果的误解及过度避免和保护性行为所造成的（Lin et al., 2013）。

　　如果 Jack 采取了不同的临床途径来"减轻"他的痛苦，也就是为 Jack 提供疼痛的循证解释及积极的疼痛应对策略，所有这些都旨在让 Jack 重返有价值的活动，他很可能会避免多年的不必要痛苦。

临床推理评注

　　在这些回应中，临床人员的推理有 2 个有趣的方面。首先，临床人员显然已经遇到过许多类似的病例，并且认识到包含典型关键临床指征的"模式"，特别是那些患者针对大部分结构性疼痛而进行的肌肉骨骼诊断和治疗采取了灾难性信念和基于恐惧的理解（请参阅第二章）。当患者寻求保护背部结构并相应地遵循典型的健康专业建议时，这些错误的适应性信念自然会导致适得其反的背部防护姿势并避免活动。然而，尽管这里的临床医务人员以前曾多次看到过这种模式，但他们仍然保持开放的态度，这可以检查出"明显的差异"，即疼痛对旨在放松背部肌肉的（如按摩、热敷）和活动脊柱（如自助手法、步行）

的这些干预措施有最佳反应。很明显，这种"差异"是如何影响临床医务人员确定体格检查目标的。

从这些回答中可以明显看出，临床医务人员推理的另一个有趣的方面是与患者交谈的 7 个目标是如何显示制订方案的过程，从而通过体格检查来验证有关在患者交谈中所制订的运动模式的假设。指导性自我管理的要素旨在评估其效果并为进一步的管理提供信息，尤其是"矫正"那些适得其反的信念和理解，而这些则是构成 Jack 的保护性／防卫性姿势和动作的要素。本质上，临床治疗的体格检查和管理阶段制订计划要同时执行，但是如果患者出现意外／非典型反应，则可以修改和进行个体化治疗。

体格检查

问诊时，Jack 保持着非常直立且僵硬的姿势，他似乎试图通过用肘部抵住椅子背面和用手撑在椅子底座上来减少脊椎的负荷。就座时，他报告他的疼痛等级为 8/10。他保持坐姿的同时，在他穿着衣服的情况下进行触诊，以确定腹壁和背部肌肉的静息张力。休息时这两组肌肉局部都非常紧张。他有快速浅呼吸模式（目标 3）。

然后，要求 Jack 从坐位下站起。他通过伸展脊柱，撑起手臂并屏住呼吸来完成此动作。运动非常缓慢，他报告运动时有疼痛。当被问及时，他承认这是通常他从椅子上转移的方式（目标 4 和 5）。

在这一点上，进行了第 1 个引导性行为试验。Jack 被要求尝试坐下来并放松腹部和背部肌肉，然后再靠到椅子上。要求他专注于缓慢的腹式呼吸。他报告说很难做到这一点，但他感到背部紧张的程度有所减轻（目标 5 和 6）。

第 2 个引导性行为试验在坐位下进行。要求 Jack 将脊柱从直立位放松到屈曲位，在吸气的同时向前弯曲躯干越过足尖，然后再从坐转移到站，所有这些都无须用手。首先演示 1 遍动作，然后要求 Jack 在实际执行此动作之前先对此动作进行想象重现。他重复了 3 遍，并说感觉"很奇怪"，但运动时疼痛减轻了。

接着要求他想一下他通常如何活动及动作与疼痛的关系（目标 5、6 和 7）。

Jack 反映他总是用力绷紧后背，看起来这使他的疼痛更为严重。他进一步反映放松躯干肌肉时疼痛减轻了。当提示他为什么要紧绷自己的身体时，他回答道，自从他 16 岁出现第 1 次严重的"痉挛"以来他就一直这样做。之所以这么做是因为物理治疗师告诉他这对他的背部有益（目标 7）。

站立后，触诊 Jack 背部和腹壁以确定肌肉张力水平和组织敏感度。当从坐位站起时，Jack 又非常紧张，并报告了在腰椎棘突和椎旁肌肉的触诊处存在中等程度的痛觉过敏（目标 1 和 2）。接着要求 Jack 触诊自己的背部和腹壁，在询问他的感受后，他回答说感到僵硬和紧张。接下来，要求他紧握和放松拳头并感受前臂肌肉，然后想一下他的前臂感觉及这种感觉与他背部及躯干肌肉收缩时有多少相似（目标 7）。

第 3 个引导性行为试验是落笔试验（pen-drop test）。将一支钢笔放在地上，要求 Jack 把它捡起。值得注意的是，他首先犹豫了一下，然后将左手撑在左大腿上，保持腰椎前凸下直立，然后蹲下拿起笔。经询问，他承认自己在完成这项任务时屏住了呼吸（目标 3）。

在第 4 个引导性行为试验中，Jack 被问及如果他弯腰拿起笔而不弯曲膝关节会怎样，他报告说他认为自己可能无法站起来。然后我们建议他尝试这样做，他的躯干向前弯曲，同时使脊柱保持腰椎前凸，直至指尖到达大腿中部，然后停下来，报告背部疼痛。在第 2 次尝试执行此任务时，同时触诊他的腹壁，注意到有肌肉紧绷和屏气的现象。要求 Jack 自己感受一下，并告诉他在向前弯曲时紧绷腹壁是不正常的（目标 7）。就像握紧拳头然后又试图活动它一样。提示他用拳头捡东西，并体会是什么感觉（目标 7）。

然后，要求 Jack 仰卧平躺。值得注意的是，他的腹壁和背部肌肉在触诊时仍然紧张，他很难放松。

第 5 个引导性行为试验涉及 Jack 屈曲右髋关节，当他屈髋至 90° 时报告腰痛。在活动期间，他的背部和腹壁都是紧张的。

第 6 个引导性行为试验要求 Jack 模拟在床上的翻身动作。需要指出的是，他将肘部放在床头支撑身体，固定头和胸椎，然后通过骨盆翻身同时报告有背部疼痛。

第 7 个引导性行为试验涉及四点跪位，然后通过膝关节进行屈曲。Jack 又一次在髋关节屈曲 90° 时停了下来，报告有疼痛。同样也很明显的是他收紧了腹壁。

要求 Jack 对在刚刚经历疼痛的每项功能性任务中的身体反应进行评价，他反映自己绷紧身体、屏住呼吸。当被问及这是否有帮助时，他进一步表示并不确定，但他也不知道其他任何移动方式。

然后我们向他解释说，现在将教他如何在弯曲躯干的同时放松腹壁和背部肌肉，以便他

可以了解自己的疼痛感受是否会有所不同。向 Jack 解释说，这样做是安全的，并关注他的疼痛程度。

然后，Jack 再次进行回到一系列引导性行为试验，再次从仰卧屈髋平躺（危害最小的一个体位）开始，在这动作中教导他腹式呼吸，并要求他专注于放松背部使背部压向医生的手（医生的手放在他的背下面）。接下来，要求其屈曲髋部，同时医生将手移至患者的胸前，并用另一只手放在患者的腹部监测他的呼吸模式。他报告疼痛减轻了。

然后 Jack 移动至四点跪位，在他的髋关节屈曲向足跟靠近时，监测患者的腹壁肌肉张力和呼吸。Jack 意识到，如果他放松腹壁并继续呼吸，那么疼痛就会减轻。此后，他被要求以头部旋转引导翻身，同时放松躯干和呼吸，他报告疼痛再次减轻。

接下来，Jack 被指示坐在床边，脊柱呈放松姿势，腹式呼吸并朝向地面屈体且不紧绷。他报告有"拉扯的感觉"，但没有剧烈的疼痛。一旦重复了 5 次，他就被要求不用手辅助支撑或避免绷紧肌肉站起来，而他在执行这些动作时没有任何疼痛。

最后，要求 Jack 避免脊椎弯曲，屈体同时放松背部和腹壁肌肉，并捡起地面上的钢笔。Jack 每次一紧张就会停下来，要求他重复执行该任务，直到成功完成为止。在疗程结束时，他将笔从地面上捡起而没有紧绷，也没有感到疼痛。

推理问题

3. 你进行了许多"引导性行为试验"，而不是传统地进行逐个项目的评估，如活动范围、肌肉力量、被动关节附属运动等。在病史中有什么特殊指征使你选择这种评估方法以从主

观检查中获得必要的信息来检验关键假设并为治疗提供指导？

关于推理问题的回答

越来越多的证据表明，当疼痛变得持续和致

残时，这与悲惨和消极的想法、恐惧、保护性和回避性行为、导致疼痛放大和功能障碍的痛苦的恶性循环有关（O'Sullivan et al., 2015; Vlaeyen et al., 2016）。所有这些因素都从对话中显现出来。在这种情况下，对传统的活动范围和力量的评估变得多余。

在这种情况下，检查过程的重点是针对使Jack失去能力的那些关于疼痛的信念和保护性行为。通过这种行为学习过程帮助他认识到自己的疼痛和功能障碍不是由结构性损害引起的，而是由可改变的行为过程所驱使的，如恐惧、警惕、防护和回避。然而，与其对他说教，不如通过检查的反思体会使他能够亲身体验感受，从而改变了他的心态（信念）并减轻他的恐惧，同时向他展示了他可以控制疼痛的策略。因此，这种检查方法向Jack传达了他的保护性行为实际上可能是诱发疼痛和不适应的措施，并且他有能力改变这些行为并控制自己的疼痛。

推理问题

4. 简而言之，你对Jack的案例有何临床上的合理解释？特别是他的腰痛是如何持续6年之久的？

关于推理问题的回答

对Jack的案例最可能的解释是，由于医疗人员告诉他，他自己有一个70岁人的脊柱，他便形成了与高度恐惧有关的疼痛敏感化和功能障碍的恶性循环。这与因疼痛而过度警惕、恐惧、困扰、肌肉保护和回避行为有关。他的疼痛特征主要是由在负荷传递和屈体过程中的机械性因素引起的，但诱发疼痛的阈值却很低，这提示了与疼痛放大有关的中枢神经系统（central nervous system, CNS）相关。在执行这些任务期间，他的运动行为是不良适应（特别是他的腰背保持着过度前凸的姿势，任何尝试屈曲的动作都会导致他的背部和腹壁肌肉协同收缩，从而导致疼痛），这直接增强了他的信念即弯腰很危险。随着时间推移，他逐渐失去了工作、积极性和社交能力，这使他感到沮丧、受挫和焦虑。

本案例反映了疼痛敏感性的"自上而下"和"自下而上"的过程，大概涉及中枢敏化因素（与恐惧、疼痛警惕、焦虑和苦恼有关）（O'Sullivan et al., 2014; Rabey et al., 2016）和周围伤害性感受过程（与保护性肌肉防卫和脊柱负荷有关）（Dankaerts et al., 2009; O'Sullivan et al., 2015）。尽管Jack对疼痛的自我效能感低下，并丧失希望，但在检查过程中（尤其是引导性行为试验），他仍表现出高度的自我效能感和适应性。这体现在当他在执行诱发任务中能够控制和适应运动方式，也会改变他对疼痛的反应方式及对疼痛进行直接控制的能力。这为Jack提供了一种新的洞察力，以洞悉他的疼痛症状，这种洞察力与他的结构性"损害"信念相冲突，并给他带来了自信，从而增强了他控制疼痛症状的自我效能。

图24.3总结了检查过程中发现的各种对Jack疼痛的影响因素。

推理问题

5. 你评论说，Jack的疼痛特征在很大程度上是由机械性因素引起的，并且他在各种任务中的运动行为都存在不良适应。这些发现是否与你在开始体格检查前的临床推理一致？

关于推理问题的回答

是的。Jack清楚哪些活动会引起疼痛并且避免去做。这些活动为体格检查奠定了框架。Jack在问诊时明显很紧张，他坐得很直，无法放松。此外，在问诊时他报告了一个普遍的矛盾，即他一直感到紧张和僵硬，并不断地辅助支撑自己的"核心"肌肉，但是通过热疗、放松和按摩可以得到缓解。这突出表明，与他的应对策略（紧张和保护自己的背部）恰恰相反，他可能从放松和运动治疗中获得缓解。

临床推理评注

临床医务人员有目的地采取了重视患者反应的方法来进行体格检查。而不是患者被动地接受检查，然后由临床医务人员告知他或她哪里出了"问题"。相反，不如让患者在对于自己的信念与认识（心理）自身肌肉活动和疼痛（身体）之间的"协作发现"的过程中成为主动参与者。这种方法可能非常有效，因为当患者通过改变关于自己该如何运动的观念来改变其行为方式时，患者可以在功能性运动中立即（实时）感觉疼痛程度的差异。

Jack 在运动指导下（通过引导性行为试验）得出的启示是，他可以控制自己的疼痛程度，而不必担心在运动过程中背部会受伤，从而放松自己的"核心"肌肉。直接经验是一位强大的老师，加上有信心和细心的临床医务人员，他们会慢慢引导 Jack 反思过程，导致其自我效能的即时而深刻的积极变化。因此，体检和管理阶段几乎无缝地交织在一起，并有序地连接。

检查指征	疼痛障碍预估因素维度		
病理因素	低	—	—	高
疼痛特征	机械性	—	—	非机械性
感觉特征 中等水平的局部痛觉过敏 反复向前屈曲的方向性疼痛刺激	低	—	—	高
心理：认知因素 （恐惧、警惕、回避、应对）	低	—	—	高
心理：感情因素 （苦恼、情绪低）	低	—	—	高
社会因素 （避免工作、体力活动、社交）	低	—	—	高
生活方式因素 （久坐的行为，以休息作为应对策略）	低	—	—	高
健康相关因素	低	—	—	高
疼痛相关功能行为因素 （主动伸展模式、保护性肌肉防卫、疼痛行为）	低	—	—	高

图 24.3 疼痛临床推理表格展示

认知功能疗法（cognitive functional therapy，CFT）干预

理解疼痛

Jack 被要求叙述他从这次见面中学到的内容。他报告说："我知道我在所有姿势和动作中都感到紧张，而这会让我受伤，但是当我放松和动起来时，并不会感到紧张。"然后要求他反思为什么要这样做，他说："因为我被吓坏了，而且都要求我这样做。"当被问及哪种方法更好时，他回答为"新方法"。

然后向 Jack 概述了他的疼痛障碍是如何演变的，尤其是他的疼痛经历、有关脊柱结构的负面建议、他的高度恐惧及保护性行为使他陷入了疼痛、回避和失能的恶性循环。他被告知，他的 MRI 检查结果显示结构改变很常见，并且不能对背痛和功能障碍作出明确预测，在临床中具有类似检查指征（但活跃度很高）的运动员。

在被要求对此进行反思时，Jack 说这一切对他来说都是有意义的。然后，他被要求说出如何改变这一过程。他认为需要改变自己对背部的看法，学会放松和活动，不要害怕重新恢复生活。这些被认为是非常适当的。

有控制地暴露疼痛

为 Jack 提供了一份练习册，其中包含我们在本次疗程中进行的所有试验动作：从仰卧位屈曲髋关节开始，然后是四点跪位下髋关节和脊柱屈曲，接着是滚动、放松坐位、从坐到

站，最后是向前屈体。每个练习重复 15~20 次，同时要注意自己的呼吸和肌肉张力。然后在我们的观察下，他做了所有练习。

要求 Jack 停止用手支撑他的腹部和做自我手法治疗，而改为腹式呼吸和放松。还指示他可以懒散地坐在椅子上，而不要坐得又直又紧张。当白天感到疼痛时，他应了解自己肌肉的紧张程度并对此作出反应，通过腹式呼吸来缓解疼痛。

生活方式层面

最后，建议 Jack 继续步行，但确保在步行时要放松腹部。在睡觉时，指导他在睡觉前进行一些放松呼吸并在床上做一些翻身练习，以帮助打破他所说的困扰睡眠的保护性防护循环。

第 2 次治疗（1 天后）

第 2 天 Jack 接受了复查。他报告说，他的背部疼痛立即感觉有好转，明显减轻。他还报告说，他能够在车上坐 1 小时而几乎没有疼痛，并且他一直想"放松背部"。他的练习几乎没有疼痛感，他通过放松和呼吸来管理疼痛。这一积极的反应令 Jack 大为惊讶，这也是他没有意料到的。

CFT 干预

理解疼痛

在上一次治疗之后，Jack 被问及他对背部疼痛的想法，他报告说这"令他印象深刻"。他感到自己有了一种思考和控制疼痛的新方法，他感到非常兴奋。他说，他认识到自己的身体对疼痛的反应是紧张并屏息，但他坚信自己可以克服这一点。他希望自己能够控制自己的背部问题，并使自己的生活恢复正常。

有控制地暴露疼痛

对他的所有行为练习都进行了复查，并且他能够以最小的疼痛程度完成。他保持坐位和习惯性运动（如坐站和脱衣服）明显更容易、更快且轻松，这是一个巨大的变化。Jack 强调将这些新动作融入日常生活、工作和身体活动中，这对他养成习惯是重要的。然后，他被要求在现场跑步并举起椅子。通过这次重新评估，制订了一个计划，以逐步建立他的信心，使他有信心恢复快速弯腰、抬起、扭转和脊柱负重等能力。

生活方式

与上述计划相关，制订逐步使他实现重返工作、社交和体育活动（足球）这一重要目标的计划。

1 年后随访

1 年后对 Jack 进行复查时，他报告说，自从上次去诊所以来，他几乎没有疼痛，并且完全活跃起来。他开始了自己的工作，做煤气和水管安装，其中涉及管道挖掘和体力工作。他报告说，他真的再也没有考虑过自己的背部疼痛，而且很确信。他表示在随后的 1 年中未接受任何其他治疗。

当被问及自己对改变的原因有何看法时，他说："我以为我的背部毁了，当你告诉我这些改变（在 MRI 检查结果上）是正常的，并且你以前在运动员中见过时，这给了我信心。"经过进一步的询问，他指出对他而言主要改变的事情如下："我的思维定式改变了""意识到当我在移动时，我并没有受伤"及"放松并移动，但是思维定式是关键"。

检查时，Jack 能够自由移动，没有迟疑或疼痛。他已经康复了。

推理问题

6. 针对 6 年之久的腰痛，Jack 似乎很快就掌握了你传授给他的应对理念。根据你的经验，这是典型的做法，还是大多数人需要更长的时间来理解和学习应用 CFT？

关于推理问题的回答

Jack 学得很快，这可能与他有很强的适应能力有关，具体因素如高水平的自我效能感、开放的心态、适应性学习能力、控制欲、对工作和活动的强烈渴望及之前并没有心理健康问题。影响个人改变能力的因素可能是多种多样且复杂的，并且可能与所有这些适应力因素及联合治疗本身有关。在这方面，建立 Jack 的信任非常重要。

临床经验表明，大多数人具有非凡的改变能力。但是，这可能会受到以下因素的阻碍：他们的情境性社会压力、生物医学信念、共病的心理和身体健康状况及封闭的思维定式。在这些情况下作出改变可能需要几个月的时间，而在一些其他情况下则可能永远不会改变。令人遗憾的是，我们对疼痛有一种文化信仰，而医疗体系会增强"疼痛＝伤害"这种观念，也就是如果你感到疼痛，就需要增强核心肌肉并避免弯曲脊柱。当患者投入巨资或信任那些告诉他们的人时，改变这些信念可能是患者面临的挑战。

推理问题

7. 你能否简要概述本案例的主要学习要点，以帮助读者认识和管理类似的临床模式或表现？

关于推理问题的回答

令人遗憾的是，在我们的诊室里有太多像 Jack 一样的案例。这些人的健康问题因以下原因而受影响：认为疼痛加剧就意味着遭受损伤，产生恐惧，以及加强保护性防卫和回避行为，这些行为通常会加剧痛苦和导致失能。该病例证明了慢性腰痛具有多维性质及如何管理疼痛加剧和功能障碍。本案例的治疗过程强调了临床医务人员需要具备更广泛的技能，以有效地询问和检查初级医疗保健机构中的疼痛疾病患者。它还强调了反思性提问和使用行为学习的能力，给患者传达一信息，即他们的背部是可以信赖的，并且总有一种方法让他们参与所重视的生活活动。

神经系统的潜在可塑性和适应性及人的改变能力是非同寻常的。Jack 就是一个例子，这可以给很多像 Jack 这样健康出了问题的人带来鼓舞和改变的希望。Jack 的例子也证明了 CFT 在控制肌肉骨骼疼痛中的潜在作用。这种管理方法并不复杂，但确实需要主治医生改变思维方式。这种理解上的变化包括不要害怕疼痛，帮助人们理解疼痛，为改变提供希望，这本身就是一种干预方式，而行为学习是帮助人们重获生活中的有价值的事物的有力方法。通过这样的方法，我们可以减轻社区医疗中的疼痛治疗负担。总而言之，该案例凸显了手法治疗在以综合性和个体化管理方法来治疗疼痛相关疾病方面的作用正在发生变化。

临床推理评注

多年以来，肌肉骨骼疼痛的治疗方法已经发生了变化，这些变化也随着近些年我们对社会心理因素及身体和环境因素在疼痛和功能障碍表现中的影响不断了解和发展而日益形成体系。该案例使用非常规的评估和管理方法演示了临床推理，但通过在有意义的功能活动中识别并定位患者的信念、恐惧和行为（运动方式、肌肉紧张、呼吸模式），从而获得了良好而快速的治疗结果。显然，在类似患者案例中的大量临床经验是该方法和相关推理的基础。据推测，如果 Jack 没有如预期的那样作出反应，那么医务人员可能会对导致其疼痛和功能障碍的相关身体障碍做进一步评估。例如，如果 Jack 没有表现出躯干肌肉"松弛"状态下的正常生理运动，那么临床医务人员可能会继续进行额外的脊柱运动测试。

重要的是，该案例还强调了手法治疗方面的教育和培训必须足够广泛，以涵盖包括 CFT 在内的新技能，且符合临床医务人员的 CFT 需求。从历史上看，手法治疗方案往往将大量时间集中在技术的"上手"技能上，通常是在病理或身体损害驱动的框架内。但是，医学方案在过去的 10 年左右的时间中得到进一步发展，变得更加注重生物－心理－社会医学，因此"生物医学"和"社会心理"因素都需同等考虑。

手法治疗的临床医务人员通常也倾向于在专业的"方法"中进行练习，这进一步限制了他们进行专业发展和扩展技能的能力。当一个人在繁忙的临床环境中进行操作时，需要很高的患者周转率，这会导致2个不良后果。首先，通常很少或根本没有时间思考那些可以提供学习机会的案例，其次，很容易对所有患者都采用最基础的临床方案进行训练。这主要是由于时间压力和对节省体能的需求，以使临床医务人员能够日复一日地满负荷工作。

通过本书，可以提高至关重要的临床推理能力，而不受限于一种"方法"，结合对躯体、心理和环境进行评估及管理，以适合患者的独特表现。第三十一章提供了可以在日常繁忙的诊疗工作中所使用的策略，以帮助提高临床推理能力。

可以在 https://www.youtube.com/watch?v=j4gmtpdwmrs 上查看 Jack 的案例。

（黄犇 译，

梁成盼 徐晖 廖麟荣 审校）

参考文献

Boersma, K., Linton, S.J., 2005. Screening to identify patients at risk: profiles of psychological risk factors for early intervention. Clin. J. Pain 21 (1), 38–43.

Dankaerts, W., O'Sullivan, P.B., Burnett, A.F., Straker, L.M., 2009. Discriminating healthy controls and two clinical sub-groups of non-specific chronic low back pain patients using trunk muscle activation and lumbo-sacral kinematics of postures and movements - a statistical classification model. Spine 34 (15), 1610–1618.

Lin, I., O'Sullivan, P., Coffin, J., Mak, D., Toussaint, S., Straker, L., 2013. Disabling chronic low back pain as an iatrogenic disorder: a qualitative study in Aboriginal Australians. BMJ Open 3 (4), e002654.

O'Sullivan, P., Caniero, J.P., O'Keeffe, M., Smith, A., Dankaerts, W., Fersum, K., et al., 2018. Cognitive functional therapy: an integrated behavioral approach for the targeted management of disabling low back pain. Phys. Ther. 98 (5), 408–423. https://academic.oup.com/ptj/article/98/5/408/4925487.

O'Sullivan, P., Straker, L., Smith, A., Perry, M., et al., 2008. Carer experience of back pain is associated with adolescent back pain experience even when controlling for other carer and family factors. Clin. J. Pain 42 (3), 226–231.

O'Sullivan, P., Waller, R., Gardner, J., Johnston, R., Payne, C., Shannon, A., et al., 2014. Sensory characteristics of chronic non-specific low back pain: a subgroup investigation. Man. Ther. 19 (4), 311–318.

Rabey, M., Smith, A., Slater, S., Beales, D., O'Sullivan, P., 2016. Differing psychologically-derived clusters in people with chronic low back pain are associated with different multidimensional profiles. Clin. J. Pain 32 (12), 1015–1027.

Vlaeyen, J.W.S., Crombez, G., Linton, J., 2016. The fear-avoidance model of pain. Pain 157 (8), 1588–1589.

WorkSafe Victoria (2016). Outcome measures. http://www.worksafe.vic.gov.au/health-professionals/treating-injuredworkers/outcome-measures.

第二十五章

现代疼痛神经科学在治疗适应不良性中枢敏化性疼痛中的应用

Jo Nijs • Margot De Kooning • Anneleen Malfliet • Mark A. Jones

疼痛神经科学简介

尽管在全球范围内进行了广泛的研究，但是慢性"不明原因性"疼痛仍然是临床医务人员所面临的一个具有挑战性的问题，也是一个新兴的社会经济问题。疼痛神经科学（pain neuroscience）已经形成并得到了发展，世界各地的肌肉骨骼临床医务人员都站在了现代疼痛神经科学临床实践应用的前沿。

现代疼痛神经科学促进了我们对疼痛的理解。最初的模型认为疼痛与伤害性感受的输入强度，随后的模型就是 Wall 与 Melzak 提出的疼痛闸门控制理论（Wall and Melzak's gate theory）（Wall and Melzack, 1994）。最近认为疼痛也会中枢敏化（central sensitization，CS）。外周敏化（peripheral sensitization）在某种程度上也可称为 CS，通常发生于急性疼痛时，但往往在炎症期后不久就会减退。因此，我们在这里将慢性疼痛中的敏化（sensitization）定义为"适应不良性中枢敏化"（在本书的其他章节中称为伤害感受可塑性疼痛）。出于简化原因，慢性疼痛中的适应不良性中枢敏化在本章中缩写为 CS 疼痛。目前，中枢神经系统（central nervous system，CNS）敏化已被证实是一个在很多慢性疼痛患者中都存在的重要特征，包括挥鞭样损伤（Van Oosterwijck et al.,

2013b）、肩部撞击综合征（Paul et al., 2012）、慢性腰痛（Roussel et al., 2013）、骨性关节炎（Lluch Girbes et al., 2013）、头痛（Ashina et al., 2005; Perrotta et al., 2010）、纤维肌痛（Price et al., 2002）、慢性疲劳综合征（Nijs et al., 2012c）、类风湿关节炎（Meeus et al., 2012）、髌腱病（van Wilgen et al., 2011）、肱骨外上髁炎（Coombes et al., 2012; Fernandez-Carnero et al., 2009）。此外，神经病理性疼痛可能以敏化为表现特征/伴随敏化，外周和中枢（节段性相关）疼痛通路在神经病理性疼痛患者中可能变得过度兴奋。

CS 的定义为"神经信号传递在中枢神经系统中放大引发的疼痛超敏反应"（Woolf, 2011）或"中枢神经元对单模态和多模态感受器输入的反应性增强"（Meyer et al., 1995）。这类定义源于实验室研究，但人们越来越认识到 CS 的概念应该应用于临床实践，即将展示的案例会对此进行阐述说明。

CS 包括各种中枢神经系统相关的功能障碍，所有这些都会导致对各种刺激（如机械压力、化学物质、光、声、冷、热、应力和电刺激）的反应性增加（Nijs et al., 2010）。这些中枢神经系统的功能障碍包括大脑感觉处理发生改变（Staud et al., 2008）、下行镇痛机制功能障碍（Yarnitsky, 2010; Meeus et al., 2008），以及疼痛易化通路活动性增加、瞬时疼痛和激惹行为的即时总和增加（Filatova et al., 2008; Raphael et al., 2009）。此外，疼痛（神经）矩阵在 CS 和慢性疼痛中过度活跃，同时伴随着大脑活动增加，包括已知参与急性疼痛感觉的脑区（岛叶、前扣带皮质和前额叶皮质）及不参与急性疼痛感觉的脑区（各种脑干核、背外侧额叶皮质和顶叶皮质）（Seifert and Maihofner, 2009）。

在整合现代疼痛神经科学的理解方面，肌肉骨骼医学实践已经取得了长足进步。疼痛神经生理学（pain neurophysiology）传统上一直是肌肉骨骼实践的基石之一，它使我们更容易理解像 CS 这样的新概念。尽管如此，临床医务人员仍在为 CS 疼痛的治疗而奋斗。鉴于 CS 疼痛背后机制的复杂性，缺乏 CS 疼痛的循证治疗并不奇怪。在这里，我们举例说明肌肉骨骼临床医务人员如何应用现代疼痛神经科学治疗慢性（颈部）疼痛患者。这里概述的大部分临床推理适用于许多慢性疼痛患者，而不仅仅是针对（创伤性）颈部疼痛。

病史

Anna 是一名 37 岁的女性患者，她在 8 年前的一次车祸中颈部受到了创伤，之后她通过一位康复医学专科医师的转诊进入了我们诊所。当时她是自己开车，并系着安全带。车祸后的第 2 天她就去工作了（在一所大学做全职教师），但她的注意力很难集中，头痛，对强光和声音的敏感性也增加了。下班后，她咨询了家庭医生，医生让她做颈椎的 X 线检查，并给她开了病假单。3 个月的病假后，她不得不按照当地的保险制度重返工作岗位。因为她觉得无法恢复工作，就休了所有她能休的假期。总的来说，她直到受伤 2 年后才重返工作岗位。

最初的影像学发现（颈椎和头部的 X 线和磁共振成像）相当有限，除 $C_4 \sim C_5$ 关节突关节轻度退行性变和 $C_5 \sim C_6$ 椎间盘前突外，没有发现其他问题。3 年后的磁共振成像检查显示了类似的结果，没有进一步的改变。在接受我们的治疗前的几个月，她接受了第 3 次磁共振成像检查，显示没有明显的进一步的改变。

从她发生车祸到她第 1 次接受我们的治疗，Anna 已经发展成严重的慢性挥鞭样损伤相关性疾病（whiplash-associated disorder, WAD），包括肩部和颈部疼痛并放射到她的手臂，还有头痛、注意力集中困难、疲劳、睡眠问题及对强光和声音过敏。Anna 描述她的肩部、颈部和手臂疼痛是"疲劳感，不明确"。她有时会感觉双臂（包括手）失去知觉，而且这些症状会反复出现。Anna 报告没有任何其他新发的过敏症状，如对气味和冷、热感觉的敏感性增加。她之前也进行了广泛的神经和动脉症状筛查，结果均为阴性。Anna 经受着难以脱衣、举重、行走或长时间站立、向下看和向上看的问题（颈部、肩部、手臂疼痛和头痛等出现不同程度的刺激症状），以及在家务活动中也出现类似的情况（特别是在重复进行双手过头顶活动时）。她过去很擅长应对压力，但在过去的几年中，她变得非常急躁、焦虑，在应对日常压力方面效率降低。在最初预约就诊时间时，Anna 可以全职工作，但除工作外，她几乎没有精力去做其他活动。值得注意的是，她的社交活动，包括与朋友聊天都处于非常低的水平，远远低于她所希望的水平。

Anna 婚姻幸福，有 2 个可爱的孩子，一个 3 岁，另一个 6 岁。她的丈夫就她的疾病问题给予了极大的支持。自从她发生车祸以来，她的症状一直起伏不定。

Anna 没有其他健康状况（并发症），也从未被诊断出患有其他长期性疾病（long-term

illness）。她没有不明原因的体重下降或任何其他显示出有红旗征的病史。

在受伤后的初期阶段，她的主管医生建议她佩戴颈托，在必要时持续佩戴。她尝试了几次物理治疗，结果有好有坏，疼痛的改善程度很小而且不持久。治疗包括运动治疗、按摩、电疗和热疗。目前她正在根据疼痛的严重程度服用肌肉松弛药和镇痛药（对乙酰氨基酚），这能起到一些缓解作用，但她表示这些药物的效果似乎不如以前。

案例问卷调查结果

Anna 的疼痛灾难化量表（pain catastro-phizing scale）（Sullivan et al., 1995）总分为 30/52 分，其中疼痛放大分量表得分正常（5/12 分），而无助感分量表得分较高（15/24 分），思维反刍感分量表得分也较高（10/16 分）。简要的疾病认知问卷（brief illness perceptions questionnaire）（Broadbent et al., 2006）表明，Anna 认为增加的肌肉张力和工作过多导致她的持续性失能，她不理解她的健康问题，她认为疼痛会持续很长一段时间，非常担心她的健康问题，无法找到一种治疗方式去治疗她的疼痛或者一种方式去自我控制疼痛。最后，疼痛警觉和意识问卷（pain vigilance and awareness questionnaire）（Roelofs et al., 2003）清楚显示 Anna 疼痛警觉过度（pain hypervigilance）。

推理问题

1. 你对所选择的问卷和所获得的信息有何评论？此外，在 Anna 的问卷回答中或在进行面谈／采集病史时是否出现了关于 Anna "对她经历的看法"的问题？是否留意安排后期预约以便与 Anna 进一步探讨？

关于推理问题的回答

我们可以使用很多调查问卷。尽管它们会为临床医务人员提供非常有用的信息，但患者通常不喜欢填写这些信息，而且解释这些信息需要相当长的时间。因此，有选择性地使用问卷是很重要的。临床医务人员常犯的一个典型错误是使用问卷来确定他们所面临的疼痛类型。除非你愿意使用神经病理性疼痛诊断问卷（diagnostic neuropathic pain questionnaire），否则不建议这样做。事实上，无论患者是否有伤害感受性疼痛、神经病理性疼痛或 CS 疼痛，任何患者都可能存在适应不良性疼痛认知（maladaptive pain cognitions）。重要的是要认识到，我们使用这些问卷不是以诊断作为目的，而是为了确定治疗目标和为我们以客户为中心的疼痛神经科学教育（pain neuroscience education）提供信息。事实上，疼痛神经科学教育应该总是试图去解决适应不良性疼痛认知和疾病感知（van Wilgen et al., 2014）。虽然疼痛灾难化量表、疼痛警觉和意识问卷常常通过回答和评分计算就会形成清晰的发现，而简要的疾病认知问卷确定的患者感知常常需要进一步深入研究。事实上，这是一段令人惊喜的病史采集，因为你经常会听到患者的故事，他们从家人、朋友、邻居甚至其他医疗专业人员那里接受了奇怪的疾病观念。

通过后续治疗持续对 Anna 的观念进行评估，我们不断地通过询问 Anna 对整个治疗期间疼痛严重程度变化的感知（即她疼痛的波动性）及她对在运动和日常活动后（预期）疼痛感知的增加进行了评估。

临床推理评注

这里需要强调一个重要区别，即获取患者信息以进行诊断或分类与获取患者信息为理解和管理治疗提供信息并监测变化的区别。在第一章中提出的"假设分类（hypothesis categories）"框架中，我们鼓励在"病理学（pathology）"和"病损（impairment）"之间保持推理的平衡。在区分疼痛类型和理解患者的观点（perspectives）之间也需要类似的平衡。它们都对管理治疗和预后有直接影响，因此都很重要。但是正如这个答案所强调的，问卷调查本身大多不能提供疼痛类型的诊断。它们的主要价值是揭示患者的观点，这一点在进一步探讨患者对简要的疾病认知问卷的反应时得到了强调。3 名患者可能会选择相同的问卷框（questionnaire box），对陈述的观点提供相同的分数，或提供相同的书面疾病感知，但都出于完全不同的原因。虽然可以重新使用问卷来评估变化，但为了使这些信息在给予管理治疗信息方面最有用，临床医务人员需要辨清明显的适应不良性 / 无益的反应，以便更好地理解这些反应的基础。

评估提供临床推理的信息从来不是在 1 次治疗中就能完成的。这对于持续评估患者的观点（即社会心理状态）尤其重要，作者在整个管理治疗过程中都强调了这一点。

临床检查

在检查 Anna 的站立位和坐位姿势时，没有发现什么重大问题。Anna 的颈部关节被动生理运动和附属运动是正常的（在颈部的各个运动方向上进行全范围运动时没有出现激惹症状），但坐位主动屈曲颈部运动时受限，并合并在颈部后伸和左右旋转时出现疼痛和活动受限。她表示在做这些动作时她害怕弄伤自己的颈部。她的肩部检查呈阴性。她的呼吸模式正常，包括胸腔与腹部的协调运动。Anna 在颅颈屈曲测试（craniocervical flexion test）中呈阳性，显示颈深部神经肌肉控制障碍，被要求做的动作明显超出了她的能力范围（Jull et al., 2008）。Anna 的颈部肌肉（斜方肌、斜角肌和上颈部肌肉）张力中度增加，但没有活跃性触发点。通常在慢性 WAD 患者中，神经动力学测试（neurodynamic tests）的检查结果（以前称为臂丛神经测试或上肢张力测试）是相当模糊的，与上肢的主要神经（正中神经、尺神经、桡神经）活动受限或症状激惹不一致。

此外，我们使用一个手持式 Fisher 痛觉测试计（Fisher algometer）（Force Dial model FDK 40 Push Pull Force Gage, Wagner Instruments, P.O.B. 1217, Greenwich CT 06836）。在 3 个解剖位置评估压力性疼痛阈值：右斜方肌的肌腹部（在 T_1 棘突和肩峰外侧之间的中部）、右手（第 1 掌骨中点）和她的右小腿中点。为了确定每个位置的压力性疼痛阈值，压力以 1kg /s 的速度逐渐增加，直到她报告第 1 次出现疼痛（这时 Anna 说"停止"）。

接下来，为了评估大脑协同 – 内源性镇痛（brain-orchestrated endogenous analgesia）功能，通过加压 Anna 的左臂处（上臂中段）的封闭套袖（条件刺激）使其膨胀到产生疼痛的强度（Daenen et al., 2013b）来诱导条件性疼痛调节（conditioned pain modulation）。封闭套袖以 20mmHg/s 的速度充气，直到 Anna 报告"第 1 次感觉到疼痛"。套袖膨胀再持续 30 秒。之后，Anna 被要求对左臂上袖带充气膨胀造成的疼痛强度进行数值评分（0 = 无疼痛到 10 = 最严重的疼痛）。接下来，袖套膨胀增加或减少，直到左臂的疼痛强度在语言表达评估为 3/10。然后在维持袖套膨胀和左臂放松期间重复上述压力疼痛阈值测试。这种条件性疼痛调节的评估方法揭示出慢性 WAD 患者的内源性镇痛功能障碍（Daenen et al., 2013b），并可在临床环境中表现出来。Anna 在基线痛阈测量结果和条件疼痛调节变化中显示了内源性镇痛功能障碍，下肢袖套膨胀从基线的 6.8kg/s 到 7.2kg/s，颈部从 2.0kg/s 到 2.6kg/s，但不像在手部从 7.2kg/s 到 13.4kg/s。

与她在休息时激活疼痛抑制的能力相反，

Anna 能够在一个短暂、低强度、分级的骑行测试（graded bicycle test）中激活内源性镇痛（以平稳的速度骑行 4 分钟，然后从 50W 开始，每分钟增加 25W）。结果显示手动评估的压力性疼痛阈值有所增加，右手从基线的 8.25kg/s 立即增加到运动后 9.20kg/s，右下肢从 6.8kg/s 增加到 10.6kg/s。在右手，压力性疼痛阈值的较小提升不应该被解释为一个重要的变化，但事实上它并没有像慢性疼痛患者常见的那样降低（Nijs et al., 2012）。同时，在 Anna 的右下肢观察到的疼痛阈值变化支持在运动期间发生了内源性镇痛生理激活。

推理问题

2. 你在疼痛神经科学的开放背景下解释了什么是适应不良性 CS，并讨论了它对慢性"无法解释的"疼痛的参与及贡献。请你讨论一下如何区分神经病理性疼痛、伤害感受性疼痛和 CS 疼痛，并突出 Anna 的病史和临床检查中支持或反对以 CS 疼痛机制为主导的关键特征。此外，你是否认为 Anna 最初有一定程度的软组织损伤；如果是，你能从她的病史中找出可能导致她进展到 CS 和慢性疼痛的因素吗？

关于推理问题的回答

　　任何患者主诉的疼痛可以是伤害感受性疼痛、神经病理性疼痛或 CS 疼痛，也可以是混合性疼痛（如神经病理性疼痛和 CS 疼痛）。我们可以利用 Anna 的病史，以及后来的临床检查对伤害感受性疼痛、神经病理性疼痛和 CS 疼痛加以鉴别。因此，诊断或排除神经病理性疼痛通常是肌肉骨骼实践的第一步。事实上，尽管最近神经病理性疼痛分类指南（Treede et al., 2008; Haanpää M, 2010）已出版，该标准规定神经系统病损或疾病是可识别的，并且疼痛被限定为"在神经解剖学上存在合理的"（neuroanatomically plausible）分布。然而，这些标准排除将"神经病理性疼痛"一词用于广泛疼痛和神经系统敏化的人群（即 CS 疼痛）。

　　我们用接下来的 5 个问题来检验神经病理性疼痛引起 Anna 的疼痛的概率（Treede et al., 2008; Haanpää, 2010）。重点要关注用于鉴别神经病理性疼痛和 CS 疼痛的感觉功能障碍问题。感觉测试对神经病理性疼痛的诊断至关重要（Treede et al., 2008; Haanpää, 2010）。这包括使用简单的工具测试感觉纤维的功能（如用于测试振动觉的音叉、用于测试触觉的软刷和用于测试温度觉的冷/暖物体），通常评估刺激和感知到的感觉之间的关系（Haanpää, 2010）。这里有几种选择，都与神经病理性疼痛有关：感觉过敏（hyperesthesia）[1]、感觉减退（hypoesthesia）[2]、痛觉过敏（hyperalgesia）[3]、痛觉减退（hypoalgesia）[4]、痛觉超敏（allodynia）[5]、余留感觉（aftersensations）等。在神经病理性疼痛中，感觉功能障碍的位置应该在神经解剖学上符合逻辑；而在 CS 疼痛中，感觉功能障碍应该扩散到身体的非节段性相关区域。CS 疼痛的临床检查通常会显示出与伤害感受性疼痛主要来源无节段相关性部位区域的敏感性增加（Sterling et al., 2004; Nijs et al., 2010）。

（1）是否有中枢或周围神经系统病损或疾病史？

　　这个案例不存在。除创伤性事件导致神经系统损伤外，应排除 WAD Ⅰ～Ⅲ级的诊断（Spitzer et al., 1995），此类患者很少出现这样的情况。在 Anna 的诊断检查中没有发现神经系统异常或创伤后神经系统损伤的证据（不存在于脊髓、周围神经或大脑中）。

（2）患者是否出现与神经病理性疼痛相关的并发症（如癌症、中风、糖尿病、疱疹或神经退

1　感觉过敏，是对感官刺激的敏感性增加。
2　感觉减退，是对感官刺激的敏感性降低。
3　痛觉过敏，是对伤害感受性刺激的敏感性增加。
4　痛觉减退，是对伤害感受性刺激的敏感性降低。
5　痛觉超敏，是在对非伤害性感受性刺激的反应中感受到疼痛。

行性疾病)? Anna 不存在这些并发症。

3. 疼痛分布与神经解剖学在逻辑相符合吗? 疼痛分布与神经解剖学在逻辑上并不相符合。Anna 表现为颈部疼痛并伴有头痛和双肩疼痛,有时辐射至双臂/双手。

4. 患者描述的疼痛是灼烧痛(burning)、阵痛(shooting)还是刺痛(pricking)? 不,Anna 描述的疼痛类似疲劳感和不明确的。

5. 感觉功能障碍的位置在神经解剖学上符合逻辑吗? 不符合,Anna 有时会感觉双臂(包括手)失去知觉,但这些症状会反复出现。

从这些问题的回答中可以明显看出,Anna 并没有神经病理性疼痛。如果是神经病理性疼痛,这些问题应该有肯定的回答。这就给我们留下了 3 个选择:伤害感受性疼痛、CS 疼痛或者两者兼而有之。

为了区分伤害感受性疼痛和 CS 疼痛,临床人员可以使用图 25.1 所示的路径进行推理。该推理路径指导临床医务人员通过 3 个主要鉴别标准进行筛选,每个标准都将在后面的内容中参照 Anna 的病例进行解释。该标准取自最近发表的 CS 疼痛分类国际提案(international proposal for the classification of CS pain),该提案基于来自 7 个不同国家的 18 名疼痛专家的原始研究论文和专家意见(Nijs, 2014)。虽然越来越多的肌肉骨骼临床医务人员已经接受了在临床实践中使用这些标准的培训,但目前还没有研究检验这些标准的有效性(但是这些研究正在进行中)。

标准 1: 与损伤或病理的性质和程度相比较存在不相称的疼痛体验(Nijs, 2014)

第 1 条标准是强制性的,它意味着疼痛的严重程度及相关的报告或感知到的失能(如日常生活活动受限和压力不耐受等)与损伤或病理的性质和程度(即组织损伤或结构损伤)不相称。这与伤害感受性疼痛相反,伤害感受性疼痛的严重程度和感知到的失能与损伤性质和程度相称,或者与病理和生理损伤相称。

为了筛选第 1 条标准,我们最初要考虑 Anna 的损伤程度和病理与她报告的疼痛和失能。一些影像学技术被用来识别这些伤害性感受性来源,但是无论是最初的影像(颈部和头部的 X 线和磁共振检查)还是 9 年后的随访影像学检查(颈部和头部的磁共振检查)都没有阳性结果。肌张力增加的严重程度是有限的,仅限于颈部肌肉(斜方肌、斜角肌和上颈部肌肉)。此外,临床检查发现颈深屈肌的神经肌肉控制功能障碍,这在慢性 WAD 患者中很常见(Elliott et al., 2010; Sterling et al., 2003b)。

接下来,我们将损伤程度、病理和生理指标

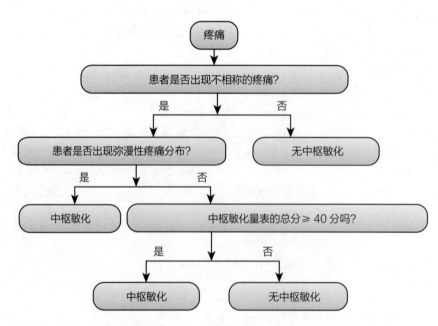

图 25.1 伤害感受性疼痛与中枢敏化性疼痛的鉴别诊断推理[Modified from Nijs et al.(2014)]

与她报告的疼痛、失能和日常生活活动的耐受度进行衡量，以确定以伤害性输入为主导是否与她的疼痛体验有关。我们问自己：Anna 受伤的证据、病理和生理指标是否足以解释她的症状行为模式，如预期的那样以伤害感受性疼痛为主导？结论是 Anna 的功能障碍与激惹症状的模式多变有关，从而不能支持伤害感受性疼痛的假设。有限的肌张力既不能解释她的症状和其他症状的复杂性，也不能解释她的疼痛体验。毕竟她曾经尝试过直接进行肌筋膜治疗，但效果非常有限。此外研究还告诉我们，慢性 WAD 患者的颈深屈肌神经肌肉控制功能障碍的临床意义有限（Daenen et al., 2013a）。因此，除我们关于颈肌张力增加的结论外，我们认为颈深屈肌的神经肌肉控制功能障碍也不能解释 Anna 所经受的疼痛。因此，可以认为她经受了不相称的疼痛。

标准 2：弥漫性疼痛分布（Nijs, 2014）

为了筛选这一标准，需要对患者自我报告的疼痛分布进行彻底的评估和说明。疼痛分布模式满足这一标准，如双侧疼痛 / 镜像疼痛（如对称疼痛模式）、疼痛（解剖）位置易变、疼痛呈大面积无节段相关性分布（即不符合神经解剖分布逻辑）、在初级伤害性感受节段性区域之外出现广泛疼痛和（或）痛觉超敏或痛觉过敏（Nijs, 2014）。

如前所述，Anna 的疼痛分布模式符合这一标准；她表现出弥漫性疼痛分布的证据（即疼痛在不同的部位和呈非节段相关性大面积疼痛区域分布）。因此，首先满足 2 个标准，这足以将她的疼痛分类为 CS 疼痛（图 25.1）。从综合性来说标准 3 同样可以理解。

标准 3：与肌肉骨骼系统无关的感觉过敏（Nijs, 2014）

CS 可能比一般的疼痛过敏表现得更明显：它的特征是除机械压力外，对各种刺激的反应也更强烈，即化学物质、冷、热、电刺激、压力和情绪。因此，我们建议对疑似 CS 的患者进行询问，以确定他们是否对强光、声音、气味和冷、热刺激有新发的感觉过敏。在这个案例中，Anna 报告说她对光和声音过敏。标准 3 的筛选可以使

用中枢敏化量表（central sensitization inventory）（Mayer et al., 2012）的 A 部分进行，该部分用于评估 CS 的常见症状，总分为 0~100 分不等，推荐的临界值为 40 分（Neblett et al., 2013）。在我们评估 Anna 时还没有这个中枢敏化量表。

总的来说，Anna 满足了将她的疼痛归类为 CS 疼痛的所有 3 个标准。这并不意味着没有（相关的）伤害性感受性因素参与（如在她的颈部肌肉中）；这只是意味着她的临床状况是由中枢机制所主导的，而不是外周因素。Anna 的症状和体征主要由 CS 主导，这并不奇怪。有一致的证据表明，CS 疼痛在外伤性颈痛（即慢性 WAD）患者中存在，这是由 2 篇独立的系统文献评价所显示的（Van Oosterwijck et al., 2013b; Stone et al., 2013）。这 2 篇系统评价的结论是 CS 应被考虑用于慢性 WAD 的治疗。事实上在临床检查中，她休息时大脑调控的内源性镇痛机制（条件性疼痛调节）被认为发生了功能障碍，这进一步支持了 CS 疼痛的存在。

临床推理评注

诊断性"鉴别"是指考虑"病理"或可能的症状来源（如伤害性感受）对患者的疼痛和生理指标的影响。本文作者将鉴别诊断的概念应用于疼痛类型的分类。"疼痛类型"是一个重要的"假说分类"（第一章和第二章），推理必须沿着传统结构 / 组织 / 病理鉴别进行。例如，主要以 CS 疼痛为主导的假设弱化了临床医务人员对可能是伤害感受性疼痛假阳性来源的传统体格检查的解释，也就是说，疼痛是由于 CS 激惹，而不是局部组织"损伤"。虽然此答案中反映的推理支持患者的信息在出现时就可以被解释，第 1 次预设的假设应在检查完成后得出。基于最佳可用的证据，推导出判断。证据从病史 / 主观检查与临床 / 体格检查之内或之间的一致性和相称中得出。主观检查包括症状区域、症状行为、损伤或病理性质及程度、相关并发症等；体格检查包括躯体障碍、感官测试。也就是说，在可能的情况下，推理判断应与综合的具体评估结果明确相关。

治疗

最初的治疗侧重于疼痛神经科学教育、压力管理、分级活动和运动治疗的结合（Nijs et al., 2009）。下面将详细讨论每个治疗元素（treatment components）。

推理问题

3. 我们有哪些治疗 CS 疼痛的选择？我们应该使用"自下而上"或"自上而下"的干预手段，还是两者结合？请讨论你为 Anna 选用干预措施的潜在理由，以及其他可能用于治疗 CS 但可能被排除在 Anna 治疗外的干预措施。

关于推理问题的回答

各种治疗策略专门针对已知的 CS 疼痛的病理生理参与机制；也就是说，至少在理论上，它们具有使中枢神经系统脱敏的能力。这样的治疗方法包括选择药物（Nijs et al., 2011）、针对大脑的电疗法（即经颅磁刺激）（Nijs et al., 2011）、手法治疗（Nijs et al., 2011）、虚拟现实（Nijs et al., 2011）、压力管理/神经反馈训练（Nijs et al., 2011）、经皮电神经刺激（Nijs et al., 2011）、颅电疗法刺激（Nijs et al., 2011）、疼痛神经科学教育（Nijs et al., 2014）、运动治疗（Nijs et al., 2012）和认知行为治疗（Nijs et al., 2014）。

当大多数这些治疗方案用于 CS 时，其效果是通过中枢神经系统的调节实现的，也就是说，通过以中枢为目标（自上而下的方法）而不是外周伤害性感受输入（自下而上的方法）。这似乎是一个理性的选择，特别是如果认为 CS 是慢性疼痛患者的主要特征时。然而，与 Anna 的情况一样，慢性疼痛患者的临床表现常常是混杂的，伴随着一些（在本案例中是有限的）外周伤害性感受性输入的证据与 CS 的证据相结合。对于这些患者来说，成功的外周输入治疗是否可以减少（或甚至解决）CS 的问题也随之而生。

在慢性 WAD 患者中，磁共振成像往往无法显示出颈椎或周围组织的特殊改变（Anderson et al., 2012）。Anna 也可能是这样。不过，在颈椎挥鞭样损伤后出现慢性疼痛的患者中，椎间关节后部（即颈椎关节突关节）可能是一个活跃的外周伤害性感受来源（Curatolo et al., 2011），这个观点由动物实验研究（Dong et al., 2012）及对颈椎关节突关节损伤的特征和生物力学的大体研究（Bogduk, 2011）所支持。此外，最近在人体身上的研究表明，在某些慢性 WAD 患者中，颈椎关节突关节可能在（维持）CS 中发挥作用（Smith et al., 2013, 2014）。在一项非对照观察研究中，颈椎射频神经切断术（cervical radiofrequency neurotomy）在治疗颈椎挥鞭样损伤 3 个月后慢性疼痛患者中减弱了 CS（Smith et al., 2014）。虽然这些发现对颈椎射频神经切断术有效果的患者可适用，但是大量慢性 WAD 患者对这种治疗没有反应（Smith et al., 2013）。结论：肌肉骨骼临床医务人员应关注慢性 WAD 患者的颈椎局部伤害性感受的可能性（如椎间关节后部的伤害性感受）。鉴于 Anna 的颈椎关节检查结果，持续的颈椎关节伤害性感受所起的作用似乎非常有限。

这给了我们一个减少 Anna 的颈部肌肉张力的选择。与肌筋膜触发点相关的疼痛被认为是由骨骼肌紧张带（taut band）中的一个超敏结节（hypersensitive nodule）（Nijs and Van Houden-hove, 2009），以及肌肉伤害性感受器的相关激活（Shah and Gilliams, 2008）所引起的。在持续的伤害性刺激下，肌筋膜触发点可能导致或引发 CS 疼痛（Cagnie et al., 2013）。实际上，肌筋膜触发点附近的组织不同于正常的肌肉组织，包括更低的 pH（即更呈酸性）、P 物质水平增加、降钙素相关基因肽、肿瘤坏死因子 $-\alpha$ 和白细胞介素 -1β 这些在增加疼痛敏感性中都起作用（Shah et al., 2008）。敏感的肌肉伤害性感受器更容易被激活，并可能对正常的无害和微弱的刺激都会作出反应，如对轻微的压力和肌肉运动作出反应（Shah et al., 2008; Shah and Gilliams, 2008）。

因此，如果存在，以肌筋膜触发点为目标治疗伤害感受性疼痛甚至 CS 疼痛似乎是合理的。最近，一项随机试验报告显示，单次触发点干针治疗降低了急性机械性颈部疼痛患者的广泛的压力敏感度（Mejuto-Vazquez et al., 2014）。然而，Anna 已经存在有限增加的颈部肌肉张力且无活跃性的触发点。

类似于颈部肌张力增加的推理，人们可以考虑将 Anna 的治疗重点放在改善其颈深屈肌的神经肌肉控制上。然而，这不大可能使慢性 WAD 患者受益（Jull et al., 2007）。因此，在治疗的早期阶段，我们选择不集中对她的颈深屈肌的神经肌肉控制进行再训练，但我们确实在后来的康复治疗中将其纳入以认知导向的运动治疗中（详见后面的讨论）。

从现有的文献中可以得出结论：在所选定的慢性疼痛患者中有有限的证据支持消除外周伤害性感受性输入的治疗策略，以有效地管理 CS 疼痛（Nijs et al., 2014a）。因此，CS 疼痛的治疗重点一般应定位于大脑（即自上而下的策略）。这

也得到了 Anna 的之前治疗的支持，手法治疗在改善她的健康状况方面通常收效甚微。

临床推理评注

Anna 被认为存在以 CS 疼痛为主导的表现支持自上而下的治疗干预，包括疼痛神经科学教育、压力管理、分级活动和运动治疗。然而这个答案强调了外周伤害性感受性输入（如来自脊柱关节、肌肉）可能与 CS 共存，从而参与了一些患者的疼痛表现。这些潜在的"症状来源"在 Anna 的临床检查结果中被考虑、评估并被判定为不支持，使得针对 CS 病理生理机制的治疗计划根据患者的个体化表现进行了调整。

疼痛神经科学教育

在最初的咨询过程中，Anna 表现出了适应不良性疾病信念和疼痛认知，包括将疼痛灾难化（反刍思维和无助，而不是放大）和疼痛过度警觉，应在开始运动和活动干预之前解决这些问题。因此，在疼痛神经科学教育上投入了大量的治疗时间。

向 Anna 解释说 CS 的存在意味着大脑会产生疼痛和其他"警告信号"，即使在组织存在有限损伤或无损伤或伤害性感受的情况下也是如此。对患者来说，理解这一点至关重要，这是通过对患者进行深入的疼痛神经科学教育来实现的，这称为疼痛神经科学教育的策略。

推理问题

4. 你能评论一下关于疼痛神经科学教育的疗效的研究证据吗？尤其是针对 WAD 患者的疗效的证据。

关于推理问题的回答

研究一再表明，疼痛神经科学教育是基于自我治疗策略的，A 级证据（基于 meta 分析或基于现有的随机对照试验的系统评价）支持使用这种策略改变 CS 疼痛患者的疼痛信念和改善他们的健康状况（Louw et al., 2011）。虽然没有一项已发表的试验是针对慢性 WAD 患者，但在一项针对慢性 WAD 患者的疼痛神经科学教育的非对照研究中报告了积极的结果（Van Oosterwijck et al., 2011）。

推理问题

5. 有没有关于疼痛神经科学教育的实践指南？此外，你能简要讨论一下这种教育的主要目的及其潜在好处吗？

关于推理问题的回答

治疗性疼痛神经科学教育实践指南（practice guidelines for therapeutic pain neuroscience education）是可获得的（Nijs et al., 2011b）。详细的疼痛神经科学教育需要重新定义疼痛，并使患者相信可能是中枢神经系统的超敏性而不是局部组织损伤导致他们出现症状。因此，治疗性疼痛神经科学教育正在通过对疼痛的重新概念化来改变疼痛信念（Louw et al., 2018; Moseley, 2003, 2004; Moseley and Butler, 2017; Meeus et al., 2010a;

Van Oosterwijck et al., 2011）。不恰当的疼痛信念和认知，如疼痛灾难化、焦虑、过度警惕和运动恐惧症已被证明会导致脊髓背角神经元敏感化（通过抑制中枢神经系统的下行通路）（Zusman, 2002; Burgmer et al., 2011; Gracely et al., 2004; Sjors et al., 2011）。通过改变这些适应不良的疼痛信念和认知，治疗性疼痛神经科学教育可能能够"治

疗"CS 的核心临床特征，即下行伤害性感受促进、过度活跃的疼痛神经矩阵和内源性镇痛机制功能失调。最近的一项随机对照临床试验结果支持了这一观点，该研究表明，治疗性疼痛神经科学教育可改善纤维肌痛患者治疗后 3 个月的内源性镇痛机制（Van Oosterwijck et al., 2013a）。

如何为 Anna 提供疼痛神经科学教育

我们为 Anna 提供了 3 次疼痛神经科学教育，为期 4 周。她的丈夫几乎陪她参加了所有治疗过程，在没有掌控 Anna 的交流情况下，他自始至终都非常支持她。我们认为使 Anna 和她的丈夫能够理解现代疼痛神经科学并以此理解 Anna 的持续性症状是非常重要的。伤害感受性疼痛、下行抑制作用、疼痛矩阵（pain matrix）及急性和慢性疼痛机制之间的差异（即中枢敏化）这些内容均通过幻灯片进行说明[可以从运动疼痛（Pain in Motion, 2016a）网站上免费获得]，同时这些内容也包含在一张信息传单里以方便在家中阅读[可以从运动疼痛（Pain in Motion, 2016a）网站上免费获得法语和意大利语版]；对于说英语的患者，可以使用《疼痛解释》（*Explain Pain*）（Butler and

Moseley, 2003）的部分内容。我们利用 Anna 的临床检查结果（即她的内源性镇痛机制功能障碍——条件性疼痛调节支持 CS 疼痛的存在）向她说明她的疼痛机制存在障碍。

Anna 可以接受所提供的信息。她热衷于学习，有很多问题需要咨询，特别是在第 2 和第 3 次疼痛神经科学教育课程中（即在有机会时对所提供的信息进行反思并在此后反复阅读信息传单）。这促进了患者和临床医务人员之间的沟通，这让灾难性疾病信念、反刍思维和疼痛过度警觉得到了迅速改变。然而，疼痛神经科学本身并没有为她提供足够的技能来控制她的疼痛和（或）相关失能，这就解释了为什么她的无助感仍然很高。因此，压力管理和活动自我管理是在疼痛神经科学教育之后立即开始的。

推理问题

6. Anna 显然已经改变了她对疼痛和问题的理解。虽然你注意到在 Anna 的案例中仅仅通过疼痛神经科学教育进行疼痛管理是不够的，但是你是否可以讨论一下你认为有效的疼痛神经科学教育的基本要求是什么吗？

关于推理问题的回答

A 级证据支持对慢性肌肉骨骼疼痛患者进行治疗性疼痛神经科学教育。有效的疼痛神经科学教育需要 3 个必要条件 [基于 Siemonsma et al.（2008, 2010, 2013），and reproduced with

permission from Pain in Motion（2016c）]。然而，在临床应用中，并不是所有患者都像 Anna 那样容易重新认识疼痛。

要求 1：只有对当前的疼痛观念不满意的患者才有可能使其重新定义疼痛。

第 1 个必要条件意味着临床医务人员应该在开始疼痛神经科学教育之前，彻底地询问患者的疼痛观念。尽管患者对疼痛的观念缺乏医学和科学依据，他们却往往满足于此。在这种情况下，有必要询问患者是否能想到其他原因 / 潜在机制，而不是简单地讲授疼痛机制。在开始疼痛

神经科学教育之前，临床医务人员应该引导患者进入这样一种情况，即患者怀疑他或她目前的疼痛观念。以下问题可以帮助临床医务人员实现这一点：

"你能想出其他原因来解释为什么你的颈部仍然疼痛吗？"

"我想，到目前为止，寻找灵丹妙药去'治愈'你的腰部的椎间盘损伤问题并不是那么成功，不是吗？"

要求 2：患者必须能够理解任何新的观念。

如果疼痛神经科学教育的内容是量身定制的（根据患者的理解能力等），那么这应该不是一个问题。然而，有必要重新评估患者是否理解疼痛神经科学教育。为了达到这个目的，可以使用疼痛神经生理学测试（neurophysiology of pain test）（Moseley, 2003），重新询问患者的疼痛观念，或者让患者向你解释他或她为什么会感到疼痛。

要求 3：一个新观念必须是可信的、对患者有益的。

尽管疼痛神经科学教育的内容得到了大量科学文献的有力支持，但它应该根据患者的具体情况 / 疼痛进行运用。例如，如果你将中枢敏化的机制纳入你对一个特定患者的疼痛神经科学教育中，那么你要 100% 确定这个患者的临床表现是中枢敏化所主导的。如果不是，患者可能不会接受他 / 她处于解释中的状况，使得患者不太可能重新概念化他或她的疼痛。

关于疼痛神经科学教育是如何被提供的更详细的信息可以在相关文献（Nijs et al., 2011b）中找到。

临床推理评注

虽然肌肉骨骼临床医务人员采用了大量的治疗干预措施，但我们更像是老师的角色，因为几乎所有治疗管理都包含了教育。这在 Anna 的管理和此回答中是很明显的。在第一章中，我们将推理策略"教学推理"定义为"与个性化和情境敏感性教学的规划、执行和评估相关的推理，包括概念理解教育（如诊断、疼痛）和身体表现教育（如运动、姿势、运动技术矫正）"。治疗性疼痛神经科学教育的目的是帮助 Anna 重新认识她的疼痛。当我们帮助患者对他们的疼痛（和失能）建立新的概念时，我们是在有效地努力促进个人通过深度学习进行改变，而不是肤浅的理解。这里讨论的有效的疼痛神经科学教育的 3 个必要条件都有助于优化深度学习。当学习者必须处理信息时，深度学习并希望改变是很容易的。在大学中有策略性地使用问题和讨论是肌肉骨骼临床推理的良好培训的基础，同样 Anna 对疼痛神经科学教育的理解也为提出问题（即信息处理）和明确疼痛观念的重新评估提供了机会。教育必须是合理和有益的，这一要求强调了对患者特定教育的重要性。虽然有很好的关于疼痛教育的资源，与这个回答中强调的"教学推理"策略相一致，但这些需要在患者的故事或环境背景下进行，这样的教育对患者才有意义。

压力管理

许多慢性 WAD 患者，包括 Anna 在处理日常压力方面有很大的问题。这并不奇怪，因为慢性 WAD 患者的生理应激反应系统功能失调（Radanov et al., 1991; Radanov et al., 1993; Sterling et al., 2003a; Sterling and Kenardy, 2006; McLean, 2011; Gaab et al., 2005），包括短期应激反应系统（即交感神经系统）和长期应激反应系统（即下丘脑 – 垂体 – 肾上腺轴）。因此，我们将提高 Anna 应对压力的能力作为首要治疗目标。

Anna 共来过我们诊所 15 次：第 1 次为评估，之后接受了 14 次物理治疗（手法治疗），历时 6 个月。在 14 次治疗中，有 7 次是致力于启动或跟进压力管理，包括对基础生物学应激反应系统及中枢性疼痛机制与 CS 相互作用的解说，教会她压力管理的技巧（Nijs et al., 2011）并指导她逐渐在日常生活中应用这些技巧。

分级活动及运动治疗

疼痛神经科学教育为 Anna 在日常（躯体）活动和运动治疗中提供了一种依时间而改变、以认知为目标的方法。疼痛神经科学教育是一个持续的过程，始于 Anna 最初的咨询，并在她的活动和基于运动的长期康复期间一直持续（Nijs et al., 2011b）。这需要花时间来讨论 Anna 在日常活动和运动中对疼痛新理解的应用。理解现代疼痛神经科学意味着深度学习，而在日常生活中应用疼痛神经科学意味着患者的深刻的行为改变。作为肌肉骨骼临床医务人员，我们的工作就是引导患者完成此行为过程。事实上，这是一个非常激动人心的旅程，每次对每个新患者来说都是不同的。

分级活动首先是根据 Anna 的目标选择活动。最初分级是根据她在 2 个"基线"周内对自己表现的监测来确定的。我们要求她在接下来的 2 周内至少完成 3 次她所选择的活动（如步行），并观察她能坚持多久。我们告知她只要活动对她来说是"有趣的"，就可以进行（放弃依症状而定的方法来进行活动）。2 周后 Anna 回来告诉我们，她在过去的 2 周中已经完成了 4 次步行，而且步行时间变化很大（10 分钟、7 分钟、27 分钟和 19 分钟）。步行时间的基线确定是根据这 4 个数字的平均值来确定的（也就是 18 分钟），她被要求表明她想要走多长时间（3 小时）、需要多长时间可以实现这一目标（3 个月内）。有了这些信息，我们向 Anna 解释了如何设计她的分级活动以便在指定的时间内达到这个目标。她有 3 个月的时间将她的步行时间从 18 分钟增加到 180 分钟，意味着在 12 周内就要完成 162 个分级步行（180–18=162）或每周 13.5 分钟，或每 2 周 27 分钟。

除给她的日常活动分级外，我们还采用了运动治疗。然而，在第 7 次治疗前（开始治疗后 2.5 个月），并没有对她的深层颈椎屈肌的神经肌肉控制进行专门的运动治疗。因此，神经肌肉控制训练在 Anna 接受适应性疼痛信念之后开始。改善 Anna 的颈部神经肌肉控制的运动治疗被作为认知导向运动进行提供，其他相关文献有详细描述（Nijs et al., 2014b）。这包括使用运动想象（motor imagery）进行新练习，并将其与依时间而定的不断增加复杂性的进阶训练整合在一起，并在不同的环境和情景中进行练习，以最大限度地迁移到日常情景中（Nijs et al., 2014b）。

"以认知为目标"不仅意味着依时间而变的运动干预，还包括处理 Anna 在运动期间她对问题的认知，使她形成运动对疼痛和治疗结果有影响的积极看法。因此，我们经常和 Anna 坐下来讨论她对每项运动的看法，包括运动的预期后果（如疼痛增加、脊椎进一步损伤），同时挑战 Anna 对运动的认知。这种持续的交流有助于在实际的运动干预中应用在治疗性疼痛神经科学教育预备阶段学到的原则（Nijs et al., 2014b）。

对于高度恐惧的活动，如全范围使用颈部运动（如走路时向上看），Anna 的运动治疗通过应用"无危险暴露"的原则来处理与运动相关的疼痛记忆（Nijs et al., 2015）。也就是说，通过解决 Anna 对运动的感知，通过挑战她恐惧的本质和背后的原因确保运动的安全性，增加她成功完成运动的信心，降低了运动的危险预期（威胁级别）。例如，在首次进行这些运动时，我们讨论了 Anna 对运动的看法，我们讨论了如何通过网络获得她的运动体验（运动后随访）（Nijs, 2014），以及在其他地方获得在手法治疗实践中使用运动治疗疼痛记忆的相关再训练的更多信息（Nijs et al., 2015）。

推理问题

7. 希望基于关注认知和情绪的分级活动和运动治疗能让 Anna 增加她的活动水平；反过来，在理想情况下，她的生活参与水平也会增加。你是否能讨论一下支持活动分级的认知行为应用的神经生理学理论及运动治疗对 CS 的潜在影响？

关于推理问题的回答

许多研究表明，对适应不良性疼痛的认知（疼痛灾难化、焦虑、抑郁和对疼痛的预期）与 CS 的评估之间存在关联（Burgmer et al., 2011; Gracely et al., 2004; Sjors et al., 2011; Vase et al., 2011）。为了解决认知－情绪敏化（cognitive-emotional sensitization）问题，认知行为疗法等干预措施针对的是对适应不良性疼痛的认知。疼痛神经科学教育促使患者应用认知行为策略来应对疼痛。例如，我们向 Anna 解释，她几乎不可能控制（限制）外周伤害性感受的输入，但可能通过自上而下的机制来施加意志控制。事实上，我们应用认知行为疗法（包括分级活动）来治疗 Anna 的慢性颈痛，以帮助她提高对疼痛的认知和情感反应的自制力。

这样做是为了使大脑协调自上而下的疼痛易化通路失活（brain-orchestrated top-down pain-facilitatory pathways）。在慢性疼痛患者接受认知行为疗法后，中枢神经系统兴奋性降低（Ang et al., 2010）、前额叶皮质体积增加（de Lange et al., 2008）。然而，还需要更多的研究来检验认知行

为疗法在治疗 CS 疼痛中的真正价值。

除对认知－情绪敏化的潜在影响外，一般性运动治疗（包括躯体活动分级）有能力激活慢性疼痛患者的大脑协同内源性镇痛机制（Nijs et al., 2012）。在健康人和一些慢性疼痛患者中，包括慢性腰痛患者（Hoffman et al., 2005; Meeus et al., 2010b）、肩部肌痛（Lannersten and Kosek, 2010）和类风湿关节炎患者（Meeus et al., 2014），运动可以激活下行疼痛抑制作用，称为运动诱导的内源性镇痛机制（Koltyn, 2000）。然而，一些 CS 疼痛患者，包括慢性 WAD（Van Oosterwijck et al., 2012）、慢性疲劳综合征（Van Oosterwijck et al., 2010）和纤维肌痛（Lannersten and Kosek, 2010）患者在运动后无法激活内源性镇痛机制（Nijs et al., 2012）。虽然 Anna 被诊断为慢性 WAD，但她能够通过一个简短、低强度、分级的骑行测试（参见本章前面的"临床检查"）来激活内源性镇痛，这支持了我们对 Anna 的治疗采用躯体活动水平分级和运动治疗。

临床推理评注

评估和管理的推理都应具备理论基础并需要理想的高级证据支持。物理治疗的临床鉴别和适应不良性中枢敏化的治疗管理的理念仍相对较新，需要进一步验证。已经概述了支持在 Anna 的临床表现中诊断为 CS 疼痛的理论和研究，提出了以神经生理学理论为基础的分级活动和运动治疗的认知行为应用对 CS 影响的证据，包括激活 Anna 的内源性镇痛能力的创新性临床评估。

临床结局及结论

虽然早期的治疗过程缓慢且相当困难，但 Anna 对治疗的反应良好。她的健康状况明显改善，以至于我们不得不在治疗过程中解决她对复发的恐惧。最显著的进展并不是在疼痛的严重程度方面，即使她的颈部疼痛在整个治疗过程中有所减轻，在完成治疗 3 年后仍有轻微疼痛，但在功能方面真正得到了改善。家庭活动能力、与家人和朋友一起享受闲暇时光、享

受工作等能力明显提高。

治疗的关键部分可能是改变她对疼痛的认知和信念。如果她不知道她的颈部没有任何问题，也不知道使用／活动她的颈部是完全安全的，就不可能接受对她的运动和活动进行分级。疼痛神经科学教育及由此产生的对疼痛的重新认识不是终点，而是治疗中的更积极部分的起点，不仅包括运动和活动干预，还包括压力管理模块。然而，并不是所有患者都对这种治疗反应积极。慢性 WAD 的保守治疗仍是一

个微妙的问题，仍在争论中（Michaleff et al., 2014; Nijs and Ickmans, 2014），但由于当代神经科学在手法治疗实践中的应用，这一研究已取得了进展。

致谢

感谢比利时科学技术创新署（The Agency for Innovation by Science and Technology, IWT）——应用生物医学研究项目（Applied Biomedical Research Program, TBM）博士研究员 Anneleen Malfliet。感谢荷兰欧洲学院消除淋巴水肿治疗专业基金主席 Jo Nijs。

（敖学恒 译，

李长江 谭同才 廖麟荣 审校）

参考文献

Anderson, S.E., Boesch, C., Zimmermann, H., Busato, A., Hodler, J., Bingisser, R., et al., 2012. Are there cervical spine findings at MR imaging that are specific to acute symptomatic whiplash injury? A prospective controlled study with four experienced blinded readers. Radiology 262, 567–575.

Ang, D.C., Chakr, R., Mazzuca, S., France, C.R., Steiner, J., Stump, T., 2010. Cognitive-behavioral therapy attenuates nociceptive responding in patients with fibromyalgia: a pilot study. Arthritis Care Res (Hoboken) 62, 618–623.

Ashina, S., Bendtsen, L., Ashina, M., 2005. Pathophysiology of tension-type headache. Curr. Pain Headache Rep. 9, 415–422.

Bogduk, N., 2011. On cervical zygapophysial joint pain after whiplash. Spine 36, S194–S199.

Broadbent, E., Petrie, K.J., Main, J., Weinman, J., 2006. The brief illness perception questionnaire. J. Psychosom. Res. 60, 631–637.

Burgmer, M., Petzke, F., Giesecke, T., Gaubitz, M., Heuft, G., Pfleiderer, B., 2011. Cerebral activation and catastrophizing during pain anticipation in patients with fibromyalgia. Psychosom. Med. 73, 751–759.

Butler, D., Moseley, G.L., 2003. Explain pain. NOI Group Publishing, Adelaide.

Cagnie, B., Dewitte, V., Barbe, T., Timmermans, F., Delrue, N., Meeus, M., 2013. Physiologic effects of dry needling. Curr. Pain Headache Rep. 17, 348.

Coombes, B.K., Bisset, L., Vicenzino, B., 2012. Thermal hyperalgesia distinguishes those with severe pain and disability in unilateral lateral epicondylalgia. Clin. J. Pain 28, 595–601.

Curatolo, M., Bogduk, N., Ivancic, P.C., McLean, S.A., Siegmund, G.P., Winkelstein, B.A., 2011. The role of tissue damage in whiplash-associated disorders: discussion paper 1. Spine 36, S309–S315.

Daenen, L., Nijs, J., Raadsen, B., Roussel, N., Cras, P., Dankaerts, W., 2013a. Cervical motor dysfunction and its

predictive value for long-term recovery in patients with acute whiplash-associated disorders: a systematic review. J. Rehabil. Med. 45, 113–122.

Daenen, L., Nijs, J., Roussel, N., Wouters, K., Van Loo, M., Cras, P., 2013b. Dysfunctional pain inhibition in patients with chronic whiplash-associated disorders: an experimental study. Clin. Rheumatol. 32, 23–31.

De Lange, F.P., Koers, A., Kalkman, J.S., Bleijenberg, G., Hagoort, P., Van Der Meer, J.W., et al., 2008. Increase in prefrontal cortical volume following cognitive behavioural therapy in patients with chronic fatigue syndrome. Brain 131, 2172–2180.

Dong, L., Quindlen, J.C., Lipschutz, D.E., Winkelstein, B.A., 2012. Whiplash-like facet joint loading initiates glutamatergic responses in the DRG and spinal cord associated with behavioral hypersensitivity. Brain Res. 1461, 51–63.

Elliott, J.M., O'Leary, S., Sterling, M., Hendrikz, J., Pedler, A., Jull, G., 2010. Magnetic resonance imaging findings of fatty infiltrate in the cervical flexors in chronic whiplash. Spine 35, 948–954.

Fernandez-Carnero, J., Fernandez-De-Las-Penas, C., De La Llave-Rincon, A.I., Ge, H.Y., Arendt-Nielsen, L., 2009. Widespread mechanical pain hypersensitivity as sign of central sensitization in unilateral epicondylalgia: a blinded, controlled study. Clin. J. Pain 25, 555–561.

Filatova, E., Latysheva, N., Kurenkov, A., 2008. Evidence of persistent central sensitization in chronic headaches: a multi-method study. J. Headache Pain 9, 295–300.

Gaab, J., Baumann, S., Budnoik, A., Gmunder, H., Hottinger, N., Ehlert, U., 2005. Reduced reactivity and enhanced negative feedback sensitivity of the hypothalamus-pituitary-adrenal axis in chronic whiplash-associated disorder. Pain 119, 219–224.

Gracely, R.H., Geisser, M.E., Giesecke, T., Grant, M.A., Petzke, F., Williams, D.A., et al., 2004. Pain catastrophizing and neural responses to pain among persons with fibromyalgia. Brain 127, 835–843.

Haanpää, M., Treede, R., 2010. Diagnosis and classification of neuropathic pain. Pain Clinical Updates XVII (7).

Hoffman, M.D., Shepanski, M.A., Mackenzie, S.P., Clifford, P.S., 2005. Experimentally induced pain perception is acutely reduced by aerobic exercise in people with chronic low back pain. J. Rehabil. Res. Dev. 42, 183–190.

Jull, G., Sterling, M., Kenardy, J., Beller, E., 2007. Does the presence of sensory hypersensitivity influence outcomes of physical rehabilitation for chronic whiplash? A preliminary RCT. Pain 129, 28–34.

Jull, G.A., O'Leary, S.P., Falla, D.L., 2008. Clinical assessment of the deep cervical flexor muscles: the craniocervical flexion test. J. Manipulative Physiol. Ther. 31, 525–533.

Koltyn, K.F., 2000. Analgesia following exercise: a review. Sports Med. 29, 85–98.

Lannersten, L., Kosek, E., 2010. Dysfunction of endogenous pain inhibition during exercise with painful muscles in patients with shoulder myalgia and fibromyalgia. Pain 151, 77–86.

Lluch Girbes, E., Nijs, J., Torres-Cueco, R., Lopez Cubas, C., 2013. Pain treatment for patients with osteoarthritis and central sensitization. Phys. Ther. 93, 842–851.

Louw, A., Diener, I., Butler, D.S., Puentedura, E.J., 2011. The effect of neuroscience education on pain, disability, anxiety, and stress in chronic musculoskeletal pain. Arch. Phys. Med. Rehabil. 92, 2041–2056.

Louw, A., Puentedura, E., Schmidt, S., Zimney, K., 2018. Pain Neuroscience Education, vol. 2. OPTP, Minneapolis, MN.

Mayer, T.G., Neblett, R., Cohen, H., Howard, K.J., Choi, Y.H., Williams, M.J., et al., 2012. The development and psychometric validation of the central sensitization inventory. Pain Pract. 12, 276–285.

McLean, S.A., 2011. The potential contribution of stress systems to the transition to chronic whiplash-associated disorders. Spine 36, S226–S232.

Meeus, M., Hermans, L., Ickmans, K., Struyf, F., Van Cauwenbergh, D., Bronckaerts, L., et al., 2014. Endogenous pain modulation in response to exercise in patients with rheumatoid arthritis, patients with chronic fatigue syndrome and comorbid fibromyalgia, and healthy controls: a double-blind randomized controlled trial. Pain Pract. 15 (2), 98–106.

Meeus, M., Nijs, J., Van De Wauwer, N., Toeback, L., Truijen, S., 2008. Diffuse noxious inhibitory control is delayed in chronic fatigue syndrome: an experimental study. Pain 139, 439–448.

Meeus, M., Nijs, J., Van Oosterwijck, J., Van Alsenoy, V., Truijen, S., 2010a. Pain physiology education improves pain beliefs in patients with chronic fatigue syndrome compared with pacing and self-management education: a double-blind randomized controlled trial. Arch. Phys. Med. Rehabil. 91, 1153–1159.

Meeus, M., Roussel, N.A., Truijen, S., Nijs, J., 2010b. Reduced pressure pain thresholds in response to exercise in chronic fatigue syndrome but not in chronic low back pain: an experimental study. J. Rehabil. Med. 42, 884–890.

Meeus, M., Vervisch, S., De Clerck, L.S., Moorkens, G., Hans, G., Nijs, J., 2012. Central sensitization in patients with rheumatoid arthritis: a systematic literature review. Semin. Arthritis Rheum. 41, 556–567.

Mejuto-Vazquez, M.J., Salom-Moreno, J., Ortega-Santiago, R., Truyols-Dominguez, S., Fernandez-De-Las-Penas, C., 2014. Short-term changes in neck pain, widespread pressure pain sensitivity, and cervical range of motion after the application of trigger point dry needling in patients with acute mechanical neck pain: a randomized clinical trial. J. Orthop. Sports Phys. Ther. 44 (4), 252–260.

Meyer, R.A., Campbell, I.T., Raja, S.N., 1995. Peripheral neural mechanisms of nociception. In: Wall, P.D., Melzack, R. (Eds.), Textbook of pain, third ed. Churchill Livingstone, Edinburgh.

Michaleff, Z.A., Maher, C.G., Lin, C.W., Rebbeck, T., Jull, G., Latimer, J., et al., 2014. Comprehensive physiotherapy exercise programme or advice for chronic whiplash (PROMISE): a pragmatic randomised controlled trial. Lancet 384, 133–141.

Moseley, G.L., 2003. Unraveling the barriers to reconceptualization of the problem in chronic pain: the actual and perceived ability of patients and health professionals to understand the neurophysiology. J. Pain 4, 184–189.

Moseley, G.L., 2004. Evidence for a direct relationship between cognitive and physical change during an education intervention in people with chronic low back pain. Eur. J. Pain 8, 39–45.

Moseley, G.L., Butler, D.S., 2017. Explain Pain Supercharged. The Clinician's Handbook. Noigroup publishing, Adelaide, Australia.

Neblett, R., Cohen, H., Choi, Y., Hartzell, M.M., Williams, M., Mayer, T.G., et al., 2013. The Central Sensitization Inventory (CSI): establishing clinically significant values for identifying central sensitivity syndromes in an outpatient chronic pain sample. J. Pain 14, 438–445.

Nijs, J., 2014. Retraining pain memories in chronic pain patients: the next generation of exercise therapy. Pain in Motion. Available at: http://www.paininmotion.be/EN/RetrainingPainMemoriesEnglish.html. (Accessed 8 November 2017).

Nijs, J., Ickmans, K., 2014. Chronic whiplash-associated disorders: to exercise or not? Lancet 384, 109–111.

Nijs, J., Kosek, E., Van Oosterwijck, J., Meeus, M., 2012. Dysfunctional endogenous analgesia during exercise in patients with chronic pain: to exercise or not to exercise? Pain

Physician 15, ES205–ES213.

Nijs, J., Lluch Girbés, E., Lundberg, M., Malfliet, A., Sterling, M., 2015. Exercise therapy for chronic musculoskeletal pain: innovation by altering pain memories. Man. Ther. 20 (1), 216–220.

Nijs, J., Malfliet, A., Ickmans, K., Baert, I., Meeus, M., 2014a. Treatment of central sensitization in patients with 'unexplained' chronic pain: an update. Expert Opin. Pharmacother. 1–13.

Nijs, J., Meeus, M., Cagnie, B., Roussel, N.A., Dolphens, M., Van Oosterwijck, J., et al., 2014b. A modern neuroscience approach to chronic spinal pain: combining pain neuroscience education with cognition-targeted motor control training. Phys. Ther. 94, 730–738.

Nijs, J., Meeus, M., Van Oosterwijck, J., Ickmans, K., Moorkens, G., Hans, G., et al., 2012c. In the mind or in the brain? Scientific evidence for central sensitisation in chronic fatigue syndrome. Eur. J. Clin. Invest. 42, 203–212.

Nijs, J., Meeus, M., Van Oosterwijck, J., Roussel, N., De Kooning, M., Ickmans, K., et al., 2011a. Treatment of central sensitization in patients with 'unexplained' chronic pain: what options do we have? Expert Opin. Pharmacother. 12, 1087–1098.

Nijs, J., Paul Van Wilgen, C., Van Oosterwijck, J., Van Ittersum, M., Meeus, M., 2011b. How to explain central sensitization to patients with 'unexplained' chronic musculoskeletal pain: practice guidelines. Man. Ther. 16, 413–418.

Nijs, J., Torres-Cueco, R., van Wilgen, C.P., Girbes, E.L., Struyf, F., Roussel, N., et al., 2014a. Applying modern pain neuroscience in clinical practice: criteria for the classification of central sensitization pain. Pain Physician 17, 447–457.

Nijs, J., Van Houdenhove, B., 2009. From acute musculoskeletal pain to chronic widespread pain and fibromyalgia: application of pain neurophysiology in manual therapy practice. Man. Ther. 14 (1), 3–12.

Nijs, J., Van Houdenhove, B., Oostendorp, R.A., 2010. Recognition of central sensitization in patients with musculoskeletal pain: application of pain neurophysiology in manual therapy practice. Man. Ther. 15, 135–141.

Nijs, J., Van Oosterwijck, J., De Hertogh, W., 2009. Rehabilitation of chronic whiplash: treatment of cervical dysfunctions or chronic pain syndrome? Clin. Rheumatol. 28, 243–251.

Pain in Motion. 2016a. Pain neuroscience education: slides for supporting/illustrating your explanation (English version). Available at: http://www.paininmotion.be/sem-PainPhysiologyEducationEnglish.pdf. (Accessed 8 November 2017).

Pain in Motion. 2016b. Information leaflet to read at home available in French and Italian. Available at http://www.paininmotion.be/education/tools-for-clinical-practice. (Accessed 8 November 2017).

Pain in Motion. 2016c. www.paininmotion.be. (Accessed 8 November 2017).

Paul, T.M., Soo Hoo, J., Chae, J., Wilson, R.D., 2012. Central hypersensitivity in patients with subacromial impingement syndrome. Arch. Phys. Med. Rehabil. 93, 2206–2209.

Perrotta, A., Serrao, M., Sandrini, G., Burstein, R., Sances, G., Rossi, P., et al., 2010. Sensitisation of spinal cord pain processing in medication overuse headache involves supraspinal pain control. Cephalalgia 30, 272–284.

Price, D.D., Staud, R., Robinson, M.E., Mauderli, A.P., Cannon, R., Vierck, C.J., 2002. Enhanced temporal summation of second pain and its central modulation in fibromyalgia patients. Pain 99, 49–59.

Radanov, B.P., Di Stefano, G., Schnidrig, A., Ballinari, P., 1991. Role of psychosocial stress in recovery from common whiplash [see comment]. Lancet 338, 712–715.

Radanov, B.P., Di Stefano, G., Schnidrig, A., Sturzenegger, M., 1993. Psychosocial stress, cognitive performance and disability after common whiplash. J. Psychosom. Res. 37, 1–10.

Raphael, K.G., Janal, M.N., Anathan, S., Cook, D.B., Staud, R., 2009. Temporal summation of heat pain in temporomandibular disorder patients. J. Orofac. Pain 23, 54–64.

Roelofs, J., Peters, M.L., McCracken, L., Vlaeyen, J.W., 2003. The pain vigilance and awareness questionnaire (PVAQ): further psychometric evaluation in fibromyalgia and other chronic pain syndromes. Pain 101, 299–306.

Roussel, N.A., Nijs, J., Meeus, M., Mylius, V., Fayt, C., Oostendorp, R., 2013. Central sensitization and altered central pain processing in chronic low back pain: fact or myth? Clin. J. Pain 29, 625–638.

Seifert, F., Maihofner, C., 2009. Central mechanisms of experimental and chronic neuropathic pain: findings from functional imaging studies. Cell. Mol. Life Sci. 66, 375–390.

Shah, J.P., Danoff, J.V., Desai, M.J., Parikh, S., Nakamura, L.Y., Phillips, T.M., et al., 2008. Biochemicals associated with pain and inflammation are elevated in sites near to and remote from active myofascial trigger points. Arch. Phys. Med. Rehabil. 89, 16–23.

Shah, J.P., Gilliams, E.A., 2008. Uncovering the biochemical milieu of myofascial trigger points using in vivo microdialysis: an application of muscle pain concepts to myofascial pain syndrome. J Bodyw Mov Ther 12, 371–384.

Siemonsma, P.C., Schroder, C.D., Dekker, J.H., Lettinga, A.T., 2008. The benefits of theory for clinical practice: cognitive treatment for chronic low back pain patients as an illustrative example. Disabil. Rehabil. 30, 1309–1317.

Siemonsma, P.C., Schroder, C.D., Roorda, L.D., Lettinga, A.T., 2010. Benefits of treatment theory in the design of explanatory trials: cognitive treatment of illness perception in chronic low back pain rehabilitation as an illustrative example. J. Rehabil. Med. 42, 111–116.

Siemonsma, P.C., Stuive, I., Roorda, L.D., Vollebregt, J.A., Walker, M.F., Lankhorst, G.J., et al., 2013. Cognitive treatment of illness perceptions in patients with chronic low back pain: a randomized controlled trial. Phys. Ther. 93, 435–448.

Sjors, A., Larsson, B., Persson, A.L., Gerdle, B., 2011. An increased response to experimental muscle pain is related to psychological status in women with chronic non-traumatic neck-shoulder pain. BMC Musculoskelet. Disord. 12, 230.

Smith, A.D., Jull, G., Schneider, G., Frizzell, B., Hooper, R.A., Sterling, M., 2013. A comparison of physical and psychological features of responders and non-responders to cervical facet blocks in chronic whiplash. BMC Musculoskelet. Disord. 14, 313.

Smith, A.D., Jull, G., Schneider, G., Frizzell, B., Hooper, R.A., Sterling, M., 2014. Cervical radiofrequency neurotomy reduces central hyperexcitability and improves neck movement in individuals with chronic whiplash. Pain Med. 15, 128–141.

Spitzer, W.O., Skovron, M.L., Salmi, L.R., Cassidy, J.D., Duranceau, J., Suissa, S., et al., 1995. Scientific monograph of the Quebec Task Force on Whiplash-Associated Disorders: redefining "whiplash" and its management. Spine 20, 1S–73S.

Staud, R., Craggs, J.G., Perlstein, W.M., Robinson, M.E., Price, D.D., 2008. Brain activity associated with slow temporal summation of C-fiber evoked pain in fibromyalgia patients and healthy controls. Eur. J. Pain 12, 1078–1089.

Sterling, M., Jull, G., Vicenzino, B., Kenardy, J., 2003a. Sensory hypersensitivity occurs soon after whiplash injury and is associated with poor recovery. Pain 104, 509–517.

Sterling, M., Jull, G., Vicenzino, B., Kenardy, J., 2004. Characterization of acute whiplash-associated disorders. Spine 29, 182–188.

Sterling, M., Jull, G., Vicenzino, B., Kenardy, J., Darnell, R., 2003b. Development of motor system dysfunction following whiplash injury. Pain 103, 65–73.

Sterling, M., Kenardy, J., 2006. The relationship between sensory and sympathetic nervous system changes and posttraumatic stress reaction following whiplash injury–a prospective study. J. Psychosom. Res. 60, 387–393.

Stone, A.M., Vicenzino, B., Lim, E.C., Sterling, M., 2013. Measures of central hyperexcitability in chronic whiplash associated disorder–a systematic review and meta-analysis. Man. Ther. 18, 111–117.

Sullivan, M.J.L., Bishop, S.R., Pivik, J., 1995. The pain catastrophizing scale: development and validation. Psychol Asses 7, 524–532.

Treede, R.D., Jensen, T.S., Campbell, J.N., Cruccu, G., Dostrovsky, J.O., Griffin, J.W., et al., 2008. Neuropathic pain: redefinition and a grading system for clinical and research purposes. Neurology 70, 1630–1635.

Van Oosterwijck, J., Meeus, M., Paul, L., De Schryver, M., Pascal, A., Lambrecht, L., et al., 2013a. Pain physiology education improves health status and endogenous pain inhibition in fibromyalgia: a double-blind randomized controlled trial. Clin. J. Pain 29 (10), 873–882.

Van Oosterwijck, J., Nijs, J., Meeus, M., Lefever, I., Huybrechts, L., Lambrecht, L., et al., 2010. Pain inhibition and postexertional malaise in myalgic encephalomyelitis/chronic fatigue syndrome: an experimental study. J. Intern. Med. 268, 265–278.

Van Oosterwijck, J., Nijs, J., Meeus, M., Paul, L., 2013b. Evidence for central sensitization in chronic whiplash: a systematic literature review. Eur. J. Pain 17, 299–312.

Van Oosterwijck, J., Nijs, J., Meeus, M., Truijen, S., Craps, J., Van De Keybus, N., et al., 2011. Pain neurophysiology education improves cognitions, pain thresholds and movement performance in people with chronic whiplash: a pilot study. J. Rehabil. Res. Dev. 48, 43–58.

Van Oosterwijck, J., Nijs, J., Meeus, M., Van Loo, M., Paul, L., 2012. Lack of endogenous pain inhibition during exercise in people with chronic whiplash associated disorders: an experimental study. J. Pain 13 (3), 242–254.

Van Wilgen, C.P., Konopka, K.H., Keizer, D., Zwerver, J., Dekker, R., 2011. Do patients with chronic patellar tendinopathy have an altered somatosensory profile? - A Quantitative Sensory Testing (QST) study. Scand. J. Med. Sci. Sports 23 (2), 149–155.

Van Wilgen, P., Beetsma, A., Neels, H., Roussel, N., Nijs, J., 2014. Physical therapists should integrate illness perceptions in their assessment in patients with chronic musculoskeletal pain; a qualitative analysis. Man. Ther. 19, 229–234.

Vase, L., Nikolajsen, L., Christensen, B., Egsgaard, L.L., Arendt-Nielsen, L., Svensson, P., et al., 2011. Cognitiveemotional sensitization contributes to wind-up-like pain in phantom limb pain patients. Pain 152, 157–162.

Wall, B., Melzack, R., 1994. Textbook of pain. Elsevier, London.

Woolf, C.J., 2011. Central sensitization: implications for the diagnosis and treatment of pain. Pain 152, S2–S15.

Yarnitsky, D., 2010. Conditioned pain modulation (the diffuse noxious inhibitory control-like effect): its relevance for acute and chronic pain states. Curr. Opin. Anaesthesiol. 23, 611–615.

Zusman, M., 2002. Forebrain-mediated sensitization of central pain pathways: 'non-specific' pain and a new image for MT. Man. Ther. 7, 80–88.

第二十六章

足球运动员的胸椎疼痛：一种联合运动理论方法

Christopher McCarthy • Darren A. Rivett

本案例使用联合运动理论（combined movement theory, CMT）的原则作为临床推理方法的依据。CMT 是由 Brian Edwards（1992）提出的"联合运动"（combined movements）概念发展而来的。该概念是关节被动活动的一种方法，也与 Maitland 手法治疗概念（Maitland concept of manual therapy）相关联（Maitland，1986）。

第一次就诊

现病史

Rohan 是一名 21 岁的半职业足球运动员，他踢的是左边锋（左翼）。这个位置需要大量的跑动，同时需要胸椎和颈椎不断向右旋转，因为他要观察来球。Rohan 在 6 个月前检查时，出现胸椎中段、右侧疼痛 1 月余。他主诉通常在运动结束后 1 小时疼痛最严重，口述痛觉评分可达到 5 分（0 分是不疼，10 分是可想象到的最严重的疼痛）。其他时候他感到局部僵硬，并伴有轻度疼痛（3 分）。他否认有任何神经动力敏感性的表现，也没有腰部、肩部或颈部功能障碍的症状。Rohan 通常每天进行 2~3 小时的足球训练，并在俱乐部物理治

疗师的指导下进行举重和有氧运动训练。

症状表现

Rohan 主诉，他站立超过 30 分钟、无靠背支撑坐 1 小时左右时疼痛逐渐加重。

他演示了躯干伸展和右侧旋转的动作如何激发了疼痛，并与在比赛中产生的一样。疼痛没有随着深吸气而改变。热疗和体前屈、左旋转的牵伸会暂时缓解症状。值得注意的是，Rohan 主诉，他发现轻轻触摸受影响的区域会诱发疼痛（痛觉超敏），包括局部和整个胸椎中部的左、右两侧。

诊疗经过

在此之前，Rohan 接受了俱乐部的物理治疗师对其脊椎局部进行关节松动的治疗，疼痛有 1 天的短暂缓解，然后又恢复到以前的状态。治疗方法包括在俯卧中立位下进行 T_7/T_8 和 T_8/T_9 关节突关节的单侧后 – 前（posterior-anterior, PA）向关节松动和高速整复技术（high-velocity thrust manipulation）。由于症状没有改善，而且在每场比赛后都会重新出现，Rohan 接受了磁共振成像（MRI）检查。4 周的非甾体抗炎药治疗也没有效果。

一般健康状况

没有神经根或脊髓损伤的相关症状，也没有与脊柱癌症、骨折或感染相关的危险信号（特别是夜间痛、夜间盗汗、体重减轻或躯干、四肢神经功能障碍的病史）。不存在可能由炎症引起的明显胸椎晨僵。Rohan 以前没有胸痛，但有右膝前疼痛的病史，为此物理治疗师曾指导他进行右侧臀中肌、臀大肌、髋关节外旋肌和阔筋膜张肌牵伸，以缓解这一部分的肌张力。

Rohan 对他的疼痛为什么持续存在感到轻微焦虑，但 MRI 检查的阴性结果消除了他的焦虑。他在康复过程中没有表现出明显的社会心理障碍。

推理问题

1. 你能解释一下 CMT 方法的理论基础吗？简单地说，通过运动来改善患者疼痛的机制是什么？

关于推理问题的回答

从本质上讲，CMT 强调在被动或主动关节松动中起始位置的重要性，并强调临床推理过程，将起始位置的变化作为疗效和转归的一部分（Edwards, 1999; McCarthy, 2010）。

这种方法可能对那些"伤害感受性疼痛"导致功能障碍的患者最有效，这种感觉对运动方向敏感，通常称为"机械性表现"。一般来说，机械性表现包括重现局部和牵涉痛的一系列动作，以及减少这些症状的相反动作。与大多数手法治疗的方法类似，当其他类型的疼痛占主导地位时，如周围神经病理性疼痛或伤害感受可塑性疼痛（McCarthy, 2010），通常效果不佳。

CMT 方法建议将严重疼痛患者置于与导致症状产生的体位相反的位置，在该位置进行被动或主动运动可有效缓解疼痛。理论上，通过机械感受器的传入刺激激活一个（交感神经兴奋）快速反应的下行抑制性疼痛机制。因此，伤害感受性疼痛可以通过这种方式迅速减轻，但这种方法的镇痛效果会随着重复的刺激而趋于平稳，因为患者会适应。在这个关键时刻，治疗需要逐步向刺激症状出现的运动方向进阶。通过改变治疗的起始位置，使患者对疼痛或敏感的动作产生适应、脱敏，从而产生治疗作用。从本质上讲，接受 CMT 治疗的患者是通过一个逐步暴露于特定敏感运动方向的过程来进行。

相反，在疼痛不严重的情况下，CMT 使用的起始位置往往是在关节活动范围末端，而不是在一个更靠近中线或中立位的体位。通过这种方式，CMT 有意地通过高阈值机械感受器（Ⅲ / Ⅳ 型）传入的信息来激发患者的症状。一般情况下，这些感受器处于休眠状态，只有强大的压力才能激活。但当它们被局部炎症敏化后，很小的刺激就能把它们激活（Pickar, 2002）。由脑干背侧中脑导管周围灰质区调节的下行抑制性疼痛机制对这种机械传入刺激特别敏感，可以通过深压和大强度牵伸来诱发（Kaufman et al., 2002）。

图 26.1 展示了一个典型的 CMT 治疗进程。该图描述了再现症状的联合运动（初始联合运动）及患者最敏感的运动方向（初始动作）。围绕着图表的箭头是治疗的方向，是激惹动作逐步暴露的过程。当患者不那么敏感时（即不是在剧烈疼痛时），围绕图表逆时针方向的进程确保最敏感的运动处于最末阶段。因此，CMT 方法的第一阶段要求患者远离疼痛，并进行下行抑制性疼痛机制的激活，第二阶段包括对敏感动作的适应，通过治疗起始位置的改变使刺激逐渐增加；最后在第三阶段采用关节松动，促进运动进入受损活动范围，从而刺激和被动延长可能造成损伤的组织。在最后阶段计划的支持下，使相关组织在数周内继续重塑。对于不严重的临床症状，评估和治疗将发生在简单的主要联合运动。

推理问题

2. 关于 Rohan 的症状来源、症状持续及他对之前治疗的短暂反应，你最初的想法是什么？

关于推理问题的回答

最初的印象是 Rohan 对一些特定方向上的运动敏感，导致了右胸中部脊柱区域局部疼痛。

很明显，特定的运动以一种可靠的、可重复的方式改变了症状。敏感的运动模式与在脊柱的某些组织中产生张力的典型运动模式相匹配，这可能为被动活动治疗的方向和位置提供基础信息。在此之前，局部被动活动已经应用于疼痛区域，从而在短期内减轻了运动治疗和训练后的典型疼痛（Koes et al., 1991; Martinez-Segura et al., 2012; O'Leary et al., 2007）。尽管重复出现疼痛减轻，但对运动方向的敏感性并没有彻底消失。这表明运动障碍仍然存在，正常的运动尚未恢复，或者针对障碍的治疗作用是暂时的，参与竞赛的功能需求仍会诱发疼痛。

除提供机械感觉传入刺激以激活下行的疼痛抑制外，运动治疗还可以提供一个进一步暴露敏感方向的定位方法。以前的手法治疗给人留下的印象基本上都是以脊柱中立位进行的，在每个疗程中重复，没有提供在特定的敏感方向上运动的强度分级。联合运动理论提供了一个框架，在这个方法中加入评估和管理。这表明，对敏感运动模式的生物力学分析可以为影响痛觉的治疗方法提供指导。

推理问题

3. 社会心理因素往往是患者产生持续性疼痛和功能受限的重要原因之一。在这个案例中，你能谈谈对社会心理因素的考虑吗？

关于推理问题的回答

在对患者进行初步问诊的过程中，仔细考虑了 Rohan 陈述的社会心理背景。运动员在重返赛场时有心理障碍是很常见的，障碍原因从个人过度紧张到团队策略都有（Clement et al., 2013）；但这些在问诊中表现得并不明显。在某种程度上，"诊断"带来的焦虑是明显的，但患者知晓 MRI 检查结果正常后焦虑减少。此外，Rohan 认为他的问题是机械性的，因此认为他会较好地接受从机械性方面制订治疗方案，并能达到他的预期。

推理问题

4. 你对所描述的痛觉超敏有什么看法？为什么会发生？手法治疗有什么好处？

关于推理问题的回答

对痛觉神经网络的持续伤害性传入刺激通常会导致神经递质水平、第一和第二级神经元的敏感度、痛觉神经网络和免疫系统内的疼痛抑制机制和过程的改变（Iannettiand Mouraux, 2010）。他的症状持续时间足以产生生理适应性改变，尽管痛觉超敏没有扩大到离中线几厘米以外的区域。

一些证据表明手法治疗可以降低伤害性传入刺激在脊髓背角积累的程度（Bialosky et al., 2009），从而预防慢性疼痛症状的进展，如痛觉超敏或痛觉过敏[经常被认为是周围神经病理性和伤害感受可塑性疼痛的表现（Bialosky et al., 2009）]。但对于已经存在这些表现的严重慢性疼痛，持续性疼痛会降低抑制性神经递质 γ-氨基丁酸的水平，导致下丘脑-垂体-肾上腺轴（hypothalamus-pituitary-adrenal, HPA）相对过度活跃（Pickar, 2002）。手法治疗对 HPA 轴的影响是使交感神经兴奋（Kovanur Sampath et al., 2015），因此在这种情况下使用手法治疗时需要谨慎，进一步刺激可能适得其反。

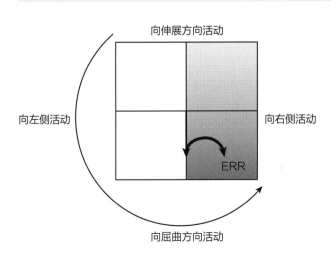

图 26.1　方框图代表患者敏感的方向：产生疼痛的主动运动的顺序和组合。描述了主动运动测试方法，包括初始动作和初始联合运动，以及联合运动理论（CMT）治疗的典型流程。阴影部分代表疼痛的一侧。向右弯曲的粗的黑色箭头表示疼痛最严重的动作——右旋的初始动作；细的黑箭头表示伸展。这些箭头表示主要联合运动（再次诱发疼痛的完整姿势）是伸展、右旋。对于严重的损伤、疼痛，治疗将从屈曲 / 左旋（即图表的相反象限）位开始。然后，如图表周围的弧形箭头所示，治疗向伸展、右旋（即向疼痛象限）方向进阶，逐渐使患者（习惯）接触到疼痛的运动，最后是产生最明显疼痛的运动。ERR（extension righe rotation），伸展并右旋转

体格检查计划

与患者面谈后，我们制订了一份体格检查计划表，来明确体格检查前需要考虑的关键临床推理问题（图26.2）。这有助于确保收集必要的临床资料，并验证关于治疗方法的相关疗效的假设。

推理问题

5. 你完成计划后的主要假设是什么？

关于推理问题的回答

患者报告的疼痛-诱发模式提示了运动的方向性敏感。运动节段的上节椎骨存在伸展、同侧旋转损伤。这种程度的方向性敏感意味着对机械感受器传入的信息有一定的敏感性，是伤害性感受器被激活时的典型表现（Zusman，1986）。这种联合运动所产生的疼痛可能还没有严重到患者无法接受这种体位的治疗的程度。因此，体格检查的起始位置，包括测试或检查过程中的小范围治疗，甚至全部治疗应该是伸展和右旋的结合。意识到这一点后，没有必要让Rohan从图框中的相反象限开始，即进入疼痛象限之前给他更多的"镇痛"治疗（即提供传入刺激，唤起由大脑编程的疼痛抑制机制），计划是直接从疼痛象限开始的。

重要的是要记住，诊断和治疗的假设首先需要在评估中得到验证、支持，而治疗方案的制订将基于患者的病史和专科评估的综合结果。运动测试可能显示运动节段的活动受限、正常或增强3种结果。如果发现受限，进行以下1个或多个被动运动，可能可以恢复Rohan在伸展/右旋过程中的动作并减少疼痛。

- 被动附属滑动（单侧，伴随着上方椎体在下方椎体向尾端的后-前向滑动）。
- 被动生理性旋转。
- 同侧肋骨被动后向旋转（提起远端肋骨，需要获得充分的中胸段旋转）。

计划对患者的初始联合运动中的3种"可能有效"的被动活动进行测试或小范围治疗，再用那些能明显减轻疼痛的活动进行治疗。该推论是基于这样的假设：有1个主要方向上的联合运动受限，对Rohan来说，因为胸椎节段运动受限，所以在他踢左前锋时不断看向右肩的动作是痛苦的，这使受限组织被反复刺激并产生疼痛，可能与局部炎症有关。

根据假设，CMT很可能是有效的，因为CMT的基本原理包括在临床医务人员感知到组织阻力的位置诱导运动，以便组织在高阈值机械感受器受到刺激的范围内活动。这种"高剂量"的刺激唤起了大脑协调、抑制性、交感神经兴奋的下行的疼痛机制；因此，由于Rohan的病史表明HPA轴正常且对运动的方向敏感，CMT的管理方法可能适合他。

临床推理评注

计划使用"小范围治疗（mini-treatments）"，乍一看似乎是一个不寻常的策略。我们倾向认为治疗过程是包括与患者前期接触在内的线性阶段的最后一环。就像在这个特殊案例中，撇开那些手法治疗方法/原理中使用的术语或标签，"经典的"阶段步骤是首次询问病史/面谈，接着是体格检查/客观检查，最后是治疗/管理。但是仔细分析临床专家的推理会发现与患者的接触不是严格按照这种顺序进行的，在推理过程的某些节点，它们常常是不同程度地交织在一起的。

因此，可以认为在Rohan的案例中计划的"小范围治疗"实际上可能会告知临床医务人员相关结构/组织障碍的推断，以及治疗可能带来的初步效益（至少与2种方案比较）。小范围治疗对临床医务人员关于Rohan的预后的判断也有一定的价值。实际上，我们可以进一步论证，"小范围治疗"策略可能是一种有效的机制，可以迅速、最大化地收集高度相关的信息，以帮助作出关键的临床决策。

1. 关于这种情况，主要有 2 种假设
   A. 中胸段"关节源性"伸展、右旋障碍
   B. 中胸段后肋骨后旋障碍
2. 这些组成的权重

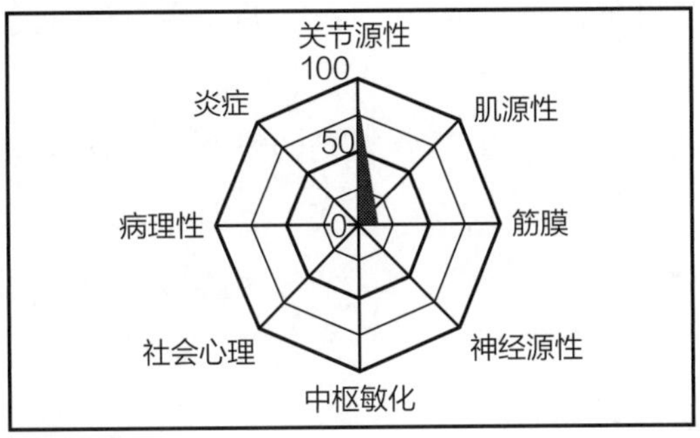

3. 严重　　　　　　　　是 □　　　　　　　不是 ■
4. 易激惹　　　　　　　是 □　　　　　　　不是 ■
5. 主要疼痛机制
   伤害感受性疼痛　　　　　　　　　　　　　　■
   外周神经源性疼痛　　　　　　　　　　　　　□
   中枢神经源性疼痛　　　　　　　　　　　　　□
   情感　　　　　　　　　　　　　　　　　　　□
6. 今天的神经系统测试
   没有要求　　　　　　　　　　　　　　　　　■
   下运动神经元、上运动神经元、四肢　　　　　□
   下运动神经元、上运动神经元、四肢和脑神经　□

7. 你会允许活动到什么程度
   疼痛开始出现　　　　　　　　　　　　　　　□
   活动到障碍的最大程度　　　　　　　　　　　■
8. 功能展示 / 重测标记点
   中胸段伸展、右转
9. 被动评估 / 治疗的起始位置
   在他的初始联合运动（PC）方向进行　　　　■
   在初始联合运动的相反象限进行　　　　　　　□
10. 治疗可能会减少障碍
    A. 在伸展 / 右旋体位下，上位椎体进行右侧向尾端的滑动
    B. 在伸展 / 右旋体位下，上位椎体向右旋转
    C. 在伸展 / 右旋体位下，右侧肋骨向后方旋转
11. 适合的治疗方法会在这个阶段相互比较吗
    A 与 B 比较　■　　A 与 C 比较　■　　B 与 C 比较　■
12. 适合的家庭方案和"重要信息"
    在伸展 / 右旋体位下，下胸椎在椅背上固定进行右旋的主动活动
13. 评论
    不严重，期望手法治疗快速改善症状

图 26.2　完成的计划表，在评估前明确关键问题。问题 2 包含一个雷达图，用图形表示各组成部分的相对权重

体格检查

视诊

Rohan 是低脂肪和肌肉发达的体型，他步行和站立时双足呈外八字姿势（右侧大于左侧）。骨盆对称，但有轻微的胸椎右侧凸、右旋转。外观上显示右侧竖脊肌更肥大。腰椎存在明显的前凸，但胸椎没有过度后凸。

主动活动

Rohan 在胸椎主动右转（5/10）和伸展（4/10）时会重新引发痛感。引起疼痛的主要联合运动为伸展 / 右转（见图 26.1）。胸椎双侧主动侧屈、屈曲、左旋都只产生轻微的"紧绷"（1/10）。当胸椎中段区域的主动活动受限时，在所有运动平面上都会受限，但只有向疼痛象限方向的运动会引起疼痛。深吸气的同时进行伸展 / 右旋，没有改变疼痛的强度或范围，说明肋骨旋转不是损伤的重要部分。值得注意的是，观察到脊柱侧凸随屈曲而减少，说明脊柱侧凸是姿势而不是结构性改变。

在上肢、颈部的运动中没有肩胛或躯干肌控制异常的表现。右髋关节外旋肌紧张导致右髋关节内旋减少（比左髋关节少 25%）。

触诊和被动活动测试

俯卧位（中立位）软组织触诊显示右侧胸椎中段竖脊肌高张力，右侧 $T_6 \sim T_8$ 区域的肌肉及横突和肋角比左侧更明显。

在患者的伸展 / 右旋的主要组合位置下，应用单侧后前向伴尾向倾斜的被动附属滑动作用于横突和肋角时，当 T_7 在 T_8 上向下滑动时有严重受限，并重新出现 5/10 的疼痛。大约 1 分钟的"小范围治疗"可以减少被动附属运动的阻力，并减轻运动过程中的疼痛。然而，在小范围治疗之后，对主要联合运动的重新评估显示疼痛只减少了 10%，而主要联合运动的范围没有变化。

接下来，评估了 T_7 在 T_8 上被动生理性旋转的"小范围治疗"对障碍的影响。在伸展 / 右旋体位下，T_7 在 T_8 上右旋的起始阶段产生疼痛（5/10）。进行大约 1 分钟的关节松动后，疼痛减少了 10%，主要联合运动的范围无变化。同样，将右侧第 7 和第 8 肋向上、向后旋转，也不会使主要联合运动时的疼痛或活动范围改变超过 10%。

直腿抬高和 slump 试验阴性，活动范围正常。

位置不对称

为了检测 T_7 在 T_8 上的右旋不对称，我们比较了患者在屈、伸体位和主要联合运动（伸展 / 右旋）下的被动旋转。发现右旋在 2 种体位上受到同样的限制（50%）。这有点让人惊讶，因为一个人从中立位开始活动时，通常会比从伸展 / 右旋的复合体位获得更大的右旋范围。有趣的是，在中立位和屈曲位时，T_7/T_8 的左旋被动活动也受限。

推理问题

6. 是什么促使你认为 T_7/T_8 部分的"位置不对称"可能与 Rohan 所描述的症状有关？你认为这方面的研究结果有什么临床意义？尤其是对症状管理有什么启示吗？

关于推理问题的回答

T_7 在 T_8 上不对称的联合运动（T_7/T_8 右侧横突和肋角突出）、椎间附属运动受限和被动生理右旋严重受限提示可能存在"静态"的位置不对称，这在临床上与患者的障碍相关。对这一问题的考虑是谨慎的，因为已证明节段对称性触诊的评估方法存在巨大的误差，对评估的有效性提出质疑（Najm et al., 2003）。被动活动和疼痛激惹评估也存在测量误差，表明测试者间的评估只是比随机一致性好，但同一评估者的评估误差较小（Degenhardt et al., 2010; Potter et al., 2006）。这些测试的组合可能提供一个更有效的平台，在此基础上作出治疗决策。

因为有越来越多的证据表明静态下 T_7 相对于 T_8 确实产生了的向右旋转，而且在这个位置上有被动活动受限，所以临床推理需要改变。经典的 CMT 推理过程假设运动部分处于相对中立的位置，但却产生了与活动时疼痛相关的运动障碍。在这种情况下，企图通过向障碍方向的被动关节松动以减轻疼痛、改善活动度这一想法是合理的。这种方法会缓解疼痛，对特定的运动进行脱敏，使感觉运动系统再学习，以恢复与这种特定运动相关的无痛记忆（Flor, 2002）。由于这种 CMT 方法通常并没有减少 Rohan 的障碍，因此需要进一步考虑如何改善潜在的节段性位置不

对称。

因此，最初的方案要修改，我们作出新的假设。Rohan 在伸展，右旋处感到疼痛，可能是由于 T_7/T_8 运动节段实际上已经到达伸展的末端，而在足球比赛中需要进一步的伸展／右旋。如果该节段的伸展／右旋未受限，只是"保持"在这个姿势，进一步向伸展／右旋方向进行关节松动时会唤起下行抑制性疼痛机制，暂时缓解疼痛，不太可能减少伸展／右旋受限节段的数量。

综合考虑第一次评估的结果，新的假设是由于运动节段"保持"在伸展／右旋，如果以屈曲／左旋为起始位置进行以下操作，与伸展／右旋相关的疼痛将迅速得到改善。这个假设有待验证，操作如下。

- 上一椎体单侧后－前向、头向滑动，"推动"上一椎体离开其不对称的休息位。
- 上一椎体被动生理左旋运动，"推动"上一椎体离开其不对称的休息位。
- 向下松动右侧第 7 和第 8 肋进入旋前，"拉动"上一椎体离开其不对称的休息位。

使用新的"小范围治疗"（应用于屈曲／左旋）来测试这些假设的相对有效性，建立有效性的排序。重新评估主要联合运动后发现，右侧 T_7 横突侧滑动使疼痛减少了 50%，而椎间关节的生理运动和肋骨旋转运动仅各改善了 10%。计划在下一阶段进一步实施滑动测试。

家庭计划和重要信息

我们向 Rohan 解释了以上临床发现，包括为什么 T_7 在屈曲／左旋位进行单侧头向滑动后疼痛发生如此巨大的变化（图 6.3）。我们还告诉他在家可以模仿这种治疗，做牵伸。我们强调了一点，他的疼痛与机械功能障碍有关，可以通过简单的伸展运动来改善。确保控制权在 Rohan 手中，治疗方法不是被动的，这里要传达的重要信息不仅是临床医务人员在"治好"他。简单地向 Rohan 演示他自己能做

什么，有助于鼓励他积极参与治疗（Bronfort et al., 2014）。如果患者从中得到一些即时效果，他们更有可能坚持规定的行为建议（如姿势、伸展运动）（Navratilova and Porreca, 2014）。因此，鼓励 Rohan 在牵伸前评估他的联合运动，然后在牵伸后再次评估，这样既可以在牵伸的数量和力度方面指导他，也可以为他提供一个即时的激励，让他坚持牵伸治疗。

第 2 次就诊（1 周后）

Rohan 主诉在足球比赛后疼痛明显减轻（2/10），且在比赛过程中几乎没有疼痛。疼痛在比赛后 1 小时出现，热疗后明显减轻。每天在家做 1 次牵伸，每次牵伸都能改善疼痛。

再评估

站立时，双侧竖脊肌大小差异和脊柱向右

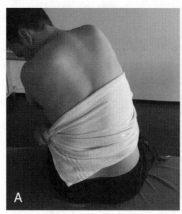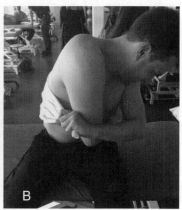

图 26.3　T₇/T₈ 的屈曲 / 左旋自我牵伸。坐位，患者主动屈曲 / 左旋，同时用右手拉毛巾，从而促进 T₇ 在 T₈ 上的头向滑动。在无痛范围内缓慢进行，但患者应该有牵伸感

姿势性旋转的程度都有所减少。

在胸椎联合运动测试中，与前 1 周相比，胸椎伸展 / 右旋、屈曲 / 左旋疼痛减轻，运动范围扩大（50%）。

触诊时，右侧胸椎中段竖脊肌高张力得到缓解，但仍较左侧张力高。虽然 T₇/T₈ 的被动活动度增加，但在屈曲 / 左旋位附属运动（上一椎体的单侧后 – 前向 – 头向滑动）的小范围治疗后，再次评估初始联合运动时，被动生理运动（T₇ 在 T₈ 上的左旋）的疼痛有微小、不太明显的改善（20%），竖脊肌高张力未见改变。

由于运动障碍已经有改善，但未完全解决，因此需要另一种假设来解释障碍的原因。为了测试这些新的假设，在这个环节中再次使用"小范围治疗"来确定它们对伸展 / 右旋产生的疼痛的影响。应用于屈曲 / 左旋的小范围治疗包括以下内容。

- 作用在上一椎体的单侧头向滑动，"推动"上一椎体离开其不对称的休息位。
- 对节段性伸肌进行短时间的等长收缩，以产生等长收缩后放松（post-isometric relaxation, PIR），从而缓解高张力。

- 对多节段伸肌（腰方肌、背阔肌）进行短时间的等长收缩，以产生 PIR，从而缓解高张力。

在伸展 / 右旋位进行表层肌肉 PIR（腰方肌、背阔肌）训练使疼痛完全缓解，而更多的局部节段治疗只减轻 10% 的疼痛。然后教 Rohan 如何进行家庭 PIR（图 26.4），并解释了为什么这种治疗有效。此外，胸椎右旋肌的过度活跃（高张力）可能与比赛过程中由于右髋内旋缺乏而产生的代偿性需求有关，所以也教 Rohan 进行了内旋肌 PIR 的训练。患者可以每天进行屈曲 / 左旋伸展运动和 2 块肌肉的 PIR，也可以在赛前和赛后进行（Day and Nitz, 2012; Smith and Fryer, 2008）。

结局

Rohan 此时已经结束治疗。他的疼痛没有复发，俱乐部的物理治疗师在接下来的几个月中帮助他保持胸椎的活动度和胸椎左、右竖脊肌张力的对称性。这包括在比赛前进行一些胸椎屈曲 / 左旋和右髋内旋的主动活动，作为 Rohan 热身和赛后恢复训练的一部分。

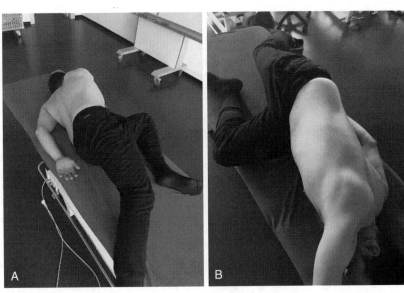

图 26.4　居家等长收缩后放松（PIR）技术。患者取左侧卧位，胸廓左旋、侧屈、前屈，右肩前屈，右髋伸展、内收。这个位置使外侧筋膜、腰方肌、背阔肌和阔筋膜张肌被拉长

推理问题

7. 你使用 PIR 技术作为治疗的一部分，这看起来非常有效。你能解释一下产生这种效果的机制吗？

关于推理问题的回答

　　自生抑制（autogenic inhibition）或 PIR 促进肌肉放松的机制尚不清楚；但有研究显示，在应用该技术后，腘绳肌长度和脊柱活动度增加（Smith and Fryer, 2008）。从理论上讲，抵抗阻力而进行的随意静态收缩使肌肉腱单位处于拉伸状态，导致同一肌肉内的感知张力的机械感受器（高尔基腱器）放电增加。由于高尔基腱器的输入被放大，来自抑制性中间神经元的抑制增强，导致肌肉的兴奋性降低，从而促进肌肉放松（Sharman et al., 2006）。但这种脊髓反射的明显改变的证据有限，充其量是短暂的（Sharman et al., 2006）；因此，我们可以假设所观察到的改善更可能是由脊髓上中枢调节的，且可能与障碍区域肌肉收缩 / 放松的分级释放有关。也就是说，这些技术通常使用低水平的最大自主收缩，并可能向患者提供一个"没有威胁"（即无痛）的信息，即肌肉收缩和放松是可能的，没有疼痛便没有威胁。

推理问题

8. 你说家庭训练的"控制点"在于 Rohan，因此治疗方法不是被动的。考虑到你对整体治疗这一部分的重视，并注意到 Rohan 所表现出的依从性，你是否考虑过如果他不太愿意接受规定的主动治疗，你将怎么办？

关于推理问题的回答

　　患者期望与临床医务人员互动、交流经验。在我的经验中这些期待包括 3 个方面，即疼痛原因的解释、治疗计划的讨论包括达到治疗目标需要的时间及治疗过程中双方的责任。如果在治疗的早期就开始满足患者的这些期望，后期控制点和遵循治疗计划之间的不和谐就可以通过开放协作的方式来解决。作为肌肉骨骼临床医务人员，我们经常告诉患者在他们的生活中的某段时间会出现身体障碍。我们有必要将"运动教育"纳入我们的管理策略中，而且许多患者都期望当他们看到肌肉骨骼临床医务人员时，临床医务人员会让他们做某种形式的运动治疗。

　　因此，临床经验表明，大多数患者对运动功能障碍后需要运动治疗这一概念的接受度良好。大多数人很容易理解，虽然被动活动可以为他们提供缓解疼痛的"捷径"，但这些技术通常作为

功能性康复计划的一部分自行实施。

推理问题

9. 回顾 Rohan 的案例，你觉得主要学到的是什么？

关于推理问题的回答

患者表现出典型的机械功能障碍或"特异方向性敏感"，这是一种常见的表现。因此，主要疼痛机制（伤害感受性）可能对手法治疗（逆伤害感受性）产生反应。胸椎伸展和同侧旋转的联合运动说明，上一节段椎体在下一节段上"向后和向下"的活动障碍，当被动朝该方向移动时，障碍通常会发生。尽管这种情况是典型的，但用经典 CMT 理论来解释 Rohan 的情况仍需要进行一点调整。

静态站立位姿势观察、局部竖脊肌触诊，以及被动附属和生理节段运动信息为 T_7/T_8 的局部位置不对称提供了证据。具体来说，T_7 在 T_8 上似乎处于右旋位置。这一假设得到了"小范围治疗"的验证，即将上一节段向右旋与相反方向进行比较。被动地将该节段向右旋进行相反方向松动，可减少伸展 / 右旋的疼痛和运动障碍。当这种方法的疗效平稳后，使用等长收缩后放松降低伸肌和右旋肌的高张力成为更有效的治疗方法。

最后，通过矫正踢足球时髋部和胸椎之间相对旋转的角度，去除了障碍的原因。在与 Rohan 的交流过程中，我们向他强调了需确保治疗过程中他处于主动地位，管理障碍的控制点在他手上。因此，他感觉到是在临床医务人员的指导下矫正他的问题，而不是简单地认为临床医务人员"治好了我"。

这个案例突出的一点是，哪怕是最明显的临床表现，对手法治疗如 CMT 的临床推理需要始终对应患者的个体化临床表现。在 CMT 中，评估和治疗时使用"小范围治疗"对可能的假设进行评估很重要，有助于确保临床医务人员正在使用最具个体化的特定治疗。

临床推理评注

如果没有获得临床表现的支持，则需要不断重新评估和反思，这对临床实践的成功和专业能力的持续进步是至关重要的。在该案例中，临床医务人员特别提到了"临床推理的转变"（回答推理问题5），以及临床人员临床推理的重点是"对患者的个体化临床表现作出反应"。要做到这一点，有一些必要条件。首先，在整个评估和管理过程中，定期、细致的再次评估为临床医务人员提供了基本的实时信息，以帮助评估不同类型假设的准确性。

定期的多次评估有助于避免常见的推理错误如证真偏差。明显的证真偏差可能是因为太偏爱某个假设，过分强调支持该假设的特征或忽视否定该假设的特征。

适应性技术（adaptive expertise）（Cutrer et al., 2017）的一个要素是发现现有方法不足时的识别和调整，如在该案例中就是如此。重要的是，临床医务人员应该在患者诊疗的全过程中都保持一定程度的思维灵活性，以便在临床推理中对新出现的信息作出反应。狭隘、有偏见的推理，或缺乏思考、评估验证的假设可能会导致患者的治疗效果不佳，并阻碍临床专业能力提高。很明显，在该案例中临床医务人员对最初的手法治疗的意外反应作出快速应对，这挑战了诊断 / 障碍的假设，通过相应的变化或推理的"改变"，使治疗效果最佳化。

致谢

我要感谢教我联合运动理论的 Brian Edwards 博士，以及教我 Maitland 概念的 Peter Terry 先生。

（刘洋 译，

曹贤畅 谭同才 廖麟荣 审校）

参考文献

Bialosky, J.E., Bishop, M.D., Price, D.D., Robinson, M.E., George, S.Z., 2009. The mechanisms of manual therapy in the treatment of musculoskeletal pain: a comprehensive model. Man. Ther. 14, 531–538.

Bronfort, G., Hondras, M.A., Schulz, C.A., Evans, R.L., Long, C.R., Grimm, R., 2014. Spinal manipulation and home exercise with advice for subacute and chronic back-related leg pain: a trial with adaptive allocation. Ann. Intern. Med. 161, 381–391.

Clement, D., Granquist, M.D., Arvinen-Barrow, M.M., 2013. Psychosocial aspects of athletic injuries as perceived by athletic trainers. J. Athl. Train. 48, 512–521.

Cutrer, W.B., Miller, B., Pusic, M., et al., 2017. Fostering the development of master adaptive learners: a conceptual model to guide skill acquisition in medical education. Acad. Med. 92, 70–75.

Day, J.M., Nitz, A.J., 2012. The effect of muscle energy techniques on disability and pain scores in individuals with low back pain. J. Sport Rehabil. 21, 194–198.

Degenhardt, B.F., Johnson, J.C., Snider, K.T., Snider, E.J., 2010. Maintenance and improvement of interobserver reliability of osteopathic palpatory tests over a 4-month period. J. Am. Osteopath. Assoc. 110, 579–586.

Edwards, B.C., 1992. Manual of Combined Movements, firsted. Churchill Livingstone, Edinburgh.

Edwards, B.C., 1999. Manual of Combined Movements: Their Use in the Examination and Treatment of Mechanical Vertebral Column Disorders. Churchill Livingstone, Perth.

Flor, H., 2002. Painful memories. Can we train chronic pain patients to 'forget' their pain? EMBO Rep. 3, 288–291.

Iannetti, G.D., Mouraux, A., 2010. From the neuromatrix to the pain matrix (and back). Exp. Brain Res. 205, 1–12.

Kaufman, M.P., Hayes, S.G., Adreani, C.M., Pickar, J.G., 2002. Discharge properties of group III and IV muscle afferents. Adv. Exp. Med. Biol. 508, 25–32.

Koes, B.W., Assendelft, W.J., van der Heijden, G.J., Bouter, L.M., Knipschild, P.G., 1991. Spinal manipulation and mobilisation for back and neck pain: a blinded review. BMJ 303, 1298–1303.

Kovanur Sampath, K., Mani, R., Cotter, J.D., Tumilty, S., 2015. Measureable changes in the neuro-endocrinal mechanism following spinal manipulation. Med. Hypotheses 85, 819–824.

Martinez-Segura, R., De-la-Llave-Rincon, A.I., Ortega-Santiago, R., Cleland, J.A., Fernandez-de-Las-Penas, C., 2012. Immediate changes in widespread pressure pain sensitivity, neck pain, and cervical range of motion after cervical or thoracic thrust manipulation in patients with bilateral chronic mechanical neck pain: a randomized clinical trial. J. Orthop. Sports Phys. Ther. 42, 806–814.

Maitland, G.D., 1986. Vertebral Manipulation, fifthed. Churchill Livingstone, Sydney.

McCarthy, C.J., 2010. Combined Movement Theory: Rational Mobilization and Manipulation of the Vertebral Column. Elsevier Healthsciences, Oxford.

Najm, W.I., Seffinger, M.A., Mishra, S.I., Dickerson, V.M., Adams, A., Reinsch, S., et al., 2003. Content validity of manual spinal palpatory exams - A systematic review. BMC Complement. Altern. Med. 3, 1.

Navratilova, E., Porreca, F., 2014. Reward and motivation in pain and pain relief. Nat. Neurosci. 17, 1304–1312.

O'Leary, S., Falla, D., Hodges, P.W., Jull, G., Vicenzino, B., 2007. Specific therapeutic exercise of the neck induces immediate local hypoalgesia. J. Pain 8, 832–839.

Pickar, J.G., 2002. Neurophysiological effects of spinal manipulation. Spine J. 2, 357–371.

Potter, L., McCarthy, C., Oldham, J., 2006. Intraexaminer reliability of identifying a dysfunctional segment in the thoracic and lumbar spine. J. Manipulative Physiol. Ther. 29, 203–207.

Seffinger, M., Adams, A., Najm, W., Dickerson, V., Mishra, S., Reinsch, S., et al., 2003. Spinal palpatory diagnostic procedures utilized by practitioners of spinal manipulation: annotated bibliography of reliability studies. J. Can. Chiropr. Assoc. 47.

Sharman, M.J., Cresswell, A.G., Riek, S., 2006. Proprioceptive neuromuscular facilitation stretching: mechanisms and clinical implications. Sports Med. 36, 929–939.

Smith, M., Fryer, G., 2008. A comparison of two muscle energy techniques for increasing flexibility of the hamstring muscle group. J. Bodyw. Mov. Ther. 12, 312–317.

Stovall, B.A., Kumar, S., 2010. Reliability of bony anatomic landmark asymmetry assessment in the lumbopelvic region: application to osteopathic medical education. J. Am. Osteopath. Assoc. 110, 667–674.

Zusman, M., 1986. Spinal manipulative therapy: review of some proposed mechanisms, and a new hypothesis. Aust. J. Physiother. 32, 89–99.

第二十七章

结合生物力学数据分析一名大学生伴肩胛动力异常的肩痛

Ricardo Matias • Mark A. Jones

主观检查

Hugo 是一名 23 岁的学生，正在攻读电子工程学士学位，身高 1.8m，体重 80kg，右利手，生活方式积极活跃。他是家中 3 个儿子中最小的，居住在家中。Hugo 在没有医疗转诊的情况下出现了左肩疼痛的症状。1 周前，他在做力量训练时疼痛突然发作，当时他正在卧推举起相较平时更大重量的杠铃（70kg，平时为 60~64kg），他无法确定导致肩痛的诱因。

起初，Hugo 并不担心，因为疼痛只有卧推时短暂出现，并且没有限制其他练习及日常生活的参与。然而，在接下来的 2 次练习中的持续性疼痛及在家中进行手举过头活动时逐渐出现的疼痛促使 Hugo 去进行了物理治疗。

如人体示意图所示（图 27.1），Hugo 主诉左肩前外侧疼痛。筛查了其他可能的症状均为阴性，包括麻木、针刺样感、血管相关症状和关节弹响及感觉（如不稳感）。Hugo 还主诉身体的其他部位（如脊柱和其他邻近关节）均没有症状。在最初的预约治疗中，Hugo 用语言数字分级评分（verbal numeric rating scale，VNRS）评估他的肩痛在静息状态下为 0/10，最严重时为 5/10。

当 Hugo 将手臂上举时肩痛症状会被激发，但在 90° 以下活动及手背后的动作都没有

问题。手臂上举时疼痛被激发，放下手臂时疼痛消失。Hugo 左、右两侧侧卧睡眠均没有问题，也没有晨僵及一天中疼痛加剧的情况。自最初发作以来，疼痛的位置和模式均未变化，但不管是在家还是在他的工程实验课上，上举手臂出现的疼痛开始影响其日常活动。

Hugo 热衷于健身，每周要进行 3 次，每次持续 90 分钟的力量训练。他专注于大学三年级的学习，对实验室活动饱含热情，成绩维持在 75% 以上。Hugo 以前从来没有肩部或脊柱疼痛或其他肌肉骨骼损伤问题。

Hugo 的一般健康状况非常好，没有严重的医疗病史。除停止卧推练习外，他没有进行肩部的影像学检查或采取其他措施。他不需要任何镇痛药，唯一的用药情况是使用布地奈德福莫特罗粉吸入剂（信必可都保）治疗哮喘。

当被问及他对自己的问题的理解时，Hugo 回答"不知道"，但他认为可能是在增加卧推重量时拉伤了什么。尽管 Hugo 很想恢复训练，并且对肩痛影响了工程实验室活动感到有些担心，但他并不对肩痛问题感到过度焦虑和沮丧。Hugo 的目标很简单，就是恢复完整的训练后不再疼痛，他能够遵循推荐的方法和练习。除此之外，如果可能的话，Hugo 想在进行康复训练时尽可能多地继续他的健身计划。

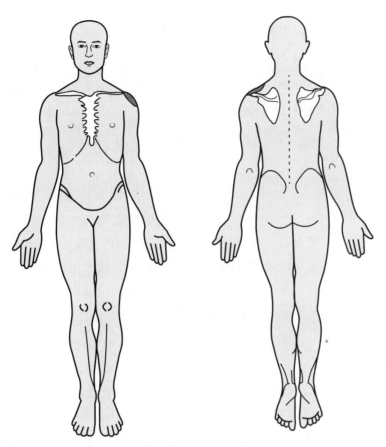

图 27.1　Hugo 的症状的身体示意图。身体的其他部位无症状

推理问题

1. 请讨论你关于"疼痛类型"（伤害感受性疼痛、神经病理性疼痛、伤害感受可塑性疼痛），以及可能的"症状来源""病理学"和潜在"影响因素"的假设，并给出推理依据。

关于推理问题的回答

从目前的主观检查情况看，并没有神经性症状或相关病史支持的神经病理性疼痛，也没有不良认知、恐惧等行为支持的伤害感受可塑性疼痛。Hugo 的疼痛是位于左肩前外侧的局部疼痛，与伤害感受性疼痛的特征一致（Smart et al., 2012）。

最有可能的潜在伤害来源包括局部身体组织损伤，如肩峰下组织（滑囊、肩袖、肱二头肌长头腱）、盂肱关节囊及韧带、盂唇和肩锁关节（acromioclavicular joint，ACJ），还可能来源于颈椎结构或内脏，但他没有表现出相应的症状。没

有明显的外伤的病理表现，但发病机制说明他在卧推时拉伤了相关组织，引发了该组织的伤害性感受性损伤（如肩峰下或关节内组织，但不太可能是肩锁关节或关节囊）。

最有可能的影响因素是肩胛骨和盂肱关节控制不足，以及卧推负荷强度的增加。卧推技术上的错误也有可能，但考虑到 Hugo 的健身经验，这种可能性较小。他也可能之前就存在关节囊松弛的情况（如先天性关节松弛），这将会在后续的体格检查中进行测试。

临床推理评注

尽管肌肉骨骼临床医务人员针对疼痛类型的诊断只是基于临床表现进行的一种假设（请参阅第一和第二章），但这种预先的假设仍然是非常重要的，因为如果是伤害感受可塑性疼痛的可能性越大，在后续对患者进行物理检查时产生的反应解释起来就越要谨慎。在这种情况下，症状的

激发可能与敏感性增加有关，而不是局部组织劳损或病理状态。如第四章所述，首先通过患者问诊，必要时还可以通过问卷调查，明确筛查潜在的社会心理因素是非常重要的。

同样，尽管无法通过肩部的临床检查（问诊或体格检查）确认病理情况，但根据病史和临床表现来推理可能的病理情况或者像 Hugo 这个案例一样推理组织的伤害性感受情况是可行的。思考潜在的"影响因素"对了解这样自发的发病机制尤为重要，因为无论是要改善症状还是预防复发都需要评估和管理影响因素。

体格检查

体格检查过程旨在确定与运动相关的功能障碍及有助于支持和指导临床治疗决策的因素。主要采用视觉观察和一些临床物理测试，以及三维运动学和肌电分析。将安装在皮肤上的 trakSTAR 电磁传感器（Ascension Technology, Burlington, Vermont）分别置于胸骨柄前面、肩峰上及肱骨外侧，来收集胸部、肩胛骨和肱骨的运动数据（采样率为120Hz）。根据国际生物力学协会推荐的上肢关节活动建议重建运动数据，为 Hugo 和治疗师提供一个三维图像。所有运动学数据均采用 MotionMonitor 软件进行处理（Innovative Sports Training, Chicago, Illinois）。

根据标准解剖学参考书目（Ekstrom et al., 2003），将表面电极放置于三角肌前束，斜方肌上束、下束及前锯肌的肌腹部，与肌纤维方向一致，记录相关肌肉的肌电活动（采样率为1000Hz）。所有肌电数据均使用 Physioplux 系统处理（PLUX Wireless Biosignals, Lisbon）。Innovative Sports Training 和 PLUX software 分别使用"The MotionMonitor Toolbox"和"Dynamic Shoulder Stability"两个应用程序提供实时生物反馈信息。

姿势和力线（休息时无症状）

站立位的观察结果表明 Hugo 并没有明显的两侧肩胛带肌肉不对称的现象。休息位在肩关节屈曲 0° 的状态下，两侧的盂肱关节位于一条虚拟垂线的前方，这条垂线起于外踝前方的支撑面。通过观察比较他的两侧肩胛骨相对于胸廓的运动方向，发现左侧肩胛骨内侧缘和下角抬起，说明存在下回旋增加或"翼状肩胛"。

将 Hugo 的左侧肩胛骨在静息位的三维位置（45.3° 内旋、9.3° 上回旋和 11.9° 前倾）与损伤或未损伤受试者的数据（Lawrence et al., 2014）进行比较时，发现其肩胛骨的内旋和上回旋分别增加了 4.2° 和 3.9°，与未损伤受试者的均值相比，前倾角度略有差异。尽管损伤和未损伤受试者的肩胛骨三维位置数据的标准差重叠，但 Hugo 的静息位置更接近于损伤受试者的平均水平，这也支持了其左肩胛骨位置异常的临床判断。

肩关节主动运动检查

- 屈曲：在全范围活动的终末端出现疼痛，未观察到显著异常或过度的肱骨位移；与已公布的未损伤受试者的平均值（Lawrence et al., 2014）相比，肩胛胸壁的运动显示肩胛骨内旋增加、上回旋减少及后倾轻度减少。
- 外展：在全范围活动的终末端出现疼痛，肱骨头向下位移减少。在外展过程中，与理想运动的唯一偏差是肩胛骨的上回旋减少。

注：在主动屈曲和外展过程中，手动帮助 Hugo 的左肩胛骨进行外旋和后倾［类似于"肩

胛骨辅助试验"（Burkhart et al., 2000）和"肩部症状改善程序"（Lewis, 2009）] 能够减轻终末端的疼痛。

- 伸展：全范围活动无痛。
- 内、外旋转（0° 上抬 /90° 外展）：全范围活动无痛。
- 水平屈曲和水平外展（外展 90°）：全范围活动无痛。
- 手背后：全范围活动无痛。

撞击试验

- Hawkins-Kennedy 撞击试验（Hawkins and Kennedy, 1980）：阳性，屈曲 90° 时盂肱关节内旋激发疼痛。
- Neer 撞击试验（Neer and Welsh, 1977）：阳性，在最大屈曲范围的约 3/4 处激发疼痛。

  注：在 Hawkins-Kennedy 撞击试验和 Neer 撞击试验中，手动帮助 Hugo 的左肩胛骨进行外旋和后倾可以减轻疼痛。

肩关节被动活动检查

除肩关节屈曲和外展的被动关节活动度正常但在终末端会引起疼痛外，参照被动关节活动度检查，重复所有主动关节活动度检查均能无痛地达到全范围活动度。盂肱关节、肩锁关节及胸锁关节的附属运动活动范围与关节终末感检查正常，且未激发疼痛。被动肩关节稳定性检查（如向前、向后、向下和前下）、盂唇检查 [如"动态挤压试验"（O'Brien et al., 1998）、"肱二头肌负荷试验 Ⅱ"（Kim et al., 2001）和"曲柄试验"（Lui et al., 1996）及其他变式] 均为阴性，未发现异常松弛及激发疼痛。

肩部触诊

在肩峰、肩锁关节、喙突下间隙和覆盖肱

骨头的组织周围未发现肿胀、组织结构病变和压痛。

胸椎节段性分离运动的意识

嘱 Hugo 靠墙站立，并集中注意力屈曲和伸展胸椎，就好像胸椎的每节椎骨都卷曲起来（屈曲）或贴回墙上（伸展）。尽管在几次尝试后 Hugo 能够完成这个任务，但 Hugo 还是明显表现出对胸椎分离运动缺乏意识。尽管有较好的节段灵活性，但他还是将胸椎作为一个整体来活动。

此外，嘱 Hugo 靠墙站立，可以观察到他的两侧肩胛骨肩峰后缘距离墙面有一定距离。若嘱他通过调整肩胛骨位置来减小这个距离，他能够在胸小肌区域不感到任何紧张的情况下矫正肩胛带的姿势。

颈椎、胸椎主动活动度检查

颈椎和胸椎主动活动度检查结果均为全范围且无症状。

动态旋转稳定性检查（Magarey and Jones, 2003, 2003a）

在矢状面、冠状面和肩胛平面进行（肩关节）内旋和外旋，活动范围从 90° 到最大活动度之间变化，其间施以温和的阻力使其进行等张抗阻。同时，治疗师在盂肱关节力线的前方和后方评估是否存在异常的位移，以及是否存在疼痛激惹、无力和反复的弹响等。结果显示没有明显异常的位移，也没有出现疼痛和弹响。与左侧的相同位置相比，在进行肩关节全范围上抬时外旋力量主观上是下降的（基于治疗师和 Hugo 的判断）。当重复稳定肩胛骨 [即"肩胛骨后缩 / 复位试验"（Burkhart et al., 2000）] 时，Hugo 的外旋无力得到显著改善。

肌肉激活模式［利用表面肌电图（electromyography, EMG）评估］

在上肢运动过程中，肩胛胸壁肌肉会在手臂运动前提前激活以便在关节活动中稳定肩胛骨，这种激活称为"前馈"，发生在活动之前或之后非常短暂的时间内（<50毫秒）（如在屈曲时三角肌前束肌纤维会预先激活），这种前馈并不是通过肢体运动的反馈来激发的（Aruin and Latash, 1995）。对三角肌前束激活时斜方肌下束和前锯肌的募集顺序进行分析发现，在肩关节主动屈曲和外展时两块肌肉均呈前馈模式，而只有前锯肌在肩外展时呈反馈模式。

徒手肌力检查（Kendall et al., 1993）

- 斜方肌上束为5/5。
- 斜方肌下束为4+/5。
- 前锯肌为4/5。
- 肩关节屈曲（分别在手臂上举30°和90°时）为4/5，无痛。

- 肩关节外展（上举0°时）5/5，无痛；（上举90°时）4/5，无痛。
- 肩关节内旋（上举0°时）5/5，无痛。
- 肩关节外旋（上举0°时）4+/5，无痛。
- 抬离试验（Gerber and Krushell, 1991）、压腹试验（Scheibel et al., 2005）和熊抱试验（Barth et al., 2006）均为5/5，无痛。

残疾问卷评定

使用2种自我评估问卷评定身体功能和过去的症状。

- 前臂、肩关节和手残疾量表（Disabilities of the Arm, Shoulder and Hand，DASH；Santos and Goncalves, 2006）：残疾/症状得分为28.33/100、工作得分为0/100、运动得分为56.25/100。
- 肩关节疼痛和残疾指数（SPADI; Leal and Cavalheiro, 2001）：总分为19.5/100。

推理问题

2. 请结合你之前对于"疼痛类型"潜在"症状来源""病理学"和"影响因素"的假设，讨论和分析上述检查结果，同时基于这些结果强调你的治疗计划。

关于推理问题的回答

体格检查结果与主观资料采集后的假设一致，即疼痛类型以伤害性疼痛为主。只有少数测试才会激惹出疼痛，而且疼痛是可重复的，与他之前描述的Hugo的症状的表现成正比。没有广泛的触痛，这是常见于伤害感受可塑性疼痛，在主观检查或体格检查中没有提示高度警觉或疼痛的灾难化的语言或非语言行为。

体格检查的结果没有涉及具体的病理。疼痛仅在主动和被动抬高的末端范围引出，活动范围正常，触诊、抗阻等长测试或盂唇测试时无疼痛激惹。虽然临床上无法确定伤害性疼痛的来源，但总体上，检查支持疼痛源自肩峰下，如轻微的滑囊炎或反应性肌腱病变。

肩胛骨肌肉损伤（运动障碍、激活时间和力量）是Hugo的体格检查中最重要的发现。虽然这可能是由于"疼痛抑制"导致的肩痛，但它们也是可能导致卧推疼痛发作时"紧张"的潜在因素。无论如何，在Hugo的体格检查中，它们现在被证明是导致Hugo目前疼痛和虚弱的原因（即通过肩胛骨辅助改善），因此将成为治疗的重点。

推理问题

3. 三维运动学分析在大多数肌肉骨骼诊疗中并不常见。请你讨论一下你所使用的系统的有效性和它能提供的临床价值。

关于推理问题的回答

对于所有感兴趣的人来说，针对肩关节复合体的研究从来都是艰巨的挑战。而临床医务人员要用目测来分析肩胛骨的运动，这个挑战会更加艰巨。在损伤和未损伤人群中，电磁系统已经被广泛应用于测量肩关节运动时肩胛骨的三维运动学数据（e.g. Haik et al., 2014; Ludewig and Cook, 2000）。为了描迹胸部、肩胛骨和肱骨的运动，通常用双面胶将传感器贴在胸骨柄前表面、肩峰上平面和肱骨外侧。这种安装在皮肤上的传感器已经被证明在测量肩胛骨运动学中是有效的（Karduna et al., 2001），并且在一天或几天内的评估中都是可靠的（Haik et al., 2014）。在 Hugo 治疗期间，电磁系统被用来准确有效地重建肩胛骨运动学，通过生成实时运动学生物反馈数据为我们进行体格检查和治疗决策的制订提供重要信息。

研究单个肌肉在控制和稳定肩胛骨中的作用主要是通过肌肉解剖学和分析 EMG 测量数据进行的。可以通过肌肉骨骼模型来研究肩胛骨对肌肉力量反应的内在力学机制，推测肌肉的功能。最近公布了一种新的模型，能够再现肩胛胸壁关节在外力作用下的生理运动，从而精确地描迹肩胛骨运动学，并可免费下载（Seth et al., 2016）。这个模型在展现复杂的骨骼和肌肉动力学的相互作用方面显示出巨大的潜力，这种相互作用与正常和功能障碍的肩部运动有关。

虽然电磁系统（以及其他系统，如光电子系统和惯性测量单元）对于精确的人体运动重建具有巨大的价值，但肌肉骨骼系统的计算机建模和模拟将带来对于运动动力学的新见解。随着动作捕捉系统价格的降低、现代计算机效率的提高，以及免费建模和模拟软件平台的出现，如 OpenSim Project（Delp et al., 2007），为我们提供了史无前例的机会，即一个能够弥补人体运动分析及其在临床实际应用之间的差距的机会。一种将临床和生物力学信息相结合的辅助方法将帮助治疗师更好地理解和治疗存在运动相关障碍的患者，如像 Hugo 这样在肩关节上举过程中存在肩胛骨动力异常的患者。

临床推理评注

关于推理问题 2 的回答说明了通过主观检查形成的假设是不固定的；相反，这些假设在体格检查中会被重新验证，从而逐渐了解患者及他们存在的问题。因为可能在没有症状或病理的情况下存在姿势对称性异常及肩胛骨动力异常，所以对 Hugo 的运动障碍的相关性进行了专门的测试。在确定了可能导致他目前疼痛和无力的相关因素之后，这些方面就将成为治疗的重点，之后的再评估中会着重评估治疗的有效性及肩胛骨周围肌肉损伤与 Hugo 目前症状和活动受限存在相关的假设是否正确。

纳入三维运动学分析是一项令人印象深刻并且兴奋的手段，它能客观建立和测量肩胛动力异常。肌肉骨骼检查在很大程度上依赖于临床医务人员的观察和感觉。尽管包括交流技巧在内的一系列程序化的技能是临床专家所具备的公认能力，但许多肌肉骨骼检查判断的主观本质将始终是限制其有效性的因素，并且对缺乏经验的临床医务人员来说是一种挑战。正如第一章所强调的，临床推理的好坏取决于它所依据的信息。因此，任何提高我们临床评估的客观性和有效性的方法都应该能够减少我们的感觉错误，进而更好地为我们的临床推理提供信息。

治疗

以肩胛骨为中心的干预基于以运动再学习的三个阶段：认知、联想和自主阶段为框架（Shumway-Cook and Woolacott, 2001），同时促进局部和整体肌肉功能的整合（Comerford and Mottram, 2001）来治疗 Hugo 的临床症状。三维运动学和 EMG 系统既可用于结果评估，又可用作实时生物反馈。MotionMonitor 软件可以利用 3 个电磁传感器在 Hugo 身上快速完成设置，根据欧拉角顺序准确地呈现出 Hugo 的肩胛骨相对于胸廓在欧几里得三维空间中的运动情况：后缩／前伸、内旋／外旋、前倾／后倾。Physio plux 系统在进行治疗训练时将同时用于记录肌肉的激活和活动情况（按最大随意等长收缩进行标准化）。这两个软件都可以对运动变量的图示及特定的参数进行建模，并实时显示。

第 1 次治疗

Hugo 的治疗计划的主要目标是恢复功能，消除疼痛，重建肩胛带的神经肌肉控制能力和力量。肩胛动力异常和肩关节病理学的最新相关研究（e.g. Kibler et al., 2013；Ludewig and Reynolds, 2009）显示，治疗应该始于向患者解释他的检查结果及治疗建议。这种患者教育始于对 Hugo 的运动障碍的解释，以及可能导致其运动障碍的日常活动和相关生物力学机制。使用骨骼模型和正常肩胛骨运动的动态视频（"主要是肩部"）有助于 Hugo 理解。在这个过程中，鼓励 Hugo 分享和讨论他对于自己的肩部问题的观点和想法。之后，根据新出现的循证证据和个人经验，总结了最适合他的治疗方法，重点强调使用治疗性训练来减少神经肌肉活动和运动控制的失衡（e.g. Baskurt et al., 2011; Struyf et al., 2013）。当我解释了如何将治疗性运动再学习训练与实时 EMG 和三维

运动学生物反馈相结合时，显然，这些技术激发了 Hugo 的好奇心和积极性，他对建议的治疗计划满怀热情。

设定疼痛和功能为主要预后指标：为了区分是否存在功能障碍，VNRS 的临界点定义为 0。对于 DASH 和 SPADI 问卷，目前报告的用于确定显著临床意义的最小临床差异值分别为 10.2 分和 8~13 分的范围（Roy et al., 2009），它们的临界值被定为 DASH 2.67/100、SPADI 3.66/100（MacDermid et al., 2007）。在静息状态下，正常的肩胛骨力线和运动学定义为肩胛骨相对于胸部的位置在内旋 41.1°（±6.24°）、上回旋 5.4°（±3.12°）和前倾 13.5°（±5.54°）以内，这是已发表的未损伤受试者分别在肩关节屈曲 30° 和外展 90° 下检测的平均值（Lawrence et al., 2014）。Hugo 在进行以肩胛骨为核心的运动再学习训练的三个阶段中，能够正确地执行训练并整合肩胛带稳定肌群的活动（用 EMG 评估前馈模式）说明其具有"良好的"肩胛带神经肌肉控制。在每个阶段都会检查其肩胛骨三维运动学的数值和误差，并监测电磁三维运动学系统。为了达到上述预期结果，制定了每周 1 次、每次 1 小时的训练外加家庭训练计划。主要结果总结在表 27.1 中。

肩胛骨认知阶段的肩胛带训练始于通过肩

表 27.1

第 1 次治疗（第 1 周）的主要和次要评估结果及特殊试验检查结果汇总

疼痛	功能			肩胛骨位置	肩胛骨神经肌肉控制		肩胛骨运动学		肌力		特殊试验	
峰值	整体 DASH	运动 DASH	SPADI	Dif	反馈	前馈	外展 Dif	屈曲 Dif	肩胛胸壁关节	盂肱关节	Hawkins 征	Neer 征
第 1 周 5/10	28.3/100	56.2/100	19.5	3.2	SA	LT	3.5/3.7	4.9/4.7	4+/4	4/5/4+	+	+

注：DASH，前臂、肩关节和手残疾量表；Dif，在 30°/90° 肱骨上举时，Hugo 的肩胛胸壁中立位置与未损伤受试者的标准值（以度数表示）之间的平均差异；SA，前锯肌；LT，斜方肌下束；SPADI，肩关节疼痛和残疾指数。

胛带稳定肌（斜方肌下束和前锯肌）共激活来指导和训练肩胛胸壁关节中立位的认知和动态控制，同时伴有斜方肌上束（或其他肩胛胸壁关节和盂肱关节肌群）的最低程度参与。

- 训练1：肩胛骨对角线本体感觉神经肌肉促进技术（proprioceptive neuromuscular facilitation，PNF）——肩胛骨运动认知训练，尤其是结合后缩和下降运动，可以通过使用侧卧位对角线 PNF 训练来进行（Magarey and Jones，2003b）。训练是从被动活动 Hugo 的肩胛骨开始的，沿对角线将肩胛骨从上提及轻微前伸的位置移动至下降及后缩的位置，其间提供言语反馈和运动方向的触觉提示。之后，嘱 Hugo 主动协同进行这个对角线运动，依旧提供言语反馈和触觉提示。接下来嘱 Hugo 抵抗轻微阻力进行对角线运动，最终要让 Hugo 达到在没有言语反馈和触觉提示的情况下独立完成对角线运动。除言语反馈和触觉提示外，没有任何额外加强反馈的措施。

- 根据 Mottram（1997）的方法，将 EMG 和电磁传感器连接后，以坐姿确定肩胛胸壁的中立位置，并记录其数值。

- 训练2（图 27.2）：俯卧位肩胛骨 V 字滑动。嘱 Hugo 取俯卧位，双臂置于躯干两侧，将两侧肩胛骨像 V 字一样滑向肩胛胸壁的中立位置（肩胛骨下降及后缩联合运动）。在训练时，利用 EMG 系统加强 Hugo 对斜方肌上束、下束活动的认知。与此同时，Hugo 可以通过床上的洞看到地板上的 Physioplux 平板显示的他在训练中的肌肉活动（图 27.3）。该程序显示正常的募集率应为斜方肌上束 <15% 而斜方肌下束 >20%。在 3 组中正确重复标准动作的最高次数被定

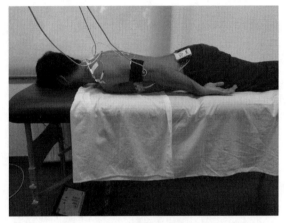

图 27.2　训练 2 演示，俯卧位肩胛骨 V 字滑动。通过 Physioplux 平板，强化肩胛胸壁中立位训练中对 Hugo 斜方肌上束、下束的意识

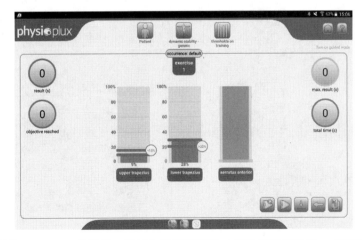

图 27.3　Hugo 看到的 Physioplux 显示屏，能够在进行肩胛骨 V 字滑动时提供 Hugo 需要达到并保持斜方肌上束、下束的理想激活水平的生物反馈。该程序显示正常的募集率应该是斜方肌上束 <15% 而斜方肌下束 >20%。在 3 组中正确重复标准动作的最高次数被定义为成功分数（Hugo 得到了 8/10）。（已获得 Physioplux 授权）

义为成功分数（Hugo 得到了 8/10）。

- 训练 3：坐位肩胛骨 V 字滑动。坐位，两臂贴着躯干，双手放在大腿上，嘱 Hugo 像之前的训练那样进行 V 字滑动。为了加强 Hugo 对目标位置的意识，特使用 MotionMonitor 生物反馈模块（图 27.4）。为了达到目标位置，鼓励 Hugo 利用两侧肩胛骨下降及后缩这样一种 V 字活动，使代表着肩胛胸壁二维位置的黄色十字落入显示屏上的一个静止的红色方块内。方块的中心代表着肩胛胸壁中立位置的数值，将肩胛骨后缩 / 前伸（横坐标）和上回旋 / 下回旋（纵坐标）的可接受误差设置为 5° 来构成方块的大小。当（黄色十字）达到红色方块内时，嘱 Hugo 保持这个动作 10 秒。Hugo 最后获得的分数为 7/10。

- 训练 4：为进一步加强 Hugo 在肩胛胸壁中立位训练中对斜方肌上束、下束活动的意识，加入了 Physioplux 系统（图 27.5）。嘱 Hugo 进行训练 3 的动作，但同时要将斜方肌上束、下束的激活情况保持在训练 2 中的水平。在这样的情况下，Hugo 成功得分 7/10。

训练 2、3 和 4 均进行 3 组，每组 10 次，每次保持 10 秒，每次重复之间休息极短的时间，组间最多休息 30 秒。

为了评估 Hugo 在第 1 天的治疗中对肩胛胸壁中立位的动态控制，在训练结束时，又让他在没有视觉反馈的情况下做了 1 次训练 4，尽管正确地达到了肌肉激活的理想水平，但运动学结果却不尽人意，最终 Hugo 成功得分 5/10。Hugo 能够正确募集肩胛骨的肌肉可能是因为短时肌肉记忆而不是他成功通过再学习掌握了新的技能，因为 EMG 系统显示他正确地募集了肌肉，但运动学数据显示还不够好。此外，当被问及时，Hugo 说他在最后一次训练中自觉用力程度为"有些困难"到"困难"，并且在做大部分动作时都是屏住呼吸的。

- 靠墙滚动：这个训练是为了让 Hugo 感知胸椎的灵活性。让他背靠墙站立，双脚分开与髋同宽，髋关节和膝关节轻微屈曲，就好像坐在一个高凳子上，下颌贴向胸部，随后顺着头部的重力向下屈曲椎柱，感觉每节胸椎都在滚离墙面直到腰椎开始运动。双臂自然下垂，之后缓缓伸展椎柱将每节胸椎重新以滚动的方式贴回墙面。该训练每天至少 1

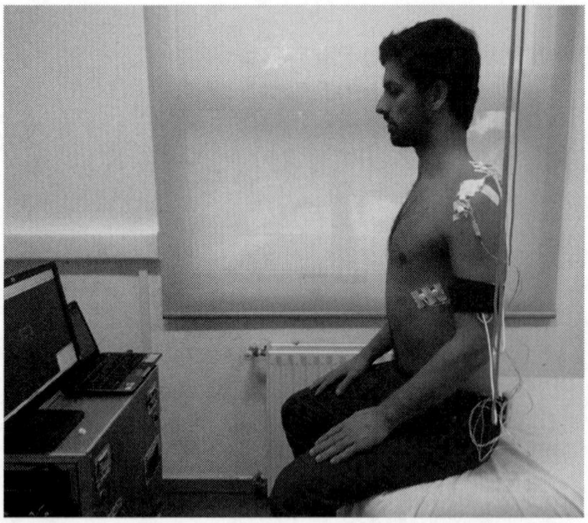

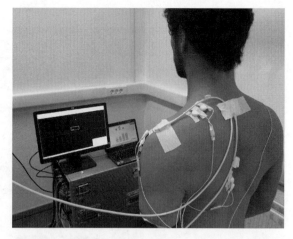

图 27.4 坐位肩胛骨 V 字滑动训练，利用 Motion-Monitor 运动学生物反馈模块加强 Hugo 对目标位置的意识

图 27.5 肩胛骨 V 字滑动训练显示 Hugo 通过 Motion-Monitor 运动学生物反馈训练正确意识到了肩胛胸壁的中立位置，矫正了斜方肌上束（正常募集率 <15%）和斜方肌下束（正常募集率 >20%）的肌肉活动

次，3 组 ×10 次。

- 俯卧位及坐位肩胛骨 V 字滑动：为了加强肩胛胸壁中立位的动态控制整合能力，鼓励 Hugo 每天至少进行 1 次训练 2 和 3，3 组 ×10 次 ×10 秒。
- 嘱 Hugo 特别注意他的肩胛带姿势（如长时间坐位时），并尽可能地应用肩胛骨 V 字滑动矫正姿势。
- 健身活动：嘱 Hugo 将他下周的健身活动限定在有氧训练，并且不涉及上肢。可以每周健身 3 次以保持运动的规律性。

推理问题

4. 请讨论你选择这些特定训练的基本原理、强度和目标肌肉激活模式的循证支持证据。此外，请评价使用运动学监测和 EMG 作为生物反馈加强神经肌肉控制的效果。

关于推理问题的回答

在过去的几年中，一些研究将干预重点放在肩关节功能障碍患者的肌肉控制和力量上（Bae et al., 2011; Struyf et al., 2013; Worsley et al., 2013; doi: 0.1136/bjsports−2015−095460），通过直接测量评估预后结果，通常患者的评分更好，但肌肉激活和控制的一致性较差。肩胛胸廓肌群激活和控制的改变与肩胛动力异常相关的假设随着肩关节功能障碍新见解的逐渐积累而得到巩固（Kibler et al., 2013）。Hugo 的康复是想通过运动再学习的认知、联想和自发三个阶段来促进局部和整体肌肉功能的整合（Shumway-Cook and Woolacott, 2001）。所使用的运动剂量与日常的家庭运动相辅相成，似乎与最近一项关于治疗性运动恢复稳定肌开始激活时间的系统性综述一致（Crow et al., 2011）。然而，像这样的研究证据只是一个参考，Hugo 每次运动的具体剂量是在评估他的运动表现后制定的。通常情况下，临床医务人员会根据动作表现、动作质量开始下降

及患者开始"失去控制"来判断训练负荷强度和重复次数。在 Hugo 的案例中，外在的反馈会辅助这种判断。这种外在的反馈在 Hugo 的两种训练中都有应用，利用 EMG 和运动学生物反馈来刺激和补充 Hugo 的自我感觉和内在反馈，从而促进 Hugo 优化他进行特定治疗性训练中的计划——控制框架。首先在有生物反馈的情况下训练，能让 Hugo 形成正确的动作计划，从而提高他在家中没有生物反馈下的动作的正确率和准确性（Glover, 2004）。虽然肌肉的募集率是基于研究建议制订的，但实际重复动作的剂量是根据临床评估及 Hugo 在动作质量下降前能完成的最大重复次数确定的。

临床推理评注

指导制订运动方法的理论基础来源于一系列资源，其中包括目前关于肌肉控制和肩胛动力异常的研究观点（Kibler et al., 2013）、功能稳定性再训练的研究（Comerford and Mottram, 2001）及运动再学习的相关研究（Shumway-Cook and Woolacott, 2001）。尽管理论和研究已经为训练方法和明确的肌肉募集率提供了一个框架（即斜方肌上束 <15%、斜方肌下束 >20%），但重复动作的剂量仍然是根据 Hugo 的实际情况量身制订的。

第 2 次治疗（1 周后）

再评估

Hugo 主诉症状轻微缓解、功能增强，表现为日常活动的改善。所有其他结果均保持不变。

借助 EMG 和三维运动学系统，对 Hugo 在训练 2 和 3 中的表现进行了再评估，结果显示两种训练都在斜方肌上束激活不到 15%、斜方肌下束激活超过 20% 且运动学表现良好的情况下完成，最终在两种训练中 Hugo 成功得分 8/10。此外 Hugo 强调，他感觉（在进行

训练时）所需的注意力水平明显下降，并判断他的自觉用力程度与上次相比是"中等"。在询问 Hugo 在家训练的频率及是否注意肩胛带姿势时，他说每天按规定的剂量训练 1 次，但承认随着时间推移，他忘了矫正自己的肩胛带姿势。重新评估 Hugo 在靠墙滚动训练中的表现，发现他的胸椎运动情况良好、呼吸自然放松。

基于以上结果，在接下来的 1 周中我们商定了以下目标。

1. 继续肩胛骨认知阶段的训练，在低负荷的训练中通过斜方肌下束和前锯肌共激活来训练从不同的姿势方向下运动到肩胛胸壁中立位（并保持在中立位）。

2. 在手臂上抬低于 30° 的肩关节的多平面运动中，逐步训练整合斜方肌下束和前锯肌共激活及斜方肌上束和肩关节其他肌肉的协同配合，开始进行联想阶段的训练。

- 训练 1：桌前坐位肩胛骨 V 字滑动。坐位，两臂放于与肘同高的桌子上保持平行，嘱 Hugo 像之前的训练一样沿 V 字滑动两侧肩胛骨，同时增加肩部前伸的动作，保持前臂在桌面上的滑动。每次重复之间，均嘱 Hugo 以随机的方式活动肩胛骨后停止，然后从新的位置重复训练，从而训练多个起始位置的 V 字后缩 / 下降。在 Physioplux 系统中设定的肌肉募集率为斜方肌上束 10%、斜方肌下束 15%、前锯肌 10%。如果 Hugo 能够在斜方肌上束低于设定募集率，斜方肌下束和前锯肌高于设定募集率的基础上将左侧肩胛骨移动至肩胛胸壁中立位并保持，同时肩部前伸，那么将记录为一次正确的动作。Hugo 在保持斜方肌下束活动水平较为困难的情况下，成功得分 8/10。

- 训练 2：墙式俯卧撑。Hugo 取站立位，手臂相互平行，双手放在墙上，进行标准的俯

卧撑，同时遵循训练 1 的原则，并在俯卧撑的最后加上一次最大限度的肩部前伸。Hugo 成功得分 7/10。

- 训练 3：肩胛骨 V 字滑动结合肩部运动（< 30°）。站立位，嘱 Hugo 像之前的训练一样 V 字滑动双侧肩胛骨，保持训练 1 中要求的肌肉活动水平，与此同时以自己认为舒适的速度在冠状面、矢状面和肩胛骨平面上抬高手臂（最多 30°）。因为这是在肩胛骨定位时加上了肱骨上抬的任务，所以在三维运动学生物反馈系统中将肩胛骨的坐标误差设置了 5° 的较小容许误差。Hugo 在完成训练时自觉用力程度为"中等"至"轻松"，最终成功得分 9/10。

- 训练 4：肩胛骨 V 字滑动结合肩部肌肉等长收缩。坐位，鼓励 Hugo 进行 V 字滑动并保持肩胛胸壁中立位（运动学可容许误差 5°，肌肉活动水平与训练 1 相同），同时肩关节肌肉在交替的低强度徒手阻力下进行屈曲 / 伸展、内收 / 外展及内旋 / 外旋的等长收缩训练。在进行训练时，Hugo 自觉用力程度为"有些困难"至"困难"，最终成功得分 7/10。

训练 1、2 和 3 每个进行 4 组，每组重复 10 次；训练 4 进行 4 组，每组重复 10 次并坚持 10 秒。每次重复之间休息极短的时间，组间最多休息 30 秒。在进行训练 4 时，Hugo 的组间休息时间在必要的情况下可延长至 60 秒。在训练的最后，嘱 Hugo 在无外部 EMG 和运动学反馈的情况下进行所有训练。

家庭训练计划如下。

- 自立式滚动：嘱 Hugo 在墙边站立，但不靠墙支撑，进行胸椎滚离墙面的训练。其间要专注于胸椎分离运动，避免腰椎活动。每天至少进行 1 次，每次 3 组 × 10 次。

- 肩胛骨 V 字滑动结合肩部抗阻训练（< 30°）：为了继续加强肩胛胸壁运动的

意识和控制及稳定肌和运动肌的整合，嘱Hugo 每天至少进行 1 次训练 3 和 4（靠墙施加等长收缩阻力），4 组 ×10 次。

- 在进行重复性任务和保持某个姿势时，再次强调维持正确的肩胛带力线的重要性。Hugo 认为在日常生活中耗费最多时间的任务是使用电脑。Hugo 说他有个主意，要开发一个"烦人的"代码，随机改变他电脑屏幕的亮度来作为一个外在的反馈策略，提醒他定期检查矫正自己的肩胛带姿势。Hugo 的这个想法证明了他对自己的康复有惊人的投入和动力。

- 健身活动：在接下来的 1 周中，鼓励 Hugo 可以将每周 3 次的有氧训练转向下肢力量训练。3 次训练都可以完全进行下肢力量训练，但是提醒 Hugo 注意潜在的可能会加大肩部负荷以至于加重肩部症状的活动，如大重量进行腿部推举机训练或过重的卧位屈腿机训练可能会无意中增加额外的抓握力并且在腿部完全屈曲的位置上掩盖了上肢的负荷增加。其他一些下肢训练可能会更直接地加大肩部的负荷，如硬拉或深蹲，目前应该避免（这些动作）。此外，还要鼓励 Hugo 使用器械训练而不是自由力量训练，因为在必要的情况下使用器械可以获得额外的控制空间，这样就可以在出现症状时安全及时地终止训练而不是还要去控制自由力量训练中的杠铃或其他设备。

推理问题

5. 使用 EMG 和运动学生物反馈与之前提到的运动再学习原则有什么关系？

关于推理问题的回答

　　这次的训练旨在以之前训练的运动技能为基础，在进行低强度训练时确保斜方肌下束和前锯肌共激活，并且进行多个平面的不同方向的姿势挑战来训练 Hugo 对肩胛胸壁中立位的意识，进一步巩固他在认知阶段的训练。例如，特别选择训练 2 来训练在最小化斜方肌上束活动时的 Hugo 肩胛骨稳定肌的活动。Hugo 的主要困难是避免过度的斜方肌上束活动，在做这个训练时这种情况已经被证明是以牺牲前锯肌活动为代价的，正如文献中所描述的那样（Ludewig et al., 2004）。鉴于 Hugo 的结果表明新的神经肌肉技能正在缓慢获得，我们也开始了联想阶段的训练，在手臂上举 30° 以下的肩部的多平面运动中逐步整合斜方肌下束和前锯肌共激活与斜方肌上束和肩胛盂肱肌群的协同配合。Hugo 在协同肩胛骨运动的同时施加肩关节多平面的力时还有明显的困难。这可能是由于他之前偏好进行高负荷神经肌肉控制训练的经历，使他在进行低负荷方向稳定性控制训练时的效率降低。

　　曾有一些研究者提出了几个技能习得和运动（再）学习的模型。其中一个当时比较流行且现在成为经典的是包含 3 个累加的、顺序的阶段（认知期、联想期和自主）的模型（Fitts and Posner, 1967）。第一阶段的特点是对一个特定要执行的活动或技能进行认知，以及了解它应该如何执行。第二阶段的目标是开始整合和细化多关节运动，形成特定的模式。第三个阶段到了自发期，这个特定的运动或技能被期望成为自发的活动。在第三阶段，认知训练的程度较低，更多的是多任务处理及次一级对环境的关注。在运动再学习的前两个阶段，增强的或外部的反馈源可能有很大的价值。在认知期，外部的运动和 EMG 反馈都被用来增强 Hugo 对自己是如何执行特定的运动技能及达成理想结果成功率的了解和认知。在早期联想期的练习中，两种生物反馈系统的使用也使 Hugo 在确保募集肩关节活动肌并达到理想激活水平的同时，肩胛骨移动到正确的位置。这些互补融合的信息被证明是非常有价值的，它们不仅为 Hugo 提供除自我感官或内部反馈通路产生的信息之外的附加信息，而且还作为治疗师对运动表现和结果进行量化并作为临床决策的基础。

第 3 次治疗（第 2 次治疗 1 周后）

再评估

第 1 次就诊 2 周后，Hugo 的功能水平继续改善，现在只是在肩关节屈曲和外展运动末端被动施加额外阻力时症状才会加重。通过 EMG 首次观察到前馈模式下的肩胛骨神经肌肉控制，并且徒手肌力检查中总体肌肉力量明显增强。在休息及肩关节屈曲和外展时，也首次观测到 Hugo 的肩胛骨定位数据达到未损伤受试者的数据范围（除肩胛骨上回旋角度依然减少外）。Hugo 主诉已经完成了所有家庭训练，每天 2 次。在上次训练之后几小时，Hugo 成功地开发了随机改变笔记本电脑亮度所需的代码，并使用该提示定期检查和矫正肩胛带姿势。他的肩胛带姿势也因此得到了改善，并且两侧肩关节相对于之前建立的虚拟垂线也没有向前的情况发生。

之后，在 EMG 和运动学系统的辅助下，对 Hugo 在肩胛骨 V 字滑动结合肩部抗阻家庭训练（< 30°）中的表现进行了评估，使用了上周设定的肌肉和运动学参数指标，Hugo 成功得分 9/10 并且主诉主观努力程度为"轻松"，同时证实了 Hugo 主诉改善的结果。

本次训练的目的是继续上周开始的联想期的工作：在手臂上举 30° 以上的多平面运动中整合斜方肌下束和前锯肌共激活与斜方肌上束和肩胛盂肱肌群的协调配合。

- 训练 1：肩胛骨 V 字滑动结合肩部运动（> 30°）。应用上 1 周训练 3 的方法，嘱 Hugo 以自己感觉舒适的速度在冠状面、矢状面和肩胛骨平面将手臂上举至 90°。在前 2 组训练中 Hugo 将自觉用力程度定为"中等"，后 2 组定为"轻松"，最后 Hugo 成功得分 9/10。

- 训练 2：肩胛骨 V 字滑动结合肩关节抗阻运动（> 30°）（图 27.6）。相较于训练 1，我们通过 1 条 Thera-band 弹力带施加弹性阻力，使 Hugo 在进行 90° 手臂上举时自觉用力程度到"中等"，最终 Hugo 成功得分 7/10。

- 训练 3：肩胛骨 V 字滑动结合肩部肌肉等长收缩。坐位，鼓励 Hugo 进行 V 字滑动并保持肩胛胸壁中立位（运动学可容许误差为 5°，肌肉活动水平与上周的训练 1 相同），同时肩关节肌肉在交替的低强度徒手阻力下进行屈曲 / 伸展、内收 / 外展及内旋 / 外旋的等长收缩练习。Hugo 在自觉用力程度为"中等"至"有些困难"的情况下成功得分 8/10。

- 训练 4：跪姿俯卧撑。从标准的俯卧撑姿势开始，但双膝着地，嘱 Hugo 在俯卧撑的最后前伸肩部。这个训练要在无痛并且自身感觉速度舒适的情况下进行，就像上周的墙式俯卧撑一样。在自觉用力程度为"中等"的情况下 Hugo 成功得分 8/10。

- 训练 5：肩胛骨 V 字滑动结合动态"拥

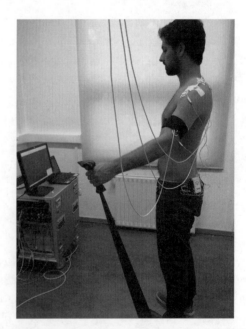

图 27.6　在肩胛骨平面上肩胛骨 V 字滑动结合肩关节抗阻运动（> 30°）

抱"。让 Hugo 背靠墙站立，两侧膝关节轻微屈曲，双脚分开与髋同宽，肘关节屈曲，肩关节外展 60°、内旋 45°。同样嘱他进行肩胛骨 V 字滑动，同时水平屈曲手臂直到双手相碰，之后缓慢回到起始位置来模拟一个拥抱的动作。在自觉用力程度为"轻松"至"中等"的情况下 Hugo 成功得分 9/10。

所有训练均采用上周的剂量。在肩胛胸壁的最初训练中，通过计算手臂在身体两侧时肩胛胸壁中立位来进行肩胛骨定位。然而，这些计算结果不能用于手臂上举时确定肩胛骨定位。为此，应用了一个统计回归模型（de Groot and Brand, 2001），它是基于肱骨抬高角度、抬高平面及肩胛带起始位置创造一个标准（即未损伤受试者的标准）（容许误差为 ±5°）来判断手臂上举时肩胛骨应该在哪（即肩胛骨定位）。此外，Hugo 只能在第 1 和第 3 组训练中得到运动学反馈，而在第 2 和第 4 组训练中只有治疗师监测他的运动表现并记录成功得分。这是为了减少 Hugo 自身的内部反馈对生物反馈的依赖。这次训练的主要目的是增加联想期训练的复杂性，使其更接近于 Hugo 卧推时的训练力学结构，并使 Hugo 拥有良好的肩胛胸壁运动控制，从而降低他的自觉用力程度。

临床训练后的再评估显示，Hugo 在协调肩胛骨运动和同时施加肩关节的多平面的力方面显著改善，这从他的最终成功得分和自觉用力程度上均可以证实。

家庭训练计划如下。

- 肩胛骨 V 字滑动结合肩关节抗阻运动（> 30°）、动态"拥抱"：为了继续加强低负荷的多个平面运动中肩胛骨稳定肌活动的整合及逐渐增加高负荷的挑战，嘱 Hugo 每天至少进行 1 次训练 1 和训练 5，4 组 × 10 次。
- 矫正肩胛带力线：嘱 Hugo 继续通过他开发

的亮度调节程序来检查和在需要时调整姿势。此外，还嘱他注意是否在检查之前有很长一段时间都保持了错误的姿势或是否在无屏幕刺激的情况下还能周期性地矫正肩胛带姿势。

- 健身活动：鼓励 Hugo 继续进行健身活动，维持每周 3 次的频率，避免单一的下肢训练，同意 Hugo 将下肢训练分为两部分，中间穿插有氧训练。此外督促 Hugo 在垫上核心训练中加入跪姿俯卧撑和肘支撑式俯卧撑，并且将之前健身中做过的腹横肌和其他腹部核心肌群训练整合到这些训练中。

第 4 次治疗（第 3 次治疗 1 周后）

再评估

在第 4 次治疗时，Hugo 对自己的进步充满了动力和信心。他主诉这是自己第 1 次在过去的 1 周中均没有症状。主动和被动肩关节屈曲、外展都达到全范围无痛，所有肌力测试也都为 5/5。SPADI 和 DASH 量表的得分也表明持续的功能改善。Hugo 的肩胛骨神经肌肉控制从上周开始就维持在前馈模式，并且首次在屈曲和外展时肩胛胸壁定位数据都在标准之内。在观察姿势时，显示 Hugo 的两侧肩关节几乎都与虚拟垂线一致。Neer 征和 Hawkins 征都为阴性、无疼痛。再次评估 Hugo 的肩胛骨 V 字滑动结合动态"拥抱"训练时，最终成功得分 10/10，并且自觉用力程度为"非常轻松"。

基于目前的结果，本次治疗将继续进行功能相关运动，并期望从运动再学习的前 2 个阶段中获得的运动技能中继续受益。为此，Hugo 的健身活动将进行如下调整：①分解为不太复杂、可实现的运动，在保持稳定肌激活的情况下逐步学习；②在进行非职业和休闲型运动时保持肩胛骨稳定肌的激活。

- 训练 1：动态"拥抱"。与上周的训练 5 相同。
- 训练 2：标准俯卧撑和哑铃卧推。嘱 Hugo 进行标准俯卧撑或哑铃卧推，在肘关节完全伸展时加上肩部前伸的动作。
- 训练 3：哑铃推举。Hugo 维持直立坐姿，2 个哑铃都放在肩前面，嘱其将哑铃推过头顶，直到肘部几乎完全伸展，然后慢慢回到最初的姿势。
- 训练 4：多平面肩关节抗阻运动。这个训练和上周的训练 2 类似，但嘱手臂上抬 120°。此外，还有肩关节 0° 屈曲、肘关节贴在躯干上的肩关节内外旋抗阻训练。

所有训练均采用上周的剂量，使用相同的统计模型预测训练过程中肩胛骨的目标定位，容许误差为 5°。在这次训练中，Hugo 只能在前 10 次重复中获得运动学反馈。在训练 2 和训练 3 中使用哑铃，因为它们能在神经肌肉控制中增加训练的复杂程度并考验协调性。通过调节重量，训练 2 和训练 3 的前 2 组强度设定为"轻松"至"中等"，后 2 组设定为"有些困难"至"困难"，这样能使斜方肌下束和前锯肌的有效激活大于斜方肌上束。记录所有训练中的成功得分。

从这次治疗的结果来看，Hugo 有效地达到了所有预期标准：使用 VNRS 评估疼痛为 0/10，DASH 的整体功能评分低于 2.67/100，SPADI 低于 3.66/100。所述的物理治疗管理促进了临床功能的显著改善，在 DASH 和 SPADI 问卷中的功能评分提升分别高于 10.2 分和 13 分。肩胛骨力线、神经肌肉控制和肩部肌肉力量现在都达到界定的标准值。只有运动相关的分数未达到预期，因为在"随意做你想做的运动"和"用你平时所用的时间进行运动" 2 项中 Hugo 还是主诉"轻微困难"（得分 2/5）。但我们达成一致，让他自信地恢复到正常的健身计划大概只需要 1 周左右的时间。

家庭训练计划如下。

- 鼓励 Hugo 将肩胛骨 V 字滑动纳入他的上肢训练计划中，在增加训练强度之前关注神经肌肉控制。
- 嘱 Hugo 保持对肩胛带姿势的认知，避免长时间维持一个姿势。

这 2 种训练都要在没有任何外在生物反馈的情况下进行。3 个月后进行随访。

第 5 次治疗（第 4 次治疗 3 个月后）

Hugo 总计 5 次的预约治疗的主要和次要预后结果及特殊检查结果都展示在表 27.2 中。图 27.7 显示了 5 次治疗中在手臂上举 30° 和 90° 时，Hugo 的肩胛骨运动定位相比未损伤受试者的数据的差值。在这次随访中，Hugo 主诉从第 4 次治疗后症状就没有再出现。所有肩部生理活动均无痛，肌力检查均为 5/5，并且所有特殊检查均为阴性。斜方肌下束和前锯肌激活呈前馈模式，肩胛胸壁定位数据都在已公布的标准值以内。SPADI 和 DASH 首次得分都为 0。Hugo 主诉他每周定期进行 3 次健身训练，并且他发现自己会"无意识地"矫正姿势，主要是在坐着时（即上课时）。在以下训练中，包括俯卧位肩胛骨 V 字滑动、坐位肩胛骨 V 字滑动、桌前肩胛骨 V 字滑动、跪姿俯卧撑、标准俯卧撑、墙式俯卧撑、肩胛骨 V 字滑动结合肩关节运动（< 30°）、肩胛骨 V 字滑动结合肩关节运动（> 30°）、肩胛骨 V 字滑动结合动态"拥抱"中 Hugo 成功得分均为 10/10。所有训练的自觉用力程度均为"非常轻松"。表 27.2 汇总了第 1 周、第 2 周、第 3 周和第 4 周及 3 个月随访时评估的主要和次要结果及特殊检查结果。

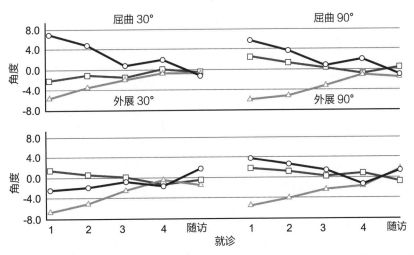

图 27.7　展示了 5 次治疗和随诊中在手臂上举 30° 和 90° 时，Hugo 的肩胛骨运动定位相比未损伤受试者的数据的平均差值。Hugo 最初第 1 次预约中显示出过度的肩胛骨下回旋（带有圆圈的线）、减少的上回旋（带有三角的线）及轻微减少的后倾（带有方块的线），这些情况在随后的 5 次预约治疗中逐渐恢复正常

推理问题

6. 请讨论你对 Hugo 的进展的评估，以及你对不同疼痛程度、身体障碍、本体感觉及治疗积极性的患者通常需要的时间是不同的这一情况的看法。

关于推理问题的回答

从汇总表 27.2 和图 27.7 中可以看出，Hugo 对治疗产生了积极的反应。在最近的关于肌肉骨骼性肩痛的物理治疗反应的系统综述中（Chester et al., 2013），只有 2 个预测因素和物理治疗预后结果（即疼痛、患者自我功能评分结果等）是持续相关的，分别是肩痛持续时间和基线功能。基于这篇系统综述和 Hugo 的最初评估结果，预测 Hugo 能对物理治疗产生积极的反应，这不仅是因为他的整体障碍程度低，可能与更好的功能预后结果相关，还因为症状持续时间较短可能也预示着更好的预后。由于 Hugo 有规律的运动训练和良好的积极性，相信这种身体意识水平在这次运动系统干预获得成功的案例中也是起决定性作用的。尽管仍然认为 Hugo 的力量训练经历并不能使他快速适应和调整神经肌肉控制以应对低负荷的方向稳定性挑战，但可见长期的运动史和综合的训练项目使他达到了一个较高的身体意识控制水平，再经过专门训练，就能够快速适应所给的运动控制学习任务。

临床推理评注

引用的关于预测肌肉骨骼性肩痛的物理治疗反应的系统综述（Chester et al., 2013）仅确定了两个一致性的预测因素。然而，如第一章所述，在个体患者层面上也应考虑的其他预测因素大致包括患者的问题的性质和程度，以及他们作出必要改变的能力和意愿（如生活方式、社会心理因素、身体因素），来促进患者恢复或改善生活质量。

在整个主观和体格检查及治疗过程中都会出现提示，包括如下内容。

- 患者的观点和期望（包括作出改变的准备、积极性和信心）。
- 外部有利因素（如重返工作）和不利因素（如诉讼或缺乏雇主支持）。
- 活动或参与的限制条件。
- 问题的性质（如系统性疾病如类风湿关节炎加局部韧带性疾病如踝关节扭伤）。
- 病理改变和身体障碍程度。
- 社会、职业和经济情况。
- 主要疼痛类型。
- 组织愈合阶段。
- 疾病的激惹性。
- 疾病的病程和进展。
- 患者的一般健康状况、年龄和既往病史。

表27.2　第1周、第2周、第3周和第4周及3个月随访中的主要和次要评估结果及特殊试验检查结果汇总

	疼痛	功能			肩胛骨力线	肩胛骨神经肌肉控制		肩胛骨运动学		肌力		特殊试验	
	峰值	整体 DASH	运动 DASH	SPADI	Dif	反馈	前馈	外展 Dif	屈曲 Dif	肩胛胸壁关节	盂肱关节	Hawkins 征	Neer 征
第1周	5/10	28.3/100	56.2/100	19.5	3.2	SA	LT	3.5/3.7	4.9/4.7	4+/4	4/5/4+	+	+
第2周	4/10	20/100	50/100	16.3	2.8	SA	LT	2.5/2.6	3.1/3.4	4+/4	4/5/4+	+	+
第3周	3/10	15.8/100	43.7/100	5.9	2.2		LT/SA	1.1/1.4	1.4/1.4	5/4+	4+/5/4+	+*	+*
第4周	0/10	2.5/100	12.5/100	2.7/100	1.6		LT/SA	1.1/1.3	0.9/1.3	5/5	5/5/5	-	-
随访	0/10	0/100	0/100	0/100	1.9		LT/SA	1.2/1.3	0.8/1.0	5/5	5/5/5	-	-

注：* 特殊检查只在关节活动范围末端产生症状（ROM）+附加的压力。

DASH, 前臂、肩臂和手疾患量表；Dif, 在30°/90° 肱骨上举时，Hugo 的肩胛胸壁中立位与未损伤受试者的标准值（以度数表示）之间的平均差异；LT, 斜方肌下束；SA, 前锯肌；SPADI, 肩关节疼痛和残疾指数

（钱菁华 译，葛瑞东 朱毅 郭京伟 审校）

参考文献

Andersen, C., Zebis, M., Saervoll, C., Sundstrup, E., Jakobsen, M., Sjøgaard, G., et al., 2012. Scapular muscle activity from selected strengthening exercises performed at low and high intensities. J. Strength Cond. Res. 26 (9), 2408–2416.

Aruin, A.S., Latash, M.L., 1995. Directional specificity of postural muscles in feed-forward postural reactions during fast voluntary arm movements. Exp. Brain Res. 103, 323–332.

Bae, Y.H., Lee, G.C., Shin, W.S., et al., 2011. Effect of motor control and strengthening exercises on pain, function, strength and the range of motion of patients with shoulder impingement syndrome. J. Phys. Ther. Sci. 23 (4), 687–692.

Barth, J.R.H., Burkhart, S.S., de Beer, J.F., 2006. 2004 The Bear-Hug test: a new and sensitive test for diagnosing a subscapularis tear. Arthroscopy 22 (10), 1076–1084.

Baskurt, Z., Baskurt, F., Gelecek, N., Özkan, M.H., 2011. The effectiveness of scapular stabilization exercise in the patients with subacromial impingement syndrome. J. Back Musculoskelet. Rehabil. 24, 173–179.

Burkhart, S.S., Morgan, C.D., Kibler, W.B., 2000. Shoulder injuries in overhead athletes. The 'dead arm' revisited. Clin. Sports Med. 19, 125–158.

Chester, R., Shepstone, L., Daniell, H., Sweeting, D., Lewis, J., Jerosch-Herold, C., 2013. Predicting response to physiotherapy treatment for musculoskeletal shoulder pain: a systematic review. BMC Musculoskelet. Disord. 14, 203.

Comerford, M.J., Mottram, S.L., 2001. Functional stability re-training: principles and strategies for managing mechanical dysfunction. Man. Ther. 6 (1), 3–14.

Comerford, M., Mottram, S., 2012. Kinetic Control: The Management of Uncontrolled Movement, first ed. Churchill Livingstone, Edinburgh.

Crow, J., Pizzari, T., Buttifani, D., 2011. Muscle onset can be improved by therapeutic exercise: a systematic review. Phys. Ther. Sport 12 (4), 199–209. de Groot, J.H., Brand, R., 2001. A three-dimensional regression model of the shoulder rhythm. Clin. Biomech. 16 (9), 735–743.

Delp, S.L., Anderson, F.C., Arnold, A.S., Loan, P., Habib, A., John, C.T., et al., 2007. OpenSim: open-source software to create and analyze dynamic simulations of movement. IEEE Trans. Biomed. Eng. 54 (11), 1940–1950.

Dvir, Z., Berme, N., 1978. The shoulder complex in elevation of the arm: a mechanism approach. J. Biomech. 1, 219.

Ekstrom, R.A., Donatelli, R.A., Soderberg, G.L., 2003. Surface electromyographic analysis of exercises for the trapezius and serratus anterior muscles. J. Orthop. Sports Phys. Ther. 33 (5), 247–258.

Fitts, P.M., Posner, M.I., 1967. Human Performance. Brooks/Cole Pub. Co., Belmont, CA.

Gerber, C., Krushell, R.J., 1991. Isolated rupture of the tendon of the subscapularis muscle: clinical features in 16 cases. J. Bone Joint Surg. Br. 73B, 389–394.

Glover, S., 2004. Separate visual representations in the planning and control of action. Behav. Brain Sci. 27 (1), 3–78.

Haik, M.N., Alburquerque-Sendín, F., Camargo, P.R., 2014. Reliability and minimal detectable change of 3-dimensional scapular orientation in individuals with and without shoulder impingement. J. Orthop. Sports Phys. Ther. 44 (5), 341–349.

Hawkins, R.J., Kennedy, J.C., 1980. Impingement syndrome in athletes. Am. J. Sports Med. 8, 151–158.

Karduna, A.R., McClure, P.W., Michener, L.A., Sennett, B., 2001. Dynamic measurements of three-dimensional scapular kinematics: a validation study. J. Biomech. Eng. 123, 184–190.

Kendall, F., McCreary, E., Provance, P., 1993. Upper extremity and shoulder girdle strength tests. In: Kendall, F., McCreary, E., Provance, P. (Eds.), Muscles: Testing and Function, With Posture and Pain, fourth ed. Williams and Wilkins, Baltimore, Maryland, pp. 235–298.

Kibler, W.B., Ludewig, P.M., McClure, P.W., et al., 2013. Clinical implications of scapular dyskinesis in shoulder injury: the 2013 consensus statement from the 'scapular summit'. Br. J. Sports Med. 47, 877–885.

Kim, S.H., Ha, K.I., Ahn, J.H., Kim, S.H., Cho, H.J., 2001. Biceps Load Test Ⅱ: a clinical test for SLAP lesions of the shoulder. Arthroscopy 17 (2), 160–164.

Lawrence, R.L., Braman, J.P., Laprade, R.F., Ludewig, P.M., 2014. Comparison of 3-dimensional shoulder complex kinematics in individuals with and without shoulder pain, part 1: sternoclavicular, acromioclavicular, and scapulothoracic joints. J. Orthop. Sports Phys. Ther. 44 (9), 636–645.

Leal, S., Cavalheiro, L., 2001. Constant Score and Shoulder Pain and Disability Index (SPADI)–Cultural and linguistic adaptation. [thesis]. Portugal: School of Technology and Healthcare of the Coimbra Polytechnic Institute.

Lewis, J.S., 2009. Rotator cuff tendinopathy/subacromial impingement syndrome: is it time for a new method of assessment? Br. J. Sports Med. 43, 259–264.

Ludewig, P.M., Cook, T.M., 2000. Alterations in shoulder kinematics and associated muscle activity in people with symptoms of shoulder impingement. Phys. Ther. 80, 276–291.

Ludewig, P.M., Hoff, M.S., Osowski, E.E., Meschke, S.A., Rundquist, P.J., 2004. Relative balance of serratus anterior and upper trapezius muscle activity during push-up exercises. Am. J. Sports Med. 32 (2), 484–493.

Ludewig, P.M., Reynolds, J.F., 2009. The association of scapular kinematics and glenohumeral joint pathologies. J. Orthop. Sports Phys. Ther. 39 (2), 90–104.

Lui, S.H., Henry, M.H., Nuccion, S.L., 1996. A prospective evaluation of a new physical examination in predicting glenoid labral tears. Am. J. Sports Med. 24 (6), 721–725.

MacDermid, J.C., Ghobrial, M., Quiron, K.B., et al., 2007. Validation of a new test that assesses functional performance of the upper extremity and neck (FIT-HaNASA) in patients with shoulder pathology. BMC Musculoskelet. Disord. 8, 42.

Magarey, M.E., Jones, M.A., 2003. Dynamic evaluation and early management of altered motor control around the shoulder complex. Man. Ther. 84, 195–206.

Magarey, M.E., Jones, M.A., 2003a. Specific evaluation of the function of force couples relevant for stabilization of the glenohumeral joint. Man. Ther. 8 (4), 247–253.

Magarey, M.E., Jones, M.A., 2003b. Dynamic evaluation and early management of altered motor control around the shoulder complex. Man. Ther. 8 (4), 195–206.

Mottram, S.L., 1997. Dynamic stability of the scapula. Man. Ther. 2, 123–131.

Neer, C.S., Welsh, R.P., 1977. The shoulder in sports. Orthop. Clin. North Am. 8, 583–591.

O'Brien, S.J., Pagnani, M.J., Fealy, S., McGlynn, S.R., Wilson, J.B., 1998. The active compression test: a new and effective test for diagnosing labral tears and acromioclavicular joint abnormality. Am. J. Sports Med. 26 (5), 610–614.

Roy, J.S., Moffet, H., McFadyen, B.J., et al., 2009. Impact of movement training on upper limb motor strategies in persons with shoulder impingement syndrome. Sports Med. Arthrosc. Rehabil. Ther. Technol. 1, 8.

Santos, J., Gonçalves, R., 2006. Cultural adaptation and validation of Portuguese version of the Disabilities of the Arm, Shoulder and Hand–DASH. [thesis]. Portugal: School of Technology and Healthcare of the Porto Polytechnic Institute.

Scheibel, M., Magosch, P., Pritsch, M., Lichtenberg, S., Habermeyer, P., 2005. The Belly-Off sign: a new clinical diagnostic sign for subscapularis lesions. Arthroscopy 21 (10), 1229–1235.

Seth, A., Matias, R., Veloso, A., Delp, S., 2016. A biomechanical model of the scapulothoracic joint to accurately capture scapula kinematics during shoulder movements. PLoS ONE 11 (1).

Shumway-Cook, A., Woolacott, J., 2001. Motor learning and recovery of function. In: Shumway-Cook, A., Woolacott, J. (Eds.), Motor Control: Theory and Practical Applications, second ed. Lippincott, Philadelphia.

Smart, K., Blake, C., Staines, A., Thacker, M., Doody, C., 2012. Mechanisms-based classifications of musculoskeletal pain: Part 3 of 3: symptoms and signs of nociceptive pain in patients with low back (+ /-leg) pain. Man. Ther. 17, 352–357.

Struyf, F., Nijs, J., Mollekens, S., et al., 2013. Scapular-focused treatment in patients with shoulder impingement syndrome: a randomized clinical trial. Clin. Rheumatol. 32, 73–85.

Worsley, P., Warner, M., Mottram, S., Gadola, S., Veeger, H.E., Hermens, H., et al., 2013. Motor control retraining exercises for shoulder impingement: effects on function, muscle activation, and biomechanics in young adults. J. Shoulder Elbow Surg. 22 (4), 11–19.

Wu, G., van der Helm, F.C.T., Veeger, H.E.J.D., et al., 2005. ISB recommendation on definitions of joint coordinate systems of various joints for the reporting of human joint motion-Part Ⅱ: shoulder, elbow, wrist and hand. J. Biomech. 38, 981–992.

第二十八章

一名慢性腰痛伴右腿麻木急性加重的农民患者

Christopher R. Showalter • Darren A. Rivett • Mark A. Jones

主观检查

Bob 是一位 52 岁的农作物农场主。他婚姻幸福，是 2 个十几岁孩子的父亲。Bob 经常在他 720 公顷的土地上每天工作 12 ~ 14 小时，主要是长时间坐着进行各种设备和机械的操作。此外，还时不时地在机器上安装和拆卸重型工具，偶尔还会抬起重达约 57kg 的货物。他的生活方式基本上是久坐不动，他没有参加任何运动，也没有进行任何定期锻炼。

Bob 的朋友（诊所以前的患者）坚持推荐他来我们诊所，在开始第 1 次治疗时，他说："我来这里是想看看还有什么办法能治疗我的背部问题。"他觉得我们的咨询"可能不会有太大的帮助"，因为他经常去找的整脊师（chiropractor）都无法帮助其缓解疼痛。有人向 Bob 提出，征求另一种意见没有坏处，因此他同意继续下去。他解释说，12 周来他一直感到腰痛（low back pain, LBP），右腿有些麻木。

疼痛的范围、性质和类型

Bob 描述说，在大多数日子中，他的疼痛在白天都为 6/10（按数字疼痛评定量表），晚上增加到 8/10。他的疼痛在早上加重达 8 ~ 9/10。他主诉自己的右腰部有深层的、尖锐的刺痛和紧绷的拉扯感，并指出疼痛区域在 L_4 ~ L_5 节段右侧。他还主诉右侧大腿前外侧及小腿前外侧、后侧有麻木感，以及有右腿无力的感觉（图 28.1）。

Bob 通常在晚上 10 点左右入睡，此前他的家庭医生给他开了 750mg 对乙酰氨基酚（非阿片类镇痛药），15mg 羟考酮（阿片类镇痛药）和 5mg 泼尼松（甾体抗炎药）。他通常更喜欢仰卧位睡觉，但近几个月来，他发现只有左侧卧才舒服。他通常在凌晨 2 点左右醒来，感到 8/10 的疼痛，并服用了对乙酰氨基酚和羟考酮。Bob 报告说，他在床上找不到一个舒适的位置来睡觉，所以他试着睡在一张躺椅上，以免吵醒他的妻子。他睡得很好，在早上 6 点左右醒来，疼痛达到 8 ~ 9/10 并有僵硬感，就像他的"背部生锈了"。随着疼痛变得更加剧烈，他一整天又继续吃了 3 次药，包括睡前。Bob 担心的是他觉得自己为了继续工作而被迫服用太多不同种类的药物，他特别担心会对羟考酮成瘾。

疼痛行为与激惹性

Bob 主诉早上醒来时他的腰痛最严重（8 ~ 9/10），他可以通过洗热水澡、服用药物的方式很快减轻疼痛。腰痛的程度全天会发生变化，通常为 6/10，但长时间不活动的姿势

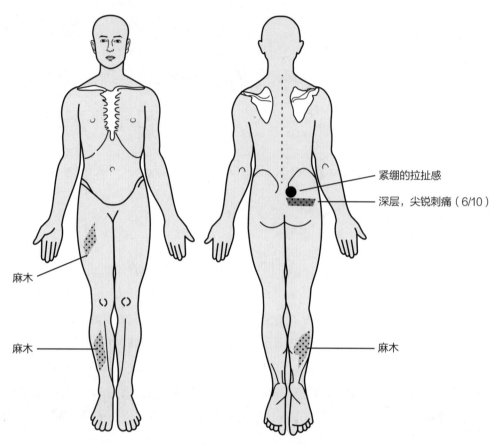

紧绷的拉扯感

深层，尖锐刺痛（6/10）

麻木

麻木

麻木

图 28.1 症状描述人体示意图

（包括坐在拖拉机或耕作机械上超过 30 分钟或站立超过 15 分钟）会使腰痛变得更糟。一旦疼痛加剧，只要他停止静止的坐姿和站姿，并通过缓慢而温和的步行"保持背部运动"，疼痛大约需要 1 小时才能恢复到基线水平。Bob 按处方服药，但当他的疼痛加剧时，他通常会自己额外服用 750mg 对乙酰氨基酚，每天 2 ~ 3 次。他觉得有必要继续运动，让他的腰部"润滑"一下，感觉好一点。由于他的疼痛行为，Bob 修改了他的工作日时间表，尽量坐位不超过 30 分钟、站立不超过 15 分钟。这些活动被分成几段时间，短距离地慢慢走动 2 ~ 3 分钟，这将他的疼痛减轻到 4/10，但缓解是短暂的。这个时间表对他的工作效率有很大的影响。

推理问题

1. 你能概述一下你在咨询初期的想法吗？具体来说，你能评论一下这个案例的疼痛类型吗？

关于推理问题的回答

　　Bob 的疾病的主要性质是失能。他的疾病严重影响了他的生活方式、睡眠及工作和经济能力。在他主诉中说得很明确，由于右腿的"虚弱和无力的感觉"，他在上下卡车、拖拉机和耕作机时越来越困难。Bob 主诉说，相对简单的任务似乎需要更费力才能完成，而且在他执行这些任务时疼痛会加剧。这导致他需要进一步服药。

　　Bob 报告的那种疼痛既有伤害感受性的病理－机械性（以僵硬为主）疼痛的成分，也有伤害性感受性的病理－炎症性（以疼痛为主）疼痛的成分（Maitland, 2005a）。机械伤害感受性疼痛的典型特征是运动时疼痛，特别是接近活动范围的终末端，同时机械性疼痛限制了正常范围。机械性疼痛和活动范围通常会随着主动运动、被动运动而改善，通常在一天结束时会变得更糟。机械性疼痛通常是由超出正常极限的组织压缩、拉伸或收紧引起的。它可能会在夜间痛醒患者，通常在改变睡眠姿势后迅速消退，患者很快就会恢复睡眠。

炎症性伤害感受性疼痛通常以活动范围开始至中间范围的疼痛为特征，某些运动会加重疼痛，除非运动是在特定的方向。炎症性疼痛可能是化学介导的，也可能是中枢诱发的，或者两者兼而有之。炎症性疼痛通常在休息或不活动后加重，尤其是在睡眠后的早晨。炎症性疼痛可能会在夜间唤醒患者，尽管多次尝试改变睡眠姿势，但患者往往难以入睡。

Bob 表现出 2 种疼痛的特征，此时以炎症性疼痛为主。

推理问题

2. 看起来 Bob 的情况很易激惹。请你讨论一下你对此的推理过程，以及你打算如何调整体格检查？

关于推理问题的回答

Maitland（2005a）将激惹性的概念描述为患者对运动的反应，涉及 3 个相互关联的因素：①进行了多少活动或某项活动的强度有多大；②引起了多少症状反应；③症状恢复到基线水平所需的时间。激惹性概念的意义在于它指导患者体格检查和随后的治疗。对于激惹性高的患者可能需要调整体格检查，从而不进行所有运动和测试，只要检查运动的必需部分。必须正确指导患者以免超过第 1 次疼痛发作（P1）。类似地，治疗师不希望完全再现患者的疼痛，因为这样做可能会导致症状加剧，这将需要一段时间才能稳定到疼痛的基线水平，可能导致检查的终止或潜在地掩盖其他检查结果。激惹性表现的治疗也需要调整，使用有限的干预次数，简单地进行，并在可进行的无痛活动范围的开始至中间范围进行。首轮干预是应用特定的干预手段所需的时间总量（即

30 秒）。因此，激惹性表现通常对短时间的治疗（20～30 秒）和任何特定治疗过程中有限的治疗次数（2～3 次）有反应。尝试在激惹性问题的早期处理中获得更大的收益可能会导致症状加剧，并使疼痛加重，关节活动范围和功能减退。一个有用的启发式方法是认为"所有问题都是易激惹的，除非证明并非如此"。这一概念有助于确保患者在第 1 次治疗中不会接受过多的检查或治疗。真正的激惹程度在第 2 次治疗时变得更加明确，在此期间对患者的症状进行直接的了解，其对症状的反应有以下几种可能：①治疗后即刻出现激惹；②治疗后几小时出现激惹；③在睡眠时间出现激惹；④早上马上出现激惹；⑤返回治疗时出现激惹。这些信息可以让我们更深入地了解真正的激惹性。

Bob 的情况是高激惹性的，正如他主诉的那样，相对较短时间的坐或站立会导致疼痛加剧，并在一段时间内保持在较高的水平，甚至长达 1 小时。激惹性的概念已被证明具有中等程度的评分者之间的信度（Barakatt et al., 2009a）。有人建议使用当前经过临床验证的腰痛量表，如 Roland-Morris 残疾问卷（Roland-Morris disability questionnaire），可充分表达 Maitland 的激惹性概念（Barakatt et al., 2009b）。2012 年的一项随机对照试验（RCT; Cook et al., 2012a）发现，在腰痛患者的初始评估中，激惹性是一个跨领域的预后指标，涵盖 Oswestry 残疾指数（Oswestry disability index）、数字疼痛评定量表、报告的恢复率、总就诊次数和住院天数。

临床推理评注

正如第一章中所讨论的，肌肉骨骼临床医务人员需要能够评估并识别的 3 种主要类型的疼痛分别为伤害感受性疼痛（有或没有炎症）、神经病理性疼痛和适应性中枢神经系统敏化现象（或伤害感受可塑性疼痛）（e.g. Gifford et al., 2006; IASP, 2017; Nijs et al., 2014; Wolf, 2011）。Bob 对疼痛的描述与以伤害性感受性为主导的"疼痛类型"相一致。

有关激惹性的分析提供了关于"体格检查与治疗的注意事项和禁忌证"的假设类别判断。正如第一章中所讨论的，并与这一回答相一致，为临床判断提供了以下信息。

- 是否应该进行体格检查（而不是立即转介进行进一步的医疗咨询/调查）？如果是，可以安全地进行多大程度的检查，从而将加重患者症状的风险降至最低？
- 是否注明特定的安全检查（如颈动脉功能障碍

测试、神经学检查、血压/心率、不稳定性测试等）？
- 是否应接受任何治疗（与转介进行进一步的咨询/检查比较）？
- 计划任何物理治疗的适当剂量/强度。

加重和缓解因素

Bob 报告说，加重因素包括坐、向后伸腰和站立。他的疼痛偶尔可以通过坐或行走时身体前屈一小段时间来缓解。虽然这些运动可能会稍微减轻他的疼痛，但只提供了很短时间的缓解。

既往史和现病史

Bob 在大约 18 年的时间中每个月都会接受整脊治疗。他通常每月去一次，但有时会更多，这取决于他的背部感觉如何。治疗常规包括腰椎、胸椎和颈椎区域的整脊，但他从没接受过任何治疗后照护或家庭训练计划的指导。他觉得整脊师可以让他背部疼痛得到 2~3 天的缓解，但他想知道为什么他的背部从来没有好转到没有疼痛的地步。

Bob 说，大约 4 年前，他的腰椎做了 1 次"糟糕的整复治疗"，导致明显的腰痛及 2 周的卧床休息。他感觉自己的背部"从此再也没有以前的感觉"。他当时更换了整脊师，继续每月治疗。

12 周前，Bob 在没有任何诱因的情况下开始感受到腰痛症状加重，右腿开始麻木。Bob 每周向 2 名不同的整脊师寻求整脊治疗，每周 2~3 次，总共 8 周。Bob 在来咨询物理治疗 4 周前暂停了这些整脊治疗，并在 2 天前去看了他的家庭医生，因为疼痛变得"无法

忍受"，同时麻木似乎越来越严重。医生开了药，并对腰椎进行了磁共振成像（MRI）检查。

药物和特殊问题

Bob 每天服用 4 次共 20mg 泼尼松、750mg 对乙酰氨基酚及 15mg 羟考酮治疗腰痛。Bob 没有服用其他药物，也没有一般健康问题或禁忌证。他否认有脊髓受压或马尾综合征的症状。之前没有脊柱的影像学报告。

影像学检查

磁共振成像扫描已经预约，但由于费用问题没有进行。

自我报告问卷

Bob 完成了一些自我报告问卷，治疗前的基线结果如下。

- 数字疼痛评定量表（NPRS）：当前疼痛为 6/10；"早晨加重（8/10）"（解释：中度疼痛）。
- 改良的 Oswestry 残疾指数（改良的 ODI）：56%（解释：严重失能）。
- 恐惧回避信念问卷（工作子集）（fear-avoidance beliefs questionnaire work subset, FABQW）：24/42（解释：患者表现出一定程度的恐惧回避）。

推理问题

3. 你认为这个案例中有什么社会心理问题吗？如果是这样的话，这些对整体诊断、干预和预后有何影响？

关于推理问题的回答

Bob 是坚忍的农夫的缩影。为了完成他的工作，他宁愿忍受痛苦并很少抱怨。他渴望减轻痛苦，继续他的生活。他担心潜在的药物依赖性和腰痛的进一步加重会对他的农场工作造成不利影响，从而影响家庭收入。没有证据表明他（上述）的情况引起副作用或引发黄旗征。在最初的体格检查时有一个障碍需要克服，即 Bob 对物理治疗的效果表示怀疑，因为多次整脊治疗并没有太多效果。在我们第 1 次治疗时我特意提出了这一点，解释说这 2 种治疗是不同的，我的目的不仅是通过治疗为他缓解疼痛，同时在他工作时为他提供处理疼痛的策略。最重要的是，具体的治疗策略和家庭训练可以最大限度地促进他的康复，并降低疼痛的进一步恶化和减少进一步物理治疗或护理的需要。

另一个需要克服的障碍是 Bob 长达 18 年之久的治疗史，它强调 Bob 被动地接受治疗干预，几乎没有关于家庭照护及针对他的脊柱常规或特殊训练的建议。需要强调的是，患者在整个康复过程及定期锻炼计划中起到协助决策者的重要作用。

因此，解决 Bob 对自己的病情的担忧是治疗的重要组成部分，教育他了解病情的性质，鼓励他采取自我治疗的策略，并强调积极的精神状态和动机对疾病的价值。

推理问题

4. 你能在主观检查后讨论一下你的临床假设吗？在你制订体格检查方式时，有没有特殊结构需要检查？

关于推理问题的回答

许多治疗师使用"Maitland-Australian 概念"发现通过 8 个临床假设类别（Jones and Rivett, 2004）"筛查"患者的主观检查内容是有价值的，同时可作为体格检查的有价值的补充。间断或持续进行的检查步骤可以很好地积累临床资料，并帮助选择适当的体格检查内容。在这一步的体格检查中确定、修改、否认或新形成临床假设。以下各小节介绍了与此案例有关的 8 个类别。

（1）能力（capabilities）和限制

a. 能力
- 可以驾驶设备长达 30 分钟。
- 能意识到症状开始加重，然后暂停工作并简单走走，以防止进一步加重疼痛。
- 能够修改日程安排表以完成大部分日常工作。

b. 限制
- 不能驾驶设备超过 30 分钟。
- 修改的工作时间表导致需要工作更长时间来完成所有日常工作。
- 在床上彻夜无法入睡。

认识到这些功能和限制，可以让治疗师和患者共同为再次评估及短期、长期目标设定实际的基准线。此外，它还提供了对患者的整体改善有意义的功能性衡量标准。

（2）患者的观点

Sacket 将循证医学，也称为循证实践（evidence-based practice, EBP）描述为"最佳可用的研究证据与临床共识和患者价值的结合"（Sackett, 1998）。

Bob 的积极性很高，而且有对他很有利的预后指征。对物理治疗作用和潜在有效性的怀疑是需要克服的早期障碍。患者教育和建立治疗师与患者之间的协作关系是一个重要的早期目标。非常重要的一点是，鼓励 Bob 参与有关他的病情的决策过程，并鼓励他积极参与疾病的康复。需要特别强调的是，要使他能够理解自我治疗和持续的适当锻炼的价值。

（3）症状产生机制

- 出现由腰部起源的外周症状。
- 中心症状尚不明确。
- 自主神经症状尚不明确。
- 不太可能出现消极的情感症状。

（4）症状来源

既有机械性疼痛的证据，也有炎症性疼痛的证据。可能的组织来源有腰椎间盘、神经根损伤、压迫和（或）粘连，腰椎和关节突关节相关脊椎病和骨关节炎（osteoarthritis, OA），神经动力学异常，肌肉痉挛、紧张、无力和功能性脊柱不稳（运动控制功能障碍）。

（5）促进因素或诱因

促进因素有所使用的各种机械的人体工程学设计、在特定姿势下的时间、农场工作的性质（长时间坐、搬重物、长时间工作）。易感因素有姿势不佳、久坐不动的生活方式和缺乏规律的锻炼。

（6）体格检查与治疗的注意事项和禁忌证

Bob 的激惹性很高，因此最初的体格检查只限制在必需的部分很重要，限制活动并仔细监控症状。没有发现其他注意事项或禁忌证。

目前尚不清楚这种疾病的稳定性。在了解到更多的关于 Bob 病情的信息，特别是他对最初治疗的反应之前，小心谨慎是必要的。如前所述，在证明并非如此之前，激惹性被认为是一个重要因素。

（7）治疗

Bob 多年来接受过很多次整脊治疗，因此要考虑到医源性（干预诱导）韧带、关节囊和其他结构脊柱节段性松弛的可能性。目前不太可能再进行冲击整复（thrust manipulation）治疗。患者拒绝接受任何事先的建议或方案，这些建议或方案是为腰椎活动、缓解疼痛或节段性稳定和神经肌肉控制而设计的。很可能是由于许多已经确定的因素，如久坐不动、缺乏常规锻炼等，Bob 已经存在腰椎稳定性的运动控制障碍。

（8）预后

Bob 表现出的某些特征总体上是积极的预后指征。他是位有收入的个体户，有稳定的情感关系，身体健康，性格积极，真诚地希望身体健康，继续生活和从事他喜欢的农业工作。

同时也有负面的预后指征。这些包括他的病情严重性和慢性程度，似乎是进行性的，并显示出脊椎源性外周症状，ODI 评分为 56%，表明严重失能，FABQW 评分为 24/42。如前所述，激惹性是许多方面的负面预测指标（Cook et al.,

2012a）。

推理问题

5. 你的主观检查指导体格检查。你能更具体地讨论一下体格检查的目的吗？或许在这部分评估中如何使用 Maitland 方法？

关于推理问题的回答

在 Maitland 概念的背景下，体格检查的目的如下。

- 确认、否定或修改在主观检查过程中提出的临床假设。
- 在体格检查时提出新的假设。
- 确定后续评估的运动基线。
- 重现患者的"可比体征"（comparable sign, CS）。
- 确定可能的治疗技术。

Geoffrey Maitland 在 1971 年首次将可比体征的概念描述为"患者在运动测试中的症状重现"（Maitland, 1991），他在 1991 年进一步将这一概念重新定义为"体格检查的目的是通过测试动作引出来自健康部位（解剖）的异常反应，抑或当测试动作与功能障碍相对应时患者重现的主要症状"。可比体征是 Maitland 手法治疗的核心原则之一。Maitland 在他的著作中提到的测试动作包括主动生理运动、被动生理运动、被动附属运动及患者可以进行的任何影响其症状的自发性运动。因此，可比体征是来描述在检查和随后的治疗过程中重现患者的主要症状的。这些征象包括观察到的运动、姿势或运动控制障碍的异常、包括对运动的异常反应、静态畸形和异常的关节评估征象。可比体征最常伴有患者的主诉和对患者主诉症状的确认。可比体征已被证明具有结构效度（Cook et al., 2015）。可比体征的概念是临床决策过程中有价值的组成部分。第 2 次就诊后可比体征的期内和间期变化与出院时的疼痛和 ODI 的阳性结果有显著的关联。2 分的疼痛改变（或更好）与出院时的 ODI 减少 50% 或更多相关（Cook et al., 2012b）。

临床推理评注

假设范畴框架最初由 Jones（1987）提出，并通过专业讨论不断发展。正如第一章中所强调的，规定所有临床医务人员不必考虑的有功能障碍的临床判断内容列表，这是不适当的，因为这样只会扼杀对本专业发展至为重要的独立性和创造性思维。

然而，能够／应该考虑最低决策类别的列表有助于学习和反思医务人员的临床推理，因为列表提供了初步指导，帮助治疗师理解问诊和体格检查的目的，鼓励在诊断以外的范围进行推理，并创建一个以临床知识为基础并与之相关的临床决策框架（即诊断、理解患者的视角、确定治疗干预措施、建立融洽的关系／治疗同盟，来协作、教学、预后和管理伦理方面的困境）。自 Jones 和 Rivett（2004）发表以来，第一章中提出和讨论的假设类别略有修改。

关于 Maitland 概念，当代临床推理理论中的许多关键原则都源于他的概念（Jones，2014）。Maitland 总是坚持对患者进行系统和全面的检查，用他的话说，这"使你能够在 24 小时内看到患者的症状"。所有关于这个问题的患者信息、其对患者生活的影响，以及在体格检查中发现的相关身体功能障碍都必须进行分析，目的是"使功能和症状相符"。患者的治疗从来不是套餐方案；相反，具体的治疗是基于对主观（即患者问诊）和体格检查资料的完整分析，结合研究理论、临床模式、取得成功的治疗策略及对所有干预措施的系统性重新评估。虽然 Maitland 没有将这种信息收集、分析、决策、干预和再评估的过程称为临床推理，但它显然是一种符合当代临床推理理论的结构性和逻辑性的方法。这与当代 EBP 的目标是一致的，他的"砖墙"概念强调同时考虑研究证据和经验证据，研究提供了通用指南，根据患者的特定表现来决定该研究如何应用，并最终决定了试验的具体干预措施。特别是，他告诫不要过度关注病理，这些病理可能在不同的患者中表现不同，也可能是无症状的。当 Maitland 还在实践和教学时，疼痛科学理论的发展比现在要少得多，当时的大部分理解都与最初的疼痛闸门控制理论和不同的治疗方法有关，包括手法治疗。同样，在肌肉骨骼实践中对社会心理因素的评估和治疗也有相当大的发展，变得更加明确和条理性，可以更好地认识到社会心理因素会对患者的疼痛和失能产生影响。然而，当你考虑以下 Maitland 的直接引述时，他提到的"以感同身受（同理心）来理解这个人（患者）的经历"是对理解社会心理因素的重要性的直接认可，只是用不那么明确的术语来表达。

Maitland 概念要求思想开放、思维敏捷、精神自律，并与评估因果的逻辑和方法过程联系在一起。中心主题需要积极地感同身受（同理心）来理解这个人（患者）所忍受的一切。"概念"的关键问题是需要解释个人承诺、思维方式、技术、检查和评估（Maitland，1987，p.136）。

体格检查

视诊

Bob 穿着一条短裤接受检查，双脚与肩同宽站立，可观察到他的腰椎前凸减少、双侧椎旁肌肉萎缩。站立时 Bob 身体轻微左移（右侧疼痛的对侧），肩高、肩胛骨位置、手臂位置、臀部皱褶、腘窝皱褶、跟腱对线均在正常范围内（within normal limits, WNL）。右上肢的肌肉体积略大于左上肢（Bob 是右利手），双下肢肌肉发育正常。

神经系统检查

检查前静息性疼痛为 6/10。检查是在去枕仰卧位进行的。左腿为健侧。患肢（右）的髌腱反射（deep tendon reflexes, DTR）为 1+（提示 L_4 神经受累），跟腱（S_1 神经节段）正常。感觉测试时闭上双眼，当患者有感觉时汇报。以健侧肢体感觉的百分比来报告患侧感觉。用棉签进行轻触觉测试，大腿前外侧 60% 感觉、胫骨外侧 60% 感觉、小腿下部 80% 感觉。这些皮节缺损分别提示 L_4 和 L_5 神经根受累。抗阻运动用于测试肌节功能，抗阻

伸膝可测试 L_4/L_5 节段肌节的功能，同时可涉及 L_3 和 L_4。双侧下肢均未观察到萎缩、静息张力增加或病理性反射，双侧巴宾斯基征和阵挛均为阴性，排除了上运动神经元受累的可能性。

主动生理运动

患者在适当的指令下完成测试，测试过程中立即报告他在测试运动中的任何感受、感觉、症状，特别是腰部。他被要求一旦出现疼痛便不再进行任何运动（P1）。静息性疼痛为 6/10。

在测试主动生理运动之前，站立位向右侧滑动以矫正身体的左侧倾斜畸形。滑动矫正包括将肩部轻轻向右滑动，同时将骨盆向左拉，同时避免侧屈动作，并评估症状反应。

腰椎中立位滑移矫正技术立即使他的腰痛从 6/10 增加到 7/10，同时他的椎旁肌肉开始痉挛。滑移矫正技术在轻微的腰椎伸展位进行时即刻疼痛由 6/10 增加到 8/10，痉挛加重。轻微腰椎屈曲位的滑行矫正不影响疼痛程度，也不会引起痉挛，而且他的活动更轻松、顺畅。恢复站立位后，移位略有改善（图 28.2）。

在站立位下腰椎进行主动生理运动会产生明显的不良反应。腰椎屈曲活动度受限在 60% 的范围，疼痛从 6/10 增加到 7/10。伸展活动度受限在 20% 的范围，疼痛增加到 8/10，右侧屈受到严重限制（<10%），疼痛迅速增加到 9/10。左侧屈曲对疼痛没有影响，但 Bob 感觉到右侧髋部有"强烈的牵拉感"。腰椎旋转测试是跨坐在治疗台角上，双脚舒适地放在地板上。腰椎右侧旋转活动受限于 50% 的范围，疼痛为 7/10。左侧旋转活动受限于 80% 的范围，产生 7/10 的疼痛。在随后的就诊中，治疗师可将"星号征"（asterisk signs）分配给认

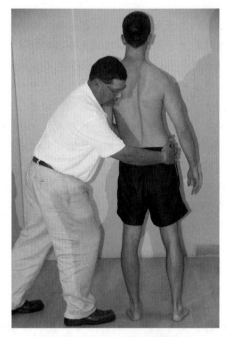

图 28.2　左侧移位畸形的右侧滑动矫正

为值得监测且能确定患者对治疗有任何明显反应的动作。在本案例中，腰椎前屈、伸展和右旋被认为是合适的星号征。

如前所述，Bob 的情况被认为是高激惹性的。因此，在整个运动测试过程中需对症状进行持续、严谨的监测。根据需要，在运动和测试之间允许充分的休息（有时长达 3 分钟），以使疼痛恢复到基线水平。Bob 被告知疼痛不能超过第 1 次疼痛（P1）的情况，这一点在整个测试过程中都适用。考虑到高激惹性的因素，没有进行加压测试或象限测试。

台阶测试

在这项测试中，Bob 取站立位，双脚与肩同宽，以确保双侧下肢相等负重。健侧下肢放在台阶上（大约 20cm 高）。然后 Bob 向前弯腰，腰椎屈曲，健侧髋关节和膝关节处于大约 60° 的屈曲状态，随时记录症状反应。再将患侧下肢放在台阶上重复测试。本试验的临床依据是脚踏在台阶上使膝关节和髋关节处于相对屈曲的位置，在腰椎屈曲时，坐骨神经和腰丛

神经与直腿侧相比没有受到明显的牵张。

对这项测试结果的潜在解释包括以下几点。

1. 直腿侧的可比体征疼痛再现或增加可能同时牵涉坐骨神经和腰椎运动节段的躯体结构（如腰椎间盘）。

2. 屈腿侧的可比体征疼痛产生或增加可能主要累及腰椎运动节段的躯体结构（因为坐骨神经和神经丛没有处于张力状态）。

3. 屈曲侧下肢疼痛减轻提示主要累及坐骨神经，潜在地排除腰椎躯体结构，并提示坐骨神经及其腰丛神经根作为潜在的症状来源的机械敏感性。

Bob 在站立位做完"台阶测试"后，随着患腿保持髋关节和膝关节微屈，他的"深层、尖锐、撕扯"感的疼痛和"紧拉感"均有所减少。这些结果否定了腰椎本身的原因，并指示坐骨神经机械敏感性和潜在的椎间孔受压或神经根粘连是导致他疼痛的主要机械原因。虽然"台阶测试"没有经过严格的评估和验证，但考虑到解剖特点和潜在的病理力学机制，该测试仍具有意义。

被动生理运动

被动生理测试是在不受肌肉收缩或重力影响的情况下评估患者对节段间运动的反应。腰骶段的被动生理运动可以在仰卧位、俯卧位和侧卧位下分别进行，这取决于患者的体征、舒适度及有无特殊运动检查。对 Bob 进行的被动生理测试动作是从有意义的主动生理测试结果中挑选出来的，并且都是在侧卧位进行的，这使患者相对放松（Bob 左侧卧位时最舒服）。侧卧位适合治疗师被动地评估患者的腰椎屈曲、伸展、旋转、侧屈和组合运动，而不需要抬起患者或患者的肢体。腰椎被动生理

椎间运动（passive physiological intervertebral movements, PPIVM）在评估腰椎屈曲和伸展时具有很好的特异性，分别为 0.98 和 0.99（Abbott et al., 2005）。

相关结果如下。

- 屈曲 80% 的活动范围，疼痛减轻至 5/10，主诉右侧 $L_4 \sim L_5$ 区域有"牵拉感"。
- 伸展 25% 的活动范围，疼痛增加到 7/10。
- 右侧侧屈 20% 的活动范围，疼痛增加到 8/10，有坚硬的终末感；左侧侧屈 60% 的活动范围，疼痛减少到 4/10，主诉在 $L_4 \sim L_5$–S_1 区域有"强力的牵拉感"，有弹性的终末感。
- 右侧旋转 70% 的活动范围，疼痛减轻至 4/10，有坚硬的终末感，尤其在触诊 L_4、L_5 和 S_1 区域时。
- 左侧旋转 85% 的活动范围，产生 7/10 的疼痛。

触诊和被动附属椎间运动

Bob 在俯卧位接受检查。静息性疼痛为 6/10，未见出汗或发红。$L_2 \sim S_1$ 右侧区域的温度比周围略高。放松时可见椎旁肌肉萎缩和轻度痉挛。单侧后–前向（unilateral posteroanterior, UPA）椎间运动幅度不明显。在 L_3、L_4 和 L_5 节段，中央后–前向（central posteroanterior, CPA）椎间运动出现明显的活动度降低，局部疼痛会增加到 7/10。右侧 L_3、L_4 节段椎间运动（UPA）可见明显的活动度降低，腰痛可达 8/10，两侧具有可对比性。横向向左或向右的椎间运动不明显，也不影响疼痛。L_4 右侧椎间运动 UPA 被标记为星号征（图 28.3）。

神经动力学检查

仰卧位进行直腿抬高（straight leg rais,

图 28.3　L₄ 的右侧后前向椎间运动图

A= 你选择开始的范围内的点（必须为每个运动图定义）
B= 正常人活动范围的终末端
AC= 在 A 处因素的强度，其中 A 为没有任何影响，C 为检查者检查患者接受的最大强度
如果 R= 阻力，则在 C 水平的 R2 为最大运动阻力
如果 P= 疼痛，那么在 C 水平的 P2 为检查者愿意激惹的最大疼痛（本图中未显示）
如果 S= 痉挛，则在 C 处的 S2 为最大痉挛（本图中未显示）
BD= 整个运动图
L= 运动限制
P1 是范围内疼痛发作的位置
R1 是范围内运动阻力增加最先感觉到的点
R2 是由于阻力不可能进一步运动的阻力点
P′ 是当极限为 R2 时患者报告的疼痛程度，通过 R1–R2 线的范围形状的阻力行为，通过 P1–P′ 线的范围形状的疼痛行为

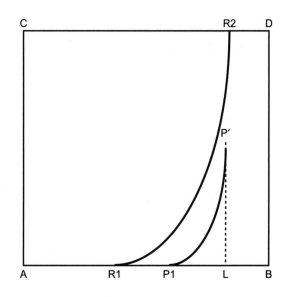

SLR）试验。静息性疼痛为 6/10。健侧（L）腿可自由活动，R1（第 1 次出现阻力）约为髋关节屈曲 50°，R2（最大阻力）约为髋关节屈曲 100°，伴有后内侧腘绳肌的轻微牵拉感，而腰痛无变化。通过踝关节背伸和髋关节内旋或内收来增加神经张力，症状无变化。患侧（R）腿的 SLR 试验显示大约髋关节屈曲 30° 时出现 R1，疼痛立刻出现并伴有 8/10 的疼痛。踝关节背伸可立即增加阻力感和疼痛至 9/10。在髋关节屈曲 30° 时髋关节内旋和内收时是不能耐受的，但在屈曲 20° 时是可以耐受的，但都会增加疼痛至 8/10，伴有阻力感明显增加（图 28.4）。

在健侧进行 SLR 试验并不影响腰痛症状。这种"健腿抬高"试验被认为是髓核突出症的主要检查方法，据报道其敏感度为 0.23 ~ 0.43，特异性为 0.88 ~ 1.00，阳性疑似率（positive likelihood ratio，+LR）为 1.91 ~ 14.3，阴性疑似率（negative likelihood ratio，−LR）为 0.59 ~ 0.86（Cook and Hegedus，2013）。这项测试的阴性结果排除了 Bob 的疼痛的椎间盘源性。

改良坍塌试验（modified slump testing）在左（L）侧卧位进行。胸腰椎屈曲是试验的第 1 步，腰痛会增加到 7/10。如果接着做颈椎屈曲可增加腰痛至 8/10。而轻轻增加 SLR 高度可以立即增加腰痛到 9/10，大约髋关节屈曲 10°。不再进行进一步的 slump 试验，疼痛可以在 3 分钟内减轻到 6/10。在神经病理性疼痛的评定中，slump 试验的敏感度为 0.91，特异性为 0.70，+LR 为 3.03，−LR 为 0.13（Urban and MacNeill，2015）。这个测试结果牵涉包括腰神经根的躯体感觉系统。

股神经的神经动力学检查（被动膝关节屈曲）在左侧卧位进行，保持胸腰椎在中立位。髋关节保持中立位，在膝关节屈曲 50° 时出现

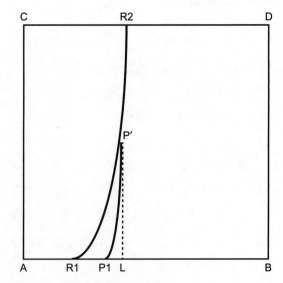

图 28.4　右侧直腿抬高运动图

大腿前侧麻木。增加胸腰椎屈曲和颈椎屈曲都进一步减轻了大腿前部和膝关节内侧的麻木感觉。

功能不稳定性检查

分别在仰卧位、俯卧位和四点跪位下评估横腹肌和腰椎多裂肌的运动控制。发现 Bob 的两组肌群在独立收缩和协同收缩时运动控制都很差。在协同收缩过程中，两组肌肉都表现出延迟和不良的自发募集。在独立收缩过程中，这两组肌肉都表现出较差的募集和微弱的收缩。通过触诊、拍打、可视化和使用协同收缩来促进肌肉募集，情况仅略微改善。

推理问题

6. 体格检查后你的临床假设是什么？你能评价一下这位患者的预后吗？

关于推理问题的回答

Bob 的临床表现提示同时存在机械性和炎症性的混合性疼痛，本质上是高激惹性的，导致中度失能。在治疗过程中似乎存在一些社会心理障碍，包括对物理治疗干预的潜在价值的不确定性，以及忍受他认为是难以治愈的疼痛和障碍。Bob 还说，他之前的脊柱治疗集中在整脊手法上，并没有配合后续练习来保持疗效。因此，他可能有一种根深蒂固的认识，即他在脊柱治疗上主要是被动参与，在治疗期间不需要主动、独立地做一些脊柱活动和运动控制训练。Bob 表现出常见的周围神经病理性症状的临床模式，提示右 L_4 神经根源［潜在的粘连和（或）压迫］导致反射、感觉、运动功能减退，同时受限的 SLR 和 slump 试验表明神经动力学受累。神经根的病理表现可能与局部组织损伤和随后的愈合有关，包括在 4 年前的"糟糕的手法"治疗之后，在神经根周围或 $L_4 \sim L_5$ 椎间孔内或附近形成过多的瘢痕组织。

只要 Bob 参与并接受有关他的病情的教育，并对自己的脊柱治疗承担积极的责任，以将他目前的失能和未来的恶化降至最低，则适用骨关节手法治疗，并预后良好。

治疗

第 1 次治疗（第 1 天）

如前所述，Bob 的表现被认为是高激惹性的，目前必须被认为是如此，直到证明并非如此。因此，最初的评估是仔细、温和地进行的，并伴有 Bob 不断地反馈有关疼痛和其他症状的信息。尽管如此，评估本身是有可能加剧症状的。因此，第 1 天的治疗保持在最低强度，并局限于脊柱的 1 个节段。

Bob 维持于俯卧位，治疗包括 L_4 的 UPA 松动（可对比 PAIVM）。在 L_4 执行Ⅲ级 UPA 松动且分 3 次进行，每次 1 分钟。Ⅲ级的振动幅度很大，在范围内 R1 和 R2 位置之间发生高达 50% 的振动幅度。治疗后的静息性疼痛由 6/10 降至 5/10。

星号征的重新评估显示如下。

- 腰椎关节活动度约为 75%，疼痛为 5/10（最初分别为 60% 和 7/10）。
- 伸展保持在 20% 左右不变，但疼痛不会随着伸展而增加（最初可增加到 8/10）。
- 旋转（R）范围为 60%，疼痛保持在 5/10（最初分别为 50% 和 7/10）。

Bob 被告知评估和治疗可能会导致症状恶化。他被要求监测自己的症状，并于第 2 天返回接受治疗。用冰袋敷在腰椎上 20 分钟，以减少治疗后产生的任何疼痛。

第 2 次治疗（第 2 天）

Bob 被问及治疗后的症状反应。他报告说，治疗后腰痛略有改善，疼痛减轻至 5/10，并维持 3 小时。他像往常一样上床睡觉、服药，并报告了他通常的睡眠模式，他的疼痛仍然在早上最严重，程度为 8~9/10。他说，尽管早上的疼痛程度没有变化，但他的背部感觉"活动更轻松了"。静息性疼痛程度为 6/10。

星号征的体格检查结果如下：

- 腰椎屈曲范围约为 75%，疼痛约为 6/10。
- 伸展不变，约为 20%；疼痛增加至 7/10（最初增加到 8/10）。
- 旋转（R）范围为 60%，疼痛保持在 5/10（最初分别为 50% 和 7/10）。

治疗包括在 L_4 节段进行Ⅲ级 UPA，共 5 组，每次 1 分钟。Ⅲ级以上的振动幅度较大，在范围内 R1 和 R2 位置之间为 50%~75% 的振动幅度。静息性疼痛由 6/10 降至 4/10。

重新评估星号征显示如下：

- 腰椎屈曲范围约为 75%，疼痛为 4/10（7/10）。
- 伸展保持在 20% 左右不变，疼痛为 6/10（7/10）。
- 旋转（R）范围为 60%，疼痛保持在 5/10。

左侧卧位时引入右腰椎旋转，使用 PPIVM 将旋转运动定位在 L_3/L_4 节段并将此节段置于旋转位。Bob 的脊柱最初处于中立位，然后通过从上方肩部（R）向后旋转来旋转腰椎（R），直到触及 L_3 棘突完全旋转到它不能相对于 L_4 棘突进一步旋转时，这表明 L_4/L_5 旋转最大化。小腿保持自然伸直，然后定位大腿以通过骨盆移动来调整下腰椎伸展或伸展程度。这是通过触诊 L_3 和 L_4 棘突间隙来确定的。首先保证轻微的腰椎前屈（图 28.5）。

进行 3 组 2 分钟的Ⅲ级（R）旋转治疗，并密切监测症状。在第 1 组治疗时腰痛略有加

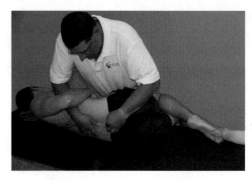

图 28.5　腰椎轻度屈曲下的右侧旋转

剧，但随着可用旋转运动的增加，腰痛迅速减轻。

星号征的重新评估显示如下：

- 静息性疼痛为 4/10（从 6/10 开始）。
- 屈曲范围为 75%，疼痛为 4/10（75% 和 4/10）。
- 伸展范围为 20%，疼痛为 4/10（20% 和 4/10）。
- 旋转（R）范围为 70%，疼痛为 4/10（之前分别为 50%、5/10）。
- 重新评估右侧 SRL，R1 的起始点约为髋关节屈曲 40°（之前为 30°），伴随腰痛为 7/10（之前为 8/10）。用踝关节背伸加强后，立即产生抵抗和疼痛增加到 8/10（之前为 9/10）。

用冰袋敷在腰椎上 20 分钟，以减少治疗后产生的疼痛。需要给 Bob 提供一项家庭训练计划，Bob 被要求在床上舒适地休息，以仰卧、髋关节和膝关节屈曲大约 60°、足底保持在床上的体位休息。在此体位下，Bob 被要求轻柔而缓慢地左右摇晃膝关节，以实现轻度的腰椎旋转。临床医务人员要特别建议他只在无痛范围内摇晃膝关节，并避开他的腰痛起始点（P1）。Bob 被要求每小时进行 5 分钟的练习（如果可能的话），特别是在睡觉前。他被进一步要求，如果他像往常一样在半夜醒来，要轻缓地尝试这些练习。

第 3 次治疗（第 4 天）

Bob 回到诊所，主诉说在上一次治疗后，他的腰痛在当天剩余的时间内和晚上都保持在 4/10。他还说，虽然他仍会因为疼痛在凌晨 2 点左右醒来，但疼痛水平降低到 6/10，并通过使用腰椎旋转家庭练习，使他能够减轻疼痛，回到床上睡觉。今天早上，他惊讶地发现，与治疗前通常为 8～9/10 的疼痛相比，他醒来时疼痛只有 6/10。Bob 已经停用了泼尼松和羟考酮，但在睡觉前仍在服用 750mg 对乙酰氨基酚，并根据需要全天服用。静息性疼痛为 4/10。

星号征的体格检查结果如下：

- 腰椎关节活动度约为 80%，疼痛为 5/10。
- 腰椎伸展活动度改善至 35%，疼痛增加至 6/10。
- 腰椎旋转（R）范围为 70%，疼痛为 5/10。
- 在 L_4 上触诊 UPA 会使疼痛增至 6/10 并伴有阻力，也就是说在运动图上先前位置的右侧可进一步增加阻力，因为该节段通过更大的关节活动范围是无痛的。

筛查邻近区域（鉴别诊断）

腰痛可涉及腰椎以外的组织结构。在治疗计划 3 之前没有评估来自其他相关区域的潜在症状，因为 Bob 的疾病的高激惹特性决定需要改良临床检查。因此，在确定激惹性及随后的治疗控制之前排除额外的测试。

通过对双侧髋关节进行加压象限测试，筛查髋关节问题（Maitland，2005a）。两侧髋关节在屈曲、内收和内旋方面都有一定的运动障碍，但不能重现 Bob 的可比体征。虽然髋关节的象限测试结果没有得到严格的论证，但整个象限测试的一个组成部分，也就是众所周知的冲刷试验（scour test）已经得到了严格

的论证。冲刷试验是指临床医务人员在保持髋关节屈曲、内收的同时，进行从外旋到内旋的挤压和旋转。据报道，这项试验的灵敏度为 0.62、特异性为 0.75、+LR 为 2.4、–LR 为 0.51（Sutlive et al., 2008），因此这是排除 Bob 的髋部症状来源的一个有用的筛查。

骶髂关节（sacroiliac joint, SIJ）问题也可以引起腰椎和下肢疼痛的症状。SIJ 是通过 Laslett 等（2005）的 4 组评估测试来排除的，其灵敏度为 0.94、特异性为 0.78。使用的测试包括大腿冲击、分离、骶骨冲击和按压测试。这些测试都不会使 Bob 产生疼痛（可比体征），因此有效地排除了 SIJ 症状来源的可能性。

在第 4 天进行的第 3 次治疗主要由 L_4 的 Ⅳ + 级 UPA 组成，共 5 组，每次 1 分钟。Ⅳ + 级的振动运动幅度较小，在范围内 R1 和 R2 位置 50%～75% 的范围内进行振动运动。

重新评估星号征显示如下：

- 静息性疼痛由 5/10 减轻至 2/10。
- 腰椎屈曲关节活动范围约为 80%，疼痛为 3/10（治疗前为 5/10）。
- 腰椎伸展活动范围为 40%，疼痛为 3/10（治疗前分别为 35% 和 6/10）。
- 旋转（R）活动范围为 70%，疼痛为 3/10（治疗前为 6/10）。

在左侧卧位进行腰椎右侧旋转操作。使用 PPIVM 将旋转定位到 L_3/L_4 水平，如先前的治疗一样对其进行旋转。通过调整体位，将脊柱放置在相对屈曲的位置来增加腰椎屈曲程度。通过在床面和腰椎之间放置枕头来引入侧屈成分。进行 3 组，每组 2 分钟的 Ⅳ + 级（R）旋转，并密切观察症状。

星号征的重新评估结果如下：

- 静息性疼痛从 5/10 减轻至 2/10；旋转（R）范围为 90%，疼痛为 2/10（治疗前分别为

80% 和 5/10）；屈曲范围为 75%，疼痛为 2/10（治疗前分别为 70% 和 5/10）。

- 重新评估右侧 SLR，R1 的起始点约为髋关节前屈 50°（之前为 30°），伴有腰痛产生，为 5/10（之前为 8/10）。踝关节背伸的加强作用立即产生阻力和疼痛增加到 6/10（之前为 9/10）。髋关节内旋和内收在髋关节外展 50°（之前为 30°）可以耐受，但现在可以耐受到 30°，两者都使疼痛增加到 5/10（之前为 9/10），阻力略有增加（之前的阻力明显增加）。

用冰袋敷在腰椎上 20 分钟，以减少治疗后产生的任何疼痛。Bob 被要求演示他的家庭训练计划，结果发现执行得很正确。通过增加一个新的练习来诱导腰椎屈曲，即 Bob 在专注于自然呼吸和放松背部的同时，交替将膝部向胸部运动 10 次。Bob 被要求继续进行每小时 1 次的锻炼，先交替进行膝部向胸部靠近的练习，然后进行左右摇晃膝部引起的腰部旋转练习。

第 4 次治疗（第 6 天）

Bob 回到诊所说，在上一次治疗后，在白天和晚上他的腰痛都保持在 2/10。他还说他整晚都睡得很好，没有醒来。在就诊当天早上，清醒时疼痛为 2/10，静息性疼痛为 2/10。

对星号体征的体格检查显示如下：

- 腰椎屈曲活动度约为 80%，疼痛为 3/10。
- 腰椎伸展改善至 50%，疼痛增加至 3/10。
- 腰椎旋转（R）范围为 80%，疼痛为 3/10。
- 在 L4 上触诊 UPA 会使疼痛增至 3/10 并伴有阻力，也就是说在运动图上先前位置的右侧可进一步增加阻力，因为该节段通过更大的关节活动范围是无痛的。

治疗包括 L4 节段的 Ⅳ ++ 级 UPA，共 5 组，每组 1 分钟。Ⅳ ++ 级的振动幅度较小，

在 R1 和 R2 之间的幅度为 75%~100%。静息性疼痛由 2/10 降至 0/10（消失）。

星号征的重新评估显示如下：

- 腰椎屈曲活动范围约为 80%，疼痛约为 2/10（治疗前分别为 80% 和 3/10）。
- 腰椎伸展活动范围为 70%，疼痛为 2/10（治疗前分别为 50% 和 3/10）。
- 腰椎旋转（R）活动范围为 90%，疼痛为 2/10（治疗前分别为 80% 和 3/10）。

在左侧卧位进行腰椎右侧旋转操作。如上述治疗一样，使用 PPIVM 将旋转定位在 L3/L4 节段。如前所述，通过在床面和腰椎之间放置枕头，改变腰椎位置以增加腰椎屈曲程度，并引入腰椎左侧屈活动。此外，允许右腿悬置于治疗床上休息，并允许右腿自然地向地面下垂，以增加坐骨神经外侧神经孔的张力和潜在的偏移或"脱落"。进行 3 组 Ⅳ ++ 级旋转（R），每次 2 分钟，并密切监测症状（图 28.6）。

星号征的重新评估显示如下：

- 静息性疼痛为 1/10（治疗前为 2/10）。
- 屈曲范围为 90%，疼痛为 1/10（治疗前分别为 80% 和 2/10）。
- 伸展范围为 70%，疼痛为 2/10。
- 旋转（R）范围为 90%，疼痛为 1/10（治疗前分别为 90% 和 2/10）。
- 对右侧下肢进行 SRL 试验重新评估，R1

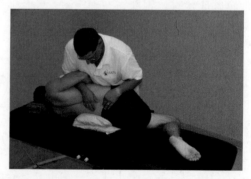

图 28.6 腰椎右侧旋转，腰椎屈曲和左侧侧屈，右腿微屈，自然垂于床下

的起始位置约为髋关节屈曲70°（之前为50°），腰痛立即产生，程度为1/10（之前为2/10）。踝关节背伸的加强作用立即产生阻力，疼痛增加到3/10（之前为6/10）。在髋关节屈曲60°（之前为50°）时髋关节内旋和内收都是可耐受的，疼痛都轻微增加到3/10（之前为6/10），阻力略有增加（之前的阻力明显增加）。

在之前所说的改良左侧卧位（即进行右侧选择旋转松动的体位，包括腰椎屈曲和左侧屈）进行右侧SRL试验松动。SRL保持髋关节屈曲70°，被动踝背伸松动Ⅳ+级（小幅度在R1和R2范围的50%~75%）施加坐骨神经张力3组，每组1分钟。

星号征的重新评估显示如下：

- 静息性疼痛为0/10（治疗前为2/10）。
- 屈曲范围为90%，疼痛为0/10（治疗前分别为80%和1/10）。
- 伸展范围为75%，疼痛为1/10（治疗前分别为70%和2/10）。
- 旋转（R）范围为95%，疼痛为1/10（治疗前分别为90%和1/10）。

首先在站立位进行腰椎多裂肌控制测试，然后是俯卧位和四点跪位。静息性痉挛消失了，Bob能够进行独立的多裂肌收缩，但这些收缩只能维持5秒就疲劳了。Bob在四点跪位完成得较好。在家庭训练计划中增加了多裂肌训练，如下所示：要求Bobb采取四点跪位的姿势，同时抬起并伸直他的右手和左腿，并保持姿势3秒。在3秒的保持中，他要集中精力保持骨盆和腰部绝对稳定。然后他交换手和腿，再坚持3秒。对Bob进行完成动作和保持能力的检查，以确保动作完成的准确性。他确实表现出手臂和腿摇晃及骨盆轻微移动。Bob被要求进行此项练习，每天每侧至少练习5组，每天练习5次。练习过程中专注于保持骨盆和腰部静止和稳定。如果他在练习期间或之后有任何症状增加，则停止这项心得练习，并及时通知临床医务人员。

复查了腰椎旋转和屈曲的家庭训练计划，发现Bob的耐受性好，且执行正确。在下一步的计划中增加了腰部伸展运动，可以在俯卧或站立位进行，以改善伸展活动能力。按照要求伸展练习至少要做5组，每天2~3次，直到出现症状。如果伸展练习导致任何症状加剧，Bob被要求停止新练习。Bob可在1周后复诊。

第5次治疗（第14天）

Bob再次回到诊所说，在上次治疗后，他的腰痛在当天剩余的时间内和晚上都保持在2/10。在上1周，他经历疼痛有时高达3/10，但他指出，膝部摇摆和屈曲靠近胸部的动作练习能够控制疼痛，并能进行功能活动。他还说自从上次治疗以来，他的睡眠很好。Bob主诉他腿部麻木的症状好多了，而且他更相信他的腿不会"打软"。在就诊当天早上，他醒来时的疼痛为1/10。Bob已经停止服用对乙酰氨基酚，现在不用再用药了。治疗开始时疼痛为1/10。

Bob在治疗前完成了一些自评量表，结果如下：

- NPRS：目前疼痛为1/10，晚上最差为2/10（解释：轻微疼痛）。
- 改良ODI：14%（解释：最小失能障碍）。
- FABQW：4/42（解释：患者表现出最低程度的恐惧回避信念）。

在去枕仰卧位下进行神经学检查。左腿为健侧。患肢（右）的腱反射1+（之前为1+），S_1节段正常。感觉测试是在闭目下进行的。与健侧相比，感觉丧失程度报告为正常的百分比。用棉签进行轻触觉测试，大腿前外侧感觉为 90% 的正常度（治疗前为 60%），胫骨外侧感觉为 80% 的正常度（治疗前为 60%），小腿下部感觉正常（治疗前为 80%）。抗阻测试用来测试肌肉运动功能，所有动作均为正常（治疗前抗阻伸膝为 4/5）。双侧下肢均未观察到萎缩、静息张力增加或病理性反射，双侧巴宾斯基征和阵挛均为阴性（与先前的检查结果相同）。

体格检查星号征显示如下：

- 腰椎屈曲接近 90% 的活动范围，伴有 1/10 的疼痛。
- 腰椎伸展活动范围改善至 90%，伴有疼痛增加至 2/10。
- 腰椎旋转（R）范围为 90%，伴有 1/10 的疼痛。
- L$_4$ 节段的 UPA 活动为 90% 时会加剧疼痛，疼痛为 1/10。

治疗包括在 L$_4$ 节段进行 IV++ 级 UPA 治疗，共 5 组，每组 1 分钟。IV++ 级的振动幅度较小，在 R1 和 R2 之间的幅度为 75%~100%。静息性疼痛由 1/10 减轻至 0/10（消失）。

重新评估星号征显示如下：

- 腰椎屈曲活动范围为 100%，疼痛为 1/10。
- 腰椎伸展活动范围为 90%，疼痛为 1/10。
- 腰椎旋转（R）活动范围为 95%，疼痛为 1/10（图 28.7）。

如前所述的治疗，在左侧卧位（包括腰椎屈曲、侧屈及在 SLR 体位下进行右腿悬挂）下重复腰椎右侧旋转训练。进行 3 组 IV++ 级右侧旋转，共 2 分钟，并密切监测症状。

星号征的重新评估显示如下：

- 腰椎屈曲范围约为 95%，疼痛为 0/10。
- 腰椎伸展范围改善至 95%，伴有疼痛增加至 1/10。
- 腰椎旋转（R）范围为 95%，疼痛为 0/10。

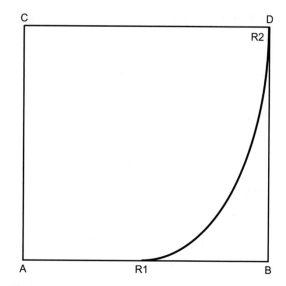

图 28.7 L$_4$ 的右侧单侧后–前向运动图

- L$_4$ 节段的 UPA 活动范围为 100%，疼痛为 0/10。
- 重新评估右侧 SRL 试验，R1 的起始位置约为髋关节屈曲 90°（治疗前为 70°），产生轻微的腰痛至 1/10（治疗前为 1/10）。踝关节背伸强化作用使抵抗力和疼痛轻微增加到 1/10（治疗前为 3/10）。髋关节外展 90°（治疗前为 60°）时内旋和内收都是耐受的，疼痛均轻微增加到 1/10（治疗前为 3/10），阻力略有增加（治疗前的阻力明显增加）。

SRL 试验采用与旋转松动操作相同的改良左侧卧位（包括前面所述的腰椎屈曲和侧屈，并按照早期治疗方式）进行操作。SRL 在髋关节屈曲 90° 时进行 SLR 试验，同时在踝关节处进行 IV+ 级（在 R1 和 R2 范围内的 50%~90% 之间小幅度）被动背伸松动操作，1 分钟 3 个来回，通过坐骨神经施加张力，进行神经的小范围滑动。

重新评估星号征显示如下：

- 静息性疼痛为 0/10。
- 腰椎屈曲范围为 100%，疼痛为 0/10（治疗前分别为 95% 和 0/10）。
- 腰椎伸展范围为 95%，疼痛为 0/10（治疗前分别为 95% 和 1/10）。

- 腰椎旋转（R）范围为 100%，疼痛为 0/10（治疗前分别为 95% 和 0/10）。
- SRL 试验为 100°，没有腰痛，在进行踝背伸及髋内收、内旋时，大腿后部有轻微的牵拉感（图 28.8）。

在四点跪位对腰椎多裂肌进行再评估。Bob 能够交替执行手臂和腿的动作而不会出现肢体晃动，仅伴有非常轻微的骨盆移动。建议 Bob 继续进行屈膝向胸、膝关节摇摆及在俯卧位或站立位进行腰椎伸展的运动，以保持柔韧性和控制疼痛，每天 2 次（早上和晚上）。再次提醒 Bob，四点跪位的练习对脊柱的肌肉运动控制是非常重要的，不仅是为了保持他的脊柱功能正常和无痛，更重要的是预防症状再次出现。Bob 被建议每天至少继续进行 2 次这些练习，直到得到更进一步的建议。Bob 被鼓励考虑开始有规律的锻炼计划。

第 6 次治疗（第 30 天）

Bob 回到诊所，主诉在过去的 2 周中他几乎没有疼痛。在过去的 1 周中疼痛偶尔会达到 2/10，但他指出，膝部摆动和屈膝向胸的锻炼能够控制疼痛，让他继续保持功能。他还说，他睡眠正常，并在治疗开始时没有疼痛。

Bob 在治疗前完成了一些自评量表，结果如下：

- NPRS：当前疼痛为 0/10，最严重时为 2/10（解释：轻微疼痛）。
- 改良 ODI：0%（解释：无失能）。
- FABQW：0/42（解释：患者没有表现出恐惧回避信念）。

体格检查星号征显示如下：

- 腰椎屈曲范围近 100%，疼痛为 0/10。
- 腰椎伸展范围为 100%，疼痛为 1/10。
- 腰椎旋转 (R) 范围为 100%，疼痛为 0/10。

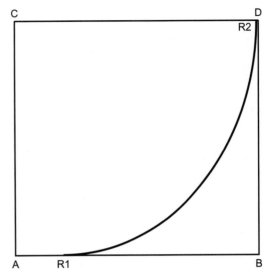

图 28.8 最后的直腿抬高运动图

- L_4 节段的 UPA 无痛，范围为 100%。

在站立时进行主动生理运动测试，除伸展时局部疼痛为 1/10 外，其余动作均正常，包括加压测试。使用 CPA、UPA 和 $T_{10} \sim S_1$ 横向运动对腰椎进行 PAIM 评估，治疗均无疼痛且活动正常。

在四点跪位对腰椎多裂肌控制进行再评估。Bob 能够交替执行手臂和腿部动作，且不会出现肢体或骨盆抖动。这些练习被进阶为对手臂和腿部同时进行干扰运动，如拼写字母或画同心圆，以进一步挑战调整后的节段性脊柱控制运动。Bob 被建议增加训练强度，每侧重复 30 次，每侧扰动 5 秒，每天 2 次。Bob 再次被告知腰椎练习对于维持正常功能和防止症状进一步恶化的重要性。保持每天至少 2 次腰椎屈曲、旋转和伸展练习来控制疼痛。

第 7 次治疗（第 70 天）

Bob 回到诊所，主诉在过去的 6 周中他几乎没有疼痛。表 28.1 提供了治疗过程中 Bob 的表现变化（指数、对比体征和星号征）的摘要。

他偶尔感受 1/10 的阵发性疼痛，睡眠正

表 28.1

Bob 在治疗过程中的表现变化总结

	初始	治疗后	计划 2	治疗后	计划 3	治疗后	计划 4	治疗后	计划 5	治疗后	计划 6	治疗后	计划 7
	第 1 天	Rx	第 2 天	Rx	第 4 天	Rx	第 6 天	Rx	第 14 天	Rx	第 30 天	Rx	第 70 天
疼痛（NPRS）（0~10）													
休息时	6	5	4	2	2	0	1	0		0		0	0
最重时	8	8	6	7	6	2	3	1	2	0		0	0
ODI	56%					14%				0%		0%	
FABQW	24			4		6		2					0
星号征 疼痛（%）	疼痛												
APM													
屈曲	60	75	6	80	5	80	2	90	1	100	0	100	0
伸展	20	20	7	35	6	50	3	90	2	100	0	100	0
旋转	50	60	5	70	5	80	3	90	1	100	0	100	0
PAIVM													
L₄ UPA 疼痛（%）	疼痛												
活动范围	10	25	4	60	6	80	2	90	1	100	0	100	0
SLR													
活动范围（%）	30	40	7	50	6	70	1	90	1	100	0	100	0
踝背伸致敏	9		6		6		3		1		1		0
腰椎运动控制	差	NT				差		良		良		良	优

注：APLM，腰椎主动生理运动；FABQW，恐惧回避信念问卷（工作分量表）；NPRS，数字疼痛评定量表；ODI，Oswestry 残疾指数；PAIVM，被动附属椎间运动；Rx，治疗；SLR，直腿抬高试验；UPA，单侧后 – 前向。

常，目前没有用药，也没有疼痛。Bob 完成自评量表（NPR、改良 ODI 和 FABQW），得分均为 0 分。

在站立时进行主动生理运动测试，所有动作均正常，包括加压测试。使用 CPA、UPA 和 $T_{10} \sim S_1$ 横向运动对腰椎进行 PAIM 评估，治疗均无疼痛且活动正常。神经功能检查正常，包括 DRRS、感觉和运动功能。SRL 试验正常，与健侧相似。

在四点跪位对腰椎多裂肌控制进行再评估。Bob 能够很好地控制手臂和腿部的交替动作，没有任何异常的动作。再次提醒 Bob 腰椎练习对于维持正常功能和防止症状进一步恶化的重要性。建议 Bob 继续规律性的每天 2 次的锻炼。根据控制疼痛和腰椎活动的需要，进行腰椎屈曲、旋转和伸展练习，并保持每天 2 次的频率。Bob 被建议结束治疗，并告知如果症状增加或如果他需要关于他的训练方案的进一步建议，他可以回来。

推理问题

7. Bob 在治疗前的自评量表中得分相当高，说明他恢复得很好。考虑到这些工具显示的失能程度，你对他康复的时间框架和程度感到惊讶吗？

关于推理问题的回答

Bob 康复的时间框架和程度并不令人惊讶，即使考虑到他使用指数评估的疼痛、失能和恐惧回避信念的基线水平中等偏高。这些指数是在特定的时间点评估各种因素的有价值的工具。随着患者的临床情况的变化，重复指标衡量自之前测量以来的相关变化。临床上，相当常见的情况是在首次治疗聚焦于可比体征，在适当的松动治疗后，疼痛和激惹性显著下降。在几次治疗中，疼痛和激惹性都得到了控制，随后得到了缓解。因此 Bob 在疼痛评分方面表现出明显的改善，减少了失能，并在恐惧回避信念方面出现了相关变化。后来的治疗集中在恢复正常的无痛运动和练习更好的脊柱节段控制。根据指数的重复测量显示，基于 Bob 的疼痛、功能和对运动的恐惧的改善是可预测的。

推理问题

8. 在这种情况下，你认识到一些潜在的康复障碍，并要求你来解决 Bob 对他的病情的担忧，重点是让 Bob 有积极的心态，并鼓励他。除锻炼外，你还用过什么特别的建议或其他策略来帮助克服这些障碍并激励 Bob 吗？

关于推理问题的回答

Bob 表现出了一些潜在的消极和积极的信念和态度，需要在治疗期间分别予以消除和加强，以使他积极参与管理，将其症状再次出现的可能性降至最低。第一个有意义的负面信念是 Bob 在最初咨询时说"物理治疗可能帮不了什么忙，因为整脊师对疼痛无能为力"。我们所采取的策略不是挑战他的怀疑论，而是给他提供另一种意见，并教他一些方法，让他独立地将疼痛降到最低，并在工作中保持正常运转。Bob 自己会对物理治疗有一个价值判断。随着时间推移，他的错误信念自然被消除了，因为最初的治疗缓解了疼痛、增加了不间断睡眠时间和更好的工作能力。康复中的第二个不言而喻的障碍是 Bob 寻求背部康复的漫长历程，在这种情况下，他的疾病始终由临床医务人员被动治疗，Bob 很少或根本没有积极参与。一旦早期的临床干预确实能缓解疼痛和改善功能，更重要的是，通过他特定的家庭训练计划来缓解疼痛和保持活动能力，Bob 就能够意识到自我护理和积极参与康复的价值。Bob 成为治疗决策和进展方面的合作者。通过这种方式，Bob 被赋予了更大的权力来更好地控制他的病情和他未来的福祉。

Bob 的最大的优点是他积极的精神态度和强烈的动力。Bob 还表达了对潜在的阿片类药物成瘾的理性恐惧。幸运的是，Bob 的阿片类药物和甾体抗炎药处方在他开始感受到明显的疼痛缓解和功能改善时到期了，因此他松了一口气，意识到他可以不需要通过处方药就可以独立控制疼痛。Bob 是坚忍农民的缩影，为了完成工作，他愿意忍受痛苦，几乎不抱怨。我们所采用的策略是挖掘 Bob 的务实、积极的天性，并以他容易理解的方式解释物理治疗干预的作用和他积极自我管理的重要性。Bob 使用了特别的语言，包括他的背部感觉"生锈"、需要"让他的背部动起来"和"润滑"。在他的整个康复过程中，同样的术语也被用来询问他的背部情况。我们从保持背部"润滑和强壮"的角度向 Bob 描述了常规锻炼对保持脊椎活动能力和运动控制的重要性。

假设的病理过程是用 Bob 容易理解的机械学术语解释的。用离合器电缆穿过车辆壁上的一个小孔并激活离合器的类比，解释了腰神经根粘连的概念。如果离合器电缆卡在墙面上，机器就不能正常运转。基于此，向 Bob 解释了治疗的目的，即在墙上（外侧神经孔）打开孔，允许离合器电缆（神经根）自由移动并恢复功能。如果使用复杂的医学术语进行冗长的病理解剖学讨论，再向 Bob 解释并使他能够理解和参与协作的临床决策过程，可能不太有效。

临床推理评注

在关于推理问题 7 的回答中很明显，在 Bob 的管理过程中也很明显，重要的是不能将重点放在再评估一系列身体障碍和自我报告失能上。虽然再评估失能（如 Bob 使用的问卷）对于确保监测到的身体损伤的变化转化为活动和参与的意义的变化至关重要，但在再评估失能（如运动图的变化）时注意到的细节能够更敏感地发现变化并指导治疗进展。干预方式可能会从研究和之前的经验中获得信息，但它仍然应该被视为一个假设，需要通过批判性和彻底的再评估来检验。

患者教育，特别是对那些无助于康复和能最大限度地减少复发很重要的态度和信念，需要根据患者的信仰基础和他们是谁（如个性、气质甚至世界观）而量身定制。也就是说，正如第一章中所讨论的，个体化教育需要"关于教学的推理"：与规划、执行和评估个性和上下文敏感的教学相关的推理，包括概念理解教育（如医学和肌肉骨骼诊断、疼痛）、体能教育（如康复训练、姿势矫正、运动技术提高）和行为改变教育。了解坚忍的农民 Bob，在解释治疗时运用他的语言，再加上使用成功的自我管理来加强个人在治疗中发挥的作用，这些都是个体化和有针对性的教育的很好的例子，这些教育都是根据患者的具体情况进行的。

（梁成盼　译，黄犇　徐晖　廖麟荣　审校）

参考文献

Abbott, J.H., McCane, B., Herbison, P., Moginie, G., Chapple, C., Hogarty, T., 2005. Lumbar segmental instability: a criterion-related validity study of manual therapy assessment. BMC Musculoskelet. Disord. 6, 56. https://doi.org/10.1186/1471-2474-6-56.

Barakatt, E.T., Romano, P.S., Riddle, D.L., Beckett, L.A., 2009a. The reliability of Maitland's irritability judgments in patients with low back pain. J. Man. Manip. Ther. 17(3), 135–140.

Barakatt, E.T., Romano, P.S., Riddle, D.L., Beckett, L.A., Kravitz, R., 2009b. An exploration of Maitland's concept of pain irritability in patients with low back pain. J. Man. Manip. Ther. 17(4), 196–205.

Cook, C., Learman, K., Showalter, C., O'Halloran, B., 2015. The relationship between chief complaint and comparable sign in patients with spinal pain: an exploratory study. Man. Ther. 20(3), 451–455. http://doi.org/10.1016/j.math.2014.11.007.

Cook, C.E., Hegedus, E.J., 2013. Orthopedic Physical Examination Tests: An Evidence Based Approach, second ed. Pearson, Boston, MA.

Cook, C.E., Learman, K.E., O'Halloran, B.J., Showalter, C.R., Kabbaz, V.J., Goode, A.P., et al., 2012a. Which prognostic factors for low back pain are generic predictors of outcome across a range of recovery domains? Phys. Ther. 93(1), 32–40. http://doi.org/10.2522/ptj.20120216.

Cook, C.E., Showalter, C., Kabbaz, V., O'Halloran, B., 2012b. Can a within/between-session change in pain during reassessment predict outcome using a manual therapy intervention in patients with mechanical low back pain? Man. Ther. 17(4), 325–329. http://doi.org/10.1016/j.math.2012.02.020.

Gifford, L., Thacker, M., Jones, M.A., 2006. Physiotherapy and pain. In: McMahon, S.B., Koltzenburg, M.(Eds.), Wall and Melzack's Textbook of Pain, fifthed. Elsevier, Philadelphia, pp. 603–617.

IASP Taxonomy, 2017. IASP Publications, Washington, D.C., viewed December 2017, http://www.iasp-pain.org/Taxonomy.

Jones, M.A., 1987. The clinical reasoning process in manipulative therapy. In: Dalziel, B.A., Snowsill, J.C.(Eds.), Proceedings of the Fifth Biennial Conference of the Manipulative Therapists Association of Australia. Melbourne, VIC, Australia, pp. 62–69.

Jones, M.A., 2014. Clinical reasoning: from the Maitland Concept and beyond. In: Hengeveld, E., Banks, K. (Eds.), Maitland's Vertebral Manipulation, Management of Neuromusculoskeletal Disorders–Volume One, eighth ed. Churchill Livingstone/Elsevier, Edinburgh, pp. 14–82.

Jones, M.A., Rivett, D.A., 2004. Clinical Reasoning for Manual Therapists. Butterworth Heinemann, Edinburgh.

Laslett, M., Aprill, C.N., McDonald, B., Young, S.B., 2005.

Diagnosis of sacroiliac joint pain: validity of individual provocation tests and composites of tests. Man. Ther. 10(3), 207–218. https://doi.org/10.1016/j.math.2005.01.003.

Maitland, G.D., 1971. Examination of the lumbar spine. Aust. J. Physiother. 17(1), 5–11. http://doi.org/10.1016/S0004-9514(14)61102-8.

Maitland, G.D., 1987. The Maitland concept: assessment, examination, and treatment by passive movement. In: Twomey, L.T., Taylor, J.R.(Eds.), Clinics in Physical Therapy. Physical Therapy for the Low Back. Churchill Livingstone, New York, pp. 135–155.

Maitland, G.D., 1991. Peripheral Manipulation, third ed. Elsevier, Butterworth Heinemann, Edinburgh.

Maitland, G.D., 2005a. Peripheral Manipulation, fourth ed. Elsevier, Edinburgh.

Maitland, G.D., 2005b. Vertebral Manipulation, seventh ed. Elsevier, Edinburgh.

Nijs, J., van Wilgen, C.P., Lluch Girbés, E., et al., 2014. Applying modern pain neuroscience in clinical practice: criteria for the classification of central sensitization pain. Pain Physician 17, 447–457.

Sackett, D.L., 1998. Evidence-based medicine. Spine 23(10), 1085–1086.

Sutlive, T.G., Lopez, H.P., Schnitker, D.E., Yawn, S.E., Halle, R.J., Mansfield, L.T., et al., 2008. Development of a clinical prediction rule for diagnosing hip osteoarthritis in individuals with unilateral hip pain. J. Orthop. Sports Phys. Ther. 38(9), 542–550. https://doi.org/10.2519/jospt.2008.2753.

Urban, L.M., MacNeil, B.J., 2015. Diagnostic accuracy of the slump test for identifying neuropathic pain in the lower limb. J. Orthop. Sports Phys. Ther. 45(8), 596–603. http://doi.org/10.2519/jospt.2015.5414.

Wolf, C.J., 2011. Central sensitization: implication for diagnosis and treatment of pain. Pain 152, 2–15.

第二十九章

选择物理治疗代替腰椎间盘切除术：一项功能性动作系统（FMS）的策略

Kyle A. Matsel • Kyle Kiesel • Gray Cook • Mark A. Jones

主观检查

Chuck 是一位 28 岁的男性，临床诊断他为腰痛。患者主诉：8 周前发生的一次后车追尾事故导致他的腰部受伤。事故发生之后，Chuck 开始出现明显的腰部疼痛并伴有左下肢症状，从腰部中央放射至骶骨区、左侧臀部和左下肢后侧，还包括整个足背、足趾和足底（图 29.1）。他没有主要的红旗征，如麻木、针刺感、马尾神经或脊髓相关的症状，并且右腿和上半身也没有任何症状。

事故发生后，Chuck 立即被送往当地医院，急诊 X 线检查结果排除了骨折的可能，之后被转介给神经外科医师进行咨询。磁共振

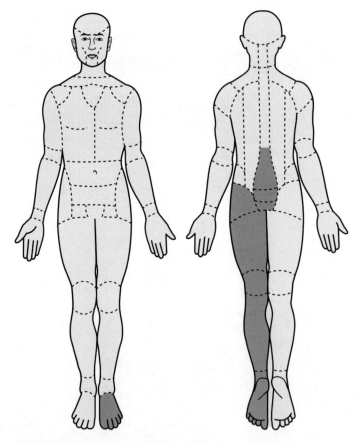

图 29.1　身体结构图中阴影部分表示 Chuck 存在症状的区域

成像显示 L_4/L_5 和 L_5/S_1 处的腰椎间盘突出。由于医生认为椎间盘突出是局部疼痛和工作活动受限的原因，所以当时医生建议 Chuck 可以尝试物理治疗或进行手术干预来解决椎间盘突出的问题。

Chuck 是一名机修师，大部分工作时间处于站立状态。转诊医师未建议他更换工作类型也没有提出他的工作会受到一些限制。作为机修师，Chuck 需要举起零件，守在汽车旁长时间工作。Chuck 目前未参加健身训练，但他以前曾参加过举重训练，并希望将来还能参加。考虑到他的工作性质，Chuck 决定在进行腰椎间盘切除术之前尝试物理治疗。治疗师对 Chuck 进行了一些潜在社会心理问题筛查（也

就是黄旗征），了解了他对治疗的信念、生活中的压力及应对水平。以上这些都表明他没有问题。

在最初的检查中，Chuck 通过视觉模拟评分法（VAS）报告的当前疼痛等级为 5/10；但是，他表示在工作结束时，疼痛最严重的时候能达到 8/10。他阐述无重大的既往病史，也没有既往的骨科手术史。Chuck 的疼痛随着站立和行走时间的延长而加重，而在坐位和腰部前屈时疼痛会减轻。其他的脊柱运动（如扭转）和下肢运动（如髋、膝关节）都没有症状。他阐述基本可以保证整夜睡眠，并表示他倾向于侧卧位睡姿，并且把膝关节贴近胸部。

推理问题

1. 在现阶段，你觉得疼痛主要是哪个类型的（伤害感受性疼痛、周围神经病理性疼痛、伤害感受可塑性疼痛）？

推理问题的回答

在这一点上，基于症状的力学特性和没有黄旗征的表现，Chuck 的表现与伤害感受性疼痛的模式一致。症状相对局限于腰椎和左下肢后侧，症状分布区域不广，也没有与伤害感受可塑性疼痛相关的激惹模式（Smart et al.，2012a，2012c）。此外，下肢后侧疼痛和已证实的多节段椎间盘突出症可能与周围神经病理性疼痛类型一致（Smart et al.，2012b；Treede et al.，2008）。因此，神经系统检查对鉴别诊断很重要。但是，包括他整个足底及足趾在内的疼痛模式，不符合单个神经根受累的典型表现，而是反映出了周围神经的受累。

推理问题

2. 到目前为止，你是否对 Chuck 症状的潜在"疼痛来源"（伤害感受）和"病理"有一些假设？到目前为止，从临床表现中是否发现了"在体格检查和治疗中需要提前注意的问题"？

推理问题的回答

根据 MRI 检查证实存在多节椎间盘突出症并有下肢放射症状，我们预期 Chuck 会报告说腰椎骨盆的伸展姿势或运动会对症状有所缓解。然而，Chuck 报告说，屈曲的动作和姿势可以缓解疼痛。因为这不是椎间盘源性诱发疼痛的典型表现，所以可以合理地假设椎间盘突出可能并没有产生任何症状。出现症状范围内的任何身体或神经结构都可能是伤害感受性疼痛的来源。但是，考虑到 Chuck 的激惹症状与腰椎骨盆伸展的姿势和运动有关（如站立和正向步行），并且通过屈曲活动（如坐位和向前弯曲身体）缓解了他的症状，而且髋、膝关节运动均未受到影响，因此可以合理假设，疼痛感受的源头位于下腰段和（或）骶髂关节。神经系统症状（如麻木、针刺感、无力）并不突出，表明不太可能出现神经根受压，但还需要进行进一步的神经系统检查。因为仍然存在神经根和（或）周围神经损伤的可能。

尽管可能会在体格检查中进一步测试潜在的伤害感受性疼痛来源，但是在推断出椎间盘突出不是疼痛的原因，以及没有其他明显病理症状的情况下，我们推理的重点已转移到伴有伤害感受性疼痛的运动模式功能障碍。也就是说，追尾事故可能是造成 Chuck 腰椎和神经组织初始损伤的

原因。为避免疼痛，中枢神经系统将改变内核心肌群的运动控制（时机）（Hodgeset al., 2013）。如果内核心肌群（多裂肌、腹横肌、盆底肌、膈肌）的激活被延迟，那么产生力量的大肌群会被更全面地激活。这被称为"高阈值策略"（Cholewickiet al., 2002），涉及竖脊肌、腹直肌、腹外斜肌的整体收缩，这被认为可以保护疼痛区域受到二次伤害。当身体系统处于高负荷的情况下时，高阈值策略是一个理想的选择，但在压力较小的情况下时，它是没有必要的。竖脊肌和腹直肌共同收缩导致的脊柱压力增加，可能会产生持续的伤害感受性疼痛，这也就是 Chuck 的症状。体格检查还能用于识别运动控制障碍。如果有的话，还能反映出什么原因引起的功能障碍。

关于采取预防疼痛的措施，尽管椎间盘突出实际上可能是慢性的和无症状的，但仍应避免会增加椎间盘压力和可能引起椎间盘或邻近结构刺激的运动。例如，负重腰椎前屈伴旋转的运动可能给椎间盘施加压力，这个动作不会纳入治疗计划中，特别是下肢周围神经症状加重的时候。

临床推理评注

肌肉骨骼临床医务人员需要在多个层面和多个类别进行鉴别诊断（即假设类别）。根据症状区域的临床模式、行为表现和病史，在排除了伤害感受可塑性疼痛之后，将"疼痛类型"定为伤害感受性疼痛/神经病理性疼痛。这个对"症状来源"（生理性）和"病理性"的推断是合理的。然而，显示有病理改变的影像学证据仍表明存在椎间盘源性的可能。神经源性和其他组织来源的病因需要进一步的体格检查进行鉴别，并且临床推理已经延伸到了"运动模式功能障碍"。这反映出了 Chuck 的症状和功能障碍，为鉴别诊断提供了"诊断因素"。这一系列的推理反映出肌肉骨骼临床医务人员需要在"症状来源""病理学"和"障碍"之间进行平衡和权衡。这和第一章中的论述是一致的。

在其他推理层面上，体格检查和治疗的预防措施是根据病理（即椎间盘突出）和症状行为（即外周化）来确定的。

体格检查

姿势
- 腰椎前凸轻度增加。

神经系统检查
- 轻触时的感觉正常。
- 所有的肌节的肌力正常。
- 髌腱（L_3）和跟腱（S_1）反射正常。

选择性功能动作评估（Selective Functional Movement Assessment, SFMA）

评估结果根据 SFMA 的"功能正常且无痛"，"功能正常但疼痛"，"功能障碍但无痛"以及"功能障碍且有疼痛"进行记录，括号中标注了功能障碍，斜体所示为 SFMA 的功能

障碍分类（附录 29.1；Cook，2010）：
- 颈屈 = 功能正常且无痛
- 颈伸 = 功能正常且无痛
- 颈椎旋转 = 双侧功能正常且无痛
- 上肢模式 1= 双侧功能正常且无痛
- 上肢模式 2= 双侧功能正常且无痛
- 脊柱多节段屈曲 = 功能障碍［（ROM）受限］且无痛
- 脊柱多节段伸展 = 功能障碍（ROM 受限）且疼痛（腰椎）
- 脊柱多节段旋转 = 功能障碍（ROM 受限）但双侧无痛
- 单腿站立 = 功能障碍（腰椎骨盆不能维持在起始姿势，需要过度用力才能维持单腿站立姿势）且双侧无痛
- 过举深蹲 = 功能障碍（上肢屈曲 ROM 不足和大腿不能平行于地面）但无痛

- SFMA 评分（附录 29.2）= 总功能障碍率为 56%。

脊柱多部位屈曲"分解测试"（附录 29.3）（Cook，2010）：

- 单腿站立体前屈（右侧负重）= 功能障碍（无法触及足趾），双侧无痛

- 坐位体前屈触摸足趾 = 功能障碍（无法触摸足趾）但无痛

- 主动直腿上抬试验 = 功能障碍（活动受限 –35°）但双侧无痛

- 被动直腿抬高试验 = 功能障碍（活动受限 –40°）但双侧无痛，且不会产生腿部疼痛 = 双侧后链组织延展性功能障碍（Cook，2010）

- 仰卧位双手抱大腿膝触胸测试——功能正常（髋关节屈曲灵活性完全）且无痛

- 跪卧（"儿童姿势"）腰椎屈曲测试 = 功能障碍（关节运动受限，脊柱曲线不平滑）但无痛 = 腰椎屈曲灵活性障碍

腰椎局部生物力学评估：

- 双侧腰椎 L_4/L_5 水平多裂肌触诊有压痛

- 触诊腰椎竖脊肌发现左侧压痛大于右侧

- 腰椎中间后向前滑动未显示有活动下降的节段（即，无"腰椎屈曲关节灵活性障碍"的证据）

多节段伸展"分解测试"（附录 29.4A～C）（Cook，2010）：

- 屈曲/外展/外旋（FABER）测试 = 双侧阴性（功能正常且无痛）

- 改良托马斯试验：股直肌延展性受限阳性——功能障碍（受限）但双侧无痛。被动膝关节屈曲小于 90° 时，无法完成髋关节全范围伸展，提示"双腿前侧链组织延展性功能障碍"（Cook，2010）。

双侧阔筋膜张肌和髂腰肌组织活动受限阴性：

- 俯卧位上推 = 功能障碍且疼痛（腰部疼痛和左腿疼痛加剧）

- 仰卧位屈髋背阔肌长度测试 = 功能障碍（肩关节无法完全屈曲）但无痛

- 仰卧位伸髋背阔肌长度测试 = 功能障碍（肩关节屈曲 ROM 不变）但无痛

多部位旋转"分解测试"（附录 29.5A～D）（Cook，2010）：

- 坐位旋转测试 = 功能障碍（主动 ROM 受限——左右均为 35°），双侧无疼痛

- 腰椎锁定外旋单侧伸展/旋转测试 = 功能障碍（主动 ROM 受限，左右均 35°），双侧无疼痛

- 腰椎锁定内旋单侧伸展/旋转测试 = 功能障碍（主动 ROM 受限，左右均 35°；被动 ROM 受限，左右均 40°），双侧无痛 = "双侧胸椎关节灵活性障碍"（Cook，2010）

- 坐位右髋内旋 ROM（髋关节屈曲 90°）
  主动 = 20°；被动 = 35°（无痛但"运动控制障碍"；Cook，2010）

- 坐位左髋内旋 ROM（髋关节屈曲 90°）
  主动 = 30°；被动 = 40°（功能正常且无痛）

- 坐位双侧髋外旋 ROM（髋关节屈曲 90°）
  主动 = 40°；被动 = 50°（功能正常且无痛）

- 俯卧双侧髋内旋 ROM（髋关节 0° 伸展）
  主动 = 30°；被动 = 40°（功能正常且无痛）

- 俯卧位右髋外旋 ROM（髋关节伸展 0°）
  主动 = 40°；被动 = 50°（功能正常且无痛）

- 俯卧位左髋外旋 ROM（髋关节伸展 0°）
  主动 = 35°；被动 = 50°（无痛但"运动控制障碍"；Cook，2010）

- 坐位胫骨内外旋测试：
  主动内旋 = 双侧 20°（功能正常且无痛）
  主动外旋 = 双向 20°（功能正常且无痛）

单腿站立位"分解测试"（附录 29.6 中的踝关节流程图）（Cook，2010）：

- 足跟行走＝功能正常且无痛
- 足趾行走＝功能正常且无痛

  滚动评估：

- 上肢和下肢仰卧位至俯卧位滚动＝功能障碍（缺乏节段的控制）但双侧无痛＝"基本屈曲模式运动控制功能障碍"（Cook，2010）
- 俯卧位到仰卧位上肢和下肢引导的滚动运动＝功能障碍（下背部两侧疼痛）

  特殊检查

- 在站立和俯卧／仰卧位进行腰椎重复运动测试：
  - 在站立位和俯卧位进行的腰椎重复伸展运动测试，会导致腰痛和左下肢疼痛增加，但没有向心化
  - 站立时进行腰椎重复屈曲运动测试，10次后疼痛度降低，疼痛范围从脚缩小到膝关节。另外再进行2组，每组10次的重

复站立位屈曲，疼痛集中到左髋关节

- 骶髂关节疼痛激惹试验：

  （骨盆）分离试验＝阴性

  （骨盆）挤压试验＝阴性

  股骨挤压试验＝阴性

  骶骨挤压试验＝阴性

  4字试验＝阴性

  总结性问题清单：

- 双侧后链上部组织延展性功能障碍
- 双侧胸椎关节灵活性功能障碍
- 腰椎组织延展性功能障碍
- 双侧前链组织延展性功能障碍
- 屈髋情况下，右侧髋关节内旋运动控制功能障碍
- 伸髋情况下，左侧髋关节外旋运动控制功能障碍
- 基本屈曲模式运动控制功能障碍

推理问题

3. 请讨论一下你做出体格检查选择的基本原理和顺序，并着重说明你对 Chuck 建议的具体推理。

关于推理问题的回答

从主客观数据来看，Chuck 不能忍受腰椎的伸展，表现为左下肢疼痛强度增加和疼痛范围的外周化。相反，Chuck 对腰椎屈曲活动耐受良好，并可以通过反复的屈曲运动进一步使疼痛症状向心化。

根据 McKenzie（Long et al., 2004）提出的反复腰椎屈曲模型，SFMA 高级筛查结果还表明，多部位屈曲模式是功能障碍表现最明显但无痛的模式。为了通过使用腰椎屈曲来让症状向心化，同时对屈曲动作模式进行功能性地重新划分，我们进行了分解测试（breakout examination）。

为了明确 Chuck 不能完成多部位屈曲模式的原因，我们在一个新的条件下再次评估他的动作，将双侧负重改为单侧负重。该测试要求患

者抬起一侧足跟，并在另一侧承受近乎100%体重的同时重复向前弯腰。如果该动作模式在此测试中表现出症状，则表明存在不对称和（或）存在髋关节和脊柱负重位下的运动控制功能障碍。Chuck 就是这样的情况，他在左足跟抬高（即右侧负重）的多部位屈曲活动中，无法完成弯腰手摸足趾的动作。

下一步是降低负重要求，进一步分解运动找到功能障碍部位。该测试在下肢非负重的情况下进行向前弯腰运动（坐位体前屈）来完成，以确定是否存在灵活性障碍，以及是否有稳定性／运动控制障碍。如果 Chuck 能够在满足至少80°的骶骨角度、平滑的脊柱曲线和手触碰到足趾这3个要求的同时完成动作，那就可以诊断他存在负重位下的髋关节运动控制功能障碍。因为他可以在下肢无负重需求的时候完成该模式。然而，在"非负重情况下的多部位屈曲"动作中（即坐位体前屈），Chuck 无法完成手触碰足趾这个动作。

由于诊断仍然无法明确，下一步是对模式的每一部分进行测试，以确定功能障碍的部位。

为了能够按照我们的标准完成多部位屈曲模式（Cook，2010），Chuck 需要在直腿抬高时达到至少70°（膝关节和踝关节处于中立位时，完成髋关节屈曲），表现出足够的髋关节灵活性和脊柱灵活性。第一个检查 Chuck 多部位屈曲功能障碍局部测试是主动直腿抬高试验。主动让 Chuck 完成这个动作，但同时要控制住潜在的代偿策略（如对侧髋关节的屈曲或外旋）。如果主动测试无法达到所需的70°，则进行被动测试，将腿抬高至80°。如果被动直腿抬高小于80°，并且髋关节屈曲充分，则可以做出"后侧链组织延展性功能障碍"的动作检查，这就像 Chuck 的情况一样。他的被动直腿抬高是对称的，但双侧测量角度只有40°。

多部位屈曲模式功能障碍的下一步诊断是去检查脊柱的屈曲灵活度，通过跪坐姿势测试来完成。在测试中，Chuck 被要求臀部向后坐在足跟上，并尝试将胸部接触大腿。临床人员评估其脊柱屈曲灵活性，以及脊柱曲度在矢状面内是否平滑。这项测试需要临床人员去判断他的脊柱是否有足够的灵活性，以及屈曲运动是否均匀地来自整个脊柱，而不存在某个部位过度灵活。在 Chuck 的案例中，他的腰椎灵活度降低，导致了"腰椎屈曲组织延展性功能障碍"的动作检查结果。尽管腰椎没有表现出足够的屈曲活动，但脊柱的前后滑动是正常的，因此判断为"软组织延展性受限"。

推理问题

4. 正如在 Chuck 诊断发现中所强调的那样，功能、动作和控制能力的障碍可能是有症状的，也可能是无症状的。请分析一下造成 Chuck 身体疼痛和功能障碍的"影响因素"的推理。

关于推理问题的回答

通过 SFMA 高级测试显示，Chuck 既有运动功能障碍的问题，也有疼痛的问题。腰椎多部位屈曲明显受限，但并未引发症状。但他多部位伸展模式的测试情况却不是这样，Chuck 这个动作模式既有灵活性受限，又引发了症状，似乎是直接诱发疼痛的因素。在这种情况下，我们将选择多部位屈曲模式来恢复 Chuck 的功能和减轻其症状。这是因为疼痛会以不可预测的方式改变运动控制（Hodges and Tucker，2011）。因此，给患者开一些会引起疼痛的纠正性训练处方可能会有效，也可能无效。在纠正了屈曲动作模式之后，纠正性策略治疗引发疼痛的可能性会小得多。

通过对多部位屈曲模式的检查发现，这个模式的限制因素是后侧链肌肉（腘绳肌、臀肌）的组织延展性受限，以及 Chuck 无法完成腰椎屈曲的动作。这些灵活性障碍限制了传入信息有效地到达中枢神经系统。由于肌肉长度和（或）肌肉张力导致的后侧链肌肉延展性受限，可能是脊柱活动受限和运动控制改变的原因。例如，如果运动控制被延迟，大脑很可能会募集其他邻近的肌肉作为核心稳定装置，或作出限制活动范围的保护性反应。虽然这种反应本质上是保护性的活动，但它是一种代偿性的变异的动作模式，我们必须要把它恢复到正常模式。

尽管多部位伸展模式会引发疼痛，但还是要对其进行分解测试来查明灵活性受限的原因。并借此来看看能否通过改善这些受限，来获得更好的反射性运动控制。通过分解测试发现，Chuck 的伸展模式受到胸椎活动范围减小和髋关节伸展受限的限制。由于腰椎上下邻近关节（即胸椎和髋关节）伸展能力有限，因此想要获得一定范围的腰椎伸展动作时，它们会在腰椎上施加更大的应力。正常腰椎是一个需要被稳定的结构，然而，在 Chuck 的案例中，它现在处于一种不稳定的状态，产生了过度的剪切力而导致疼痛。疼痛可能进一步改变运动控制，邻近关节可能要失去更多的灵活性来进行代偿——恶性循环将继续下去。

临床推理评注

体格检查评估和相关的解释性推理反映出了功能和以障碍为重点的诊断性推理过程，这其中涉及运动控制、运动障碍及症状激发。从功能性多部位评估开始（见附录29.1），通过一系列分解测试来进一步区分功能障碍的模式。这些分解测试旨在确定功能障碍的控制和动作来源（如下肢后侧链组织延展性和腰椎后侧软组织限制导致了多部位屈曲功能障碍；胸椎和髋关节活动性降低导致多部位伸展功能障碍，髋关节伸展功能障碍归因于双侧前链组织延展性功能障碍）。在完成的体格检查评估中，通过神经系统检查、腰椎活动度的评估和症状激发、腰肌触诊、选择性髋和膝关节评估及骶髂关节疼痛激惹试验进一步测试先前关于潜在症状来源（即痛觉）和障碍的假设。通过体格检查来对主观检查中形成的假设进行检验是很重要的。只评估显性功能障碍，而不探索和否决其他潜在障碍和症状来源可能导致推理错误，如认知偏差。尽管肌肉骨骼临床工作人员采用的各种各样的评估方法，但一个系统而全面的评估能更容易地发现常见的和特异性的症状，以便进行治疗和重新评估。

第 1 次治疗（首次预约）

治疗从解释检查结果和治疗建议开始，包括让 Chuck 知道参加家庭训练的重要性。关于椎间盘突出症，Chuck 得知自己的症状与椎间盘源性疼痛的典型表现不一致。他的检查结果显示他的脊柱和髋关节活动障碍使他的腰椎承受了更大的应力。此外，他认识到腰部肌肉痉挛的加剧可能会对椎间盘起到保护作用，以防止进一步的损伤。由于长时间站立工作会加重 Chuck 的疼痛，所以建议他每 20~30 分钟坐下一次，以减轻背部压力。而且这样可以减轻腿部症状，在工作日结束前都不太疼。此外，为使他得到更有效的休息，建议 Chuck 晚上不要趴着睡觉。随后采用了 3 种物理治疗的干预措施。

1. 仰卧位手枪姿势的胸椎松动术（Karas and Olson Hunt, 2014）

- 重新进行腰椎锁定（内旋）单侧伸展／旋转测试：通过目测可以判断双侧胸椎活动范围从 40° 提高到 50°，这样就达到了 SFMA 分类中"功能正常且无痛"。

2. 利用本体感觉神经肌肉促进技术（proprioceptive neuromuscular facilitation, PNF）的收缩放松技术进行双侧腘绳肌的牵伸（家庭训练指导：利用墙角进行静态牵伸腘绳肌；图 29.2）

- 重新评估被动直腿抬高试验：双侧关节活动范围从 40° 提高到 60°，表明后侧链组织延展性改善；然而，它仍然是"功能障碍但

无痛"。

3. 上下肢引导的仰卧位到俯卧位滚动训练（图 29.3）和从仰卧位到单膝跪地的膈肌呼吸训练。

- 在这些训练之后，Chuck 上下肢引导的仰卧位到俯卧位的滚动模式测试结果仍然属于功能障碍（仍然感觉到他在额外用力）但无痛，然而动作模式已经得到了很大改善。

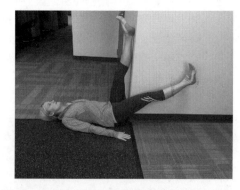

图 29.2 在门口进行腘绳肌静态牵伸训练

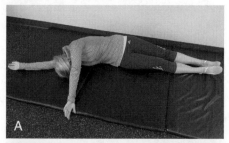

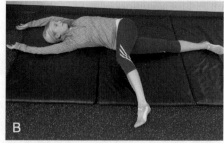

图 29.3 （A）上肢引导的仰卧 – 俯卧 – 屈曲滚动运动；（B）下肢引导的仰卧 – 俯卧 – 屈曲滚动运动

推理问题

5. 请讨论你所治疗的障碍和所使用的步骤的基本原理。

关于推理问题的回答

治疗原理是由评估过程驱动的。对问题列表中以动作为导向的诊断进行了优先排序，并以最合理的方式解决每个问题。最初，重点是恢复脊柱的灵活性和后侧链组织的延展性（腘绳肌）。恢复灵活性有可能改善中枢神经系统对传入信息的处理。通过分解测试得知，Chuck 胸椎活动性不足，这可能迫使腰椎放弃一定程度的运动控制作为对脊柱灵活性不足的代偿。因此，通过高速低振幅的手法改善胸椎灵活性是增强腰椎运动控制的首要任务。

经客观检查证实，Chuck 的屈曲症状得到改善，在此基础上，初步计划还包括恢复多部位屈曲模式。多部位屈曲模式的分解测试显示，由于双侧被动直腿抬高受限，后侧链软组织具有延展性功能障碍。利用 PNF 收缩放松技术牵伸腘绳肌立即改善了被动直腿抬高高度，因此可以推断改善与腘绳肌张力的变化有关。由于疼痛和缺乏核心运动控制，腘绳肌的过度张力在本质上可能是保护性的。为增强灵活性，降低后侧链张力，腘绳肌牵伸可作为一项单独的家庭训练。

在胸椎和后侧链的灵活性改善之后，下一步是开始运动控制重新模式化。在仰卧位姿势下对 Chuck 的呼吸模式进行评估，结果是一个功能障碍的顶端模式（apical pattern）。在提示他更多地利用膈肌呼吸模式（这有助于内部核心运动控制）之后，呼吸模式随后按如下顺序通过神经发育姿势进行：首先仰卧位，然后俯卧位，接着四点支撑位，高跪位，最后是单膝跪位。

为了评估 Chuck 运动控制功能障碍的严重程度，我们评估了他从上下肢引导的仰卧到俯卧的滚动模式。滚动是神经发育过程中最基本的运动模式之一，无法完成滚动是一个非常基本的运动控制受限的表现。我们从仰卧位到俯卧位滚动开始，以促进一个更加屈曲的动作模式，而没有采用更偏向于伸展的俯卧位到仰卧位滚动模式。因为伸展运动会诱发疼痛并且增加了 Chuck 的症状，故不采纳。

临床推理评注

第一次治疗以进行患者健康教育开始，要解决 Chuck 的转诊医生给出的病理诊断中的重要问题，以及对评估中发现的主要身体障碍进行解释，这些障碍可能导致他的症状持续存在。尽管 Chuck 被认为没有任何明显的黄旗征，包括影响他的诊断的心理因素。但来自不同医学专业人士的不一致的信息可能会给患者带来困惑和压力，因此提供一个包含医学诊断在内的解释是很重要的。

对首次就诊时使用的 3 种物理治疗干预方法的效果进行了再评估。再评估的结果和范围是处于未被研究的训练领域，并且在不同的方法和不同的临床人员之间有很大差异。从推理的角度来看，重要的是对关键障碍进行批判性地重新评估，以便监测不同的干预措施对目标障碍和其他障碍的影响，以及这些障碍之间的联系，最终指导治疗进展。

第 2 次治疗（第 1 次治疗 1 周后）

主观上，Chuck 主诉没有任何下肢症状了，现在他的疼痛仅局限在腰部区域。长时间的站立和行走还是会加重他的腰痛。到工作日结束时，腰痛会更严重。

体格检查时，观察到下列情况：

- 多部位屈曲模式仍然存在功能障碍但无痛；然而，动作模式的质量和数量提高了 50%。
- 双侧被动直腿抬高高度从 40° 提高到 60°
- 然而，多部位伸展模式仍然存在功能障碍并有疼痛，对下背部疼痛的激惹作用没有变化；但是没有任何下肢疼痛的报告，伸展灵活性没有改变。

第 2 次治疗期间，继续使用 PNF 收缩 – 放松技术对腘绳肌进行牵伸，以改善后侧链的组织延展性。继续把静态腘绳肌牵伸作为一项家庭训练，以此作为一种改善后侧链组织延展性的强化策略。

在 L_4/L_5 节段对腰椎多裂肌进行扳机点的针刺治疗，以解决腰椎屈曲时明显的局部组织延展性功能障碍。

重新评估表明

- 针刺治疗之后，腰椎多裂肌的触诊局部压痛减轻。
- 俯卧位跪坐（儿童姿势）的腰椎屈曲测试得到了改善，腰椎曲线更加平滑（尽管仍存在功能障碍但无痛）。
- 多部位伸展的灵活性增加了 50%，主观报告疼痛减轻（仍有功能障碍和疼痛）。

Chuck 现在可以正常完成上下肢引导的仰卧位到俯卧位的滚动动作模式。我们认为现阶段可以在基础的屈曲运动控制训练中增加负重来提高稳定性要求（根据改进的滚动模式）。可以从滚动模式进阶到"四足登山者"模式（quadruped mountain climbers）（图 29.4），以此来在髋部负重姿势下，对核心稳定性、运动控制提出更高要求。同时这个训练仍强调腰椎的屈曲。在健身训练中，登山者模式训练通常是需要快速进行的，以挑战耐力。作为一种纠正策略，Chuck 被要求进行慢速的登山者模式训练，在整个训练过程中要保持腰椎屈曲。单侧下肢重复 20 次。

与上一阶段相比，Chuck 单膝跪地静态稳定性和膈肌呼吸也有了很大的改善。静态的稳定性训练进阶到了更动态的单膝跪地转体（图29.5）训练，来增加髋关节内外旋运动控制的难度，同时还挑战了胸椎的灵活性。训练时要求 Chuck 保持身体直立姿势，不允许前膝内扣，每侧重复 20 次。要求 Chuck 每天完成 2次家庭训练计划（静态的在门口牵伸腘绳肌、登山者模式训练和单膝跪地转体）。

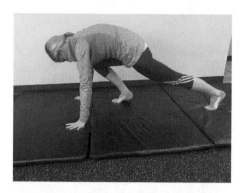

图 29.4　"四足登山者"模式训练会在髋部负重位下注重核心稳定性 / 运动控制，但它仍强调腰椎屈曲。从俯卧撑姿势开始，保持身体在一条直线上，将一侧膝部抬到胸部，然后后脚着地，然后再回到起始位置，接着双侧下肢交替进行

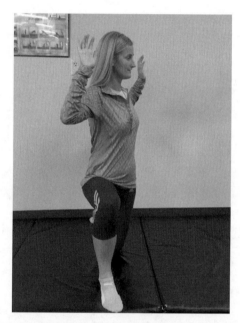

图 29.5　单膝跪地转体训练挑战了髋关节内外旋转的运动控制，同时还挑战了胸椎的灵活性。保持一个直立的单膝跪地姿势，髋部向前，肩部向后。双臂举过头顶，先向一侧旋转，然后转向另一侧，保持身体挺直，髋部向前

第 3 次治疗（第 2 次治疗 1 周后）

主观表述，Chuck 的腰痛 VAS 评分从最严重时 5/10 下降到 2/10。他说久站和行走后的疼痛要减轻了很多，但在工作日快结束时，他的腰痛仍然较严重。

再次进行体格检查结果如下。

- 多部位屈曲功能正常且无痛
- 主动直腿上抬，两侧提高到 70°；功能正常且无痛
- 多部位伸展功能障碍（活动受限）但无痛
- 托马斯试验，功能障碍（股直肌长度受限）和双侧无疼痛，表明前链组织的延展性受限
- 被动腰椎锁定内旋单侧脊柱伸展/旋转功能正常，双侧无疼痛，提示胸椎关节活动性良好
- 双侧竖脊肌触诊无压痛
- L_4/L_5 多裂肌轻度触痛
- 多部位旋转功能障碍（胸椎和髋关节 ROM 受限），无疼痛，但动作模式现在改善了 50%

治疗

第 3 次治疗的内容包括对腰椎多裂肌进行扳机点的针刺治疗，作为对腰椎屈曲"组织延展性功能障碍"的重置（reset）治疗（即通过手法干预产生一个可接受的 ROM 改变，并使神经肌肉骨骼系统准备好进行纠正性训练）。在针刺后重新对俯卧位跪坐（儿童姿势）动作中的腰椎屈曲进行了评估，现在显示出平滑的矢状位脊柱曲线，表明腰椎屈曲功能正常且无痛。Chuck 也不再报告腰部 L_4/L_5 处多裂肌触诊有压痛。

教会 Chuck 做 Brettzel 牵伸（图 29.6），用于增强胸椎灵活性和髋屈肌静态伸展。做 Brettzel 牵伸时，患者起始姿势是侧卧位，上方腿屈髋至 90° 以锁定腰椎，然后患者抓住对侧的踝关节被动伸展髋关节。最后患者转动胸腔，尽量将肩胛骨平放在地面上。

因为多部位伸展现在是无痛的，所以稳定性/运动控制模式由四点支撑逐渐进阶到两点支撑对角线伸展训练（图 29.7）。四足登山者

模式和单膝跪地旋转训练进阶到附加抗阻的俯卧推地站起和单膝跪地抗阻下劈训练（图 29.8 和 29.9）。

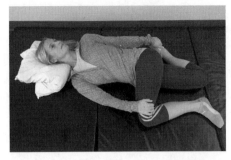

图 29.6 Brettzel 牵伸运动是对胸椎灵活性和屈髋静态牵伸的再强化，侧卧位颈部保持中立，把上方腿的膝部向上拉向胸部，靠近身体。大腿和膝部之间的夹角应该小于 90°。另一侧下肢尽可能向后伸展，然后尽量抓住踝关节向后弯曲膝关节。在两侧下肢都锁定之前不要进阶，下一步是转动肩部和头，使其朝向天花板，试着仰卧在地上。处在这个体位时，使用更深的膈肌呼吸模式来增加肌肉放松时的肌肉拉伸

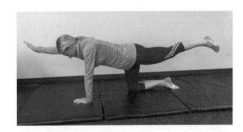

图 29.7 两点支撑对角线运动。四点支撑姿势，双臂垂直于躯干，膝部放在髋部下方。在保持平衡的同时将右臂和左腿伸直，使其呈一条直线。两侧交替进行

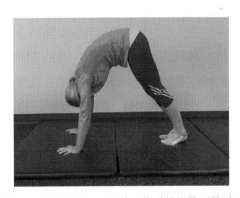

图 29.8 俯卧推地站起训练。俯卧撑姿势开始时，双脚分开与肩同宽。弯腰，让手支撑地面，必要时可以屈膝。然后双手尽量向前爬，保持背部稳定，不要过度伸展。接着双手向脚的方向移动，回到站立位

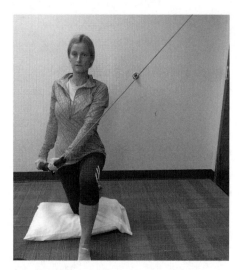

图 29.9 单膝跪地抗阻下劈训练。开始时采用单膝跪地姿势，靠近固定弹力带墙面的腿在前侧支撑，且髋关节、膝关节和踝关节保持 90°。手臂伸向斜向上方拉住弹力带，再将弹力带拉至胸前并稍微旋转，训练时应保持平衡和良好的直立姿势

第 4 次治疗（第 3 次治疗 1 周后）

Chuck 认为自己的腰腿痛已经痊愈，同时，在长时间站立或行走后也未出现疼痛且感觉正常。

再评估结果如下。

- 多部位屈曲模式：功能正常且无痛
- 多部位伸展模式：功能正常且无痛
- 多部位旋转模式：功能障碍（胸椎和髋关节旋转受限）但未出现疼痛，双侧运动恢复了约 75%
- 单腿站立模式：双侧功能正常且无痛
- 过顶深蹲模式：功能障碍（肩关节屈曲不足）但无痛，但下蹲时髋关节可以到水平面以下并在矢状面没有偏移，整体改善了约 50%

Chuck 目前没有任何症状，通过 SFMA 评分工具（附录 29.2）测量，它的功能已经从最初评估结果 44% 改善到 4 周后的 80%，由于 Chuck 现在恢复良好且无症状，可进入下一阶段的任务：功能性动作筛查（Functional Movement Screen, FMS）（表 29.1）。推荐在快结束治疗的时候使用 FMS，FMS 可以筛查出不对称和主要的动作受限（Kiesel et al., 2014）。FMS 的信度较好（Frohm et al., 2012；Gribble et al., 2013；Minick et al., 2010；Teyhen et al., 2012）。FMS 得分取 3 次重复测试中最好的一次，0 分表示疼痛，1 分表示不能执行某个动作且双侧动作模式不对称，所以，Chuck 能够使用可接受的代偿策略来完成每一项动作模式。

在治疗方面，Chuck 的稳定性运动控制训练进阶到单腿硬拉 8kg 壶铃和完整的土耳其起立训练（图 29.10 和图 29.11）。土耳其起立训练是一种全身训练，可以增加核心稳定性和整体力量，这个动作非常复杂，需要上半身的力量来将重物上举过头。同时还需要肩关节稳定性和腰臀部的核心力量来把身体抬离地面，Chuck 被要求继续按照指导进行家庭康复训练，直至恢复。

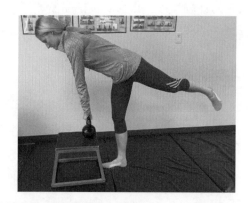

图 29.10 单腿硬拉 8kg 壶铃

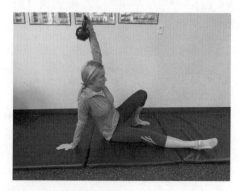

图 29.11 土耳其起立训练

表 29.1

FMS 推荐用于临近出院时的患者，以筛查可能仍然存在的主要动作问题，并解决近期可能出现的复发问题或其他的潜在的危险因素	
模式	**分数**
过顶深蹲	2
跨栏步	2
直线弓箭步	2
肩关节灵活性	2
主动直腿抬高	2
躯干稳定性俯卧撑	3
躯干旋转稳定性	2

Chuck 的总分 = 15/21

0 分 = 运动时出现疼痛

1 分 = 不能完成动作

2 分 = 可以完成动作但有代偿

3 分 = 完成动作没有代偿

FMS 评分规则

- 过顶深蹲：双臂伸直向上举杆过头顶，双脚内侧与腋下对齐，足趾朝向正前方。慢慢下蹲至深蹲位，双脚向前，保持杆在头顶以上
- 跨栏步：使用 FMS 长杆测量受试者胫骨结节中点到足部的距离。调整栏架与此同高，受试者站在栏架中间，足趾贴住栏架的底部，双足并拢，双手握杆置于肩后。受试者缓慢抬起一腿跨过栏杆，并以足跟触地。同时维持身体直立姿势。缓慢恢复到起始姿势，对侧重复
- 直线弓箭步：使用 FMS 长杆测量受试者胫骨结节中点到足部的距离。将长杆放在身后，紧贴头后、胸椎后侧和骶骨。与前侧足相对的手在颈椎后面握住长杆上方，另一只手在腰椎后侧握住长杆下方。受试者后侧腿膝关节向下落在测试板上的前侧腿的足跟后方，再回到起始位，随后对侧重复
- 肩关节灵活性：使用 FMS 长杆测量受试者腕部最远端横纹与最长手指之间的距离以获悉患者手长。受试者双脚并拢站立，双手拇指收到拳头里面。一只手放在颈后，另一只手放在腰后。双手保持握拳，动作流畅。记录两拳间最近的距离，对侧重复以上测试
- 主动直腿抬高：受试者仰卧，双手置于身体两侧，掌心向上。双膝并拢，脚处于中立位。找到髂前上棘和膝关节的中点，将测试杆垂直于身体放在此中点处。受试者维持膝和踝的位置，同时抬起受试侧的腿。另一侧腿与地面接触。随后对侧重复
- 躯干稳定性俯卧撑：起始时采用俯卧位，双手伸直。男女受试者手部的位置不同。男性开始时，手与下颌平齐，而女性是手与肩平齐。从起始姿势开始完成一个俯卧撑，将整个身体当作一个整体来推起
- 旋转稳定性：患者四点支撑位开始，FMS 测试板放在双膝之间。一侧肩关节屈曲，同时伸展同侧髋关节。然后让肘和膝相碰，与测试板的边线保持在同一平面内。如果患者不能满足通过标准，则通过屈曲肩关节和伸展对侧髋关节来重复测试，完成一个对角线模式的测试动作

总分 = 21

推理问题

6. 你如何为 Chuck 进行 FMS 筛查？你如何对一般的肌肉骨骼风险进行筛查，以指导无症状患者进行运动，并告知患者你的"预后"假设？

关于推理问题的回答

现在，Chuck 是无症状的，疼痛不是由任何 SFMA 高级动作模式引起的（见附录 29.1）。因此，他需要更高程度的运动控制测试。因此，使用了 FMS（见表 29.1）。FMS 适用于目前没有疼痛，也没有任何已知的肌肉骨骼疾病的个体。在康复治疗中，大多数患者带着疼痛来寻求我们的治疗；但通常在出院时，疼痛问题已得到了解决。在出院之前和症状得到缓解之后，是进行 FMS 筛查的最佳时机。

不对称的运动控制功能障碍会紧随在之前的损伤之后出现，并成为未来损伤风险增加的相关因素（Butler et al., 2013; Garrison et al., 2015; Lehr et al., 2013; Plisky et al., 2006; Teyhen et al., 2015）。由于缺乏高质量和（或）存在不对称的动作模式而导致的 FMS 得分很低，表明未来受伤的风险会增加（Kiesel et al., 2014; O'Conner et al., 2011）。Chuck 的 FMS 测试得分显示，他在可接受的标准内，没有疼痛、不对称或运动质量受限的问题。由于没有相关的身体运动限制，我们推断 Chuck 预后良好，他应该可以恢复举重和其他健身活动，而不用担心再次受伤。

当回到健身训练时，FMS 测试结果可以为 Chuck 运动处方提供指导。例如，我们进一步分析了 Chuck 先前存在功能障碍的多部位屈曲模式，发现是由于他的"后侧链延展性受限"。为此，可进行负重的单腿硬拉，通过在闭链运动中利用他的髋关节屈伸灵活性来巩固动作模式中取得的进步，并使稳定性进一步提升。同样，对在 FMS 测试中发现的每个功能障碍都必须进行分析，以确定功能障碍的原因。根据具体的原因来提供运动和（或）运动控制的运动处方。

临床推理评注

一般来说，减少症状和障碍复发及预防健康个体出现损伤，需要对心理、社会、环境和身体危险因素有一个良好的认知。通常，患者后期是否复发或恶化取决于患者损伤的性质和程度，以及患者作出必要改变（即生活处理方式、社会心理和生理因素）的能力和意愿。全面的评估、临床推理、宣教技巧及对患者的鼓励都是成功的关键。

附录

姓名：	日期：	总分：

颈椎屈曲　　　　　　　　☐ 疼痛
☐ 下颌不能碰到胸骨
☐ 过度用力 / 缺乏运动控制

颈椎伸展　　　　　　　　☐ 疼痛
☐ 与水平面夹角超过 10°
☐ 过度用力 / 缺乏运动控制

颈椎旋转　　　　　☐ 左侧疼痛　　　　☐ 右侧疼痛
☐ 右旋　　☐ 左旋　　鼻尖与锁骨中点不在垂线上
☐ 右旋　　☐ 左旋　　过度用力和（或）明显的不对称或缺乏运动控制

上肢模式 1（伸展内旋）　☐ 左侧疼痛　　　　☐ 右侧疼痛
☐ 右旋　　☐ 左旋　　无法够到肩胛骨下角
☐ 右旋　　☐ 左旋　　过度用力和（或）明显的不对称或缺乏运动控制

上肢模式 2（屈曲外旋）　☐ 左侧疼痛　　　　☐ 右侧疼痛
☐ 右旋　　☐ 左旋　　无法够到肩胛骨下角
☐ 右旋　　☐ 左旋　　过度用力和（或）明显的不对称或缺乏运动控制

脊柱多部位屈曲　　　　　☐ 疼痛
☐ 无法触摸到足趾
☐ 骶骨角 <70°
☐ 脊柱曲线不平滑
☐ 缺乏重心向后转移
☐ 过度用力 / 缺乏运动控制

脊柱多部位伸展　　　　　☐ 疼痛
☐ 上肢伸展无法达到或维持在 170°
☐ 髂前上棘未能超越足趾
☐ 肩胛冈未能超越足跟
☐ 脊柱曲线不平滑
☐ 过度用力 / 缺乏运动控制

脊柱多部位旋转　　☐ 右侧疼痛　　　　☐ 左侧疼痛
☐ 右侧　　☐ 左侧　　骨盆旋转 <50°
☐ 右侧　　☐ 左侧　　肩部旋转 <50°
☐ 右侧　　☐ 左侧　　脊柱骨盆偏移
☐ 右侧　　☐ 左侧　　膝关节过度屈曲
☐ 右侧　　☐ 左侧　　过度用力 / 缺乏对称性或运动控制

单腿站立　　　　　☐ 右侧疼痛　　　　☐ 左侧疼痛
☐ 右侧　　☐ 左侧　　睁眼 <10 秒
☐ 右侧　　☐ 左侧　　闭眼 <10 秒
☐ 右侧　　☐ 左侧　　左右摇晃
☐ 右侧　　☐ 左侧　　过度用力或缺乏对称性或运动控制

过顶深蹲　　　　　☐ 左侧疼痛　　　　☐ 右侧疼痛
☐ 上肢位置改变
☐ 胫骨与躯干不平行
☐ 大腿与地面不平行
☐ 身体矢状面偏移　　☐ 右侧　　　　☐ 左侧
☐ 过度用力，重心偏移，或运动控制

附录 29.1　选择性功能动作评估（SFMA）表格。SFMA 中使用 15 种筛查表格或流程图用于诊断动作功能障碍，其又被分为以灵活性障碍为主或稳定性运动控制障碍为主（惠允引自 *Functional Movement Systems*）

选择性功能动作评估				
SFMA 评分	FN	FP	DN	DP
颈椎屈曲				
颈椎伸展				
颈椎旋转	左 / 右			
上肢模式 1（MRE）	左 / 右			
上肢模式 2（LRF）	左 / 右			
脊柱多部位屈曲				
脊柱多部位伸展				
脊柱多部位旋转	左 / 右			
单腿站立	左 / 右			
过顶深蹲				

附录 29.2 选择性功能动作评估（SFMA）评分，包括 SFMA 的 7 项高级动作的分类和筛查评分表。评分：量表中共有 50 种可能的检查。每个功能障碍都有一种检查。将检查的总数相加并除以 50，再乘以 100，得出总功能障碍的百分比（惠允引自 *Functional Movement Systems*）

注：

DN（dysfunctional and non-painful）= 功能障碍但无痛

DP（dysfunctional and painful）= 功能障碍且疼痛

FN（functional and non-painful）= 功能正常且无痛

FP（functional and painful）= 功能正常但疼痛

LRF（lateral rotation flexion）= 外旋屈曲

MRE（medial rotation extension）= 内旋伸展

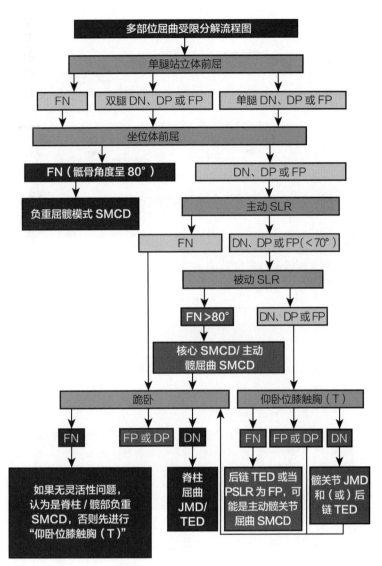

附录 29.3　多部位屈曲"分解测试"流程图演示了将全身动作模式系统分解为多个局部运动的过程（惠允引自 *Functional Movement Systems*）

注：

DN（dysfunctional and non-painful）= 功能障碍但无痛

DP（dysfunctional and painful）= 功能障碍且疼痛

FN（functional and non-painful）= 功能正常且无痛

FP（functional and painful）= 功能正常但疼痛

JMD（joint mobility dysfunction）= 关节灵活性障碍

SLR（straight leg raise）= 直腿抬高

SMCD（stability motor-control dysfunction）= 稳定性运动控制障碍

仰卧位膝触胸（T）= 仰卧位双手抱大腿膝触胸

TED（tissue extensibility dysfunction）= 组织延展性功能障碍

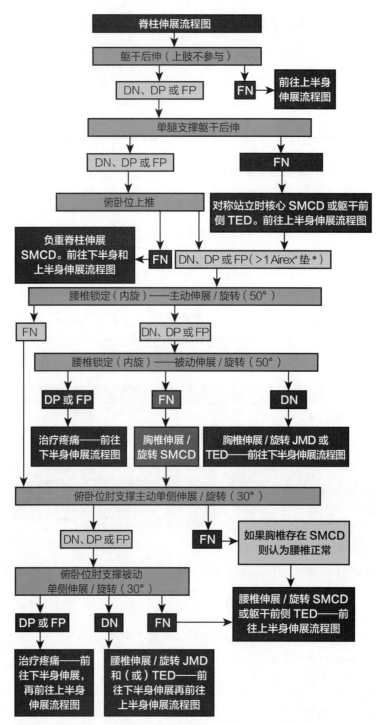

附录 29.4（A） 脊椎伸展流程图。多部位伸展"分解测试"流程图演示了将全身动作模式系统地分解为多个局部运动的过程（惠允引自 *Functional Movement Systems*）

*：指在骨盆下垫超过 1 块约 2.5 英寸（约 6.4 cm）厚的软垫。

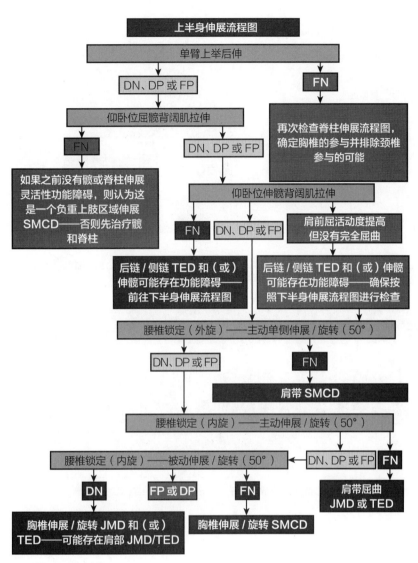

附录 29.4（B）　上半身伸展流程图

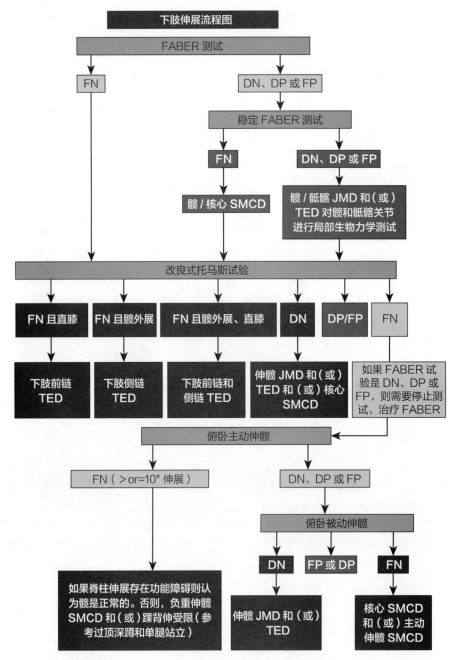

附录 29.4（C） 下肢伸展流程图
注：
FABER（flexion / abduction / external rotation）＝屈曲 / 外展 / 外旋

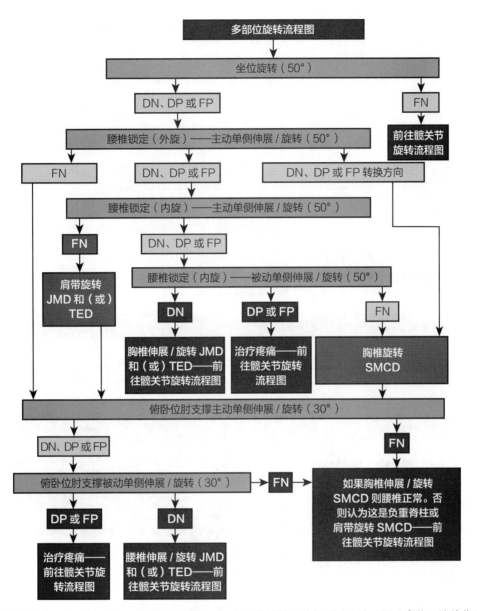

附录 29.5（A） 脊柱：多部位旋转受限时的流程图。多部位旋转"分解测试"流程图（脊柱、髋关节内外旋、胫骨旋转）演示了将整体动作模式系统地减少成局部运动的过程（惠允引自 *Functional Movement Systems*）

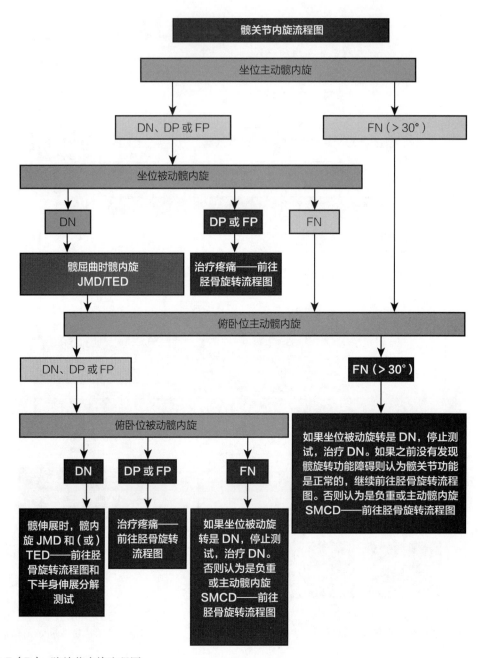

附录 29.5（B） 髋关节内旋流程图

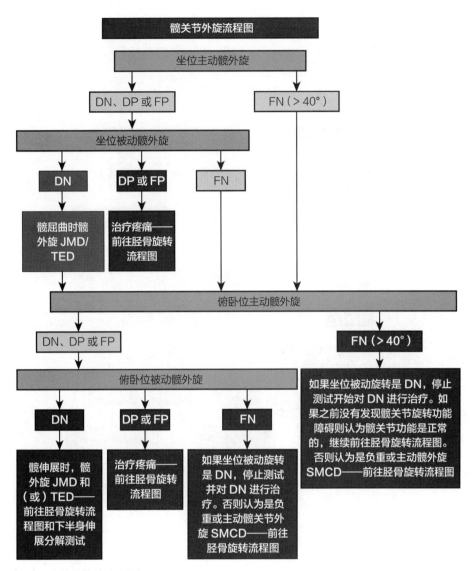

附录 29.5（C） 髋关节外旋流程图

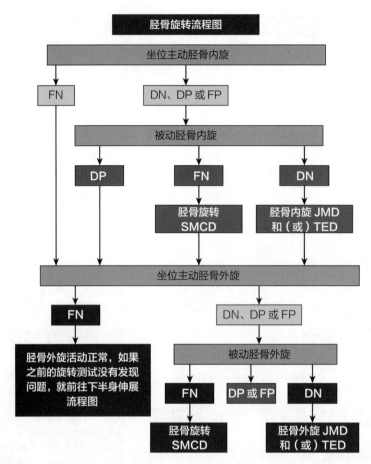

附录 29.5（D） 胫骨旋转流程图

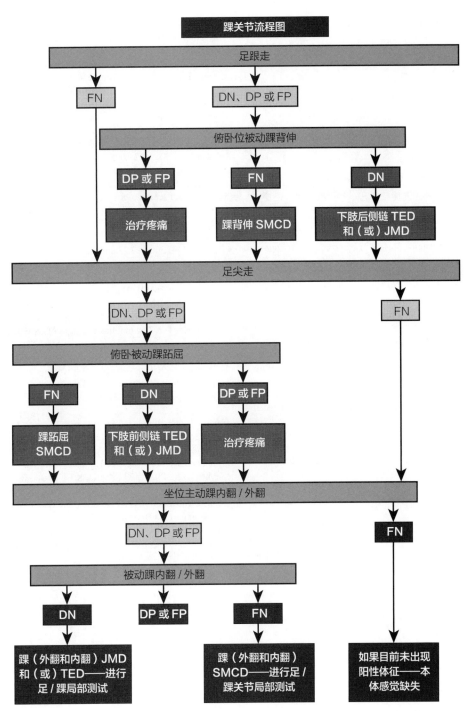

附录 29.6 单腿站立位"分解测试"踝关节流程图演示了将整体动作模式系统地分解为局部运动的过程（惠允引自 *Functional Movement Systems*）

特别感谢 Dr Franny Enzler（PT, DPT, SCS, CSCS），在本案例的所有练习照片中建模。

（万里　何星飞　朱兴国　译，
解涛　徐晖　廖麟荣　张丹玥　李晨　审校）

参考文献

Butler, R.J., Contreras, M., Burton, L., Plisky, P.J., Kiesel, K.B., 2013. Modifiable risk factors predict injuries in firefighter during training academies. Work 46(1), 11–17.

Cholewicki, J., Greene, H.S., Polzhofer, G.K., Galloway, M.T., Shah, R.A., Radebold, A., 2002. Neuromuscular function in athletes following recovery from a recent acute low back injury. J. Orthop. Sports Phys. Ther. 32(11), 568–575.

Cook, E., 2010. Movement. On Target Publishing, Aptos, CA.

Frohm, A., Heijne, A., Kowalski, J., Svensson, P., Myklebust, G., 2012. A nine-test screening battery for athletes: a reliability study. Scand. J. Med. Sci. Sports 22(3), 306–315.

Garrison, M., Westrick, R., Johnson, M.R., Benenson, J., 2015. Association between the functional movement screen and injury development in college athletes. Int. J. Sports Phys. Ther. 10(1), 21–28.

Gribble, P.A., Brigle, J., Pietrosimone, B.G., Pfile, K.R., Webster, K.A., 2013. Intrarater reliability of the functional movement screen. J. Strength Cond. Res. 27(4), 978–981.

Hodges, P.W., Coppieters, M.W., MacDonald, D., Cholewicki, J., 2013. New insight into motor adaptation to pain revealed by a combination of modelling and empirical approaches. Eur. J. Pain 17, 1138–1146.

Hodges, P.W., Tucker, K., 2011. Moving differently in pain: a new theory to explain the adaptation to pain. Pain 152(3 Suppl.), S90–S98.

Hoogenboom, B., Voight, M.L., Cook, E., Gill, L., 2009. Using rolling to develop neuromuscular control and coordination of the core and extremities of athletes. Int. J. Sports Phys. Ther. 4(2), 70–82.

Karas, S., Olson Hunt, M.J., 2014. A randomized clinical trial to compare the immediate effects of seated thoracic manipulation and targeted supine thoracic manipulation on cervical spine flexion range of motion and pain. J. Man. Manip. Ther. 22(2), 108–114.

Kiesel, K.B., Butler, R.J., Plisky, P.J., 2014. Prediction of injury by limited and asymmetrical fundamental movement patterns in American football players. J. Sport Rehabil. 23(2), 88–94.

Lehr, M.E., Plisky, P.J., Butler, R.J., Fink, M.L., Kiesel, K.B., Underwood, F.B., 2013. Field-expedient screening and injury risk algorithm categories as predictors of noncontact lower extremity injury. Scand. J. Med. Sci. Sports 23(4), 225–232.

Long, A., Donelson, R., Fung, T., 2004. Does it matter which exercise? A randomized trial of exercise for low back pain. Spine 29(23), 2593–2602.

Minick, K.I., Kiesel, K.B., Burton, L., Taylor, A., Plisky, P., Butler, R.J., 2010. Interrater reliability of the functional movement screen. J. Strength Cond. Res. 24(2), 479–486.

O'Connor, F.G., Deuster, P.A., Davis, J., Pappas, C.G., Knapik, J.J., 2011. Functional movement screening: predicting injuries in officer candidates. Med. Sci. Sports Exerc.

Plisky, P.J., Rauh, M.J., Kaminski, T.W., Underwood, F.B., 2006. Star excursion balance test as a predictor of lower extremity injury in high school basketball players. J. Orthop. Sports Phys. Ther. 36(12), 911–919.

Smart, K.M., Blake, C., Staines, A., Thacker, M., Doody, C., 2012a. Mechanisms-based classifications of musculoskeletal pain: part 1 of 3: symptoms and signs of central sensitisation in patients with low back(+ /-leg) pain. Man. Ther. 17, 336–344.

Smart, K.M., Blake, C., Staines, A., Thacker, M., Doody, C., 2012b. Mechanisms-based classifications of musculoskeletal pain: part 2 of 3: symptoms and signs of peripheral neuropathic pain in patients with low back(+ /-leg) pain. Man. Ther. 17, 345–351.

Smart, K.M., Blake, C., Staines, A., Thacker, M., Doody, C., 2012c. Mechanisms-based classifications of musculoskeletal pain: part 3 of 3: symptoms and signs of nociceptive pain in patients with low back(+ /-leg) pain. Man. Ther. 17, 352–357.

Teyhen, D.S., Plisky, P.J., Kiesel, K.B., Butler, R.J., Goffar, S.L., Rohn, D., 2015. Factors associated with predicting time-loss injuries in active duty soldiers. APTA Combined Sections Meeting. Indianapolis, IN.

Teyhen, D.S., Shaffer, S.W., Lorenson, C.L., et al., 2012. The functional movement screen: a reliability study. J. Orthop. Sports Phys. Ther. 42(6), 530–540.

Treede, R.D., Jensen, T.S., Campbell, J.N., Cruccu, G., Dostrovsky, J.O., Griffin, J.W., et al., 2008. Neuropathic pain: redefinition and a grading system for clinical and research purposes. Neurology 70, 1630–1635.

第三十章

一名 30 年病史的左侧"慢性坐骨神经痛"患者

Alan J. Taylor • Roger Kerry • Darren A. Rivett

Geoff，男，53 岁。作为一名建筑工人，他喜欢在业余时间骑自行车，也喜欢参加 3 项全能运动比赛。从 25 岁左右开始出现慢性左腿不适和麻木。他曾接受物理治疗，但治疗师对他的表现感到困惑。

主观检查

Geoff 非常瘦，但很健康（他仍然每天骑自行车 15 ~ 80km），自述没有其他慢性疾病，尽管在过去的 10 ~ 15 年中由于工作任务涉及弯腰、举起或搬运，他偶尔会有间歇性腰痛。他没有服用任何药物，也没有重大既往病史或特殊家族史。不过他主诉说，他在 18 个月前因心律失常接受了心脏消融治疗。

现病史

Geoff 回忆说，他的左腿症状是在 30 多年前出现的，当自己骑自行车时会感到左腿不适、无力和麻木（当时他是自行车竞技选手）。他在发病时没有与症状相关的腰痛。后来在 30 ~ 40 岁时出现背部症状，他认为这与其体力工作有关。现在他骑自行车时仍然会有左腿症状。自述其左侧疼痛、无力和麻木呈非特异性分布（图 30.1），四肢总体感觉疲劳。他描述说症状会从臀部及腿后侧开始，然后"爬行"

到大腿前侧，最终影响整个腿和足部，其中足部的麻木感最为明显。

Geoff 的全科医师将其诊断为坐骨神经痛。此后他被转介给一位同意此诊断的物理治疗师，早期的干预措施包括大量的器械训练和手法治疗。包括脊柱推拿术和各种指定训练。这些物理治疗疗效甚微，于是 Geoff 去寻求了其他手法治疗师的帮助，包括整骨治疗师和脊椎按摩师。然而，他的情况完全没有好转。

Geoff 的症状已经持续了 20 年，所以被归类为慢性疼痛。他尝试过疼痛管理、咨询医生、认知行为疗法和其他疼痛疗法的各种组合。然而上述的干预方法没有一个是成功的。

最近的 MRI 检查证实 Geoff 的 $L_4/L_5/S_1$ 存在椎间盘突出，同时相应节段的神经组织也存在轻微的撞击。在过去的 12 个月里，Geoff 接受了脊髓注射，然而这次治疗也未使他的情况产生任何好转。

总之，Geoff 认为他的健康状况即使没有恶化，但也未曾改善，他说："我都试过了，都没用……我觉得情况越来越糟了。"

从社会心理学的角度来看，Geoff 表示他的社会关系稳定，没有潜在的心理问题，定期锻炼，并且学会了以一种坚忍的态度"应付"自己的情况。然而，他仍然对自己的身体状况感到沮丧，他的骑行水平无法与同龄人相比，

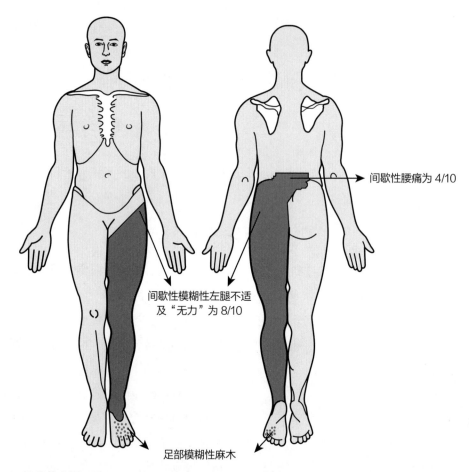

间歇性腰痛为 4/10

间歇性模糊性左腿不适
及"无力"为 8/10

足部模糊性麻木

图 30.1 Geoff 的体表图

骑行时被落在山里时尤其令人沮丧。他曾获得一些关于其慢性疼痛的解释，对此他并不认可。他仍然认为是身体的某个部位存在问题导致了疼痛。这就是为什么他私下继续自费咨询寻求治疗的原因。

推理问题

1. 你能提供一下你对 Geoff 在此咨询阶段的主诉的最初印象吗？特别是以前的所有干预措施都对他无效，对此你有什么看法？

关于推理问题的回答

　　Geoff 此次描述的关键点在于其长期病史和疲劳、无力等症状，早期的运动激发特点，目前由骑行所引起的症状，以及之前所有干预的无效性。基于先前在这一领域的研究所进行的模式识别，提出了一个在这一阶段可能导致疼痛以及其他腿部症状的血管起源性假说（Taylor and George, 2001; Peach et al., 2012）。对以前的治疗／干预措施没有反应是此类病例的一个常见特征，这实际上是考虑血管评估的一个原因，特别是当运动激发性症状作为其表现特征时。Geoff 的心脏疾病也可能是一个相关的潜在危险因素，但这似乎不太可能。从一个更广泛的角度来看，有可能症状伴随来自躯干或神经根结构向远端转移的慢性非特异性腰痛。然而，这一假说并没有得到之前临床医务人员检查的支持。

临床推理评注

　　临床人员在早期接触患者时就提出了假说，

从这个假说中可以明显看出模式识别，也就是一种快速的或归纳式的思维（系统 1，见第一章）已被自动启用。当进一步例证时，模式识别高度依赖于先前针对类似表现的临床经验（包括直接的、个人的经验和从其他临床医务人员那里收集到的经验）及对有限但关键的临床线索的识别。在这种情况下，长期的病史、所描述的症状类型、先前大量神经肌肉骨骼干预的无效性，以及最重要的运动与症状的持续相关性，都是形成一种模式的关键临床特征。

症状模式

Geoff 解释说，他在骑自行车时使用一个脉搏监测器来监测心率，可以或多或少地预测症状发作与心率的相关性。他的症状在心率 135 次 / 分时开始出现在他的左臀部；如果他通过继续用力来使心率加快，如骑车爬坡或在平坦的地面上更用力加速骑行，那么症状会进一步发展到腿部，同时会感到无力或疲劳。他感觉他像是在单腿骑行，他的左腿仿佛死了一样。据他描述，在运动期间出现的背部疼痛和腿部症状之间不存在相关性。

Geoff 表示他的视觉模拟评分法（VAS）介于 0 ~ 8 分之间（满分为 10 分），但是他可以通过调整心率来控制不适。Geoff 解释道，他只需要放松将心率调整到 135 次 / 分以下，所有症状就会消失。实际上，他能够在保持心率低于 135 次 / 分的状态下骑行数小时而不出现任何明显的症状，骑行结束后也不会有任何遗留症状。

从去年开始，Geoff 注意到在进行日常活动如推手推车或爬楼梯时也会出现症状。

当被问到他对此次就诊有何期望时，Geoff 表示他正在寻求不同以往的观点。在他看来，疼痛显然是由运动引起的（用患者自己的话说："从第 1 天起，我就解释说疼痛只是在运动时才出现"）。在此阶段，对 Geoff 的总体印象是他是一个非常积极坦率的人，并没有因此感受到压力或恐惧，没有表现出回避行为，仅仅对自己的状况感到受挫，真正渴望获得更好的活动能力。

推理问题

2. Geoff 由运动引发的症状的更多相关信息是否使你修改了你以前提出的任何假设，如"疼痛类型""伤害感受性疼痛的来源和相关病理学"或"导致症状发展和维持的因素？"

关于推理问题的回答

长达 30 年的症状很明显地提示 Geoff 的疾病属于"慢性疼痛"类别，他的症状很可能是中枢敏化引起的不适（Nijs et al.，2015）或伤害感受可塑性疼痛，这与有关疼痛科学的当代思维相吻合。但是，一个支持局部缺血引起伤害感受性疼痛表现的关键因素是运动过程中其症状以非常清晰的模式可再现，该模式始于 18 岁，一直持续至今。鉴于其发病时年龄尚小，因此排除脊柱狭窄的鉴别诊断。

此外，众所周知，一些运动参与者（最常见的是自行车运动者）可能会遭受单侧或双侧动脉血流受限，推测认为与动脉"痉挛"和一种称为内纤维化的疾病有关（Peach et al.，2012）。

之前从病程拖至 5 ~ 15 年才确诊的类似患者中获得的临床经验提醒我们在接受中枢敏化假设（central sensitivity hypothesis）方面要谨慎行事。众所周知，血管组织可能是起自局部伤害感受性 /

病理性或由缺血所引起的疼痛来源。Geoff 的症状模式提示可能是后者，并表明需要进一步调查。此外，Geoff 对神经肌肉骨骼疾病的多种疼痛管理干预措施没有反应，这进一步支持了研究血管缺血假说的需要。

临床推理评注

在这个回答中，可以明显看出同时考虑了 2 类假设的诊断推理（伤害感受可塑性疼痛、血管局部缺血或局部病理学，即"伤害性感受和相关病理学"）。有关病理学的假设对于识别可能存在的危险的非肌肉骨骼疾病特别重要。值得注意的是，红旗征，即那些可能表明存在更严重的病理及系统性或内源性病理/疾病的体征和症状应考虑转诊以进行进一步诊疗，正如此次 Geoff 被建议来此就诊一样。

体格检查

视诊未发现 Geoff 有明显的躯体畸形或长短腿，粗略的肌肉骨骼检查显示在脊柱的全关节活动范围内不会激发任何症状，神经系统检查完全正常。进行这些检查是因为在继续检查其他系统之前，扫描或检查脊柱和神经组织很重要。此时不再进行进一步的肌肉骨骼检查。相反，决定留出时间检查血管系统。

血管检查

视诊、触诊、静息血压

体温正常，毛细血管充盈正常，下肢无缺血迹象（如肤色或皮肤变化）。静息时双侧股动脉、腘窝动脉、足背动脉和胫后动脉搏动正常。

接下来测试踝肱压力指数（ankle-brachial pressure index，ABPI）。踝肱压力指数是一项非侵入性血管筛查测试，通过将踝部收缩压与最高的肱动脉收缩压进行比较，以识别大血管外周动脉疾病，这是对中央收缩压的最佳估计。该测试既可以作为静息性血管健康的基线指标，又可以作为出现症状的指标（Kim et al.，2012）。

表 30.1 和表 30.2 显示了仰卧休息 15 分钟后的重复和平均静息收缩压数值。左侧静息踝肱压力指数为 1.05（正常），右侧静息踝肱压力指数为 1.09（正常）。踝肱压力指数值 >1.2 或 <1.0 被认为是异常的，异常值越低，动脉疾病的程度越高。

运动测试

根据 Geoff 的症状的运动诱发性质，进行了运动测试。在进行此操作之前，我们对 Geoff 进行了完整的解释，并获得了其书面知情同意。该测试包括递增功率自行车测试（incremental ergometer cycling test），以完全再现左腿/左足的症状。Geoff 在测试 7 分 20 秒，心率达到 166 次/分时出现了主诉症状。

使用左侧平均静息肱动脉收缩压值（136mmHg）作为运动测试的参考，因为它是最高值。

Geoff 的下肢症状大约在自行车测试 5 分钟时重现，当时他的脉搏达到了 135 次/分，症状最初出现在大腿，然后是整个下肢。我们让他以这种速度继续骑行，直到疼痛、麻木、疲劳和濒死感都达到他通常的经历为止。然后他回到沙发上休息，并进行了更多次血压测量。运动后 1 分钟，他的左侧踝肱压力指数为 0.35、右侧踝肱压力指数为 0.79。仰卧位休息 10 分钟后，他的症状消失了。运动后的收缩压读数在表 30.3 和表 30.4 中详细说明。

表 30.1

左侧静息收缩压值 / mmHg			
左侧	1	2	3	平均值
踝动脉	145	143	142	143
肱动脉	137	132	140	136

表 30.2

右侧静息收缩压值 / mmHg			
右侧	1	2	3	平均值
踝动脉	141	145	143	142
肱动脉	133	127	130	130

表 30.3

左侧运动后的收缩压值 / mmHg				
左侧	1 分钟	2 分钟	3 分钟	4 分钟	5 分钟
踝动脉	70	0	0	106	94
肱动脉	202	165	161	164	153
踝肱压力指数	0.35	—	—	—	—

表 30.4

右侧运动后的收缩压值 / mmHg				
右侧	1 分钟	2 分钟	3 分钟	4 分钟	5 分钟
踝动脉	160	168	166	166	164
肱动脉	202	165	161	164	153
踝肱压力指数	0.79	1.02	1.03	1.01	1.07

推理问题

3. 许多治疗师会进行进一步的神经肌肉骨骼检查，如脊椎关节的神经动力学测试或被动附属运动测试。你为什么这么早就停止神经肌肉骨骼检查？

关于推理问题的回答

　　此时停止神经肌肉骨骼检查有 3 个原因。首先，基于模式识别，神经肌肉骨骼系统现在相对于血管系统是次要假设；其次，在这次初次会诊时，既不能进行全面的神经肌肉骨骼检查，也不能通过运动测试评估血管系统；最后，之前的物理治疗师提供了他的神经肌肉骨骼评估的详细记录，当考虑到前 2 个要点和 Geoff 的长期病史时，建议其余的诊断时间应集中在以前未曾解决过的那部分难题上（如检查血管系统）。

请记住，患者曾明确寻找不同以往的观点。如果时间充裕，那么确实会进行进一步的神经肌肉骨骼检查，但只有在进行血管评估之后才进行。手法治疗师非常需要根据出现的症状来修改检查的顺序和优先级（Rushton et al., 2014），这就是本案例检查的理由。

推理问题

4. 你如何解释在血管检查中收集到的数据？

关于推理问题的回答

在进行血管评估之前我们都曾告知患者和他的妻子，我们可能无法从测试中发现任何信息，主要原因是基于非常现实的可能性，即中枢敏化一定是他目前症状的主要因素（Nijs et al., 2015）。然而，运动测试结果清楚地表明了 Geoff 患有运动引起的左下肢血管受限的客观症状。

具体而言，根据症状分布和其需较长的恢复时间（10 分钟），该测试提示其髂总动脉明显狭窄。Geoff 的左下肢的 ABPI 为 0.35，而运动后下肢血流受限的 ABPI 临界点目前设定为 0.66（Peach et al., 2012），这也支持了这一观点。实际上，该读数是我们以这种能力进行多年测试以来所遇到的最低的运动后 ABPI 值。综合 Geoff 的病史和血管评估结果提示了病变进展，需要进行大量的手术才能纠正。但是在症状出现 30 年后，现阶段仍不清楚他的症状中有多少比例归因于血管系统，或者中枢敏化现在是否是其主要特征。

临床推理评注

这些回答中提到了两种推理优先级。首先是协作推理，即 Geoff（和他的妻子）与临床医务人员之间作为治疗联盟共同制订的决策，用于设定咨询目标和重点（即寻求第 2 种观点的意愿）及对检查结果与血管评估中的相应预期结果进行解释。

其次是临床医务人员显然不是在没有思考的情况下简单地获取信息。实际上，到主观检查结束时，临床医务人员已在多个假设类别中形成了假设，从而可以判断哪种体格检查程序最重要，以便在首次就诊时优先考虑。尽管体格检查不单单局限于主观检查中提出的假设，但从逻辑上讲，现有的假设仍可为体格检查提供依据，并在第 1 次就诊时确定哪些检查最重要。尽管在这种情况下体格检查已经筛查了相关系统（如神经肌肉骨骼系统），但并不是所有可用的体格检查都是 Geoff 所必需的，理由显而易见，不应该不进行推理就盲目遵循严格的常规操作。

治疗

根据先前报告的发现和他的病情恶化情况，我们认为 Geoff 应交由血管相关治疗团队进行全面的诊断检查。我们向他解释了就诊结果，然后将其结果报告给他的全科医生，并建议他去当地的政府医疗机构检查血管。

Geoff 继续进行了一系列血管检查，包括运动 / 压力测试，证实了我们的诊断发现。磁共振动脉造影（magnetic resonance arteriogram，MRA）结果（图 30.2）显示其左侧髂外动脉末端存在细微的纤维性变窄（如箭头所示），显示他的髂总 / 外动脉存在广泛狭窄。他经历了长达 5 小时的涉及动脉内膜切除术（endarterectomy）和静脉移植（vein grafting）的手术。与 MRA 扫描结果相比，外科医师发现了更为广泛的病理学变化（纤维内膜狭窄）。

结局

手术后 1 年，Geoff 主诉其腿部症状已完全缓解，并且他已恢复跑步和骑自行车。在日常生活活动和工作中，他仍然偶尔会感到腰痛。

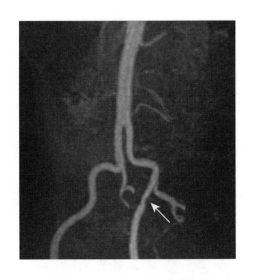

图 30.2 磁共振动脉造影（magnetic resonance arteriogram, MRA）显示左侧髂外动脉末端纤维性狭窄（如箭头所示）

推理问题

5. Geoff 经历了数十年的不适，被多名医疗专业人员误诊为需要心理干预的慢性疼痛患者。反思后，Geoff 的症状表现中那些本应该使这些医疗人员意识到他可能患有血管病变这一事实的线索是什么呢？

关于推理问题的回答

经过反思，关键因素是在 Geoff 发病的 30 年期间，各位专科医师和其他临床医务人员始终忽略了症状具有运动诱发的特征。这个案例表明，临床医务人员确实需要意识到血管血流问题可以影响不同年龄段的人体任何部位。此外，血管相关知识和进行基本血管检查的能力是所有称职的神经肌肉骨骼从业者的"武器库"中的关键工具。具有由运动诱发，表现出如肢体"疲劳""无力"或肢体"死亡感"等症状的特征是优先进行血管评估而不是常规神经肌肉骨骼检查的信号。应善于倾听患者以收集信息，同时在这个案例中应考虑可能涉及的所有身体系统。

推理问题

6. 你认为对于主观检查中潜在的血管受损情况，临床医务人员应具体听取或可能明确筛查什么？

关于推理问题的回答

这种情况清楚地证实了从一开始就倾听患者并考虑可能与患者描述有关的系统问题的必要性。具有运动诱发症状的特征，包括下肢（或上肢）"疲劳""疲倦"和"无力"等描述性语言，这都需要临床医务人员在临床推理中考虑血管系统问题。关于症状性质、分布和缓解因素的明确问诊都可以指导临床医务人员的诊断思路（表 30.5 可以帮助临床医务人员认识背部和腿部疼痛的血管原因）。通常，运动参与者（如果佩戴过传感器）能够注意到症状开始和缓解的特定心率。这应该提醒临床医务人员将血管系统问题视为症状的起因，并进行或建议进行适当的检查。

必须意识到，没有血管危险迹象的年轻健康运动员也可能会出现血管源性疼痛。Geoff 的案例说明了这种情况容易被长期忽视。

临床推理评注

通过认真倾听患者主诉，并运用合理的临床推理，临床医务人员就已经在许多同行失败的地方取得了成功。对先前导致临床模式同化的相似血管病例进行反思并避免推理过程中的常见错误，帮助了临床医务人员引领 Geoff 获得了正确的结论。特别是如果临床医务人员接受了先前信息（如转诊中提供的诊断、MRI 检查结果）的错误影响，或者在面对随后的非支持性信息（请参阅第一章）时，坐骨神经痛的最初印象和常见诊断未得到修改，犯了相关的保守性错误从而给出"慢性坐骨神经痛 30 年"的诊断，这也是非常容易理解的。通过仔细考虑其他临床医务人员易忽略掉的身体系统问题，就可以巧妙地避开这些陷阱。

有时手法治疗师不会适当考虑血管系统问题，这个案例说明了血管评估技能的重要性及在临床中对血管表现保持开放态度的重要性。

表 30.5　血管性腰腿痛

腰腿痛的血管原因

疾病	症状定位	行为因素	临床体征	身体姿势的影响	关键检查	患者资料
腹主动脉瘤	无症状或腰部及腹股沟处疼痛	无症状静息性疼痛,可能表现为一种机械模式	触诊 听诊	可能存在一种机械模式	双功能超声扫描 磁共振血管造影 CT 血管造影	年龄 60$^+$ 男性＞女性 高血压患者 吸烟者
主动脉狭窄	双侧臀部、大腿、小腿、足部疼痛、疲劳/感觉异常和运动不耐症	运动诱发症状(如步行、上下斜坡、上下楼梯)休息后可缓解	运动后远端脉搏减弱 晕厥	—	踝肱压力指数 双功能超声扫描 磁共振血管造影 CT 血管造影	患有动脉粥样硬化等危险因素的高龄者
主动脉缩窄	双侧臀部、大腿、小腿、足部疼痛、疲劳/感觉异常和运动不耐症	运动诱发症状(如步行、上下斜坡、上下楼梯)休息后可缓解	运动后远端脉搏减弱	—	踝肱压力指数 双功能超声扫描 磁共振血管造影 CT 血管造影	先天性 可在任何年龄阶段发病 会影响年轻运动员(罕见)
髂总动脉狭窄	单侧/双侧臀部、大腿、小腿、足部疼痛、感觉异常和运动不耐症	运动诱发症状(如步行、上下斜坡、上下楼梯)休息后可缓解 在高强度运动或训练中可出现症状	运动后远端脉搏减弱	屈髋/躯干屈曲+运动会加剧症状	踝肱压力指数 双功能超声扫描 磁共振血管造影 CT 血管造影	患有动脉粥样硬化等危险因素的高龄者 进行高强度运动的年轻体健的运动员
髂内动脉狭窄	腰部/髋部/臀部	运动诱发症状(如步行、上下斜坡、上下楼梯)休息后可缓解 勃起功能障碍(男性)	远端脉搏正常	—	阴茎臂指数(男性) 双功能超声扫描 磁共振血管造影 CT 血管造影	患有动脉粥样硬化等危险因素的高龄者
髂外动脉内纤维化	单侧/双侧大腿、小腿、足部疼痛、疲劳/感觉异常和运动不耐症	在高强度运动/训练中出现症状	运动后远端脉搏减弱	屈髋/躯干屈曲+运动会加剧症状	踝肱压力指数 双功能超声扫描 磁共振血管造影 CT 血管造影	进行高强度运动的年轻体健的运动员 无血管危险因素
腘动脉挤压综合征	单侧/双侧小腿、足部疼痛/疲劳/感觉异常和运动不耐症	在高强度运动/训练中运动诱发症状	运动后远端脉搏减弱	负重下踝关节跖屈/背伸可能会影响症状/脉搏	双功能超声扫描 磁共振血管造影 CT 血管造影	患有动脉粥样硬化等危险因素的高龄者 进行高强度运动的年轻体健的运动员
间室综合征(小腿)	95%左右会出现双侧小腿疼痛/抽筋/紧张	在高强度运动/训练中出现症状 运动诱发症状	小腿肿胀紧实 运动后脉搏正常	—	室内压测量	任何年龄阶段 在训练/运动中常见

(谭同才 译, 祁奇 徐晖 廖麟荣 审校)

参考文献

Kim, E.S., Wattanakit, K., Gornik, H.L., 2012. Using the ankle-brachial index to diagnose peripheral artery disease and assess cardiovascular risk. Cleve. Clin. J. Med. 79(9), 651–661. doi:10.3949/ccjm.79a.11154. Review. PubMed PMID: 22949346.

Nijs, J., Apeldoorn, A., Hallegraeff, H., Clark, J., Smeets, R., Malfliet, A., et al., 2015. Low back pain: guidelines for the clinical classification of predominant neuropathic, nociceptive, or central sensitization pain. Pain Physician 18(3), E333–E346. Review. PubMed PMID: 26000680.

Peach, G., Schep, G., Palfreeman, R., Beard, J.D., Thompson, M.M., Hinchliffe, R.J., 2012. Endofibrosis and kinking of the iliacarteries in athletes: a systematic review. Eur. J. Vasc. Endovasc. Surg. 43(2), 208–217. doi:10.1016/j.ejvs.2011.11.019 .

Rushton, A., Rivett, D., Carlesso, L., Flynn, T. , Hing, W., Kerry, R., 2014. International framework for examination of the cervical region for potential of Cervical Arterial Dysfunction prior to Orthopaedic Manual Therapy intervention. Man. Ther. 19(3), 222–228. doi:10.1016/j.math.2013.11.005. [Epub 2013 Nov 23]; PubMed PMID: 24378471.

Taylor, A.J., George, K.P., 2001. Exercise induced leg pain in young athletes misdiagnosed as pain of musculoskeletal origin. Man. Ther. 6(1), 48–52. PubMed PMID: 11243909.

第三部分

学习和促进临床推理

第三十一章

促进临床推理发展的策略

Nicole Christensen • Mark A. Jones • Darren A. Rivett

引言

通常，无论临床医师还是他们的教育者是否看到"临床推理"这几个字，他们都知道临床推理。而难点在于当我们发现临床推理不充分时，如何提升临床治疗效果。本章的目的是为所有读者提供资源，促进临床推理的学习，并从临床推理中获益。

从进入临床实习前的准备工作到指导专业型临床医学研究生的专科实践，临床医学教师需要在医学教育的各个阶段去指导学生如何促进临床推理的发展。从事肌肉骨骼专业的临床医师在其整个职业生涯中应该通过非正式的机会促进自身临床推理能力的发展，从而不断提升自身的临床实践技能。这项工作可以独立完成，也可以和同事一起在丰富的实践环境中共同完成。因此，对于所有临床医师而言，有必要将促进临床推理发展的技能作为整个职业生涯中发展专业的重要一部分。

促进临床推理的发展，对于临床医师、现有的患者及所有将来临床实践中将要面对的患者来说，既有短期收益，又有长期收益。这是因为临床推理质量的提高不仅可以改善临床医师对当前患者的临床决策，还可以提升临床医师积累经验的能力，并且能将新的知识应用于临床推理与临床决策当中——将来可以更好地服务患者。事实上，临床推理能力和吸取推理经验的能力在学习中是相互依存，其中一项的改进会增强另一项的提升。在本章中，我们将根据现有的文献（第一章）和教育理论中与临床推理相关的知识，提出促进临床推理发展的策略。

描述临床推理

已经有文献（Christensen et al., 2011；第一章）描述了专家实践和专家临床推理的研究基础模型，如下。

- 临床推理需要参与者（包括医师、患者及其他相关人员）相互协作交流，对拟解决的问题互换意见并商讨解决问题的方案（Edwards et al., 2004b; Edwards and Jones, 2007; Jones, 2014）。

- 临床推理是以患者为中心，并且医疗模式是基于生物–心理–社会医学条件下的（Edwards et al., 2004a; Jensen et al., 2000; Jones, 2014）。

- 临床推理包括演绎推理、归纳推理和回溯推理（Edwards et al., 2004a; Edwards and Jones, 2007; Jones, 2014; Chapter1）。

- 临床推理的特点是复杂性和非线性，本质上是周期性的，因为它贯穿于整个医疗过程（Edwards and Jones, 2007; Jones, 2014; Stephenson, 2004）。

- 临床推理对于从实践经验中进行批判性反思学习和促进临床专业知识的发展起到核心作用（Edwards and Jones, 2007; Higgs and Jones, 2008; Jones, 2014）。

文献中还描述了以研究为基础的初级肌肉骨骼医师和临床经验不足的肌肉骨骼医师的临床推理。例如，在物理治疗中，初级医师的临床推理往往是以治疗师为中心，缺乏协作，很少将患者当作一个整体对待，关注点局限于患者躯体方面的主诉（Jensen et al., 1990, 1992; Resnik and Jensen, 2003）。治疗师在进行临床决策时，起初是依据标准化和客观的数据，经过 2 年的临床实践之后，会逐渐发展为根据患者的具体情况制订个体化的临床治疗方案（Black et al., 2010; Hayward et al., 2013）。在其他研究中指出，治疗师进入临床实习之后，早期的临床推理是生搬硬套（清单为导向）和方案驱动的过程，然后逐渐发展成熟，包括假设推理和早期模式识别过程。在实习的最后 1 年中，通过在学术机构进行案例分析活动进一步提升了临床推理能力（Gilliland, 2014）。

这些描述支持了 Christensen 等的研究结果（2008a, 2008b; Christensen, 2009），他们认为医学生在刚入学时将临床推理理解为一个演绎的线性过程。初学者在学习临床推理时仍然缺乏协作的意识，他们不知道如何利用批判性的自我反思的方法学习临床推理（Christensen et al., 2008b）。这与本节开篇提到的成熟的临床推理特征形成鲜明的对比。

临床推理与变革性学习

临床医师通过对临床推理经验的批判性反思，可以不断地从过去的临床实践中积累知识，从而可以更好地处理今后遇到的临床问题，并最终成为专家（Brookfield, 1986; Edwards and Jones, 2007; Higgs and Jones, 2008; Jensen et al., 2000; Stephenson, 1998）。变革性学习理论（Cranton, 2006; Mezirow, 2009）是重构主义学习理论的一个特殊分支，它是我们所推荐的教学策略的基础，有利于促进学习临床推理。变革性学习是一个根据先前的知识储备建立新的或修正的理论指导未来实践的过程。变革性学习通过拓展学习者的知识面来使学习者提高，并产生更加"广泛的、有鉴别能力的、反思的、开放性的和情感上能够改变"的知识（Mezirow, 2009, p.22）。我们特别强调对临床推理的经验进行批判性反思，因为这种方式是变革性学习的核心，通过这样的方式可以使"临床医师学会自我推理，提出并重新评估制订决策的原因，而不是根据别人的信念、价值观、感受和判断制订临床决策"（Mezirow, 2009, p.23）。这种学习方法对于刚工作的临床医师至关重要，因为他们在作出临床决策时过度依赖别人的观点和判断。对于经验丰富的临床医师同样有很大的帮助，因为他们在临床实践中有时会陷入认知上的懒惰习惯，在进行临床决策时就会缺乏充足的批判性思维和临床推理。只有不断从临床经验中吸取知识才能成为医学专家。促进临床推理中的批判性反思，可以对临床知识及其背后任何未经证实的潜在假设提出质疑。通过这种质疑的方式可以促进现有理论框架的发展和改变，包括理论研究基础和临床实践技能，这些知识通过最新的临床应用与测试可能还不足以揭露出来。

能力作为一种学习结果

Christensen 及其同事（2008a, 2009, 2011; Christensen and Nordstrom, 2013; Christensen and Jensen, 2019）研究了专家临床推理的关键

特征及其与初级医师临床推理的明显差距，提出了一种促进临床推理教学的方法。该方法侧重于培养学生学习专家在临床推理中运用的关键性思维和经验性学习能力。文献明确强调，通过积累和批判性反思临床经验对于专业水平的提高必不可少（Edwards and Jones, 2007; Higgs and Jones, 2008; Jensen et al., 2000, 2019）。尽管不可能轻而易举地将初级医师"培养"成专家，但是在初级医师成长为专家的整个过程当中都可以提高其临床推理的能力（Christensen et al., 2008a; Christensen, 2009; Christensen and Jensen, 2019）。也正是因为具备临床推理的能力，初级医师才能通过积累临床经验逐步成长为专家（图 31.1）。

这里所说的能力的概念是参照高等教育文献（Stephenson, 1998）中有关能力定义的描述："在现今已知和将来未知的环境中，与其他人和任务有效互动的信心与能力。"通过以下几个特征观察医师的能力。

- 自信，在实践中有效地制订相关决策与行动。
- 对制订决策的依据充满信心。
- 对与他人的有效协作充满信心。
- 对能够驾驭未知环境和从经验中学习充满

信心。

能力除可以增强人们在已知和未知环境中作为协作者和决策制订者的有效性的信心外，还可以通过对临床实践的反思性学习，意向性地推动知识的发展（Doncaster and Lester, 2002）。这些关于能力的概念和描述与变革性学习者的特征是相互兼容的。

临床推理能力

基于教育文献中对能力一词的一般理解，Christensen 及其同事（2008b, 2009）将临床推理能力描述为整合并有效应用思考与学习技能，从而理解临床经验并从中学习协作能力。他们的临床推理能力模型提出了 4 种重要的相互依存的思维方式和体验式学习技能，这些与专家物理治疗师（包括肌肉骨骼专业方向的物理治疗师）在临床推理中使用的固有思维与学习技能直接相关。无论是临床推理者还是体验式学习者，能力的提高都离不开反思性思维、批判性思维、复杂性思维和辩证思维（Christensen et al., 2008a, 2008b; Christensen, 2009; Christensen and Jensen, 2019）。思维方式与学习方法对于临床推理能力的提升至关重要，临床推理能力并非代表所有的或确定的思维方式与学习方法，而是包括思维方式和学习方法的重要基础，并且适用于所有实践环境。有的文献将能力描述为"在发展的过程中总是将先前未知的实践环境变成已知"（Doncaster and Lester, 2002; Stephenson, 1998），这与我们提出的能力的概念是一致的。

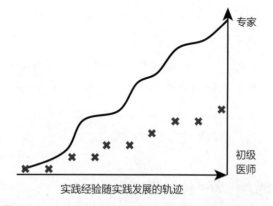

图 31.1　上文提出的临床推理能力加速专家成长的历程。实线代表临床推理能力和经验学习技巧高的初级医师的成长轨迹；×代表临床推理能力和经验学习技能不足的初级医师的成长轨迹

反思性思维

反思性思维的目的是了解某种情境，包括评估与该情境相关的所有影响因素与所包含的个体（如医师、患者、临床环境、可用资

源及时间限制等）。反思可以诠释经验。作为反思的一部分，思考者通过对环境进行主观和客观的反复思考，以了解情境出现的"原因"，从而揭示用于证明某种信念的基本假设（Mezirow, 2000）。当反思性思维对临床医师的知识面产生怀疑时，临床医师可以在临床推理的过程中通过修正和（或）拓展现有的知识储备，不断提升自我。Schön（1987）指出，在许多不同的时刻，反思对于理解实践经验和最终提高实践技能至关重要：反思已有的临床实践、反思将来的临床实践及在临床实践中反思。当应用于临床推理时，反思已有的临床实践通常发生于临床实践完成以后，它包括对经验的认知整合，从而了解所发生的情况。反思将来的临床实践是指通过追溯以往的经验对将来可能遭遇的情况制订计划。它包括对知识储备充分性的思考，而这些知识储备通常都是源自以往的实践经历；同时还需要明确和主动寻找与最新理论知识的差距，并采取适当的措施填补差距，最后需要将以往的经历与未来可能将要参与的事件紧密联系在一起。

在临床实践中反思是指在实践的过程中通过"即席思考"的方式修正临床推理的结果，其目的是最大限度地适应环境的变化。为了能够成功实施在临床实践中反思，并及时调整临床决策，要求临床医师必须可以从记忆中及时调取相关知识。这也与元认知有关（Higgs et al., 2008; Marcum, 2012; Schön, 1987），即在实践中对自身思想的自我认知与监控，正如第一章所描述的，这对促进临床经验的积累至关重要。Wainwright 及其同事（2010）描述了初级医师和经验丰富的医师在临床实践相关的不同时间节点使用反思性思维的区别。他们观察发现，初级医师很少在临床实践中进行反思，即使反思了，也主要集中在患者的表现上面；而经验丰富的医师在临床实践中反思的频率较

高，而且他们不仅关注患者的表现，还关注对自身临床推理的监控。

这些结果强调了对实践中的推理进行反思和评价的重要性，这与从临床推理中学习和发展专业技能同样重要。面对如今复杂的实践环境，Jensen（2011）最近也向专业教师和学生强调了这一重要性：

"……利用反思能力可以了解环境，确定可能面临的价值风险及了解其他人在特定情况下的观点。提高反思能力的最佳途径是将反思实践转变为对学生的思维、元认知技能及自我调节和自我监控能力的批判性反思（p.1679-1680）。"

批判性思维

批判性思维（正如第一章中所述）与反思性思维密切相关，它是指利用多个学科的知识对信息进行概念化、整合、分析与评估，这些信息可以在观察、体验、互动、推理及反思中收集或产生，并可以指导实践（Paul,1992; Paul and Elder, 2006）。在这种背景下，我们将批判性思维看成一种思维方式，旨在质疑并明确这种思维方式背后的错误假设，它是一种提高学习和思考能力的技能。因此，批判性思维与反思性思维一样，与元认知密切相关。最新研究表明，健康科学推理测试（英 HSRT）（一种评价在医疗环境中批判性思维能力的标准方法）可以显著区分初级物理治疗师和专家物理治疗师在批判性思维能力方面的差异（Huhn et al., 2011）。研究表明，临床实践经验丰富的治疗师具有复杂的批判性思维能力，这与在专家物理治疗师中观察到的复杂的临床推理能力是一致的。因此，这也表明批判性思维是临床推理技能的基本元素之一，是提高临床推理能力的关键要素。Huhn 及其同事（2011）也建议初级治疗师可以并且应该明确发展自身的批判

性思维能力，并以此促进自身临床推理能力的提高。在最近发表的一篇专家共识中（Huang et al., 2014），不同专业的医学教育工作者经过讨论一致认为应将批判性思维技能的教学与评估作为卫生专业的重要课程要素。

Hawkins 及其同事（2010）总结了与所有思维方式中与相互依赖结构有关的临床推理元素，具体如下：

"无论何时，我们思考的目的都是基于某种假设产生某种含义或结论。为了回答问题与解决问题，我们会利用概念、方法及理论来解释数据、事实和经验（p.5）。"

在临床推理的能力范围内，批判性思维既可以应用于对特定患者临床表现的检查与管理，也可以应用于批判性评估自身用于参与、解释、综合分析患者信息的思维方式和推理结果（Christensen et al., 2008b; Christensen, 2009）。批判性思维还可以发现在特定环境中限制医师临床推理的知识盲点或差距。批判性思维是体现临床推理能力的一个重要因素，因为它在探索潜在偏倚、错误假设、知识缺陷及错误的非意识模式解释等方面具有重要作用。

复杂性思维

复杂性思维的基础是承认工作系统中影响特定状态的诸多要素和参与者之间的动态相互关联（Plsek and Greenhalgh, 2001; Davis et al., 2000）。因此，复杂性思维需要认识和考虑所有与临床表现相关的内在（个人）和外在（个人活动的环境）因素的相对权重（Christensen et al., 2008b; Christensen and Nordstrom, 2013; Stephenson, 2004）。熟练掌握临床推理技巧的人在一定程度上具备识别并解决特定临床表现的所有影响因素的能力，并通过协商制订医疗计划（Edwards et al., 2004a）。

从临床经验中学习的动机和技巧也是临床推理能力的体现（Christensen et al., 2008b; Christensen, 2009）。学习是一门复杂的科学，仅凭临床经验不足以促进学习行为的产生，但是在与他人的交互沟通中，临床经验被视为学习的触发点或机会（Davis and Sumara, 2006）。一名有能力的临床医师应该了解与患者之间建立协作关系的重要性和意义，复杂性思维是提高医师的这种意识的重要因素。当将协作视为一个产生决策的复杂交互的社会系统时，它就是临床推理的重要组成部分（Christensen et al., 2008b; Christensen, 2009）。临床推理参与者之间的交互协作是临床推理能力的重要标志（Christensen et al., 2008b; Christensen, 2009）。

人类的卫生健康问题是非常复杂的，患者在物理或生物方面的表现与其在心理和行为学方面的表现是相互关联、不可分割及交互作用，医疗工作中的生物-心理-社会医学模式的临床推理方法与此密切相关，因此在临床推理时需要掌握复杂性思维方式。此时，复杂性思维与专家在临床推理时使用的辩证性推理方法（第一章）是一致的（Edwards and Jones, 2007）。有趣的是，有人提出，在特定情景中的复杂性会带来一些挑战，强化学习者对这些挑战的认知（在这种情况下，当今医疗环境中的协作临床推理）本身就可以触发变革性学习（Alhadeff-Jones, 2012）。

复杂性思维对于促进经验的不断积累也是必要的。确实，复杂性思维是将参与推理作为变革性学习的潜在来源，也就是说，"一种包含人类错误和不确定性的学习方法……考虑到任何活动中个体和集体的经验"（Alhadeff-Jones, 2012, p.190）。此时复杂性思维再次与协作临床推理紧密联系在一起，并且所有参与者都能从中学习到知识。

辩证思维

正如 Edwards 和 Jones 所描述的那样，专家临床推理的特征是在每个临床推理策略中熟练运用演绎推理和归纳推理（Edwards et al., 2004a）。正如第一章所述，专家级物理治疗师在临床推理中可以熟练地或看似毫不费力地将生物因素与社会心理因素进行辩证对比（Edwards et al., 2004a）。临床医师需要掌握这种思维能力，培养自身对患者的整体认识，在临床推理中采用生物-心理-社会医学的方法分析患者的临床问题（Edwards and Jones, 2007）。发展辩证思维可以使临床医师对患者的病因和结果有更加复杂和深入的了解。掌握辩证思维与复杂性思维之间的相互依赖关系也是提高临床推理能力的关键，因为能力还包括与他人建立协同工作关系的效率（Doncaster and Lester, 2002; Stephenson, 1998）。能够同时识别并解释信息对不同类别的决定的影响（如第一章中讨论的"假设分类"）及辩证地将推理从一个关注点（如躯体的 / 生物的）转移到另一个关注点（如社会心理的）也是一种高级推理能力，临床医师可以通过实践和指导发展这种临床推理能力。

使学习更具可能

我们如何利用初级医师与专家的临床推理方式的区别及临床推理中的变革性学习和能力的概念来促进所有专业教育环境中的学习者肌肉骨骼专业实践能力的发展。由于临床推理是一个复杂的、抽象的现象，因此无论是在课堂上，还是在临床实践中，教授临床推理及促进其发展都是一项艰巨的任务。

Taylor（2009）指出临床医学教师应该从下列核心元素中构建变革性学习方法的教学框架：促进个人经验的发展；参与批判性的反思交流；整体意识；在真实的实践环境中学习。这些元素在教学框架内是相互影响的，在接下来的章节中，我们将会将这些元素整合到所推荐的教学策略当中。

使无形变得有形：使用通俗的定义、语言和模型

思维方式和学习技能是临床推理的基础，无论是在理论课堂上，还是在临床实践中，促进临床推理发展的首要步骤是变无形为有形，这也可以说是最重要的一个步骤。这是促进学习者强化临床推理的整体意识的一种形式。正如 Wenger（1998）所述，物理治疗专业由一系列实践构成。Wenger（1998）指出，一个团队可以通过对抽象的、无形的概念赋予人为的具体"形式"来塑造其每名成员自身的经验，从而可以提出值得关注的特有经验并促进产生新的理解（如学习）。临床推理是一个抽象的事件；临床推理所包含的行动（如在整个检查和医疗管理过程中患者与医师之间的互动）向外部观察者（如临床管理人员或专业同事）表明，所有临床推理只发生在这些个体内部或个体之间。为了促进临床推理的发展并提高临床实践效果，我们必须通过相互理解的方式将抽象的临床推理变为有形，使参与临床推理的相关人员可以进行对话与交流，加强批判性反思，以及强化体验式学习。为了将临床推理有形化，我们需要建立共同的语言和框架，从而使所有参与临床推理的人员可以共同讨论、批判性反思及促进临床推理能力的提高。事实上，本文所推荐的所有促进临床推理发展的策略都是在此基础上建立的。

这种策略的重点是普遍了解和接受临床推理的定义、模式和框架，从而可以使临床推理的各个方面都可视化。临床推理的辩证模式（Edwards and Jones, 2007）和相关临床推理的

策略模式（Edwards et al., 2004）是文献中描述的2种模式类型，它们是以专家物理治疗师（包括肌肉骨骼临床医师）的临床推理研究为基础的。"假设分类"框架的理论性更强，但是也有研究证据证明其实用性（Rivett and Higgs, 1997; Miller, 2009）。具体描述参见第一章。在培养学生的辩证思维能力的同时，通过培养他们认识不同的推理重点（如临床推理策略）及其彼此之间的相互影响，以及不同的临床诊断类别（如假设分类）及其相互影响，可以更加容易和明显地提高学生的临床推理能力。在讨论不同的推理重点和判断类别时，关注诊断或假设形成的基础及其可靠性、病例中的各个要素之间的相互影响及如何进一步进行假设检验可以促进复杂性理解和复杂性思维的发展。在分析和讨论检查和再次评估结果（包括疼痛或功能障碍、期望和目标）在患者整个生命周期中的相关性和权重时需进行更加复杂的思考。学生和老师在临床推理的教学过程中使用通用的语言、模式和框架，有助于检查临床推理、描述临床推理、批判性地反思临床推理及评价临床推理的表现，这些都是提高临床推理能力的必备条件。

将临床推理作为课程框架

一旦学生和老师采用某种临床推理的模式作为"有形"的框架，对临床推理的焦点（如临床推理策略）和临床判断的分类（如假设分类）进行识别和命名，然后就可以采用同样的模式评价临床推理的质量，专业技能的教学就可以在临床推理的大环境中进行（Christensen, 2009; Christensen and Nordstrom, 2013）。这样一来临床推理就成为教学的基础框架，专业技能知识穿插于其中，而不是在专业技能的教学中间断插入相关临床推理的讨论。这种类型的课程结构是典型的高级技能教学课程，而在大

多数初级或专业型教育课程中并非典型。

例如，在学习特定损伤和（或）活动障碍的最佳治疗措施时，就可以采用临床推理作为课程的基础框架。通过程序性推理策略/考量，也许可以将这种治疗方法用于其他临床表现的患者当中。再如，在叙述性临床推理的框架下对患者进行损伤预防和健康相关知识的有效教育时，我们的关注点是了解患者对他或她目前健康状态的认识及患者目前对改变健康行为的态度，患者个人的态度可能会直接影响教育的成效。学生既要掌握如何"执行"肌肉骨骼的实践操作和临床推理，又要在"执行"过程中积累学习的经验，而上述类型的课程结构可能更加容易促进建立两者之间的联系。

促进对假设演绎推理的反思和真实模式的发展

在第一章中已经广泛讨论过假设分类框架。临床医学专业的学生通常是根据各类临床表现（从书本中的患者到现实实践环境中的患者）进行推理，在假设分类框架的辅助下，学生可以提出有足够广度和深度的假设并检验该假设。这种教学模式既可以应用于理论教学，又可以应用于实践教学。这种假设分类方法已经融入临床推理的形式当中，并作为一种工具广泛应用于肌肉骨骼物理治疗的教学，详见附录一和附录二。这种形式的教学方法已经作为一种追踪学生学习的工具，让他们知道自己"缓慢的"或第二系统的分析思维和推理能力。完整的临床推理形式可以促进学生在每个关键的节点（病史采集/主观检查结束、体格检查结束、多次诊疗之后）对于每个假设分类的相关因素进行广泛思考，从而在实践过程中对不断演变的推理结果进行反思。完整的临床推理形式有助于让学生掌握推理的全过程，对其自身和其老师而言，可以将无形变为有形。随着

推理能力的不断提升，可以选择完成其中的部分步骤，从而形成简化版，但是更加关注假设分类的临床推理形式。近年来，国际上已经将各类形式的临床推理广泛应用于初级教育和专业型课程当中，而且除手法治疗和肌肉骨骼物理治疗外，它们还适用于其他临床医学领域。

参照一种临床推理的工作形式，在医疗照护过程中不断反思患者的进展，通过这样的练习可以有意识地培养真实的临床模式识别方法，这有助于将来的临床实践。这里所谓的真实临床模式是指一种由自身临床经验衍生出来的模式，从而可以促进体验式学习和变革性学习的潜在发展。在一个完整的诊疗计划执行完成之后，学生应该对一些关键结果（来自患者的访谈、检查和测量及对不同假设分类相关的治疗策略的反应）进行回顾性反思，并在自身的知识结构框架中对本次实践进行学习总结，形成一个真实的经验模式。这样做的目的是促进建立健全的临床推理模式，包括躯体体征和症状、精神心理因素及患者自身对临床表现和疾病进展的回顾性叙述。系统的"快速"思维是一种极端的、在未经充分证实之前不被接受和采纳的模式识别形式，这在医学中是一种非常常见的错误推理形式（Croskerry, 2009）。对学生建立的临床模式的质量进行批判性反思，可以提高模式识别的质量和准确性，借此学生可以在实践过程中将经过批判性审查的新知识融入他或她的系统 1 中。

通过提出重点问题促进批判性自我反思

通过讨论和提问两种方式可以促进对临床推理经验的自我反思。学生既要在思考问题时"发现自身的问题"，同时又要向外部听众表达他们的想法，而提问可以在两者之间有效建立动态平衡（Cranton, 2006）。提问的目的是帮助学生了解自身掌握的知识、推理的结论

及哪些方面完成得比较出色，同时也是为了督促学生自我寻找理论知识和临床推理技能方面的差距，从而在将来的学习生涯中不断完善自我。Cranton 指出，我们"习惯性的期盼（我们所期盼发生的事情是基于过去已经发生的事情）是经验的产物，同时在变革性学习的过程中常常受到质疑"（2006, p.8）。通过策略性的提问可以激发有建设性的讨论，我们鼓励学生参与提问和讨论，而不是"教育"或"告诉"他们什么是老师认为"他们需要知道的"。在这个过程中学生可以收获新的知识，同时也可以对那些不足以帮助他们进行临床推理的问题知识进行修正。Cranton 还提醒我们，"以提高变革性学习能力为教学目的的老师可以设置一些环境和活动挑战学生的习惯性思维，让学生参与批判性自我反思"（p.183–184）。换而言之，学习的结果不是由老师决定的，也不是老师可以保证的。教育的目标是培养和维持学生变革性学习的能力，以及潜在提高学生的临床推理能力和学习能力。

上文已经举例描述了学生是如何通过重点提问，从而能够在自身的临床推理经验中收获知识的；上述学习工具（如临床推理形式）可以帮助学生清晰地认识到自己在产生假设、测试假设和检验假设或否定假设等（此时由假设分类框架引导）能力方面的优势与缺陷。导师利用临床推理等学习工具可以指出优点、需要进一步改善的地方及知识差距，通过这样有意的、系统的自我反思可以进一步提高学生的批判性自我反思的学习能力。

Mezirow（1991）提出了另一种用于提高批判性反思能力的框架，Cranton（2006）在此基础上进行了深入发展。Cranton 提出的框架包括内容反思（对问题的内容和描述进行批判性检查）、过程反思（对所采用的解决问题的策略进行批判性检查）和前提反思（质疑假

设的可靠性，该假设可能会引导思维方式和行动计划）。该框架已经广泛应用于提高临床推理的批判性自我反思能力（Christensen et al., 2011）。在 Edwards 及其同事（2004; Edwards and Jones, 2007）提出了一种辩证、协作和生物－心理－社会医学导向的推理模式，上述框架的广泛应用有助于学生主动关注这些临床推理的重要元素。

相对于临床医师（亲自或通过临床推理等反思性工具）在处理临床问题的各个阶段，更加强烈细致地集中于反思性质疑临床推理的每个方面，该框架的关注点在于临床问题处理完毕之后根据结论进行反向思考。这些反思性问题可以促进临床推理人员批判性评估支撑其结论和临床决策的临床推理的准确性和质量，并且在反思性思考与体验式学习之间建立明确的联系。我们希望临床医学生从反思性质疑细节转变为以更广阔的视角反思推理和结局（如结论）的整体质量，一旦他们可以熟练地对临床

推理进行细致全面的批判性检查，就可以实现上述转变。

临床教师可以将上述批判性自我反思框架（Christensen et al., 2011）作为一个简单的指南，从 4 个独立但又彼此相关的焦点领域进行提问，详见表 31.1。

表中第 4 组问题的重点是明确学生收获的新知识，可以包括现有的知识点和（或）对高质量的临床推理的反思。通过批判性自我反思的学习过程，可以检验学生的学习成果，同时也可以帮助学生及时发现自身的知识缺陷与临床技能不足，从而在今后的临床实践中树立新的学习目标。

Hawkins 及其同事提倡将质疑的焦点集中在"健全的临床推理所必需的普遍知识标准"（p.11）。我们可以看到，本框架的部分内容更加关注实践的细节而非整体，但是在现实中，通过批判性思考和批判性自我反思可以提供多重解决问题的途径。这需要围绕与临床思维特

表 31.1

促进批判性自我反思的问题框架	
焦点领域的问题	**支撑问题**
1. 患者的问题及其产生原因是什么？	患者的临床表现背后的因果关系是什么？（重点是演绎推理／诊断推理的结果） 你如何理解患者对自身疾病的态度？（重点是归纳推理／叙述推理的结果）
2. 你是如何得到这些结论的？	你如何根据经验判断上述因果关系的可靠性（如假设检验）？（重点是评价演绎推理和系统 2 的思维质量） 当你确定了患者的病史和态度时如何进行决策？（重点是归纳思考的质量并通过与患者之间达成共识效度来明确其质量） 你如何保证没有出现任何临床推理错误？（文中会进一步讨论如何利用常见临床推理的错误辅助进行批判性自我反思）
3. 你是否采用模式识别或知觉判断？（这个问题用于批判性反思系统 1 的思考模式）	你是否提出一些假设来指引你的思路？ 有关该临床问题的典型表现方式的假设是什么？ 有关患者"类型"的假设是什么？ 你是如何了解假设的可靠性的？ 假设是否可能阻碍你的推理？
4. 你学到了什么？	你从临床推理中学到了什么？ 你通过明确假设和质疑假设学到了什么？ 基于本次实践你是否改变了以往的部分观点？ 你收获的知识对未来有多重要？以后是否会有不同的想法和行动？

征相关的 4 个领域进行定向提问（Hawkins et al., 2010），参见表 31.2。

上述每个提问工具和框架的案例同样可以用于评价临床推理表现。这些框架将临床推理质量的各个方面的要素划分成几个独立的部分，通过这样的方式可以在评估学生的临床推理质量时准确定位和重点关注其优势和缺陷，也可以引导未来与他人的交流，以及明确学习目标，这些对于一名学生的成长来说都是必需的。

促进对假设的质疑

质疑假设是有效促进对临床推理的批判性自我反思的重要挑战之一。学生常常在某种程度上没有意识到有些假设或偏见会影响他们的思维和临床推理，这对于试图通过思考和推理激发学生对事件的自主判断的老师来说是一个更大的挑战。通过 Brookfield（2012）推荐的一种学习活动可以发现影响个人思维的潜在假设，从而提高学生的自我评估和中立角度提问的技巧。这个活动称为批判性对话方案（Brookfield, 2012. p.120–127）。这类活动通常在医疗机构以外的场所举行，如学术课堂或临床教育基地等有许多同行学生的地点。学生们以小组的形式学习（每组至少 3 人），每名成员在活动中都有自己的角色，在活动的每个阶段都要完成自己的职能。活动的角色包括叙述者、提问者和裁判。整个活动的流程和每名角色的具体职能请参见表 31.3。

自我检查的假设是非常困难的，正如 Brookfield（2008, p. 68）强调的，"我们都是被困在感知框架中的囚犯，这些框架决定了我们如何看待我们的经历"。让其他人（通过本活动或与导师、同事进行反思性讨论）倾听自己的推理，并探讨推理的基础，可以揭露许多自身经常无法觉察到的内隐知觉与假设。这种类型的锻炼除了可以帮助个人认识到其正在验证的假设，并探索假设是否有良好的基础外，还可以促进其对其他观点的认识，这些观点也许可以为临床困境提供更广泛的或不同的视角。

培养横向思维与创造性思维

老师和学生在临床推理教学中，可能以一种机械化的方式运用框架，因此这是提倡使用通用临床图例模式或框架（如假设分类框架）的风险之一。随着我们的知识结构的不断拓

表 31.2

促进对临床思维特征的反思	
临床思维的特征	提高反思能力的问题模板
清晰性、准确性、精确性、相关性和深刻性： • 考虑推理是否可以充分表达事件的复杂性	你是什么意思？ 你如何证明你是正确的？ 是否可以更加具体地描述你的想法？ 你可否解释一下患者病情的某一特殊方面与整体情况之间的关系？
广泛性： • 考虑是否需要产生其他观点	你在下结论之前是否考虑到其他可能的病因？ 如果没有，现在能否思考一些其他病因？
逻辑性和重要性： • 明确最重要的关注点	对临床诊疗过程进行回顾性反思，最重要的是哪一点？ 为什么？
公平性： • 对可能影响推理结果的潜在偏倚和既得利益进行批判性反思	你认为在这种情况下是否可以保证自身的客观性？ 你是否有可能被一些自动化的假设或偏见所影响？

表31.3

批判性对话活动方案	
步骤	团队中的每名成员的角色和活动
1	• 叙述者讲述实践往事并回忆当初让他感到沮丧、困惑或没有信心的事件（如重大事件） • 提问者和裁判仔细聆听
2	• 提问者进行提问，其目的是从多个角度（如从叙述者的角度、从患者的角度、从其他医疗团队成员的角度或其他相关医疗人员的角度）了解事件及发现叙述者可能持有的所有假设 • 提问者只能提出索取材料方面的问题（如"你能否更加详细地描述……？""你可否解释一下你为何选择……？"）。他们被禁止提出可以明显地或含蓄地否定判决、提出观点或给出建议的问题（如"你为什么认为……？""你不认为……？""我本来应该……"） • 叙述者可以反问侦探提出响应问题的原因，以明确所有问题的相关性 • 裁判本着相互询问和好奇的精神交换问题和答案（如裁判可以通过提问、语调及肢体语言等方式提醒提问者注意，以免引起对方的防御性反应）
3	• 提问者根据叙述者关于事件的描述，报告他们相信的假设，并对提出的问题作出响应 • 提问者的报告必须是中立的、无偏见的 • 不给出建议，目的是给叙述者提供思考的可能性
4	• 提问者给出其他可供选择的解释，该解释必须是合理的，而且要与叙述者的观点有所区别 • 目的是让提问者推测，如果从其他角度分析这个事件，会得到何种结果 • 同样，不给出任何建议 • 然后叙述者可以提供一些更加详细的信息质疑（提问者提供的）的其他解释。叙述者也可以要求提问者详细阐述或提供他们所给出的其他解释的原因
5	• 此时提问者可以给出他们的建议 • 叙述者和提问者分别汇报他们在这次谈话中的收获：他们遗漏了哪些假设并且需要进一步探索；对本次对话的反思性思考将如何影响他们将来的实践 • 裁判对叙述者和提问者的沟通交流方式进行总结和反馈，并且对他们互动交流的效果进行评价 • 裁判对参与者的优点和缺点进行点评，并表达他对此事件的观点或态度

展、临床推理能力的不断提高及肌肉骨骼临床实践的不断发展，这些框架也随之不断发生适应与演变，而机械化的应用方式会阻碍这一进程的发展。因此，为提高学生在熟悉环境和陌生环境中的临床推理能力，很重要的一点就是培养学生的横向思维与创新思维能力，即当所有现存方法没有效果时可以发现新的方法解决问题。确实，正如 Jensen（2011）所述："如果我们认为专业教育的目的不仅是要求学生简单地将学习到的知识应用于实践，还要求他们可以在未知的环境中作出决定，那么我们就需要拓展我们的教学方法，以培养学生的创造性和创新性"（p.1679）。

经验丰富的老师经常会观察到新手在没有看到别人成功处理事件之前，通常会缺乏尝试的勇气。为了成功促进学生在面对任何实践环境时都可以充满信心地进行临床推理，我们建议必须帮助他们培养过去没有的想法，测试这些想法，并通过尝试和试错来评估这些想法的可行性和价值。

培养学生的创造性思维的前提基础是可以通过具体的策略学习和提出新想法的技能（De Bono, 2015; James and Brookfield, 2014）。De Bono 的方法是横向思维（De Bono, 2015）。横向思维是指通过对旧思维模式进行有目的的重建以创造出新的思维模式。横向思维与垂直思维有明显的区别，垂直思维是一种逻辑性的、顺序性的线性思维。垂直思维有助于归纳识别临床模式，并且可以通过假设定向提问和体格检查（如鉴别诊断）的方法演绎证实这些模式；而横向思维则有助于产生新见解和新发现，这些创新性结果可以帮助个人和更多的专业同行提高专业知识和技能。下文将总结几种横向思维策略（De Bono, 2015）。

- 当找到解决问题的方法时不要立刻停止，而是继续创造尽可能多的替代方法，以了解和探索所有可能性；然后，如果合适的话，可以考虑继续探索替代方法，并比较与原始方法的结果差异。
- 不要立即无视看似无关的信息（如患者可能在问诊的过程中偏离主题），因为有时对无关信息的深入思考可能会促进对现有问题的重新认识或深入拓展。
- 了解最常用和最典型的解决方法，并主动探索其他可能被认为是"错误的"或"无效的"方法，从而对现有方法的理论基础提出挑战。如果无法在第一时间认识到自己的思维模式，很难真正做到"横向"思考。

培养学生的横向思维的重点是帮助他们识别自身的思维模式和思维过程（如对患者信息的解释、诊断及治疗决策），并鼓励他们对看似不明显或不合逻辑的观点进行广泛思考（De Bono, 2015）。这种方法可以促进学生产生新的视角，提高他们对解决临床问题的等效方法或更有效方法的认识。我们在理论教学和实践教学中可以不同程度地整合横向思维方法。只要学生的临床推理是合乎逻辑的和安全的，在真实实践活动的任何可能时候都可以鼓励学生进行横向思考。如果我们只鼓励学生在"已知"的和经研究证据证实的领域中进行逻辑思考和实践，就会限制思考的可变性和创造性，这对实践的创新与演变发展非常不利。由于现有的资源非常有限，而且许多实践基地都非常注重效率，在真实的实践环境中可以促进真实的横向思维能力发展的机会非常有限，探索发展横向思维的更可行的方法是通过单纯的对话

或与同行进行角色扮演，而不是直接面对真实的患者。

James 和 Brookfield（2014）推荐了一种活动，该活动可以提高创造性思维，并且在看似独立的个体之间建立意想不到的联系，从而可能产生创新性方法。这种活动称为 6 步分离活动，它改编自一个著名的游戏，要求所有参与者尝试在 6 步之内将参考电影与演员 Kevin Bacon 联系起来（James and Brookfield, 2014, p.198–199）。这里要求所有参与者在看似没有关联的理论和实践知识（如右侧跗趾关节运动功能障碍与左侧斜方肌上部过度紧张）之间（在 6 步之内）建立一条可能的连接路径，通过这样的挑战活动可以提高同行学生的协作创造能力。小组成员可以通过头脑风暴或独立研究的方式建立两点之间的联系，然后就两点之间的最佳联系途径进行投票。通过这样的活动方式，可以促进学生从多重角度认识问题并提出与众不同的见解，提高学生对自身创新能力的认识（自信等级提高），以及帮助学生意识到如何通过团队协作创造出新方法，且团队协作对创新的促进作用远大于个人贡献。这是一个复杂的系统，需要通过复杂性思考才能获得有益的结果。该活动及学生 / 导师之间就未证实的理论解释展开的讨论是典型的"回溯推理"的案例（参见第一章）。尽管回溯推理非常重要，但是学生们必须注意患者的结局改善本身并不能用炎症理论解释。

利用临床推理的错误促进自我反思

了解推理的常见错误是促进批判性自我反思临床推理的质量的另一种方法。事实上，对学生临床推理的特殊方面进行检查和审核可以确定这些临床推理的错误发生率。学生可以自己完成临床推理的错误审查，老师可以在已有信息的引导下通过进一步提问和讨论的方式审

查临床推理的错误。通过这样的方式，临床推理的错误可以变成另一种诊断框架，使临床推理需要提高的方面可视化、明确化及命名化。

文献中描述了许多类型的思维和推理错误，第一章中也简要阐述了这些错误的类型。Scott（2009）对诊断中常见的临床推理的错误进行了如下总结。

- 倾向于已有的启发式：基于与另一案例的表面相似性作出诊断（参见第一章中的"记忆偏倚"）。

- 过早锚定启发式：固定于第一印象不改变，即使有了新的或矛盾的信息（参见第一章中的"保守性或滞性"）。

- 过早结束推理：没有经过足够的思考及对其他可能情况的考虑就完成诊断（参见第一章中的"启动影响"或参见下文有关证真偏差的描述）。

与管理有关的常见推理错误如下（Scott，2009）。

- 框架效应：对相对风险的认知将会影响临床决策，基于风险是否呈现出／被视为积极的或消极的和（或）避免和寻求风险的相对趋势。

- 执着偏倚（commission bias）：决定做某事而不顾证据与决定相矛盾。

- 外推误差：不恰当地选择一种方案应用于某个情景或个体，因为这个方案过去曾经成功地应用于另一个不同的情景或群组。

证真偏差（Klein，2005）和结果偏差（Sacchi and Cherubini，2004）是文献中描述的另外 2 种临床推理偏差错误，这 2 种错误对于提高学生的自我反思能力非常有帮助。证真偏差是指只寻找、留意和记住符合预期判断的信息（如常用的假设或临床模式）。例如，当临床医师怀疑患者肩痛的原因是肩峰下撞击时，他在体格检查时只进行肩峰撞击试验。如果试验结果呈阳性，该医师就不会检查颈椎，而颈椎的问题也可能会产生肩部的牵涉性症状。此时，否定肩峰撞击或与之相矛盾的信息可能无法被采集（相互竞争的假设未经检验）或完全被忽视。该医师从来没有考虑到患者可能存在多个区域或系统的问题和（或）肩部的问题根本不来源于肩部本身。

结果偏差是指过度依赖结果信息评价（决定治疗措施的）临床推理的准确性或质量。对临床推理质量的评价是由医师制订临床决策过程的困难程度决定的，缺乏任何批判性分析去证实。这在复杂病例中的表现尤为明显。复杂病例的整体预后较差，因此可能认为相关的临床推理质量较低；而对于简单的预后相对较好的病例，则可能认为与之相关的临床推理质量较高。例如，某患者主诉其症状在过去的 4 周内每周改善 10%，而第 1 次治疗后症状就改善了 10%，如果医师认为首次治疗或建议是其症状改善的主要原因，因为首次治疗之后每次症状改善的程度都一样，那么此时他就犯了结果偏差的错误。

尽管文献中的大部分关于临床推理错误的讨论都集中在演绎推理中的认知错误，但是明白和筛查归纳推理中的临床推理错误也是非常重要的（Jones，2014）。包括如下方面。

- 没有进行社会心理因素筛查或评估过于表浅。
- 基于不充分的评估进行决策。
  - 患者不主动提出问题，因此治疗师认为不存在问题。
  - 患者指出个人问题（如工作／家庭压力），治疗师没有确认或建立与临床表现相关的病史和关系。
  - 医师没有说清楚患者是否需要处理这个问题或如何处理这个问题。
  - 医师没有探究临床问题对患者的理解／信

念、症状、期望和未来前景的影响，可能会导致肤浅的决策。

- 医师对社会心理因素过早作出判断（如首次接诊之后）。
- 医师将患者的问题看成生物学问题或社会心理学问题，而忽视了身心之间的联系。
- 医师像诊断性推理判断一样进行叙述性推理判断。例如：
  - 医师认为有一种标准的规范解释（如关节活动范围）可以将信念或行为判定为"适应不良"（如压力、愤怒、祈祷和明显的疼痛行为）。

经验丰富的临床指导在促进临床推理过程中的作用

Wainwright 及其同事在研究中指出，对于初级医师和经验丰富的物理治疗师而言，导师制是影响临床专业决策水平发展的共同因素之一。前文讨论的许多提高临床推理学习能力的策略在临床环境中都适用于学生的独自或集体辅导。经验不足的指导者在辅导学生时趋向于关注诊断性和程序性推理、对假设的演绎测试及就专业技能的表现给出建议，他们经常没有时间与学生进行临床推理的相关讨论。临床导师之所以可以担任成为导师通常是基于他们的临床能力或学习而完成了某一特定课程，但不一定需要具备任何特定关于指导或提高临床推理实践的知识或培训。临床指导的知识、技能和能力本身就是一种实践形式，因此与临床医师一样，临床导师也经历了从初级医师到专家的成长过程。促进学生的临床推理能力发展的最佳方式是最大限度地提升学生反思的深度和广度，通过提问和讨论的形式，采用包括演绎推理和归纳推理在内的所有临床推理策略，意向性地提升批判性自我反思能力（Christensen

et al., 2011）。如果不对导师进行专门的培训，那么其指导能力会存在很大的差异。

我们在讨论临床导师在促进学生临床推理能力发展过程中的作用时，需要重点考虑指导关系本身的特点。在成人学习理论、自主学习理论和研究（Zachary, 2012）的影响下，指导关系的特征已经发生了演变。现代指导关系描述的是一种相互促进的学习关系，导师在其中扮演的是学习的源泉和推动者，而不是回答所有问题的专家。因此，完美指导关系的一个重要方面是建立一种学习的文化。对于建立关系和促进专业水平的发展来说，知道自己的学生在什么时候"不知道"往往比直接给出所有问题的答案更重要。同样的道理，学生必须能够掌握自身知识与技能的差距，从而最大限度地在实践中促进自主学习能力的发展。

Brookfield（2008）描述了一种常见的，但是所有老师和学生私下都经历过的担忧：害怕被发现是一名"骗子"，这种担忧往往是由于临床医师掌握的知识不够丰富、临床技能不够熟练导致的。Brookfield（2008）建议解决这一问题的方法是主动承认自己知识或技能的不足。事实上，通过自我发现知识的不足并努力弥补知识缺陷可以消除这种担忧。

临床导师要树立 Taylor 和 Jarecke（2009）所描述的"批判性谦逊"的形象（p.287）。导师和学生都作为学习者，需要实践一种开放的态度，要知道自身的知识是不全面的和不断发展的，但是他们保持着对现有知识的忠实与自信，并不断将这些知识转化为实践（Taylor and Jarecke, 2009）。在本章中，这种促进指导关系发展的观点与提高临床推理能力发展的观点是一致的。

本章前文已经描述了对话是一种潜在促进变革性学习的方式（Cranton, 2006; Mezirow, 2009; Taylor, 2009）。对话的作用不仅仅是"分析性的、点对点的对话，而是强调关系和互相信任的沟通方式"，只有掌握这一点，才能促进真正的师生关系的发展（Taylor, 2009, p.9）。真正的变革性学习需要学生揭示薄弱环节，并且有时与老师一起批判性检查自己的或他人的某些核心观念（Mezirow, 2009; Taylor, 2009）。在指导关系中用这种方式参与的对话，远远不仅是关于临床推理表现方面（或临床实践的其他方面）的分析交谈。相反，当在相互信任的背景下促进变革性学习发展时，学生就会相信老师质疑自己的目的是促进自身完善知识结构，而非打击自信（Brookfield, 1986; Cranton, 2006; Zachary, 2012）。在这种相互学习的关系中，当学生知道老师也在努力寻找自己的"知识边缘"时，他可能会内心感觉不适（Berger, 2004, p.338）。此时学生必须了解自身理解能力的局限性，从而打破这些局限性以便产生新的知识。医学领域中的一项最新的系统综述表明，在有安全的、相互支持的、以学生为中心的、相互尊敬的和非正式的指导关系中，所观察到的学生的行为是独立的，并且愿意更深入地反思、推断和综合学习（Davis and Nakamura, 2010）。

在真正的临床教育环境中，唯一独特的情况是学生为了提高实践中的思考能力与导师进行交流，但是导师可能只有几分钟的时间与学生进行互动。医学教育家已经发现，学生在咨询临床问题时会首先描述病例的细节，然后至少留一半的时间解决问题（Neher and Stevens, 2003）。老师通常会进一步询问细节，然后利用剩余的时间指导学生制订临床治疗方案。为了培养学生的自主推理能力，Neher 和 Stevens（2003）按照特定的程序步骤将一系列临床问题融合在一起，设计了一种简短的临床快速问答对话。通过这样的方式，导师既可以发现学生基础知识的不足，又可以尽量减少教学（在

当时对于患者的临床治疗来说可能是必需的）与建议（Neher and Stevens, 2003）。5 项微技能模型重点关注 5 个任务或技能，要求导师在与学生快速案例讨论时完成。

1. 学生应首先表明自己关于患者疾病进展的想法（不是案例的概述，这样导师就可以解决问题了）。
2. 基础推理探索（如考虑所有相关的推理策略和假设分类）。
3. 讲授 / 复习与案例有关的一般概念、原则和特殊知识（如果需要或已经发现了知识缺陷，这些缺陷对于当时患者的治疗非常重要）。
4. 对学生表现优异的方面进行正性反馈。
5. 纠正错误（如果需要，为了患者的利益）。

在治疗完成后对案例进行回顾性总结可以帮助学生批判性反思自己的临床推理表现，而讨论可以促进更深入的批判性自我反思。这种模式可以帮助导师在当时的情况下及时对学生的临床推理进行"诊断"，同时可以保证患者得到合适的治疗。这也可以促进学生反思自己在实践中的推理，前文已经强调过这是区分初级医师和专家的关键因素（Wainwright et al., 2010）。

利用科技提升临床推理发展的机遇

有许多类型的科技都可以强有力地促进临床推理和体验式学习技能的发展。利用标准化患者与高仿真模型进行模拟教学在临床医学的专业准入教育和专业继续教育中的应用已经越来越广泛（Motola et al., 2013）。提高模拟教学质量的关键是向同学或老师汇报经验（Simon et al., 2010）。尽管模拟文献中的术语不同，但是模拟汇报的核心原则与上文所述的经验丰富的导师在促进学生对临床推理和临床决策批判

性自我反思方面表现出的关键特征是一致的。在物理治疗专业的相关教育中，模拟教学是学生进行真实的临床实践之前的一项非常有效的准备形式（Blackstock et al., 2014; Watson et al., 2012）。模拟临床推理经验的优点是老师可以随时暂定"实践"，与学生沟通并提高其元认知思维和实践反思能力；而且与真实的实践环境相比，可以激发更深层次的思考。在真实的临床环境中，无论是在实践过程中，还是在实践结束后，都有自主学习的机会，而模拟教学可以提供更多的这样的学习机会。

其他促进临床推理课堂教学的途径有电子学习平台，可以提供虚拟在线同步学习（如在线视频聊天平台，学生和老师可以在平台上进行实时对话）或异步学习空间［如讨论区和维基活动（wikipedia org），参与者可以发布问题与答复，进行非实时的对话讨论］。例如，Snodgrass（2011）介绍了一种维基活动，该活动的重点是小组协作编写一个病例，通过这样的方式既可以有效取代利用课堂时间进行病例演示，又可以有效促进协作表达及强化知识结构和推理能力。协作的同时，在协调小组创新特征的推动下，学生的批判性思维能力也得到提高，因为学生之间可以通过相互提供反馈和相互改进的方式共同改善最终的维基作品。

独立自主学习的具体策略

尽管我们所推荐的促进临床推理发展的最佳策略看上去需要学生和老师的共同参与，但是学生也可以采取同样的策略进行自主的批判性反思学习。与其他人交流更有可能暴露我们自己的知识盲点或临床推理的错误假设，但是同样有许多促进独立推理能力发展的策略。

- 正如他们必须了解与其实践技术有关的当前最新研究证据和理论一样，通过独立阅读、

研究、参加会议或其他继续教育的机会掌握当前临床推理领域的最新研究和文献是至关重要的。

- 保留固定的、专门的时间对自己的实践经验进行批判性自我反思对于提高临床推理能力来说至关重要。学生可以在上文推荐的框架内进行自我提问，询问自己所有推理方面的问题，从而明确自己的缺陷所在及将来潜在的学习方向。

- 在一段时间内书面记录批判性自我反思的结果，然后回顾和反思这段时间内的所有推理，是促进个人临床推理能力发展的另一条途径。书面记录可以强化反思经验，因为通过书面记录可以将个人的思想以文字的形式表达出来，便于进行反思及在需要时与别人分享（Taylor, 2009）。通过书面记录的方式便于在一段时间之后发现优点和缺点并对其进行反思总结。

- 现在有越来越多的病例资源可以用于提高系统性自主学习，这些病例资源可以来自期刊、图书、面授的继续教育课程或网络录播的"大师级"专家课程等。这些资源包含许多关于临床推理和临床决策制订的批判性讨论（在面授课程中是同步实时讨论，而在网络录播课程中则是非同步讨论）。医师通过将个人的推理与案例分析进行对比，可以对自己的推理进行批判性反思，从而暴露自己在临床推理知识方面的潜在盲点及与最新研究证据之间的差距。

- 读者可以通过阅读本书中的案例（第六～三十章），尝试回答案例中的推理问题并批判性地思考作者的答案，进行临床推理实践并对自己的推理进行批判性反思。通过与其他推理进行比较分析并寻找异同点可以进一步促进（对自己的推理及别人的推理）批判性反思。

结论

本章总结了临床推理和教育方面的研究证据和理论，旨在为我们所推荐的用于促进所有级别临床推理发展的策略提供理论基础。我们还希望读者可以在本书的启发和推动下开发出更加完善的策略，并与大家分享。通过这样的方式，我们可以在我们的专业领域内共同促进临床推理的发展。许多物理治疗师选择从事肌肉骨骼物理治疗工作，是因为在肌肉骨骼物理治疗实践中会遇到许多全新的案例，并且有许多与他人交流互动的机会，而肌肉骨骼物理治疗领域中的同行往往都有独特的经验或解决过某些非常棘手的问题。在当今复杂的实践环境中，我们能够享受并提升继续学习和发展的机会是我们对自身发展、专业及所服务的人群所作出的最大贡献。

（鲁俊 译，徐晖 郭京伟 审校）

参考文献

Alhadeff-Jones, M., 2012. Transformative learning and the challenges of complexity. In: Taylor, E.W., Cranton, P., Associates(Eds.), The Handbook of Transformative Learning: Theory, Research, and Practice. Jossey-Bass Wiley, San Francisco, CA, pp. 178–194.

Berger, J.C., 2004. Dancing on the threshold of meaning: recognizing and understanding the growing edge. JTED 2, 336–351.

Black, L., Jensen, G.M., Mostrom, E., Perkins, J., Ritzline, P.D., Hayward, L., et al., 2010. The first year of practice: an investigation of the professional learning and development of promising novice physical therapists. Phys. Ther. 90, 1758–1773.

Blackstock, F.C., Watson, K.M., Morris, N.R., Jones, A., Wright, A., McMeeken, J.M., et al., 2014. Simulation can contribute a part of cardiorespiratory physiotherapy clinical education: two randomized trials. Simul. Healthc. 8(1), 32–42.

Brookfield, S.D., 1986. Understanding and Facilitating Adult Learning: A Comprehensive Analysis of Principles and Effective Practices. Jossey-Bass, San Francisco, CA.

Brookfield, S.D., 2008. Clinical reasoning and generic thinking skills. In: Higgs, J., Jones, M., Loftus, S., Christensen, N.(Eds.), Clinical Reasoning in the Health Professions, third ed. Butterworth Heinemann Elsevier, London, pp. 65–75.

Brookfield, S.D., 2012. Teaching Critical Thinking: Tools and Techniques to Help Students Question Their Assumptions. Jossey-Bass Wiley, San Francisco, CA.

Christensen, N., 2009. Development of clinical reasoning capability in student physical therapists. Doctor of Philosophy Thesis. Adelaide, South Australia: University of South Australia. Available at: http://trove.nla.gov.au/work/36257790.

Christensen, N., Jensen, G., 2019. Developing clinical reasoning capability. In: Higgs, J., Jensen, G., Loftus, S., Christensen, N.(Eds.), Clinical Reasoning in the Health Professions, fourth ed. Elsevier, Edinburgh, pp. 427–433.

Christensen, N., Jones, M., Edwards, I., 2011. Clinical reasoning and evidence-based practice. Home Study Course 21.2.1: Current Concepts of Orthopaedic Physical Therapy, 3rd ed. La Crosse, WI: Orthopaedic Section, APTA, Inc.

Christensen, N., Jones, M., Edwards, I., Higgs, J., 2008a. Helping physiotherapy students develop clinical reasoning capability. In: Higgs, J., Jones, M., Loftus, S., Christensen, N.(Eds.), Clinical Reasoning in the Health Professions, third ed. Butterworth Heinemann Elsevier, London, pp. 389–396.

Christensen, N., Jones, M., Higgs, J., Edwards, I., 2008b. Dimensions of clinical reasoning capability. In: Higgs, J., Jones, M., Loftus, S., Christensen, N.(Eds.), Clinical Reasoning in the Health Professions, third ed. Butterworth Heinemann Elsevier, London, pp. 101–110.

Christensen, N., Nordstrom, T., 2013. Facilitating the teaching and learning of clinical reasoning. In: Jensen, G.M., Mostrom, E.(Eds.), Handbook of Teaching and Learning for Physical Therapists, third ed. Butterworth-Heinemann Elsevier, St. Louis, MO, pp. 183–199.

Cranton, P., 2006. Understanding and Promoting Transformative Learning: a Guide for Educators of Adults, second ed. Jossey-Bass Wiley, San Francisco, CA.

Cranton, P., 2009. From tradesperson to teacher: a transformative transition. In: Mezirow, J., Taylor, E.W., Associates (Eds.), Transformative Learning in Practice: Insights from Community, Workplace, and Higher Education. Jossey-Bass Wiley, San Francisco, CA, pp. 182–190.

Croskerry, P., 2009. Clinical cognition and diagnostic error: applications of a dual process model of reasoning. Adv. Health Sci. Educ. Theory Pract 14, 27–35.

Davis, B., Sumara, D., 2006. Complexity and Education: Inquiries Into Learning, Teaching, and Research. Lawrence Erlbaum Associates, Mahwah, NJ.

Davis, B., Sumara, D., Luch-Kapler, R., 2000. Engaging Minds: Learning and Teaching in a Complex World. Lawrence Erlbaum Associates, Mahwah, NJ.

Davis, O.C., Nakamura, J., 2010. A proposed model for an optimal mentoring environment for medical residents: a literature review. Acad. Med. 85(6), 1060–1066.

De Bono, E., 2015. Lateral Thinking: Creativity Step by Step (Perennial Library). Harper Colophon, New York.

Doncaster, K., Lester, S., 2002. Capability and its development: experiences from a work-based doctorate. Stud High Educ 27, 91–101.

Edwards, I., Jones, M., 2007. Clinical reasoning and expert practice. In: Jensen, G., Gwyer, J., Hack, L., Shepard, K.(Eds.), Expertise in Physical Therapy Practice, second ed. Saunders Elsevier, St. Louis, MO, pp. 192–213.

Edwards, I., Jones, M., Carr, J., Braunack-Mayer, A., Jensen, G.M., 2004a. Clinical reasoning strategies in physical therapy. Phys. Ther. 84, 312–330.

Edwards, I., Jones, M., Higgs, J., Trede, F., Jensen, G., 2004b. What is collaborative reasoning? Adv. Physiother. 6, 70–83.

Gilliland, S., 2014. Clinical reasoning in first- and third-year physical therapist students. J. Phys. Ther. Educ. 28(2), 64–80.

Hawkins, D., Elder, L., Paul, R., 2010. The Thinker's Guide to Clinical Reasoning. Foundation for Critical Thinking, Tomales, CA.

Hayward, L.M., Black, L.L., Mostrom, E., Jensen, G.M., Ritzline, P.D., Perkins, J., 2013. The first two years of practice: a longitudinal perspective on the learning and professional development of promising novice physical therapists. Phys. Ther. 93, 369–383.

Higgs, J., Fish, D., Rothwell, R., 2008. Knowledge generation and clinical reasoning in practice. In: Higgs, J., Jones, M., Loftus, S., Christensen, N.(Eds.), Clinical Reasoning in the Health Professions, third ed. Butterworth Heinemann Elsevier, London, pp. 163–172.

Higgs, J., Jones, M., 2008. Clinical reasoning and multiple problem spaces. In: Higgs, J., Jones, M., Loftus, S., Christensen, N.(Eds.), Clinical Reasoning in the Health Professions, third ed. Butterworth Heinemann Elsevier, London, pp. 3–17.

Huang, G.C., Newman, L.R., Schwartzstein, R.M., 2014. Critical thinking in health professions education: summary and consensus statements of the Millennium Conference 2011. Teach. Learn. Med. 26(1), 95–102.

Huhn, K., Black, K., Jensen, G.M., Deutsch, J.E., 2011. Construct validity of the Health Science Reasoning Test. J. Allied Health 40(4), 181–186.

James, A., Brookfield, S.D., 2014. Engaging Imagination: Helping Students Become Creative and Reflective Thinkers. Jossey-Bass Wiley, San Francisco, CA.

Jensen, G.M., 2011. Learning: what matters most. Phys. Ther. 91, 1674–1689.

Jensen, G.M., Gwyer, J., Shepard, K.F., 2000. Expert practice in physical therapy. Phys. Ther. 80, 28–43.

Jensen, G., Resnick, L., Haddad, A., 2019. Expertise and clinical reasoning. In: Higgs, J., Jensen, G., Loftus, S., Christensen, N.(Eds.), Clinical Reasoning in the Health Professions, fourth ed. Elsevier, Edinburgh, pp. 67–76.

Jensen, G.M., Shepard, K.F., Gwyer, J., Hack, L.M., 1992. Attribute dimensions that distinguish master and novice physical therapy clinicians in orthopedic settings. Phys. Ther. 72, 711–722.

Jensen, G.M., Shepard, K.F., Hack, L.M., 1990. The novice versus the experienced clinician: insights into the work of the physical therapist. Phys. Ther. 70, 314–323.

Jones, M., 2014. Clinical reasoning: from the Maitland concept and beyond. In: Hengeveld, E., Banks, K.(Eds.), Vertebral Manipulation: Management of Musculoskeletal Disorders, vol. 1, eighth ed. Churchill Livingstone, Edinburgh, pp. 14–82.

Klein, J., 2005. Five pitfalls in decisions about diagnosis and prescribing. Br. Med. J. 330, 781–784.

Marcum, J.A., 2012. An integrated model of clinical reasoning: dual-processing theory of cognition and metacognition . J. Eval. Clin. Pract. 18, 954–961.

Mezirow, J., 1991. Transformative Dimensions of Adult Learning. Jossey Bass Publishers, San Francisco, CA.

Mezirow, J., 2000. Learning to think like an adult: core concepts of transformation theory. In: Mezirow, J.(Ed.), Learning as Transformation: Critical Perspectives on a Theory in Progress. Jossey-Bass, San Francisco, CA, pp. 3–33.

Mezirow, J., 2009. Transformative learning theory. In: Mezirow, J., Taylor, E.W., Associates(Eds.), Transformative Learning in Practice: Insights from Community, Workplace, and Higher Education. Jossey-Bass Wiley, San Francisco, CA, pp. 18–31.

Miller, P., 2009. Pattern recognition is a clinical reasoning strategy in musculoskeletal physiotherapy. Master's thesis, The University of Newcastle, Australia.

Motola, I., Devine, L.A., Chung, H.S., Sullivan, J.E., Issenberg, S.B., 2013. Simulation in healthcare education: a best evidence practical guide. AMEE Guide No. 82. Med. Teach. 35(10), e1511–e1530.

Neher, J.O., Stevens, N.G., 2003. The one-minute preceptor: shaping the teaching conversation. Fam. Med. 35(6), 391–393.

Paul, R., 1992. Critical Thinking: What Every Person Needs to Survive in a Rapidly Changing World, second ed., revised. Foundation for Critical Thinking, Santa Rosa, CA.

Paul, R., Elder, L., 2006. The Miniature Guide to Critical Thinking: Concepts and Tools, fourth ed. The Foundation for Critical Thinking: Santa Rosa, CA.

Plsek, P.E., Greenhalgh, T., 2001. Complexity science: the challenge of complexity in health care. Br. Med. J. 323, 625–628.

Resnik, L., Jensen, G.M., 2003. Using clinical outcomes to explore the theory of expert practice in physical therapy. Phys. Ther. 83, 1090–1106.

Rivett, D.A., Higgs, J., 1997. Hypothesis generation in the clinical reasoning behavior of manual therapists. J. Phys. Ther. Educ. 11(1), 40–45.

Sacchi, S., Cherubini, P., 2004. The effect of outcome information on doctors' evaluations of their own diagnostic decisions. Med. Educ. 38, 1028–1034.

Schön, D., 1987. Educating the Reflective Practitioner. Jossey-Bass Inc. Publishers, San Francisco, CA.

Scott, I., 2009. Errors in clinical reasoning: causes and remedial strategies. Br. Med. J. 339, 22–25.

Simon, R., Raemer, D.B., Rudolph, J.W., 2010. Debriefing Assessment for Simulation in Healthcare (DASH)© Rater's Handbook. Center for Medical Simulation, Boston, MA. Available at: https://harvardmedsim.org/_media/DASH. handbook.2010.Final.Rev.2.pdf. 2010. English, French, German, Japanese.

Snodgrass, S., 2011. Wiki activities in blended learning for health professional students: Enhancing critical thinking and clinical reasoning skills. AJET 27(4), 563–580.

Stephenson, J., 1998. The concept of capability and its importance in higher education. In: Stephenson, J., Yorke, M.(Eds.), Capability and Quality in Higher Education. Kogan Page, London, pp. 1–13.

Stephenson, R., 2004. Using a complexity model of human behaviour to help interprofessional clinical reasoning. Int. J. Ther. Rehabil. 11, 168–175.

Taylor, E.W., 2009. Fostering transformative learning. In: Mezirow, J., Taylor, E.W., Associates(Eds.), Transformative Learning in Practice: Insights from Community, Workplace, and Higher Education. Jossey-Bass Wiley, San Francisco, CA, pp. 3–17.

Taylor, E.W., Jarecke, J., 2009. Looking forward by looking back: Reflections on the practice of transformative learning. In: Mezirow, J., Taylor, E.W., Associates(Eds.), Transformative Learning in Practice: Insights from Community, Workplace, and Higher Education. Jossey-Bass Wiley, San Francisco, CA, pp. 275–289.

Wainwright, S.F., Shepard, K.F., Harman, L.B., Stephens, J., 2010. Novice and experienced physical therapist clinicians: a comparison of how reflection is used to inform the clinical decision-making process. Phys. Ther. 90(1), 75–88.

Wainwright, S.F., Shepard, K.F., Harman, L.B., Stephens, J., 2011. Factors that influence the clinical decision making of novice and experienced physical therapists. Phys. Ther. 91(1), 87–101.

Watson, K.A., Wright, A.B., Morris, N.C., McMeeken, J.D., Rivett, D.A., Blackstock, F.F., et al., 2012. Can simulation replace part of clinical time? Two parallel randomised controlled trials. Med. Educ. 6(7), 657–667.

Wenger, E., 1998. Communities of Practice: Learning, Meaning, and Identity. Cambridge University Press, Cambridge UK.

Zachary, L.J., 2012. The Mentor's Guide: Facilitating Effective Learning Relationships, second ed. Jossey Bass Wiley, San Francisco, CA.

附录一

临床推理反思表

这种来自南澳大学健康科学院的临床推理反思表可用于记录主观检查、体格检查和第 1 次治疗完成时的反思。

学生：_____　　　日期：_____　　　患者姓名：_____

感知 / 分析

关于完成主观检查（subjective examination, S/E）

1. 活动和参与能力及受限情况

   能力：_____

   受限：_____

2. 患者对自己的经历的看法（即社会心理情况）

   患者对这个问题有什么理解？患者对疼痛的理解是什么？理解、信仰、压力或应对等因素是否会影响患者的临床表现？患者是否表现出参与治疗的积极性，还是仅寻求被动治疗？患者对治疗和康复的期望如何？患者的目标是什么？患者的期望和目标是否切合实际并且可能会有所帮助？是否存在任何社会因素障碍？

   _____

   _____

   _____

3. 疼痛类型

   识别主要疼痛类型（即伴有或不伴有炎症的伤害感受性疼痛、神经病理性疼痛、适应不良性中枢神经系统敏化 / 伤害感受可塑性疼痛）和支持证据。

   _____

   _____

   _____

4. 症状来源和相关病理变化

   确定潜在的症状来源（如结构 / 组织）。哪些病理变化过程可能导致患者的疼痛（如炎症、感染、缺血）？结构应变或病理变化（如狭窄、肌腱炎）是否会加剧患者的疼痛？

   _____

   _____

5. 影响因素

　　列出主观检查中发现的任何潜在影响因素（如社会心理、人体工程学/环境、健康并发症）。

_____

_____

_____

6. 注意事项和禁忌证

　　列出任何建议谨慎或禁忌进行体格检查或治疗的特征。

_____

_____

_____

7. 第1次治疗的优先事项

　　指定你在第1次治疗时进行体格检查的优先顺序。

_____

_____

_____

感知 / 分析

完成体格检查（physical examination,P/E）

8. 所涉及的身体障碍和相关结构/组织

　　确定与患者的活动和参与受限相关的主要身体障碍。哪些结构/组织来源可能导致这些障碍?

_____

_____

_____

9. 影响因素

　　是否有任何身体因素（如姿势、灵活性、运动方式、意识/控制/力量、健身）对患者的病情有所影响?

_____

_____

_____

10. 疼痛类型

　　详细说明体格检查中的发现支持或不支持主观检查中假设的主要疼痛类型。

_____

_____

11. 症状和病理变化的来源

    确定体格检查支持的潜在组织来源和病理变化。

    _____

    _____

    _____

12. 总体管理和专项治疗

    在此阶段详细说明并证明你的总体管理计划及你计划在第 1 次进行的具体治疗。

    _____

    _____

    _____

13. 评估、再评估和结局测量

    确定适合该患者的评估方法，以帮助你了解患者的失能经历和结局监测。确定你计划监测再评估的关键主观检查和体格检查。

    _____

    _____

    _____

14. 解释 / 宣教

    突出显示你对患者的解释重点。

    _____

    _____

    _____

感知 / 分析

第 1 次治疗完成之后

15. 再评估

    第 1 次治疗后，你有何想法？

    _____

    _____

    _____

16. 进一步的评估计划

    确定你计划进行的任何进一步评估（主观检查或体格检查）。

    _____

    _____

    _____

17. 治疗进阶和自我管理

你对第 1 次治疗进阶有什么直接的计划?

_____

_____

_____

你打算提出什么自我管理建议? 何时提出?

_____

_____

_____

18. 预后

指出你认为解决该问题将需要多长时间,并从主观检查、体格检查和第 1 次治疗的反馈中列出有利和不利的预后因素。

有利因素:_____

_____

_____

_____

不利因素:_____

_____

_____

_____

(许海阳 译,廖麟荣 郭京伟 审校)

附录二

临床推理反思工作表

这份来自南澳大学健康科学院的临床推理反思工作表可以用来提升和记录临床人员的思维过程。

姓名：_____   日期：_____   患者姓名：_____

请在填写表格时提供一份患者身体图示的副本。

基于主观检查的临床推理

1. 活动能力和受限情况

   确定患者在执行活动时的关键能力和受限情况。

   • 能力：_____

   • 受限：_____

2. 参与能力和受限情况

   确定患者参与生活情况（工作、家庭、运动、休闲）的关键能力和受限情况。

   • 能力：_____

   • 受限：_____

3. 患者对其经历的看法（社会心理情况）

   3.1 你如何评价患者对其自身问题的理解？根据患者对问题的信念，结合患者的挑战性评估，现在和将来都可以做什么？患者的理解和挑战性评估是否对患者的康复构成潜在障碍？

   _____

   _____

   3.2 你如何评价患者的情绪（积极的和消极的）？它对患者生活的影响和迄今为止患者是如何进行管理的？目前表现出来的负面情绪是否会对患者的康复有潜在的阻碍？

   _____

   _____

   3.3 患者是否有任何明确的应对策略（针对疼痛、压力、负面想法或情绪）；如果是，他们看上去是适应的还是适应不良的？患者是否表现出任何回避行为（针对活动或参与）；如果是，这对于患者的失能而言是否合理，或者是否是潜在的适应不良？

   _____

   _____

3.4 你预计患者对运动训练和自我管理的态度会对你的管理产生什么影响？

_____

_____

3.5 从患者的诊疗经过中识别出一种对患者具有代表性的经历，并评估这种经历对患者的意义。

_____

_____

3.6 你如何评价患者对物理治疗的期望？详细说明你认为它们是否适当，或者它们是否可能反映出适应不良的理解和情感，需要在你的管理下共同去解决。

_____

_____

与问题有关的患者目标、患者的总体健康管理及你的具体的物理治疗管理是什么？你对患者目标的评价是什么（相一致；如果不一致，为什么不）？

_____

_____

_____

4. 疼痛类型

4.1 从主观检查中确定支持伤害感受性疼痛、神经病理性疼痛和适应不良性中枢神经系统敏化的临床模式的特征。

伤害感受性疼痛症状	神经病理性疼痛症状	适应不良性中枢神经系统敏化（伤害感受可塑性疼痛）

4.2 在下面的饼图中确定你假设的疼痛类型的比例。

5. 症状来源

5.1 如果假设是一种以伤害感受性为主的疼痛类型，按可能性顺序列出每个区域所有可能的伤害性来源或疼痛的成分。如果出现疼痛以外的症状，同样列出每种症状的可能来源。

来源	症状1	症状2	症状3	症状4
身体部位				
身体牵涉				
神经病理				
血管				
内脏				

5.2 病理变化

患者的症状是否与特定的过程有关（如退化、缺血性疾病、过度应变、炎症）？请解释。

_____

_____

是否有特定的病理变化的临床模式？请解释。

_____

_____

如果有明显的组织损伤，你会判断处于炎症或愈合过程的哪个阶段（如急性炎症期，0~72小时；增殖期，72小时~6周；重塑和成熟期，6周至几个月）？

_____

_____

6. 影响因素

根据主观检查，是否有任何因素怀疑与患者的症状、活动和参与受限发展或维持有关？

- 基于对患者的活动水平或健康、工作和生活方式、运动、医学和神经肌肉骨骼史的了解，假设物理因素（如生物力学、肌肉长度/力量/控制、关节活动、神经活动、姿势等）：

_____

_____

- 环境或人体工程学因素（工作场所设置等）：

_____

_____

- 社会心理因素（如患者对问题的看法或理解，以及对恢复或管理的要求、对问题及其管理的感觉、归因、健康信念和行为、社会环境）：

_____

_____

- 健康相关因素（如会影响症状和症状发展的健康相关问题）：

_____

_____

7. 症状的行为

    7.1　提供你对以下各项的说明：

      - 严重程度：_____

      （症状1）低　　　　　　　　高

      - 严重程度：_____

      （症状2）低　　　　　　　　高

      - 激惹性：

      （症状1）不易激惹　　　　　非常易激惹

      - 激惹性：

      （症状2）不易激惹　　　　　非常易激惹

    举出一个易激惹的例子。

_____

_____

    7.2　患者的活动或参与受限和（或）症状之间有什么关系？（仅当1项以上的活动或参与受限和（或）1组以上的症状时，此问题才有意义。）

      - 行为：当前的活动和参与受限的模式是否具有共同的临床表现，如与屈曲、伸展、负荷、姿势或压力相关？

_____

_____

      - 行为：不同的症状是否与他们的行为相关（如对加剧和缓解因素的共同反应）？如果是这样，那么是以哪种方式？

_____

_____

      - 病史：症状、活动和参与受限是否与病史相关？如果是这样，那么是以哪种方式？

_____

_____

    7.3　提供你对机械性和（或）炎症性特征对伤害感受性疼痛成分的构成的解释。

    炎症性：_____

    0（无）　　　　　　　　　　　　　　　　　　　　　10（完全相关）

机械性：_____

0（无）   10（完全相关）

- 列出支持你决定的因素。

炎症性的	机械性的

8. 症状病史

对以下各项病史（现在和既往）给出你的解释。

- 发作的性质（如是否与特定的过程、病理变化或临床综合征相符？是否表明是主要的疼痛类型？）

  _____

  _____

  _____

- 假设存在的身体损伤和相关组织损伤或变化的程度如何？（如轻度或重度，有确凿的证据；此外，这是否主要由周围诱发或中央介导？）

  _____

  _____

  _____

- 对体格检查有何影响？（特别是在第 1 次体格检查中，你的优先级如何变化？）

  _____

  _____

  _____

- 自发病以来，病情进展如何？（更好、更糟、相同、可变性 / 稳定性）

  _____

  _____

  _____

- 患者的症状表现是否与病史一致？（解释你的答案）

  _____

  _____

  _____

9. 体格检查和管理的健康注意事项、预防措施和禁忌证

  9.1 患者对"医学筛查问卷"（或你的简略的初次筛查）的回答中是否有任何具体内容代表你在体格检查和管理中的潜在或明确警告 / 禁忌证？请详细说明。

  _____

  _____

  _____

你的主观检查中是否有任何内容表明你在体格检查或管理时要谨慎进行（如高度易激惹或炎症、快速恶化、神经系统疾病、问卷中未发现的红旗征、潜在的颈动脉功能障碍、脊髓或马尾压迫/缺血、体重减轻、药物治疗、检查等）？请详细说明。

_____

_____

9.2　如果在9.1中确定了预防措施，请确定要采取的措施（如医疗咨询、特定的安全筛查如不稳定性测试、颈动脉测试等）。

_____

_____

9.3　患者的一般健康状况或身体健康水平是否表明需要考虑进行健康检查和（或）体能检查？是/否

- 如果是，你会考虑使用哪些健康检查问卷？

_____

_____

- 哪种心血管健康测试是合适的？

_____

_____

- 还有哪些其他特定的健康筛查测试合适？

_____

_____

- 这是第1次测试的重点吗？解释你的答案。　　是/否

_____

_____

9.4　出现下列哪项描述时，你将限制体格检查？

- 圈出相关描述

局部症状（考虑每个组成）	牵涉症状（考虑每个组成）	感觉异常	CAD 症状	内脏或其他系统症状
症状在特定时间点发作，或者静息时症状也会加重 部分症状再现 全部症状再现	没有疼痛 症状在特定时间点发作，或者静息时症状也会加重 部分症状再现 全部症状再现	没有感觉障碍 症状在特定时间点发作，或者静息时症状也会加重 部分症状再现 全部症状再现	症状在特定时间点发作，或者静息时症状也会加重	症状在特定时间点发作，或者静息时症状也会加重 部分症状再现 全部症状再现

9.5　是否存在任何健康、红旗征或与预防措施有关的原因来限制你的检查（与之前提到的症状激发分开进行）？

在作出决定时，请参考你对问题9.1和9.3的回答。

- 圈出相关描述

主动检查	被动检查
· 主动运动未达到极限 · 主动运动达到极限 · 主动运动达到极限 + 加压 · 附加测试	· 被动运动无阻力 · 被动运动到中等阻力 · 被动运动到完全加压

- 如果你依据患者的陈述假设存在明显的适应不良性中枢敏化性疼痛（神经病理性疼痛）（如按照 4.2 中的饼图），请在体格检查中指出如何处理。

  _____

  _____

  _____

- 如果你的假设是主要的适应不良性中枢敏化性疼痛（神经病理性疼痛），那么你第 1 次治疗的工作重点是什么？

  _____

  _____

  _____

9.6 是否需要神经系统检查？　　是 / 否

- 如果是，请指出应包括的神经结构（如神经根、周围神经、脊髓、马尾、脑神经）。

  _____

  _____

- 这项检查是第 1 次治疗的优先事项吗？解释你的答案。　　是 / 否

  _____

  _____

9.7 如果相关，你是否希望容易或难以发现可比较的体征（如患者的症状是否容易引起，因此很容易在临床上重现）？

- 解释你的答案。　　容易 / 困难

  _____

  _____

9.8 什么线索（如果有的话）在主观检查中可有助于确定采取何种具体的治疗技术或方法可能是适当的（如缓解疼痛的特定运动或姿势可能构成关节松动技术的基础；姿势症状可能表明需要进行耐力训练；慢性疼痛迹象可能表明你在管理中需要对患者的认知偏差进行教育改变）？

- 解释你的答案。　　是 / 否

  _____

  _____

  _____

10. 制订你的体格检查计划
    - 用星号（＊）突出显示第 1 次治疗要包括的方法。

功能测试	
功能结局测量	
姿势	
健康相关的检查 · 心血管检查 · 力量 / 耐力检查	
主动运动	
被动运动 · 生理 · 附属	
阻力测试	
神经系统检查	
神经动力学	
软组织	
运动控制	
其他	

感知、解释和提示

体格检查和第 1 次治疗后

11. 从你的体格检查中找出可能需要管理或再评估的主要身体障碍（如姿势、运动模式障碍、运动控制障碍、软组织 / 关节 / 肌肉 / 神经活动性 / 敏感性、身体状况、力量 / 体能 / 耐力）

1	
2	
3	
4	
5	
6	
7	
8	
9	
10	
11	
	列出任何未在第 1 次治疗中完成的评估

12. 患者的症状来源和病理生物学机制
    12.1 列出 5 中症状的组成部分，并按可能的顺序标出每个明显组成部分的可能障碍，然后从体格检查中为每个结构确定支持和否定的证据。

部位	可能的障碍结构	体格检查支持证据	体格检查原定证据
如左侧中颈部疼痛	• 左侧 $C_2 \sim C_5$ 椎间关节	• 椎板上软组织增厚 • $C_2 \sim C_5$ • $C_2 \sim C_5$ 压痛 • 主动左侧屈和左侧旋转范围受限	• $C_2 / C_3 \sim C_5 / C_6$ 被动左侧屈和左侧旋转范围正常

12.2 从体格检查中列出有关以下疼痛类型和组织机制的支持和否定证据。

疼痛类型和组织机制	支持证据	否定证据
疼痛类型 • 伤害感受性疼痛 • 神经病理性疼痛 • 适应不良性中枢神经系统敏化（伤害感受可塑性疼痛）		
运动及其他输出 • 运动 • 自主神经系统功能障碍的体征 • 体格检查过程中可能会出现潜在的适应不良的认知和（或）情感暗示		
组织愈合机制	支持证据	否定证据
如果发生了明显的（宏观或微观）组织损伤（如肌肉/肌腱/韧带等），使组织经历了可以理解的愈合过程，请从体格检查中确定支持愈合阶段的特征		
急性炎症阶段		
扩散阶段		
重塑和成熟阶段		

12.3 体格检查对组织健康（过程、特定的病理变化、临床综合征）有何提示？并且与你先前从主观检查得出的组织健康假说相符吗？

• 解释你的答案。　　　　是 / 否

_____

12.4 根据你对体格检查和主观检查的完整评估和分析，列出有利和不利的预后指标（如考虑疼痛类型和组织机制、患者的观点、炎症与机械性表现、易激惹程度、发作性质和进展、先前干预措施的效果、医学筛查结果、身体障碍的程度及可能的影响因素）。

有利因素	不利因素

12.5 根据你对有利因素和不利因素的预后指标的评估，你是否认为 / 物理治疗可以帮助该患者，并具体说明你可能需要多少时间或需要几个疗程（如几天、几周、几个月）。

- 有帮助吗?

  _____

- 需要多长时间?

  _____

- 预期会提高百分比吗?

  _____

感知的意义和对行为管理的解释

13. 管理

  13.1 你的体格检查发现是否有任何迹象表明你的管理需要谨慎? 请说明。是 / 否

  _____

  _____

  13.2 你对体格检查结果的解释会改变预期的治疗重点吗? 请说明。是 / 否

  _____

  _____

  13.3 你在第 1 次治疗中的工作是什么（如解释或建议、训练、被动松动、一般锻炼、转介进行进一步的检查等）?

  _____

  _____

- 为什么选择了其他选项?

  _____

  _____

- 如果使用被动治疗，你的主要治疗技术是什么？（说明技术、操作部位、等级、剂量）

  _____

  _____

- 哪些体格检查结果支持你的选择？［在你的答案中包括最具可比性的被动运动标志的运动图解（最支持的被动运动）］

  _____

  _____

  ┌───┐
  │   │
  │   │
  │   │
  │   │
  └───┘
  运动图解

13.4 如果使用动态管理，你的主要重点或出发点是什么？（说明运动、操作部位、剂量）

  _____

  _____

13.5 如果以宣教为起点，那么你的主要重点是什么？（说明指向的关键信息）

  _____

  _____

13.6 你第 1 次治疗产生了什么影响？
  - 主观反应：

    _____

    _____

  - 客观反应：

    _____

    _____

  你对接下来的 24 小时内患者反应的期望是什么？

    _____

    _____

13.7 你对此患者有什么计划和合理的治疗方法？
  - 总体管理计划（如需要注意的临床表现的一般组成部分）：

    _____

    _____

  - 治疗的类型：

    _____

    _____

- 治疗的优先顺序：

- 注意主要治疗内容以外的其他内容：

- 进展速度等：

13.8 在你的管理中是否应优先注意患者的一般健康状况或心血管健康？请说明。 是 / 否

- 如果是这样，你打算如何将其纳入你的整体管理中？

13.9 你是否设想需要将患者转介给其他医疗专业人员［如内科医师、骨科医师、神经科医师 / 神经外科医师、血管外科医师、内分泌科医师、心理治疗师或精神科医师、麻醉师、营养师、费登奎斯（Feldenkrais）专业人员、普拉提专业人员、健身教练等］？
  - 解释：

14. 对疼痛机制、来源、影响因素和预后的反思
   ### 第 3 次治疗后
   14.1 你对患者和患者问题的理解与第 1 次治疗后的理解相比有何变化？

   - 自第 1 次治疗以来，患者对他或她的问题和管理的看法有何变化？

   - 是否满足了患者的需求？

   14.2 反思一下，你现在可以从哪些线索（如果有）识别出最初错过、误解、权重过低或过重的信息？

● 下次你会做什么？

_____

_____

● 你是否能够按照管理计划中的要求处理所有部分，或者以计划的速度推进治疗？ 请说明。　　是 / 否

_____

_____

● 如果不是，有哪些障碍阻止你按计划进行治疗？

_____

_____

第 6 次治疗后

14.3 你对患者和患者问题的理解与你在第 3 次治疗后的理解相比有何变化？

_____

_____

● 自第 3 次治疗以来，患者对他或她的问题和管理的看法如何改变？

_____

_____

● 患者的期望得到了满足吗？

_____

_____

14.4 反思一下，你现在可以从哪些线索（如果有）识别出最初错过、误解、权重过低或过重的信息？

_____

_____

● 下次你会做什么？

_____

_____

● 你是否能够按照管理计划中的要求处理所有部分，或者以计划的速度推进治疗？ 请说明。　　是 / 否

_____

_____

● 如果不是，那么哪些障碍阻止你按计划进行治疗？

_____

_____

14.5 如果结局不是 100% 有效（即"治愈"），你将在什么时候停止治疗？为什么？

_____

_____

结束治疗后

14.6 你对患者和患者问题的理解与你在第 6 次治疗后的理解相比有何变化?

_____

_____

• 自第 6 次治疗以来,患者对他或她的问题和管理的看法如何改变?

_____

• 在患者问题的管理中,你能在多大程度上帮助患者建立自我效能、自我管理责任及理解健康生活方式的重要性的概念?

_____

14.7 事后看来,患者的症状的主要来源和病理生理学机制是什么?

_____

_____

• 患者的主要健康相关问题是什么?

_____

_____

• 你在解决患者问题的所有方面取得了多大的成功? 请说明。

_____

_____

14.8 确定主要主观和身体特征(即临床模式),以帮助你将来识别此这份报告。

主观特征	身体特征

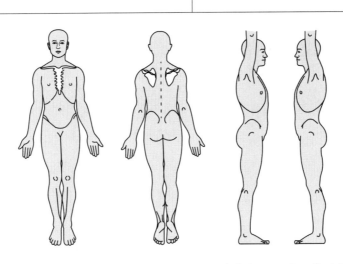

（许海阳 译，廖麟荣 郭京伟 审校）

索引